现代心血管药物临床研究

（第三卷　2006～2010）

李一石　主　编

中国协和医科大学出版社

图书在版编目（CIP）数据

现代心血管药物临床研究．第3卷／李一石主编．—北京：中国协和医科大学出版社，2011.9
ISBN 978-7-81136-524-5

Ⅰ．①现…　Ⅱ．①李…　Ⅲ．①心脏血管疾病－药物－研究　Ⅳ．①R972

中国版本图书馆CIP数据核字（2011）第133177号

现代心血管药物临床研究
（第三卷　2006～2010）

主　　编：李一石
责任编辑：许进力

出版发行：中国协和医科大学出版社
（北京东单三条九号　邮编100730　电话65260378）
网　　址：www.pumcp.com
经　　销：新华书店总店北京发行所
印　　刷：北京佳艺恒彩印刷有限公司

开　　本：889×1194　1/16开
印　　张：30.75
彩　　插：2页
字　　数：800千字
版　　次：2011年8月第一版　2011年8月第一次印刷
印　　数：1—1000
定　　价：106.00元

ISBN 978-7-81136-524-5/R·524

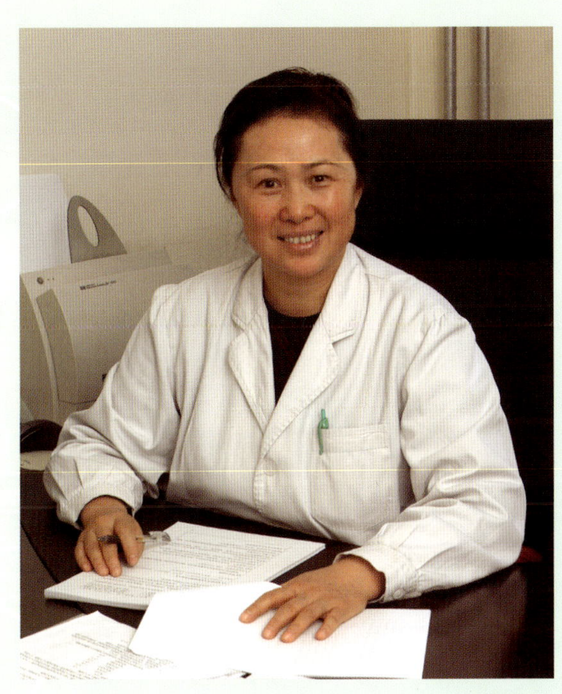

李一石

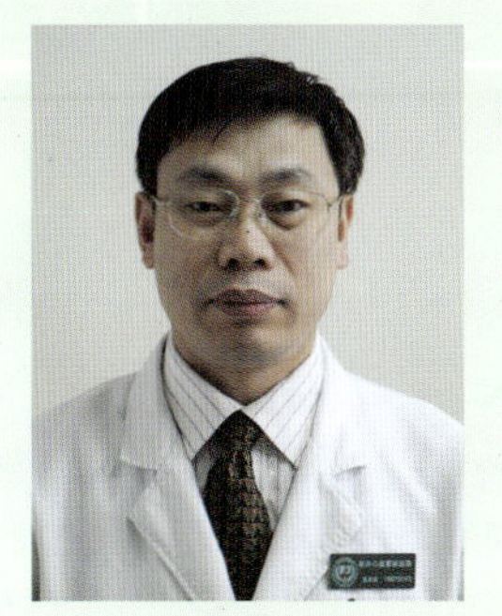
贾友宏

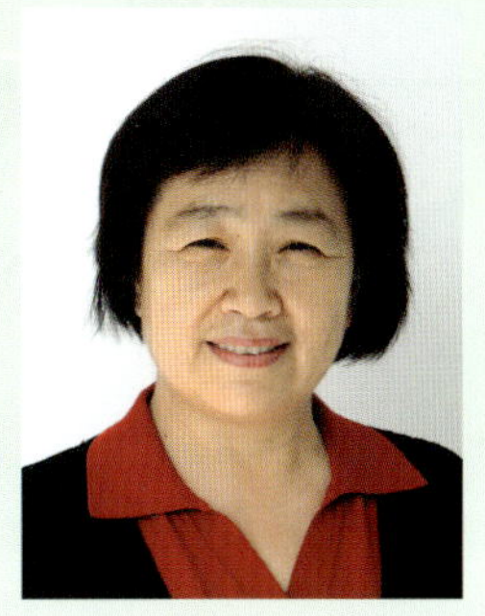
刘玉清

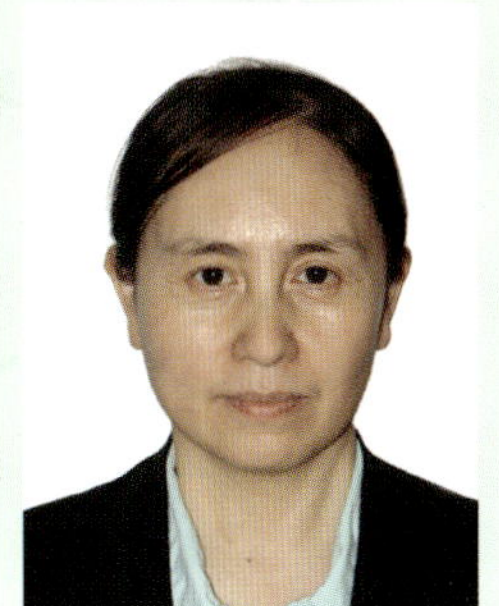
黄一玲

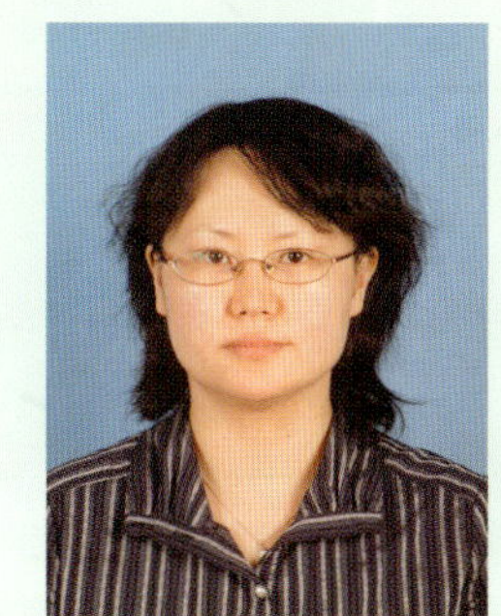
田　蕾

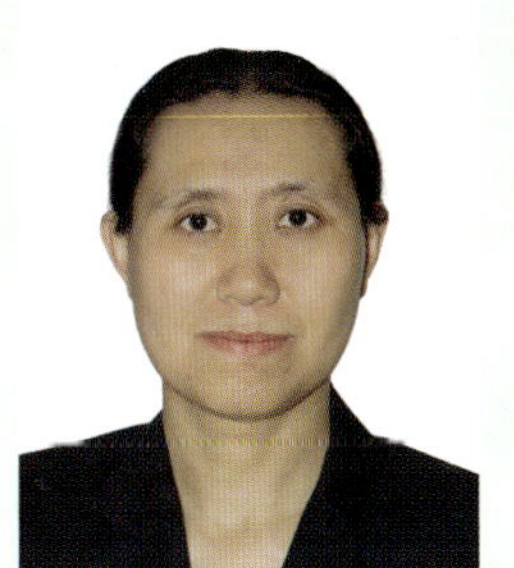
刘　红

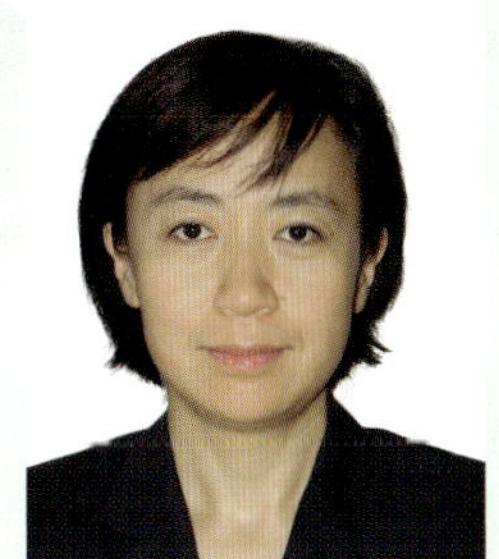
谢　爽

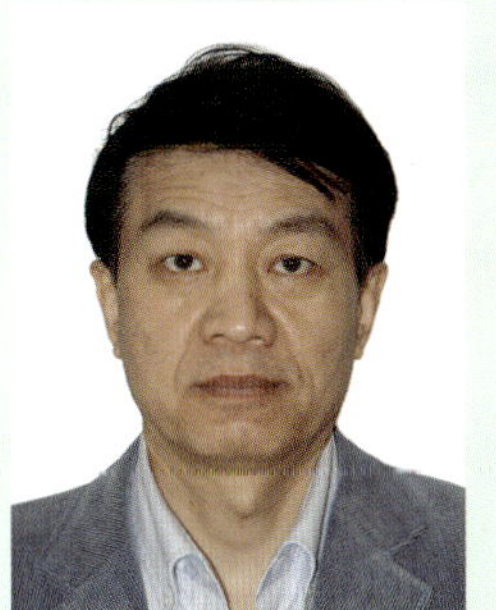
樊朝美

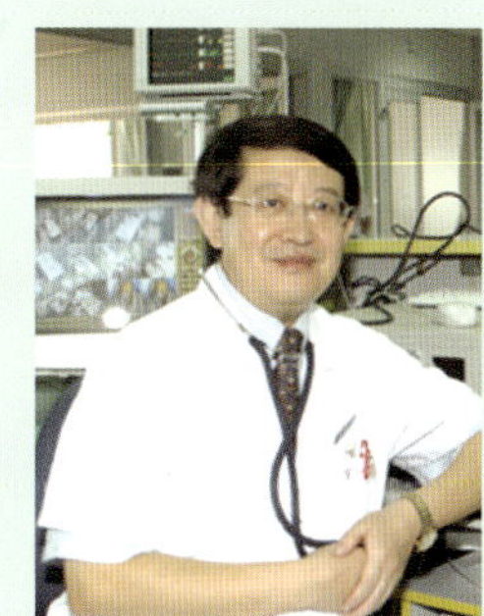
项志敏

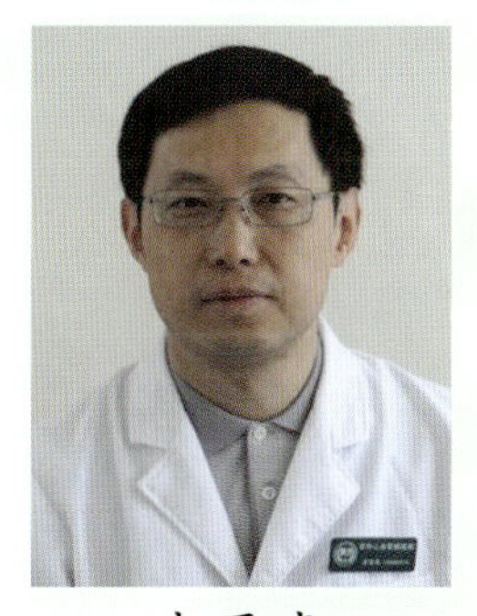
袁晋青

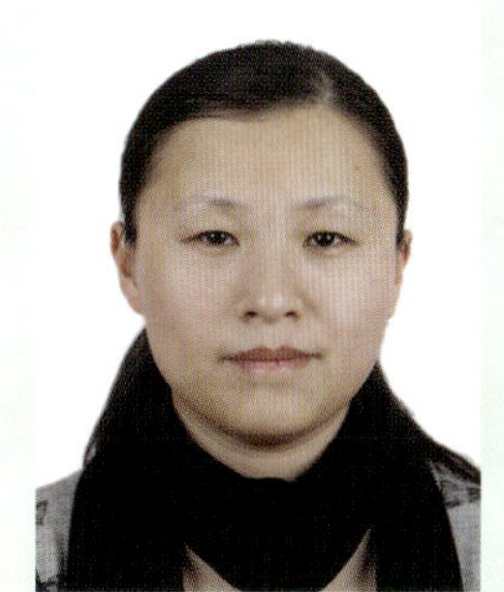
许　莉

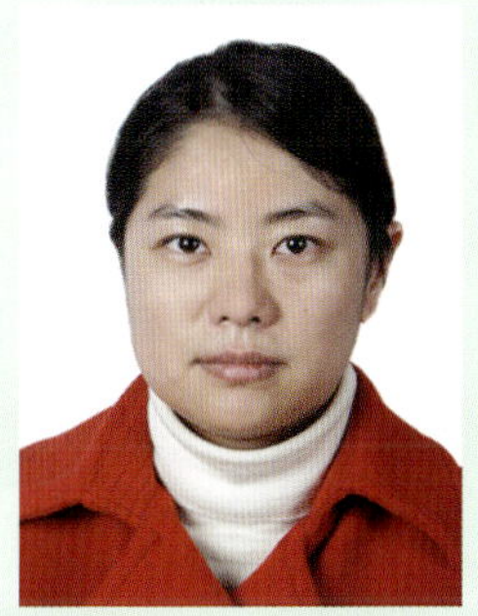
蒋娟娟

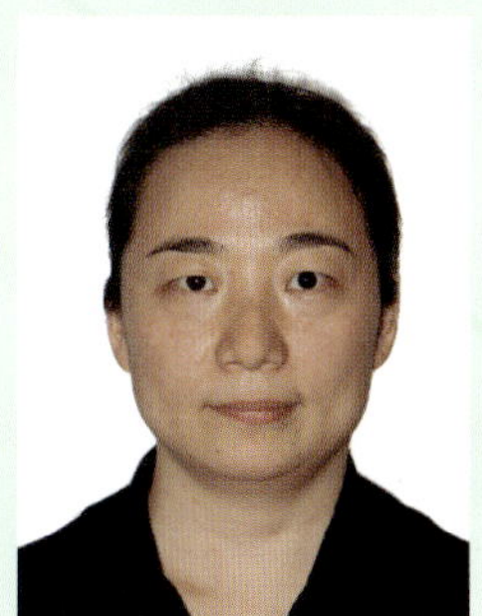
华　潞

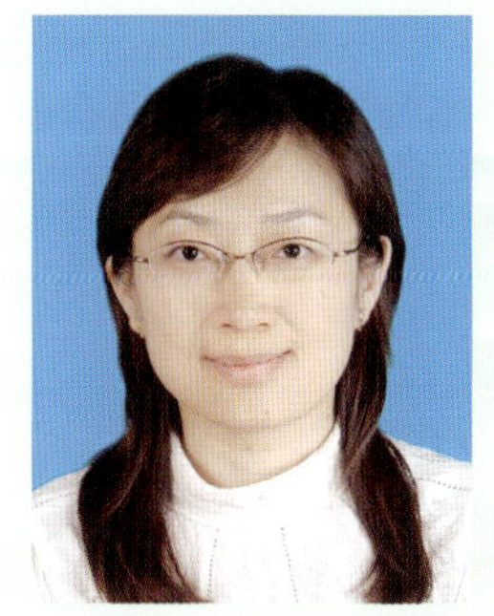
吴　瑛

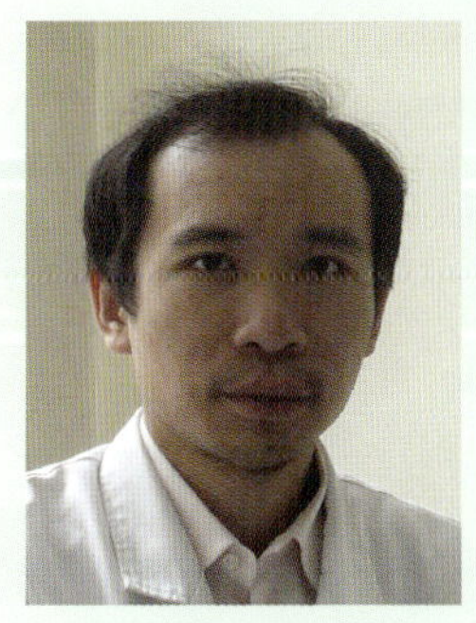
黄　岩

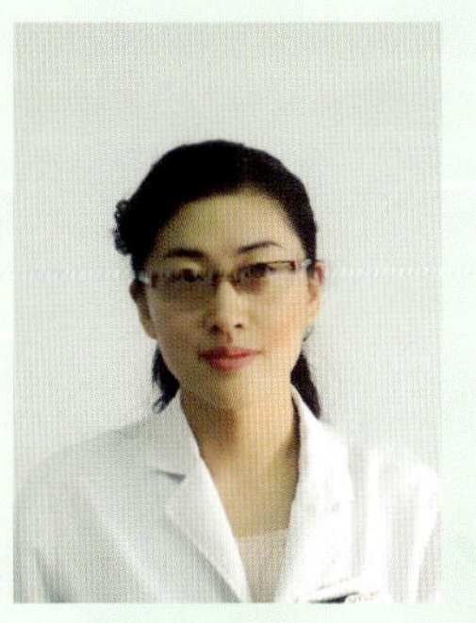
娄　莹

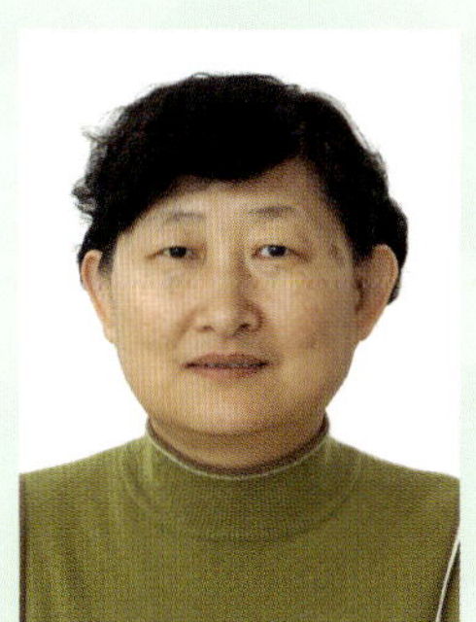
张阴凤

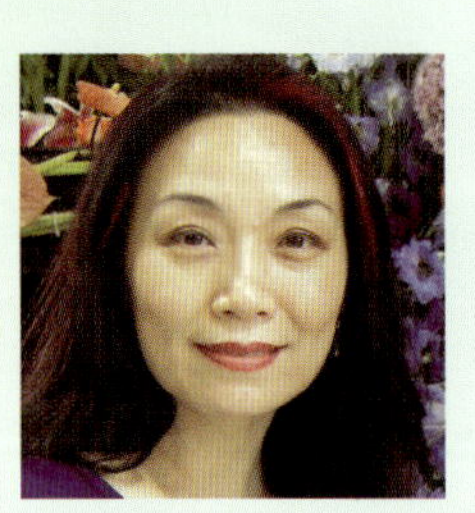
康　健

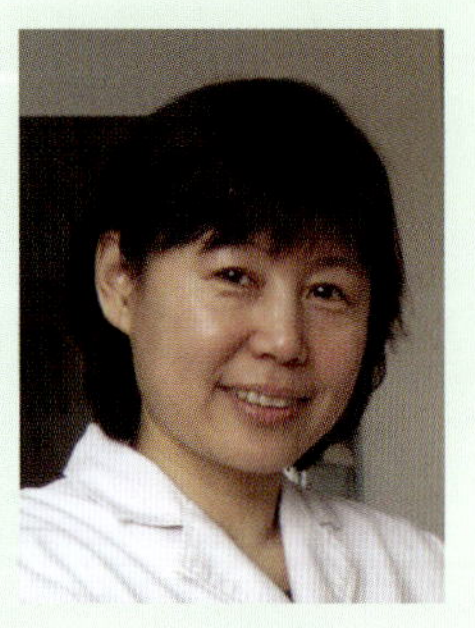
边文彦

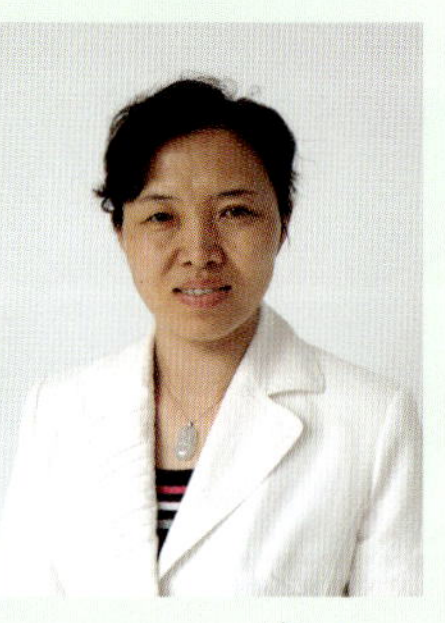
王　莉

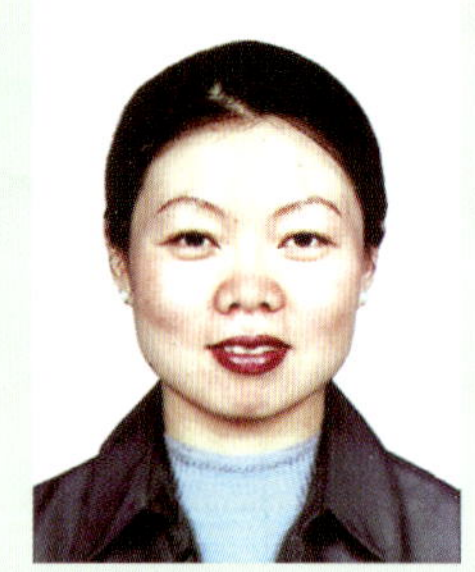
胡　颖

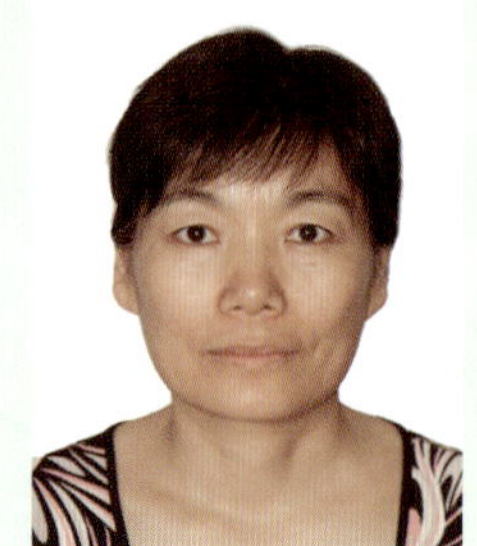
庞会敏

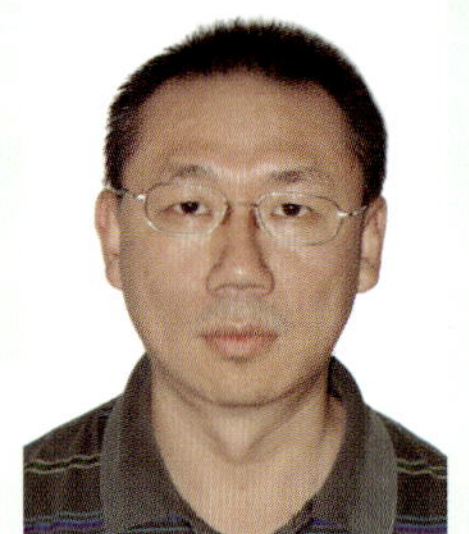
段　兵

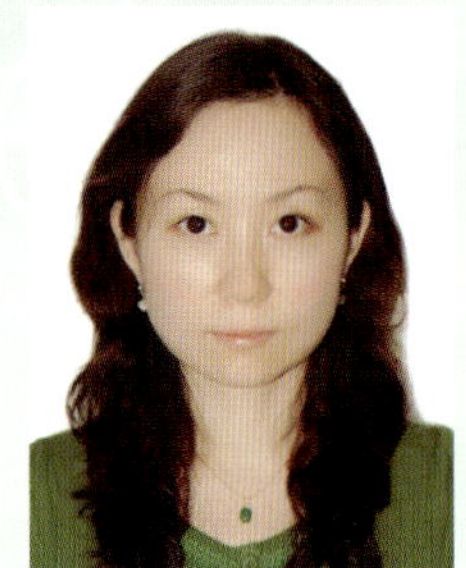
韩璐璐

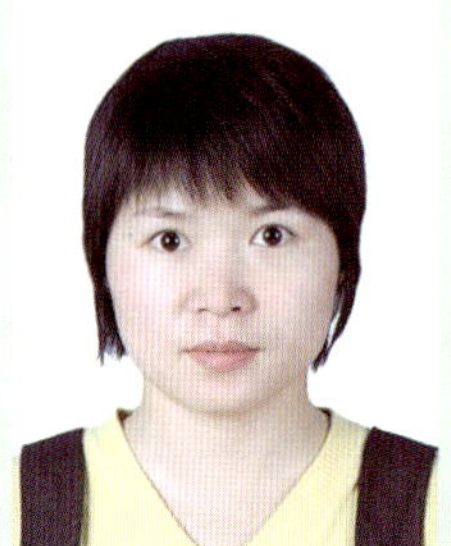
高小晶

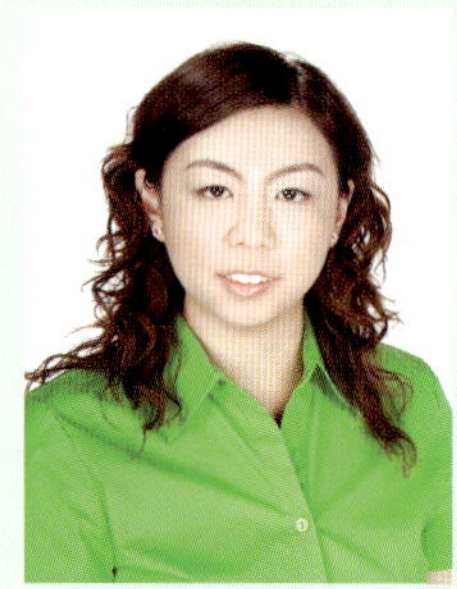
严　岩

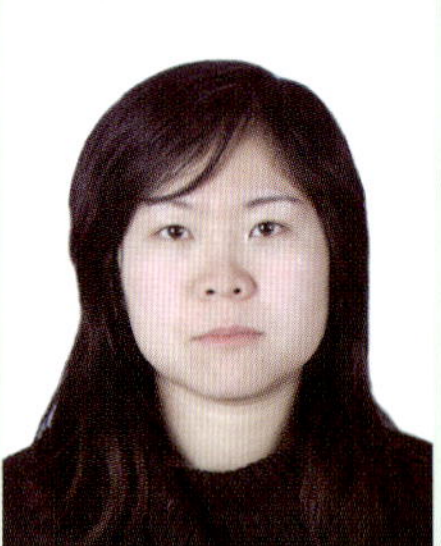
管晓媛

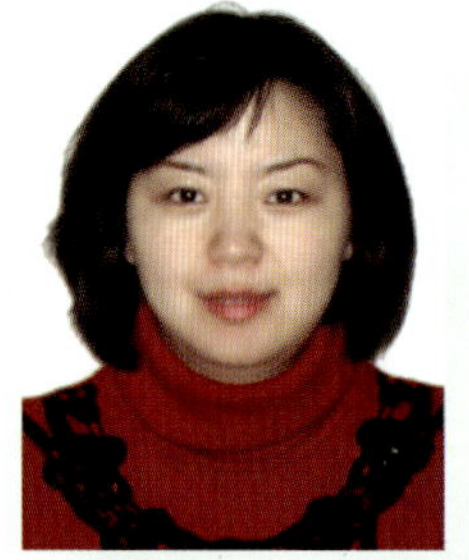
翟　玫

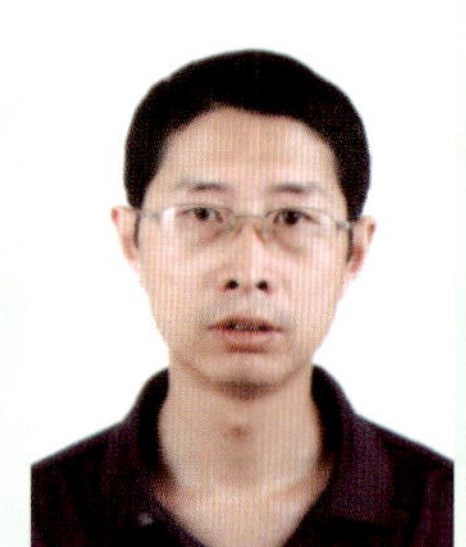
刘立伟

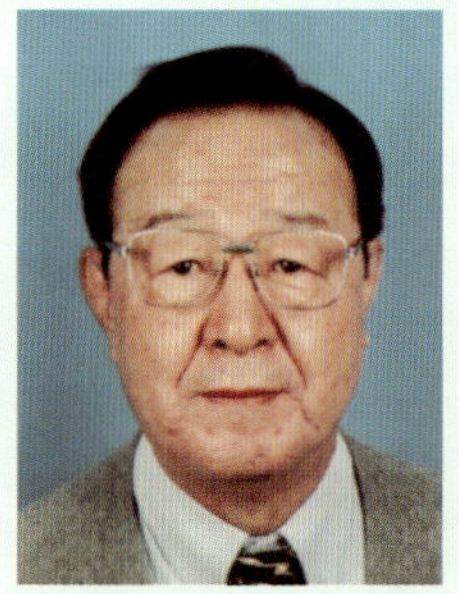
王国卿

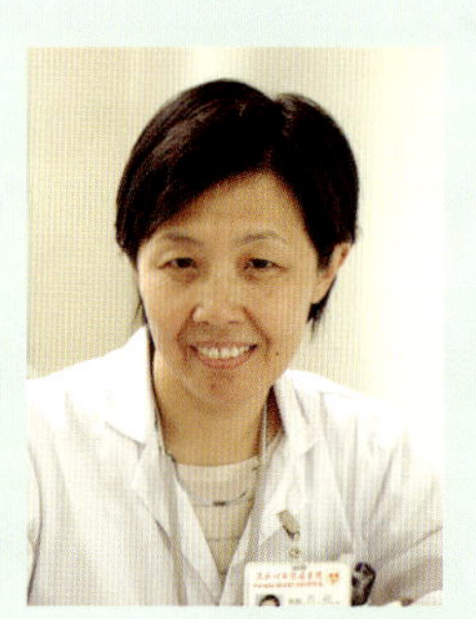
明广华

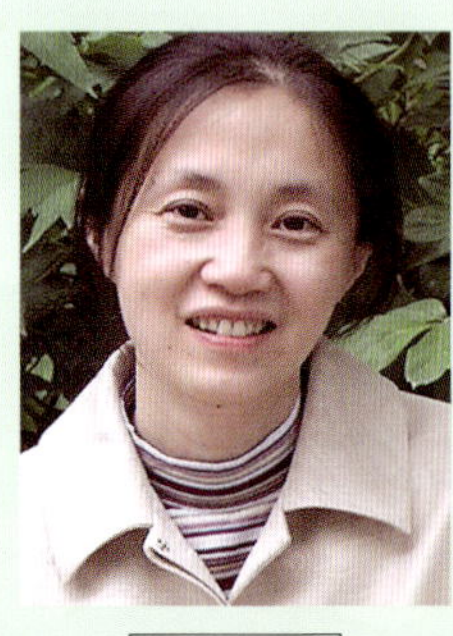
龚　培

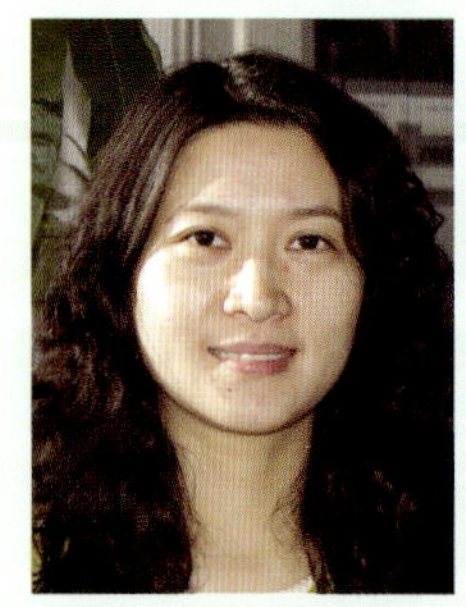
华丛笑

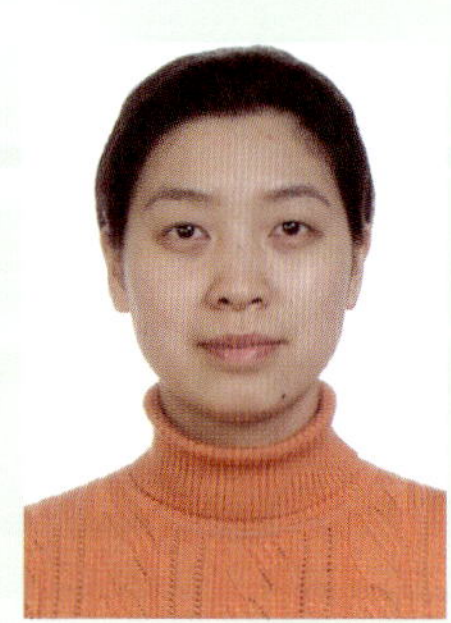
李　娜

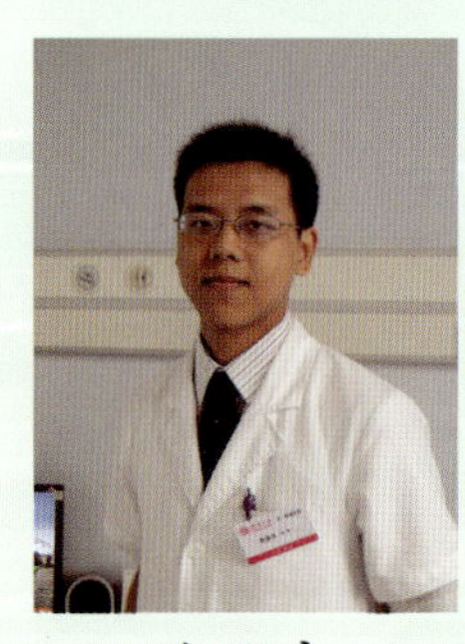
陈国良

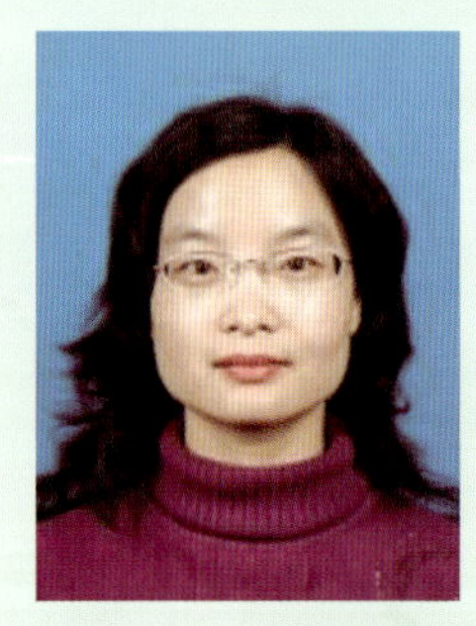
杜淑娴

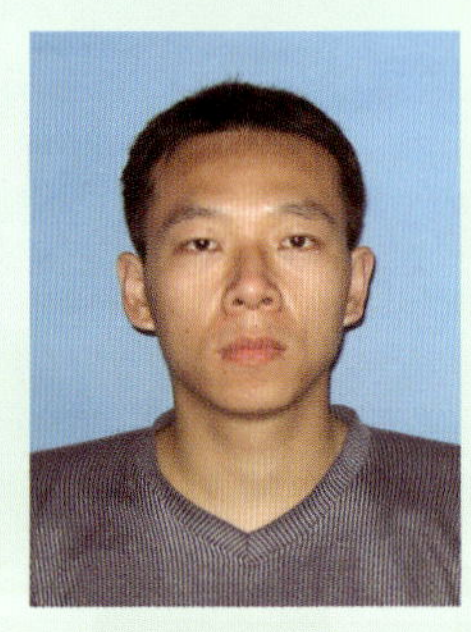
王　平

序

2001 年在阜外医院“临床药理研究室”（1983 年成立，后更名为“临床药理中心”）的基础上，经卫生部批准组建了“卫生部心血管药物临床研究重点实验室”。十年来重点实验室的各项建设都有了质的飞跃。

目前重点实验室拥有单价超过 10 万元的大型设备近 20 台，设备固定资产达数千万元，药物分析测试能力居于国内先进水平；建立了符合 ICH-GCP 标准的Ⅰ期药物试验病房；2008 年重点实验室通过中国合格评定国家认可委员会的 ISO 17025 实验室认可（No. CNAS L3456），已完成近百项心血管药物Ⅰ～Ⅳ期临床试验。

重点实验室先后承担多项国家级研究课题，在药物临床研究领域起到了领军作用，为提升我国药物临床研究实施 GCP 做出了巨大贡献。

值此卫生部心血管药物临床研究重点实验室成立十周年之际，特出版此论文集，以回顾总结重点实验室在过去十年中取得的成绩。

本论文集收集了阜外医院卫生部心血管药物临床研究重点实验室近 30 多年药物临床评价的科研成果，涉及Ⅰ～Ⅳ期药物临床试验、药物基因组学及蛋白质组学的应用、药物不良反应等多方面的内容，凝聚了研究人员的工作成果和心血，对了解近年来临床药理研究进展及今后的研究方向具有一定指导意义。为此我要向卫生部心血管药物临床研究重点实验室各位同仁表示感谢，感谢他们为我国心血管药物临床研究工作的发展做出的贡献。

最后，我很高兴的在论文集中看到了阜外医院“临床药理研究室”、“临床药理中心”、“卫生部心血管药物临床研究重点实验室”不同时期各位研究者、专家的照片。这些留影不仅体现了阜外医院药物临床评价的人才队伍发展，也是我国心血管药物临床研究工作十年来发展的缩影。希望卫生部心血管药物临床研究重点实验室在今后依然人才辈出，创造出更大的成绩，引领国内心血管药物临床研究工作迈上新的台阶。

全国人大常委会副委员长
中国工程院院士
中国药学会理事长
桑国卫

2011 年 7 月

前　言

卫生部心血管药物临床研究重点实验室成立于2001年12月，其前身为阜外心血管病医院承担药物临床研究的“临床药理研究室”。1985年研究室开始进行Ⅰ期临床试验，包括人体耐受性研究及药代动力学研究。至今，重点实验室牵头承担百余项心血管药物Ⅰ～Ⅳ期临床试验，已有数十种药物通过实验并被SFDA批准上市。2008年重点实验室在现任主任李一石教授的领导下，通过了中国合格评定国家认可委ISO17025实验室认可和国家认可委的计量认证，建立和完善了三个子实验室：人体药物代谢实验室、药物基因/蛋白质组学实验室和临床检验检测实验室。

多年来，重点实验室始终站在我国心血管药物临床研究的前列，先后承担国家“九五”、“十五”、863计划、“十一五”重大专项，支撑计划及国际合作课题，参与多项国家颁布的法规和指导原则的制定。作为实施GCP规范的样板，为国家心血管药物Ⅰ～Ⅳ期临床研究做出突出贡献，为指导临床合理用药提供了规范可靠的药代、药效、疗效、安全性数据，并不断提高在国际上的竞争力和影响力。

目前重点实验室已拥有一支包括临床和药物实验，专业构成合理，梯队层次完备，可进行Ⅰ～Ⅳ期临床试验的人员队伍。利用各专业人员技术互补的优势，研究团队具有专业的临床研究、实验室技术、科研管理能力。本重点实验室已培养硕士和博士数十名，发表临床药理专业文章293篇，其中SCI文章17篇。

2011年是重点实验室成立十周年，为了记录重点实验室在药物临床研究方面的成绩，方便相关医学专业人员的查阅、学习和研究，特将本重点实验室的主要论文，以年代顺序排列，分三册呈现给大家，第一分册为“临床药理研究室”期间（1983～2000年）发表的论文，第二和第三分册为“卫生部心血管药物临床研究重点实验室”成立以来（2001～2005年、2006～2010年）发表的论文。为了尊重原作，反映真实，此次结集出版之际，我们仅改正了个别错字，其全部内容包括目前已不推荐使用的名词术语均未强行修改统一。本书是一本专业性很强的医学著作，既能让广大读者了解阜外医院卫生部心血管药物临床研究重点实验室的工作内容，又可为药物临床评价工作提供参考借鉴。

感谢编委会成员在资料收集和整理过程中付出的大量劳动，感谢所有给重点实验室提供支持和帮助的同仁。书中的疏漏之处欢迎广大读者提出批评。

编　者

2011年8月

目 录

随机双盲观察国产坎地沙坦酯/依那普利动态降压疗效

汪　芳[1]　王　莉[2]　樊朝美[2]　孙兴昌[2]　成小如[2]
龚　培[2]　贾　宣[2]　李一石[2]

1 卫生部北京医院　心内科；
2 中国医学科学院　阜外心血管病医院　卫生部心血管药物临床研究重点实验室

血管紧张素Ⅱ受体拮抗药通过拮抗血管紧张素Ⅱ受体的作用抗高血压，为高血压的治疗提供了一个全新的很有前景的研究方向。本研究旨在通过24小时动态血压监测，观察国产坎地沙坦在高血压治疗中的有效性、安全性及耐受性。

1　资料与方法

1.1　研究对象及例数　共选择原发性高血压患者45例，坎地沙坦组22例，依那普利组23例。完成试验者共42例，坎地沙坦21例，依那普利组21例。入选血压标准：坐位收缩压（SeSBP）<180mmHg，坐位舒张压（SeDBP）在95～115mmHg之间。动态血压监测（ABPM）检查平均舒张压≥85mmHg。患者签署书面知情同意书。

1.2　药品与仪器　国产坎地沙坦酯片剂：8mg/片，批号20020108，空白片批号020401。依那普利片剂：10mg/片，批号020304，空白片批号020405，采用SpaceLabs90217无创性动态血压监测仪进行动态血压研究。

1.3　研究方法　采用随机、双盲、对照的设计方案。患者经过2周的洗脱期后，合格的原发性高血压患者随机分组进入：国产坎地沙坦酯片8mg或依那普利10mg，治疗4周后，SeDBP≥90mmHg者，剂量加倍；SeDBP<90mmHg者维持原剂量，继续治疗4周。在治疗1、2、4、6和8周末各随访1次。治疗期开始前及用药后8周时，行ABPM及全面的实验室检查。

1.4　观察指标及方法　SBP和DBP的谷值（T）和峰值（P）以及T∶P比值[1]。平滑指数是服药后平均每小时血压药前与药后差值的平均值除以标准差所得的结果[2]。

1.5　数据处理及统计方法　使用EpiData 2.1a（中文版）进行数据管理，用SAS Vet6.12进行所有的统计分析。

2　结　　果

2.1　两组在性别、年龄、身高、体重、体重指数、坐位血压及心率等基线水平比较均无统计学差异。

2.2　治疗8周后诊室血压的变化　坎地沙坦酯、依那普利的诊室坐位舒张压（SeDBP）/坐位收缩压（SeSBP）用药前分别为（100.82±5.26）/（155.45±12.44）mmHg，（100.13±4.98）/（155.48±15.87）mmHg。用药后两组分别为（89.50±8.52）/（136.55±14.18）mmHg，（92.13±10.88）/（142.83±17.25）mmHg。两组用药前后相比 P 均<0.01，而两组间比较 P 均>0.05。总有效率分别为坎地沙坦酯组71.43%（15/21），依那普利组61.90%（13/21），P<0.05。

2.3　治疗8周后动态血压平均值参数变化　坎地沙坦酯组药后24小时、夜间舒张压/收缩压、白天收缩压下降较药前下降达（3.51±2.71）/（5.74±3.53）mmHg、（2.92±2.98）/（4.29±3.22） mmHg。(6.46 ±3.55) mmHg，P 均 <0.05；白天舒张压下降为（3.80 ±2.62）mmHg P >0.05。依那普利组用药后24小时舒张压/收缩压较药前下降明显，P 均 <0.05，但白天和夜间收缩压下降未达到统计学差异。见表1。

表1 动态血压总血压参数及统计结果（mmHg）

指标		坎地沙坦（n=21）			依那普利（n=21）		
		药前	药后	差值	药前	药后	差值
舒张压	全日平均值	91.44 ±5.53	87.93 ±5.30**	3.51 ±2.71	91.17 ±4.82	89.05 ±5.82**	2.13 ±3.05
	日间平均值	94.76 ±3.14	90.95 ±2.95	3.80 ±2.62	93.44 ±3.65	91.96 ±4.68	1.48 ±3.28
	夜间平均值	84.81 ±2.02	81.89 ±3.31**	2.92 ±2.98	86.65 ±3.55	83.23 ±2.55	3.42 ±2.16
收缩压	全日平均值	142.39 ±7.15	135.93 ±5.50**	5.74 ±3.53	141.08 ±6.57	136.02 ±6.70**	5.78 ±3.81
	日间平均值	146.14 ±5.14	138.66 ±3.55**	6.46 ±3.55	143.50 ±5.33	139.10 ±5.25**	5.38 ±3.88
	夜间平均值	134.88 ±3.84	130.48 ±4.64*	4.29 ±3.22	136.23 ±6.39	129.87 ±4.86**	6.58 ±3.79

注：与服药前比较 * P <0.05，** P <0.01

2.4 血压每小时变化情况（图1、2） 24小时动态血压示：坎地沙坦酯和依那普利服药后24小时各时点舒张压和收缩压均较药前下降。其中坎地沙坦酯组2、9、11、15、18、19、20、21等各时点的血压差值 P 均 <0.05；依那普利组2、14、20、21、22等各时点的血压差值 P 均 <0.05。

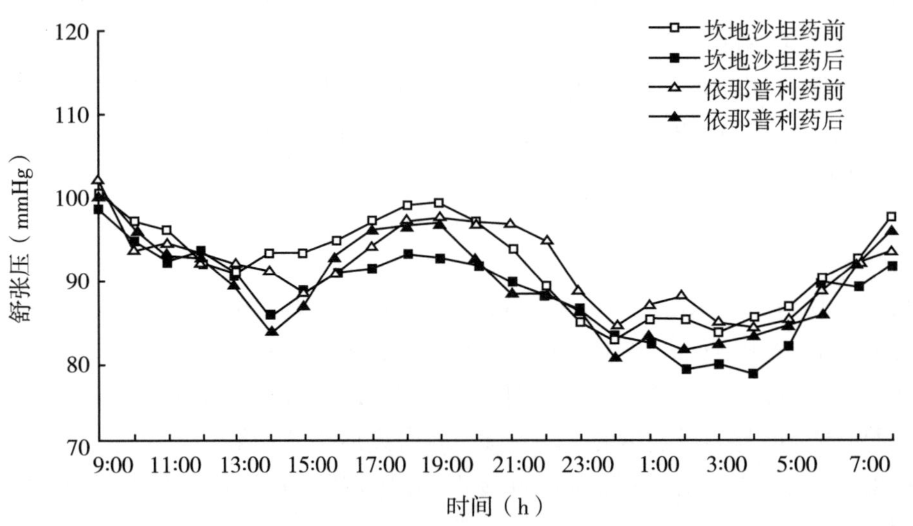

图1 坎地沙坦（n=21）/依那普利（n=21）
用药前后舒张压变化

2.5 动态血压谷/峰比率（T/P） 服坎地沙坦酯前、后ABPM的舒张压的T值为4.27mmHg，P 值为6.09mmHg，DBP的T/P比率=70.11%。收缩压T值为6.62mmHg，P 值为10.30mmHg，SBP的T/P比率=64.27%。服依那普利前、后ABPM的舒张压的T值为1.15mmHg，P 值为7.00mmHg，DBP的T/P比率=16.43%；收缩压T值为2.35mmHg，P 值为12.63 mmHg，SBP的T/P比率=18.61%。服药前、后24小时动态血压曲线两组均呈螺旋平行曲线。两组间比较 P 均 <0.05。

2.6 平滑指数（SI） 平滑指数坎地沙坦酯/依那普利组：DBP为1.30/0.70，SBP为1.62/1.52。两组间比较 P 均 >0.05。

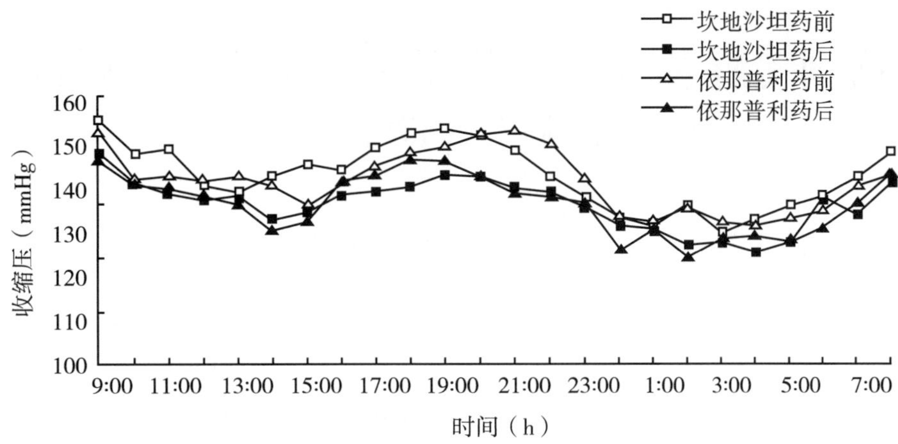

图 2 坎地沙坦（$n=21$）/依那普利（$n=21$）
用药前、后收缩压变化

2.7 药前、后 ABPM 记录脉搏及血生化检查平均值的变化 24 小时动态血压示坎地沙坦酯服药后 24 小时各时点心率均较药前略有升高，但无临床意义。各项检查治疗前、后均值均在正常参考范围之间。

2.8 不良反应发生率 试验过程中无严重不良事件发生。不良反应主要为轻度头胀、头晕、反应迟钝、咳嗽。坎地沙坦酯组 18.18%（4/22 例）；依那普利组 30.43%（10/23 例）；两组不良反应发生率差别无统计学意义，$P>0.05$。坎地沙坦酯无咳嗽发生。依那普利组咳嗽 2 例。

3 讨 论

坎地沙坦酯于 1997 年国外上市。国产坎地沙坦酯系国内自行合成生产，可降低成本，方便患者。坎地沙坦酯口服后在其体内代谢为坎地沙坦。坎地沙坦与血管紧张素Ⅱ受体的亲和力强于氯沙坦等其他 ARB[3]。依那普利是血管紧张素转化酶抑制药（ACEI）。许多大规模的临床试验已证实了依那普利的疗效及安全性。

本研究结果显示，坎地沙坦酯 8～16mg/d 服药 8 周后的降压疗效与国外研究趋势一致[4]，疗效确切，其 DBP 和 SBP 的谷值峰值接近国外的疗效[5]，均有很高的谷/峰比值；同时平滑指数亦很高，表明该药有很好的平稳降压作用。依那普利组平滑指数低于坎地沙坦酯，但未达到统计学差异。与国外研究相似[6]，依那普利组 T/P 比值未能达到 50%，且与坎地沙坦酯相比已达到统计学差异，表明其需要 1 日 2 次用药方能 24 小时持续降压。

坎地沙坦酯因其能特异作用于血管紧张素系统（RAS），可以避免用血管紧张素转化酶抑制剂（ACEI）治疗高血压时引起的咳嗽[7]。本研究坎地沙坦酯组不良反应发生率低于依那普利组，但未达统计学差异，且坎地沙坦酯无咳嗽。

总之，高血压患者每日 1 次口服坎地沙坦酯能平稳有效地降低收缩压/舒张压，且疗效能持续 24 小时；水平均较用药前明显下降。依那普利组亦能有效的降低收缩压/舒张压，但需 1 日两次用药方能 24 小时持续降压。上述结果对于临床上合理用药具有一定的参考意义。

参 考 文 献（略）

（原载于《中国医刊》2006 年第 41 卷第 9 期）

格列美脲及其活性代谢物羟基格列美脲的人体药代动力学

田 蕾 黄一玲 华 潞 蒋娟娟 李一石

中国医学科学院阜外心血管病医院临床药理中心 卫生部心血管药物临床研究重点实验室

格列美脲（glimepiride）属于磺酰脲类降糖药物，临床用于治疗非胰岛素依赖糖尿病（non-insulin-dependent diabetes mellitus，NIDDM），通过刺激胰腺分泌胰岛素达到降低血糖的目的，低剂量下比其他磺酰脲类药物有更强的降糖作用[1]。该药口服吸收完全，生物利用度约为100%，在体内主要通过细胞色素P450（CYP）2C9酶代谢为羟基格列美脲（M_1）和羧基格列美脲（M_2），其中M_1为活性代谢物，但其降血糖作用比格列美脲低，M_2无降血糖作用[2]。国内外文献报道的格列美脲测定方法有HPLC-UV法和LC/MS/MS法[3-8]，但大部分仅测定格列美脲原型。本研究旨在建立液相色谱-串联质谱法（LC/MS/MS）同时测定格列美脲及其代谢物羟基格列美脲M_1的血药浓度，研究格列美脲单次给药后原形药及羟基格列美脲M_1在健康中国人体内的药动学特征，以期为临床应用提供依据。

1 材料与方法

1.1 药品和试剂 格列美脲片（亚莫利），德国Aventis公司生产，规格：每片2mg，批号：40A537；格列美脲对照品，北京安万特制药有限公司提供，批号：A 038.02，纯度≥99.9%；羟基格列美脲M_1对照品，北京安万特制药有限公司提供，批号：B 206.03，纯度≥99.9%；格列吡嗪内标，北京军事医学科学院提供，纯度99.5%，三种药品结构式见图1－3。甲醇、叔丁基甲醚、甲酸为色谱纯，美国Fisher公司；盐酸为分析纯，北京市化学试剂研究所；水为自制超纯水。

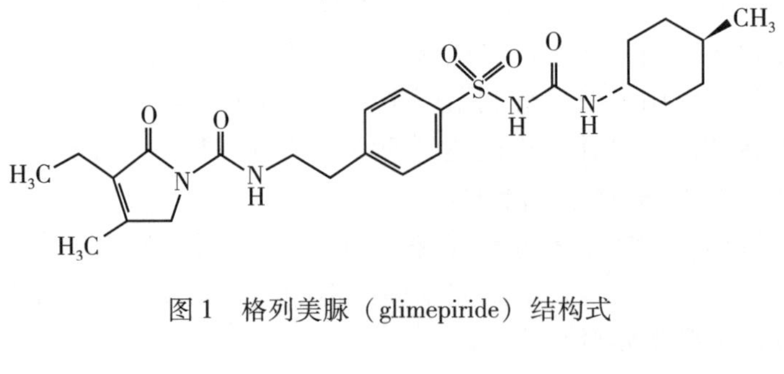

图1 格列美脲（glimepiride）结构式

1.2 仪器 API 4000串联质谱仪，美国应用生物系统公司，包括Analyst1.3数据处理软件；Agilentl 100液相色谱系统，美国安捷伦公司，包括二元输液泵、自动进样器、在线脱气机和柱温箱；纯水系统，美国Millipore公司；AEG-45SM电子分析天平，日本岛津公司；X-22R离心机，美国Beckman公司；YKH-A液体快速混合器，江西医疗器械厂。

1.3 研究对象 健康男性受试者22名，平均年龄27.2±4.9岁，平均体重67.1±6.6 kg，平均体重指数22.4±1.5 kg·m^{-2}。经病史询问、体检和实验室检查证明身体健康，无心、肝、肾、消化道、血液系统、代谢异常等疾病，无药物过敏史和精神病史，无药物依赖史。试验前4周未服用任何药物。受试者试验前签署书面知情同意书，试验方案经伦理委员会批准。

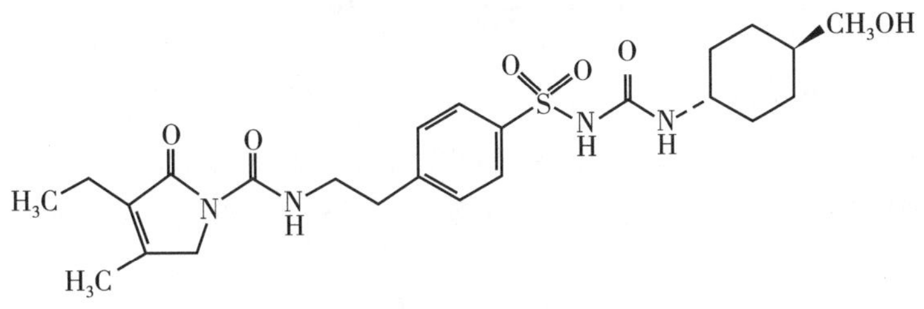

图2 羟基格列美脲（M_1）结构式

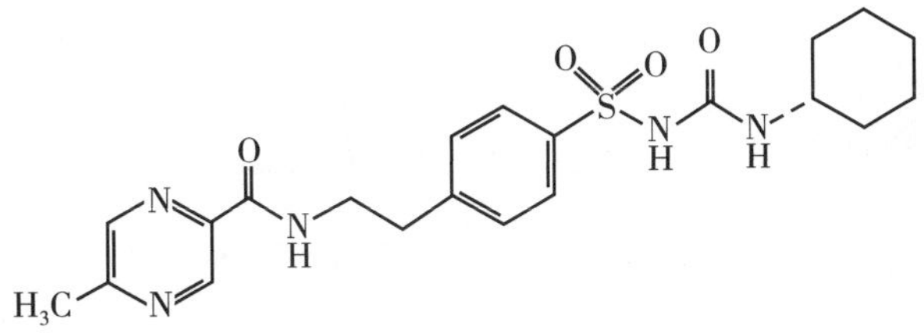

图3 格列吡嗪（glipizide，内标）结构式

1.4 试验设计 采用开放、随机试验设计，所有受试者均单剂量空腹口服格列美脲2mg。受试者给药前禁食12h后口服规定剂量的格列美脲片，用200ml温开水送服，药后4h进食统一低脂标准餐，药后8h内统一饮水时间和饮水量。试验期间禁忌烟酒和含咖啡因的饮料。避免卧床，但也避免剧烈运动。分别于服药前（0h）和服药后0.5、1、1.5、2、2.5、3、4、5、6、8、10、12、14和24h由肘正中静脉取血3ml，置于含肝素的离心试管中，离心分离血浆，存于－70℃冰箱中待测。整个试验过程均在Ⅰ期病房进行，医务人员在场并监测可能出现的药物不良反应。所有结果均填入病历报告表（CRF），并作安全性评价。

1.5 色谱/质谱条件 色谱柱：Nucleosil ODS柱（50mm×2mm，4μm，澳大利亚SGE公司）；流动相：甲醇-水-甲酸（70∶30∶0.5，*v/v/v*）；流速：0.2ml·min^{-1}；柱温：室温。离子源为电喷雾离子源（Turbo IonSpray），正离子方式检测，扫描方式为多反应监测（MRM）；用于定量分析的离子反应分别为*m/z* 491→*m/z* 352（格列美脲）、*m/z* 507→*m/z* 352（代谢物M_1）和*m/z* 446→*m/z* 321（格列吡嗪，内标）；离子喷射电压5 200V，温度为380℃；气帘气体（M_2）压力为20Unit，离子源气体GS_1（N_2）压力为45Unit，离子源气体GS_2（N_2）压力为40Unit，碰撞气CAD（N_2）压力为4Unit；格列美脲、代谢物M_1和内标格列吡嗪的DP电压分别为80、82和73 V，碰撞能量（CE）均为20 eV。

1.6 血浆样品处理 取0.2ml血浆样品，加入0.5mol·L^{-1}盐酸溶液0.2ml酸化血样，混匀后加入提取剂叔丁基甲醚（含内标格列吡嗪20μg·L^{-1}）2ml进行提取，涡流混合3 min，离心5min（3 000 r·min。$^{-1}$），分取上层有机相于室温下氮气流吹干，残留物溶于200μl流动相中，取10μl进入色谱柱分析。

1.7 药动学参数计算及分析 本试验采用Win Nonlin药代动力学软件4.1版（美国Pharsight公司）计算药动学参数，主要参数包括达峰浓度、C_{max}、达峰时间T_{max}、血浆消除相半衰期（$t_{1/2}$）、消除速率常数K_{el}、平均滞留时间*MRT*和血药浓度－时间曲线下面积*AUC*。所有数据均以均数±标准差（$\bar{X}\pm s$）表示。应用SAS 8.2版统计软件包（美国SAS公司），对试验前后的血压、心率、心电图、实验室检查等安全性评价指标用配对*t*检验处理。

2 结　果

2.1 方法的专属性 将受试者空白血浆的色谱图和血浆中加入格列美脲、代谢物 M_1 和内标格列吡嗪得到的色谱图进行比较，证明血浆中的内源性物质不干扰测定，典型的色谱图见图4。其中格列美脲、代谢物 M_1 和内标格列吡嗪的保留时间分别为2.18、1.08、1.10 min。

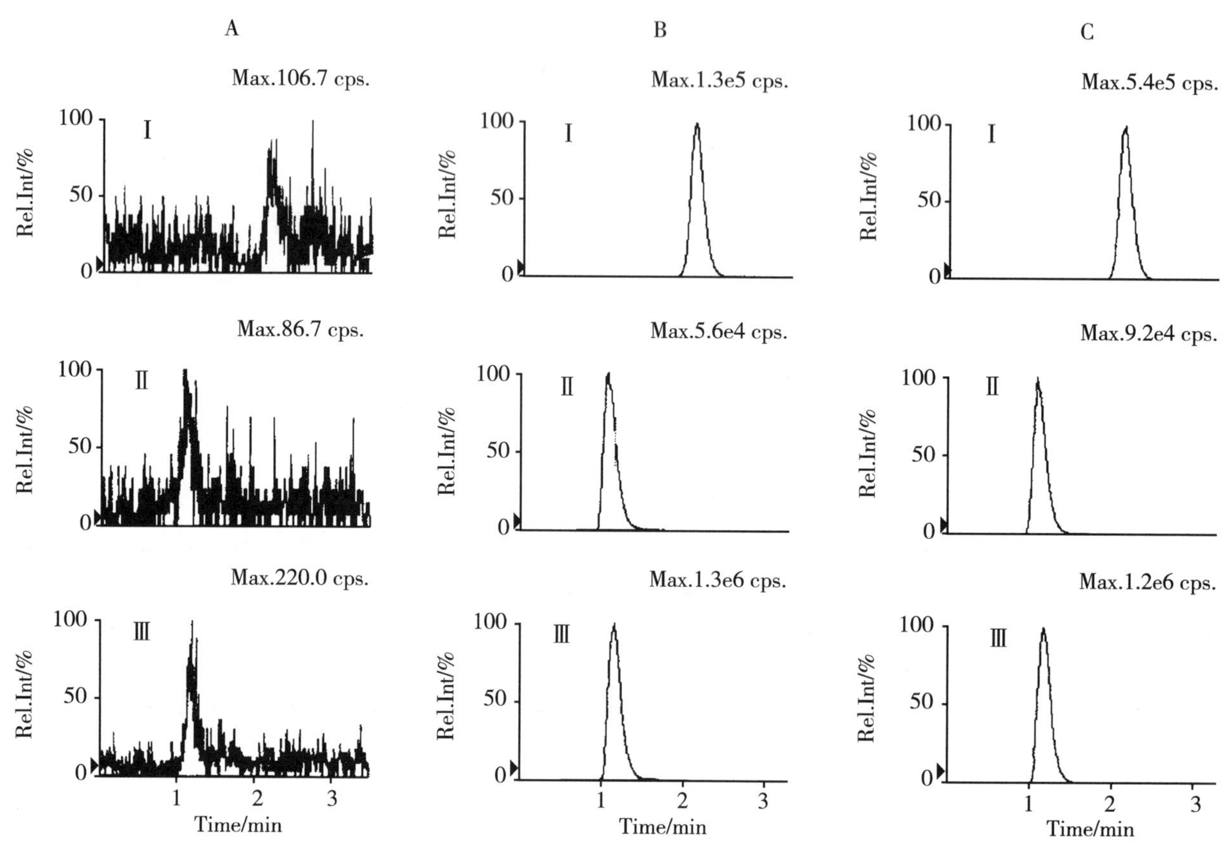

图4 HPIC-MS/MS 法测定血浆中格列美脲及其代谢物 M_1 的色谱图

A：空白血浆；B：空白血浆中加入格列美脲、M_1（20μg·L^{-1}）和内标；C：受试者口服格列美脲5h后的血样；峰Ⅰ：格列美脲；峰Ⅱ：M_1；峰Ⅲ：内标

2.2 基质效应 取6份来源于不同受试者的空白血浆，用不含内标的提取剂进行提取，比较空白血浆提取后加入瑞舒伐他汀和内标的峰面积与直接进样相同浓度的瑞舒伐他汀和内标的峰面积，结果表明，不同受试者的血浆基质对瑞舒伐他汀和内标的质谱信号响应均无显著影响。

2.3 线性范围 取标准系列血浆样品0.2ml，分别对应格列美脲和代谢物 M_1 血浆浓度1、2、5、10、20、50、100、200、400μg·L^{-1}。其余同1.6项下操作，依法测定，分别以待测物格列美脲和代谢物 M_1 的浓度为横坐标，以待测物与内标物的峰面积比值为纵坐标，进行线性回归。结果表明血浆中格列美脲和代谢物 M_1 浓度在1~400μg·L^{-1}范围内具有良好的线性关系，二者的最低定量浓度均为1μg·L^{-1}，典型的线性方程为：$Y=0.0317X-0.00458$（$r=0.9976$，格列美脲），$Y=0.012X+0.00189$（$r=0.9992$，M_1）。

2.4 精密度与准确度 制备格列美脲和代谢物 M_1 低、中、高（2、20、200μg·L^{-1}）浓度的质控样品（QC）各6份，连续测定4d，与配置浓度对照，求得本法的精密度与准确度。格列美脲和代谢物 M_1 的方法回收率分别为（97.2~102.7）%、（98.9~101.1）%，日内RSD分别为≤5.5%

和≤5.0%，日间 RSD 分别为≤4.9%和≤6.4%，符合生物样品分析方法指导原则的要求。

2.5 提取回收率 含格列美脲和代谢物 M_1 的血浆样品经提取后与未经提取的标准溶液直接进样进行比较，分别求得格列美脲、M_1 和内标格列吡嗪的提取回收率，格列美脲在低、中、高（2、20、200μg·L^{-1}）浓度的提取回收率分别为（83.4±4.4）%、（77.0±3.3）%、（76.1±2.1）%，M_1 的提取回收率分别为（66.7±9.1）%、（65.3±4.2）%、（64.9±8.0）%，格列吡嗪的提取回收率为（70.1±5.4）%。

2.6 血浆样本稳定性 血浆样品经提取后在室温放置 24h 和反复冻融 3 次后，测定结果表明，除代谢物 M_1 在室温放置 24h 后略有降低外（<15%），含格列美脲和代谢物 M_1 的血浆样品在本试验条件下基本是稳定的，RSD 分别为≤4.7%和≤4.5%。

2.7 血药浓度及药动学参数 22 名健康受试者单剂量空腹口服格列美脲 2mg 后，格列美脲及其代谢物 M_1 的平均血药浓度-时间曲线见图 5。主要药动学参数见表 1。

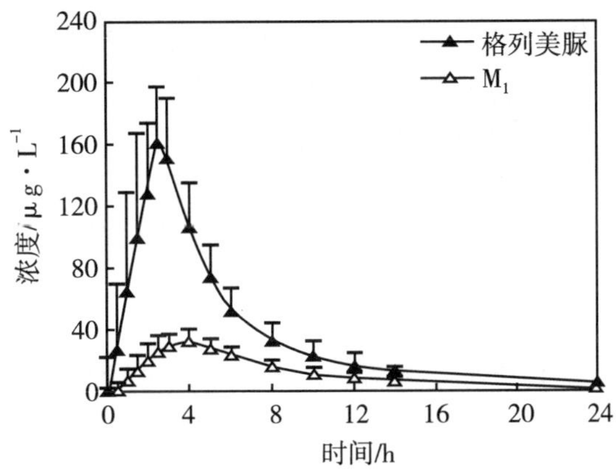

图 5 受试者单剂量空腹口服格列美脲 2mg 后的平均血药浓度-时间曲线（$\bar{X}\pm s$，$n=22$）

表 1 受试者单剂量空腹口服格列美脲 2mg 后的平均药动学参数（$\bar{X}\pm s$，$n=22$）

参数	格列美脲	羟基格列美脲
AUC_{0-24}/μg·h·L^{-1}	813±277	258±66
$AUC_{0-\infty}$/μg·h·L^{-1}	895±298	288±76
C_{max}/μg·L^{-1}	188±52	34±11
T_{max}/h	2.7±0.6	4.2±1.6
K_{el}/h^{-1}	0.116±0.039	0.130±0.066
$t_{1/2}$/h	6.6±2.1	6.3±2.5
MRT_{0-24}/h	6.1±1.5	8.0±1.4
CL/f/L·h^{-1}	2.5±0.8	-
V_d/f/L	23.1±10.4	-

2.8 安全性评价 试验期间监测受试者的血压、心率、呼吸、心电图、血尿常规、血生化、血沉、凝血指标等，均未发现有临床意义的异常变化。受试者服药后 1、2、4、24h 血糖水平均较药前降低（$P<0.01$），但仍在临床允许参考值范围内，无临床意义。试验期间未发生不良反应。

3 讨　论

国内文献报道的格列美脲血浆样品分析方法均为高效液相色谱-紫外检测法[3-5]，采用2,4-二硝基氟苯柱前衍生化或直接测定，灵敏度不高（5～10μg·L^{-1}），且只测定格列美脲原型浓度。Lehr[6]等人报道的柱前衍生化－HPLC法同时测定格列美脲及其代谢物，但操作繁琐，灵敏度不高，只能检测到药后12h的血药浓度。近两年来，国外已有HPLC/MS/MS法测定格列美脲的报道[7,8]，但均未测定其活性代谢产物M_1，灵敏度也低于本文方法（5μg·L^{-1}）。本研究建立了同时测定格列美脲及其代谢物M_1的HPLC/MS/MS法，方法用血量少（0.2ml），操作简便，灵敏度高，线性范围宽，分析时间短（3.5 min/样品），充分满足临床低剂量给药时药动学研究的需要。

本研究结果表明，健康国人单剂量空腹口服格列美脲片后1.5～4h血药浓度达到峰值，其后浓度快速下降，$t_{1/2}$为4～11h。与格列美脲原型相比，代谢物M_1的血药浓度明显降低，C_{max}仅为原型的20%左右，T_{max}略显滞后，为2.5～5h，但二者的$t_{1/2}$无显著差别。将健康国人与白种人[7]口服格列美脲后的药动学参数进行比较，发现中国人的$t_{1/2}$，比白种人高约30%（6.6*vs*4.6h），V_d/f也高于白种人，T_{max}基本一致（2.7*vs*2.9h），表明中国人对格列美脲的分布更广，消除降低，从而使有效血药浓度维持时间延长，在临床上更有利于对血糖的平稳控制。

参　考　文　献（略）

（原载于《中国临床药理学与治疗学》2006年8月第11卷第8期）

利尿剂治疗心力衰竭的现状

李一石

中国医学科学院　中国协和医科大学　心血管病研究所　阜外心血管病医院　临床药理中心
卫生部心血管药物临床研究重点实验室

从20世纪40年代始，在心力衰竭（心衰）的症状与心脏相关的肾灌注不足相关连的理论指导下，开始应用利尿剂治疗心衰，利尿剂逐渐作为治疗心衰的标准、肯定性药物。心衰时应用利尿剂作用机理主要是，通过直接作用于肾脏对溶质和水的重吸收而遏制心衰时的钠潴留，减少静脉回流而减轻肺淤血，降低心室充盈压（即前负荷）改善心功能，延缓心腔扩大的进展。

1　利尿剂治疗心力衰竭研究的进展

1.1　心力衰竭水肿发病机理研究

自20世纪50年代末期噻嗪类利尿剂问世以后，利尿剂开发和研究的发展，与心衰水肿的发病机理研究的进展是分不开的。近年来对于心衰时发生水肿相关神经、内分泌、细胞因子的研究发现，除了水钠潴留引起的细胞外液增多和静脉压增高引起的毛细血管静水压升高外，影响心衰水肿的发病机理还有：①心衰时肾小球滤过率降低致肾脏排钠减少引起水钠潴留，及肾脏内血流重新分布，肾皮质灌注减少，髓质外丛的灌注相对增多，由于分布在皮质内丛和髓质外丛的肾单位袢管较肾皮质外丛肾单位袢管长，重吸收能力强，引起水钠潴留，致继发性醛固酮增多；②抗利尿激素增多和远曲小管及集合管对水重吸收增多，致水钠潴留；③研究已明了，利钠肽类在减轻水钠潴留方面起重要作用，体内这类物质主要有脑利尿钠肽（Brain natriuretic peptide，BNP）、心房利尿钠肽（Atrial natriuretic peptide，ANP）、C型利尿钠肽（C-type natriuretic peptide，CNP）。ANP主要由心房肌细胞产生，有较强的扩血管与排钠利尿作用，并有抑制心交感神经激素、肾素—血管紧张素—醛固酮系统（RAAS）的激活和抑制加压素、内皮素释放的作用。BNP主要存在于心室肌内，与ANP的作用基本相似。CNP是由内皮细胞产生的一种舒血管多肽，与ANP有显著的同源性，生物效应与ANP也极相似。心衰时利钠肽类分泌增加，产生扩血管、排钠排尿作用，但内源性利钠肽类增加的相对作用较弱，通常不足以对抗激活的交感神经系统和RAAS的强大作用。另一原因是心衰时肾脏等局部受体敏感性下降，因此，心衰患者外周血利钠肽类水平虽然显著升高，而通常并不出现排钠、利尿、扩血管作用；但是2005年第七版的《E. Brawnwald心脏病学》中指出：利钠肽类中仅BNP对急性失代偿性心衰有效，而ANP及CNP则对心衰无效，不作为利尿剂应用；④血管加压素（vasopressin，AVP）在下丘脑部位合成，贮存于垂体后叶，经常少量释放血循环中。血管加压素有抗利尿作用，增加水的重吸收。心衰患者血中血管加压素升高，其机理尚不清楚。血管加压素分泌增多，可引起细胞外液潴留、游离水排出减少、低钠血症；并可引起外周血管收缩，使心衰症状加重；⑤肾上腺髓质素（adrenamedallin）是分布于肾上腺髓质、肾、心、脑、消化道以及血管平滑肌和内皮细胞内的活性肽，具有扩血管、降压、排钠利尿、抑制血管平滑肌增生，以及抑制醛固酮、儿茶酚胺、血管内皮素和血管紧张素Ⅱ（AngⅡ）等血管活性物质的产生和释放等作用。

以上这些心衰时发生水肿相关研究机理的进展，也促进了对于利尿剂临床应用的认识提高。

1.2　临床应用现状

传统利尿剂根据作用部位分类　①髓袢利尿剂：主要作用于髓袢升支粗段，干扰 K^+-Na^+-$2Cl^-$

共同转运系统，产生强大的利尿作用，为高效利尿剂。常用的药物有：呋噻米，布美他尼，托拉噻米等；②主要作用于远曲小管始端的利尿剂：影响 Na^+-Cl^- 共同转运系统，产生中等强度的利尿作用，故又称 Na^+-Cl^- 间转运抑制药，为中效利尿剂。主要的药物为噻嗪类和噻嗪样利尿药；③主要作用于远曲小管末端和集合管的利尿剂：主要有 Na^+ 通道阻滞药，如氨苯蝶啶和阿米洛利。醛固酮受体拮抗药螺内酯，它们通过抑制 K^+、Na^+ 交换产生弱的利尿作用，为保钾弱效利尿剂。

利钠肽类　①基因重组人心钠肽（rhANP）：rhANP 是与人心房产生的内源性 ANP 具相同的 28 个氨基酸的多肽激素，具有扩张动、静脉血管与利尿作用，通过减轻前负荷以改善呼吸困难（肺淤血），通过降低后负荷以增加心输出量，不加快心率，不增加心肌耗氧量。rhANP 主要用于急性心功能不全和慢性心功能不全的急性恶变期的治疗。双盲临床试验表明，急性心功能不全者使用该药后，血流动力学改善者 102/155 例（65.8%），全身症状改善者 80/125 例（64.0%），主要副作用发生率 5.1%，主要是血压下降（2.3%）[1]；②重组人脑利尿钠肽（rhBNP）：重组人脑利尿钠肽与心脏产生的内源性 B 型利钠肽具有相同的 32 个氨基酸序列。一项 489 例失代偿性心衰患者参加的随机试验中[2]，患者接受静脉用重组人脑利尿钠肽（nesiritide）或硝酸甘油或安慰剂治疗 3 小时后，继续静脉用 nesiritide 或硝酸甘油 24 小时。结果治疗 3 小时后 nesiritide 组肺毛细血管楔压（PCWP）的降低幅度高于安慰剂组及硝酸甘油组（$P=0.03$），但就临床症状的改善，nesiritide 组与硝酸甘油组之间无显著差异。治疗 24 小时后 nesiritide 组的血流动力学改善程度仍高于硝酸甘油组，但两组 7 天或 6 个月的病死率、再住院率无显著差异。3 项随机临床试验荟萃分析也发现[3]，使用 nesiritide 的患者在 30 天内的死亡人数趋向较对照治疗组高（$P=0.057$）。重组人脑利尿钠肽作为一类有前途的新药，其安全性、有效性尚待循证医学进一步证实。

血管加压素拮抗剂　血管加压素受体拮抗剂如 Tolvaptan、Conivaptan 通过阻断肾脏集合管血管加压素 V2 受体促使水的排泄而不影响电解质。动物实验及小规模的临床试验已证实该类药可用于治疗急性及慢性心衰，目前正在进行上市前临床试验[4]。

2　利尿剂治疗心力衰竭中的地位和作用

恰当使用利尿剂是有效治疗心衰措施的基石之一[5]。原因：①与任何其他治疗心衰药物相比，利尿剂能更快地缓解心衰症状，使肺水肿和外周水肿在数小时或数天内消退。洋地黄、血管紧张素转换酶（ACE）抑制剂或 β 受体阻滞剂可能需要数周或数月方显效；②利尿剂是唯一能够最充分控制心衰液体潴留的药物。虽然洋地黄和小剂量血管紧张素转换酶抑制剂也能增加尿钠排泄，但不如使用利尿剂；并且不能替代利尿剂缓解心衰患者的肺和外周淤血；③合理使用利尿剂是其他治疗心衰药物取得成功的关键因素之一；④临床还注意到利尿剂用量不足，液体潴留时会降低机体对血管紧张素转换酶抑制剂的反应；⑤也会增加使用 β 受体阻滞剂的危险性；⑥利尿剂多与血管紧张素转换酶抑制剂和 β 受体阻滞剂联合应用治疗心衰。

但是临床也注意到不恰当的大剂量使用利尿剂，会导致血容量不足，更能增加血管紧张素转换酶抑制剂和血管扩张剂发生低血压的不良反应，增加血管紧张素转换酶抑制剂和血管紧张素Ⅱ受体阻滞剂出现肾功能不全的危险。至于心衰患者使用利尿剂是否增加了死亡危险？在研究中认为，短期试验表明利尿剂可以减少水肿、降低住院率、提高患者活动量。小规模试验显示，与安慰剂相比，常规利尿剂可以降低慢性心衰患者的死亡率，并减少心衰的恶化[6]。但是美国国立急性失代偿性心衰登记研究（ADHERE）发现[7]，使用了利尿剂和肌酐水平高者死亡率更高，住院时间更长。应用利尿剂的肾功能不全者死亡率为 7.8%，不用者为 5.5%；用利尿剂的肾功能正常者死亡率为 3.3%，不用者为 2.7%；死亡率最高的是肌酐水平高，且长期使用了利尿剂的患者。但研究也表明无论心衰患者用药初始的肾功能如何，长期利尿剂治疗者的死亡率都比没有长期治疗者高。血肌酐水平低者没有长期利尿剂治疗者，平均住院 5.5 天；而肌酐水平高用利尿剂者平均 6.9 天。有关利尿剂对舒张性或收缩性心衰患者存活率的影响的确定性结论，尚需大规模的随机、安慰剂对照试验的评价。

3 利尿剂治疗心力衰竭的适应证

所有心衰患者，有液体潴留的证据或原先有过液体潴留者，均可应用利尿剂治疗。然而利尿剂不能作为心衰的单一治疗，即使应用利尿剂后心衰症状得到控制，临床状态稳定者。

4 起始和维持剂量

利尿剂通常从有疗效范围的小剂量开始应用，逐渐增加至临床疗效的表达剂量——尿量增加。利尿剂应用的目的是控制心衰的液体潴留，一旦病情控制（肺部啰音消失，水肿消退，体重稳定），即可以最小有效量长期维持。在长期维持期间，仍应根据液体潴留情况随时调整剂量。体重每日减轻0.5～1.0kg是疗效判断指标之一，所以每日体重的变化，可以是监测利尿剂效果和调整剂量的可靠指标。在利尿治疗的同时，应适当限制钠盐的摄入量，监测并补充相应丢失的电解质。

5 治疗心力衰竭利尿剂的选择

有明显液体潴留，特别当伴有肾功能受损时宜选用袢利尿剂，除肾功能严重受损（肌酐清除率<5ml/min）者外，一般均能保持其利尿效果，如呋噻米、布美他尼、托拉塞米，这3个药物并列为美国心脏协会推荐的治疗心衰的袢利尿药[8]。呋噻米的剂量与效应呈线性关系。故剂量受限范围小。TORIC研究[9]证实，托拉塞米在慢性心衰患者中使用安全、耐受性良好，与呋噻米等利尿剂相比，病死率较低。中国人慢性心功能衰竭（NYHA心功能分级Ⅱ～Ⅲ级）伴轻至重度水肿患者每日1次口服托拉塞米10～20mg治疗4周后，平均体重下降2.22kg，心功能改善者占55.81%，69.2%的患者水肿消失[10]。

肾血流量和肾小球滤过率下降，以及对亨氏袢无作用，是噻嗪类利尿作用不如袢利尿药的主要原因。因此，仅有轻度液体潴留而肾功能正常的心衰患者，可选用噻嗪类，尤其适用于伴有高血压的心衰患者。氢氯噻嗪100mg/d已达最大效应（剂量—效应曲线已达平台期），再增量亦无效。

1999年RALES研究[11]显示，在包括血管紧张素转换酶抑制剂在内的药物治疗心衰的基础上，加用醛固酮拮抗剂螺内酯，能显著降低重度心衰患者死亡率。但同时该研究也发现螺内酯组男性乳房增生和乳腺疼痛的发生率达10%，而安慰剂组仅为1%（$P<0.001$）。血清肌酐大于1.6mg/dl、血钾浓度大于4.2mmol/L，或使用大剂量血管紧张素转换酶抑制剂或使用非甾体类止痛药的患者，同时使用螺内酯有可能发生严重高钾血症和肾功能恶化。Eplerenone是一种新的选择性醛固酮阻滞剂，选择性阻断盐皮质激素受体，但并不影响糖皮质激素、孕激素或雄激素受体。在EPHESUS研究中，Pitt等[12]观察在急性心肌梗死合并左心室功能不全和心衰患者中，和对照组相比，Eplerenone能降低死亡率，包括所有原因死亡率和心血管疾病死亡，也能降低心血管事件住院。结合这些循证医学研究的依据，欧、美2005年《慢性心力衰竭诊断与治疗指南》修订版中，提高了醛固酮受体拮抗剂在心衰治疗中的地位。新指南将“有中、重度心衰症状的患者应用醛固酮受体拮抗剂”由Ⅱa类建议上升为Ⅰ类。且根据近年有关醛固酮受体拮抗剂的临床试验结果，对醛固酮受体拮抗剂的具体应用作了更为明确的规定：“血肌酐男性低于2.5mg/dl、女性低于2.0mg/dl且血钾高于5.0mmol/L的患者，应在严密监测肾功能和血钾的情况下使用醛固酮受体拮抗剂。在不能检测血钾和肾功能的情况下，使用醛固酮受体拮抗剂的危险大于益处”。

6 利尿剂的效应和“利尿剂抵抗”

对利尿剂的治疗反应取决于药物浓度和进入尿液的时间过程。轻度心衰患者即使小剂量利尿剂也反应良好，因为利尿剂从肠道吸收速度快，到达肾小管的速度也快。然而，随着心衰的进展，肠管水肿或小肠低灌注，药物吸收延迟，加之，由于肾血流和肾功能减低，药物转运受到损害。因而当心衰进展恶化时，需加大利尿剂剂量。当再大的剂量也无反应时，即可能出现了“利尿剂抵抗”。此时可采用以下方法克服：①静脉应用利尿剂：如呋噻米持续静脉滴注（1～5 mg/h）；②2种或2种以上利尿剂联合使用；③应用增加肾血流的药物：如短期应用小剂量的多巴胺或多巴酚丁胺［2～5μg/(kg · min)］等。

若起始治疗时获得满意的利钠作用和体重减轻的患者，产生对利尿剂明显抵抗的原因可能是多方面的。在没有心脏和肾功能突然下降的情况下，以及如果能排除患者不顺从药物方案和饮食中对盐的限制，利尿剂抵抗的通常原因是同时应用了其他药物，如非类固醇抗炎药（阿司匹林），减弱利尿剂的效力。

血管内容量明显下降，是利尿剂抵抗最常见的原因。尿素清除率下降较肌酐清除率下降更明显提示血管内容量不足，要在临床上区别强力利尿剂和扩血管治疗所致的血管内容量不足与心衰所致的心排出量下降常常是困难的。肺动脉压和肺静脉压或左心房压的监测对进行这种鉴别是必要的。此外，血管扩张剂，可扩张许多中心和周围血管床导向血液流离肾脏，因此即使心排出量中度增加，而肾血流可能降低，引起利尿效力下降。

总之，利尿剂是治疗心衰的重要药品之一，适用于所有有症状的心衰患者。在心衰治疗中应用利尿剂，可迅速缓解症状，待症状改善后即可以有效量长期维持。

参　考　文　献（略）

（原载于《中国循环杂志》2006 年 8 月第 21 卷第 4 期（总第 140 期）

国产复方缬沙坦治疗轻中度高血压的临床疗效

明广华[1] 李一石[1] 范维琥[2] 杨新春[3] 曹克蒋[4]
华 潞[1] 汪 芳[1] 龚 培[1] 李 卫[1]

1 中国医学科学院中国协和医科大学 阜外心血管病医院临床药理中心；
2 复旦大学附属华山医院心内科；3 首都医科大学附属北京朝阳医院心内科；
4 江苏省人民医院心内科

血管紧张素Ⅱ受体阻滞剂（ARB）是近几年发展起来的新型抗高血压药物，通过阻滞血管紧张素Ⅱ受体发挥降血压作用，以其适用于心血管的多个领域如高血压合并糖尿病、左室肥厚、早期肾脏损害等而备受重视。ARB 为高血压的治疗提供了一个更广泛的全新的研究和治疗方向。ARB 和一种利尿剂（噻嗪类或相关的噻嗪类）的固定复合制剂因其生理学作用机制不同，调节机制互相补充，可产生更大的降血压疗效。缬沙坦作为一种 ARB 已经广泛用于心血管的多个领域，而复方制剂在国内尚未上市。2003 年 11 月～2004 年 12 月由阜外心血管病医院，上海华山医院、首都医科大学附属朝阳医院、江苏省人民医院 4 家医院共同完成了国产复方缬沙坦片治疗轻、中度原发性高血压患者 222 例的多中心、随机、单盲、自身对照临床试验，旨在通过复方缬沙坦在缬沙坦单药治疗 2 周后无效的患者中自身前后的比较，评价复方缬沙坦治疗原发性高血压的疗效和安全性。

对象与方法

1 病例选择

年龄 18～69 岁，性别不限，门诊原发性高血压患者，血压水平在 95mmHg≤平均坐位舒张压（SeDBP）＜115mmHg 和坐位收缩压（SeSBP）＜180mmHg；无严重靶器官损害及肝肾功能障碍，实验室检查无任何有临床意义的异常发现。所有患者签署书面的知情同意书。

共入选患者 222 例。全部患者服用缬沙坦单药 2 周后，有 114 例患者血压未达标，按随机号给予复方缬沙坦继续服药 6 周。其余患者继续服用缬沙坦单药至试验结束。共完成观察 218 例，脱落 4 例，其中缬沙坦单药组和复方缬沙坦组各有 2 例。两组患者的性别、年龄、体重指数、高血压病程、家族史及基础 SeDBP，SeSBP，心率（HR）等基本资料见表 1，组间比较无统计学差异（$P>0.05$）。

2 研究药物

试验药物：复方缬沙坦片（每粒含缬沙坦 80mg/氢氯噻嗪 12.5mg，批号：20031001）；对照药物：缬沙坦片（缬沙坦 80mg/粒，批号：KC8269），均由常州四药制药有限公司提供。

3 试验设计

本试验为随机、单盲、自身对照的多中心研究，8 周研究分为 2 个治疗阶段：第 1 治疗阶段：2 周洗脱期后，全部患者均给予口服缬沙坦 80mg·d^{-1}治疗 2 周，并以服用缬沙坦 80mg·d^{-1}治疗 2 周后为本试验疗效评价的基数值；第 2 治疗阶段：患者于缬沙坦 80mg·d^{-1}治疗 2 周后分为两部分：第一部分是坐位舒张压＜90mmHg 的患者仍随机给予缬沙坦 80mg·d^{-1}，再服用 2 周，舒张压仍＜90mmHg 的患者继续维持原剂量治疗至 8 周末；如血压≥90mmHg 的患者增加缬沙坦剂量 160mg·d^{-1}至 8 周末试验结束。第二部分是坐位舒张压≥90mmHg 的患者随机给予复方缬沙坦，qd，共 2 周，

如舒张压 <90mmHg，患者继续按原剂量服用至 8 周末；服用复方缬沙坦 2 周后坐位舒张压仍≥90mmHg 的患者将剂量加倍服用至 8 周末试验结束。每 2 周复查 1 次，总计服药时间为 8 周。

表 1　入选病例基本资料

项　目	缬沙坦/氢氯噻嗪组	缬沙坦组
符合方案分析集（n = 218）	112	106
安全性分析集（n = 222）	114	108
方案全分析集（n = 221）	114	107
年龄/岁	52.65 ± 9.26	54.72 ± 8.17
男/女/n（%）	74（64.91）/40（35.09）	57（53.27）/50（46.73）
身高/m	1.68 ± 10.08	1.65 ± 0.97
体重/kg	73.69 ± 9.70	68.46 ± 8.77
体重指数/$kg \cdot m^{-2}$	26.09 ± 2.42	24.97 ± 2.57
坐位收缩压/mmHg	146.17 ± 12.07	133.12 ± 12.31
坐位舒张压/mmHg	95.96 ± 5.22	81.79 ± 5.73
立位收缩压/mmHg	150.70 ± 14.03	136.93 ± 13.19
立位舒张压/mmHg	100.46 ± 8.22	88.04 ± 8.57
心率/次 · min^{-1}	76.58 ± 7.46	72.69 ± 7.52

4　观察指标

主要疗效指标为坐位舒张压，安全性指标为实验室检查及不良事件统计。

服药前对每位患者进行 X 线胸片、心电图及身高、体重等检查，治疗前和治疗结束时，各进行一次尿常规、血清总胆固醇、三酰甘油、高密度脂蛋白胆固醇、谷丙转氨酶、谷草转氨酶、血清钾、钠、氯、血肌配、血尿素氮、血糖等实验室检查。

5　疗效判定标准

显效：舒张压下降≥10mmHg 并降到正常或下降 >20mmHg；有效：舒张压下降虽未达 10mmHg 但降到正常或下降 10 ~ 19mmHg；无效：未达到上述标准。以显效率和有效率之和合计有效率。

6　统计学处理

用 SAS 6.12 软件进行统计分析。分类分析或方差分析比较药前后各项实验室检查指标和临床观察客观指标（血压）。以 P <0.05 为有显著性差异。

结　　果

1　降压疗效

1.1　血压下降情况　根据符合方案分析集数据，复方缬沙坦组在治疗 4，6，8 周末时，SeDBP 及 SeSBP，立位舒张压及立位收缩压下降差值与基线值（W2）相比，均有统计学上显著性差异（P <0.05）。见表 2，3。

1.2　治疗反应率　按试验设计方案，全部入选合格的受试者均服用单剂缬沙坦治疗，至 2 周末时有 48.6%（108/222 例）的患者 SeDBP 达标。51.4%（114/222 例）的患者改用复方缴沙坦（基线值），复方缬沙坦组至 4，6，8 周末时与基线值比较，总有效率分别是 50.0%，75.89% 和 76.79%（86/112 例）。单剂缬沙坦组至用药结束时仍有 93.4%（99/106）例患者有效。

1.3　疗效剂量关系　在复方缬沙坦治疗组 112 例当中，52.68%（59/112）的患者需药物加倍剂量治疗，其中 38 例患者血压达标，占总有效例数的 44.19%（38/86），占剂量加倍的患者例数 64.41%（38/59）。在本组服药有效的患者中，平均服用剂量为 1.44 片·d^{-1}。

表 2　复方缬沙坦组用药前后血压下降情况　$n=112$

血压/mmHg	2 周（基线值）	4 周	6 周	8 周
SeDBP	96.02 ±5.24	90.00 ±7.56[a]	86.01 ±6.68[a]	85.97 ±17.18[a]
SeSBP	146.20 ±12.17	138.21 ±13.76[a]	132.26 ±11.60[a]	132.02 ±11.93[a]
立位 DBP	100.52 ±8.27	95.67 ±10.54[a]	91.46 ±9.25[a]	90.75 ±9.39[a]
立位 SBP	150.66 ±14.08	142.78 ±14.76[a]	138.46 ±12.55[a].	136.88 ±12.24[a]

组内比较[a]：$P<0.05$

表 3　复方缬沙坦组用药前后血压下降差值　$n=112$

血压/mmHg	4 周	6 周	8 周
ScDBP	6.02 ±6.85	10.00 ±6.68	10.04 ±7.34
SeSBP	7.99 ±11.38	13.93 ±11.26	14.18 ±11.83
立位 DBP	4.85 ±8.01	9.06 ±7.99	9.77 ±7.71
立位 SBP	7.88 ±12.37	12.21 ±13.14	13.79 ±13.50

2　药物不良反应

复方缬沙坦组发生的与药物有关的不良反应为 7.89%（9/114 例），主要是低血钾 8 例（8/9 例），占 88.9%，均为轻度，在服药后的 2～6 周检出，其中 4 例为 2 片剂量组。经补钾后血钾很快恢复正常。另有 1 例受试者服药后出现了头晕和困倦感，无需服用其他药物。血液学检查各项指标于治疗前后无明显变化，均值在正常参考范围之间。无严重不良反应发生以及因不良反应退出的病例。

讨　论

目前对于高血压的药物治疗，国际上倾向于联合应用 2 种较低剂量的药物来替代大剂量的单一药物。作用机制不同的 2 种抗高血压药物的固定复合制剂可以通过协同作用而增加疗效，同时不良反应相互抵消，保证了抗高血压药物治疗的有效、安全并增加了顺从性。固定复合制剂的进展在最新指南（JNC Ⅶ）中得到肯定，低剂量复合制剂可以作为高血压治疗的一线用药[1,2]。缬沙坦作为一种血管紧张素Ⅱ受体阻滞剂用于高血压治疗，同时用于心血管的多个领域，其疗效已得到许多临床试验证实[3]。氢氯噻嗪是一种利尿剂。复方缬沙坦每一种成分的临床研究结果显示：缬沙坦 80mg·d^{-1}以及氢氯噻嗪 12.5mg·d^{-1}分别应用时，抗高血压作用并不显著。然而，80mg 缬沙坦和 12.5mg 氢氯噻嗪组成复方制剂的疗效优于 2 种成分的任何 1 种。复方缬沙坦用于治疗高血压分别采用了 2 种较低的有效剂量，即缬沙坦 80mg/氢氯噻嗪 12.5mg 为起始剂量，若无效时 2 种成分的剂量可加倍，即缬沙坦 160mg/氢氯噻嗪 25mg 作为调整剂量，同样耐受性良好。目前国外已进行了一些临床研究[4]，这些临床研究符合欧洲 NOTES 指南有关抗高血压药物和复合治疗药物的推荐标准。已显示所建议的此 2 种剂量治疗中年和老年高血压患者，疗效良好且安全。

此外，ARB 价格昂贵，而氢氯噻嗪价格非常低廉，复方制剂中使用氢氯噻嗪后，ARB 剂量减少，还可以使治疗费用降低，高血压患者在治疗时更易于接受。复方制剂的开发更利于提供合理、有效、价廉、易于服用的抗高血压药物。

本组研究显示：缬沙坦/氢氯噻嗪复方制剂在国人高血压患者中服用方便，降压疗效肯定，尤其是对于血压基线水平较高而单药效果欠佳的患者，能进一步降低血压增加疗效。同时不良反应发生率无明显增加，使用简便安全，患者顺从性较好。值得注意的是，本组仍有部分患者出现了低血钾，尤其是在高剂量组，因此在临床使用当中仍要注意进行电解质方面的监测。

参 考 文 献（略）

（原载于《中国新药杂志》2006 年第 15 卷第 16 期）

铝镁匹林片单剂量和多剂量人体药动学研究

田 蕾 黄一玲 华 潞 成小如 李飞鸥 李一石

中国医学科学院 阜外心血管病医院 临床药理中心 卫生部心血管药物临床研究重点实验室

阿司匹林（aspirin）已在临床使用百余年，其主要作用为解热、镇痛、抗炎、抗风湿和抗血小板聚集等。临床试验表明，其抗血小板治疗的最适用量为 75～325mg·d^{-1}[1,2]。目前临床应用的阿司匹林制剂有肠溶片、胶囊等，以减少或避免其胃肠道不良反应。铝镁匹林片是阿司匹林的复方制剂，每片含阿司匹林 81mg、甘羟铝 11mg 和重质碳酸镁 22mg，后二者为制酸缓冲层，保护胃黏膜。本研究旨在建立 HPLC-MS-MS 法测定血浆中的阿司匹林及其活性代谢物水杨酸浓度，探讨健康国人多次口服铝镁匹林片的体内药动学特点。

材料与方法

1 药品、试剂与仪器

铝镁匹林片（批号：030901，广东诺金药业有限公司）；阿司匹林和水杨酸对照品（98.5%，北京迈劲医药科技有限公司）；对甲基苯甲酸（内标，军事医学科学院药材供应站）；乙腈、叔丁基甲醚为色谱纯（美国 Fisher 公司）；正丁胺、盐酸为分析纯。

HPLC-MS-MS 系统包括 API 4000 质谱仪（美国应用生物系统公司）、Agilent 1100 高效液相色谱仪（美国安捷伦公司）和 Analyst 1.3.1 质谱工作站。

2 受试者

健康男性受试者 27 例，年龄（27.25±5.42）岁，身高（172.14±5.82）cm，体重（67.82±4.54）kg。经体检、胸片、心电图、血、尿常规、血生化检查均无异常。无哮喘及精神病史，无吸烟、酗酒嗜好，无食物、药物过敏史，无药物依赖史。试验前 4 周未服用任何药物。所有受试者自愿参加试验并签署知情同意书，试验方案经伦理委员会批准。

3 试验设计

本研究采用随机开放试验设计，27 例受试者随机分为 81，162 和 324mg·d^{-1} 三组，每组 9 例。受试者均于每日晨 8:00 点按规定剂量空腹口服铝镁匹林片，200ml 温水送下，qd，连续服用 7d。用药 2h 后方可饮水，4h 后进食标准午餐。试验期间统一饮食、禁忌烟酒和含咖啡因的饮料。整个试验过程均在 I 期病房进行，医务人员在场并监测可能出现的药物不良反应。

4 血样采集

分别于服药 d1 和 d7 的服药前（0h）和服药后 0.5，1.0，1.5，2.0，2.5，3.0，4.0，5.0，6.0，8.0，10.0，12.0，15.0（162mg 组和 324mg 组无此采血点）和 24.0h，及 d4，5，6 服药前（谷浓度）采血。每次采血均由肘正中静脉取血 5ml，立即移入含肝素的离心试管（冰水浴）中，低温离心（4℃，3 000r·min^{-1}，10min）分离血浆，存于 -70℃ 冰箱中待测。

5 血药浓度测定

5.1 色谱条件 色谱柱：Nova-Pak C_{18} 柱（150mm×3.9mm，4μm，美国 Waters 公司）；流动相：乙腈-水-10%正丁胺（60:40:0.03）；流速：1.0ml·min^{-1}（柱后分流 9:1）；柱温：室温；自动进样器温度：4℃。

5.2 质谱条件 离子源为电喷雾离子源（Turbo IonSpray），离子喷射电压为 -4 300V，温度为 320℃；气帘气体（N_2）压力为 20unit，离子源气体 GS1（N_2）压力为 30unit，离子源气体 GS2（N_2）压力为 15unit，碰撞气 CAD（N_2）压力为 4unit；负离子方式检测；扫描方式为多反应监测（MRM）；用于定量分析的离子反应分别为 m/z 179→m/z 93（阿司匹林），m/z 137→m/z93（水杨酸）和 m/z 135→m/z91（对甲基苯甲酸，内标）；阿司匹林、水杨酸和内标对甲基苯甲酸的 DP 电压分别为 -45，-96 和 -55V，碰撞能量（CE）分别为为 -20，-25 和 -15V。

5.3 血浆样品预处理 取 0.5ml 血浆样品，加入 1mol·L^{-1}盐酸溶液 0.2ml 酸化血样，混匀后加入提取剂叔丁基甲醚（含内标对甲基苯甲酸 125ng·ml^{-1}）2ml 进行提取，涡流混合 3min，离心 5min（4℃，3 000r·min^{-1}），分取上层有机相于室温下氮气流吹干，残留物溶于 150μl 流动相中，取 10μl 进样。

5.4 方法专属性 将受试者空白血浆的色谱图和血浆中加入阿司匹林、水杨酸和内标对甲基苯甲酸得到的色谱图进行比较，证明血浆中的内源性物质不干扰测定。典型的色谱图见图 1。

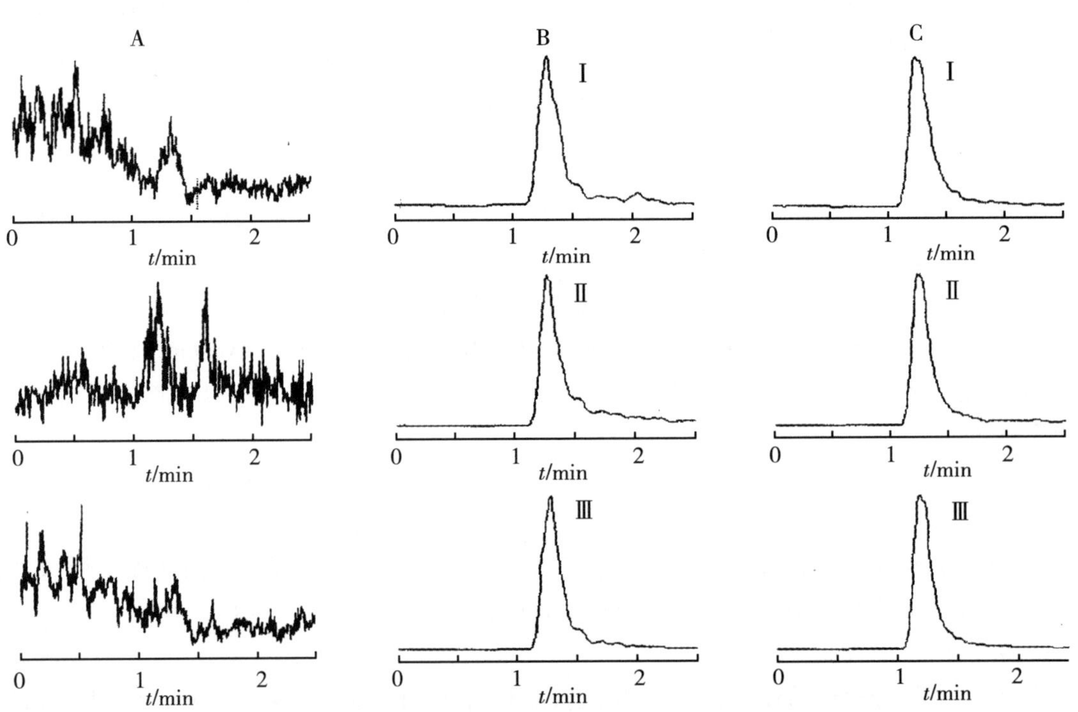

图 1 HPLC-MS-MS 测定血浆中阿司匹林和水杨酸浓度的色谱图

A：空白血浆；B：空白血浆加入阿司匹林、水杨酸和内标；C：受试者血浆样品

Ⅰ阿司匹林；Ⅱ水杨酸；Ⅲ内标

5.5 标准曲线和线性范围 取标准系列血浆样品 0.5ml，分别对应阿司匹林/水杨酸血浆浓度 0.005/0.02，0.01/0.04，0.02/0.08，0.05/0.2，0.1/0.4，0.2/0.8，0.5/2，1/4，2/8 和 5/20/μg·ml^{-1}，其余同“血浆样品预处理”项下操作，依法测定。测定血浆中阿司匹林和水杨酸浓度的线性范围分别为 0.005～5μg·ml^{-1}和 0.02～20μg·ml^{-1}。阿司匹林和水杨酸的最低定量浓度分别为 0.005 和 0.01μg·ml^{-1}。以待测物浓度为横坐标，以待测物与内标峰面积比值为纵坐标进行回归，得阿司匹林的典型回归方程为 $y=6.98\times10^{-1}x-8.99\times10^{-4}$（$r=0.9992$），水杨酸的典型回归方程为 $y=3.73\times10^{-1}x-3.67\times10$（$r=0.9987$）。

5.6 精密度与准确度 配制阿司匹林和水杨酸低、中、高（0.01/0.04，0.2/0.8 和 2/8μg·

ml^{-1}）3 个浓度的质控样品（QC），共 6 个样本，连续测定 4d，按当日的回归方程计算 QC 样品的实测浓度，与配制浓度对照，求得本法的精密度与准确度。阿司匹林在低、中、高浓度的日内 RSD 分别为 4.2%，3.9% 和 3.0%，日间 RSD 分别为 6.0%，4.2% 和 3.4%，回收率分别为 100.0%，98.9% 和 96.9%；水杨酸在低、中、高浓度的日内 RSD 分别为 3.5%，4.0% 和 3.4%，日间 RSD 分别为 4.6%，3.8% 和 3.5%，回收率分别为 99.9%，103.6% 和 97.6%。

5.7 稳定性试验 本试验考察了血浆样品提取后室温放置 24h 和反复冻融 3 次后的稳定性，结果表明，除阿司匹林在反复冻融 3 次后略有降低外（<15%），含阿司匹林和水杨酸的血浆样品在本试验条件下基本稳定。

6 数据处理和统计方法

采用 WinNonlin 药动学软件（4.1 版，美国 Pharsight 公司）计算药动学参数。所有统计应用 SAS® 8.2 版统计软件包完成。AUC 和 C_{max} 进行对数（ln）转换，各组 d1 和 d7 的药动学参数用配对 t 检验比较，组间比较用成组 t 检验。

结 果

1 血药浓度－时间数据

受试者连续口服铝镁匹林片（81，162 和 324mg 组）d4，5 和 6 分别测定谷浓度，结果显示，全部受试者的阿司匹林谷浓度均低于检测下限；代谢物水杨酸谷浓度小于峰浓度的 1/20 或低于检测下限，未表现出累积趋势。

3 个剂量组的受试者口服铝镁匹林片 d1 和 d7 各时间点的阿司匹林和水杨酸血药浓度接近，未见显著性差异（$P>0.05$），平均血药浓度－药时曲线见图 2～4。

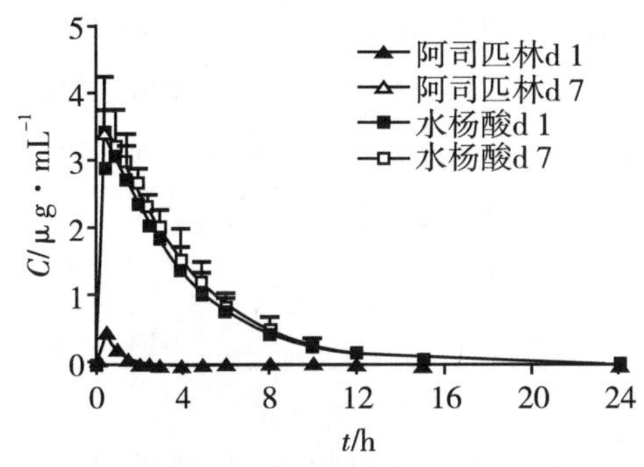

图 2 口服铝镁匹林片 81mg·d^{-1}后 d1 和 d7 的平均血药浓度－时间曲线（$n=9$）

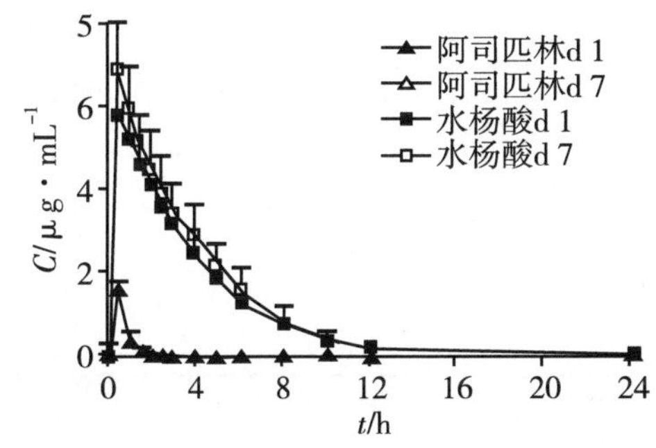

图 3 口服铝镁匹林片 162mg·d^{-1}后 d1 和 d7 的平均血药浓度－时间曲线（$n=9$）

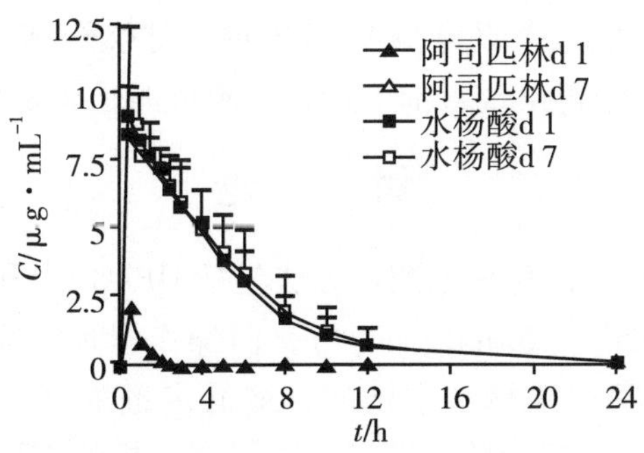

图 4 口服铝镁匹林片 324mg·d^{-1}后 d1 和 d7 的平均血药浓度－时间曲线（$n=9$）

2 药动学参数

受试者连续口服镁铝匹林片（81，162 和 324mg 组）后 d1 和 d7 的阿司匹林平均药动学参数见表 1，水杨酸参数见表 2。

表 1 受试者连续口服铝镁匹林片后的阿司匹林药动学参数

参数	单位	81mg 组($n=9$)		162mg 组($n=9$)		324mg 组($n=9$)	
		d1	d7	d1	d7	d1	d7
C_{max}	$\mu g \cdot ml^{-1}$	0.46 ±0.15	0.49 ±0.16	1.52 ±0.37	1.69 ±0.59	2.33 ±0.66	2.08 ±0.50
T_{max}	min	30 ±0	30 ±0	30 ±0	30 ±0	30 ±0	40 ±21
$AUC_{0\text{-}t}$	$\mu g \cdot min \cdot ml^{-1}$	26.0 ±10.7	23.9 ±9.5	68.5 ±24.3	70.4 ±21.1	109.5 ±31.8	110.7 ±39.2
$t_{1/2}$	min	22.2 ±4.4	17.4 ±4.5	19.5 ±5.6	21.9 ±2.7	29.8 ±7.8	28.7 ±7.5
Cl/F	$ml \cdot min^{-1}$	3 535 ±1 461	3 927 ±1 716	2 646 ±1 035	2 473 ±698	3 183 ±936	3 258 ±1 130
V_d/F	L	116.3 ±59.5	102.3 ±69.4	72.7 ±26.1	78.2 ±24.3	132.9 ±37.1	137.4 ±68.4
R_{ac}		1.00 ±0.40		1.12 ±0.42		1.08 ±0.44	

表 2 受试者连续口服铝镁匹林片后的水杨酸药动学参数

参数	单位	81mg 组($n=9$)		162mg 组($n=9$)		324mg 组($n=9$)	
		d1	d7	d1	d7	d1	d7
C_{max}	$\mu g \cdot ml^{-1}$	3.25 ±1.02	3.69 ±0.57	6.05 ±1.12	6.89 ±1.17	9.54 ±1.38	9.94 ±1.76
T_{max}	min	53.3 ±13.2	40.0 ±21.2	40.0 ±15.0	33.3 ±10.0	46.7 ±26.5	53.3 ±41.8
$AUC_{0\text{-}t}$	$\mu g \cdot min \cdot ml^{-1}$	842.7 ±257.5	904.4 ±142.2	1485.4 ±221.2	1661.2 ±396.8	2911.2 ±908.0	2988.2 ±900.2
$t_{1/2}$	min	198.7 ±63.0	165.0 ±92.8	183.5 ±41.7	198.8 ±66.0	168.2 ±43.6	209.6 ±58.6
Cl/F	$ml \cdot min^{-1}$	102.6 ±28.7	90.7 ±13.5	110.8 ±19.0	101.7 ±22.2	119.5 ±34.5	117.0 ±37.2
V_d/F	L	27.9 ±7.7	20.7 ±9.7	29.2 ±7.2	29.3 ±13.2	27.5 ±5.1	36.2 ±18.1
R_{ac}		1.14 ±0.27		1.12 ±0.18		1.04 ±0.15	

3 个剂量组的阿司匹林和水杨酸的 C_{max} 和 AUC 均随给药剂量增加而增加，呈线性动力学特征，各剂量组的 C_{max}，AUC，T_{max}，$t_{1/2}$和 Cl/F 在给药后 d1 和 d7 均无显著性差异（$P>0.05$），$t_{1/2}$和Cl/F 在 3 个剂量组间无显著性差异（$P>0.05$）。

3 药物不良反应

1 例受试者（81mg 组）在试验 d4 服药 5min 后出现胃部烧灼感，腹部查体无阳性体征，持续约 10h 自行好转，此后继续服药，未再出现胃部不适，判断可能是药物相关不良反应。

讨 论

国外相关文献报道的阿司匹林血药浓度测定方法包括 HPLC[3,4] 和 GC/MS[5]，前者的灵敏度较低（$0.1\mu g \cdot ml^{-1}$），后者灵敏度虽高（$200pg \cdot ml^{-1}$），但操作繁琐，需要衍生化。本试验采用 HPLC-MS-MS 方法同时测定血浆中的阿司匹林和水杨酸，最低定量浓度为 $0.005\mu g \cdot ml^{-1}$，且操作简便，每个样品的分析时间仅需 2.5min，适合临床药动学大样本分析的需要。

本研究显示，铝镁匹林片口服吸收迅速，阿司匹林的 T_{max} 约 30min，代谢遵循一级动力学消除，

$t_{1/2}$为 17.4 ~ 29.8min，消除快；阿司匹林在吸收过程中迅速代谢为活性代谢物水杨酸，后者的 $t_{1/2}$明显延长，约 3 ~ 4h，T_{max}比阿司匹林滞后 10min，与文献报道的阿司匹林普通片的药动学结果[6]基本一致。连续服药后阿司匹林和水杨酸的蓄积系数 R_{ac}均为 1 左右，表明该药在体内无蓄积。

在本研究剂量范围内（81 ~ 324mg），阿司匹林和水杨酸的 C_{max}和 AUC 均随给药剂量增加而增加，Cl/F 在 3 个剂量组间无显著性差异（$P > 0.05$），提示阿司匹林和水杨酸均具有线性动力学特征，该结果与 Dubovska 等[7]的研究略有不同，Dubovska 认为阿司匹林在较宽范围内具有线性动力学特征，而水杨酸在 30 ~ 100mg 剂量范围内呈线性动力学，超过此剂量清除率 Cl 明显下降，代谢具有饱和性。

参 考 文 献（略）

（原载于《中国新药杂志》2006 年第 15 卷第 16 期）

复方依那普利/氢氯噻嗪片治疗原发性高血压Ⅱ期临床研究

华　潞[1]　李一石[1]　明广华[1]　柯元南[2]　郭冀珍[3]　范维琥[4]　吴宗贵[5]
黄　洁[1]　汪　芳[1]　康连鸣[1]　李　卫[1]　龚　培[1]

1 中国医学科学院　中国协和医科大学心血管病研究所　阜外心血管病医院临床药理中心　卫生部心血管药物临床研究重点实验室；2 中日友好医院；3 上海交通大学附属瑞金医院；4 复旦大学附属华山医院；5 上海长征医院

大量循证医学研究已证实随血压的升高，心血管危险性明显增加；而积极降压治疗可以有效减少心血管事件，减少脑卒中、心梗和心力衰竭的发病率和死亡率，降低医疗资源的消耗。JNC 7 和 ESH2003 高血压治疗指南指出：大多数高血压患者需要 2 种或 2 种以上的降压药来达到目标血压[1,2]。联合用药有 2 种途径，一种是处方时联合，另一种是固定剂量联合。固定剂量的复方制剂由于解决了处方联合用药的依从性差的问题，正成为高血压治疗的一个新趋势和新方法。依那普利（Enalapril，E）是常用的血管紧张素转换酶抑制剂（ACEI）类抗高血压药物，与噻嗪类利尿剂 - 氢氯噻嗪（Hydrochlorothiazide，HCTZ）的固定联合是一种合理的配伍。二药组成复方制剂后可提高疗效、降低药物不良反应发生率，提高患者服药的依从性，并使治疗费用相对降低[3~6]。本研究旨在评价 2 种规格的国产复方依那普利/氢氯噻嗪治疗原发性高血压病的疗效及耐受性，同时对中国人应用依那普利/氢氯噻嗪复方制剂的合适剂量组合进行探讨。

对象与方法

1　病例选择

2003 年 8 月 ~2004 年 5 月共 5 家中心参加研究，分别为：阜外心血管病医院、中日友好医院、上海交通大学附属瑞金医院、复旦大学附属华山医院、上海长征医院。选择 18 ~ 70 岁的原发性高血压患者. 坐位舒张压（SeDBP）95 ~ 115mmHg，坐位收缩压（SeSBP）<180mmHg，男女不限。除外以下情况：继发性高血压、SeDBP≥115mmHg 或 SeSBP≥180mmHg、肝肾功能障碍、过去 6 个月内有心肌梗死史或心绞痛病史、精神或法律上的残疾患者、低钾血症（$<3.5\text{mmol}\cdot\text{L}^{-1}$）、在过去 2 年内有过滥用药物和饮酒过度史、服用任何其他可能影响血压的药物、孕妇、哺乳期妇女及既往对血管紧张素转换酶抑制剂或利尿剂或磺胺过敏者等。患者自愿参加并签署知情同意书。

共 409 例原发性高血压病患者入组，进入随机、接受至少 1 个剂量的研究药物、且至少有 1 次疗效评价者 362 例，完成试验者 312 例，其中 E10mg/HCTZ 6.25mg 组（A 组）110 例，E10mg/HCTZ 12.5mg 组（B 组）106 例，E10mg 组（C 组）96 例。研究期间剔除、脱落 97 例。

三组在基线坐位血压、年龄、性别、身高、体重、体重指数及高血压病史和病程、家族史、高血压患者的服药情况以及其他既往疾病史等分布差别均无统计学意义（$P>0.05$）。三组患者基本情况见表 1。

表1 三组患者基本情况

项 目	A组（n=126）	B组（n=124）	C组（n=112）
男性/n（%）	65（51.59）	79（63.71）	60（53.57）
女性/n（%）	61（48.41）	45（36.29）	52（46.43）
年龄/岁	52.66±7.91	52.21±7.75	51.32±8.38
身高/m	1.66±0.07	1.67±0.07	1.67±0.07
体重/kg	71.86±9.30	71.38±9.86	70.84±9.59
体重指数/kg·m^{-2}	25.95±2.68	25.41±2.54	25.42±2.56
SeSBP/mmHg	151.06±12.43	150.71±12.28	148.78±11.08
SeDBP/mmHg	98.89±4.54	99.02±4.65	98.63±4.17
立位收缩压/mmHg	152.53±13.95	151.90±13.85	150.63±11.94
立位舒张压/mmHg	100.60±6.74	100.63±7.47	101.08±7.00
心率/次·min^{-1}	76.04±7.58	75.19±7.64	75.50±7.76

2 给药方法

复方依那普利氢氯噻嗪片：马来酸依那普利10mg/氢氯噻嗪6.25mg，批号030223；马来酸依那普利10mg/氢氯噻嗪12.5mg，批号030225，均由国家食品药品监督管理局天津药物研究院研制和提供。马来酸依那普利片，商品名依苏，每片10mg，批号030105，由扬子江制药股份有限公司生产。

经过2周药物洗脱期后，患者被随机分配到三个平行治疗组（1∶1∶1），每日1次分别口服E10mg/HCTZ 6.25mg，E10mg/HCTZ 12.5mg或E10mg，治疗4周。4周末若SeDBP≥90mmHg者剂量加倍，SeDBP<90mmHg者维持原剂量，继续服药4周。共服药8周。试验期间禁用其他一切影响血压的药物。

3 疗效评价标准

以SeDBP为主要疗效评价指标，显效为SeDBP下降10mmHg并降到正常或下降20mmHg以上；有效为SeDBP下降虽未达10mmHg，但降到正常或下降10～19mmHg；未达到上述标准为无效。次要疗效评价指标为服药第2，4，6和8周血压下降差值及试验结束时血压达标率（以坐位血压<140/90mmHg为达标）。

4 观察指标

患者每2周随访1次，每次随访于7∶00～10∶00AM就诊。患者至少安静休息10min后，测量血压。每次测坐位血压至少3次，相隔2分钟重复测量，血压取3次测量值的均值。如果其中2次测量中舒张压的差异超过4mmHg，则进行第4次测量，取最接近的3次测量值计算血压平均值。观察用药4，8周心率。测心率1min。全部患者于入选前行心电图、胸部X线、血尿常规及血生化（包括肝、肾功能、血脂、电解质、血糖、尿酸）检查。服药4周末复查血生化检查。服药8周末再复查心电图、血尿常规及血生化检查。试验期间观察有无不良反应。

5 统计学方法

所有统计分析均在双尾、0.05显著性水平下进行。统计分析软件为SAS 8.2。治疗前后组内比较用配对t检验。组间比较使用调整中心效应和基线效应的协方差分析。三组间疗效差异显著时，进行两两比较。两分类计数变量组间比较采用CMH（Cochran Mantel-Haenszel）χ^2检验或Fisher精确概率法。

结　果

1　疗效

1.1　诊室血压下降幅度

三组药后血压均明显下降（$P=0.00$）。B 组与 A 组药后 2，4，6 和 8 周坐位血压下降幅度无统计学差异；A 组血压下降幅度 > C 组，组间比较坐位舒张压在药后 4，6，8 周有显著差异，坐位收缩压在药后 6 和 8 周有显著差异；B 组血压下降幅度亦 > C 组，组间比较坐位舒张压在药后 4，6 和 8 周有显著差异，坐位收缩压在药后 2，4，6 和 8 周均有显著差异。见表 2。

表 2　三组服药后坐位血压下降幅度　　mmHg，$\bar{X} \pm s$

时间/周	SeDBP			SeSBP		
	A 组	B 组	C 组	A 组	B 组	C 组
药后 2	9.79 ±7.30	10.44 ±6.67	8.08 ±6.72	11.32 ±11.10	14.92 ±13.01[a]	7.61 ±11.50
药后 4	11.34 ±7.53[a]	11.29 ±7.53[a]	8.55 ±6.71	14.50 ±12.93	16.61 ±12.52[a]	10.28 ±12.88
药后 6	13.99 ±7.21[a]	14.19 ±6.28[a]	11.13 ±7.33	17.09 ±12.21[a]	20.35 ±13.13[a]	11.71 ±12.61
药后 8	14.05 ±6.55[a]	14.01 ±6.66[a]	10.82 ±6.33	16.88 ±12.77[a]	19.01 ±13.20[a]	11.94 ±11.89

与 C 组比较，a：$P<0.05$

1.2　有效率

A，B，C 三组的 4 周有效率分别为 64.55%（71/110），68.87%（73/106）和 50.00%（48/96）；8 周有效率分别为 81.82%（90/110），83.02%（88/106）和 69.79%（67/96）。A，B 组 4，8 周总有效率组间比较均无统计学差异，并均高于 C 组（$P<0.05$ 或 $P<0.01$）。

1.3　血压达标率

A 组为 51.82%（57/110）；B 组 8 周血压达标率 60.38%（64/106）；C 组为 50.00%（48/96）。三组组间比较无统计学差异。

1.4　加量率

A 组 44.55%（49/110 例）的患者剂量加倍，B 组为 42.45%（45/106 例），C 组为 52.08%（50/96 例）。三组组间比较无显著差异（$P>0.05$）。

2　安全性

2.1　心率变化

服药 8 周末，A 组心率为（74.67 ±7.15）次 · min^{-1}，较基线低，$P<0.05$，但无临床意义。B 组为（75.07 ±8.27）次 · min^{-1}，C 组心率为（74.96 ±8.05）次 · min^{-1}，与基线相比，无明显变化。

2.2　实验室检查

治疗 8 周后，A 组三酰甘油（TG）升高 5 例，血小板下降、谷丙转氨酶升高，出现尿蛋白、尿白细胞药前正常药后异常各 1 例；B 组 TG 升高、低血钾、谷丙转氨酶升高，出现尿蛋白、尿白细胞异常各 1 例；C 组 TG 升高、HDL 下降、尿红细胞和尿白细胞药前正常药后异常各 1 例。程度均不严重，部分患者予药物治疗，无不良预后。

2.3　不良反应

A，B，C 三组不良反应发生率分别为 19.26%，21.90% 和 21.90%，组间比较无统计学差异（$P=0.83$）。三组最常见的不良事件均为干咳、咳嗽。见表 3。

表3 药物不良反应

与试验药物相关的不良事件	A组（$n=135$）	B组（$n=137$）	C组（$n=137$）
干咳	13	8	16
咳嗽	5	15	9
轻咳	2	1	0
咽痒	2	3	3
咽部不适	0	1	1
咽干	1	3	1
恶心	1	1	1
腹胀	0	1	0
食欲下降	0	1	0
胃部不适	0	0	1
便秘	0	0	1
大便习惯改变	0	1	0
尿频	0	1	0
皮肤刺痒	0	0	1
皮疹	0	0	1
头昏	1	1	1
头痛	2	0	1
头晕	1	2	0
头晕（直立性低血压）	1	0	0
眩晕	0	2	0
心慌	0	0	1
性功能下降	0	1	0
血白细胞数降低	0	0	1
眼痛	0	0	1
脸红	0	0	1
不良反应总例次	29	42	41
不良反应总例数	26	30	30
不良反应发生率/%	19.26（26/135）	21.90（30/137）	21.90（30/137）

讨论

依那普利与氢氯噻嗪两药合用时，小剂量氢氯噻嗪协同依那普利降压的机制不是利尿作用，而是由于激活了肾素－血管紧张素－醛固酮系统（RAS），使血压更具RAS依赖性，从而对依那普利更敏感，增加依那普利降压疗效。复方中氢氯噻嗪剂量减小，可避免其对血钾、血糖、血脂、尿酸的不良影响；依那普利保钾可减轻氢氯噻嗪引起的低血钾，还可增加胰岛素的敏感性，减轻高血糖代谢紊乱症状；氢氯噻嗪降低左室肥厚和减少心脏疾病方面的作用较弱，而ACEI在逆转心血管肥厚和降低心血管事件方面有良好作用[1~3]。

已进行的依那普利/氢氯噻嗪联合用药或复方制剂治疗原发性高血压病的临床研究提示，依那普利剂量为 10 ~ 20mg 和氢氯噻嗪剂量 6. 25 ~ 25mg 是安全有效的[4~6]。不同剂量氢氯噻嗪降低血压和对人体代谢影响的研究认为氢氯噻嗪与 ACEI 类药物组成复方制剂时，小剂量的氢氯噻嗪 6. 25 ~ 12. 5mg 其安全性为最佳剂量选择[7]。

本研究结果显示，小剂量的氢氯噻嗪 6. 25 ~ 12. 5mg 与依那普利组成配方，降压疗效显著，治疗 8 周的疗效优于依那普利单药 10 ~ 20mg · d^{-1}，这一结果与国外临床试验结果[4~6]一致。原发性高血压患者每日 1 次口服依那普利氢氯噻嗪片（10mg/6. 25 ~ 20/12. 5mg 或 10mg/12. 5 ~ 20/25mg），治疗 8 周的有效率可达 80%，SeDBP 可下降 14mmHg，2 种规格的复方制剂的疗效没有显著的差异。

依那普利/氢氯噻嗪片的不良反应发生率与依那普利单药基本相同，最常见的不良反应为 ACEI 类药物最常见的不良事件，即干咳、咳嗽。本试验未见复方依那普利/氢氯噻嗪对患者的血脂、血糖有不良影响。对血钾影响小，仅在依那普利 10mg/氢氯噻嗪 12. 5mg 组出现 1 例低血钾。

总之，该研究表明依那普利与氢氯噻嗪组成固定剂量治疗高血压患者，降压疗效确切，可明确提高依那普利单药的疗效，且耐受性良好。氢氯噻嗪 6. 25mg 与依那普利组成复方制剂时剂量组合尤佳。

参 考 文 献（略）

（原载于《中国新药杂志》2006 年第 15 卷第 14 期）

慢性心力衰竭患者血浆氨基末端脑钠素前体水平对病情的评估

汪 芳[1] 黄 洁[1] 庞会敏[1] 边文彦[1] 王 莉[1]
明广华[1] 项志敏[1] 李一石[1]

中国医学科学院 阜外心血管病医院 临床药理中心 卫生部心血管药物临床研究重点实验室

脑钠素（BNP）是1988年由日本学者最初从猪脑内分离出来的一种心血管肽类激素。随着检测技术的发展和简化，已知BNP在人体内变化比心钠素反映心室功能变化更敏感、更具特异性，BNP测定已从研究发展为可行的临床诊断方法，尤其是对于心力衰竭（心衰）的诊断的应用增多。研究显示，BNP较之于其他内分泌激素水平更能反映心脏的功能[1~3]，与6min步行距离具有较好的相关性[4]。由于氨基末端脑钠素前体（NT-proBNP）分子链较长和浓度较高，测定NT-proBNP比BNP更容易且稳定，研究初步表明，NT-proBNP与BNP临床意义相似，比BNP更能反映心功能受损的情况[5~7]。鉴于其实验室检查相对容易，为NT-proBNP在临床上广泛的应用提供了可能性。本研究通过观察慢性心衰患者血浆NT-proBNP水平和肾素－血管紧张素－醛固酮系统（RAAS）及其他血流动力学指标的关系，探讨NT-proBNP水平在临床心衰病情判断等方面的临床价值。

1 对象与方法

1.1 对象

选择于2003年4月～2004年7月在北京阜外医院门诊、住院及急诊就诊，诊断为慢性心衰的患者共135例，男97例，女38例；年龄18～80（60.7±13.1）岁；病因：瓣膜性心脏病15例（11.1%），冠心病47例（34.8%），扩张型心肌病60例（44.4%），高血压12例（8.9%），先天性心脏病1例（0.7%）；用药情况：血管紧张素转化酶抑制剂60例（44.4%），肾上腺素能受体结合剂4例（3.0%），β-受体阻滞剂42例（31.1%），利尿剂91例（67.4%），地高辛70例（51.9%）。

1.2 方法

患者心衰基本控制稳定时，分别测定NT-proNT水平及血浆血管紧张素原（AO）、肾素（PRA）、血管紧张素Ⅱ（Ang II）、醛固酮（Aldo）水平；并以NYHA方法评估心功能分级；部分患者行超声心动图检查测定左室射血分数（LVEF）。

NT-proBNP水平的测定：采静脉血3ml，高速离心（3 000r/min）分离血浆，于－20℃冰箱保存。采用电化学发光双抗体夹心法测定NT-proBNP，药盒为罗氏proBNP免疫测定试剂盒，仪器为罗氏Elecsys 2010。测定批内误差<3%，批间误差<6%。

RAAS激素水平的测定：AO、PRA、Ang II浓度测定采用酶抑制剂（15% EDTA）抗凝管取血，采血3～4ml后迅速注入放在冰水浴中摇匀，立即再放回冰水中，Aldo用肝素抗凝管取血。取血后立即低温离心血浆（3 000r/min），－20℃以下冰箱保存待查。采用放射免疫法测定血浆AO、PRA、Ang Ⅱ和Aldo，药盒均由北方生物试剂研究所制造，仪器为国产XH-6010型放免测定仪。全部测定均有标准质控血清。测定批内误差<7%，批间误差<10%。

1.3 统计学处理

采用SPSS 11.5统计分析软件进行统计学处理。计量资料如符合正态分布以$\bar{X}\pm s$，非正态分布用中位数和范围表示；计数资料采用频数及构成比表示。符合正态分布的参数进行配对 t 检验，非正态分布的参数改用非参数检验方法进行分析。

2 结　　果

135 例患者，按心功能分级为：Ⅰ级，1 例（0.7%）；Ⅱ级，47 例（34.8%）；Ⅲ级，65 例（48.1%）；Ⅳ级，22 例（16.3%）。

不同心功能分级患者 LVEF 及内分泌激素水平变化见表 1。

将 135 例患者，按男女性别及心功能分级分组统计 NT-proBNP 水平，发现男女性心功能不全患者 NT-proBNP 水平均随心功能级数的增加而递增。与正常人相似，女性患者 NT-proBNP 水平均略高于男性，但尚未达到统计学显著差异。

表 1　不同心功能分级患者 LVEF 及内分泌激素水平变化　　中位数（范围）

心功能分级	例数	LVEF/%	NT-proBNP /(pg·L^{-1})	AO/(ng·L^{-1})	PRA/(ng·L^{-1}·h^{-1})	AngⅡ/(pg·L^{-1})	Aldo/(pg·L^{-1})
Ⅰ级	1	60	61	108.16	42	64.76	67.14（64.76～69.52）
Ⅱ级	47	40.0±12.2	746（48～5 915）[1)]	71.69（9.86～336.11）	2.98（0.001～76.65）	97.69（0.01～821.71）	138.61（40.90～283.02）
Ⅲ级	65	34.7±10.5	1668（147～16776）[1)2)]	66.95（13.29～196.37）	3.62（0.28～69.82）	106.68（0.01～768.96）	142.44（34.45～315.50）
Ⅳ级	22	35.7±13.3	4 720（209～35 000）[1)2)3)]	56.57（14.93～287.85）	1.99（0.01～55.47）	93.46（0.34～468.51）	103.47（50.29～454.78）

与Ⅰ级比较，[1)] $P<0.01$；与Ⅱ级比较，[2)] $P<0.01$；与Ⅲ级比较，[3)] $P<0.01$

将 135 例患者，按年龄及男女性别分组统计 NT-proBNP 水平，NT-proBNP 水平也呈现了随年龄而增加的趋势，但差异无统计学意义（$P>0.05$）。40～60 岁及 >60 岁组虽女性略高于男性，但均差异无统计学意义（$P>0.05$）。

3 讨　　论

本文结果显示，随着心功能级数递增，NT-proBNP 水平渐增，各级间均差异有统计学意义（$P<0.01$），与有关报道一致[5～9]。而 RAAS 激素水平在各级心功能水平无明显规律。

本研究中，对所入选 135 例慢性心衰患者 RAAS 激素的分析表明，AO、PRA、AngⅡ、Aldo 各水平在正常参考值范围[10]，随着心功能分级递增，RAAS 激素水平未呈现出呈比例增加的趋势。其可能机制之一是交感神经的激活。交感神经激活后，RAAS 被激活。随着心衰程度的加重，不仅循环中的 RAAS 激活增加，更重要的是，通过自分泌和旁分泌，心脏、血管、脑等组织局部的 RAAS 激素水平也增加，而后者起着更直接、更重要的作用，这可能是 RAAS 激素血浆水平不与心衰程度呈正相关的部分原因。

本文结果还显示，在心衰患者中，随着心功能分级递增，男、女两性患者的 NT-proBNP 水平均逐渐递增。但两性之间差异尚未达到统计学意义，这可能与本文样本仍不足够大有关外，也可能因为心衰患者的 NT-proBNP 成几倍至数十倍的增加，抵消了两性之间在正常人所存在的差异性。

临床上 BNP 或者 NT-proBNP 的检测是判断左心功能不全的一个非常敏感的指标，但是目前尚无统一标准的 NYHA Ⅱ ~ Ⅳ级的 BNP 和 NT-proBNP 浓度的参考水平，尤其国内只有一些小样本的参考值。随着 BNP 和 NT-proBNP 检查的临床普及，有待于更多的大规模的多中心临床研究以指导今后在临床上的普遍应用。

参　考　文　献（略）

（原载于《临床心血管病杂志》2006 年 7 月第 22 卷第 7 期）

比较比索洛尔与卡维地洛治疗充血性心力衰竭的多中心随机双盲开放平行对照临床研究

汪 芳[1*] 李一石[1] 胡大一[2] 柯元南[3] 李天德[4] 陆国平[5]
吴宗贵[6] 陆凤翔[7] 陈君柱[8] 伍 卫[9]
吴书林[10] 樊朝美[1] 边文彦[1] 项志敏[1] 明广华[1] 蒋 文[1]

1 中国医学科学院、中国协和医科大学阜外心血管病医院临床药理中心；
2 北京大学人民医院；3 北京中日友好医院；4 解放军总医院；
5 上海瑞金医院；6 上海长征医院；7. 南京医科大学附属医院；
8 浙江大学第一附属医院；9. 中山大学第二附属医院；10 广东省人民医院

心力衰竭发病率高，5 年存活率与恶性肿瘤相仿。导致心力衰竭发生机制之一是心室重塑。因此，治疗心力衰竭的现代疗法就是阻断神经内分泌系统，阻断心肌重塑[1]。近年临床试验显示[2-5]，β 受体阻滞剂治疗心衰，在症状、运动能力、心功能及生存率等均有显著改善。在我国，获得国家药品监督管理局批准治疗心衰的 β 受体阻滞剂只有卡维地洛。为此，本研究与卡维地洛比较，评估比索洛尔治疗充血性心衰患者的有效性和安全性。

材料、对象与方法

1 试验设计

用多中心随机双盲、开放与平行对照临床试验设计。

2 研究对象

入选标准　于 2003-04～2004-04 期间，选择住院及门诊的慢性心衰病人，纽约心脏病协会（NYHA）分级为Ⅱ～Ⅳ级；超声左室射血分散（LVEF）≤40% 的慢性心衰患者。签署知情同意书。试验方案经中国医学科学院、中国协和医科大学阜外心血管病医院伦理委员会审核通过。

排除标准　经病史询问、体格检查、实验室辅助检查，除外肝、肾、肺、脑等严重疾患和未控制的血液动力学障碍的心衰患者（如未行瓣膜置换术的瓣膜性心脏病）。

剔除标准　出现死亡；因心衰明显恶化住院延期或再住院；任何需停止观察药物的情况发生以及需住院治疗的其他较严重的疾病。

3 药品

比索洛尔片，规格：每片 2.5mg，批号：2773204，德国默克公司生产；卡维地洛片，规格：每片 6.25mg，批号：6225317，罗氏制药股份有限公司生产。

4 服药方法

经 2 周以上稳定剂量的充血性心衰的常规药物治疗（除外 β 受体阻滞剂）。接受比索洛尔 1.25mgqd 或卡维地洛 3.125mg bid，初试治疗（7±3）天。完成初始剂量治疗后，接受比索洛尔或卡维地洛递增治疗，剂量每（10±3）天递增 1 次至靶剂量，比索洛尔为 2.5，3.75，5，7.5，10mg，qd；卡维地洛为 6.25，9.375，12.5，18.75，25mg，bid。连服用 16 周。

5 评价指标

症状和体征变化。左室射血分数、左室容量；心胸比率、肺瘀血情况（轻、中、重）；NYHA 分级等变化。以及血尿常规和血生化全套实验室检查。

超声心动图由一位技师执行；均以美国超声心动图学会（ASE）改良 Simpson 原理，测定左室收缩功能（包括 LVEF）；心电图、动态心电图、超声心动图、胸片均由阜外医院不知治疗结果的专家统一阅片。

6 药物不良反应观察

在治疗前后，观察体征、症状的改变、X 片（正位）、12 导联心电图检查、动态心电图及实验室检查。

7 统计学处理

用 SAS6.12 统计软件分析。组间比较用 χ^2 检验或 Fisher 确切概率计算、t 检验和非参数检验、方差分析法。

结　果

1 基线与完成情况

经 1～2 周筛选后，共有 152 例患者随机进入治疗期。其中：比索洛尔组 76 例，卡维地洛组 76 例。完成试验者共 128 例，比索洛尔组：63 例，卡维地洛组 65 例。比索洛尔组：在服药期间，退出 13 例（2 例因药物不良反应，3 例因病情恶化终止试验），失访 5 例（3 例外地患者因 SARS 不能来京随访），患者要求退出 2 例，因违背方案剔除 1 例。卡维地洛组：在服药期间，退出 11 例（药物不良反应停药 4 例，心衰加重、病情恶化终止试验 2 例），失访 2 例，患者要求退出 1 例，因不符合方案剔除 2 例。

基线左室射血分数（LVEF）和 NYHA 分级 2 组比较无统计学差异。给药前，2 组性别、年龄、血压、心率、身高、体质量、体质量指数、病程和既往合并用药等，2 组比较均无统计学差异（$P>0.05$），具有可比性。

2 剂量

比索洛尔剂量（每日 10mg）者为 51 人（占 78.46%）；卡维地洛组剂量（每日 50mg）者为 55 人（占 83.33%）。用 Wilcoxon 秩和检验，2 组比较无统计学差异（$P>0.05$）。

3 左室射血分数变化

治疗后较用药前，左室射血分数（%）2 组均明显增加（$P<0.01$）；2 组间比较无显著性差异（$P>0.05$），见表 1。

Table 1. Left ventricular ejection change between pre-and post-treatment

Group	Pre-treatment	Post-treatment
Bisoprilol（$n=63$）	29.63 ± 6.17	$40.67\pm8.96^{**}$
Carvedilol（$n=65$）	30.36 ± 6.81	$40.83\pm9.61^{**}$

Comparedwith thepost-treatment，$^{**}P<0.01$

4 其他

治疗后，2 组左室收缩期末容量（LVESV）、左室舒张期末容量（LVEDV）、心胸比例（C/T）均明显减少，肺淤血情况和 NYHA 分级亦明显改善，见表 2。

Table 2. Changes ofcardiac function between pre-and post-treatment

Item	Pre-treatment		Post-treatment	
	Bisoprilol	Carvedilol	Bisoprilol	Carvedilol
LVESV（ml）	137.49 ±50.17	139.30 ±54.05	109.38 ±55.26 **	112.25 ±55.23 **
LVEDV（ml）	194.43 ±63.28	197.50 ±64.95	180.76 ±71.57 **	184.48 ±69.11 **
Ratioofcardiac/thorax	0.58 ±0.07	0.58 ±0.07	0.56 ±0.07 **	0.56 ±0.07 **
Pulmonarycongestion（%）				
Without	9（14.75）	5（7.94）	17（27.87）	14（22.22）
Mild	32（52.46）	32（50.79）	35（57.38）**	40（63.49）**
Moderate	18（29.51）	20（31.75）	9（14.75）	7（11.11）
Severe	2（3.28）	6（9.52）	0（0.00）	2（3.17）
NYHA class（%）				
Ⅰ	0（0.00）	0（0.00）	4（6.35）	5（7.69）
Ⅱ	40（63.49）	38（58.46）	53（84.13）**	53（81.54）**
Ⅲ	21（33.33）	26（40.00）	6（9.52）	7（10.77）
Ⅳ	2（3.17）	1（1.54）	0（0.00）	0（0.00）

LVESV：Leftventricularend-systolic volume；LVEDV：Leftventricularend-diastolic volume；Comparedwith thepost-treatment，** $P<0.01$

5 血压、心率

血压　比索洛尔组：每日 1.25mg 加量至 10mg 治疗后，平均收缩压/舒张压均增加，治疗前为（116.64 ± 16.27）mmHg/(73.58 ± 9.39) mmHg；而治疗后为（122.04 ± 21.66）mmHg/(75.01 ± 12.31) mmHg。卡维地洛组：每日 3.125mg 加量至 25mg 治疗后，平均收缩压/舒张压均下降，治疗前为（118.95 ± 16.45）mmHg/(74.08 ± 9.49) mmHg；而治疗后为（117.62 ± 15.70）mmHg/(73.38 ±10.83) mmHg。表明卡维地洛有较强的舒张血管作用。

心率　用药后，2 组心率均较用药前明显减慢。比索洛尔组：每分（70.42 ± 11.31）次 *vs*（79.36 ± 11.56）次（$P<0.05$）；卡维地洛组：每分（71.57 ±9.93）次 *vs*（78.30 ± 11.23）次（$P<0.05$）。2 组比较有显著性差异（$P<0.05$）。

6 安全性评价

比索洛尔组：药物不良反应发生共计 29 例，发生率为 38.16%，主要有心悸、嗜睡、皮疹、尿酸升高。

卡维地洛组：药物不良反应发生共计 35 例，发生率为 46.05%。其中：谷丙转氨酶或谷草转氨酶升高 2 例，咽干 3 例、咳嗽 9 例。

2 组药物不良反应发生率比较无显著性差异。实验室各项检查，治疗前、后均值 2 组均在正常范围内。

讨　论

本研究结果与文献报道一致[6]。表明比索洛尔和卡维地洛对中国慢性心衰患者治疗有效。

本试验结果显示，比索洛尔剂量每日 10mg 者为 78.46% （51/76 例）；而卡维地洛组剂量每日 50mg 者为 83.33% （55/76 例）。与文献报道基本一致[6]。

本试验中，比索洛尔组与卡维地洛组药物不良反应发生率分别为 38.16%，46.05%。本研究结果显示，2 种药物治疗慢性心衰疗效相同。

参 考 文 献（略）

（原载于《中国临床药理学杂志》2006 年 7 月第 22 卷第 4 期（总第 102 期））

动态血压监测比较复方依那普利与依那普利单药的疗效

华 潞 明广华 汪 芳 蒋 文 王 莉
庞会敏 成小如 张阴凤 李一石

中国医学科学院 中国协和医科大学 心血管病研究所暨 阜外心血管病医院临床药理中心
卫生部心血管药物临床研究重点实验室

复方依那普利片是血管紧张素转换酶抑制剂（ACEI）依那普利（Enalapril）与噻嗪类利尿剂氢氯噻嗪（Hydrochlorothiazide，HCTZ）的固定联合制剂，二药组成复方后可提高疗效，降低药物不良反应发生率，提高患者服药的依从性[1~4]。本研究旨在以动态血压监测（ABPM）的方法，比较2种不同剂量的HCTZ与依那普利组成的复方制剂，在我国高血压患者中的24h降压疗效，并与依那普利单药进行比较，同时对中国人应用依那普利/HCTZ复方制剂的合适剂量组合进行探讨。

对象与方法

1 研究对象

选择2003年8月~2004年5月，在阜外心血管病医院就诊的原发性高血压患者进行ABPM比较研究。试验方案经阜外心血管病医院伦理委员会批准。入选标准：18~70岁的轻、中度原发性高血压患者，平均坐位舒张压（SeDBP）为95~114mmHg，且ABPM检查平均舒张压≥82mmHg,男女不限。排除标准：继发性高血压；SeDBP≥115mmHg或SeSBP≥180mmHg；肝肾功能障碍；过去6个月内有心肌梗死或心绞痛病史；精神或法律上的残疾患者；低钾血症（$<3.5mmol \cdot L^{-1}$）；在过去2年内有过滥用药物和饮酒过度史；服用任何其他可能影响血压的药物；孕妇、哺乳期妇女；既往对ACEI或利尿剂或磺胺过敏者等。患者自愿参加并签署知情同意书。

24h ABPM平均舒张压≥82mmHg者，进入ABPM研究。入选73例患者，全部完成研究。经2周药物洗脱期后，患者被随机分为A（$n=24$），B（$n=26$），C（$n=23$）三组。三组性别、年龄、基线血压组间比较无差异（$P>0.05$），见表1。

2 药品

2种规格的复方依那普利片：马来酸依那普利（E）10mg/HCTZ 6.25mg，批号：030223；E 10mg/HCTZ 12.5mg，批号：030225；均由国家食品药品监督管理局天津药物研究院研制和提供。E，商品名：依苏，10mg/片，批号：030105，由扬子江制药股份有限公司生产。

3 给药方法

A，B，C三组分别口服E10mg/HCTZ 12.5mg，E10mg/HCTZ6.25mg，E10mg，qd，治疗4周。4周末若诊室SeDBP≥90mmHg者剂量加倍，SeDBP<90mmHg者维持原剂量，继续服药4周。共服药8周。试验期间禁用其他影响血压的药物。

4 疗效评估

采用SpaceLabs90217无创性动态血压监测仪（美国太空试验室）进行研究。治疗开始前和治疗8周末分别行ABPM检查。日间（6:00~22:00）每隔15min，夜间（22:00~6:00）每隔30min自动测1次血压及心率（HR）。本研究降压峰值（P）为服药后1~10h内每相邻2h血压下降均值的最大值。降压谷值（T）为服药后 23 ~24h（次日 7：00 ~9：00）血压下降差值均值[5]。计算 24h 平均收缩压/舒张压、日间（6：00 ~22：00）平均收缩压/舒张压、夜间（22：00 ~6：00）平均收缩压/舒张压的下降值以及降压谷峰比值 T/P，并进行统计学检验。

表 1　三组患者基线情况

项　目		A 组（n =24）	B 组（n =26）	C 组（n =23）
性别/(男/女)		18/6	19/7	17/6
年龄/岁		49. 85 ±8. 22	49. 79 ±7. 34	47. 20 ±6. 48
全日平均值（24h）	收缩压	139. 73 ±12. 18	138. 75 ±11. 39	135. 74 ±8. 06
	舒张压	92. 58 ±7. 10	92. 29 ±6. 69	90. 09 ±6. 10
	平均动脉压	108. 12 ±8. 06	107. 58. ±7. 10	105. 09 ±5. 78
日间平均值（6：00 –22：00）	收缩压	144. 00 ±12. 66	143. 79 ±11. 85	140. 57 ±8. 09
	舒张压	96. 00 ±7. 17	95. 96 ±6. 49	93. 83 ±5. 84
	平均动脉压	111. 58 ±8. 18	111. 67 ±7. 14	108. 87 ±5. 61
夜间平均值（22：00 –6：00）	收缩压	129. 35 ±14. 70	126. 67 ±14. 78	124. 43 ±10 ±73
	舒张压	84. 15 ±9. 94	83. 54 ±9. 83	81. 35 ±8. 50
	平均动脉压	99. 38 ±11. 04	98. 08 ±10. 32	95. 78 ±8. 76

5　数据处理及统计方法

使用 EpiData 2. 1a（中文版）进行数据管理。所有统计分析均在双尾、0. 05 显著性水平下进行。统计分析软件为 SAS® 8. 2。给药前、给药后 8 周的血压以均值 $\bar{X} \pm s$ 表示。组内比较采用配对 t 检验，组间比较采用方差分析。

结　　果

三组给药后收缩压、舒张压、平均动脉压的全日平均值（24h）、日间平均值(6：00 ~22：00)、夜间平均值（22：00 ~6：00）均较给药前明显下降（P =0. 00）。B 组与 A 组、B 组与 C 组给药后收缩压、舒张压、平均动脉压的全日平均值、日间平均值、夜间平均值变化均无显著差异，A 组与 C 组有显著差异。见表 2。

表 2　服药后三组收缩压、舒张压、平均动脉压下降值　mmHg

指　标	组　别	全日（24h）	日间（6：00 ~22：00）	夜间（22：00 ~6：00）
收缩压	A	18. 08 ±7. 62[a]	18. 46 ±7. 34[a]	17. 29 ±11. 76[a]
	B	13. 54 ±9. 52	14. 08 ±9. 94	11. 73 ±11. 26
	C	10. 57 ±7. 96	11. 35 ±8. 30	9. 00 ±7. 82
舒张压	A	11. 42 ±5. 65[a]	11. 54 ±5. 21	11. 46 ±8. 67
	B	7. 88 ±5. 83	8. 27 ±6. 42	6. 35 ±6. 70
	C	6. 83 ±5. 85	7. 48 ±6. 15	5. 43 ±6. 85
平均动脉压	A	13. 54 ±5. 79[a]	13. 88 ±5. 64[a]	13. 08 ±8. 75[a]
	B	9. 92 ±6. 65	10. 15 ±7. 27	8. 15 ±8. 00
	C	8. 04 ±6. 20	8. 83 ±6. 66	6. 39 ±6. 89

A 组与 C 组比较，a：P，<0. 05

三组给药后各时点的血压均较给药前下降，B 组给药后 23：00，6：00，A 组给药后 0：00，6：00 及 C 组给药后 13：00，21：00，1：00，3：00，4：00，5：00，7：00 收缩压和舒张压下降无统计学差异，余均 $P<0.05$，见图 1 ~6。A，B，C 三组舒张压 T/P 比值分别为 78.88%，70.23%，45.75%。

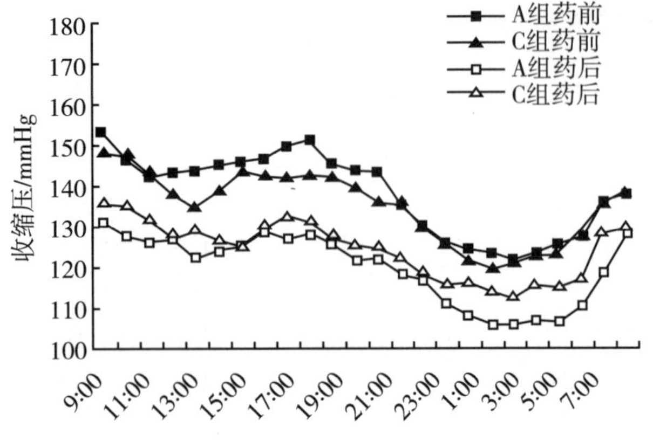

图 1　A 组与 C 组治疗前后 24h 收缩压变化情况

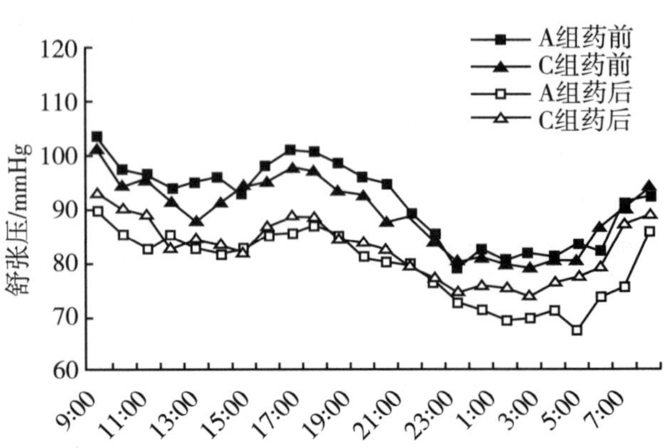

图 2　A 组与 C 组治疗前后 24h 舒张压变化情况

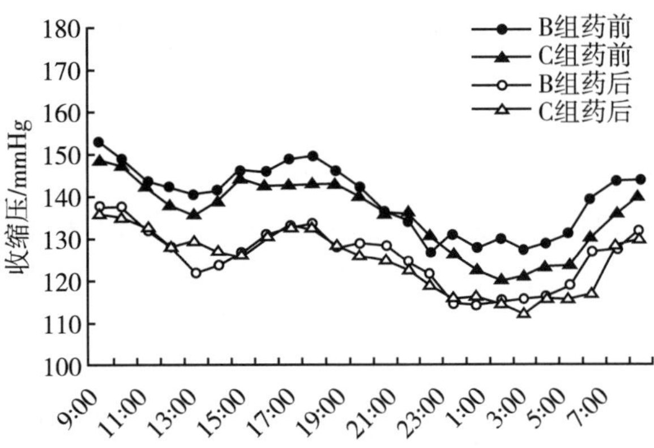

图 3　B 组与 C 组治疗前后 24h 收缩压变化情况

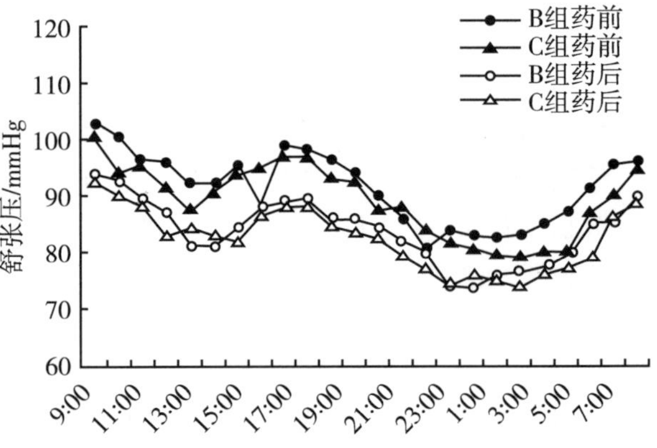

图 4　B 组与 C 组治疗前后 24h 舒张压变化情况

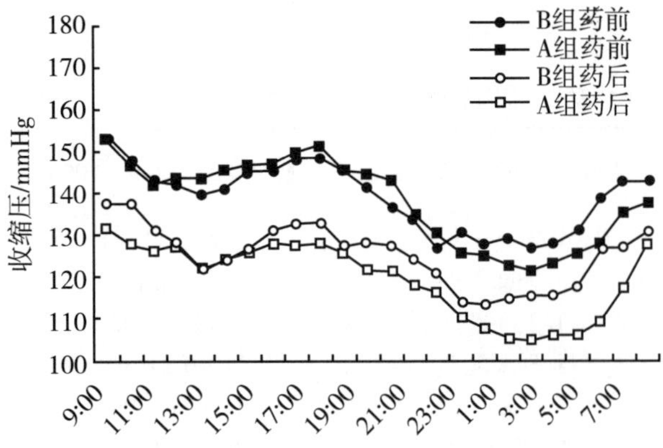

图 5　2 复方组治疗前后 24h 收缩压变化情况

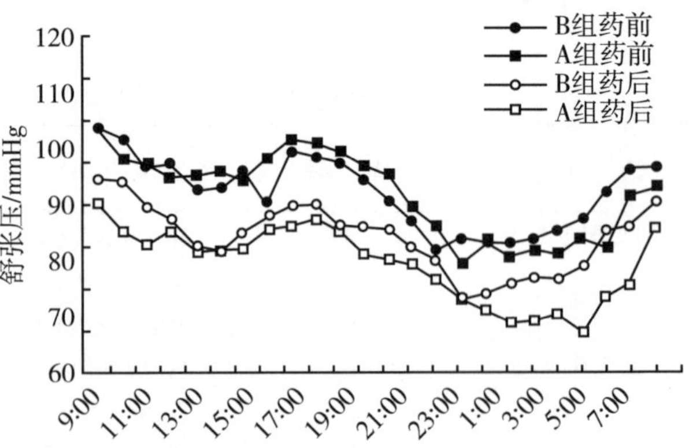

图 6　2 复方组治疗前后 24h 舒张压变化情况

讨 论

已进行的依那普利/HCTZ 联合用药或复方制剂治疗原发性高血压病的临床研究提示，依那普利10～20mg/HCTZ 6.25～25mg，可平稳、长效降血压，舒张压的谷峰比＞50%[6,7]。本研究结果进一步证实，依那普利与小剂量的 HCTZ 组成固定复方制剂，qd 口服，降压幅度均高于依那普利单药，且降压效果可持续 24h，舒张压谷峰比值均超过 70%，而依那普利单药为 46%。复方制剂可使全日平均血压下降 13～18/8～11mmHg，而单药仅下降 10/7mmHg

研究也发现，复方制剂中 HCTZ 的剂量（6.25～12.5rag）对复方药的降压谷峰比值无明显影响，对降压幅度影响不大，与国外的临床试验结果[8]相同。Andren 等[8]试验比较了 100 例轻、中度原发性高血压患者，接受 5 种不同剂量组合的复方制剂治疗：依那普利 10mg 分别和 HCTZ 6.25，12.5，25mg；依那普利 40mg 分别和 HCTZ 6.25，12.5mg。结论是各组降压疗效无显著差异，降压作用持续24h。

总之，临床上 HCTZ（6.25～12.5mg）与依那普利组成固定复方制剂，能有效控制原发性高血压，为需联合用药患者的可选择药物。依那普利 10mg/HCTZ 6.25mg 组成复方制剂，其剂量匹配合适，疗效与 E 10mg/HCTZ 12.5mg 相似。

参 考 文 献（略）

（原载于《中国新药杂志》2006 年第 15 卷第 13 期）

从学习中学会办刊

刘玉清[1,2]　李一石[2]

1 中国分子心脏病学杂志编辑部；2 卫生部心血管药物重点实验室

笔者之一原是一名科研人员。从事编辑工作不久，即有幸参加 2004 年 7 月卫生部主办的科技期刊编辑岗位培训班，受益匪浅。特别是有这样一个机会遇到在科技期刊编辑界享有盛名的李兴昌编审，他那种谦和的态度和博学的编辑风范给我留下了深刻的印象。他用 10 个字即“审读，删节，补遗，纠错，勘校”准确地概括了编辑加工要做的工作。他精彩的讲演博得到场学员热烈的掌声。他在讲课时建议学员们多看看《编辑学报》，并强调在她里面有许多办刊经验和编辑学研究的成果。岗位班结束回到单位后，我们即补订了《编辑学报》。说实在的，刚开始还有点看不进去，因为以前看的都是科研论文；然而，随着杂志编辑工作的进行，《编辑学报》就像磁石吸铁般地吸引了我们，特别是老一代编辑学家献身编辑事业的无私奉献精神，像航标灯指引着我们，不断朝着把自己培养成为新时期合格科技编辑的方向努力。《编辑学报》是指导我们学习办刊到逐渐办好杂志的好老师[1-2]。

1　老一代编辑家是我们学习的楷模

李昌兴编审撰写、《编辑学报》刊出的《平凡的岗位无悔的年华——记（东北大学学报）副主编高起元编审》一文，对高起元编审“甘当孺牛耕沃土，乐作人梯助群贤”[3]那种默默耕耘，埋头苦干的精神作了高度评价，使我们深受教育。高起元编审在近 40 年中把自己的年华全都毫无保留地献给了编辑出版这个平凡而崇高的事业。高起元编审对自己编辑生涯的感悟是：“半生编辑，为中华传文明，衣带渐宽终无悔；卅载裁缝，替他人做嫁裳，鬓发如雪更觉甜。”他在新世纪的决心是：“呕心沥血，忠祖国，报人民，甘当孺牛耘沃土；鞠躬尽瘁，淡功名，轻利禄，乐作人梯助群贤。”[3]。这样的好文章，这样的好榜样，使我们加深了对“科技期刊编辑的素质与水平决定期刊命运”这一至理判断的理解，它激励着我们向老一代编辑家学习，自觉地敬业爱岗，为编辑事业呕心沥血，矢志不移，在实践中边干边学，干一行，爱一行，干一行，干好一行。

2　《编辑学报》是我们的良师益友

一边读《编辑学报》，一边思考自己的编辑工作和素质修养，确实感到《编辑学报》给了我们很多启示，给我们带来了立竿见影的或循序渐进的收获。

编辑强烈的、稳定的情感能够构成一种强有力的意志动机，增强我们战胜困难的勇气和毅力，强化编辑将所认知的编辑事业进行到底的信心和力量[4]。作为一名科技期刊编辑，除了要有强烈的事业心，对编辑工作的热爱和奉献精神，良好的思想政治和品格修养，扎实的科学技术专业知识，以及较强的写作能力和文字处理的能力外，具有较强的人际交流能力，也是非常重要的[5]。

1）在扩大稿源，增大杂志信息量，提高杂志的知名度，增强其影响力，争取更多的读者方面要求编辑善于与人沟通。笔者参加编辑的《中国分子心脏病学杂志》是 2001 年创刊的新杂志，科技含量高，但是读者群小，稿源少。编辑部只有两三人，如何扩大稿源？如何在激烈的市场竞争中求得生存和发展？是《编辑学报》给了我们极大的启迪：在编辑工作的各个环节上都离不开与人的交流和沟通，特别是新办杂志在扩大稿源和提高质量方面显得更为重要。科技期刊的学术水平是衡量期刊质量的重要指标之一，而丰富和高质量的稿源则是期刊质量的根本保证[6]。对于创刊不久的《中国分子心脏病学杂志》，办刊宗旨的贯彻和读者群的定位显得非常重要。在学习他人办刊经验的同时，我们广泛与专家学者联系，认真听取他们的意见，采纳他们宝贵的建议。在编委会的支持与指导下我们将《中国分子心脏病学杂志》定位为以基础研究和临床研究相结合为特点的心血管病专业学术期刊，增加了临床研究这部分内容，以及多次刊载稿约，这样扩大了读者群和作者群，使投稿量有了明显的增多。

2）在与专家学者进行广泛的交流时要求编辑善于与人沟通。科技期刊编辑的专业知识和业务能力是编辑进行人际交流方面的重要素质。为了提高新办杂志的知名度，《中国分子心脏病学杂志》增加了“专家述评”栏目，有的放矢地约请在本领域知名度较高的专家撰写高质量的文章，如请唐朝枢教授撰写的《利用内源性同型半胱氨酸拮抗剂防治高同型半胱氨酸血症》，李建军教授撰写的《炎症可能是连接高血压和动脉粥样硬化的桥梁》，王文教授撰写的《大规模随机临床试验与心血管病临床治疗进展》，以及美籍华人科学家肖永福教授撰写的《超级化活化环核苷酸门孔通道与心脏生物起搏器》等，对提高杂志的知名度，扩大其社会影响起到了重要的作用，而约请专家撰稿的具体工作中，不善于与专家沟通，是很难取得成效的。

3）选题、组稿要求编辑具有掌握学科发展的前沿动态信息的能力以及与作者在思想上和业务上进行交流的能力。选好题，组好稿，是扩大稿源、提高杂志质量的重要环节。这需要从传统的面对稿件转变为面对科研人员，并要与科研人员保持密切联系，只有这样，才能及时了解本领域的最新动态、信息和科研成果。我们在工作中，注意报道主题紧跟学科的研究热点和新动向，瞄准国家重点实验室、科研基金资助课题和学术带头人，通过参加学术会议及时捕捉信息，同时将期刊的办刊宗旨、新选题思路、新的特色构思告诉作者和读者，集中收集并听取他们的意见和建议，并建设形成一个富有活力的信息交流网络……这一切对于做好选题、组稿和审稿工作，以及扩大刊物的影响和增加发行量是很有益处的[5]。

4）发挥编委会的作用，坚持稿件三审制。杂志的编委大部分都是课题负责人，也是研究生导师，具有较高的学术水平，承担着具有探索性和创造性的科研课题。编辑部除了召开编委会时向编委们汇报工作、听取意见外，还要经常与各位编委保持经常性联系，征求意见和建议，不断改进并完善编辑部的各项工作，同时有计划地向编委约稿，使“专家述评”栏目不断有最新的导向性文章。此外，在审稿工作中，要坚持编辑初审、专家复审、主编终审“三审制”，这是提高杂志质量的重要保证。

5）研究生是科研队伍的生力军，更是科技期刊的重要作者群，要给予足够的重视。随着我国研究生教育规模的扩大和培养质量的提高，大量在读博士、硕士研究生已逐渐成为科技创新体系中的一支生力军[7]。研究生初次投稿不熟悉科技论文写作规范，文稿中存在不少问题，这需要编辑人员的热情帮助和积极支持，同时针对这些问题，采取相应的对策，从而为刊物建设一支稳定的、具有高科研素质和具备论文写作技能的研究生作者群[8]。

3 结语

老一代编辑家崇高的人格魅力和高尚的编辑素质是我们学习的榜样。在他们的影响和指导下，笔者对如何做一名与时俱进的合格的科技期刊编辑有了一定的理解，同时，《编辑学报》为我们办好科技期刊提供了丰富的理论和实践指导，我们要在学习中学会办刊。

参 考 文 献（略）

（原载于《编辑学报 ACTA EDITOLOGICA》2006 年 6 月第 18 卷第 3 期）

慢性心力衰竭急性发作患者N端前脑钠素水平的变化

汪 芳 王 莉 边文彦 项志敏 李一石

中国医学科学院阜外心血管病医院临床药理中心，卫生部心血管药物临床研究重点实验室

本研究中通过测定慢性心力衰竭（心衰）急性发作患者血浆N端前脑钠素（NT-ProBNP）水平的动态变化，分析其与肾素－血管紧张素－醛固酮系统（RAAS）的相互关系，探讨NT-ProBNP水平动态变化在慢性心衰急性发作时病情评估、危险分层、疗效判定等方面的意义。

1 资料与方法

1.1 研究对象：选择2003年4月—2004年7月已确诊为慢性心衰，由于各种原因导致心衰急性加重而入院急诊和住院患者44例；年龄18～80岁；病因包括扩张型心肌病、冠心病、高血压、先天性心脏病已手术或无需手术治疗的瓣膜性心脏病。

1.2 研究方法及观察指标：于急诊就诊即刻，或住院开始抗心衰治疗前及治疗后3～5d和5～7d时，分别测定NT-ProBNP水平及血浆血管紧张素原（AO）、血浆肾素活性（PRA）、血管紧张素Ⅱ（ATⅡ）、醛固酮（ALD）水平；并按评估美国纽约心脏协会（NYHA）的分级标准分级；出院后定期随访，以2年为限，了解是否发生心血管事件。

1.3 测定方法

1.3.1 NT-proBNP水平的测定：取血3ml，高速离心（3 000r/min，离心半径为17.2cm）10min，分离血浆，于－20℃冰箱中保存。采用电化学发光双抗体夹心法测定NT-proBNP，药盒为罗氏ProBNP免疫测定试剂盒，仪器为罗氏Elecsys 2010。测定批内误差$<3\%$，批间误差$<6\%$。

1.3.2 RAAS激素水平的测定：AO、PRA、ATⅡ浓度测定采用质量分数为15%的乙二胺四乙酸（EDTA），抗凝管取静脉血3～4ml后迅速注入，冰水浴中摇匀后冰水中保存。ALD用肝素抗凝管取血，取血后立即低温离心（3 000r/min，离心半径为17.2cm）10min，分离血浆，－20℃以下冰箱保存待查。用放射免疫法测定血浆AO、PRA、ATⅡ和ALD，药盒均由北方生物试剂研究所生产。用标准质控血清，批内误差$<7\%$，批间误差$<10\%$。

1.4 数据处理及统计学方法：采用SPSS 11.5统计软件进行数据处理。计量资料如符合正态分布用均数±标准差（$\bar{X}\pm s$）表示，如为非正态分布用中位数（M）和范围表示；计数资料采用频数及构成比表示。治疗前后差值用非参数检验方法Wilcoxon Signed Rank Test（2组比较）或Friedman Test（3组以上）比较；各组间比较用非参数检验方法Wilcoxon Rank Sum Test（2组比较）或Wilcoxon Kruskall-wallis（3组以上）进行分析。$P<0.05$为差异有统计学意义。

2 结 果

2.1 入选病例基线情况及NT-ProBNP、RAAS激素水平（表1）：44例患者的LVEF平均值较低，NT-ProBNP较高。

表1 44例慢性心衰患者入选时基线资料

Table 1 Baseline characteristics of 44 CHF patients

项目	数值
年龄（$\bar{X} \pm S$，岁）	63.7 ±12.9
性别：男/女［例（%）］	32（72.7）/12（27.3）
病因例［例（%）］：瓣膜性心脏病	9（20.5）
冠心病	17（38.6）
扩张型心肌病	11（25.0）
高血压	6（13.6）
先天性心脏病	1（2.3）
NYHA分级：Ⅰ/Ⅱ/Ⅳ［例（%）］	1（2，3）/13（29.5）/30（68.2）
LVEDD（$\bar{X} \pm s$，mm）	62.5 ±11.6
LVEF（$\bar{X} \pm s$）	0.39 ±0.10
NT-ProBNP［M（范围），μg/L］	4.36（0.27 ~23.08）
AO［M（范围），μg/L］	66.54（39.94 ~282.64）
PRA［M（范围），$\mu g \cdot L^{-1} \cdot h^{-1}$］	2.73（0.06 ~28.02）
ATⅡ［M（范围），ng/L］	57.08（0.01 ~442.23）
ALD［M（范围）］，ng/L］	109.07（33.07 ~293.45）

注：LVEDD为左心室舒张末期内径；LVEF为左心室射血分数

2.2 不同心功能NYHA分级患者超声心动图心功能指标及RAAS激素水平变化（表2）：与NYHA Ⅲ级比较，Ⅳ级患者LVEF、ALD减低，PRA、AT Ⅱ及NT-ProBNP升高，NT-ProBNP和ALD水平变化差异均有显著性（$P_1 = 0.043$，$P_2 = 0.020$）。

2.3 NT-ProBNP水平及RAAS激素动态变化（表3）：患者治疗后3 ~5d NT-ProBNP水平明显下降（$P < 0.01$），至5 ~7d时水平降低变缓；入院后不同时间点AO、PRA、ATⅡ、ALD水平变化差异均无显著性（P均 >0.05）。

2.4 事件组与非事件组NT-ProBNP及血浆RAAS激素水平的比较（表4）：统计2年内随访结果，按有无出现心血管事件（死亡，心肌梗死，心衰加重，严重心律失常等）将44例患者分为事件组与非事件组。与非事件组比较，事件组的NT-ProBNP水平在各时相均较高（P均 <0.05）；RAAS激素水平两组间比较差异均无显著性。

3 讨 论

目前已经明确，心衰的发生和发展与神经－内分泌系统过度激活密切相关[1]。NT-ProBNP与BNP来源于同一前体贮存型的前BNP，不仅BNP浓度能够反映心功能不全的严重程度，其无活性产物NT ProBNP也有同样效果。目前研究显示，血浆BNP及NT ProBNP浓度对于心衰患者的诊断、病情判断及预后都具有重要的预测价值[2,3]。

本组对44例慢性心衰急性发作患者的研究结果显示，LVEF平均值均较低，NT-ProBNP中位数水平明显高于我国人群诊断心衰的参考界值[4]。AO、PRA、ATⅡ、ALD水平亦均高于本实验室的参考数值[5]。NYHA Ⅳ级患者的LVEF及ALD均较NYHA Ⅲ级患者降低，NT-ProBNP、PRA、ATⅡ均升高，其中只有NT-ProBNP水平升高和ALD水平降低差异达到了显著性。这一结果进一步说明了

表 2 不同心功能 NYHA 分级患者超声心动图心功能指标及 RAAS 激素水平变化

Table 2 Levels of RAAS hormones and echocardiogram heart function parameters in different NYHA clas s patients

指标	例数（例）	年龄（$\bar{x}\pm s$,岁）	性别[例(%)]		LVEDD（$\bar{x}\pm s$,mm）	LVEF（$\bar{x}\pm s$）	NT-ProBNP [M(范围),μg/L]	RAAS 激素[M(范围)]			
			男	女				AO (μg/L)	PRA ($\mu g\cdot L^{-1}\cdot h^{-1}$)	ATⅡ (ng/L)	ADL (ng/L)
NYHAⅡ级	13	66.0±11.1	7 (53.8)	6 (46.2)	59.3±13.5	0.41±0.01	1.67 (0.75~8.92)	66.32 (51.24~178.85)	2.61 (0.31~23.86)	53.11 (0.01~389.61)	125.72 (33.07~293.45)
NYHAⅣ级	30	63.0±13.8	24 (80.0)	6 (20.0)	64.3±10.5	0.38±0.09	5.90 (0.27~23.08)	65.22 (39.94~282.64)	2.87 (0.06~28.02)	57.71 (0.02~442.32)	91.67 (33.79~260.23)
P 值		0.696*	0.137#		0.635*	0.798*	0.043△	0.966△	0.058△	0.744△	0.020△

注；* 为双侧 t 检验；#为 Fisher's 精确检验；△为非参数检验；NYHA Ⅱ级患者仅 1 例，故未进行统计学分析

表 3 44 例患者入院不同时期 NT-ProBNP 及 RAAS 激素水平[M(范围)]

Table 3 Levels of NT-ProBNP and RAAS hormones in different periods of 44 patients [median (range)]

指标	NT-ProBNP(μg/L)	AO(μg/L)	PRA($\mu g\cdot L^{-1}\cdot h^{-1}$)	ATⅡ(ng/L)	ALD(ng/L)
入院即刻	5.63(0.27~23.08)	63.89(39.94~282.64)	2.73(0.06~28.02)	40.80(0.01~442.32)	99.09(33.07~293.45)
治疗后 3~5d	1.33(0.18~9.10)**	72.47(54.02~132.79)	1.94(1.04~6.59)	70.50(6.20~125.84)	111.81(2.00~381.21)
治疗后 5~7d	1.39(0.20~7.36)**	76.97(51.24~336.11)	6.92(4.39~76.65)	203.42(25.89~377.65)	136.96(119.30~245.96)
P 值	0.000	0.717	0.368	0.717	0.717

注：均为非参数检验；与入院即刻比较：** $P<0.01$

表 4 事件组与非事件组 NT-ProBNP 及血浆 RAAS 激素水平的比较

Table 4 Comparison of NT-ProBNP and RAAS hormones levels between event group and non-event group

组别	例数（例）	年龄（$\bar{x}\pm s$,岁）	LVEDD（$\bar{x}\pm s$,mm）	NT-ProBNT[M(范围),μg/L]			RAAS 激素[M(范围)]			
				入院即刻	治疗后 3~5d	治疗后 5~7d	AO (μg/L)	PRA ($\mu g\cdot L^{-1}\cdot h^{-1}$)	ATⅡ (ng/L)	ALD (ng/L)
事件组	17	61.7±16.7	35.4±9.0	5.91 (0.92~18.61)	2.37 (0.48~35.00)	2.16 (0.44~19.87)	63.00 (42.80~282.64)	3.90 (0.18~28.02)	52.46 (0.02~442.32)	119.82 (59.36~293.45)
非事件组	27	66.8±11.5	42.2±10.7	1.86 (0.27~17.50)	1.14 (0.18~9.10)	0.92 (0.20~4.57)	68.79 (39.94~178.85)	2.55 (0.10~19.19)	37.56 (0.01~142.15)	89.81 (33.07~283.66)
P 值		0.216	0.114	0.008	0.003	0.049	0.497	0.947	0.446	0.145

NT-ProBNP 水平与心功能分级的良好相关性。

本组慢性心衰患者急性发作时 NT-ProBNP 及 RAAS 激素水平明显升高，常规抗心衰治疗后上述激素水平有不同程度下降，其中 NT-ProBNP 下降最显著。提示慢性心衰急性发作患者经抗心衰治疗后，NT-ProBNP 显著降低；而其他神经、内分泌激素虽有改变趋势，但未达到统计学意义，超声指标变化差异也未达到统计学意义，说明 NT-ProBNP 对慢性心衰急性发作期的疗效监测可能好于其他指标，这与国外一些研究报道一致[6,7]。进一步分析治疗后 3～5d 和 5～7d 两个时间点的上述指标变化，发现 NT-ProBNP 虽有进一步下降趋势，但治疗后两个时间点间差异并无显著性。该结果可能表明，抗心衰治疗可使 NT-ProBNP 水平迅速降低，其机制可能是通过改善心功能的直接作用，减轻了心室腔内压力，从而减少 NT-ProBNP 合成与分泌[8,9]。本组分析 44 例患者 2 年内长期随访的研究结果发现，发生事件组比非事件组患者入选时的基线 NT-ProBNP 水平明显升高，且在入院即刻、治疗后 3～5d 和 5～7d 3 个时间点间差异均保持有显著性，而其他神经、内分泌激素无明显动态改变。李永健等[10]研究发现，NT-ProBNP 对冠心病心衰的诊断有很高的敏感性和特异性。Kellett[11]连续观察了 342 例怀疑心脏病的入院患者，在 11 个连续变量和 21 个分类变量中发现，仅低血压、高 NT-ProBNP 水平、高尿素氮和白细胞升高是院内死亡的独立预测因子。Gardner 等[12]连续观察了 182 例进行性心衰患者，发现 NT-ProBNP 水平对患者的预后判定明显好于传统的贫血等指标。故心脏病患者就诊时 NT-ProBNP 水平可以对患者病情判定、危险分层、近期与长期预后有一定的预测价值。这些有待于今后进一步深入观察。

参 考 文 献（略）

（原载于《中国危重病急救医学》2006 年 4 月第 18 卷第 4 期）

培哚普利/吲哒帕胺复合制剂治疗高血压患者的多中心、随机、双盲对照研究

汪 芳 李一石[2] 朱文玲[3] 郭冀珍[4] 陈君柱[5] 朱建华[5]
蒋 文[2] 边文彦[2] 王 莉[2]

1 卫生部北京医院心内科；2 中国医学科学院 阜外心血管病医院临床药理中心；
3 中国医学科学院 中国协和医科大学北京协和医院心内科；
4 上海交通大学上海高血压病研究所；5 浙江大学医学院附属第一医院心内科

大规模高血压人群和干预性临床研究已清楚地证明，当血压被有效地降低时，可预防中风、冠心病事件、心力衰竭、肾脏疾病的进展[1-3]，降低心血管疾病的病死率和死亡率。美国国家高血压监测、诊断及治疗联合委员会第7次报告（JNC-VI）[4]及其他研究[5]均已发现，许多降压药物单一应用时并不能使大部分高血压患者达到靶目标，通常需要联合用药。联合用药可提高疗效，降低不良反应，提高患者的顺应性。

本研究旨在通过培哚普利/吲哒帕胺复方制剂（商品名：百普乐）与吲哒帕胺（商品名：纳催离）缓释剂比较，评价培哚普利/吲哒帕胺复方制剂治疗原发性高血压的疗效和安全性。

资料和方法

1 病例选择

入选标准：4个中心于2002年5月－2003年1月期间，门诊选择18～65岁的原发性高血压病患者，平均坐位舒张压（SiDBP）为95～115mmHg且平均坐位收缩压（SiSBP）＜180mmHg，男女不限。除外继发性高血压、肝肾功能不全及电解质紊乱者。所有受试者均签署书面知情同意书。

共入选231例，完成试验210例，其中试验组107例，对照组103例。其中，符合方案分析集（PPS）203例，试验组107例，对照组96例。用药前性别、年龄、体重指数、高血压患病时间、家族史及伴随治疗等组间比较无统计学差异（P均>0.05）。PPS集的两组基线SBP无统计学差异。试验组DBP明显低于对照组［（98.3±3.2）vs（100.2±4.8）mmHg，$P=0.0017$）］。

服药期间退出试验者共21例（21/231，9.1%）。试验组退出9例（9/116，7.8%）：3例因不良反应停药、其余6例为非医疗原因；对照组退出12例（12/115，10.4%）：因不良反应停药5例，疗效不佳终止试验3例，非医疗原因2例，违背方案2例。试验组退出率略低于对照组（7.8% vs 10.4%）。

2 研究方法

采用多中心、随机、双盲、平行对照研究。2周安慰剂洗脱期结束后，SiDBP为95～115mmHg的患者随机双盲接受培哚普利2mg/吲哒帕胺0.625mg（Les Laboratoires Servier Industrie，批号J04649）或吲哒帕胺缓释剂1.5mg（纳催离SR，Les Laboratoires Servier Industrie，批号J02566）qd；治疗6周后，如果DBP＜90mmHg。继续上述治疗；如果DBP≥90mmHg，试验组改为qid口服培哚普利4mg/吲哒帕胺1.25mg（Les Laboratoires Servier Industrie，批号J05575）；对照组在纳催离SR的基础上加用美托洛尔50mg（阿斯利康公司，由Les Laboratoires Servier Industrie购买并重新包装，批号J06516），qd，继续治疗6周。共服药治疗12周。

3 疗效评价标准

根据治疗前和治疗结束时 SiDBP 的差值评价降压效果，依据我国药审现行要求分类。显效：舒张压下降≥10mmHg 并降到正常或下降 20mmHg 以上。有效：舒张压下降虽未达 10mmHg 但降到正常或下降 10～19mmHg。无效：未达到上述标准。

4 安全性评价

所有入选患者进行全面体格检查，实验室检查包括血常规、血生化和心电图及 X 线胸片等特殊检查。

5 统计学方法

用 SAS 8.1 统计分析软件进行统计分析。有效性分析基于符合方案集（PPS）。采用调整基线效应和中心效应的协方差分析（显著性水平 2.5%）。研究期末相对于基线改变值为非劣效性检验：假设舒张压临床等效性界值为 2mmHg，收缩压为 4mmHg。组间比较用卡方检验。

结　　果

1 药物加量率比较

试验组和对照组在第 6 周各有 48.6%（52/107）和 54.2%（52/96）的病例药物剂量加倍。组间比较无统计学差异（$P = 0.43$）。

2 诊室血压下降程度

2.1 DBP 下降情况　与用药前相比，治疗 12 周后两组 DBP 均明显下降，试验组用药前后分别为（98.3 ± 3.2）比（86.2 ± 6.9）mmHg，对照组为（100.2 ± 4.8）比（86.1 ± 8.1）mmHg（$P < 0.001$）。尽管试验组基线 DBP 明显低于对照组，但两组 SiDBP 随时间下降的趋势一致，最终的 DBP 值很接近。试验组和对照组下降幅度分别为 12.4 和 13.6mmHg，组间非劣效性检验比较无统计学差异（$P = 0.191$）。试验组基线 DBP 水平较高的患者下降幅度大于基线水平较低者，对照组 DBP 下降幅度与基线水平高低无关，见图 1。

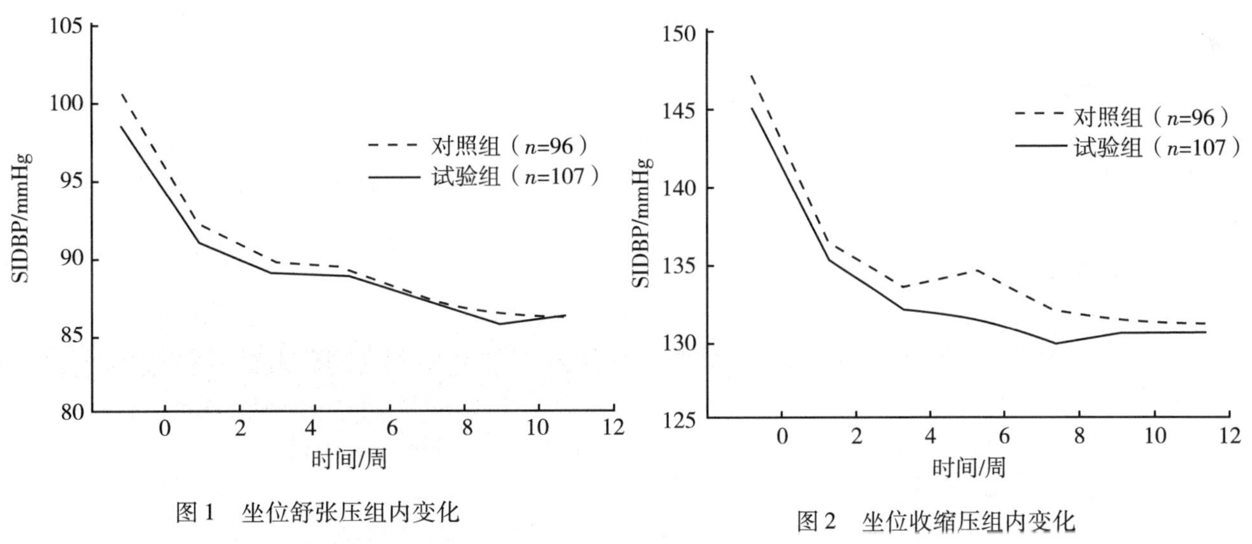

图 1　坐位舒张压组内变化

图 2　坐位收缩压组内变化

2.2 SBP 下降情况　治疗 12 周后，两组 SBP 在用药后各时点均明显下降（$P < 0.01$），试验组与对照组用药前后分别为（145.3 ± 11.2）比（130.5 ± 10.9）mmHg 和（147.3 ± 11.1）比（131.0 ± 12.4）mmHg，两组下降趋势一致，见图 2。

2.3 亚组分析　根据：ESH/ESC 指南[6]，选择 140mmHg 和 100mmHg 分别作为 SBP 和 DBP 亚

组选择值。亚组分析表明：当基线 SBP > 140mmHg 时，较之于基线 SBP 正常的患者，试验组 SBP 和 DBP 的降低均更明显，对照组 SBP 降低值亦增加，但幅度低于试验组，且 DBP 的降低值反而减小。当基线 DBP > 100mmHg 时，试验组 SBP 和 DBP 的降低幅度均增加，对照组 SBP 的降低幅度在舒张压 > 100mmHg 的患者高于基线 DBP < 100mmHg 的患者，但 DBP 降低幅度在两组之间无区别。对于基线血压较高的患者试验组较对照组能更迅速有效降低患者的 SBP 和 DBP，见表 1。

表 1　坐位血压差值亚组分析　　mmHg，$\bar{X} \pm s$

分组	亚　组	治疗前		治疗结束		差值	
		DBP	SBP	DBP	SBP	DBP	SBP
试验	SBP≥140（n = 77）	98.9 ± 3.5	150.2 ± 8.7	86.3 ± 7.0	132.1 ± 11.0	−12.9	−18.4
	SBP < 140（n = 30）	97.0 ± 1.7	132.7 ± 5.4	85.9 ± 6.9	126.2 ± 9.5	−6.3	−10.9
	DBP≥100（n = 26）	102.6 ± 3.6	151.2 ± 10.2	88.6 ± 6.5	132.9 ± 12.2	−15.0	−18.1
	DBP < 100（n = 81）	97.0 ± 1.5	143.4 ± 10.9	85.4 ± 6.9	129.7 ± 10.4	−11.4	−13.8
对照	SBP≥140（n = 76）	100.8 ± 4.8	151.5 ± 8.2	86.9 ± 8.1	133.2 ± 11.7	−13.2	−17.6
	SBP < 140（n = 20）	98.1 ± 4.6	131.6 ± 5.0	83.3 ± 7.6	122.6 ± 11.5	−11.8	−15.1
	DBP≥100（n = 39）	104.4 ± 4.9	151.9 ± 9.9	89.9 ± 8.6	133.8 ± 11.2	−14.0	−17.6、
	DBP < 100（n = 57）	97.3 ± 1.5	144.2 ± 11.0	83.5 ± 6.6	129.0 ± 12.9	−13.6	−15.0

2.4　血压正常化率　治疗第 12 周时两组 75% 以上的患者均获得较好的疗效。6 周时试验组的显效率、有效率、无效率分别为 48.6%（46/107），8.4%（9/107），43.0%（46/107），12 周时达 63.6%（68/107），13.1%（14/107）和 23.4%（25/107）；对照组 6 周时显效率、有效率、无效率分别为 46.9%（45/96），11.5%（11/96），41.7%（40/96），12 周时则为 65.6%（63/96），11.5%（11/96），22.9%（22/96）。总有效率试验组和对照组分别为 76.7% 和 77.1%。两组间比较无统计学差异（P = 0.93）。

3　治疗前后 ABPM 比较研究

同时共 81 例完成 ABPM 比较研究，结果显示两组服药后 24h 各时点 SBP 和 DBP 均较药前下降。给药后试验组的 DBP 谷峰比率 80%，SBP 的谷峰比率 62%，对照组 DBP 的谷峰比率 47%，SBP 的谷峰比率 55%。

4　不良反应

两组不良反应发生率无差异，大多数程度较轻。主要的不良反应为咳嗽、鼻炎，低钾血症，发生率试验组分别为 12.9（15/116），2.6（3/116），2.6（3/116）；对照组为 1.7（2/115），2.6（3/115）和 9.6（11/115）。与药物相关的不良反应主要为咳嗽、低钾血症和高尿酸血症。低钾血症发生率试验组明显低于对照组（2.6% vs9.6%）。对照组有 2 例患者因严重不良反应退出，试验组无严重不良反应发生。心率、ECG 参数或体重在两组药后均无明显变化。

讨　论

本试验结果显示，校正基线值及各中心之间的差异后，试验与对照组 DBP 下降幅度分别为 12.4 与 13.6mmHg，组间比较无差异。总有效率试验组和对照组分别为 76.7% 和 77.1%。上述结果表明，两个较低剂量单药组成的复方制剂可使 75% 以上的患者血压得到有效控制，明显高于文献所报道的单药疗效，与国际上相应研究一致[7]。

血管紧张素转换酶抑制剂和利尿剂的疗效和安全性已得到公认。一种血管紧张素转换酶抑制剂（ACE 抑制剂）和一种利尿剂（噻嗪类或相关的噻嗪类）固定复合制剂，因它们的病理生理学机制与作用不相同，并且调节机制互相补充[8]，产生更大的降血压疗效；同时利尿剂所致的失钾可由 ACE 抑制剂的保钾作用所补偿。目前 ACE 抑制剂与利尿剂复方制剂的协同作用已被充分证实[9,10]。

培哚普利是一种 ACE 抑制剂，通过其代谢产物培哚普利拉产生作用。吲哒帕胺是一种非噻嗪类氯苯磺胺利尿剂。临床研究结果显示：$2mg \cdot d^{-1}$ 培哚普利的抗高血压作用，与安慰剂相比并无明显差异，而 $4mg \cdot d^{-1}$ 的剂量则有效[11]；吲哒帕胺目前单药治疗高血压的起始剂量多为 1.25mg。培哚普利/吲哒帕胺复方制剂，分别采用了 2 种较低的有效剂量，即培哚普利 2mg 和吲哒帕胺 0.625mg 为起始剂量，若无效时 2 种成分的剂量可加倍，即培哚普利 4mg 和吲哒帕胺 1.25mg，作为调整剂量。目前已进行的共有 5 936 例患者参加的 11 项临床研究显示，所建议的 2 种剂量（培哚普利 2mg 和吲哒帕胺 0.625mg，培哚普利 4mg 和吲哒帕胺 1.25mg）治疗轻、中度高血压患者，疗效良好且安全[12]。

与阿替洛尔的对照研究[13]表明，培哚普利/吲哒帕胺复方制剂能更平稳有效的降低 24h 血压。而本研究中，两组 ABPM 各指标均明显下降，qd 口服试验组和对照组的 DBP 谷峰比（T/P）为 80% 和 47%。说明培哚普利/吲哒帕胺复方制剂 qd 给药较对照药可以更好地维持 24h 平稳降压。

培哚普利/吲哒帕胺复合制剂的不良反应也相应的低于相同疗效的每一种单药成分，其最高试验剂量曾使用培哚普利 8mg/吲哒帕胺 2.5mg，治疗耐受性令人满意（血钾低于 $3.4mmol \cdot L^{-1}$ 的发生率小于 10%）[12]。

总之，本随机双盲对照试验结果，证实了固定剂量培哚普利/吲哒帕胺复方制剂在中国高血压患者中降压疗效肯定，尤其是在血压基线水平较高的患者中疗效更佳，且在短期内达到最大降压效果，同时较少发生低血钾等不良反应，使用简便、安全、平稳，可作为轻、中度高血压患者的一线用药。

参 考 文 献（略）

（原载于《中国新药杂志》2006 年第 15 卷第 7 期）

胺碘酮的临床药理及其应用进展

汪 芳[1] 李一石[2]

1 北京医院心内科；

2 中国医学学科学院 中国协和医科大学 阜外心血管病医院 临床药理中心

胺碘酮作为抗心律失常药物应用于临床，始于20世纪70年代初期，70年代末开始在中国应用，1984年在美国被推荐用于难治性室性心律失常的治疗。自从CAST试验[1]证明第一类抗心律失常药物可以增加器质性心脏病人的死亡率，胺碘酮的作用越来越为人们所重视。有关这个药物的临床研究在各地广泛开展起来，比如：维持窦性心律，防治心肌梗死后心律失常，以及延长充血性心力衰竭病人的生存率等。尤其近来随着大规模临床试验的开展，其在防治恶性室性心律失常及心房颤动、改善临床预后方面的有益作用越来越引起人们的高度重视，应用日趋广泛[2]。

1 胺碘酮的药代动力学

胺碘酮的临床药代动力学机制尚未完全明了。该药属高度脂溶性[2,3]，药代动力学属三室模型，包括中央室、浅及深周边室。口服吸收迟缓，单剂服用后1.5小时即可从血液中检出，达峰时间为5.2±0.6小时，消除相$t_{1/2}$从18.7±4.4小时至32±21小时，长期服药后$t_{1/2}$为19±9天或53±24天。人体静脉注射后分布项$t_{1/2}$为4~7分钟，缓慢消除相$t_{1/2}$18.0±4.6天或24.8±11.7天，个体差异很大，一般25~100天，清除率为143±32ml/min至596±119ml/min。差异大的原因是试验中采血时间长短不一所致。因本药具高度亲脂性，完成深周边室分布需较长时间，如试验中取血时间过短，则不能反映实际的药物分布稳态时的半衰期，偏短的$t_{1/2}$可能为在浅周边室分布所测值。

胺碘酮生物利用度约31%~65%。主要经肝脏代谢为去乙基胺碘酮（DEA），从胆汁及大便消除达摄入药的65%~75%。尿中排出很少。也不从血液透析液中消除。因其具有高度脂溶性，在心肌细胞中的浓度10~50倍于血液浓度。胺碘酮的有效血浓度通常在1.0~2.5μg/ml，因为DEA逐渐发挥作用，所以单纯从胺碘酮的血药浓度不能准确估计其临床作用程度。只能根据长期血药浓度的监测间接估计。

2 胺碘酮的药效学

胺碘酮的确切抗心律失常作用机制尚未完全阐明。根据其主要细胞电生理作用特点，一般将其归类为Ⅲ类抗心律失常药物，在电生理研究和临床应用中发现该药也具Ⅰ、Ⅱ、Ⅳ类抗心律失常药的特点[2,4,5]。胺碘酮电生理效应主要有：①抑制钾离子通道，延长动作电位时程（APD）和有效不应期（ERP），从而延迟复极时间，可使Q-T延长、T波改变；②抑制心房及心肌传导纤维的快通道Na^{2+}内流，减慢传导速度，在心电图表现为P-R间期延长；③阻断慢钙通道内向电流，减慢房室（AV）传导速度，对房室旁路前向传导的抑制作用大于逆向。通过抑制L-型Ca^{+}通道而抑制后除极引起的触发活动，故虽可以延长Q-T间期，但极少引起尖端扭转室速[6]；④直接抑制窦房结和房室结的自律性，对静息膜电位及动作电位幅度无影响。显著延长心房不应期，轻度延长心室不应期；⑤对α、β受体、毒蕈碱受体均有非竞争性阻滞作用，其代谢产物能抑制甲状腺素与受体的结合，因此具有抗交感神经活性及抗甲状腺素活性，有助于心肌细胞的稳定，并可能减少室性心律失常和猝死的发生率[6]；⑥静脉应用可直接扩张血管。

胺碘酮连续服用后平均起效时间为4~7天，较大负荷量可缩短起效时间。静脉注射胺碘酮5~

10分钟开始起效。胺碘酮在肝内分解为几种代谢产物，其中去乙基胺碘酮（DEA）在长期抗心律失常中发挥主要作用，但药物经静脉注射或短期口服后DEA较长期服药者的血药浓度低。

胺碘酮复杂而广谱的抗心律失常药理效应决定了其临床应用的广泛性。口服适用于治疗及预防各种快速性心律失常发作。静脉注射可用于：终止阵发性室上性和室性心动过速及室颤，可使快速心房颤动或心房扑动转复为窦性心律，是目前临床应用中重要的广谱抗心律失常药。

3 胺碘酮的临床应用

过去大剂量胺碘酮的应用带来很多的不良反应，经过多年的临床经验总结，小剂量胺碘酮应用疗效既肯定，不良反应又较少。因为胺碘酮的半衰期长，个体差异大，所以它的应用主要依靠临床经验和定期的药物浓度及并发症监测来指导。

根据我国最新的抗心律失常药物指南建议[7]，口服初始负荷剂量600mg/d（平均分为每天3次服用），5～7天后400mg/d（每天2次服用）维持5～7天，然后可减至200（100～300）mg/d维持。对大多数病人，这个剂量足以有效地控制室性心律失常的发作。老年人、低体重人、妇女也可以减至0.2g每周5天或更小剂量维持，以最大可能地减少不良反应的发生。静脉负荷量150mg·(3～5mg/kg)，然后以1～1.5mg/min静脉滴注维持，6小时后减至0.5～1mg/min，每日总量不超过1200mg，最大可达2200mg。以后逐渐减量，静脉滴注胺碘酮最好不超过3～4天。

3.1 胺碘酮用于室速/室颤（VT/VF）治疗 胺碘酮具有广谱抗心律失常作用。对常用抗心律失常药物疗效不佳的室性或室上性心律失常患者，应用胺碘酮可以使其中60%～75%的患者得到有效控制。对于难治性VT/VF其疗效优于利多卡因、普鲁卡因胺，而与溴苄胺相似，但较少产生低血压。胺碘酮的显著特点在于，可以有效地控制持续性及非持续性VT/VF，以及预防猝死，这在许多试验中都得到了证明。其中有代表性的试验如CASCADE（西雅图胺碘酮和其他抗心律失常药物对心跳骤停作用的评价）[8]。其目的是验证胺碘酮能否有效预防再发室颤并与其他抗心律失常药物进行比较。共入选228例，其主要结果：入选时可诱发出持续性室性心律失常患者的2年存活率：胺碘酮组86%，其他药物组75%，当两组可诱发的心律失常被满意控制后，胺碘酮组存活率比其他药物组高（$P=0.09$）。不能诱发的持续性室性心律失常的患者，两组存活率无明显差异（$P=0.26$）。该试验比较全面地比较了临床常用药物（奎尼丁、普鲁卡因胺、丙吡胺、美西律、莫雷西嗪、普罗帕酮、氟卡尼、妥卡胺，以及AICD）与死亡率的关系，证实胺碘酮对室颤的再发预防优于其他抗心律失常药物，但长期应用的毒副作用限制了胺碘酮的广泛应用。不过，该试验没有把AICD的具体影响考虑在内，而且在试验后半部分，有接近一半病人都安装了AICD，并且该试验没有设安慰剂对照组，也未讨论室性心动过速。

综合在难治性VT/VF中应用静脉胺碘酮与利多卡因、普鲁卡因胺、溴苄铵比较的试验结果[9,10,11]证实，胺碘酮在控制急性反复发作的难治性VT/VF时，比静脉应用利多卡因、普鲁卡因胺有效，与溴苄铵疗效相当，但只有大剂量胺碘酮（1000mg/d）才有可比性，小剂量（125mg/d）不明显。而且胺碘酮组产生低血压的比例要比溴苄铵组少一半（16%），其中只有不超过2%的低血压患者需要停药治疗。Peter[12]等观察了504例在院外心脏骤停病人心肺复苏中静脉胺碘酮的疗效，246例接受胺碘酮患者的存活率为44%，而对照组为34%（$P=0.03$）。总之，对器质性心脏病伴室速/室颤者，Ⅰ类药物已不作为长期的防治药物，胺碘酮优于Ⅰ类药物，ICD又优于胺碘酮。

因此使用静脉胺碘酮控制急性VT/VF发作后，紧接着用口服胺碘酮来预防其复发，对于临床医生通常是一个可供选择的好方法。《2000年国际心肺复苏和心血管急救指南》中已明确提出，对有持续性室速或室颤的心脏停搏患者，在电除颤和使用肾上腺后，建议使用胺碘酮[13]。

3.2 胺碘酮用于心肌梗死后的治疗 许多试验证实，β-阻滞剂、阿司匹林、ACEI可以减少心肌梗死后死亡率。新近的一些试验结果表明，胺碘酮可以显著减少心脏性死亡和室性心律失常的发生，从而减少梗死后早期死亡率。

BASIS[4]试验随机选择312名心肌梗死后伴有室性心律失常患者，第1组，个体化的抗心律失常治疗（100例）；第2组，低剂量胺碘酮（200mg/d）治疗（98例）；第3组，非抗心律失常治疗（114例）。试验终点为总死亡率和心律失常事件，包括持续性室速、室颤以及猝死。1年的总死亡率三组分别为10%、5%、13%，和安慰剂相比，胺碘酮组的死亡率降低61%（$P<0.05$），除去非心脏性死亡，死亡率降低55%，持续性室速/室颤的发生率也显著降低66%（$P<0.01$）。BASIS的研究者进一步用同一组患者做长期观察，评估胺碘酮停药后仍保持着有益影响，共对203名患者随访55~125个月，发现胺碘酮组的总死亡率、心源性死亡的发生率均低于对照组。因此，胺碘酮在心肌梗死后的有益影响可以持续数年之久。同时强调早期应用胺碘酮的重要性，特别是梗死后6个月内的死亡率最高，抗心律失常药物可经验性应用6~12个月。

CAMIAT[15,16]试验共入选1202例，其中胺碘酮组606例，安慰剂组596例。主要终点是室颤复苏、心律失常性死亡。结果：胺碘酮组比对照组，按照效益分析心律失常性死亡率、心脏性死亡率及所有原因死亡率分别为32.6%（$P=0.114$）、27.4%（$P=0.087$）及21.2%（$P=0.136$）；与按照意向性分析的结果相似。绝对危险的减少在有CHF或MI病史中最为明显。该试验证明胺碘酮的长期应用有助于降低心律失常死亡率和室颤的发生率。

EMIAT[17]试验组在1997年发表了胺碘酮对近期心肌梗死后左室功能障碍患者死亡率的影响。实际入选1486例LVEF≤40%的患者，结果显示胺碘酮组和对照组之间总死亡率、心脏性死亡率无明显差异，但心律失常死亡减少了35%。这个试验虽然不能提示将胺碘酮常规用于心肌梗死后左室功能受损的患者，但因为胺碘酮使心律失常性死亡减少，而且几乎没有致心律失常的作用，所以推荐胺碘酮应该用于那些有抗心律失常指征的患者。

3.3　胺碘酮在心力衰竭患者中的应用　在充血性心力衰竭中最有临床意义的心律失常是心房颤动（房颤）和室性心动过速（室速，VT）/心室颤动（室颤，VF）。胺碘酮的临床应用另一大优点是左室功能障碍的病人对它的耐受性良好，因为其负性肌力作用很小，甚至可能有部分正性肌力作用。而且作为抗心律失常药物的胺碘酮仅有微弱的致心律失常作用，不加重充血性心衰，甚至还可以增加左室射血分数，提高病人的活动耐量。应用胺碘酮可以有效的减少猝死率[18]和总死亡率[19]等上述特点，使得许多临床医生开始把胺碘酮作为治疗心律失常的一线药物，特别是对于那些有严重左室功能障碍的病人。

在CHFSTAT[20]试验中，674例心衰患者（PVCs>10/h，LVEF≤40%）被随机分为安慰剂组（$n=338$）和胺碘酮组（$n=336$）。在平均随访45个月后发现，两组间的所有原因死亡率、猝死死亡率无明显差异；但是在非缺血性心肌病患者中胺碘酮可以减少总死亡率。当把心衰病因中缺血性和非缺血性因素统一起来后，非缺血性心肌病患者中的突发事件发生率较安慰剂组减少46%（$P<0.01$）。另一个GESICA[21]试验中，516例Ⅲ~Ⅳ级心衰患者被随机分为胺碘酮组（300mg/d）与标准药物治疗组。结果显示胺碘酮组使所有原因死亡率减少28%。在这两个试验中，缺血性心肌病和非缺血性心肌病所占比例不同。GESICA中有39%的患者有冠心病，而在CHFSTAT中占72%。因此，这两个试验结果提示，胺碘酮在非缺血性心肌病中的应用也可减少总死亡率、降低突发事件发生率，而且它对LVEF的增加可提高心衰患者的运动耐量和生存质量。

最新的与ICD比较的试验陆续揭晓，DEFINITE[20]观察458例LVEF≤35%有心衰病史的心律失常患者，随机接受ICD或药物治疗，ICD组的心律失常死亡明显减少，但因例数较少而总死亡率减少尚未达到统计学显著性差异。另一个试验（The Sudden Cardiae Death in Heart FailureTrial，SCD-HeFT）[22]，2 521例缺血性（51%）或非缺血性（49%）扩张性心肌病（EF<35%）患者，随机接受预防性ICD、胺碘酮或安慰剂治疗，结果显示ICD组的总死亡率显著减少，而胺碘酮并未改善生

存率。但其他有关研究表明，在安装 ICD 的患者中，胺碘酮可以明显减少恶性心律失常的发生频率（$P=0.018$）及除颤器放电的频率（$P=0.028$）[23]。

3.4 胺碘酮在房扑、房颤中的应用 近年来的许多试验[21,22]都提示，低剂量胺碘酮在药物或电转复后的维持窦律、降低心室率、预防反复发作的阵发性房颤或慢性房颤的疗效显著，而且不良反应较少。

在与卡维地洛的比较中，在转复前 4 周，145 名患者随机服用卡维地洛、胺碘酮或安慰剂，虽然卡维地洛、胺碘酮两药的转复率相似，但胺碘酮比卡维地洛更能有效地维持窦律[24]。

胺碘酮与索他洛尔预防开胸手术后的房颤的随机双盲研究显示[25]，83 例胺碘酮组患者 AF 发生率 17%，而 83 例索他洛尔患者 AF 发生率 25%（$P=0.021$）；胺碘酮治疗的患者 AF 持续的时间明显短于索他洛尔治疗者（169±224min 比 487±505min，$P=0.04$），且在换瓣或换瓣与搭桥手术同时进行的患者中，胺碘酮组的 AF 发生率明显低于索他洛尔组（7%∶82%，$P<0.001$）。表明两种药物均可有效、安全地预防开胸手术后的房颤发生，但胺碘酮可能比索他洛尔更有效。

4 胺碘酮应用的安全性

胺碘酮的不良反应发生率较高约 80%，但只有 10%~15% 因严重不良反应而停药[2]。主要不良反应有肺毒性、甲状腺毒性、肝功能异常及心脏毒性等。

4.1 肺毒性 肺部不良反应与剂量相关，多发生在长期大量服药者（1 日 0.8~1.2g），仅个别在服药 1 个月后发生，有肺病者更易发生。由于剂量的减少，现发生率已明显减少。胸片是最好的检查手段，可见弥漫性肺纤维化征象。

4.2 甲状腺功能异常 胺碘酮阻止 T_4 向 T_3 转化，而使 T_4 向 r T_3 转化。甲状腺功能亢进发病率约 2%，停药数周至数月后可完全消失，少数需用抗甲状腺药、普萘洛尔或肾上腺皮质激素治疗；甲状腺功能低下，发生率 1%~4%，老年人较多见，可出现典型的甲状腺功能低下征象，化验 TSH 下降，停药后数月后可消退，但有些黏液性水肿可遗留不消，必要时可用甲状腺素治疗。

4.3 肝功能损害 为转氨酶及碱性磷酸酶升高，与疗程及剂量有关。

4.4 心脏毒性 较其他抗心律失常药对心血管的不良反应相对要少。包括①窦性心动过缓、一过性窦性停搏或窦房阻滞，阿托品不能对抗此反应；②房室传导阻滞；③偶有 Q-T 间期延长伴尖端扭转性室性心动过速；④促心律失常作用，特别是长期大剂量和伴有低血钾时易发生；⑤静注时产生低血压。以上情况均应停药，可用升压药、异丙肾上腺素、碳酸氢钠（或乳酸钠）或起搏器治疗；注意纠正电解质紊乱；扭转性室性心动过速发展成室颤时可用直流电转复。由于本品半衰期长，故治疗不良反应需持续 5~10 天。

综上所述，越来越多的研究表明，胺碘酮是一种非常有前途的抗心律失常药物，其致心律失常作用小，负性肌力作用轻或无，对直流电转复后的 AF/Af 病人的窦律维持效果较好，在治疗顽固性室性心律失常上疗效显著，用于心力衰竭或心肌梗死后的心律失常患者安全性好，故胺碘酮是目前已被证实的降低心律失常死亡率的较好的广谱抗心律失常药物。

参 考 文 献（略）

（原载于《中国医刊》2006 年第 41 卷第 2 期）

血浆N末端原脑利钠肽水平对慢性心力衰竭患者长期预后的预测价值

汪 芳 李 卫 黄 洁 王 莉 边文彦
庞会敏 王 洋 项志敏 李一石

中国医学科学院 中国协和医科大学 阜外心血管病医院临床药理中心

本研究通过观察慢性心力衰竭（心衰）患者N末端原脑利钠肽（Nt-proBNP）水平与长期随访结果的关系，探讨Nt-proBNP水平在临床上对心衰预后评价方面的意义。

资料与方法

1. 研究对象：为2003年3月至2005年4月，急诊就诊、已明确诊断为慢性心衰的患者。年龄18～80岁，男、女不限。病因为：扩张性心肌病、冠心病、高血压、已手术或无需手术治疗的瓣膜性心脏病。

2. 研究方法及观察指标：于患者病情基本稳定时，测定Nt-proBNP水平并评估NYHA分级；部分患者行超声心动图检查。其后本市患者定期门诊随访，外地患者电话随访2年内是否发生了心血管事件。随访截止时间为2005年4月17日。随访时间平均为（640±100）d。

3. Nt-proBNP水平的测定：取血3ml，高速离心（3000r/min）分离血浆，于－20℃冰箱保存。采用电化学发光双抗体夹心法测定Nt-proBNP，药盒为罗氏Nt-proBNP免疫测定试剂盒，仪器为罗氏Elecsys 2010。测定批内误差<3%，批间误差<6%。

4. 数据处理及统计学分析：采用SAS9.1统计分析软件进行统计。符合正态分布计量资料以均值±标准差表示。Nt-proBNP为非正态分布，用中位数（M）及其范围表示；计数资料采用频数及构成比表示。$P<0.05$为差异有统计学意义。各组之间的变化值进行正态性检验。符合正态分布的，用成组t检验（2组比较）或方差分析（3组以上）；不符合正态分布的，则改用非参数检验方法，Wilcoxon Rank Sum检验（2组比较）或Wilcoxon Kruskall-Wallis检验（3组以上）进行分析。采用全模型多元logistic回归分析方法，非正态分布的参数换算为以10为底的对数，分析生存的多因素关系。

结 果

1. 入选病例的基本情况：共入选135例慢性心衰患者，病因主要为扩张性心肌病及冠心病。正在使用的药物为：利尿剂（67%）、地高辛（52%）及血管紧张素转换酶抑制剂或血管紧张素Ⅱ受体拮抗剂（47%）。心功能不全以NYHA Ⅱ、Ⅲ级为主。平均左室射血分数（LVEF）为35%左右。上述这些基线特征与临床上自然患者群构成比相似。Nt-proBNP水平明显高于诊断心衰的参考值[1]。

2. 不同心功能分级的Nt-proBNP水平：将所人选的135例慢性心衰患者按心功能分级分组统计，发现随着心功能级数递增，Nt-proBNP水平渐增，各组间差异均有统计学意义（表1）。

表1 不同心功能分级患者内分泌激素水平变化（$\bar{X} \pm s$）

NYHA 分级	年龄（岁）	LVEF（%）	Nt-proBNP（ng/L）中位数（范围）
Ⅰ（$n=1$）	70	60	61
Ⅱ（$n=47$）	57.7±13.9	40.0±12.2	746（48~5915）
Ⅲ（$n=65$）	61.9±11.6	34.7±10.5	1668（147~16 776）
Ⅳ（$n=22$）	63.7±13.1	35.7±13.3	4720（209~35 000）
P值	0.041	0.193	<0.01

3．心血管事件组与非事件组间 Nt-proBNP 水平指标比较：①事件组与非事件组 Nt-proBNP 水平比较：135 例心衰患者统计结果显示，事件组（$n=50$）的年龄为（66.0±11.8）岁明显高于非事件组［$n=85$，（60.0±13.0）岁，$P=0.001$］。两组间左室舒张末期内径［(67.0±9.5)cm 与(66.0±12.0) cm，$P=0.708$］、LVEF［(35.0±13.5)% 与（36.0±10.7)%，$P=0.810$］差异无统计学意义。事件组的 Nt-proBNP 水平明显高于非事件组（2947ng/L 与 917ng/L，$P<0.01$）；②事件组不同预后的 Nt-proBNP 水平比较：将事件组进一步分为死亡与非死亡组，统计结果显示 Nt-proBNP 水平在死亡组（$n=11$）明显高于非死亡组（$n=39$），分别为 5908ng/L 与 2768ng/L，$P=0.038$，而两组之间年龄［(69.6±12.4）岁与（64.4±11.5）岁］、男/女性别［9 例（81.8%)/2 例（18.2%）与 28 例（71.8%)/11 例（28.2%)］、NYHA 分级［Ⅱ、Ⅲ、Ⅳ级分别为 0 例、5 例（45.5%)、6 例（54.5%）与 7 例（17.9%)、21 例（53.8%)、11 例（28.2%)］、左室舒张末期内径［(70.4±10.5) cm 与（66.4±9.4) cm］和 LVEF［(36.0±12.6)% 与（34.9±14.0)%］等指标差异均无统计学意义。

4．不同 Nt-proBNP 水平的预后：根据 Nt-ptoBNP 水平分组，取所有随访患者的 Nt-proBNP 中位数 1246ng/L 作为分组的界值，分为 >1246ng/L 组（$n=66$）与≤1246ng/L 组（$n=67$），分析各组预后情况。结果显示，Nt-proBNP 水平 >1246ng/L 组的死亡 11 例（16.7%）及心血管事件 30 例（45.5%）明显高于 Nt-proBNP 水平≤1246ng/L 组［死亡 0 例，心血管事件 8 例（11.9%)］。Pearson Chi Square 检验显示，两组死亡及心血管事件发生率的差异有统计学意义（$P<0.01$）。

5．生存影响因素：采用全模型多元 logistic 回归分析方法，在调整了年龄、心功能分级、左室舒张末期内径、LVEF、血管紧张素原、肾素、血管紧张素Ⅱ、醛固酮后，Nt-proBNP 和应变量（是否发生心血管事件）明显相关（$P=0.0042$），log Nt-proBNP 每变化 1 个单位，风险增加 14 倍（95% CI 为 2.290~82.778）。心功能分级的不同水平与是否发生事件有显著的关系（$P=0.0370$），与 NYHA Ⅳ级相比，NYHA Ⅲ级时可降低发生事件的风险（$OR=0.086$，95% CI 为 0.009~0.863），见表 2。

6．生存曲线：取所有随访患者病情相对稳定时的 Nt-proBNP 的中位数 1246ng/L 作为分组的界值，做生存曲线分析。从图 1 中可直观地看到，Nt-proBNP ≤ 1246ng/L 组的生存曲线高于 Nt-proBNP >1246ng/L 组，而且两条曲线在各时点都没有发生交叉，Log-rank 检验 $P<0.01$。

7．Nt-proBNP 水平对预后判定的 ROC 曲线：根据是否发生心血管事件，做 Nt-proBNP 水平对预后判定的 ROC 曲线，其曲线下面积为 0.885 起，对心衰事件的阳性预测价值为 88.5%，阴性预测价值为 11.5%（图2）。

表2 全模型多元 logistic 回归分析结果

变量	β值	标准差	P值	OR值	95% CI	
					上限	下限
Log Nt-proBNP	2.6223	0.9153	0.0042	13.767	2.290	82.778
年龄	0.0938	0.0411	0.0225	1.098	1.013	1.190
NYHA Ⅰ、Ⅱ级*	1.7599	1.3025	0.1766	0.172	0.013	2.210
NYHA Ⅲ级*	2.4497	1.1745	0.0370	0.086	0.009	0.863
LVEDD	0.001 43	0.0417	0.9726	0.999	0.920	1.084
LVEF	0.003 72	0.0319	0.9071	1.004	0.943	1.068
Log AO	−0.3052	1.4016	0.8276	0.737	0.047	11.493
Log PRA	0.4845	0.6656	0.4667	1.623	0.440	5.984
Log ATⅡ	0.0153	0.4712	0.9740	1.015	0.403	2.557
Log Aldo	0.4575	2.0589	0.8242	1.580	0.028	89.367

注：*以 NYHA 分级Ⅳ级为对照组，由于 NYHA 分级Ⅰ级仅为1例，故将Ⅰ、Ⅱ级合并分析。LVEDD：左室舒张末期内径，LVEF：左室射血分数，AO：血管紧张素原，PRA：肾素，ATⅡ：血管紧张素Ⅱ，Aldo：醛固酮

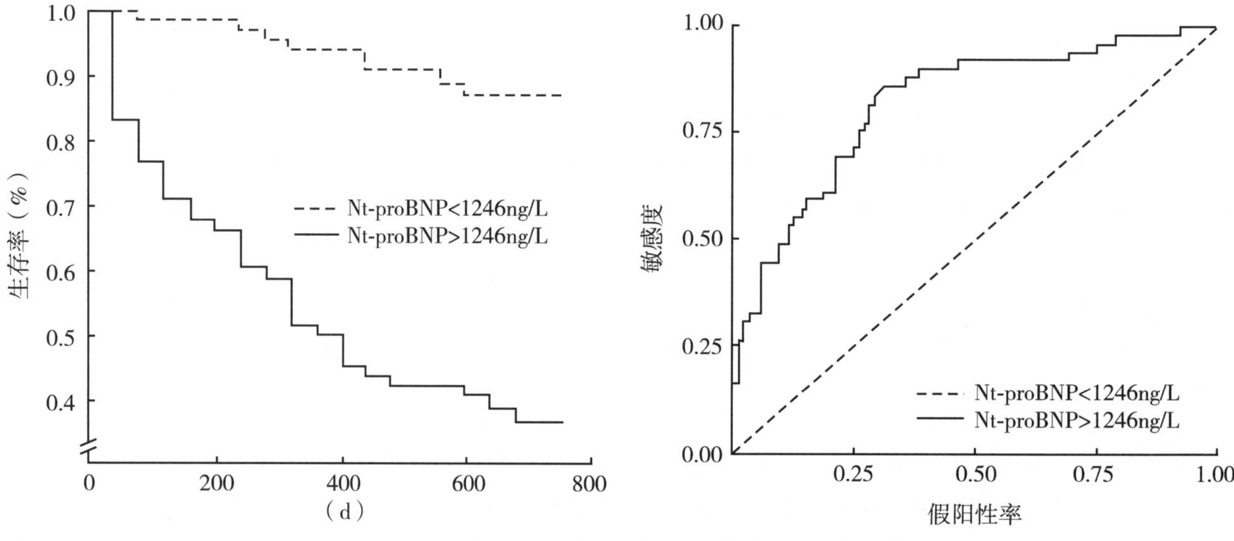

图1 不同 Nt-proBNP 水平的生存曲线

图2 Nt-proBNP 水平对预后判定的 ROC 曲线

讨　　论

心衰是一种复杂的临床综合征，是各种心脏病的严重阶段，其发病率高，总体预后差，其长期心原性死亡率和总死亡率、心血管事件发生率及再入院率等均很高。早期诊断、充分治疗可明显改善心衰患者的预后。目前研究初步肯定了 BNP 或 Nt-proBNP 可能作为心衰患者预后的重要标志物[2]。

Nt-proBNP 与 BNP 来源于同一前体 Nt-proBNP，Nt-proBNP 在分泌过程中被水解酶裂解为2个片段：即 BNP 与 Nt-proBNP；故不仅 BNP 的浓度能够反映心功能不全的严重程度，其无活性产物 Nt-proBNP 也有同样效果。在心衰时，心室扩张，proBNP 在其基因调控水平发生改变，心肌中储存的 proBNP 增多，其水解产物之一的 Nt-proBNP 的血浆浓度增加，而且因为代谢酶[3,4]的不同，Nt-proBNP 比 BNP 的血浆浓度升高更为明显。鉴于 Nt-proBNP 分子链较长和浓度较高，测定 Nt-proBNP 比 BNP 更容易且稳定。有学者认为，Nt-proBNP 比 BNP 更能反映心功能受损的情况[5]。故本研究采用

Nt-proBNP 作为研究的主要指标。

本研究通过 2 年随访，显示 Nt-proBNP 升高，不但可以判定其急性期预后不良，而且显示其与长期预后关系密切。与非心血管事件组相比，心衰患者出现事件组的患者的 Nt-proBNP 基线水平明显升高（中位数 2947ng/L 比 917ng/L，$P<0.01$）。与国外以下的研究相一致。

Tsutamoto 等[6]发现，BNP 是最好的评价心衰预后的神经激素标志物，与其他的血液动力学参数（如：LVEF、PCWP）相比，BNP 是惟一的独立预测因子。左心功能不全患者的 BNP 水平每升高 10ng/L，其 27 个月内的死亡危险增高约 4%，而且 BNP 水平与心脏性死亡等事件的出现时间也相关。BNP 水平升高对于再住院危险性也有中度预测价值[7]，其 ROC 曲线为 0.73。以 430ng/L 为界值的阴性预测值为 96%；但阳性预测值偏低，为 25%。BNP 对于心血管病的预后判定，具有较高的价值。高水平的 BNP 浓度，与高死亡率相关。CONSENSUS-Ⅱ研究资料也证实，4 年随诊期内，入院时 BNP 就升高的心肌梗死（心梗）患者的死亡危险明显增加。一组大规模人群研究（$n=1640$）也证实，BNP 浓度与 4 年内死亡高度相关，即 BNP≥17.9ng/L 的死亡危险升高 5 倍[8]。最新研究表明，血浆 Nt-proBNP 浓度对于心衰患者具有重要的预后预测价值[9]。

本研究进一步显示，随访期死亡的心衰患者的基线 Nt-proBNP 水平比其他心血管病事件组明显为高（中位值 5908 ng/L 比 2768 ng/L，$P=0.038$）。但是，所有其他指标差异均无统计学意义。

Richard 等[10]选取了 121 例连续住院的心梗患者，并至少存活 24h 以上，在症状发生的第 24、96h 测定血清 Nt-proBNP 浓度。随访 2 年，有 21 例患者死亡，33 例发生明显的心衰，36 例患非致死性心梗或者不稳定性心绞痛。在 21 例死亡的患者中，有 20 例的 Nt-proBNP 浓度明显高于平均值；在 33 例发生心衰的患者中，有 28 例 Nt-proBNP 浓度明显高于平均值。这些都提示，Nt-proBNP 与死亡危险性、心衰的发生率更相关。使用多元分析表明，只有年龄、心梗病史、Nt-proBNP 浓度与死亡危险性相关；血清 Nt-proBNP 浓度、心衰病史与心衰发生率相关，而 LVEF 不是一个独立的预测因子。其结论提示，在心梗后第 2、4 天的 Nt-proBNP 浓度水平能够独立的预测左室功能和 2 年生存率。该项研究的作者建议，可以根据血清 Nt-proBNP 浓度对心梗后患者进行危险性分级。最近，Bazzino 等[11]通过连续测定 1483 例非 ST 段抬高的急性冠状动脉综合征患者的 Nt-proBNP 及肌钙蛋白 T（TnT）、C-反应蛋白（hsCRP）、肌红蛋白和肌酸磷酸激酶（CK-MB），发现 Nt-proBNP 是入院及 180d 死亡率最强力的独立预测因子。但是目前的欧洲或北美的临床指南只建议将来进一步讨论，没有作为正式的推荐标准。

本研究采用全模型多元 logistic 回归分析方法，在调整了年龄、心功能分级、左室舒张末期内径、LVEF、血管紧张素原、肾素、血管紧张素Ⅱ、醛固酮因素后，Nt-proBNP 和是否发生事件明显相关（$P=0.0042$），Log Nt-proBNP 每变化 1 个单位，风险增加 14 倍（95% CI 2.290～82.778）。心功能分级的不同水平与是否发生事件有显著的关系（$P=0.0370$），与 NYHA Ⅳ级相比，NYHA Ⅲ级时可降低发生事件的风险（$OR=0.086$，95% CI 0.009～0.863）。若以 Nt-proBNP 1246 ng/L 为界值，显示 >1246 ng/L 的 Nt-proBNP 升高组比≤1246ng/L 组的死亡及其他心血管病事件多。而≤1246ng/L 组的患者经随访 2 年，尚无一例死亡。文中可见，若以 Nt-proBNP 2137ng/L 为界值，高于此水平的患者发生事件的阳性预测值为 61.2%，阴性预测值为 19.0%。而且，据上述结果所作的生存及 ROC 曲线均显示了明显的差别。可见，Nt-proBNP 对于慢性心衰患者的长期预后具有敏感性与特异性较高的判定价值。

总之，本研究随访中发生心血管事件组比非事件组的 Nt-proBNP 基线水平明显增高，提示血浆 Nt-proBNP 水平升高的程度对慢性心衰患者发生心血管事件或死亡的预测，具有较高的临床应用价值。

参 考 文 献（略）

（原载于《中华心血管病杂志》2006 年 1 月第 34 卷第 1 期）

年轻健康男性动态心电图检测心律失常的分析

王 莉 华 潞 成小如 庞会敏 康 健 李一石

中国医学科学院阜外心血管病医院临床药理中心

动态心电图（DCG）系 Holter 1961 年创用[1]，现已广泛应用于临床，为心律失常的临床诊断和治疗提供重要依据。为研究年轻健康男性心律、心率、心律失常、心率变异性（Heart Rate Variability，HRV）的发生率及动态变化，本文分析了我室参加临床试验的 177 例年轻健康男性动态心电图资料。

资料与方法

1. 临床情况

2001～2005 年在我室参加临床药物试验的年轻男性，年龄 18～28 岁，平均 21.5±1.8 岁，经询问病史及相应体检及各种检查（包括心电图及血常规、尿常规、血脂、血糖、肝肾功、电解质检查），未发现任何异常，确定为健康者。

2. 动态心电图检查

仪器选用美国 MIRACLINK INC 公司 DMS-P4 记录系统，导联选用 Cm_1、Cm_2 及 Cm_5。入选者均佩戴 24h 动态心电图记录仪，佩戴期间保持正常的生活起居，佩戴时间 >23h，不服用任何药物，记生活日志。

177 例健康男性的心律和心率资料由动态心电图系统电脑自动检测，通过人机对话，对计算机自动分析报告进行检查、判定、修改和编辑，最后自动打印全部图象及表格，写出报告。

3. 心率变异性指标的分析

应用 DMS-P4 软件分析了 92 例年轻健康男性的心率变异性。采样将 6：00am 至 10pm 确定为白天，10：00pm 至 6：00am 为夜间。心率变异性参数包括①时域法：平均正常 RR 间期的标准差（SDNN），相邻 RR 间期差的均方根（rMSSD），全部 RR 间期中相邻 RR 间期之差大于 50ms 的心搏数除以总的 RR 间期个数乘以 100（pNN50），每 5min 正常 RR 间期平均值的标准差（SDNNindex），每 5min 正常 RR 间期标准差的平均值（SDANNindex）；②频域法：总的频域值（TP）≤0.04Hz，极低频（VLF）的频段 0.003～0.04Hz，低频（LF），频段 0.04～0.15Hz，高频（HF）的频段 0.15～0.4Hz，低频高频比值（LF/HF）。

4. 统计学方法

所有参数以均值±标准差表示。使用 SAS9.0 软件包统计。

结 果

1. 心率

177 例健康男性的 24h 平均心率 68bpm，范围 50～95bpm，白天（6：00am～10：00pm）平均心率 78bpm，夜间平均心率 63bpm（10：00pm～6：00am），最高心率 183bpm，最低心率 33bpm。

2. 心律失常

（1）177 例健康男性均有窦性心律不齐和窦性心动过缓，发生率 100%，窦性心动过缓均出现在夜间睡眠时间，最低心率多数发生在0am～5am。

（2）6%（10/177例）检出窦性静止，其中RR间期≥2.0min 5例，最长者3.6min；RR间期1.8～1.9min 5例。均发生在睡眠中，活动后消失。

（3）6%（10/177例）检出房室阻滞，其中一度房室阻滞2例，二度Ⅰ型4例，二度Ⅱ型4例，均发生在夜间。

（4）57%（100/177例）检出房性早搏，白天、夜间均有出现，其中94%（95/101例）的房性早搏≤100个/24h；6%（6/101例）>100个/24h，最多997个/24h。20/101例检出有短暂房性心动过速，占11%。

（5）室性早搏检出率16%（29/177例）。其中86%（25/29例）室性早搏≤30个/h，最多668个/24h，10%（3/29例）有二联律，4%（1/29例）检出短阵室速。

3．心率变异性检测结果（表1）

表1　24h心率变异性时域和频域分析（n=92）

指　标	24h	白天（6:00～22:00）	夜间（22:00～6:00）
SDNN（ms）	174.62±32.96（106～251）	150.65±32.05（90～242）	153.70±41.37（75～272）
rMSSD（ms）	41.00±14.13（18～83）	43.20±44.13（16～445）**	53.74±20.00（17～115）
pNN50	20.11±10.16（2～48）	15.92±9.28（1～44）**	30.16±15.05（1～65）
SDANNindex	71.46±14.19（28～116）	—	—
SDNNindex（ms）	161.22±35.93（87～253）	—	—
TP（ms^2）	4955.47±1513.64（2075.80～10020.50）	4664.19±1619.46（1614.40～10308.10）	5542.07±1827.49（1970.50～11811.90）
VLF（ms^2）	3242.03±1055.90（1377.50～6595.30）	3089.41±1199.26**（965.90～7018.70）	2566.93±1177.11（1057.60～6571.60）
LF（ms^2）	1110.91±342.08（519.90～1961.20）	1106.73±367.70（482.10～2139.70）	1120.38±402.03（284.60～2232.80）
HF	564.80±297.92（113.90～1488.40）	443.56±240.54**（98～1242.30）	803.23±555.39（99.40～3899.60）
LF/HF	2.36±1.05（0.92～5.06）	2.99±1.32（1.02～6.10）	1.83±0.97（0.50～4.48）

说明：白昼与夜间比较，** $P<0.01$

4．日志

177例健康男性的生活日志无任何不适的记录。

讨　论

常规心电图包括运动试验很难全面了解受检者日常生活的心电变化，动态心电图能连续记录24～72h内各种生理活动状态下的心电活动，弥补了常规心电图的不足[2]。本文观察结果提示：18～28岁健康男性的夜间最低心率可达33bpm，与Brodsky等观察50名健康男性青年医学的24h动态心电图结果一致[3]。本文177例年轻健康男性常规心电图未见异常，但经动态心电图检测时，100%检出有不同程度的窦性或非窦性心律失常，检出最多为窦性心动过缓，其次是房早、室早、窦性静止、房室阻滞。房性早搏虽然常见，但多数人不超过100次/24h。室性早搏不多见，极少数检出室性心动过速，但未引起任何症状，随访期也未见室颤及猝死的发生。有关室早的检出率，国外报道显示随年龄增加而增加，检出率变化大，0%～62.2%均有报道[13]，但本文177例年轻健康男性心律失常的检出除窦性心律不齐外，最常见的为房性早搏，与国外文献不同。本组记录的窦性静止常在夜间出现，与夜间迷走神经兴奋性较高有关[2]。

心率变异性是反映自主神经系统和心脏节律性跳动相互之间调节和应答的一个综合指标，正常人24h心率变化范围很大，且不同环境和各种刺激因素均可引起心率的较大波动。全国心率变异性分析多中心研究协作组对119例20～29岁健康男性的24h心率变异性分析结果[41]与本文研究结果相近。年轻健康男性昼夜参数相比，白昼rMSSD、pNN50、HF较夜间低，VLF较夜间高，有统计学意义，而SDNN、TP、LF、LF/HF无规律性。

本组研究虽然在仪器性能、人员素质和软件分析方面可以信赖，但本研究未设计随访复查以及未能对气候和环境等因素进行矫正，尚有一定局限性，但本文研究结果在一定程度为年轻健康男性心率、心律和心率变异性各参数的正常值提供一定的参考依据。

参 考 文 献（略）

（原载于《临床心电学杂志》2006年02月第15卷第1期）

地高辛口服液在健康人体的药代动力学和相对生物利用度

杨 宏 田 蕾 黄一玲 李一石

中国医学科学院 中国协和医科大学 阜外心血管病医院 临床药理中心

地高辛为强心苷类药物，主要用于治疗充血性心力衰竭；还用于治疗心房颤动、心房扑动、室上性心动过速等。目前临床应用多为地高辛片剂，也有酏剂、胶囊剂和口服液制剂，不同剂型、吸收量的不一致可导致治疗效应的差异[1,2]。

本试验用偏振荧光免疫法测定健康受试者口服地高辛口服液和片剂的血药浓度，比较2种制剂在健康成年男性体内的药代动力学过程，评价地高辛口服液的相对生物利用度，为地高辛口服液制定合理的临床给药方案，提供实验依据。

材料、对象与方法

1 药品、试剂与仪器

被试制剂：地高辛口服溶液，批号为991001，规格为0.75mg/15ml，由河北制药集团研究所研制和提供；参比制剂：地高辛片剂，批号为990667，规格为每片0.25mg，杭州民生制药厂生产；地高辛试药盒、校正液、质控液、稀释液，均为美国Abbott公司产品。

TDX全自动药物浓度分析仪；台式高速离心机，均为美国Abbott公司产品；QL-901旋涡混合器，江苏海门其林医用仪器厂产品。

2 健康志愿者选择

20名健康志愿者，年龄为19～31岁，体重为55～74kg。经心电图，血压，肝肾功能及血尿常规检查均正常；实验前2周，停服用任何药物；实验期间，禁服其他药物及烟、酒和茶；统一进食标准餐。试验前签署知情同意书。

3 分组给药与血样采集

用两制剂双周期随机交叉实验设计。

将20名受试者随机等分成2组，分别口服地高辛被试制剂和参比制剂，2次给药间隔为14天，然后进行交叉试验。

于口服各药前（0h）和服药后0.25，0.5，0.75，1.0，1.5，2.0，3.0，4.0，6.0，8.0，12.0，24.0，48.0，72.0h，由肘正中静脉取血3ml，并立即移入离心试管中，静置30min，离心分离血清，置-20℃冰箱待测。

4 血清中地高辛的测定方法

4.1 样品处理与测定

取血清样品200μl，置带盖离心小管中，加入沉淀剂200μl，旋涡混合30s，10 900r·min^{-1}离心5min，待测。

4.2 标准曲线制备

以地高辛浓度为横坐标，测得的平均偏振（AVGP）的对数值为纵坐标，求得直线回归方程$Y=-0.1452X+5.2492$（$\gamma=0.9988$）。

线性范围为0.2～5.0μg·L^{-1}；在95%置信区间内，最低检测浓度为0.2μg·L^{-1}。

4.3 方法回收率和精密度

配制低、中、高（0.75，1.5和3.5μg·L^{-1}）3个浓度的地高辛质控样品，按“血清样品处理”项操作，每天测定5次，共测定5天，根据标准曲线计算质控样品浓度，与加入浓度对照，计算方法回收率，日内和日间变异，结果见表1。

Table 1. Relative recovery and accuracy of digoxin

Concentration (μg·L^{-1})	Within-day (%)	Between-day (%)	Recovery (%)
0.75	4.77	7.94	105.3±6.0
1.50	2.88	2.86	103.2±4.1
3.50	1.63	1.74	105.7±6.2

$n=5$, mean±SD

5 数据处理[3]

C_{max}和t_{max}用实测值；AUC_{0-t}值用梯形法计算。

结 果

1 血药浓度－时间曲线

20名健康受试者交叉给予地高辛片剂和口服液后血药浓度－时间曲线见图1。

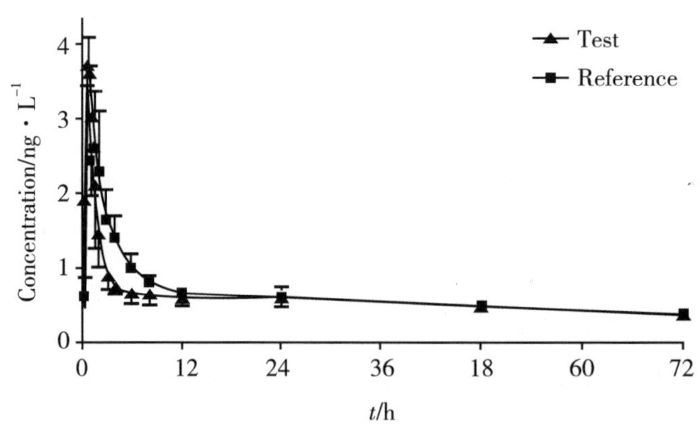

Figure 1. Mean plasma concentration-time curves of digoxin solution (test) and tablet (refference)

2 药代动力学参数

根据地高辛血药浓度－时间曲线，估算药代动力学参数，结果见表2。

3 生物等效性

以地高辛片剂作参比制剂，用血药浓度－时间曲线下面积（AUC_{0-72}）之比，计算单剂量口服被试制剂的平均相对生物利用度为（94.8±16.4）%，其95%可信限落于参比制剂的80%～125%内，C_{max}在70%～143%内，故认为被试制剂与标准参比制剂生物等效。

4 安全性评价

20例受试者中，1例在服用地高辛溶液2h后，有轻度恶心，10min后消失。20名受试者服药前后的血压、心电图和血常规、血生化检查，部分指标有统计学差异，但均在正常范围内波动，未发现有药物不良反应。

Table 2. Pharmacokinetic parameters of digoxin after a single oral dose 0.75mg

Parameter	Liquid	Tablet
C_{max} （μg · L^{-1}）	3.99 ± 1.23	3.53 ± 1.02
t_{max} （h）	0.64 ± 0.17	1.36 ± 0.79
AUG_{0-72} （μg · h · L^{-1}）	42.04 ± 6.25	44.91 ± 6.03
MRT_{0-72} （h）	29.54 ± 1.23	27.80 ± 1.55
$AUG_{0-\infty}$ （μg · h · L^{-1}）	65.19 ± 12.09	67.59 ± 9.77
$MRT_{0-\infty}$ （h）	67.52 ± 11.38	64.15 ± 6.77
Ke （h^{-1}）	0.02 ± 0.00	0.02 ± 0.00
$t_{1/2}$ （h）	44.66 ± 8.12	44.67 ± 5.02

$n = 20$，mean ± SD

讨　论

用偏振荧光免疫法（FPIA）测定血清中地高辛浓度，其线性范围为 0.2 ~ 5.0μg · L^{-1}，最低定量浓度为 0.2μg · L^{-1}，日内与日间 RSD 均 <8%，符合生物样品分析方法的要求。

2 种制剂的主要药代动力学参数经对数转换后，方差分析显示，在 2 种制剂间无显著性差异（$P > 0.05$）。进一步用双单侧检验和（1 ~ 2α）置信区间法分析表明：2 种制剂的 AUC_{0-72}、C_{max} 均拒绝生物不等效假设（$P < 0.05$）。本试验结果表明：单剂量口服被试制剂和参比制剂后的平均相对生物利用度为（94.8 ± 16.4）%，说明 2 种制剂具有生物等效性。

本试验中，2 种剂型的达峰时间 t_{max} 有显著性差异（$P < 0.05$），并与心率减慢效应相关，提示口服液在体内不存在药物溶出过程，因而吸收较快。在临床应用时，应注意对片剂自主吸收状态差（心衰、老年、小儿）的患者与用口服液的区别。

参　考　文　献（略）

（原载于《中国临床药理学杂志》2006 年 1 月第 22 卷第 1 期（总第 99 期））

伊布利特注射液的中国人人体药动学

田 蕾 蒋娟娟 黄一玲 华 潞 况扶华 李一石

中国医学科学院阜外心血管病医院 临床药理中心 卫生部心血管药物临床研究重点实验室

伊布利特（ibutilide），化学名为（±）-*N*-[4-(4-乙庚氨基-1-羟丁基)] 苯基甲磺酰胺，药用其富马酸盐，是新型的Ⅲ类抗心律失常药物，主要用于转复近期发生的房颤和（或）房扑[1,2]。该药口服生物利用度低，一般以静脉注射给药。伊布利特是美国 FDA 第 1 个批准用于房扑和（或）房颤快速转复的Ⅲ类抗心律失常药物，目前在我国尚未上市，亦未见药动学相关文献报道。本研究以液相色谱－质谱联用法（LC/MS/MS）测定 40 例健康中国受试者静脉注射不同剂量伊布利特注射液后的血药浓度，研究其在健康中国人体内的药动学特征，以期为临床应用提供依据。

材料与方法

试验药品 富马酸伊布利特注射液，北京红惠生物制药股份有限公司生产，规格为每支 10ml：1mg，批号 030408。

研究对象 健康男性 40 例，年龄（24 ± *s* 3）a，体重（63 ±8）kg。试验前受试者签署知情同意书。经病史询问、体检、胸片、心电图、24h 动态心电图、血常规、尿常规、血生化检查均无异常。试验方案已由医院伦理委员会批准。

剂量分组及给药方案 本研究为随机、开放设计，试验分 2 个阶段进行。根据国外临床试验及 PDR（Physician's Desk Reference）推荐剂量，第 1 阶段按受试者公斤体重给药，20 例受试者分为低、中、高 3 个剂量组：0.005mg · kg^{-1}（$n=4$），0.01mg · kg^{-1}（$n=10$）和 0.02mg · kg（$n=6$）；第 2 阶段按剂量分组给药，20 例受试者分为 3 组：0.5mg（$n=6$），0.75mg（$n=6$）和 1.0mg（$n=8$）。40 例受试者均于试验前 1 日晚入院，次日晨 08：00 按预定给药剂量，分别接受单剂量静脉注射伊布利特（10min 内由输液泵恒速泵入），给药个体总剂量范围 0.295 ~ 1.54mg。分别于给药完毕即刻、药后 3，5，8，10，30min；1，2，4，6，8，12 和 24h 抽取静脉血 5ml，置于含肝素离心管中，离心分离血浆，存于 −20℃ 待测。试验期间受试者统一饮食，禁忌烟、酒。

临床观察指标 试验期间监测受试者生命体征，包括血压、心率、心电图、24h 心电监测、血常规、尿常规和血生化等实验室指标。以心电图 QRS 间期、PR 间期和 QTc 间期作为药效学指标。

血浆中伊布利特浓度测定 本研究按照本实验室已建立的分析方法[3]，采用液－液提取法（叔丁基甲醚：异丙醇，5∶1，*V/V*）处理血浆样品，以索他洛尔为内标，通过 LC/MS/MS 测定血浆伊布利特浓度。本法的线性范围为 0.02 ~ 10μg · L^{-1}。最低定量浓度为 0.01μg · L^{-1}。伊布利特低、中、高（0.1，0.5 和 2.0μg · L^{-1}）3 个浓度的质控样品（QC）的日内和日间 *RSD* 均 <10%，稳定性良好，符合生物样品分析方法的要求。

药动学参数和统计学处理 采用非房室模型（Winnonlin 4.1 药代软件，美国 Pharsight 公司）计算药动学参数。主要药动学参数包括 $t_{1/2}$，V_d，Cl，$AUC_{0\text{-}24}$，$AUC_{0\text{-}\infty}$ 和 c_{max}。对 $AUC_{0\text{-}24}$，$AUC_{0\text{-}\infty}$ 和 C_{max} 进行对数转换（ln），采用方差分析法进行组间比较。$t_{1/2}$，V_d，Cl 采用方差分析法进行组间比较。相关系数用 Pearson 相关系数。所有统计分析均采用 SAS 8.2 软件包完成。

结　果

药动学研究结果

1　第1阶段　0.005mg·kg^{-1}（$n=4$），0.01mg·kg^{-1}（$n=10$）和0.02mg·kg^{-1}（$n=6$）组的平均血药浓度－时间曲线见图1，计算所得药动学参数见表1。

3个剂量组的给药剂量之比为1∶2∶4，药时曲线下面积$AUC_{0\text{-}24}$之比为1∶1.9∶3.4，比值与剂量之间的线性相关系数r达0.999；$t_{1/2}$，V_d和Cl在3个剂量组之间没有显著差别（$P>0.05$）。

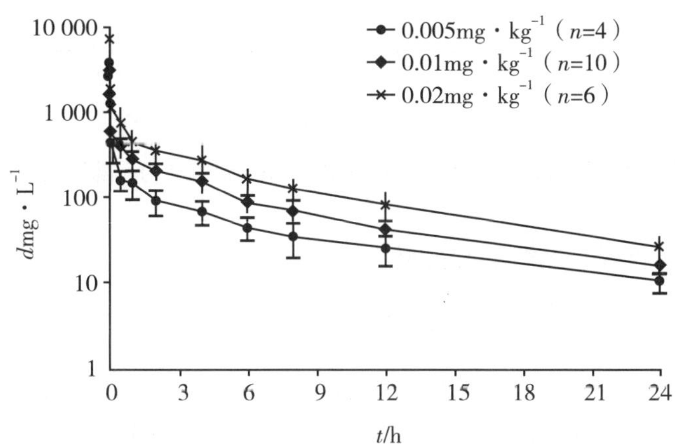

图1　受试者静脉注射伊布利特0.005，0.01和0.02mg·kg^{-1}后的平均血药浓度－时间曲线

表1　受试者静脉注射不同剂量伊布利特后的主要药动学参数比较（$\bar{X}\pm s$）

项目	0.005mg·kg^{-1}（$n=4$）	0.01mg·kg^{-1}（$n=10$）	0.02mg·kg^{-1}（$n=6$）	0.5mg（$n=6$）	0.75mg（$n=6$）	1.0mg（$n=8$）
$t_{1/2}$/h	9.5±1.2	7.8±2.5	7.0±0.7	8.7±2.1	7.9±1.4	9.1±1.6
V_d/L·kg^{-1}	57±22	47±12	52±17	56±19	53±23	63±18
Cl/ml·min^{-1}·kg^{-1}	68±20	75±28	85±26	75±21	77±24	80±15
c_{max}/μg·L^{-1}	2.7±1.1	2.9±1.2	7.2±1.9	1.9±0.6	3.3±1.5	3.6±1.3
$AUC_{0\sim24}$/μg·min·L^{-1}	69±21	131±22	236±63	102±20	150±38	177±34
$AUC_{0\sim24}$/μg·min·L^{-1}	78±22	144±28	253±67	115±21	164±41	201±38

2　第2阶段　0.5mg（$n=6$），0.75mg（$n=6$）和1.0mg（$n=8$）组的平均血药浓度－时间曲线见图2，计算所得药动学参数见表1。

3个剂量组的给药剂量之比为1∶1.5∶2，c_{max}之比为1∶1.7∶1.9，$AUC_{0\text{-}24}$之比为1∶1.5∶1.7，比值与剂量之间的线性相关系数r达0.99；$t_{1/2}$，V_d和Cl在3个剂量组之间没有显著差别（$P>0.05$），与第1阶段结果一致。

安全性评价　试验期间监测受试者的血压、心率、呼吸、血常规、尿常规和血生化检查等指标，均未发现有临床意义的异常变化。受试者服药后的心电图QTc间期明显延长：0.005，0.01和0.02mg·kg^{-1}剂量组的QTc间期变化率最大值分别为（12±7）%，（46±28）%和（64±11）%；0.5，0.75和1.0mg剂量组的QTc间期变化率最大值分别为（46±28）%，（48±22）%和（64±12）%。高剂量组QTc间期变化程度大于低剂量组（$P<0.05$）。服药后有1例受试者自述轻度头晕，

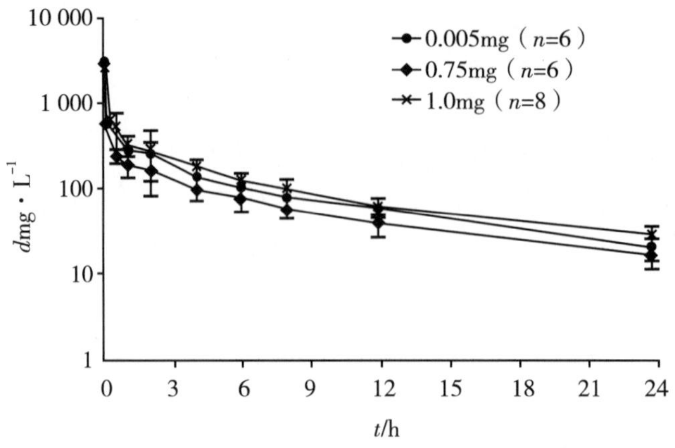

图2 受试者静脉注射伊布利特0.5，0.75和1.0mg后的平均血药浓度-时间曲线

未予特殊处理，1h后自行缓解，无严重不良反应。

讨 论

临床静脉注射伊布利特的剂量很小（0.005～0.03mg·kg^{-1}），且该药在肝脏内广泛代谢，故人体内伊布利特血药浓度极低，血药峰浓度仅为几个μg·L^{-1}，大大局限了该药的人体药动学研究。文献中有关的药动学研究报道很少[4,5]，而且内容简单，已有的高效液相色谱方法[6,7]的检测限为0.1～0.2μg·L^{-1}，仅能检测到药后8h的血药浓度。本研究采用LC/MS/MS技术测定受试者服药后的血浆伊布利特浓度，最低定量浓度为0.01μg·L^{-1}，可检测到药后24h的血药浓度，因此更完整的阐明了伊布利特在人体内的药动学过程。

健康中国人单次静脉注射不同剂量的伊布利特后（0.295～1.54mg），血药浓度快速下降，药后1h下降到峰浓度的1/10左右，随后下降速度减慢，$t_{1/2}$约为8h左右（4～11h），与文献报道西方人（5.7～8.8h）相似。本研究中伊布利特的V_d为（47±12）～（63±18）L·kg^{-1}，*Cl*为（68±20）～（85±26）ml·min·kg^{-1}，在6个剂量组之间没有显著差别，但均高于文献报道[4,5]。各剂量组的c_{max}和*AUC*均随给药剂量的增加而成比例增加，c_{max}，AUC_{0-24}和$AUC_{0-\infty}$分别与剂量正相关（相关系数分别为0.763 9，0.856 0，0.841 6，$P<0.01$），说明在研究剂量范围内（0.005～0.02mg·kg^{-1}），伊布利特的消除特点不随剂量改变，符合线性药动学特征且无饱和性，该结果与文献［4，5］结果一致。

受试者单次静脉注射伊布利特后，QTc间期明显延长，延长程度与给药剂量、血药浓度分别存在明确的剂量-效应关系。试验期间无明显不良反应发生，表明该药耐受性和安全性良好，建议Ⅱ期临床试验给药剂量为1.0mg。

参 考 文 献（略）

（原载于《中国新药与临床杂志》2006年7月，第25卷第7期）

Determination of aranidipine and its active metabolite in human plasma by liquid chromatography/negative electrospray ionization tandem mass spectrometry

Lei Tian Juanjuan Jiang Yiling Huang Li Xu
Hong Liu and Yishi Li

Clinical Pharmacology Center, Fu Wai Hospital, CAMS&PUMC, 167 Beilishi Road, Beijing 100037, P. R. China

The calcium ion is a critical extra-and intracellular messenger that plays multiple roles in physiological stimulus-response coupling processes in addition to being a major structural component of bone. The cell has multiple control loci at which movements and storage of calcium are controlled, and these loci represent opportunities for therapeutic intervention.[1] Ca^{2+} channel antagonists have been widely accepted for the treatment of hypertension and angina pectoris.[2] Among different kinds of calcium channel blockers, 1, 4-dihydropyridine derivatives are an important category. Aranidipine [(⊥)-methyl 2-oxopropyl-1, 4-dihydro-2, 6-dimethyl-4-(2-nitrophenyl)-3, 5-pyridinedicarboxylate] (AR) is a novel 1, 4-dihydropyridine Ca^{2+} antagonist with more potent and long-lasting vasodilating and hypotensive actions than nifedipine and nicardipine.[3] AR was first metabolized in the body to [(±)-methyl 2-hydroxypropyl-1, 4-dihydro-2, 6-dimethyl-4-(2-nitrophenyl)-3, 5-pyridinedicarboxylate](I-keto-H2, AR-M) which also showed antihypertensive activity.

The C_{max} of AR in human plasma was reported to be below 1ng · ml^{-1} when 5mg AR was orally administrated to healthy volunteers.[4] Current available data regarding the pharmacokinetics of AR and AR-M was primarily acquired by a high-performance liquid chromatography (HPLC) method with electrochemical detection (ECD)[5] or a gas chromatography (GC)/negative-ion chemical ionization mass spectrometric method.[4] When the HPLC method combined with ECD was employed, it needed more time (30 min) to complete a sample analysis in order to avoid interfering endogenous substances in plasma, and the detection limit was as high as 0.25 ng · ml^{-1}, which could only fulfill the request for animal experiments, but was not sensitive enough for a human pharmacokinetic (PK) study. The GC/MS method with pre-column derivatization suffered from the serious problem of oxidation of the dihydropyridines to the respective pyridines prior to analysis; moreover, the procedure was tedious and the time for derivation was longer than 2 h.

To better characterize the clinical PK properties of AR and AR-M after a single or multiple-dose administration of doses ranging from 5mg to 20 mg, it was important to develop a highly sensitive and simple analytical method for their quantification in plasma samples. In this report we describe for the first time a liquid chromatography/tandem mass spectrometry (LC/MS/MS) method that exhibited excellent performance in terms of selectivity, short run time of analysis and simplicity of sample preparation for simultaneous determination of AR and AR-M.

EXPERIMENTAL

Materials

AR enteric-coated tablets, AR and its active metabolite (ARM) (structures shown in Fig. 1) were provided by the Tianjin Institute of Pharmaceutical Research (China). Nifedipine (internal standard, IS) was purchased from the Institute for the Control of Pharmaceutical and Biological Products (Beijing, China). Acetonitrile, methyl-tert-butyl ether and cyclohexane were of HPLC grade, and other chemicals used were of analytical grade. Distilled water, prepared from demineralized water, was used throughout the study.

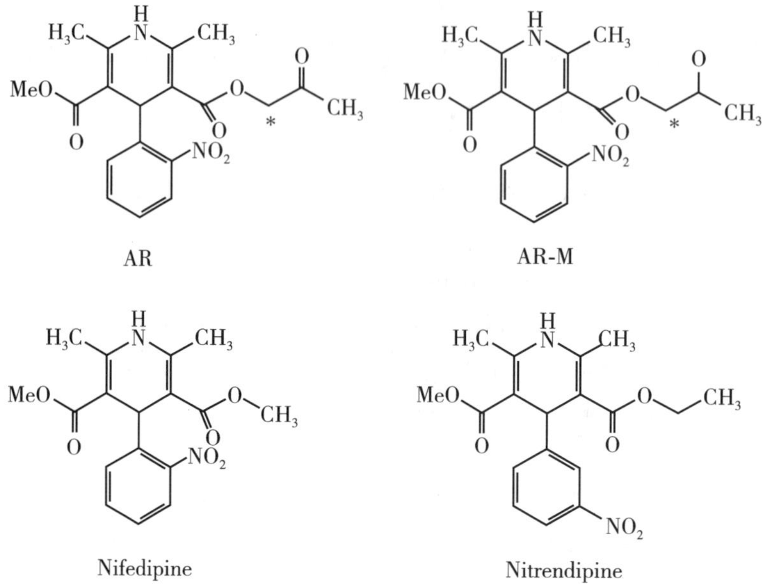

AR　　AR-M

Nifedipine　　Nitrendipine

Figure 1. Molecular structures of aranidipine (AR), aranidipine metabolite (AR-M), nifedipine and nitrendipine

Equipment

An Agilent 1100 system (Wilmington, DE, USA) consisting of a vacuum degasser, a binary pump and an autosampler was used for solvent and sample delivery. An AB MDS Sciex (Concord, Ontario, Canada) API3200 Q-Trap mass spectrometer equipped with a TurboIonSpray ionization (ESI) source was used for mass analysis and detection. All instruments were controlled and data was processed by Analyst 1.4 software (AB MDS Sciex).

Chromatographic conditions

Chromatographic separation was achieved using a Novapak C18 column (150 × 3.9mm i. d., 4μm; Waters, Ireland). The column temperature was maintained at 35℃. The mobile phase consisted of acetonitrile/water (65 : 35, v/v); flow rate was set to 0.8ml · min^{-1}. The effluent from the liquid chromatograph was split in a post-column T connection in order to obtain a liquid flow to the TurboIonSpray interface of about 0.2ml · min^{-1}.

Mass spectrometric conditions

The mass spectrometer was operated in negative ion mode. The nebulizer and TurboIonSpray gases (nitrogen) were set at 30 and 35 instrument units, respectively. The optimized TurboIonSpray voltage and temperature were set at −4000V and 400℃, respectively. For collision-induced dissociation (CID), nitrogen was used as the collision gas. CID gas level was set to medium. Quantification was performed using multiple reaction monitoring (MRM) of the transitions *m/z* 387.0→164.0 for AR, *m/z* 389.1→208.1 for AR-M, and *m/z* 359.0→121.8 for the IS, with the optimized collision energies of −39 V, −20 V, and −27 V, respectively, with a dwell time of 200ms per transition. The declustering potential (DP) were set at

-36, -80 and -62V for AR, AR-M and the IS, respectively. The mass spectrometer was operated at unit mass resolution for Q1 and Q3 (peak width at half-height set at 0.7 Da).

Preparation of standard and quality control solutions

A stock solution of AR and AR-M was prepared by dissolving the accurately weighed reference compounds of AR and AR-M in acetonitrile to yield a final concentration of 200μg · ml^{-1}. The solution was then serially diluted with acetonitrile to achieve standard working solutions at concentrations of 0.2, 0.5, 1, 2, 5, 10, 20, 50, 100 ng · ml^{-1} for AR and 2, 5, 10, 20, 50, 100, 200, 500, 1000ng · ml^{-1} for AR-M. Ainternal standard working solution of 100μg · ml^{-1} was prepared by accurately dissolving the reference compound nifidipine in acetonitrile. All the solutions were stored at 4℃ strictly protected from daylight.

Sample preparation

For preparation of standard curves, the standard working solutions (50μl) were spiked to blank plasma samples (0.5 ml) to yield final concentrations of 0.02, 0.05, 0.1, 0.2, 0.5, 1, 2, 5, 10ng · ml^{-1} for AR and 0.2, 0.5, 1, 2, 5, 10, 20, 50, 100ng · ml^{-1} for AR-M. Quality control (QC) samples were made at the concentration levels of 0.05, 0.5, 5ng · ml^{-1} for AR and 0.5, 5, 50ng · ml^{-1} for AR-M with the same operation as for standard curves. Lower limits of quantitation (LLOQs) were prepared at the plasma concentration levels of 0.02ng · ml^{-1} for AR and 0.2ng · ml^{-1} for AR-M with the same operation as for standard curves.

For samples from volunteers, 50μl of acetonitrile were added to 0.5ml plasma. To 0.5ml plasma spiked with standard working solution or acetonitrile, 0.1ml of 0.2mol · L^{-1} Na_2CO_3 was added. This mixture was extracted with 2ml of methyl *tert*-butyl ether/cyclohexane (1 : 1, v/v) that contained the IS (100ng · ml^{-1}) by vortexing for 3 min. The organic and aqueous phases were separated by centrifugation at 3000*g* for 5 min. The organic phase was transferred to another tube and evaporated to dryness at 40℃ under a gentle stream of nitrogen. The residue was dissolved in 300μl of the mobile phase, and vortex-mixed. A 20μl aliquot of the solution was injected onto the LC/MS/MS system for analysis.

RESULTS AND DISCUSSION

As mentioned above, the GC/negative-ion chemical ionization MS method employed a tedious pre-column derivatization, while the method employing HPLC with ECD lacked sensitivity. Hence, they could not fulfill the requirements for a clinical PK study.

With the development of interface techniques, LC/MS/MS is becoming the preferred method for the determination of drugs at low concentration in biological fluids due to its advantages in sensitivity, speed and selectivity.

Mass spectrometry and chromatography optimization

Some parameters associated with the inherent characters of compounds, such as the ion pair for MRM, as well as the DP, collision energy (CE) and CID gas, will have little difference whether atmospheric pressure chemical ionization (APCI) or electrospray ionization (ESI) is used. Therefore, these parameters were first optimized under ESI conditions.

Due to the alkaline nitrogen atom on the pyridine cycle in the molecular structure, positive ionization mode should be more appropriate for AR and AR-M than negative mode, theoretically. However, the result was opposite to our expectation. Negative mode turned out to be more proper.

For both AR and AR-M, the signal response of $[M-H]^-$ was almost the same as $[M+H]^+$ by recording direct infusion full-scan mass spectra with the same MS parameters (shown in Fig. 2). The MRM response was compared under the optimized condition of respective mode and the negative response was relatively higher.

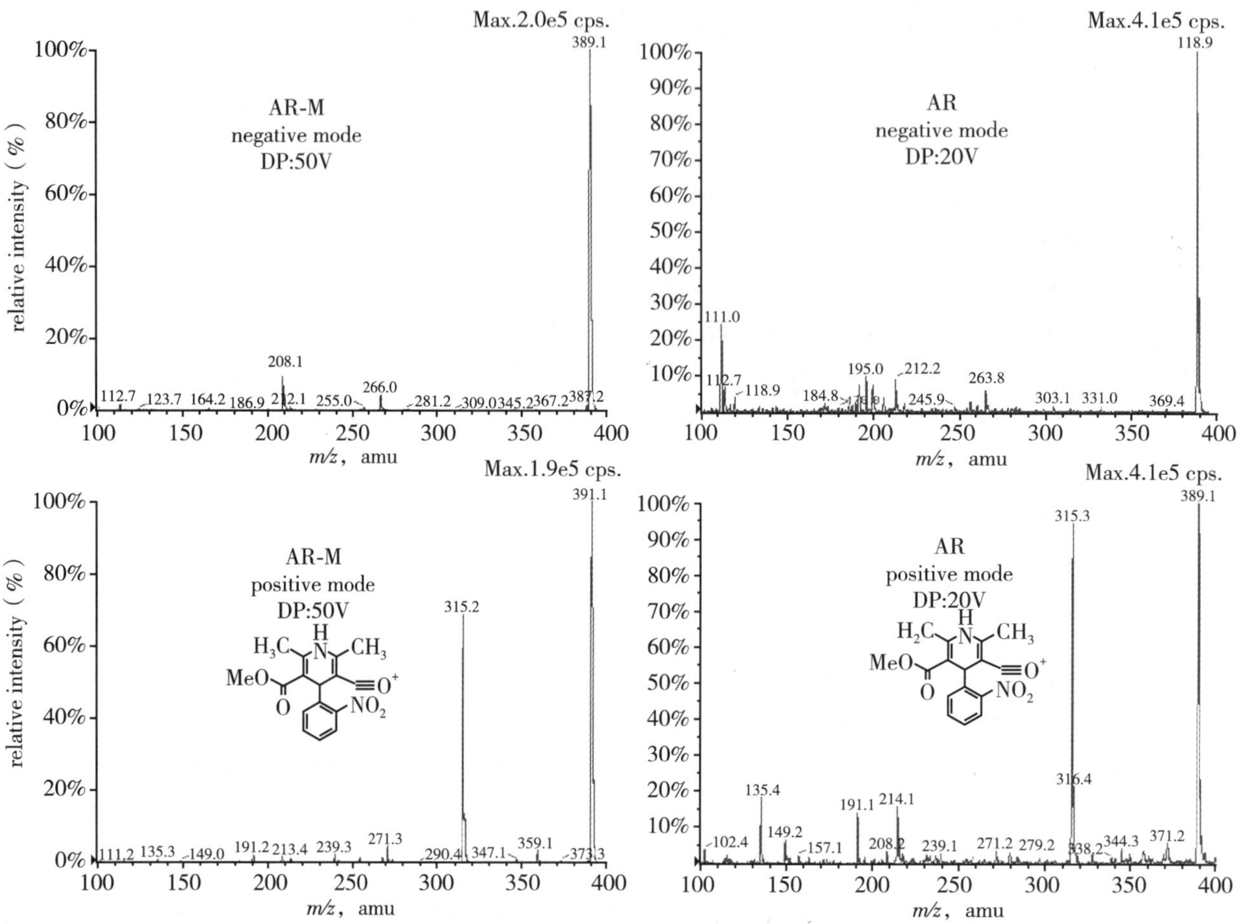

Figure 2. Mass spectra of AR and AR-M in negative and positive full-scan mode (dissolved in acetonitrile at concentration 1μg · ml^{-1} for AR and 2μg · ml^{-1} for AR-M)

This result may be rationalized by the serious in-source fragmentation in positive ion mode, which was unusual when ESI, a soft ionization technique, was employed. The in-source fragmentation of AR and AR-M was followed by cleavage of the C-O bond of $[M+H]^+$, neutral loss of alcohol on the side chain, giving rise to the ion at *m/z* 315 (depicted in Fig. 2). Similar degradation pathways were reported in a CID-MS study of the behavior of nimodipine and nitrendipine.[6]

Actually, in-source fragmentation of AR and AR-M could both be observed whether the positive or negative mode was applied. The difference lay in the strength, which was more extensive in positive ion mode, and correlated well with the DP voltage. With the DP voltage lowered, the $[M+H]^+$ ion was more dominant, but the MS response also dropped. However, even when the DP value was as low as 10V or less, significant fragmentation could still be observed with AR in positive ion mode, while it was not until −100V (DP) that fragment ions could be observed in negative ion mode, and this DP value for AR-M was −40V and −120V in positive and negative ion mode, respectively. Formic acid as an additive did not help to suppress the fragmentation. We thought the extensive in-source fragmentation of AR correlated with the instability of the α-carbonyl-alcohol ester moiety in the side chain of the molecule.

Although AR seemed to have no effective group for negative ionization, the α-carbonyl-alcohol ester group in the side chain was considered to be important for yielding a relative stable $[M-H]^-$ ion, for when it changed to an hydroxyl-alcohol ester group (AR-M), the signal intensity dropped greatly. Other 3, 5-pyridinedicarboxylate compounds were also tested to evaluate the impact of the side-chain structure on signal intensity, and finally we found that structural changes in the side chain (ethyl-alcohol ester (nitrendipine) and methyl-alcohol ester (nifedipine)) both result in a decline in the signal intensity compared with AR. Perhaps the α-carbonyl-ester group could form a relatively stable C- (labeled with * in Fig. 1) that is responsible for negative ionization.

When chosing the MRM ion, we found AR had more product ions compared with AR-M, nitrendipine and nifedipine (shown in Fig. 3). All the four 3, 5-pyridinedicarboxylate compounds we tested had the same degradation pathway to eliminate nitrobenzene. However, it seemed that the existence of a hydroxyl or carbonyl group in the alcohol moiety of the ester group on the side chain complicated the degradation pattern of the whole molecule. Although there is little difference in the structures of AR and AR-M, the results were dissimilar: the product ion of *m/z* 164 was dominant for AR, while *m/z* 208 was preferred for AR-M after optimization.

Another advantage of negative MRM was the low background noise; the signal-to-noise (S/N) ratio was much higher (actually about 5-fold higher) in negative ion mode compared with the positive mode.

Application ofMSwithAPCI or ESI depended on the nature of the analyte and the composition of the mobile phase. Under proper chromatographic conditions, for both AR and AR-M, the signal intensities obtained with APCI were too low for quantitative measurement. Compared with the APCI mode, ESI proved to be 10-fold higher in signal intensity. For a compound of medium polarity, this was typical behavior. Therefore, the ESI mode was chosen for the study.

Using acetonitrile or methanol as organic additive in the mobile phase yielded similar responses, but as a nonprotonic solvent acetonitrile was more compatible for the negative mode, and provided a more stable signal. The high organic solvent content shortened the chromatographic cycle time and the alkaline modifier, n-butylamine, did not help to improve signal intensity, but decreased the response by 50%. Hence, a mobile phase consisting of acetonitrile/water (65 : 35, v/v) was finally used. Each chromatographic run was completed within 2. 8 min. The MS parameters compatible with this mobile phase composition were obtained by optimizing the ion source gas flow, curtain gas flow, ion source temperature and ionspray voltage.

Optimization of the extraction procedure

Different LLE conditions were evaluated including different organic extraction solvents and buffers. Use of toluene[5] and n-hexane/diethyl ether (1 : 1)[4] has been reported previously. To avoid using the toxic solvent toluene and the hazardous solvent diethyl ether, we tested ethyl ester, methyl *tert*-butyl ether, cyclohexane, methyl *tert*-butyl ether/cyclohexane (2 : 1, 1 : 1, 1 : 2). Methyl *tert*-butyl ether/cyclohexane (1 : 1) was found to yield the highest recovery for both AR and AR-M with the best decontaminating effect of the plasma. A volume of 2ml was found to be the proper volume for extraction, which was much less than that reported previously.[5] Instead of using a large volume of buffer (0. 5 ml)[5] and 1MNaOH,[4] the pH was adjusted with 0. 2M Na_2CO_3 and proved to increase the extraction recovery of the analyte, with concomitant lowering of the background interference.

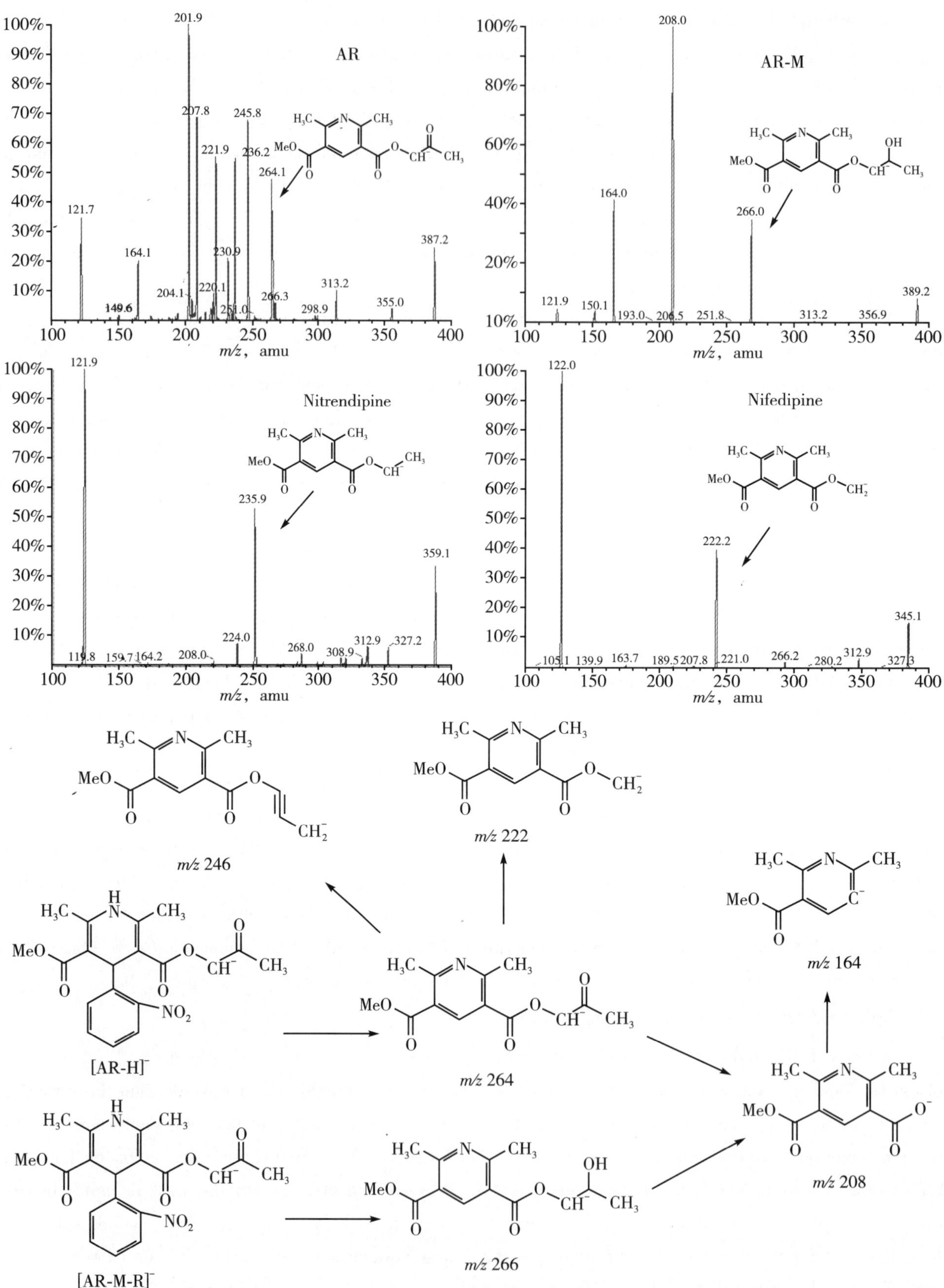

Figure 3. Negative product ion mass spectra of the precursor ion *m/z* 387 for AR, 389 for AR-M, 359 for nitrendipine and 345 for nifedipine (CE: 25 eV for all compounds) and proposed fragmentation pathway for AR

Assay specificity and matrix effect

The specificity of the method was demonstrated by comparing chromatograms of blank samples from six different individuals and respective spiked samples. Figure 4 indicated no significant interference was found during the entire sample analysis time. The mobile phase was carefully adjusted to obtain the shortest run time for one sample on condition that AR, AR-M and IS were baseline-separated in case of possible interaction when they co-eluting.

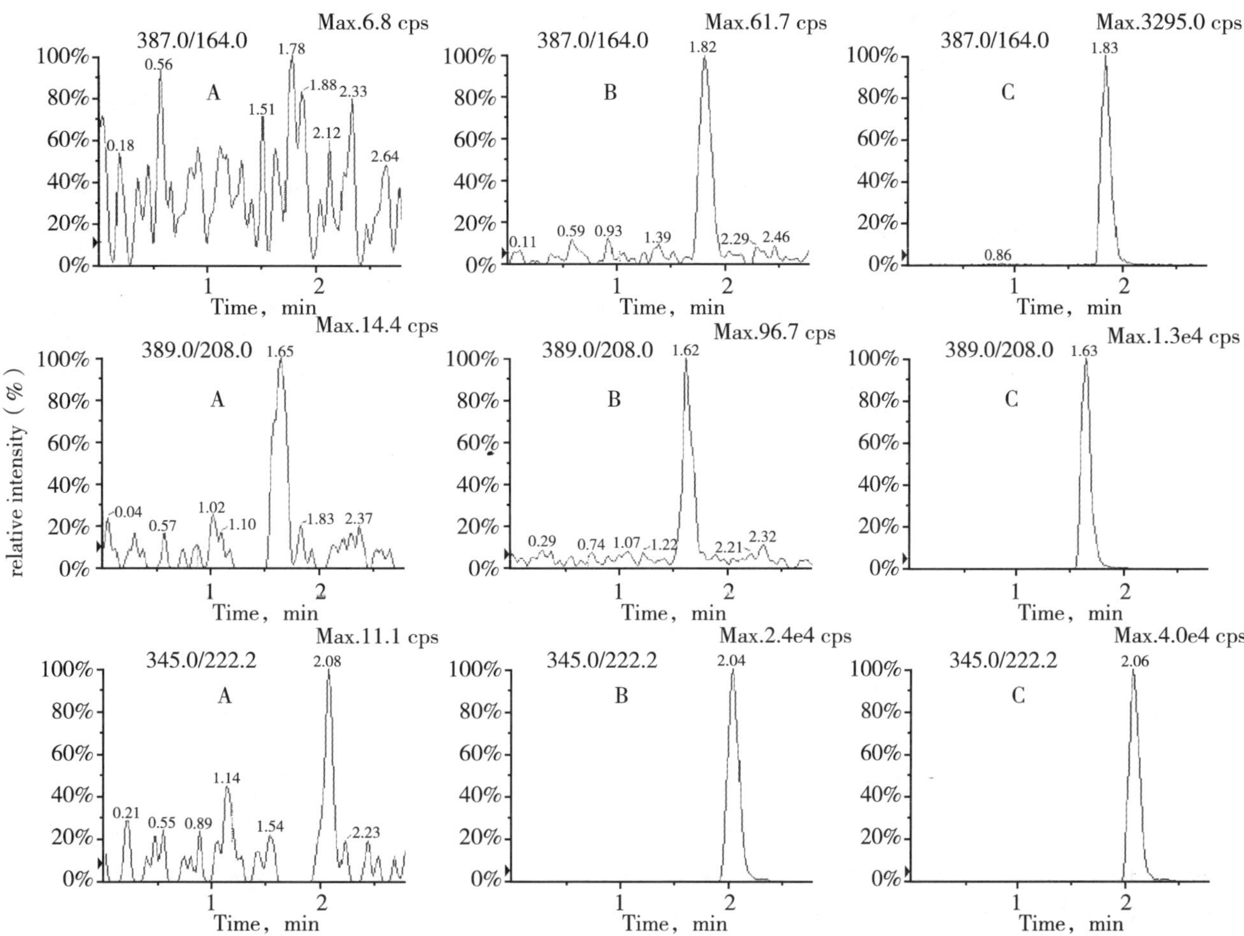

Figure 4. Representative chromatographs (MRM signals for selected transition of AR m/z 387.0→164.0, AR-M m/z 389.1→208.1 and IS m/z 359.0→121.8) from (A) blank plasma; (B) spiked plasma sample with AR (0.02ng · ml^{-1}) and AR-M (0.2ng · ml^{-1}); and (C) plasma sample from volunteers 5 h after an oral administration of AR 5 mg

The matrix effect of the present method was evaluated by reconstituting blank plasma extracts from six different individuals with pure solutions at two concentrations (AR 0.5ng · ml^{-1}/AR-M 5ng · ml^{-1}; AR 5ng · ml^{-1}/AR-M 50ng · ml^{-1}); the results were compared with the respective pure solutions and it was found that there was no significant difference for peak responses between these samples.

Linearity of calibration curves and lower limit of quantification

Linear correlation coefficients greater than 0.998 were obtained in the plasma concentration range 0.02 ~ 10ng · ml^{-1} 1 for AR and 0.2 ~ 100ng · ml^{-1} for AR-M. The lower limit of quantification (LLOQ), defined as the lowest concentration in the standard curve with accuracy of 80 ~ 20% and a precision of 20%, was 0.02ng · ml^{-1} for AR and 0.2ng · ml^{-1} for AR-M in plasma.

In fact, a wider linear calibration range (5 ~ 2000pg · ml^{-L}) and lower LLOQ (5pg · mL^{-L}) could be obtained when AR was analyzed independently by decreasing the solvent volume for dissolving the residue and increasing the volume injected onto the LC/MS/MS system. However, with the same operation, the linearity of AR-M would deteriorate seriously and the MS response of AR-M would be remarkably lower than expected at AR-M concentrations greater than 50ng · ml^{-1}. So we were forced to minimize the linearity range to satisfy the conditions for the study.

Precision and accuracy

Precision and accuracy of the assay were determined by replicate analyses (n = 6) of QC samples at three concentrations (18 samples in total), by performing the complete analytical runs on the same day and also on four consecutive days. The data from these QC samples were examined by a one-way analysis of variance (ANOVA). The inter-day and intra-day precision were less than 10% and 15%, respectively, for each QC level. The accuracy, determined from the QC sample, was within 10% for each QC level. The results are summarized in Table 1.

Table 1. Accuracy and precision of the method for the analysis of AR and AR-M in plasma (n = 6, 4 days)

Analyte	Statistical variables	Intra-day			Inter-day		
		0.05ng · ml^{-1}	0.5ng · ml^{-1}	5ng · ml^{-1}	0.5ng · ml^{-1}	5ng · ml^{-1}	50ng · ml^{-1}
AR	Mean(ng · ml^{-1})	0.0501	0.51	4.99	0.049	0.52	5.13
	RSD(%)	9.9	4.8	5.8	7.5	3.5	2.8
	Accuracy(%)	100.2	102.0	99.8	98.0	104.0	102.6
AR-M	Mean(ng · ml^{-1})	0.51	5.3	52.8	0.49	4.9	48.4
	RSD(%)	13.1	6.8	1.4	10.1	5.9	6.1
	Accuracy(%)	102.0	106.0	105.6	98.0	98.0	96.8

Extraction recovery and analyte stability

The extraction recoveries of AR and AR-M at three concentrations (six replicate samples at each concentration) were determined by comparing the peak area ratios of each analyte to IS in plasma samples that had been spiked with the analyte prior to extraction, with those for samples to which the analyte had been added post-extraction. The IS was added to both of these sets of samples post-extraction. The data are shown in Table 2; the one-step LLE was proved to be simple and rapid with an average recovery ratio over 85%.

The stability of AR and AR-M in human plasma was investigated under a variety of storage and process conditions. In the dark, the analytes were found to be stable in human plasma after four cycles of freezing (−20℃) and thawing (room temperature); AR and AR-M were also found to be stable after 24 h of storage both in reconstituted solutions or in plasma at room temperature with complete exclusion of daylight.

It should be noted that it was very important to protect all samples from light, from blood drawn from the body to sample solutions injected into the instrument. Although 4-(2-nitrophenyl)-3, 5-pyridinedicarboxylate derivatives all exhibit photodegradation characteristics, the influence of light on AR and AR-M was very critical, which was even greater than nifedipne. The responses for AR and AR-M can be as low as 35% after exposure to daylight for only 5 min. As a result, nifedipine was especially chosen as internal standard, for its relatively similar photodegradation kinetics to AR and AR-M.

Table 2. Extraction recoveries of AR and AR-M from spiked human plasma at three different concentrations (n =6)

AR			AR-M		
Concentration (ng · ml^{-1})	Recovery (%)		Concentration (ng · ml^{-1})	Recovery (%)	
	Mean ± SD	RSD		Mean ± SD	RSD
0.05	84.9 ±5.6	6.6	0.5	86.9 ±7.6	8.7
0.5	90.0 ±2.9	3.2	5	86.8 ±3.8	4.4
5	91.7 ±3.4	3.7	50	85.2 ±3.2	3.8

Application of the analytical method to a preliminary study

A preliminary clinical study on six healthy male volunteers was conducted. The LC/MS/MS procedure developed was used to investigate the plasma concentration-time profile of AR and AR-M after an oral administration of an AR entericcoated tablet (AR dose 5, 10, 20 mg, 2 volunteers at each dosage). The ethics committee approved the protocol and the volunteers gave their informed consent. Blood (4 ml) was collected before and 0.5, 1, 2, 3, 4, 5, 6, 7, 8, 10, 12, 16, 24, 36 h after administration. Following centrifugation (2000 g, 10 min), the plasma was separated and stored at – 20℃ until analysis. The whole process was conducted under complete exclusion of daylight. The mean plasma concentration-time curves of AR and AR-M are shown in Figs. 5 and 6. A followup study is ongoing.

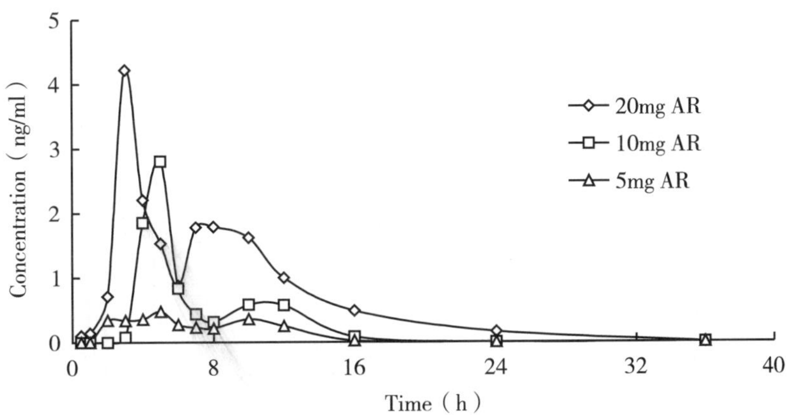

Figure 5. Mean plasma concentration of AR after an oral administration of AR5 mg, 10mg and 20mg (each dose 2 volunteers)

CONCLUSIONS

A HPLC/negative ESI-MS/MS method for simultaneous determination of AR and its active metabolite AR-M in human blood has been successfully developed and validated. This simple method covered the concentration range from 0.02 to 10ng · ml^{-1} for AR and from 0.2 to 100ng · ml^{-1} for AR-M using 0.5ml of plasma. The short chromatographic run time (2.8 min) allowed high-throughout analysis with minimal matrix interference. The method proved to be superior with respect to sensitivity, selectivity and speed of analysis, compared with the analytical methods reported previously, and was successfully applied to a preliminary

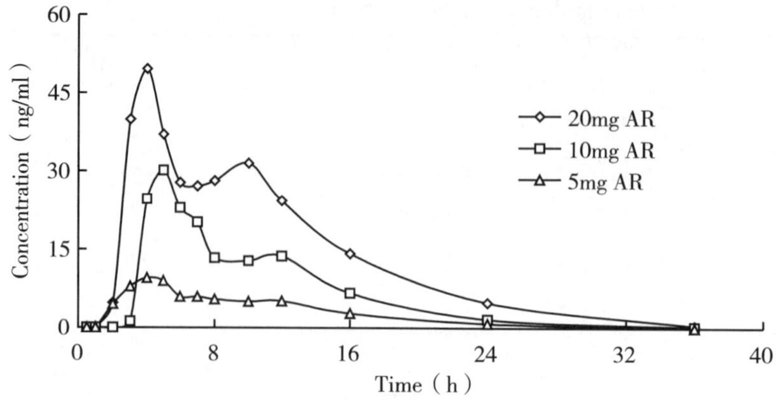

Figure 6. The mean plasma concentration of AR-M after an oral administration with AR 5 mg, 10mg and 20mg (each dose 2 volunteers)

clinical pharmacokinetic study of six volunteers administered doses ranging from 5 to 20mg.

Acknowledgements

This work was supported by National '863' Project (No. 2002AA2Z341A); Human Clinical Evaluation Platform of Drugs; the Phase Ⅰ Ward and the Laboratory of Clinical Pharmacology Center of Fu Wai Hospital.

参 考 文 献（略）

（原载于《Rapid Commun. Mass Spectrom》2006；20∶2871－2877）

右心功能评价技术研究进展

许 莉 综述 樊朝美 李一石 审校

中国医学科学院 中国协和医科大学 阜外心血管病医院 心血管病研究所临床药理中心

心脏功能的定量分析，对于心脏病患者的病情随访、治疗选择、疗效评价和预后估计均具有十分重要的意义。过去人们关注的焦点多集中在左心室功能的评价，而对右心室在循环系统中的作用认识不足，加之右心室独特的解剖和形态学特点，使得检测相对困难，故对右心室功能及形态的研究并不深入。近几年一些实验室研究发现右心室功能正常与否直接影响着整个循环系统的功能[1]，故对右心室功能的研究日益受到重视。本文就右心室功能评价的各种方法作一综述。

1 超声心动图

超声心动图是评价心功能的重要手段，它能较准确地测定心腔大小、容积、室壁厚度、主肺动脉压力等，具有无创、方便、廉价等优点。国内外大量的研究表明，超声心动图在检查左心功能方面已显示出明显的作用，然而由于右心独特的解剖和形态学特点使得各种超声检查方法各显优劣。

1.1 脉冲多普勒超声心动图

脉冲多普勒超声心动图（PDE）通过测定与右室活动有关的血流速度、压力阶差、收缩时间间期、血流量等数据后推算出右心室的功能[2]，这样可以避免对右心室进行几何假设容易引起的误差。有学者应用PDE测定了25例先心病患儿的肺动脉血流频谱参数并与心导管测定的右心室压力最大上升速率（dp/dt max）进行对比分析，结果显示肺动脉血流频谱参数（动能最大变化率dk/dt max）与右心室dp/dt max呈良好相关（$r=0.926$，$P<0.01$），平均加速度（mA）及肺动脉血流最大速度/右室收缩加速时间（Vp2/AT）与dp/dt max亦有较好的相关性。表明由多普勒超声获得的肺动脉血流频谱参数dk/dt max能较准确地估计右心室dp/dt max，因而可作为评价心肌收缩功能的指标。

1.2 二维超声心动图

二维超声心动图（2-DE）是迄今以来评价右心室功能最常用的方法，大多数学者采用各种各样的容积计算方法来推算右心室的功能，主要有下列几种方法：①Simpson法：在心尖四腔切面和心尖右室两腔切面这两个垂直的切面上，沿右室长轴将右心室分割成20个厚度相等的节段，采用微积分法计算出各节段之和即右心室容积。此方法估计的右心室容量与实际容量相关性很好（$r=0.98$），缺点是计算复杂；②Levine法：即双平面－面积长度法：右心室容积$V=2/3A\cdot L$，A为心尖四腔切面右心室面积，L为心尖右室两腔切面肺动脉瓣至三尖瓣膈叶与右室膈面交点之距离；③Shimazaki法：即单平面－面积长度法：右心室容积$V=A\cdot L$，A为心尖四腔切面右心室面积，L为心尖至三尖瓣环中点的距离。由于心尖右室两腔切面仅在少数患者中能显示，使得Levine法仅适用于部分病例。而Shimazaki法计算的方法较简单，为临床常用。国内的崔炜对2-DE评价右心功能的准确性方面进行了大量的临床研究，认为2-DE可作为评价右心功能的可靠方法。由于2-DE测量右心室功能是在对其几何形态假设的基础上推算出来的，因此除了几何形态假设引起的误差外，另一主要原因是右室面积的圈划问题，由于右室内膜不规则，肌束、肌小梁较多，因此在圈划常出现误差。而最近开发的计算机心内膜边界自动跟踪系统可以大大提高心内膜的识别，提高2-DE右室功能测定的准确性[3]。

1.3 三维超声心动图

近年来三维超声心动图（3-DE）成像技术的出现引起了广泛兴趣，与2-DE相比有其独特的优点。

三维超声成像无需对所扫描结构的立体形态进行假设，可将感兴趣的组织结构单独提取分析，显示其三维形态并可定量评价右心室容量和右心功能。尤其是目前研究较多的实时三维超声心动图（RT-3DE），它作为一种新的无创影像检查技术，在准确测量心脏容积及评价心功能方面具有独到的优势[4]。一些实验研究已证实应用该技术测量的容积及心功能指标与磁共振成像（MRI）所测的结果具有良好的一致性。Schindera 等[5]将 39 个模拟人和猪右心的塑胶静态模型进行实时三维检查，并与水注法对比，结果相关性好（$r=0.99$）。此后作者又利用搏动血流泵设计了 10 个可跳动的心脏模型，实时三维结果与实际值相关性好（$r=0.90$）。国内学者[6]的研究结果也表明 RT-3DE 测量右心室容积准确可靠、重复性高，同时还提出使用心尖 8 平面法测量右室容积比较理想。RT-3DF 发展至今已取得了很大成果，在评估心室容积上有巨大的发展潜力，已可作为一种较为可靠的新的检查手段评价右心功能，但仍有不足之处如图像分辨率低、对心率快的患者不使用等，有待进一步的深入研究。

1.4 声学定量技术

声学定量技术（AQ）是一种新发展起来的定量评价心脏收缩舒张面积和容量变化的方法，它是利用超声背向散射原理，由计算机自动识别心腔中血液与组织的边界即心内膜轮廓，实时算出心腔面积、容积及其变化等多项指标，克服了手工测量心内膜的不足。其测量的心腔容积和心功能指标与心导管检查结果良好相关[7]。Spencer 等[8]用 AQ 技术对 10 例正常人和 40 例患者进行右心功能检测，用面积变化率、峰值充盈率及快速峰值充盈率代表右心室收缩舒张功能，结果发现所有患者都有收缩和舒张功能障碍。利用声学定量技术极大的简化了心室收缩功能测量的繁琐过程，同时能准确地反映右室功能。

2 X 线心室造影

目前胸部 X 线平片仍是心血管疾病最基本和应首先采用的方法。根据普通 X 线在不同的投照体位反映心脏的形态、大小、搏动异常等征象，结合临床资料进行综合分析，可大致了解右心功能受损情况，但反映右心功能的客观指标如右心室射血分数（RVEF），右室容积等通过普通 X 线胸片检查不能计算出来，故反映右心功能的准确性较差。X 线右心室造影克服了普通 X 线胸片评价右心功能的不足，它是将造影剂快速注入心脏大血管腔，借以显示其内部结构的解剖、运输以及血流情况的形象学检查方法。被认为是定量分析 RVEF 的“金标准”。但这种方法比较复杂且属有创性，仍不能被作为评价右心功能的首选方法。虽然它的缺点限制了其广泛应用，但在评价各种新技术测定右心功能的准确性时仍将 X 线右心室造影作为对比标准，是反映右心功能最准确的方法。

3 放射性核素心室造影

目前核医学测定 RVEF 多采用面积计数的方法，这种方法的主要依据是心室容积和心室内放射性计数成正比，而经过本底校正的心室内放射性计数和时间的关系，实际上反映了心室相对容积和时间的关系，因此它在计算 RVEF 时不考虑心室容积，而只考虑舒张末期和收缩末期的放射性计数的差值，不受心室几何形状假设的影响。因而放射性核素心室造影可较准确的测定 RVEF，是一种较有前途的检测右心室功能的手段。Tobinick 等[9]采用放射性核素心室造影对 42 例心肌梗死（MI）患者的 RVEF 进行了研究，结果发现 24 例前壁或侧壁 MI 的患者 RVEF 正常（0.56 ± 0.10），而左室射血分数（LVEF）减少（0.45 ± 0.10）；19 例下壁 MI 的患者 LVEF 亦减少（0.51 ± 0.09），其中 7 例下壁 MI 伴右室梗死的患者 RVEF 是减少的（0.39 ± 0.05）；认为 MI 患者 RVEF 一般能维持在正常水平除非下壁 MI 合并右室梗死。刘长庭等[10]利用多门电路血池平衡法核素心血管造影技术对不同损伤程度慢性阻塞性肺病（COPD）患者的右心收缩和舒张功能进行综合评价，采用的指标有 RVEF、高峰射血率（PER）、收缩前 1/3 射血分数（1/3EF）、1/3 射血率（1/3ER）、舒张末期到收缩末期的时间（TES）、高峰充盈率（PFR）、前

1/3 充盈分数（1/3FE）及前 1/3 充盈率（1/3FR）等，研究结果表明 COPD 患者在稳定期的右心功能亦是相对稳定的，且其代偿水平为正常范围。目前核素心室造影是公认的与 X 线心室造影最接近的评价右心功能的无创方法，大多数学者都以核素心室造影为标准进行对比研究，来评价各种检查方法的准确性，企图找到一种无创、简便、廉价、准确评价右心功能的方法。

4 电子束计算机体层成像

电子束计算机体层成像（EBCT）又称超高速 CT，它实现了普通 CT 不能检查心脏和对心血管作全面血流动力学及功能的突破，它通过应用电子束扫描技术替代 X 线管机械运动，极大提高扫描速度，解决了呼吸和心跳的移动伪影，大大提高了时间分辨率和空间分辨率，其最大的特点是可观察心脏、血管壁、房室间隔及心瓣膜的运动，计算心室容积、心搏出量及射血分数，分析血流动力学改变，评价心肌缺血血流灌注状态。Mahoney 等[11]对 13 只犬的心脏进行了 EBCT 扫描，评价 EBCT 计算右心室容积的准确性，发现 EBCT 计算的右心室容积与其实际容积具有高度相关性（$r=0.990$）。此后 Mahoney 的结论得到进一步证实。EBCT 使有创检查变为无创检查，与心血管造影比较其效益/价格比明显提高，对常规心血管造影的“金标准”地位提出了挑战。1998 年多层螺旋 CT（MSCT）问世，在冠状动脉的钙化评分和冠状动脉血管成像等方面显示出巨大的优势[2]，与 EBCT 相比其扫描范围更大，扫描时间更短，明显改善时间分辨率和轴（Z 轴）向分辨率。然而目前尚缺乏 MSCT 评价右心功能的研究。

5 磁共振成像

定量评价心功能一直是心脏成像的主要目的. MRI 以其无创性，心肌与血液间的良好对比和三维立体成像等特点在心血管成像技术中有着独一无二的优势，适用于评价心脏功能。目前已获得数据表明 MRI 能准确测定右心室容积和 RVEF。Box 等[13]采用 MRI 方法测定 RVEF 并与放射性核素心室造影的结果比较，发现两者相关性好（$r=0.96$），能准确测定射血分数。然而相比较而言，用 MRI 方法测定右室容积准确性方面的研究相对较少[14]。MRI 测定指标的可靠性不仅取决于其准确性，还取决于它的重复性。常规 MRI 的一个明显的局限性在于心脏功能检查所需时间长，近几年快速 MRI 技术已大为改进。改善应用 MRI 评价心室功能临床可行性的另一进展是应用健全程序进行自动轮廓检查，取代人工边缘检测，使操作简化，并降低观察者的差异性，消除观察者造成的误差，改进测定方式。但是，它在获得可靠性结果尤其是右心室的 MRI 图像方面仍是困难的。

随着人们对右心在循环系统中地位认识的不断提高，各种测定右心功能的方法不断涌现，各有优势。其中 X 线右心室造影一直以来被认为是测量 RVEF 的“金标准”，但这一技术的创伤性使其临床应用受到限制。而核磁共振和电子束 CT 具有最高的空间分辨率，可获得系列互相平行的心脏切成，是测量心室容积和射血分数的最准确的技术[8]，但其价格昂贵和不能床边检查等缺点，使其尚不能成为测量心功能的常规方法，临床应用上也受到限制[8,15]。核素和超声技术已常规用于临床，是目前心脏功能测定的首选方法，二者相比，核素检查具有成功率高，无需心脏几何形态假设以及可测定双侧心室射血分数等优点，而超声检查则具有廉价、简便、可测量每搏功和壁厚度变化等长处。总之，随着技术的发展，各种评价右心室功能检测技术的出现使人们对右心室在循环系统中的作用有了进一步的了解，同时这些检测技术不断完善并向更加准确、简便的方向发展。

参 考 文 献（略）

（原载于《心血管病学进展》2006 年第 27 卷第 4 期）

左心房功能的临床评价与进展

杜海燕[1] 项志敏[1] 樊朝美[1] 牛云枫

1 中国医学科学院 中国协和医科大学阜外心血管病医院心血管病研究所
临床药理中心；2 内蒙古医学院附属医院 干部保健科

长期以来，在对左心功能的研究中，多偏重于左心室功能的研究，而对于左心房功能的研究较少。近年来，随着对心脏功能研究的不断深入，有关左心房功能的研究日益受到关注。左心房功能在心功能的维持中具有重要意义。左心房的基本作用包括3个方面：左心室舒张早中期，充当“管道”，输送血液由肺静脉进入左心室（通道功能）；左房心肌主动收缩充当“助力泵”，增加舒张晚期左心室充盈（收缩功能）；左心室收缩期，充当“贮存器”，贮存血液（储备功能）。左心房功能在维持左心室充盈方面起着重要的作用[1]，左心房收缩产生的左心室充盈量约占整个左心室充盈量的15%～25%，并随着年龄和心率的增加而增加。左心房功能作为左心室舒张期灌注的决定因素，影响着心排血量。左心房功能在疾病早期呈代偿状态，长期的代偿则导致左心房负荷过重，左心房重构，功能下降。左心房功能异常会导致心排血量减少、心房内血液淤滞及血栓形成，增加脑卒中、血栓栓塞、心房颤动的发生机会。因此，正确评价左心房功能具有重要的临床意义。

左心房容积在心动周期内的变化是评价左心房功能的一个较好指标。左心房容积（LAV）及总容积变化（LAVt）反映其贮存功能；左心房射血量（LASV）、射血分数（LAEF）及射血力反映其泵功能。二尖瓣口舒张期血流频谱及肺静脉血流频谱亦可用来评价左心房的功能。本文就评价左心房功能的各种方法及其在临床中的应用价值作一综述。

1 X线检查

心脏的X线诊断，具有重要的价值，是目前仍然选用的检查方法。

1.1 普通X线检查 普通X线检查简单易行。有关左心房增大的X线测量，文献上已有大量记载。X线吞钡检查对确定左心房有无增大和增大的程度有重要价值。X线平片法和食管吞钡法估计左心房内径大小简单易行，但其精确性较低，无法定量评价左心房容积。

1.2 心导管及造影检查 逆行左心导管检查技术可以通过波形描述出左心房压力-容积曲线，以此评价左心房功能。穿房间隔导管左心房造影能够较准确的测出左心房容积的变化，但有心导管检查的禁忌证者，不应进行这种检查，因此适用范围有限。逆行左心导管检查和穿间隔导管左心房造影虽然能较为精确的测量左心房容积的变化，但由于其有创性，操作难度大，风险高，难以为患者接受。

2 CT增强扫描

CT增强扫描具有较高的密度分辨率，能够较准确的诊断左心房内血栓的形成。对左心房血栓形成的诊断，传统的经胸二维超声心动图因其低廉的价格和无创伤的优势而被普遍采用，但因左心耳被肺组织所覆盖，经胸二维超声很难查及，且其对长径小于20mm的血栓分辨率较低。虽特异性很高，但敏感性较差。CT增强扫描对左心房内血栓形成的诊断准确率明显优于二维超声心动图，且扫描厚度越薄，越容易发现左心房内的小血栓。

3 磁共振成像（MRI）

定量评价心功能一直是心脏成像的主要目的，MRI 以其无创性，心肌与血液间的良好对比和三维立体成像等特点在心血管成像技术中有着独一无二的优势，适用于评价心脏功能。电影 MRI 是一种三维成像技术，可在任意平面进行成像，可直接计算出心腔容积而不依赖于几何估测，因此其测量心腔容积的准确性不受心腔形状、大小的影响。电影 MRI 的测量指标包括：左房最大容积（LAVmax）；左房最小容积（LAVmin）；左房快速排空期末容积（LAVE）；左房收缩期前容积（LAVbs），反映了左房的前负荷；左房总容积变化（LAVt），以公式 LAVt = LAVmax - LAVmin 计算，反映了左房的贮存功能；左房射血量（LASV），以公式 LASV = LAVbs - LAVmin 计算；左房射血分数（LAEF），以公式 LAEF = LASV/LAVbs × 100% 计算。LASV 及 LAEF 为反映左房泵功能的指标。现有的研究已充分证明电影 MRI 技术可精确可靠地测量左房容积变化从而反映其功能[2]。Hartiala[3]的研究表明，电影 MRI 测定的容积指数与多普勒超声测定的速度指数间具有显著的直线相关性。随着电影 MRI 成像技术的不断进步，其在左心房功能检测方面的应用将会越来越广泛。

4 超声心动图

超声评价左心房功能主要有以下几种方法：评价左心房构型，测量二尖瓣口血流频谱，记录肺静脉血流频谱。其中对左心房构型即容积大小的评价最为常用。目前，有多种超声诊断技术可用于检测评价左心房功能，分述如下：

4.1 二维超声心动图（2-DE） 左心房容积的变化是评价左心房功能的一个较好指标。而二维超声心动图是目前无创性评价左心房容积改变的首选方法。用二维超声心动图检查测量左心房内径（LAD），按椭圆公式（Pumbo 法）LAV = （$4\pi/3$）×（$D_1/2$）×（$D_2/2$）×（$D_3/2$）可计算左心房容积，D_1、D_2、D_3 分别为左心房上下径、左右径、前后径。于心电图 T 波终末处测量左心房的最大容积（LAVmax），于 R 波顶点测量左心房的最小容积（LAVmin）。计算左心房每搏量（LASV）：LASV = LAVmax - LAVmin。左心房射血分数（LAEF）：LAEF =（LAVmax - LAVmin）/LAVmax × 100%。经胸二维超声心动图在测量左心房容积时，通常是采用 Simpson′s 法。Kicher[4]等用二维超声通过 Simpson′s 法计算左房容积，与电影 CT 测量左房容积比较，发现两者显著性相关（r = 0.98），二维超声测量值比电影 CT 低估了 23%。在测量时，设法取左房内径的最大值，可减小计算容积的误差。

近年来国内外部分学者认为将左心房常规指标根据体表面积（BSA）标化得到的左心房构型新表达指标：左心房内径指数（LADI）、左心房面积指数（LAAI）、左心房容积指数（LAVI）与传统的表达指标 LAD、LAA、LAV 相比较，明显缩小了身高和体重的影响，更稳定可靠。各项指标的计算方法如下：BSA = 0.0061 × 身高 + 0.0128 × 体重 - 0.1529；LADI = LAD/BSA，LAAI = LAA/BSA，LAVI = LAV/BSA。体表面积标化的左房构型新指标可望成为评估左房大小新的理想指标。

4.2 多普勒超声心动图 评价左心房功能的测量指标包括：脉冲多普勒测量二尖瓣口舒张期血流频谱。以心电图 R 波起始部为舒张末期，T 波末为收缩末期，记录舒张早期心室快速充盈形成的峰值速度 V_E，舒张晚期心房收缩形成的峰值速度 V_A，正常人两者的比值 V_E/V_A 大于 1。左房压力（LAP）：在无主动脉瓣及二尖瓣狭窄时，二尖瓣血流舒张早期最大房室压差代表左房压力。左心房张力（LAT）：LAT = $2/3 \times LAP \times (3 \times LAV/4\pi)^{1/3}$。LAP、LAT 增大提示左心房压力负荷增加。

脉冲多普勒测量肺静脉血流频谱亦可评价左心房的功能。根据脉冲多普勒测得的肺静脉血流频谱可估量左心房血流量[5]。正常人肺静脉血流频谱为窄带双峰或三峰波形[6]：收缩期前向血流（S峰），舒张早、中期前向血流（D峰），舒张晚期心房收缩产生的逆向血流（A峰）。S峰是由于心室收缩期心房舒张和二尖瓣环向心室侧运动共同使左房压力下降，肺静脉血流向左心房充盈所产生；D峰是由于舒张早、中期二尖瓣开放，左心室舒张使左心房成为肺静脉-左心室通道，左心房压力进一步下降，肺静脉持续回流形成；A峰是由于左心室舒张晚期左心房收缩，肺静脉与左心房之间压力梯度短暂的反转引起血液逆向流入肺静脉所致（正常人平均为20cm/s）。多数正常人无此峰。S峰和D峰为正向，A峰为负向。Kuecherer等[7]的研究表明，经食管多普勒超声心动图检测肺静脉血流与二尖瓣血流相比，可较好地估测左心房的平均压力。

法国学者Isaaz等[8]提出用射血力方法评价心脏收缩功能。Manning等[9]将左心房射血力定义为：左心房收缩时将血液加速射入左心室之力。该参数反映了左心房在房缩期加速收缩时间内的射血质量。依据牛顿力学第二定律，左心房射血力公式如下：左心房射血力 $=1/2\times\rho\times MVA\times PVA^2$，$\rho$ 为血液比重（$1.06g/cm^3$），MVA为二尖瓣口面积，$MVA=\pi(D/2)^2$，D为二尖瓣环径，PVA为二尖瓣口舒张晚期血流峰值流速。正常的心房机械功能规定左心房射血力 >7 达因。心房射血力不仅是评价心房收缩功能的一个指标，而且亦是评价心房对心室舒张功能的作用的一个指标[9]。多普勒超声心动图测定左心房射血力，无创而易行，能够更好更全面的评价左心房功能。

4.3 三维超声心动图（3-DE） 三维超声心动图即连续动态的心脏立体图像，可以人为地获取任何三维角度及方位的新切面，使定位诊断更形象和精确。实时三维超声成像技术能获取左心房立体容积的整体形态，可不依赖于几何形状假设，通过三维容积测量方法，直接测量左心房容积及其在心动周期中的变化。避免了二维超声心动图在测量左心房容积时运用Simpson's法造成的误差。Ahmad等[10]应用实时三维超声心动图对50例患者左心房容积进行测量，并与二维超声测量对照，结果两者有较好的相关关系（$r=0.97$）。谢明星等[11]应用实时三维超声心动图与常规二维超声心动图，测量30例正常人与30例冠心病患者收缩末期及舒张末期左心房容积、左心房射血分数。用二维超声心动图频谱多普勒测量舒张期二尖瓣口E峰、A峰、E/A值。分别在正常人与冠心病组内比较二维与三维测量结果。结果表明三维超声测量的EF值（$LAEF_{3D}$）与E/A有良好的正相关性（$r=0.84$），$LAEF_{3D}$ 与二维测量的EF值（$LAEF_{2D}$）之间具有良好的正相关性（$r=0.88$）。实时三维超声心动图能从一个新的角度对左心房功能进行评价。但对实时三维超声心动图测量的准确性评价，还需采用评价左房功能的“金标准”——左心房压力-容积曲线进行对比研究。

4.4 经食管超声心动图（TEE） 二维超声技术在检测左心房结构及功能状态中具有肯定的诊断价值，但经胸心脏超声对左心耳（LAA）的显示困难，不易发现位于左心耳的血栓，而TEE很容易显示左心房形态，有利于发现血栓。TEE的问世解决了经胸超声显示LAA图像的难题，为研究LAA结构及功能提供了无创性评价手段。

左心耳是左心房血栓的多发部位，其解剖结构及功能与左心耳血栓形成有关。左心耳的功能可以代表左心房的功能[12]。对左心耳结构及功能进行评价最早见于Pollick等[13]的报道，对下述指标进行测量：左心耳最大面积（LAAmax），于心电图的P波起始处测量；左心耳最小面积（LAAmin），于心电图QRS波末测量。左心耳射血分数，用公式（LAAmax-LAAmin）/LAAmax计算。Pollick等的研究表明窦性心律者和房颤患者左心耳血栓的形成与左心耳收缩力减弱和左心耳扩张有关。

随着经食管超声心动图的发展，多平面TEE探头可清晰地显示左心耳的形态结构及血流，结合频谱多普勒技术可对左心耳结构及功能进行评价。研究左心耳的基本切面观包括主动脉短轴观及心脏二腔长轴观。在上述切面观中清晰地显示左心耳二维超声影像后，可对 LAAmax 及 LAAmin 进行测量。左心耳面积及射血分数为常用的评价左心耳功能的指标。一组小样本观察正常人左心耳面积及射血分数为[12]：最大面积（2.7±0.9）cm^2，最小面积（0.7±0.4）cm^2，射血分数（75±8）%。Ito 等[12]分析了 23 例扩张型心肌病患者和 25 例肥厚型心肌病患者左心耳功能，发现两组患者左心耳面积明显增大，左心耳射血分数却明显降低。

左心耳血流频谱曲线形态亦是评价左心耳功能的重要指标。Pollick 等[13]的研究显示窦性心律者左心耳有典型的充盈及排空血流频谱，表现为不连续的双向波形曲线，它是由左心耳主动收缩及舒张产生的。在舒张晚期，左心耳收缩产生正向多普勒血流信号；在收缩早期，左心耳充盈产生负向多普勒血流信号，它是由左房收缩后，血流充盈入左心耳产生的。近年来的研究认为心房颤动转复后，左心房收缩功能发生了短暂的恶化，即左心房发生了顿抑，这种左心耳功能的一过性恶化可促使血栓的形成。这种心房颤动转复后的顿抑同样发生在左心耳中，左心耳顿抑的最显著标志为血流速度的降低。心房颤动时，左心耳的流速曲线通常为不规则的锯齿状波形，其血流速度较低，转复为窦律后的最初阶段，左房尽管恢复了有节律的舒缩，左心耳的血流速度非但无提高，反而更低于心房颤动时的流速，大约 1 周后血流速度才逐渐恢复并超出心房颤动时的速度，这种现象的存在说明左心耳发生了顿抑。

4.5 声学定量（AQ）技术 声学定量（AQ）技术是一种定量评价心脏收缩舒张面积和容量变化的方法，可自动实时的显示左心房面积－时间曲线、容积－时间曲线及其变化率，并以此对左心房功能进行评价，具有简便、实时、高效等特点。AQ 技术所测值与心导管检查测值有高度一致性，为左心房功能的评价提供了无创性新方法。在左心房 AQ 的测量指标中，左心房存储容积和左心室收缩末期左心房容积是反映左心房储存器功能的指标，以左心房存储容积为代表；管道容积和峰值快速排空率是反映左心房管道功能的指标，以管道容积为代表；左心房射血分数、左心房主动收缩排空容积和峰值心房排空率是反映左心房助力泵功能的指标，以左心房射血分数为代表。安丰双等[14]使用 AQ 技术和电影 MRI 技术分别测量了 22 例肥厚型心肌病患者的左心房功能。研究表明根据 AQ 技术测得的左心房容积－时间曲线及面积－时间曲线得到的左心房功能各指标均同利用电影 MRI 技术测得的各相应指标有良好的相关性，根据容积－时间曲线得到的左心房功能各指标同电影 MRI 技术相应测量结果之间的相关性（$r=0.74\sim0.98$），明显高于根据面积－时间曲线得到的指标同电影 MRI 技术相应测量结果之间的相关性（$r=0.57\sim0.96$）。利用 AQ 技术测得的左心房容积－时间曲线可准确、可靠的对左心房功能进行评价。AQ 技术为左心房功能的评价提供了一个简便、可靠的无创性新方法。

4.6 定量组织速度成像（QTVI） Hesse 等[15]对 10 例无心脏病史者和 51 例有房颤病史或房颤患者进行二尖瓣环左心房收缩期的组织运动速度（A′），左房面积变化分数（FAC）及左房容积变化分数（FVC）的测量计算。研究结果显示收缩期 A′峰值与左心房收缩期 FAC（$r=0.71$）及 FVC（$r=0.74$）显著性相关。温朝辉等[16]利用超声心动图技术对 60 例高血压患者和 20 例健康对照者 A′进行测量，衡量其与传统的评价左心房功能的参数如左心房射血力、左心房动能等的相关性。结果发现 A′与传统的定量评价左心房功能方法呈显著性相关（$r=0.73\sim0.88$）。

QTVI 评价二尖瓣环组织的运动速度克服了前负荷、左心房顺应性及肺静脉对左心房容积的影响，操作简便，精确性强，不需要进行复杂的计算，在评价左心房收缩功能方面具有简便、敏感、准确、无创、可重复性强等优点[15]。因此，QTVI 技术测定的 A′是评价高血压病左心房收缩功能有意义的指标。但是，QTVI 技术仅在某些新一代的超声系统中才能够得到，因此很难普及。能否通过 QTVI 技术对左心房的收缩、舒张的速度直接进行评价，是进一步研究的方向。

评价左心房结构及功能的各种检测技术各具特色。普通 X 线检查简单易行，但精确性较差。左心导管和X线左心房造影检查虽然能较精确地测量出左心房容积的变化，但由于其有创性，不宜广泛使用。CT和MRI检查虽然是无创性检查，但费用较高，不便在临床普及。随着超声技术的迅速发展，使用超声技术这一无创性方法可较方便、准确、敏感、特异、有效、较为全面地评价左心房功能。总之，随着各种评价左心房功能的新检测技术的出现和不断完善，对左心房结构和功能的研究必将进一步深入。

参 考 文 献（略）

（原载于《中国医刊》2006年第41卷第11期）

健康人群血清 NT-proBNP 浓度水平评估

刘 红 汪 芳 黄一玲 王 杨 段 兵 边文彦 李一石

中国医学科学院阜外心血管病医院临床药理中心 卫生部心血管药物临床研究重点实验室

N 端－前脑钠素（NT-proBNP）作为心力衰竭的诊断、鉴别及预后评估的指标已广泛用于诊断和筛查（早期）心功能不全，对心力衰竭、心肌梗死等疾病的预后、危险度分级、手术时机选择也有较高的判断价值，其临床应用也逐渐拓展到治疗领域。有关上述方面的研究工作国内外已有很多报道[1,2]，但是有关健康人群 NT-proBNP 浓度水平的报道不多[3]，本文旨在通过电化学发光免疫法测定人血浆中 N-端前脑钠素（NT-proBNP）浓度，探讨健康人群部分年龄段的正常参考值，为临床应用提供参考依据。

1 材料与方法

1.1 受试者选择

选择在阜外医院进行 I 期药物试验的健康受试者和部分健康献血者 103 名，年龄为 20－40 岁，男/女比例为 48∶55。所有受试者均满足下述条件：经过病史询问，体格检查，胸部 X 线摄片，心电图，血、尿常规，血生化，肝炎及性病抗体等实验室辅助检查合格者，除外心、肺、肝、肾、内分泌等各系统疾患和急、慢性传染病等疾病。

1.2 标本采集标本的处理及保存

受试者于清晨空腹并坐位抽取静脉血 3ml，置于非抗凝试管中，静置 30min，3 000r/min 离心 10min，分离出血清于－20℃冰箱保存，待测。

1.3 NT-proBNP 浓度检测方法

1.3.1 应用美国罗氏 2010 电化学发光免疫分析仪测定血清 NT-proBNP 浓度，配套试剂为 Elecsys proBNP reagent kit。

1.3.2 取 20μl 血清标本，与钌复合物标记的抗 NT-proBNP 多克隆共同孵育形成夹心复合物，在链霉亲和素包被的磁性微粒上链接该夹心复合物，反应后的混合物将进入检测池，磁性微粒被吸附在电极表面，用清洗液清洗未结合的物质，电极加电压后产生电化学发光，记录吸光值，采用两点定标制备标准曲线，依此计算 NT-proBNP 浓度。

1.3.3 该方法的分析灵敏度为 5ng/L（0.6pmol/L）；检测范围为 5－3 5000ng/L（0.6－4130pmol/L）。选择 NT-proBNP 在 175、355、1 068ng/L 等 3 个浓度水平进行精密度测试，每个浓度每日测 6 次，共测 10 日，则三个浓度水平的批内精密度（$n=6$）CV 依次分别为（2.7，2.4，1.9）%，批间精密度（$n=60$）CV 依次分别为（3.2，2.9，2.6）%。

1.4 分析质控

每批测试样本随行测定高、低 2 个浓度水平的质控。

1.5 统计学分析

N 端－前脑钠素浓度呈偏态分布，故本研究采用 SPSS11.5 软件进行非参数法分析。组间比较采用非参数检验方法 Wilcoxon Rank Sum Test 进行分析。

2 结　果

所有健康受试者 NT-pro BNP 中位数总体水平为 28.2ng/L，女性中位数明显高于男性（35.6 比 17.5ng/L，<0.05）。男性第 95 百分位值 50.7ng/L；女性第 95 百分位值 79.3ng/L。女性组 52.7%的 NT-pro BNP 浓度<40ng/L，男性组 91.7%的 NT-pro BNP 浓度<40ng/L。结果详见表 1。

表 1　健康受试者 NT-pro BNP 浓度及分布

	男性组（n=48）	女性组（n=55）	合计（n=103）	男/女组间（P 值）
NT-pro BNP（ng/L）				
$\bar{X}$	22.4	42.6	33.1	0.01
s	15.1	18.3	19.6	
中位数	17.5	35.6	28.2	0.02
95%百分位值	50.7	79.32	72.01	
浓度分布百分率（%）				
<30ng/L	83.3	30.9	55.3	
<40ng/L	91.67	52.7	70.4	
<60ng/L	97.92	81.8	89.3	
<100ng/L	100	100	100	

3 讨　论

BNP 在人体内由 143 个氨基酸残基组成 BNP 前体多肽，脱去 N 端的信号肽，成为含 108 个氨基酸残基的 BNP 的贮存型 - 前 BNP（pro BNP），再经裂解后，生成具有生理活性的 BNP（含 32 个氨基酸的 C 端片段）和无活性代谢产物的 N 端 - 前 BNP（N-terminal-pro BNP，NT-proBNP，含 76 个氨基酸的 N 端片段）。

目前国际上尚无统一的测定 BNP 和 NT-proBNP 的方法，主要包括以下几种检测方法：①放射免疫法（radioimmunoassay，RIA）[4]：该测定方法复杂、耗时。所需样本量大（超过 1ml），常因提取样本或^{125}I 标记不稳定出现测值误差较大，如 90 年代的测值的批间变异甚至高达 50%；②非竞争性免疫放射检测法（Noncompetitive Immunoradiometric Assay，IMRA）：该法优点为不用放射标记 BNP 抗原，以更稳定的放射性标记的抗体代替之，进一步提高了测定的敏感性，减少了其他的干扰，不需血浆提纯等过程，所需血清样本量小（100 - 300μl），测值范围极大。但其缺点是费用较 RIA 高；③快速荧光免疫法（fluorescence immunoassay）[5]，可床旁 15min 内快速测定，其测值与 RIAs 相关性较好；④2001 年底国际上开始应用的电化学荧光法（electrochemiluminescent assay），保持了快速（18min）的优势，并更为先进、精确。血清 BNP 的浓度随着年龄的增长而增加，而且同龄女性比男性高，推荐的 BNP 正常值为 0.5 - 30ng/L（RIA 或者 IMRA）[6]；⑤Biosite Diagnostic 公司的免疫荧光法保持了快速（18min）、先进、精确，推荐对于 55 岁以上的患者，诊断心衰的 BNP 临界值为 80ng/L，而 NT-proBNP 的推荐范围是 68 - 112ng/L[7]。鉴于 NT-proBNP 分子链较长和浓度较高，上述这些方法测定 NT-proBNP 比 BNP 更容易且稳定。本研究通过电化学发光免疫学法测定 103 例健康人的血清 NT-proBNP 水平，某一年龄段正常人的参考值。可供国人同类研究参考。

本研究结果显示，健康人体内可测得较低的 NT-proBNP。NT-proBNP 水平在健康人中男女差别明显，在女性浓度的平均值明显高于男性（42.6 ± 18.3 比 22.4 ± 15.1，$P<0.01$）。这与国外报道的趋势是一致的[8,9]。

由于样本较少，选择健康人年龄研究范围没有概括全部年龄段，还需要更大规模、更大范围的研究来确定我国各种年龄段人群的标准范围。

参 考 文 献（略）

（原载于《中国实验诊断学》2007 年 3 月第 11 卷第 3 期）

调脂治疗中的非药物疗法

项志敏

中国医学科学院　中国协和医科大学　阜外心血管病医院

随着我国社会和经济的飞速发展，我国的心脑血管病及其危险因素病，正在呈不断上升趋势，经卫生部在2004年10月公布的2002年居民营养与健康调查显示[1]；①高血压患病率有较大幅度升高至18.8%，估计全国患病人数1.6亿多；②我国成人超重率为22.8%，肥胖率为7.1%，估计人数分别为2.0亿和6 000多万；③血脂异常值得关注。我国成人血脂异常患病率为18.6%，估计现患人数1.6亿。其中，高胆固醇血症2.9%，高甘油三酯血症11.9%，低高密度脂蛋白血症7.4%。另有3.9%的人血胆固醇边缘升高；④膳食高能量、高脂肪和少体力活动与超重、肥胖、糖尿病及血脂异常的发生密切相关；饮酒与高血压和血脂异常的患病危险密切相关。特别应该指出的是脂肪摄入最多，体力活动最少的人，患上述各种慢性病的机会最多。

城市居民膳食结构不尽合理。畜肉类及油脂消费过多，谷类食物消费偏低。2002年城市居民每人每日油脂消费量由1992年的37克增加到44克，脂肪供能比达到35%，超过世界卫生组织推荐的30%的上限。城市居民谷类食物供能比仅为47%，明显低于55%~65%的合理范围。此外，奶类、豆类制品摄入过低仍是全国普遍存在的问题。

在心脑血管病的临床治疗中，调节血脂（调脂），已成为冠心病和冠心病等危症及其动脉粥样硬化相关疾病最基本的疗法之一。调脂治疗包括药物与非药物疗法。他汀类及贝特类药物，不但可以改善血脂水平，而且可能通过发挥其调脂以外（抗炎、抗栓、抗氧化、稳定粥样硬化斑块并防止其破裂、改善血管内皮功能等）的作用，显著降低冠心病及其等危症及动脉粥样硬化相关疾病的临床事件和/或病死率达三分之一左右。因此，在目前的临床上，药物调脂为血脂异常治疗的最主要疗法。

另一方面，血脂异常系一组与不良生活方式、代谢及遗传等异常有关的慢性疾病，故在调脂治疗中不要忽视非药物疗法，尤其是要重视治疗性生活方式改善（therapcotic lifcatylc changes，TLC）。

1　治疗性生活方式改善

“治疗性生活方式改善”于2011年发布在美国胆固醇教育计划（NCEP）ATPⅢ中[2]，由以前的“饮食控制步骤一和二”改变而来，并经2004年新版ATPⅢ的更新[3]，更加强调其重要性，本文略加些国内的有关标准一并概述，以供参考。

既然血脂异常与许多不良生活方式有关，故改善或保持良好生活方式是非常重要的。道理很简单，任何体内的物质代谢或能量代谢失去平衡，就会引起机体损害、导致疾病产生。因此，可以说“平衡规律”是宇宙最普遍的规律。生活方式改善对于心脑血管病的一级预防的地位早已肯定。例如，多危险因素干预试验MRFIT[4]显示，对12 866例60岁以下者的高胆固醇、高血压及吸烟的男性患者，进行为期6~8年的调整饮食等生活方式干预，可使血胆固醇、舒张期血压下降10%左右，而且吸烟减少，心肌梗死等冠心病发生率下降24.3%，其死亡率降低10.6%左右。

人们往往对生活方式改善在防治血脂异常中的地位认识不足，其原因是多方面的；①血脂异常在寻常看不见、摸不着，大部分病人并无任何症状，只有引发了心脑血管病的发作，人们才开始想到它；②更多的人尽管对于营养失衡有所了解，但说得容易做到较难。知识与行为之间尚存在着巨大的缺口；③即使明白上述道理，但未行科学的合理的生活方式改善，防治效率低下，且其效果也大打折扣。因此，对于生活方式改善在防治血脂异常中的地位应该解决几个问题：需要做、为何做以及如何做？

人所共知，健康的四大基石为戒烟限酒、合理膳食、适量运动、心理平衡。其核心内容为科学生活、供需平衡。其中，合理膳食要求饮食的数量适当、饮食的质量均衡合理，也是血脂异常治疗的一种手段，即所谓的“食疗”：这是心脑血管病的一级和二级预防的重要的基础措施之一。

人体每日所需要的营养主要包括：蛋白质、脂肪、糖、维生素及矿物质等。其中，脂肪是重要的能量来源之一，也是细胞的结构成分以及许多激素的合成原料。但若过多的摄入脂肪，就会直接或者通过糖、蛋白质间接转化过程，使脂肪在体内过多堆积，产生肥胖、高血脂或各种心脑血管病。根据最近的研究，在东方人群中血清总胆固醇每增加 0.6mmol/L（23mg/dl）。冠心病发病的相对危险增加 34%。因此在东方人群中防治高脂血症是预防冠心病的重要措施之一。

“病从口入”，若脂肪相关的营养过剩或者不平衡，便会造成血脂异常。血脂成分在体内的代谢过程中，以不同的形式存在。即，含脂肪的食品摄入后，被分解为各种脂肪酸（FA，包括饱和或不饱和 FA），通过肠道吸收入血后组装为脂蛋白的形式在血液中运输，在肝、胆、肠道及肾脏等组织代谢或排泄。只要各代谢环节平衡，就会使体内的各部位脂肪水平正常。

否则，上述任何环节异常，如脂肪的摄入或体内合成数量过多、各种原因所致的分解或排泄减少，便会使血脂水平出现异常变化。这些血脂的异常不平衡，在许多情况下是由于饮食中的营养失均衡所致，尤其对甘油三酯水平的影响更大些。总的来说，在我国的血脂异常的构成比中，以 TC、TG 升高为主以及混合型者可能各占三分之一。故保持营养均衡是血脂异常防治的重要措施之一。

目前，国内外权威机构或学者通常推荐；①各种营养素的总量应该控制在供需平衡水平，根据活动消耗量，使每日的总热量控制在 2 000～2 500 千卡左右，对于活动少、年老体弱以及存在营养过剩相关 疾病时，总热量还应酌减；②各种营养素比例要合理，建议总热量的构成比如下：糖等碳水化合物应该占 50%～60%，蛋白质 10%～15%，脂肪占 30%～35%。

对于脂肪酸的比例也有要求。世界卫生组织提出，若脂肪所供能量占总供能量的 30% 时，推荐饱和脂肪酸、单不饱和脂肪酸及多不饱和脂肪酸各占 10% 左右，即 1∶1∶1 的配方。各类脂肪酸达到平衡时，不饱和脂肪酸才会有利于健康。然而，高血脂患者的饱和脂肪酸要小于 7%，并可适当提高单不饱和脂肪酸的比例至 15%～20% 左右，即 0.5∶1.5∶1 配方。

美国胆固醇教育规划成人治疗组第三次指南（ATP Ⅲ）提出的高胆固醇血症的饮食治疗方案（表 1），可供我国临床治疗高胆固醇血症时借鉴。

ATP Ⅲ中的治疗性生活方式改变（TLC）治疗具有下列特点：①减少饱和脂肪酸及胆固醇摄入；②提倡从饮食中补充植物固醇和增加纤维素；③减轻体重；④增加体力活动。ATP Ⅲ中的 TLC 饮食的营养成分（表 1），体现出了总量控制（脂肪及热量）、结构调整（营养及比例）的特点，按此营养方案，可在一定程度上减低血脂水平，与药物配合减少心脑血管病发病或进展。这在以前的多中心试验中得以证实。

然而，1997 年我国血脂异常防治建议[5]参考了当时美国 NCEP 的 ATP Ⅱ的饮食方案（表 2），与表 1 比较，可见 ATP Ⅲ中的 TLC 方案更严格、目标值更低些。据悉我国最新的血脂异常防治指南在近日特公布。届时，我们应该根据最新的适合国人特点的指南。规范 TLC 及药物调脂治疗，使更多的血脂异常患者的血脂水平全面达标。

表 1　TLC 饮食的营养成份[2]

营养成分	推荐摄入量
饱和脂肪	<7% 总热量
多不饱和脂肪	10% 总热量
单不饱和脂肪	20% 总热量
总脂肪	25%~35% 总热量
碳水化合物	50%~60% 总热量
纤维素	20~30mg/d
蛋白质	约占 15% 总热量
胆固醇	<200mg/dL
总热量	能量摄入与消耗平衡 保持理想体重/防止超重

表 2　高血清胆固醇膳食治疗目标（1997 中国血脂异常防治建议）[5]

营 养 素	建　议
总脂肪	<30% kcal
饱和脂肪酸	8% kcal
多不饱和脂肪酸	8% kcal~10% kcal
单不饱和脂肪酸	12% kcal~14% kcal
碳水化合物	>55% kcal
蛋白质	15% 左右
胆固醇	<300 mg/d
总热量	达到保持理想体重

如何进行治疗性生活方式改善（therapeutlc lifcstylc changcs，TLC）：

（1）TLC 内容：①降低饱和脂肪及胆固醇摄取；②增加体力活动；③控制体重。

（2）TLC 用于：所有血脂异常者，包括 CHD 一级和二级预防。为 CHD 一级预防的重要疗法，对于 LDL-C 水平显著升高和（或）多因素高危者与药物疗法合用：TLC 是 CHD 二级预防的长期基础疗法，同步配合药物疗法使 LCL-C 等血脂指标力争全面达标。

（3）TLC 和降 LDL-C 药物治疗在 CHD 一级预防中的流程[2]：

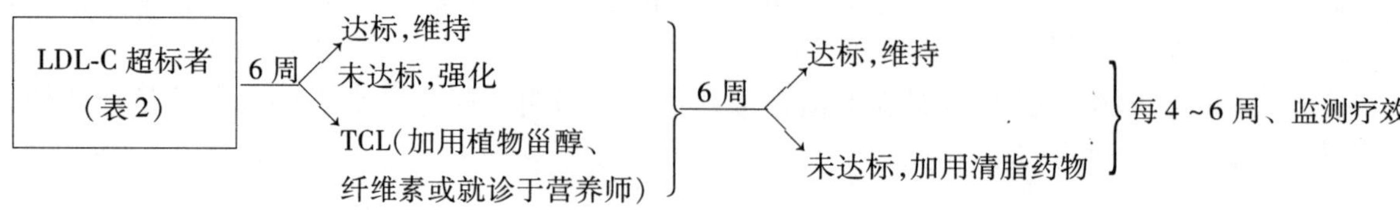

上述目标大体相当于目前我国大城市中年人群营养素平均摄入量，因此对于高脂血症患者是可以做到的，其中最关键的是脂肪、饱和脂肪酸和胆固醇摄入量。至于蛋白质和碳水化合物的热量百分比可以互有增减，例如蛋白质热量百分比为 12% kcal（4.1868 kJ），碳水化合物热量百分比为 58% kcal（4.1868 kJ）也可。热量百分比的计算方法：脂肪（或脂肪酸）% kcal（4.1868 kJ）= {[脂肪（或脂肪酸）摄入量（g）×9]/总热量（（4.1868 kJ））]}×100%；蛋白质%（4.1868 kJ）= {[蛋白质摄入量（g）×4]/总热量（4.1868 kJ）}×100%；碳水化合物%（4.1868 kJ）{[碳水化合物摄入量（g）×4 总热量（4.1868 kJ）]}×100%。膳食治疗的方法及具体实施方案（表 3）。

表 3 高脂血症膳食控制方案（达到 AHA Step Ⅰ）

食物类别	限制量（g/d）	选择品种	减少或避免品种
肉类	75	瘦牛、羊肉、去皮禽肉、鱼	肥肉、禽肉皮加工肉制品（肉肠类）鱼子、鲍鱼动物内脏；肝、脑、肾、肺、胃、肠
蛋类奶类	250（3~4 个/周）	鸡蛋、鸭蛋、蛋清、牛奶、酸奶	蛋黄
食用油	20（2 平勺）	花生油、菜子油、豆油、葵花子油、色拉油，调和油、香油	全脂奶粉、乳酪等奶制品
糕点，甜食	—	（最好不吃）	棕榈油、猪油、牛羊油、奶油、鸡鸭油、黄油
糖类	10（1 平勺）	白糖、红糖	油饼、油条、炸糕、奶油蛋糕、巧克力、冰淇淋、雪糕
新鲜蔬菜	400~500	深绿叶菜、红黄色蔬菜	
新鲜水果	50	各种水果	加工果汁、加糖果味饮料、黄酱、豆瓣酱、咸菜
盐	5（半勺）		
各类	500（男）*400（女）	米、面、杂粮	
干豆	30（或豆腐 150，豆制品、豆腐干等 45）	黄豆、豆腐、豆制品	油豆腐、豆腐泡、素什锦

* 据脑力劳动减轻体力劳动，体重正常者

对于高甘油三酯（TG）血症和血清高密度脂蛋白胆固醇（HDL-C）过低者，调脂治疗应以控制体重为主要手段之一，因为它们常是代谢异常综合征的最重要的指标之一，控制体重除应限制膳食中的高热量食品如脂肪、甜食等之外，还应增加体育锻炼和体力活动，如步行、慢跑、体操、游泳、骑自行车等，每天坚持 30~40min 标准化有氧运动，以达到热量的出入平衡，减轻体重，适当控制主食。

流行病学研究发现，血清中胆固醇和甘油三酯水平，在从事体育运动或重体力劳动的人中比同年龄体力活动少的人低，而高密度脂蛋白胆固醇水平比一般人要高。因此，长期、有规律的健身运动，对血脂有明显的调节作用。适当的长期锻炼，能减轻高脂血症，促进机体血脂的代谢，提高脂蛋白脂酶的活性，加速脂质的运转、分解和排泄。此外，运动还能改善机体的糖代谢，改善机体的血凝状态，改善血小板功能；运动还可改善心肌功能，增强心肌代谢、促进侧支循环的建立，这些都对冠心病防治具有积极的影响。因此，高血脂患者加强运动锻炼是积极的防治措施，加强运动锻炼可以在一定程度上预防血脂异常的发生或发展。

2 其他曾经使用过的非药物调脂疗法简介

（1）血浆净化疗法：即血浆分离法，也称血浆清除法或血浆置换，还有俗称为“洗血疗法”。近年的 LDL 去除法，可使血浆胆固醇水平降低到用药无法达到的水平（50%～60%以上）。其优点是特异性高，但需每间隔 7～14 日进行一次，所需费用太高，且需终身治疗。所以，对于轻、中度高脂血症患者，不推荐采用此方法。

（2）外科治疗高脂血症：(a）部分回肠末端切除术，可使血浆胆固醇浓度下降 50%，伴有皮下和肌腱黄色瘤消退，冠状动脉粥样斑块消退。美国的外科手术控制高脂血症计划（POSCH）试验（n＝838），术后 5 年的追踪结果：血浆 TC 浓度下降（24±1.2）%，LDL-C 浓度下降（38±1.5）%。HDL-C 浓度无变化，且伴有冠心病事件发生的危险性明显降低。由于目前在临床上应用的降脂药物有同样良好的疗效，且不良反应发生极低。所以，已不再选择该手术用来治疗高胆固醇血症。(b）肝脏移植术：肝脏中 LDL 受体的数量为机体全部 LDL 受体的 50%～70%，提示肝脏移植有可能为病人提供一半以上的 LDL 受体。由于肝脏移植术后高胆固醇症仍然存在，还应同时给予他汀治疗，故现在基本不用之。

（3）基因治疗；采用自体或异体基因转移的方法，使重建的 LDL 受体在患者肝细胞上表达。包括（a）间接法，将患者的某种组织或细胞（如成纤维细胞、骨髓、肝细胞、外周血干细胞、甚至肿瘤细胞）取出体外，在短期培养的条件下转入目的基因，然后再回输到患者体内。(b）直接法，即直接将 LDL 受体基因输入病人肝脏，使肝脏能表达出所需要的功能蛋白质即 LDL 受体。

总之，非药物性调脂治疗中，饮食治疗等 TLC 是高脂血症治疗的基础，所以已被普遍采用。血浆净化和外科手术治疗，曾经是药物性调脂治疗的一种不得已的补充办法，而目前已很少采用。各种基因治疗，仍未用于常规的临床实践，正在研究探讨之中。

参 考 文 献（略）

（原载于《基础医学与临床》2006. 26（2））

冠心病的诊断和治疗——由病例看原则

项志敏

中国医学科学院　中国协和医科大学　阜外心血管病医院心内科临床药理中心

例1　患者女，53岁，阵发性胸痛2年。胸痛在劳累后及生气时诱发，每次持续几秒钟到40 min左右，部位在左前胸但不固定，且伴左肩胛区丝丝拉拉或针刺样疼痛，有时按摩或叹气后减轻。平时心电图（ECG）示多导联T波倒置或低平，胸导联ST段上斜型下移0.05 mV，但近2年的多次ECG检查无动态改变。平板运动试验阴性。否认高血压、糖尿病、颈椎病及吸烟史；有冠心病家族史；已闭经1年。

入院查体：血压130/80 mm Hg（1 mm Hg = 0.133 kPa），心率92次/min，心、肺无异常体征。ECG示非特异性的ST-T改变：多导联T波倒置或低平，并且几次ECG比较无显著改变。查血低密度脂蛋白胆固醇（LDL-C）3.4 mmol/L，甘油三酯（TG）1.9 mmol/L，高密度脂蛋白胆固醇（HDL-C）1.2 mmol/L，血糖6.0 mmol/L。血丙氨酸氨基转移酶（ALT）、肌酐（Cr）及三碘甲状腺原氨酸（T3）、甲状腺素（T4）、促甲状腺素（TSH）均正常。诊断考虑：胸痛待查，植物神经功能失调？更年期综合征？于院外经对症及调理治疗6个月后，胸痛症状及顾虑仍较严重，甚至影响了正常生活和工作，故行冠状动脉（冠脉）造影检查，但未发现异常。

治疗：①药物：比索洛尔2.5 mg每日1次；通心络3粒每日3次；氯美托酮（芬那露）0.2每日3次；②健康教育，消除顾虑；多参加体力活动或者社交活动；③必要时看妇科，评估是否需要激素替代疗法。经3个月后，患者胸痛不适感觉明显减轻，血压120/80 mm Hg，心率72次/min，ECG $V_{1\sim4}$倒置减轻，余无异常，出院随访。

讨论　①因该患者为中年女性，胸痛极不典型，且平板运动试验阴性，加上无冠心病的主要危险因素，故临床诊断上基本不考虑冠心病；②因该患者顾虑较严重，甚至影响了正常生活和工作，故行冠脉造影检查，结果未发现异常，可以确定排除冠心病；③植物神经功能失调往往伴随着一定程度的交感神经兴奋，故可服用β受体阻滞剂，同时合用一些芳香开窍类的中成药及合适的镇静药；④对此类患者，非药物疗法及改善心理状态可能更重要，故应坚持运动-社交-药物三位一体疗法；⑤有些患者可能合并更年期综合征，故除上述措施外，必要时可请妇科医生评价或联合治疗；⑥对严重的植物神经功能失调的患者，要判辨是否属于抑郁或焦虑，分别给予百忧解或罗拉等治疗，必要时，可推荐看心理专科或者精神科医生。

例2　患者男，50岁，阵发性胸痛半年。每次快走时出现，胸骨后、手掌大小，伴咽部紧缩感，休息或舌下含服硝酸甘油后1~2 min缓解。高血压10余年，最高180/120 mm Hg，现服复方降压片2粒每日3次。否认糖尿病等病史。吸烟20年，每日20支，饮酒少量。

体格检查：血压150/100 mm Hg，心率88次/min。心电图正常；平板运动试验阳性，运动至Bruce 2级时，$V_{1\sim4}$导联ST段下斜型下降0.1~0.3 mV。腰围92 cm，体重指数（BMI）26.3。空腹血糖5.9mmol/L，餐后2 h血糖8.2 mmol/L，糖化血红蛋白（HbAlc）7.2%。血LDL-C 130 mg/dL（3.4mmol/L），TG 170 mg/dL（1.92 mmoL/L），HDL-C 35 mg/dL（0.91 mmol/L）。尿酸（UA）520 μmol/L。诊断考虑：冠心病，劳力性心绞痛；高血压3级，极高危患者；代谢综合征。治疗：阿司匹林100 mg每日1次，辛伐他汀20 mg每晚1次，比索洛尔5 mg每日1次，海捷亚（氯沙坦50 mg

+12.5 mg 双氢克尿噻）每日 1 次，硝苯地平缓释片 10 mg 每日 2 次。同时配合改善生活方式。1 周后，血压 120/80 mm Hg，心率 64 次/min，空腹血糖 5.6 mmol/L，餐后 2 h 血糖 7.0 mmol/L。4 周后心绞痛症状明显减少，且复查平板运动试验虽仍呈阳性，但在 Bruce 3 级达到终点。$V_{1\sim4}$的 ST 水平压低 0.1 mV，可见前壁缺血的程度减轻并且引发缺血的阈值提高。血 LDL-C 100mg/dL（2.6 mmol/L），TG 150 mg/dL（1.7 mmol/L），HDL-C 40 mg/dL（1.03 mmol/L）。冠脉造影检查发现左前降支（LAD）中段 60% 狭窄，右冠脉（RCA）60% 狭窄，未放置支架，继续进行“ABCDE”二级预防药物治疗。

讨论 ①该患者为典型的冠心病劳力性心绞痛患者，从临床症状便可确立初步诊断；②又因该患者为稳定性心绞痛患者，故可用平板运动试验评价其冠脉缺血的“罪犯血管”（LAD）缺血程度和耐受性以及引发缺血的阈值（Bruce 2 级）；③因该例为高危患者，故采用他汀类调脂，首先使 LDL-C 达标（<2.6 mmol/L），其次使 TG（<1.7 mmol/L）和 HDL-C（>1.03 mmol/L）全面达标；④对于所合并的代谢综合征，主要防治措施在于改善生活方式，使血糖达标（<6.1 mmol/L）、体重减轻，并与药物配合使血脂及生活方式全面达标；⑤海捷亚、硝苯地平缓释片及比索洛尔既降血压又降心率至达标水平，最大限度地使心肌耗氧量降低；⑥一药多效，如海捷亚同时降压、降尿酸、改善左心室重构以及减少新发糖尿病的危险，硝苯地平缓释片及比索洛尔既抗心绞痛又降血压，而且均有改善冠心病的长期预后的证据；⑦一般情况下，稳定性心绞痛的稳定性病变，尤其狭窄程度不太严重时（<70%~75% 左右），不主张积极置入支架，应尽量使用药物治疗，并定期复查运动试验来评估心肌缺血的发展情况；⑧若心绞痛变为不稳定时，或突发心肌梗死时，应该在强化药物治疗的同时，选择合适的急诊或择期的 PCI 及冠脉搭桥术；⑨术后应坚持长期规范的药物防治及保持良好的生活方式。

例 3 患者男，75 岁，阵发性胸痛 8 年，加重 10 d，持续胸痛 1 h。平时在上坡及快走时可诱发，休息或舌下含服硝酸甘油 3~5 min 后好转，但多次 ECG 正常，半年前的心电图平板运动试验阳性。近 10 d 来，胸痛发作次数增多，持续时间延长至 10 余分钟。1 h 前患者生气后胸痛剧烈，伴出汗、恶心及全身不适，先后含服 3 次硝酸甘油仍不缓解，持续胸痛 1 h 来就诊。吸烟史 30 年，已戒 1 年。有冠心病家族史，无出血性疾病及出血倾向病史。

入院查体：血压 160/98 mm Hg，心率 92 次/min，心、肺无异常。ECG 示 $V_{1\sim6}$ST 段弓背向上抬高。急查血（胸痛发作 2 h）：ALT、天冬氨酸氨基转移酶（AST）、肌酸激酶同工酶（CK-MB）、肌钙蛋白 I（TnI）、Cr、血糖等大致正常，总胆固醇（TC）4.8 mmol/L（186 mg/dL），TG 2.6 mmol/L（230 mg/dL），HDL-C 1.0 mmol/L（39 mg/dL），LDL-C 2.9 mmoL/L（112 mg/dL）。诊断考虑：冠心病：急性心肌梗死（广泛前壁），高血压，血脂异常（混合型），极高危患者。

治疗：①急诊冠脉造影显示，LAD 近段 100% 堵塞，RCA 中段 70% 局限性狭窄，左回旋支（LCX）中段有一节段性狭窄 50%~40%。立即行经皮冠脉介入干预（PCI），使阻塞相关血管 LAD 再灌注（发病后 2.5 h），放置支架 1 枚；②阿司匹林 300 mg 即刻嚼服，以后每次 300 mg，每日 1 次，1 个月后改为 100 mg 每日 1 次；氯吡格雷 300 mg 即刻，以后 75 mg 每日 1 次；卡托普利 12.5 mg 每日 3 次；双氢克尿噻 25 mg 每日 1 次；安体舒通 20 mg 每日 1 次；氯化钾缓释片 1.0 每日 2 次；倍他乐克 25 mg 每日 3 次（平时 25 mg 每日 2 次）；阿托伐他汀 20 mg 每晚 1 次；硝酸甘油静脉 15 μg/min 开始，每 10 min 增加 5 μg/min，至 30 μg/min，滴注 48 h 后渐减量至停用；消心痛 15 mg 每 6 h 一次；低分子肝素（克赛）40 mg 皮下注射每 12 h 一次。

发病后第 10 小时 CK-MB 达峰值（108 IU/L）。发病后 1 周时，血压 130/70 mm Hg，心率 60 次/min；ECG 示 $V_{1\sim3}$ QR，$V_{4\sim6}$ Rs，$V_{1\sim6}$ T 波倒置渐加深；血 LDL-C 70 mg/dL（1.8 mmol/L），TG 140 mg/dL（1.58 mmol/L）。患者无胸痛等不适，出院。发病后 4 周心脏超声检查示左心室前壁动度减

弱，心尖部运动消失，舒张期左心室内径55 mm，左室射血分数（LVEF）50%，左心房内径40 mm，室间隔厚度12 mm，左心室舒张功能减退，结果符合心肌梗死和高血压的改变。在发病后6周，患者仍无明显的不适感觉，血压120/70 mm Hg，心率64次/min；ECG V_{1-3} QR，胸前各导联T波倒置变浅。血LDL-C 70 mg/dL（1.8 mmol/L），TG 150 mg/dL（1.7 mmol/L），HDL-C 45 mg/dL（1.16 mmol/L）。继续前治疗，定期复查。

发病后6个月，患者有时心悸，血压130/68 mm Hg，心率74次/min；ECG示 V_{1-3} QR，T波倒置变浅；24 h动态心电图（Holter）检查无心律失常。症状限制性平板运动阳性：心电图Ⅱ、Ⅲ、aVF导联在Bruce 2级时ST开始水平型下降0.1～0.2 mV，持续4 min。考虑为RCA中段70%狭窄所致，故择期PCI在RCA放置支架1枚。调整药物：倍他乐克50 mg每日2次。

发病后12个月，平板运动试验阴性。血LDL-C 70 mg/dL（1.8 mmol/L），ALT 82 IU/L。将阿托伐他汀改为10 mg每晚1次。6周后查ALT 40 IU/L，LDL-C 80 mg/dL（2.1 mmol/L），继续前治疗。并定期复查，长期坚持“ABCDE”（见本期第518页）二级预防方案。

讨论 ①因该患者为老年男性，发生广泛前壁心肌梗死，合并高血压、血脂异常（混合型），为极高危患者，故首先应争分夺秒，尽快启动再灌注疗法：首选PCI，其次静脉溶栓；②在发病后2.5 h就经急诊PCI将阻塞相关血管LAD再通，使更多的心肌获救，从而缩小了梗死心肌的面积，有效保护了心脏功能。体现了“时间就是心肌，时间就是生命”；③对急性冠脉综合征再灌注后应该加强抗栓疗法，即低分子肝素抗凝、阿司匹林及氯吡格雷抗血小板。但另一方面，也要避免出血等不良反应；④要同时对抗心肌缺血及控制各种危险因素，包括使血压、血脂、血糖、体重等达标，并配合戒烟限酒、合理膳食、适量运动、心态平和等生活方式改善，且尽量全面达标；⑤尽早应用他汀类调脂药。他汀是“ABCDE”二级预防的重要药物，越高危患者，越应强化治疗。调脂目标：血LDL-C应<70～80 mg/dL（1.8～2.1 mmol/L）；其次使非HDL-C（TG、HDL-C）全面达标。合理配伍用药，如他汀类+胆固醇吸收抑制剂（依则麦布），调脂幅度较大，不良反应较小；⑥减低心肌耗氧量，使血压<120～130/70～80 mm Hg，心率<60次/min左右。掌握β阻滞剂的个性化药理特点及用法；⑦平板运动试验是评价冠脉功能的最有效的手段之一，如果结果阳性或合并典型的心绞痛症状，就有必要进一步采用介入术或搭桥手术干预之。应该重视将冠脉造影的形态学评价与其功能、缺血的临床情况的综合评价相结合。

通过上述病例，总结一些冠心病合理诊治的体会如下。

1. 正确理解冠心病的定义：冠心病是冠脉结构和（或）功能异常，引起冠脉狭窄、痉挛和（或）闭塞，造成心肌缺血和（或）梗死的一组临床综合征，是冠状动脉性心脏病（coronary heart disease，CHD）的简称。尽管冠心病绝大多数（95%以上）由动脉粥样硬化引起，但还有因炎症、痉挛、栓塞及先天畸形所致。对于临床上无心肌缺血和（或）梗死的主、客观证据，冠脉狭窄<50%的患者，应该诊断为冠状动脉病（coronary artery disease，CAD）。一旦出现了心肌缺血和（或）梗死的证据（心绞痛、心肌梗死），CAD便转变成为了CHD。然而，所有的CHD应该同时就是CAD。有报道，2/3的急性心肌梗死患者的梗死相关冠脉狭窄不足50%；而有些冠脉造影狭窄<50%的病变又行冠脉内超声检查，其狭窄可能会超过50%，且为有意义的病变。因此，仅仅依冠脉造影形态学进行诊断容易引发误区。

2. 掌握规范的冠心病诊断：有些医生一看到心电图有T波低平或倒置，或ST段轻度下移，均诊断为“心肌缺血”，就给患者随便带上冠心病的帽子；也有人将室性早搏、房性早搏等心律失常出现在年龄大者时就诊断为冠心病，出现在年轻者时诊断为心肌炎；还有人不详细询问病史及鉴别症状，只要有胸闷、胸痛就认为是冠心病。可见，冠心病的规范诊断至关重要。建议诊断中注意以下几点：

（1）缺血性胸痛：为胸骨后，手掌大小，阵发性（1～15 min/次），钝闷痛，劳力可诱发，休息或舌下含服硝酸甘油可缓解，有时伴随咽喉、牙及头痛，或左上肢麻木及疼痛。

（2）心电图动态改变：大约只有 30%～40% 的心绞痛发作时有 ST 段水平或下斜型降低≥0.1 mV，缓解后心电图可以恢复正常。有时也可出现无痛性心肌缺血。那些多年心电图无动态变化的“ST-T 改变”，大多数不是由于冠脉血管性缺血引起，而是可能由于高血压、心肌病等心肌细胞肥厚的细胞性缺血所致，当然也有一些找不到原因。

（3）若静息心电图无缺血证据，可动态监测（12 导联 Holter）无痛性或有痛性缺血，也可进行激发试验，包括平板或踏车运动试验、多巴酚丁胺或潘生丁激发试验、核素心肌扫描等等。这些运动试验的诊断准确性约 80% 左右，存在 10%～20% 的假阳性或假阴性。但切记不稳定心绞痛不宜做运动试验，此时冠脉造影更安全。

（4）最准确而直观的诊断属冠脉造影，约 99% 的准确性，可使≥200 μm 直径的冠脉显影，但对于痉挛性或微血管性缺血（X 综合征）不能获取直接证据。

（5）在形态与功能上综合判定冠脉狭窄情况的检查。近年来冠脉内超声的应用渐多，可以准确判定血管不规则狭窄或功能性狭窄情况以及粥样硬化斑块的稳定性和危险性，也可有助于 PCI 治疗的选择及其疗效监测。另外，目前的 64 排冠脉 CT 的诊断准确率也仅约 80% 左右，但阴性更有助于排除诊断。

诊断冠心病宛若法律上破案一样，一定要掌握充分的证据，对于某些不典型或证据不足者，要注意鉴别，可以“诊断从严，治疗从宽”，即暂不要轻易戴上冠心病的帽子，而先按冠心病治疗，同时进一步设法寻找其证据，指导选择规范的治疗方案。

3. 坚持合理的冠心病防治策略：

（1）科学选用大量循证医学证实的有效疗法及药物，权威性指南（如 ACC/AHA 及中华心血管病分会等系列指南）所建议的冠心病肯定疗法，只要无禁忌证，就要坚决应用，譬如冠心病二级预防的 ABCDE 疗法。

（2）对于 ST 段抬高型急性心肌梗死，应争分夺秒（<12 h 内），行再灌注疗法［急诊 PCI 或冠状动脉旁路移植术（CABG）或溶栓治疗］。

（3）对非 ST 段抬高型心肌梗死或不稳定型心绞痛，强化“四抗疗法”：抗凝（低分子肝素）、抗血小板（阿司匹林和/或氯吡格雷）、抗缺血（硝酸酯类、β 受体阻滞剂及钙拮抗剂）、抗危险因素（调脂、控制血压及血糖、戒烟限酒、减低体重等）。若强化治疗效果不好，可急诊或亚急诊行 PCI 或 CABG 等再灌注疗法。

（4）冠心病患者治疗中要评估两个比值：效益/风险和效益/价格，应该少担风险多获益，少花钱多“办事”。

（5）科学评价冠心病疗效：①冠脉功能评估：有否缺血的主、客观证据，有缺血就是介入或手术治疗的较强指征。对于稳定的、无缺血证据而且病变不严重患者，宜保守治疗，同时定期随访观察；②心脏功能评估：心脏多普勒超声心动图评价收缩和舒张功能、心脏室壁结构及血液动力学变化；另一方面。应用心电监测或 Holter 评价心电状态是否稳定，防治有意义的心律失常；③危险因素评估，以指导“五达标”：血压、血脂、血糖、体重及生活方式改善。

（6）预防与治疗相结合，一级与二级预防相结合，专科与全科医生相结合，医护患互动结合，让冠心病患者掌握必要的科学防治知识，防止各种误区。

4. 避免冠心病防治中常见误区：①症状导向性用药，不认识冠心病为终生病，只要无胸痛症状，便认为病愈，故不能坚持长期应用有效的肯定疗法；②滥用不肯定的药物或器具，单用一些无证据的所谓“××丹”或“××丸”或“××卡”，甚至停用前述的最肯定药物；③只图药费便宜，尤其在病情不稳定时候仅仅使用一些质量不稳定或不可靠药物，致使病变控制不力；④看药物说明书后过分担心副作用，不愿意承担极少的副作用风险，反而承担着因未有效控制病情所致的巨大风险，使冠心病这颗“不定时炸弹”存在着随时“引爆”的危险；⑤混淆药物与保健品区别，忽略改善生活方式，轻视长期预防，等等；⑥当病情以心肌缺血为主，且药物治疗效果不好时，不愿积极接受介入或手术治疗；当心肌完全梗死后，且又超过最佳再灌注期，同时梗死区内无存活心肌的情况下反而滥用介入或手术治疗。

总之，对于冠心病的科学防治有赖于：正确认识，规范治疗，合理干预，长期监测。应该强调：①目标防治：最高治疗目标为防治各种心血管事件，延长生存期及提高生活质量；②危险分层：诊疗中分层评估，对于越危险的患者，越应强化治疗，并且越应严格达标；③综合防治：探讨预防、治疗、保健、康复一条龙的有效可行模式，将科学指南转化为合理的医疗实践。

参 考 文 献（略）

（原载于《中华全科医师杂志》2006 年 9 月第 5 卷第 9 期）

贝那普利人体药动学和生物等效性研究

田　蕾　黄一玲　宋　蓉　华　潞　况扶华　李一石*

中国医学科学院阜外心血管病医院临床药理中心　卫生部心血管药物临床研究重点实验室

贝那普利是第一个能适用于肝、肾功能不全高血压患者的血管紧张素转换酶抑制剂类抗高血压药物。该药口服吸收迅速，在体内水解后形成二羧酸的活性代谢产物贝那普利拉，其活性是贝那普利的1 000倍。国外文献报道的血药浓度测定方法有高效液相色谱法[1-2]、气相色谱－质谱联用法（GC/MS）法[3-4]、酶免法[5]和液质联用法（LC-MS）[6]，但其灵敏度不高或专属性不强，不能满足药动学研究需要。笔者未见国内有相关的报道。本研究旨在建立液相色谱－串联质谱法（LC/MS/MS）测定贝那普利及其代谢物血药浓度，研究其药动学特征，评价两种贝那普利制剂生物等效性。

1　材料和方法

1.1　仪器与试剂

API4000液相色谱－质谱－质谱联用仪（美国应用生物系统公司）；Agilent1100液相色谱系统（美国安捷伦公司）。

贝那普利和贝那普利拉对照品（成都地奥制药集团有限公司）；喹那普利（哈尔滨制药集团总厂）；甲醇、乙酸乙酯、异丙醇（色谱纯，美国Fisher公司）；甲酸（分析纯，Fluka公司）；贝那普利被试制剂（成都地奥制药集团有限公司，10mg/片，批号：030201）；贝那普利参比制剂（北京诺华制药有限公司，10mg/片，批号：03046）。

1.2　研究对象

健康男性24名，年龄（27.2±4.9）岁，体重（67.08±6.61）kg，体重指数（22.37±1.48）kg/m^2。试验前受试者签署知情同意书。经病史询问、体检、胸片、心电图、血、尿常规、血生化检查均无异常。试验方案由阜外医院伦理委员会批准。

1.3　给药方案

采用开放的两制剂、两周期、随机交叉的试验设计，24名受试者随机等分为2组，单剂量交叉口服贝那普利被试制剂和参比制剂20mg，两次给药间隔14d。给药前禁食12h后口服被试制剂或参比制剂2片，用200ml温开水送服，药后4h进食统一低脂标准餐，药后8h内统一饮水时间和饮水量。试验期间禁忌烟酒和含咖啡因的饮料。避免卧床，但也避免剧烈运动。

1.4　血浆样本采集

于每次用药前（0h）和用药后0.25，0.5，0.75，1，1.5，2，3，4，6，8，12，15，24h由肘正中静脉取血5ml，置于含肝素的离心试管中，离心分离血浆，存于－20℃冰箱中待测。

1.5　血药浓度测定

1.5.1　色谱条件　色谱柱为Nova-Pak C_{18}柱（150mm×3.9mm，4μm美国Waters公司）；流动相为甲醇－水－甲酸（70∶30∶1）；流速：0.8ml/min（柱后分流6∶1）；柱温：30℃。

1.5.2　质谱条件　离子源为电喷雾离子源（Turbo IonSpray），离子喷射电压5 000V，温度为380℃；气帘气体（N_2）压力为15unit，离子源气体GS1（N_2）压力为55unit，离子源气体GS2（N_2）压力为35unit，碰撞气CAD（N_2）压力为4unit；正离子方式检测；多反应监测（MRM）方式扫描；用于定量分析的离子反应分别为 m/z 425→m/z 351（贝那普利）、m/z 397→m/z 351（贝那普利拉）和 m/z 439→m/z 234（奎那普利，内标）；贝那普利、贝那普利拉和内标的 DP 电压分别为90，85 和 80V，碰撞能量（CE）分别为 30，30 和 28V。

1.5.3 血浆样品预处理 取 0.5ml 血浆样品，加入 0.5mol/L 盐酸溶液 0.2ml 酸化血样，混匀后加入提取剂（乙酸乙酯: 异丙醇 = 90∶10，含内标喹那普利 20μg/L）3ml 进行提取，涡流混合 3min，离心 5min（3 000r/min），分取上层有机相于 45℃下氮气流吹干，残留物溶于 0.3ml 流动相中，高速离心（10 900r/min）5min，取上清液 30μl 进样。

1.5.4 标准曲线 取标准系列血浆样品 0.5ml，分别对应贝那普利和贝那普利拉血浆浓度 0.2，0.5，1，2，5，10，20，50，100，200μg/L，其余同“血浆样品预处理”项下操作，依法测定，以待测物贝那普利和贝那普利拉的浓度为横坐标，以待测物与内标物的峰面积比值为纵坐标，用加权最小二乘法进行线性回归。

1.6 数据处理

根据药时数据，用梯形法计算 AUC，C_{max} 和 t_{max} 用实测值表示，采用统计距方法计算其他药动学参数。应用 SAS 6.12 版统计软件包，将 C_{max} 和 AUC 对数转换（ln）后再进行方差分析，并用双单侧 t 检验和（1 - 2α）置信区间检验判定生物等效性。

2 结 果

2.1 方法的专属性

将受试者空白血浆的色谱图和血浆中加入贝那普利、贝那普利拉和内标喹那普利得到的色谱图进行比较，证明血浆中的内源性物质不干扰测定，典型的色谱图见图 1。

2.2 线性范围和灵敏度

测定血浆中贝那普利和贝那普利拉浓度的线性范围均为（0.2 ~ 200）μg/L。最低定量浓度均为 0.2μg/L。

2.3 精密度和回收率

贝那普利低、中、高浓度（1，10，100μg/L）的日内 RSD 分别为 3.9%，2.2% 和 1.3%（n = 6），日间 RSD 分别为 3.8%，4.5% 和 1.9%（n = 24），回收率分别为（100.0 ± 3.8）%，（102.4 ± 4.6）% 和（100.0 ± 1.9）%（n = 24）；贝那普利拉低、中、高浓度的日内 RSD 分别为 6.6%，4.3% 和 2.7%（n = 6），日间 RSD 分别为 5.1%，6.1% 和 7.2%（n = 24），回收率分别为（95.9 ± 5.2）%，（100.3 ± 6.1）% 和（95.4 ± 6.9）%（n = 24）。

2.4 血药浓度结果

24 名受试者单剂量口服贝那普利被试制剂和参比制剂 20mg 后的平均血药浓度 - 时间曲线见图 2（贝那普利）和图 3（贝那普利拉）。

2.5 药动学参数及统计结果

受试者单剂量口服贝那普利被试制剂和参比制剂 20mg 后的主要药动学参数见表 1。

方差分析和双单侧 t 检验结果表明，被试制剂的 AUC，C_{max}，t_{max}，$t_{1/2}$ 与参比制剂相比均无显著性差异（$P > 0.05$）。被试制剂贝那普利原型的 $AUC_{0-\infty}$ 和 C_{max} 的 90% 置信区间为 96.0% ~ 106.3% 和 76.4% ~ 96.1%，代谢物贝那普利拉的 $AUC_{0-\infty}$ 和 C_{max} 的 90% 置信区间为 99.6% ~ 106.1% 和 97.7% ~ 109.7%，相对生物利用度分别为（104 ± 14）% 和（103 ± 9）%，故被试制剂与参比制剂生物等效。

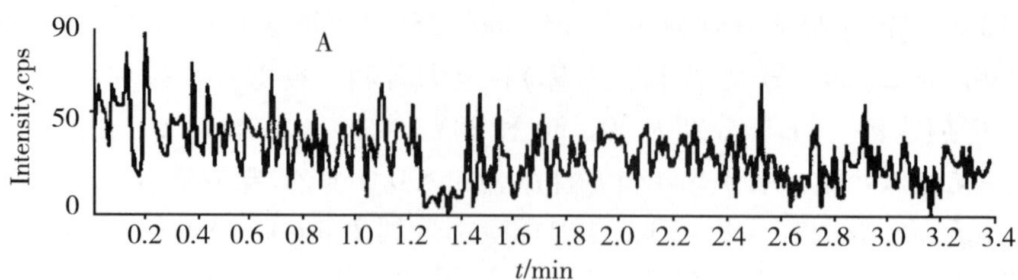

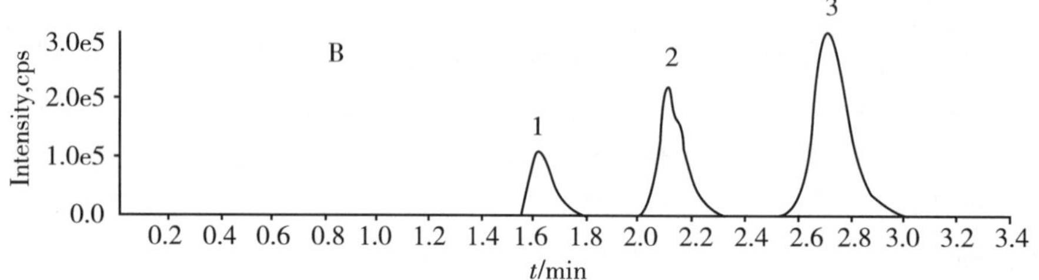

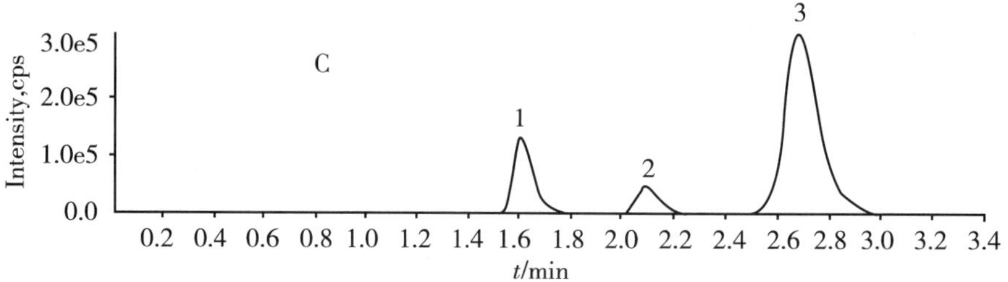

图 1　LC/MS/MS 法测定人血浆中贝那普利的色谱图

Fig 1　Chromatograms of benazepril, benazeprilat and internal standard (IS) determined by LC/MS/MS in multiple reaction monitoring (MRM) scan mode

A. 空白血浆；B. 空白血浆加入对照品；C. 受试者单剂量口服 20mg 贝那普利后 1h 血样；峰 1：贝那普利拉；峰 2：贝那普利；峰 3：内标

A. blank plasma sample; B. plasma spiked with benazepril, benazeprilat and IS; C. plasma sample 1h after single dose of 20mg benazepril; Peak 1: benazeprilat; Peak 2: benazepril; Peak 3: internal standard

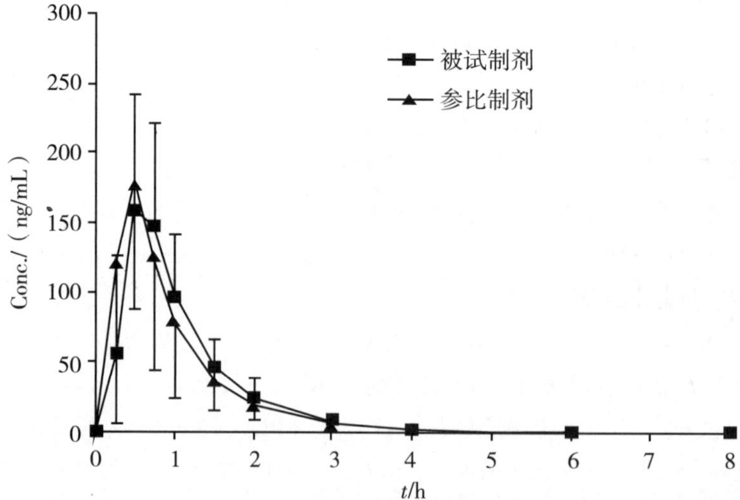

图 2　单剂量口服 20mg 被试制剂和参比制剂后贝那普利的平均血药浓度 - 时间曲线（$n=24$）

Fig 2　Mean plasma concentration-time curves of benazepril after single oral administration of test and reference preparations 20mg in 24 volunteers

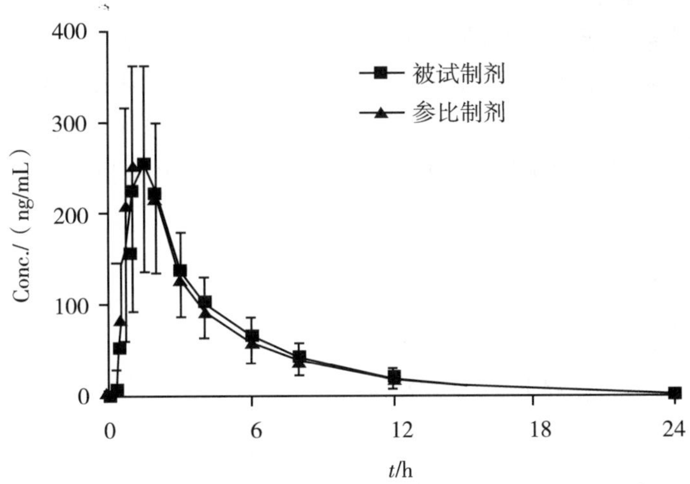

图3　单剂量口服20mg被试制剂和参比制剂后贝那普利拉的平均血药浓度-时间曲线（$n=24$）

Fig 3　Mean plasma concentration-time curves of benazeprilat after single oral administration of test and reference preparations 20mg in 24 volunteers

表1　受试者单剂量口服20mg贝那普利被试制剂和参比制剂后的主要药动学参数（$n=24$）

Tab 1　Main pharmacokinetic parameters after single oral administration of test and reference benazepril preparations 20mg in 24 volunteers（$n=24$）

参数	贝那普利		贝那普利拉	
	被试制剂	参比制剂	被试制剂	参比制剂
C_{max}/(ng/ml)	193.8±84.0	226.3±110.3	275.9±129.3	266.6±105.9
t_{max}/h	0.70±0.35	0.47±0.20	1.44±0.42	1.31±0.36
AUC_{0-t}/(ng·h/ml)	181.4±61.2	179.7±73.5	1154.3±463.1	1124.8±466.6
$AUC_{0-\infty}$/(ng·h/ml)	182.1±61.4	180.3±73.6	1187.6±481.9	1155.3±481.8
MRT_{0-t}/h	1.15±0.22	0.99±0.16	6.32±0.78	6.04±0.72
$MRT_{0-\infty}$/h	1.18±0.22	1.02±0.16	6.98±1.01	6.70±0.79
Ke/(1/h)	0.583±0.114	0.543±0.070	0.133±0.015	0.130±0.017
$t_{1/2}$/h	1.22±0.20	1.30±0.16	5.29±0.65	5.41±0.80
F/%	104±14		103±9	

3　讨　论

据文献报道，GC/MS[3]测定贝那普利和贝那普利拉血药浓度的检测限分别为1.8ng/ml和2.0ng/ml，LC/MS法[6]为2.5ng/ml和5ng/ml，本研究将两种待测物的灵敏度提高到0.2ng/ml，且操作简便，分析速度快（3.5min/sample），充分满足药动学研究需要。

本研究表明，贝那普利口服吸收迅速，药后30min左右即达到血药浓度峰值，然后血药浓度迅速下降，药后 6h 的浓度基本在 1ng/ml 以下（约为峰浓度的 1/100），消除半衰期 $t_{1/2}$ 为 1 ~ 1.5h；贝那普利在体内经肝药酶水解，迅速完全的转换为活性代谢物贝那普利拉，后者的峰浓度出现在药后 1 ~ 2h，$t_{1/2}$ 较母体贝那普利显著延长，为 5 ~ 8h，该试验结果与文献报道一致[7]。

试验期间监测受试者的血压、心率、呼吸、心电图、血尿常规和血生化检查等指标，均未发现有临床意义的异常变化。服药后有 1 例发生体位性低血压，为贝那普利已知不良反应范畴。

参 考 文 献（略）

（原载于《中国现代应用药学杂志》2007 年 2 月第 24 卷第 1 期）

镁铝匹林抑制血小板聚集的Ⅱ期临床研究

黄 岩[1] 樊朝美[1] 胡大一[2] 杨新春[3] 贾三庆[4] 高 炜[5] 黄一玲[1]
边文彦[1] 刘文玲[2] 丁枭伟[3] 郑平渝[4] 韩江莉[5] 李一石[1]

1 中国医学科学院 中国协和医学院 阜外心血管病医院 卫生部心血管药物临床研究重点实验室；
2 北京大学人民医院；3 北京朝阳医院；
4 北京友谊医院；5 北京大学第三医院

阿司匹林是临床常用药，具有解热、镇痛、抗炎、抗血小板聚集作用，目前广泛用于心脑血管病的防治。阿司匹林通过抑制血栓素 A_2（thromboxane A_2，TXA_2）合成发挥抗血小板聚集作用。其最常见的不良反应是引起胃肠道疾病或不适。

镁铝匹林是阿司匹林复方制剂，每片含阿司匹林 81 mg、甘羟铝 11 mg、重质碳酸镁 22 mg。甘羟铝与重质碳酸镁为制酸剂，保护胃粘膜，可减轻阿司匹林的胃肠不良反应。本研究目的为以普通阿司匹林为对照，探讨镁铝匹林的抗血小板效果与能否减少胃肠不良反应。

材料与方法

1 病例选择

研究于2004年2月－2004年9月完成。选取258例受试者口服阿司匹林治疗。将患者随机分为镁铝匹林（$n=130$）和阿司匹林组（$n=128$），研究期间剔除、脱落35例，223例完成试验，其中镁铝匹林组113例，阿司匹林组110例。二组药前性别、年龄、身高、体重、体重指数、血压、心率、血小板聚集率、尿11-脱氢血栓素 B_2（11-DH-TXB_2）、伴随疾病组间比较无统计学差异（$P>0.05$），符合随机人组分布。

入选标准：①男性或女性，年龄18～75岁之间，临床需要服用阿司匹林抗血小板治疗的心血管病患者；②ADP诱导的血小板聚集率正常或增高（大于40%）；③患者签署知情同意书。排除标准：①急性冠脉综合征；②1月内脑血栓者，1年内脑出血者；③有消化性溃疡病史；④血液病或出血倾向者；⑤对阿司匹林过敏或有哮喘病史者；⑥严重的未控制的高血压（＞180/110 mmHg）；⑦具临床意义的肝、肾、肺、神经、精神科等疾病者；⑧妊娠或哺乳期妇女；⑨服用其他影响血小板功能药物；⑩药物或酒精滥用者。

2 研究方法

患者在研究前经过病史、体检、血尿便化验、胸片、心电图、血小板聚集率、TXB_2 等检查，符合者入选，已服抗血小板药者先停用药物洗脱2周再经检查入选。试验组口服镁铝匹林2片，qd，药品由广东诺金药业有限公司提供，每片含阿司匹林81 mg，甘羟铝11 mg，重质碳酸镁22 mg，批号：030901。对照组口服普通阿司匹林片剂3片，qd，药品由山西医科大学制药厂生产，每片含阿司匹林50 mg，批号20030401，服药共6周。于用药后2、4周行病史、体检检查，用药后6周做病史、体检、血尿便化验、心电图、血小板聚集率、TXB_2 等检查。随访检查皆在早上8～9点进行。试验期间禁服对血小板功能有影响或与阿司匹林有相互作用的药物，禁饮酒。

3 实验室指标

①测定血小板聚集率：用美国CHRONO-LOG公司的560-VS血小板凝集仪，采用临床常用的二

磷酸腺苷（ADP）诱导剂，用电阻法测量最大凝集率；②测定尿血栓素 B_2：采集晨尿，以芬兰雷勃酶标仪及雷勃洗板机用竞争性免疫法测定。

4 统计学处理

数据统计分析使用 SAS 8.1 统计软件。治疗前后自身比较采用配对 t 检验，组间比较采用成组 t 检验。$P<0.05$ 为差异有统计学意义。

结　果

1 血小板聚集率

两组抗血小板治疗 6 周后，血小板聚集率均显著降低，用药前后组内比较有极显著差异（$P=0.0000$）。在各中心疗效一致，且调整了中心和基线效应的前提下，两组间比较无显著差异（$P=0.51$），且非劣效假设成立，两药的血小板聚集抑制率组间差为 1.72%，95% 可信区间［−2.56，5.99］，见表 1。

表 1 6 周试验两组血小板聚集率变化情况（PP 分析集） %

项　目	镁铝匹林组（$n=113$）	阿司匹林组（$n=110$）
基线值	63.48±13.38	63.26±11.72
药后 6 周均值	48.91±11.14	48.15±12.10
药后 6 周 − 基线	−14.57±15.24[a]	−15.11±15.29[a]
血小板聚集抑制率/%	−20.28±22.45[a]	−21.57±23.67[a]

a：组内比较 $P=0.0000$；抑制率 =（药后 6 周 − 基线）/基线值

镁铝匹林组和阿司匹林组血小板聚集抑制率≥20% 的受试者分别有 55.75% 和 61.82%，血小板聚集率无下降的受试者为 16.81% 和 14.55%。组间比较均无显著性差异，见表 2。

表 2 6 周试验血小板聚集抑制率分布情况（PP 分析集） n（%）

血小板聚集抑制率（%）范围	镁铝匹林组（$n=113$）	阿司匹林组（$n=110$）
≤0%	19（16.81）	16（14.55）
0% < 血小板聚集抑制率 < 10%	14（12.39）	13（11.82）
10% < 血小板聚集抑制率 < 20%	17（15.04）	13（11.82）
血小板聚集抑制率≥20%	63（55.75）	68（61.82）

2 尿 11-脱氢血栓素 B_2（11-DH-TXB_2）

两组抗血小板治疗 6 周后，尿 11-dH-TXB_2 均降低，用药前后组内比较均有极显著差异（$P=0.0000$）。两组间尿 11-DH-TXB_2 下降差值均无显著性差异（$P=0.4804$）。见表 3。

表 3 6 周试验两组尿 11-DH-TXB_2 变化情况（PP 分析集）

项　目	镁铝匹林组（$n=113$）	阿司匹林组（$n=110$）
基线值	1855.63±1432.44	1721.29±1294.29
药后 6 周均值	925.05±817.61	984.80±916.38
药后 6 周 − 基线	−930.59±1347.31[a]	−736.49±1282.41[a]

a：组内比较 $P=0.0000$

3　与试验药物相关的不良事件比较

两组治疗前后血压、心率、体检无异常变化。治疗前后心电图无与药物有关的特殊变化。治疗前后的化验检查示镁铝匹林与阿司匹林组各有1例受试者用药后血小板计数减低，阿司匹林组有1例受试者凝血指标发生变化，用药前凝血酶原活动度136%，国际标准化比率0.84，治疗42天时分别为36%，2.19，无出血倾向，合并用药为科素亚和复方丹参滴丸，两组用药前后的凝血指标总体均无明显变化。试验中无严重不良事件发生。

3.1　总的不良事件　镁铝匹林组7/130例（5.38%）受试者发生10例次与试验药物相关的不良事件，80%（8/10例次）为轻度，20%（2/10例次）为中度。4/10例次不良事件（40%）需要治疗。不良事件发生率均$<1\%$，分别为口干、腹部不适、鼻出血、眼底出血、右眼巩膜出血、皮疹、瘙痒、血尿、月经血过多、三酰甘油升高。

阿司匹林组17/128例（13.28%）受试者发生23例次与试验药物相关的不良事件，86.96%（20/23例次）为轻度，13.04%（3/23例次）为中度。4/23例次不良事件（17.39%）需要治疗。不良事件发生率为腹部不适（3.13%）、腹痛（2.34%）、头晕（1.56%）、头痛（1.56%）、皮下出血（1.56%）；不良事件发生率$<1\%$的分别为血小板减少、全身红斑、皮肤斑疹、皮肤，粘膜过敏、高尿酸血症、腹胀、耳鸣、恶心、鼻头发红。与试验药物相关的不良事件发生率镁铝匹林组低于阿司匹林组，组间比较有显著性差异（$P=0.0269$）。

3.2　出血事件　7例受试者发生出血事件，但均治愈或好转。镁铝匹林组5/130例（3.84%）受试者发生巩膜出血、血尿、月经血过多、鼻出血、眼底出血各1例次；除巩膜出血程度为中度外，其余均为轻度。阿司匹林组2/128例（1.56%）受试者发生2例次轻度皮下出血。组间比较无显著性差异（$P=0.4468$）。

3.3　消化系统　9例受试者发生消化系统不良事件，但均治愈/好转。镁铝匹林组2/130例（1.54%）受试者发生轻度口干、腹部不适各1例次。阿司匹林组7/128例（5.47%）受试者发生9例次不良事件：腹部不适4例次，腹痛3例次，恶心、腹胀各1例次；除1例腹部不适、腹痛程度为中度外，其余均为轻度。组间比较有显著性差异（$P=0.0013$）。

讨　　论

阿司匹林是最常用的抗血小板药，目前广泛用于心脑血管病的防治。阿司匹林通过不可逆地使脂肪酸环氧酶1（cyclooxygenase-1，COX-1）活性部位的529位丝氨酸残基乙酰化，阻止花生四烯酸与其乙酰化位点相结合，抑制血栓素A_2（thromboxane A_2，TXA_2）合成，而TXA_2是目前已发现的最强的缩血管物质和最强的血小板聚集剂之一。由此发挥抗血小板聚集作用。TXA_2半衰期仅30秒，很快代谢为血栓素B_2（TXB_2），TXB_2进一步代谢为2，3-去甲基TXB_2，和11-脱氢血栓素B_2（11-DH-TXB_2），尿11-DH-TXB_2，是人体主要代谢产物。血小板是无核细胞不能合成环氧化酶，故阿司匹林的作用将持续血小板的生命周期约7～10 d。其最常见的不良反应是引起胃肠道疾病或不适，有研究表明，小剂量阿司匹林（100～150 $mg \cdot d^{-1}$）导致上消化道出血的RR为2.6，若联用其他非甾体类抗炎止痛药，则RR升至5～6[1]。

本试验表明镁铝匹林与普通的阿司匹林一样有效，都能明显降低血小板聚集率，使尿11 DH H TXB_2水平下降，两组间的抗血小板作用无明显差异。文献报道的阿司匹林抗血小板聚集作用因试验条件不同结果不尽相同，本试验中阿司匹林的抗血小板聚集作用与既往某些文献报道有相似性[2～4]，文献报道用药前后血小板最大聚集率下降10%～40%，本试验用药前后血小板最大聚集率下降20%左右。试验中与试验药物相关的不良事件发生率镁用后血药浓度很低，因此预期在体内不会发生与临床相关的抑制作用。

健康成年男性在破损皮肤局部使用本品的同时口服酮康唑，bid，每次 200 mg，导致本品药-时曲线下面积 $AUC_{0\sim24}$ 和 C_{max} 的几何平均值升高 81%。由于局部外用时全身吸收量较少，因此在合用 CYP3A4 抑制剂如酮康唑时，可不必调整本品的剂量。根据体外 CYP450 抑制实验的结果，以及局部应用本品时的观测，本品可能不影响其他 CYP450 底物的代谢。

与其他抗生素同时使用时，如果长期应用本品可能导致二重感染。对于在同一部位联合使用本品和其他局部外用药的效果，尚无相关研究，且不予推荐。

参 考 文 献（略）

（原载于《中国新药杂志》2007 年第 16 卷第 24 期）

贝凡洛尔和美托洛尔对原发性高血压患者心率变异性的影响

王　莉　华　潞　庞会敏　成小如　汪　芳　黄　洁
孙兴昌　胡　颖　李一石

中国医学科学院　中国协和医科大学　心血管病研究所　阜外心血管病医院　临床药理中心
卫生部心血管药物临床研究重点实验室

贝凡洛尔是具有轻度 α_1 受体阻滞作用的高度选择性 β_1 受体阻滞剂，无内在拟交感活性，可阻断 β 受体，减慢心率、降低心肌收缩力和血压，由于其能同时阻断 α_1 受体和钙离子通道，因此具有轻微的扩血管作用[1,2]。美托洛尔是高血压治疗中常用的选择性 β_1 受体阻滞剂，其降血压疗效及安全性均已得到广泛的验证，且可改善原发性高血压患者的心率变异性（HRV）。本研究比较 $\alpha_1+\beta_1$ 受体阻滞剂贝凡洛尔和 β_1 受体阻滞剂美托洛尔，对原发性高血压患者同步短程及长程 HRV 的影响。

1　资料和方法

研究对象　选择 2000 年 12 月 ~2001 年 4 月来本院门诊就诊的年龄 18 ~65 岁的原发性高血压患者 53 例，坐位舒张压（SeDBP）95 ~110 mm Hg（1 mm Hg =0.133kPa）。经询问病史、体格检查、胸片、心电图、血、尿常规及血生化检查，排除继发性高血压，排除标准：坐位收缩压（SBP）＞180 mm Hg；肝肾功能损害（血清肌酐、尿素氮均大于正常值的 1.5 倍）；严重烟酒嗜好、药瘾、孕妇及哺乳期妇女；既往对贝凡洛尔过敏者。研究期间不能停服所有抗高血压药者。患者均签署知情同意书。本研究为随机双盲，将 53 例患者分为两组，贝凡洛尔组为 26 例，美托洛尔组为 27 例。

研究用药及给药方法　随机方法为数字表随机，所有患者经 1 周洗脱期，2 周安慰剂期后，在双盲情况下随机服用贝凡洛尔（日本化学制药公司，50mg/片，批号：2001 ~0019），100mg/d，分两次服用，或美托洛尔（阿斯特拉无锡制药有限公司，50mg/片，批号：200008002；25mg/片，批号：9903036 ~1），100mg/d，分两次服用。治疗 4 周后 SeDBP≥90mmHg 者剂量加至贝凡洛尔 200mg/d，分两次服用，或美托洛尔 150mg/d，分两次服用，继续服用 4 周。

观察方法　采用美国 MIRACLINK INC 公司 $DMSP_4$ 记录系统；应用 DMS-P_4 软件分析 HRV。选用 3 个 24 小时长程时域指标：正常 RR 间期的标准差（SDNN）、相邻 RR 间期之差的均方根（rMMSD），全部 RR 间期中相邻 RR 间期之差大于 50ms 的心搏数除总的 RR 间期个数乘以 100（PNN_{50}）。4 个 5 分钟短程频域指标：极低频（VLF），频段 0.003 ~0.040Hz；低频（LF），频段 0.04 ~0.15Hz；高频（HF），频段 0.15 ~0.40Hz；低频与高频比值（LF/HF）。分析 24 小时的长程时域指标，以及 5 分钟短程频域指标（选取受检者在上午 9:00 ~11:00 的时间段，安静卧位状态下的 5 分钟短程频域分析）。

统计学处理　所有参数以均值 ± 标准差（$\bar{X} \pm s$）表示。组内采用配对 t 检验方法，组间采用成组 t 检验。$P<0.05$ 为有统计学显著性差异。

2　结　　果

临床一般情况　53 例高血压患者完成研究，其中贝凡洛尔组 26 例，美托洛尔组 27 例。一般情况见表1，两组间基线比较无统计学差异。

表1 两组患者基线情况（$\bar{X}\pm s$）

	贝凡洛尔组（$n=26$）	美托洛尔组（$n=27$）
年龄（岁）	43.9±5.4	43.9±5.4
男/女（例）	21/5	22/5
平均心率（次/分）	81.0±9.5	80.6±9.4
基线坐位收缩压/坐位舒张压（mmHg）	151.7±14.6/103.3±5.5	155.8±17.1/102.1±7.3

注：1mmHg=0.133kPa

心率：动态心电图结果显示，两组药物治疗8周后，患者的平均心率、最慢心率、最快心率均较用药前下降，有显著性差异（$P<0.01$）。两组间比较，无统计学差异。（表2）

表2 两组患者用药前后心率情况（次/分，$\bar{X}\pm s$）

组别	例数	平均心率	最慢心率	最快心率
贝凡洛尔组	26			
用药前		80.5±7.1	52.1±4.2	134.7±15.2
用药8周后		72.9±8.6**	49.4±5.4**	120.8±15.0**
美托洛尔组	27			
用药前		78.4±11.5	50.3±6.4	134.3±16.7
用药8周后		69.7±8.5**	47.1±5.3**	118.0±15.4**

注：与同组用药前 ** $P<0.01$

24小时长程时域指标分析（表3）：贝凡洛尔组用药8周后与用药前比rMSSD和PNN_{50}增加，有显著性差异（$P<0.05\sim0.01$）；SDNN亦增加，但统计学无显著性差异（$P>0.05$）。美托洛尔组用药8周后rMSSD较用药前增加，有显著性差异（$P<0.05$）；SDNN、PNN_{50}亦增加，但无统计学差异（$P>0.05$）。两组间比较，各指标均无统计学差异。

表3 两组患者用药前后心率变异性时域和频域指标分析比较（$\bar{X}\pm s$）

组别	例数	24小时长程时域指标			5分钟短程频域指标			
		SDNN（ms）	rMSSD（ms）	PNN_{50}	VLF（Hz）	LF（Hz）	HF（Hz）	LF/HF
贝凡洛尔	26							
用药前		127.5±18.8	22.0±6.7	4.2±4.1	1790.9±624.6	516.5±227.6	155.6±71.0	3.3±3.2
用药8周后		129.0±18.5	26.8±10.3*	7.4±6.7**	1734.3±616.4	480.3±212.7	224.8±141.5*	2.1±1.5*
美托洛尔组	27							
用药前		130.8±25.7	24.8±10.5	6.4±7.2	1915.5±1101.8	463.6±311.6	176.4±175.7	3.5±2.6
用药8周后		130.9±24.2	27.5±10.0*	7.5±7.5	1813.0±793.6	451.0±249.4	207.0±170.1*	2.6±1.6*

注：与同组用药前比 * $P<0.05$ ** $P<0.01$。SDNN：正常RR间期的标准差 rMMSD：相邻RR间期之差的均方根 PNN_{50}：全部RR间期中相邻RR间期之差大于50ms的心搏数除总的RR间期个数乘以100 VLF：极低频 LF：低频 HF：高频

5 分钟短程频域指标分析（表3）：贝凡洛尔和美托洛尔两组用药 8 周后使极低频、低频有所降低，但与用药前比无统计学差异（$P>0.05$）；而两组用药 8 周后与用药前比低频/高频均降低，高频均增加，均有显著性差异（$P<0.05$）。组间比较，各指标均无统计学差异。

3 讨 论

有关 HRV 的研究，在前几年曾一度报道较多，大多研究认为，HRV 在各种心血管疾病中，尤其是在冠心病及室性心律失常等中[3,4]。HRV 降低，其影响因素较多，而近年相关研究报道不多。在轻、中度单纯性高血压患者中，HRV 研究仍不多，尤其是药物对它的改善作用，在国内报道较少。

高血压的发生虽是众多因素作用的结果，其中自主神经对血压调控失衡是重要因素之一，即高血压患者在迷走神经活性降低的同时，伴有交感神经活性的相对增强。HRV 分析能定量评估人体内自主神经活动，可用于高血压的病情判断[5]。SDNN、SDANN 是反映交感神经张力的指标，rMSSD、PNN_{50}和高频是反映迷走神经张力的指标[6]。而 SDNN、rMSSD、PNN_{50}分析以长时程 24 小时为宜，频域分析以短时程 5 分钟为佳[7]。

本研究结果显示，原发性高血压患者经贝凡洛尔 100～200mg/日治疗 8 周后，平均心率、最快心率、最慢心率均较用药前明显降低。与美托洛尔相比，贝凡洛尔对原发性高血压患者 HRV 的作用相似，HRV 各项参数较用药治疗前均有改善。长程时域分析 rMSSD、PNN_{50}较治疗前升高；短程频域分析高频、低频/高频与用药前比均有显著性差异，说明贝凡洛尔在降压同时能使迷走神经活性增强而提高 HRV。其机制可能为贝凡洛尔具有高度 β 受体选择性，对 β_1 受体的亲和力比 β_2 受体强 12～32 倍[1]，可抑制内源性交感神经活性，使血浆中肾素活性降低，因而减慢心率，降低心肌耗氧，改善心率变异性。

贝凡洛尔是第一个脂溶性选择性 β_1 和 α_1 受体阻滞剂，无内在拟交感活性，其代谢产物 4OH－贝凡洛尔也有抗高血压活性[8]。有关贝凡洛尔治疗中国人原发性高血压患者的研究显示，贝凡洛尔与美托洛尔降压幅度相同，贝凡洛尔对血脂代谢的影响较小[9,10]。在高血压的临床治疗中，药物首选应以降低交感神经活性的，延缓和减轻心脑肾等靶器官的损害和死亡的发生尤为重要。因此，贝凡洛尔是一个同时具有 α_1 阻滞作用的 β_1 受体阻滞剂，因而可以既能选择性阻滞心肌的 β_1 受体，减慢心率以及对抗交感神经对心肌细胞的过度兴奋所致的不良作用，同时可以扩张动脉血管，有一定的降压作用[11]。两者共同作用可使心肌耗氧量明显下降，减少心肌细胞缺血，在治疗高血压的同时可使 HRV 的 HF 成分增加。

参 考 文 献（略）

（原载于《中国循环杂志》2007 年 4 月第 22 卷第 2 期）

贝凡洛尔对原发性高血压患者短程和长程心率变异性的影响

王 莉 成小如 华 潞 黄 洁 庞会敏 汪 芳 康 健 李一石

卫生部心血管药物临床研究重点实验室 中国医学科学院中国协和医科大学心血管病研究所暨阜外心血管病医院临床药理中心

贝凡洛尔是具有轻度 α_1 受体阻滞作用的高度选择性 β_1 受体阻滞剂，可阻断 β 受体减慢心率、降低心肌收缩力和血压。但作者尚未见文献报道贝凡洛尔对原发性高血压患者短程和长程心率变异性（HRV）的影响。本研究对26例高血压患者进行同步短程及长程 HRV 的分析，旨在研究探讨贝凡洛尔改善心脏自主神经活动失衡的作用。

材料与方法

1 研究对象

入选标准：年龄18～65岁的原发性高血压患者，坐位舒张压（SeDBP）95～115mmHg。经询问病史、体格检查、胸片、心电图、血和尿常规及血生化检查。排除标准：继发性高血压，坐位收缩压（SBP）>180mmHg；肝、肾功能损害（血清肌酐、尿素氮均大于正常值的1.5倍）；合并有严重缓慢性心律失常未安装起搏器的患者；严重烟酒嗜好、药瘾、孕妇及哺乳期妇女；既往对贝凡洛尔过敏者。研究期间不能停服所有抗高血压药者。患者均签署知情同意书。

2000－2001年本院26例门诊高血压患者完成研究，平均年龄（43.85±5.45）岁（29～57岁），其中男性21例，女性5例。

2 研究方法

所有患者经1周洗脱期，2周安慰剂期后，服用贝凡洛尔（日本化学制药公司，每片50mg，批号：2001－0019），100mg·d^{-1}，分2次服用。治疗4周后 SeDBP≥90mmHg 者剂量加至贝凡洛尔200mg·d^{-1}，分2次服用，继续服用4周。

采用 MIRACLINK INC 公司 DMS-P_4 记录系统；应用 DMS-P_4 软件分析 HRV。选用3个时域指标：正常 RR 间期的标准差（SDNN）、相邻 RR 间期之差的均方根（rMSSD）、全部 RR 间期中相邻 RR 间期之差>50ms 的心搏数，除以总的 RR 间期个数乘以100（PNN_{50}）。4个频域指标：极低频（VLF），频段0.003～0.04Hz；低频（LF），频段0.04～0.15Hz；高频（HF），频段0.15～0.4Hz；低频与高频比值（LF/HF）。分析24h 的长程时域指标以及5min 短程频域指标。选取受检者在上午9:00～11:00的时间段，安静卧位状态下的5min 频域分析。

3 数据处理

所有参数以均值±标准差（$\bar{X}\pm s$）表示。采用配对 t 检验方法统计。$P<0.05$ 为有统计学显著性差异。用 SAS 9.13 软件进行统计分析。

结　　果

1　血压

服贝凡洛尔治疗 8 周后，患者的 SeSBP/SeDBP 明显下降，由（151.72 ± 14.63)/(103.34 ± 5.50）降至（141.70 ±11.33)/(94.96 ±7.78）mmHg（$P<0.01$）。

2　心率

贝凡洛尔治疗 8 周，患者的平均心率、最慢心率、最快心率均较药前下降，见表 1。

表 1　高血压患者服贝凡洛尔前后心率情况　　$n=26$

项目（次·min^{-1}）	用药前	用药后
平均心率	80.5 ±7.1	72.9 ±8.6[a]
最慢心率	52.1 ±4.2	49.4 ±5.4[a]
最快心率	134.7 ±15.2	120.8 ±15.0[a]

与用药前比，a：$P<0.01$

3　长程 HRV 时域指标分析和短程 HRV 频域指标分析

贝凡洛尔治疗后 SDNN，rMSSD 和 PNN_{50}增加，后两者指标的改善均有显著性统计学差异（$P<0.05$ 或 $P<0.01$），见表 2。

表 2　服贝凡洛尔前后 HRV 时域和频域分析比较　　$n=26$

指　标	24h		5min·d^{-1}	
	用药前	用药后	用药前	用药后
SDNN/ms	127.5 ±18.8	129.0 ±18.5	–	–
rMSSD/ms	22.0 ±6.7	26.8 ±10.3[b]	–	–
PNN_{50}	4.2 ±4.1	7.4 ±6.7[a]	–	–
VLF/Hz	–	–	1790.9 ±624.6	1734.3 ±616.4
LF/Hz	–	–	516.5 ±227.6	480.3 ±212.7
HF/Hz	–	–	155.6 ±71.0	224.8 ±141.5[b]
LF/HF	–	–	3.3 ±3.2	2.1 ±1.5[b]

与用药前比，a：$P<0.01$，b：$P<0.05$

贝凡洛尔治疗后使 VLF，LF 和 LF/HF 降低，HF 增加。与治疗前相比，LF/HF 和 HF 指标的改善具有显著性统计学差异（$P<0.05$），见表 2。

讨　　论

长期高血压可造成严重的靶器官损害，尤其心血管事件多发。在诸多影响心血管事件发生率的因素中，植物神经系统的变化具有重要作用。原发性高血压患者的心脏植物神经系统与心血管系统之间相互作用不协调，心脏植物神经系统功能受损，交感神经张力增高，迷走神经张力减低，表现为 HRV 降低。现有的资料表明，β 受体阻滞剂可抑制交感神经活性，平衡自主神经。

高血压患者常伴有静息时的心动过速及 HRV 的降低。前者为心血管疾病发病率和病死率的独立危险因素之一[1]；而后者则为高血压患者发生恶性心血管事件的先兆和预测心源性死亡的独立危险因素。

黄颖等[2]研究显示注射美托洛尔之后，支配心脏的交感神经部分阻断，心率较前下降，HF 在总功率中所占比重增加。注射阿托品阻断支配心脏的部分迷走神经后，HF 在总功率中所占比重明显降低，LF 和 VLF 也降低。提示 VLF，LF 及 HF 均包含迷走神经活性，而 HF 则以反映迷走活性为主。

根据“心率变异性检测临床应用的建议”[3]，HRV 时域分析以长时程 24h 为宜，频域分析则以短时程（5min）为宜。本研究所见原发性高血压患者经贝凡洛尔 100～200mg·d^{-1}治疗 8 周后，SeSBP 和 SeDBP 均较治疗前有明显降低，平均心率、最快心率亦较药前明显降低，同时伴随 HRV 各项参数较治疗前改善。长程时域分析各项指标 SDNN，rMSSD，PNN_{50}较治疗前升高。短程频域分析 HF，LF/HF 增加有显著性统计学差异；VLF 和 LF 降低，无明显统计学差异。贝凡洛尔治疗后，HF 较治疗前明显升高，提示贝凡洛尔在降压同时能使迷走神经活性增强而提高 HRV。其机制可能为贝凡洛尔具有高度 β 受体选择性，对 β_1 受体的亲和力比 β_2 受体强 12～32 倍[4]，β_1 与 α_1 受体阻滞的综合作用，可抑制内源性交感神经活性，使血浆中肾素活性降低，因而可减慢心率，降低心肌耗氧，改善 HRV。但是该研究例数较少，其确定机制需进一步增加例数研究证实。

低 HRV 是高血压患者预后不良和死亡的原因之一。所以，在高血压的临床治疗中，首选以降低交感神经活性的药物，对延缓和减轻心脑肾等靶器官的损害和死亡的发生尤为重要，如转换酶抑制剂、β 受体阻滞剂等降血压与其他降压药合理配合等。β 受体阻滞剂治疗高血压可使 HRV 的 HF 成分增加[5]，提高冠心病患者 HRV，对缺血性心脏可能有保护作用[6]。

参 考 文 献（略）

（原载于《中国新药杂志》2007 年第 16 卷第 12 期）

Effect of arotinolol on right ventricular function in patients with dilated cardiomyopathy

Hong Yang[1] Li Xu[1] Yongkang Tat[1] Zhimin Xu[1] Xiuqing Du[2]
Naqiang Lu[2] Kefei Dou[1] Jinglin Zhao[1] Xianqi Yuan[1] Yanfen Zhao[1]
Rongfang Shi[1] Chaomei Fan[1]

[1]Key Laboratory of Clinical Trials Research in Cardiovascular Drugs, Ministry of Health, Clinical Pharmacology Center, Cardiovascular Institute and Fuwai Hospital, CAMS and PUMC, Beijing 100037, China

[2]Beijing Nuclear Industry Hospital, Beijing 100042, China.

Dilated cardiomyopathy (DCM) is generally considered to be accompanied by both left and right ventricular dysfunction, but in most studies only the left ventricle (LV) function has been analyzed, with less attention paid to right ventricle (RV) function.[1-3] However the RV ejection fraction (RVEF) is relatcd to the capacity for exercise tolerancc and to thc prognosis in DCM patients with severe LV failure; therefore it is necessary to evaluate RV function in such Patients.

The beneficial effect of β-blocker therapy in DCM patients with chronic congestive henrt failure (CHF) has been confirmed in many studies.[4-6] Arotinolol is an alpha-and beta-blocker without antioxidant properties and the ratio of alpha to beta js similar to carvedilol (alpha: beta = 1 : 8). Our goal in the present Study is to evaluate the effect of arotinolol on right ventricular function in patients with DCM.

Methods

Inclusion criteria

Inpatients and outpatients aged 18 to 65 years old with established DCM and CHF were enrolled in the study, which consisted of 33 patients with 24 males and 9 females. Their left ventricular cjection fraction (LVEF) <40%; Lv enddiastole diameter (LVEDd) >60mm; and with stable hemodynamics.

Patients with the following conditions including hypersensitivity to β-blocker, coronary heart disease, chronic alcohol intoxication, hypertension, valvular heart diseases, hypertrophic cardiomyopathy, restrictive cardiomyopathy, severe arrhythmia, diabetes mellitus, severe lung diseases, and eongenital heart diseases were excluded from the study.

The protocol was approved by the ethics committee of the hospital and was carried out in accordance with the guidelines of Good Clinical Practice of Ministry of Health of China. All patients gave their informed consent before entering the study.

Study protocol

All enrolled patients had two periods of treatment. During the first period patients received the routine medication for CHF including digoxin, diuretics and angiotension converting enzymes inhibitor (ACEI) for a week, and then completed all examinations required for baseline observation; the second period lasted 12 months duffng which time all patients were given arotinolol 1.25mg twice daily for 1 or 2 weeks. The dose was increased every 1 to 2 weeks until the maximal tolerant dose. Dose titration was deferred or the dose was lowered if the patients could not tolerate the initial dosage or the systolic blood pressure decreased to less than 90mmHg after adjusting the dosage of diuretics or other drugs.

Methods

Echocardiographic study

M-mode and 2-dimensional echocardiographic studies were performed with an ACUSON 128 type electronic phase array echo imaging system equipped with a 3. 5-MHz transducer; the four-chamber view was shown by 2-DE with clcar demonstration of mitral valve and tricuspid valve. End diastole and end systole were determined by electrocardiographic trigger with end diastole on the top of QRS complex and end systole at the end of T wave. The images of end diastole and end systole were recorded, then the ventricular outline was traced by hand and digitized with cursor; the long axis diameter of left ventricle was defined as the distance from the midpoint of mitral annulus to apex and the long axis diameter of right ventricle was defined as the distance from the midpoint of tricuspid annulus to apex. The volumes at end diastole and end systole for both left and right ventricles and then the RVEF and LVEF were calculated with single plane Simpson professional software.[7] The diameters of both left and right ventricles and ventricular wall thickness were measured by M-mode echocardiography. Data from three cardiac cycles were analyzed and then a mean value for each cycle was acquired.

RVEF measured by FPRA

The RVEF was also measured by first past radionuclide angiography (FPRA) on the day of 2-dimensional echocardiographic measurement of RVEF with the Toshiba 90B SPECT ã-Camera Data Collection and Analysis system. All patients underwent right ventriculography at 300° in the left anterior oblique view with a bolus infusion of ^{99m}Tc-RBC 740MBq; when contrast medium first passes the cardiac chamber, dynamic imaging was performed at a rate of 32 flames per second, and then the imaging data were rcad into the computer for processing. The frames from three cardiac cycles were analyzed and a mean value for each cycle was acquired.

Statistical analysis

All calculations were performed on a personal computer with the statistical package SPSS 11. 5. Data are presented as mean ± SD. Changes in variables for both left and right ventricular function after arotinolol treatment were analyzed using Student's paired *t*-test, and the relationship between RVEF measured by 2-DE and by FPRA was analyzed with logistic regression analysis; a value of $P < 0.05$ was considcrcd signmcant.

Resuits

Changes in both left and right ventricular function after arotinolol treatment

Changes in both left and right ventricular function after 12-month treatment with arotinol (see Table 1) showed that the LV systolic function in patients with DCM was significantly improved after 12 month treatment with arotinolol; LVEF increased from 27. 39 ± 7. 94% to 41. 13 ± 9. 45% ($P < 0.01$), while RVD was markedly reducod from 23. 0 ± 8. 3mm to 20. 7 ± 5. 4mm ($P < 0.01$) and RVEF was significantly increased from 36. 9 ± 10. 3% to 45. 8 ± 9. 6% ($P < 0.001$).

Table 1. Changes in variables for both LV and RV function before and after arotinolol treatment ($\bar{X} \pm s$)

Parameter	Before treatment	After treatment
Diameter of left ventricle and systolic function		
LVEDd (mm)	69.90 ±9.14	63.08 ±8.39 *
LVESd (mm)	59.52 ±8.83	50.89 ±8.17 *
CI ($L/min/m^2$)	2.54 ±0.78	2.83 ±0.67 #
LVEF (%)	27.39 ±7.94	41.13 ±9.45 *
Diameter of right ventricle and systolic function		
RVD (mm)	23.0 ±8.3	20.7 ±5.4 #
RVEF (%)	36.9 ±10.3	45.8 ±9.6 *

Correlation analysis between the RVEF measured by 2-DE and by FPRA

Out of a total of 33 patients enrolled, data from 24 patients has been integrated (Table 2). In Table 2, correlation analysis shows that two methods of RVEF measurement (by 2-DE and by FPRA) were well correlated with a linear regression, correlation equation:

RVEF2 = −2.182 + 1.003 RVEF1; the correlation coefficien $r = 0.933$ ($P < 0.001$). The corresponding plot seen in figure 1.

Table 2. The correlation analysis between the RVEF measured by 2-DE and by FPRA (n=24)

Mehod	$\bar{X} \pm s$	Regression equation	Correlation coefficient	P value
2-DE Method (RVEFI)	36.8 ±8.6	RVEF2 = −2.182 + 1.003RVEF1	0.933	<0.001
FPRA Method (RVEF2)	34.7 ±9.3			

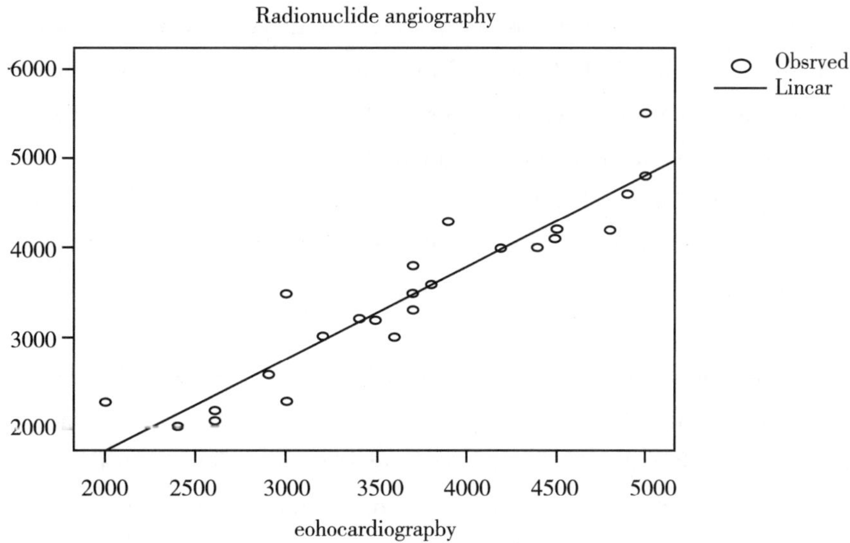

Figure 1 The plot of radiomuclide angiograply and echocareliograply

Analysis of adverse events

None of these patients withdrew from the study prematurely because of laboratory abnormality or adverse events, The most frequently repeated adverse event was nausea, as experienced by 8 patients; and 3 patients experienced dizziness.

Discussion

The quantitative analysis of cardiac function generally focuses on the LV function. While the LV function may be accurately assessed at standard Doppler echocardiography, the evaluation of the RV structure and function has several limitations due to a difficult approach, mainly related to the fact that this chamber is located behind the sternum as well as its geometric configuration. It is now recognized that the RV is not a passive conduit, but functions as a pump may directly affect the function of the circulatory system.

The radionuclide ventriculography is a well-tmown, non-invasive method for RV evaluation with its precision most proximate to that of the RV X-ray angiography, which is often used as a standard method for comparison studies.[1,7,8] 2-DE is an important mean for the evaluation of cardiac function, which can accurately measure the observed parameters such as ventricular diameter, volume and wall thickness with characteristics of non-invasiveness, convenience and low cost.

At present, there are three methods to calculate the RV volume and then RVEF by 2-DE technique, and they are the Simpson, Levine and Shimazaki methods.[9-11] In this study, the long axis diameter on apical four-chamber view (the distance from apex to the midpoint of tricuspid annulus) was measured by single plane Simpson method, and RV volume at end-diastole and end-systole and then RVEF were calculated with specjal software. Cui et al.[12] also found that 2-DE may be a reliable method for RV function evaluation. The results of this study show that there is a high correlation between the 2-DE method and the radionuclide ventriculographic method with its regression equation of RVEF2 = $-2.182 + 1.003$RVEF1 and correlation coefficiency $r = 0.933$ ($P < 0.001$). Therefore the 2-DE Simpson method can accurately measure the RVEF and thus is a reliable method to evaluate the RV function.

Arotinolol is a competitive. antagonist at both α-and β-adrenoreceptors and the ratio of alpha to beta receptors is similar to that of carvedilol (alpha : beta = 1 : 8).[10] Arotinolol reaches a peak concentration at two hours after dosing and has a half life of 11.2 hours. In previous studies, it was found that arotinolol may improve the balance between the sympathetic and parasympathetic nervous systems. Morimoto et al.[13] found that the potent blocking effects of arotinolol and its metabolite on the increased renin release in response to β-adrenoreceptor stimulation may contribute to the effect of this agent. These blocking effects inhibited isopropanolol-induced enhancement of renin release in a concentration-dependent manner. Similar results were observed with propranolol or labetalol, although the inhibitory potencies of these agents were considerably lower than that of arotinolol.

The results of this study showed that both LVEF and RVEF were significantly increased and the RVD was significantly decreased after treatment with arotinolol. The study indicates that arotinolol has a significant effect in the treatment of both left and right ventricular dysfunction in patients with DCM. The mechanism of benefit is unclear, but it may be in all likelihood associated with its β-biocking effects on the neurohormonal system and sympathetic nervous system.

The study also has its limitations; researchers were not blinded to treatment, but measurements of observed parameters were performed in a blinded manner. Another limitation is the small number of study patients. We are aware that a large number of subjects would have improved the reliability of our results.

In conclusion, arotinolol for twelve months treatment has a favorable effect on improvement of both left and right ventricular function in patients with IDCM and is gencrally safe and well tolerated. The mechanism of action of arotinolol and the long-term benefits of this agent in the management of CHF in patients with DCM should be elucidated by large-scale outcome studies.

参 考 文 献（略）

（原载于《Journal of Geriatric Cardiology》2007 年 9 月第 4 卷第 3 期）

2-甲氧基雌二醇和2-乙氧基雌二醇减少老年肥胖糖尿病 ZSF_1 大鼠的肾疾病进展

贾友宏[1] Xincheng Zhang[2] Edwin K. [2] Jackson PhD[2] Stevan P. [2] Tofovic，MD PhD[2]

1 北京阜外心血管病医院 临床药理中心；
2 Center for Clinical Pharmacology，Departments of 3 Medicine and 4 Pharmacology University of Pittsburgh School of Medicine

慢性肾疾病（CRD）有增加心血管疾病发生率、死亡率以及加重粥样硬化的特点[1]。与心血管疾病相似，CRD 的发病率和发生率在男性比女性高[2-4]。对糖尿病患者，似乎雌激素相关的心血管保护丧失了，女性糖尿病患者可能发展成严重的心血管疾病[5]。

目前证据表明，几个观察到的17β-雌二醇（E_2）的细胞效应是通过它的代谢物调节的[6]。在体内试验，雌二醇被转化为2-羟雌二醇（2HE），它有轻微的雌激素作用，并且2HE 被迅速转化为2-甲基雌二醇（通过儿茶酚胺-O-甲基转化酶），它没有雌激素样作用[7]。有研究表明在慢性嘌呤霉素核苷酸诱导肾脏疾病的动物模型，用2HE 治疗可减少尿蛋白和减慢肾脏疾病的进展[8]。同样，2ME 和它的代谢前体2HE 对慢性 NO 合成酶抑制剂诱导的肾和心血管损害大鼠表现有保护作用[9]。通过5周长期 NOS 抑制剂 N-硝基-L 精氨酸（LNNA）诱导的严重高血压，伴有蛋白尿，明显的肾小球滤过率减少，肾脏增生和炎性反应和高死亡率（75%）。2-ME，不是2HE，明显减少血压的升高和缓解 GFR 的减少。2HE 延迟蛋白尿的发生，相反2ME 预防 LNNA-诱导的蛋白尿，两个代谢产物减少肾炎性反应和增生反应并且明显减少死亡率。而且，2-ME 和2-HE 均能减少血管紧张素慢性输注诱导的心脏肥厚[10]。在年轻的12 周肥胖 ZSF_1 大鼠，用20 周 2HE 治疗能增加摄入和肥胖，减少高血压，改善代谢状态和内皮功能，减少蛋白尿和肾小球硬化（11）。HE 对年轻 ZSF_1 大鼠的肾脏作用可能通过减少食物摄入和随之的代谢状态改善，而不是直接的肾保护作用。因此，本研究的目的是检测2ME 对高龄糖尿病 ZSF_1 大鼠的肾病进展的影响，以判断对肥胖和血压的保护作用是否是独立的。

最近的数据表明合成的雌二醇代谢产物可能有抗致畸作用，产物之一2EE 被报道是比2ME 更强的抗增生效应[12-14]。据此，在本研究中我们也检测了2EE 对肾脏的作用。

1 材料与方法

1.1 动物：共用27 只35 周雄性肥胖 ZSF_1 大鼠（Charles River Laboratories Inc，Wilmington，MA）。肥胖 ZSF_1 大鼠来源于美国基因模型公司（Genetic Models Inc.，Indianapolis，IN），通过瘦型纯种雌性 Zucker 糖尿病肥胖大鼠（ZDF-/fa）与瘦型纯种雄性自发性高血压心衰大鼠（SHHF/Mcc-cp，-cp）杂交产生。与母系相似（ZDF 糖尿病大鼠），ZSF_1 大鼠具有代谢综合征表现（如高血压，糖尿病和高脂血症）及发展如肾病大量蛋白尿、异常肾组织病理改变（肾小球硬化和严重的肾小管间质和血管改变）和肾小球滤过率减低[8,10,15]。然而，ZSF_1 大鼠有严重的高血压和肾脏疾病，与其父系 ZDF 糖尿病大鼠相反，并不发展成肾积水[15]。

大鼠在22℃，45%相对湿度和12-小时光/暗周期中饲养，可以随时饮水，食物为 Purina 5008 啮齿食物（Pro Lab RHM 3000 rodent diet，PMI Nutrition，Inc，St Louis，MO）。实验方案被美国匹兹堡大学动物管理关心和应用委员会批准，所有的实验按照大学动物事宜指南进行。

1.2 化学物品：2ME 和 2EE 购于 Steraloids, Inc. （Newport, RI），PEG-400 泵购于 Sigma-Aldrich（St Louis, MO）。

1.3 方案：在开始治疗之前，3 周，6 周和 9 周治疗前，动物放置在代谢笼内并允许适应 2d，在记录体重和 24h 尿量，食物和水摄入量。尿样品进行蛋白量（bicinchoninic acid method; Pierce; Rockford, IL）和糖测定（InfinityTM Glucose Reagent; Sigma Diagnostics, St Louis, MO），以及尿蛋白和糖分泌计算。动物被随机分为植入组，在海罗芬麻醉，用渗透微量泵（型号 model 2ML4, Alzet, Palo Alto, CA），内含对照组（聚乙烯甘油 400，2.5L/h），n = 9；治疗组：2ME 组（18g/kg/h），n = 9；2EE 组（18g/kg/h），n = 9；渗透微量泵在 32d 后置换。在治疗 9 周后，动物进行肾血流动力学和分泌功能测定，方法如前描述[16]，动物用苯巴比妥麻醉（45mg/kg 腹腔内）。

将一段 PE-240 聚乙烯导管插入大鼠气管以帮助呼吸。左颈动脉用 PE-50 导管连接以用于血样采集和平均动脉压（MABP）和心率测量，使用数字压力分析仪监测（Micro-Med. Inc., Louisville, KY, USA）。两个 PE-50 插管被置入左颈内静脉，一个为输入 ^{14}C-胰岛素（0.035Ci/20L 盐水/分钟），另一个用于输入盐水（50L/min），或必要时用于麻醉。另外，暴露左肾动脉，一个 PE-10 导管插入左输尿管以用于收集尿量，一个流量测量探头（Model 1RB; Transonic Systems, Inc., Ithaca, NY, USA）放在左肾动脉以测量肾血流（RBF）。在 30min 清除期之前，经过 45min 稳定期。每 1min 记录一次 MABP 和 RBF，平均每 30min 收集的尿量。中点血样（300L）采集以检测收集的放射活性和血球比积。尿量（UV）用重量分析仪测定，并测量血浆和尿的 ^{14}C-胰岛素。计算肾 ^{14}C-胰岛素清除率用于估计肾小球滤过率。使用麻醉过量对动物实施安乐死。快速摘除右肾用冰浴 PBS 缓冲液冲洗，分离肾皮质标本，迅速冷冻在液态氮中保存，为进一步蛋白表达分析。

1.4 肾组织处理和蛋白提存：冷冻组织样本用研钵和捣锤砚碎，碎沫组织在 5ml SDS 缓冲液（50mM Tris, pH 7.0, 2% SDS, 10% 甘油）裂解均匀化，当中含有蛋白酶抑制剂（2μg/ml antipain, lμg/ml 抑肽酶，2μg/ml 亮肽酶，1mg/ml 磺酰苯甲基氟化物），12，000rpm 离心 10min，分存上层液。上层液蛋白浓度使用考马斯亮蓝染色法测定，样本保存在 -20℃ 冰箱内。肾蛋白表达分析，对照组（如瘦雄性 ZSF_1 同窝大鼠，$n = 7$）也同样进行。

1.5 蛋白免疫印迹法：蛋白溶解在 60℃ Laemmli 样品缓冲液 15min。样品（每道加 30μg 蛋白）加样到 7.5 ~ 10% 聚丙烯酰胺胶中，应用 SDS-PAGE BioRad 微型胶系统。蛋白应用电转染在聚偏二氟乙烯膜（Millipore, Bedford, MA）。用 5% 牛奶封闭膜 1h，在室温一抗孵育 3h 或在 4℃ 过夜：增殖性细胞核抗原（PCNA）兔多抗（目录号#sc-7907），血管内皮生长因子（VEGF）鼠单抗（目录号#sc7269），转录因子 NF B 亚结构 50（NFkB-50）鼠抗（目录号#sc-8414）和 NFkB 亚结构 65（NFkB-65）鼠单抗（目录号#sc-8008）。所有的一抗购于 Santa Cruz Biotechnology Inc. （Santa Cruz, CA）。用-actin 做膜探针（Sigma-Aldrich, St. Louis, MO）校对加量的稳定性。用含 0.5% Tween 20 PBS 缓冲液冲洗膜三次，然后在辣根过氧化物偶联的驴抗兔 IgG 二抗体 1∶5，000 稀释中室温孵育 1h（Amersham, Arlington Heights, IL）。密度分析使用 ImageQuant TL 完成（Amersham Biosciences, Inc, Piscataway, NJ），条带密度用-actin 标化。

1.6 统计分析：数据用平均值 $\bar{X} \pm sEM$ 表示。统计分析通过 Number Cruncher 统计软件程序完成（Kaysville, UT, USA）。代谢研究（重复测量）的数据组间比较用双尾（2F）ANOVA 分析，并进而通过 post-hoc 比较用 Fisher's LSD 检测。比较急性实验和基础代谢笼（单点）实验数据用单因数 ANOVA（1F-Anova）分析。$P < 0.05$ 的可能性值考虑有统计学意义。

2 结　果

如表 1 显示，基础对照组（35 周龄和用药前），2ME 和 2E 治疗组体重、进食量、饮水量、尿量、尿糖和尿蛋白的分泌率均相似。这个表还显示 35 周龄 ZSF_1 大鼠有口渴和多尿，并在尿中排出大量的蛋白和糖。在整个研究过程中，总的蛋白尿（>1g/d；表 3，周 0）明显增加。就如肾疾病进展和整体健康减低，在对照组的食物消耗也明显减少（~40%）。这可以解释在对照动物的尿糖为时间依赖性减少（表 1）。所以，与基础比较，治疗对尿糖分泌的影响也表现为百分比的变化（图 1）。

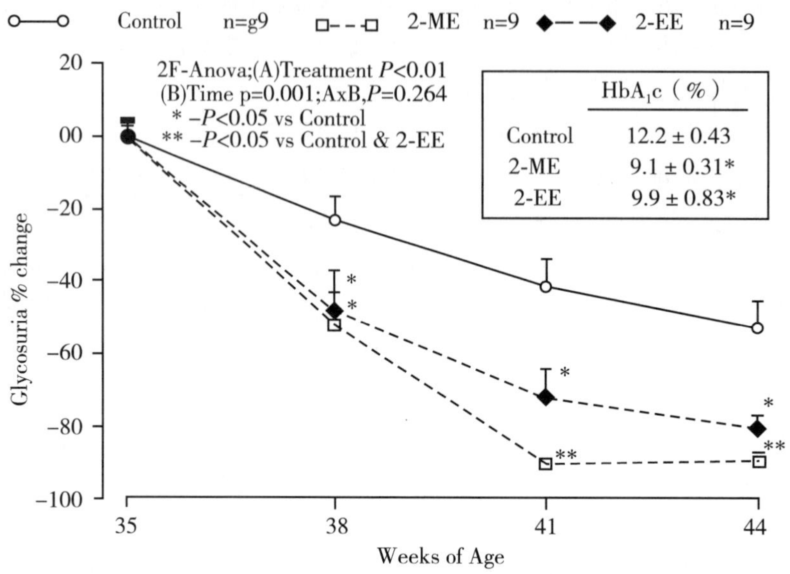

图 1　雄性肥胖糖尿病 ZSF_1 大鼠尿糖排泄率和肥胖大鼠接受 2-ME 和 2-EE 治疗 9 周 18g/kg/h。数据以与治疗前的百分比变化表示（周 0 在表 1）。糖化血红蛋白（HbA1c）在 9 周治疗后测定

2ME 组和 2EE 组治疗 9 周对体重无影响。2ME 和 2EE 减少尿量，液体摄入（表 1）和尿糖分泌（表 2）。2EE 和 2ME 明显减少糖化血红蛋白（表 2）。用 2ME 和 2EE 治疗对肾脏有保护作用，2EE 对代谢综合征相关肾疾病的动物作用更强。对大量蛋白尿动物，2ME 预防蛋白尿的进一步增加，而 2EE 以时间依赖性的方式减少蛋白尿（图 2）。2ME 和 2EE 两者均减少肾脏肥厚，缓解肾血流和肾小球滤过率减少，减少肾血管阻力（表 2）。2ME 和 2EE 对心率和血压无影响。

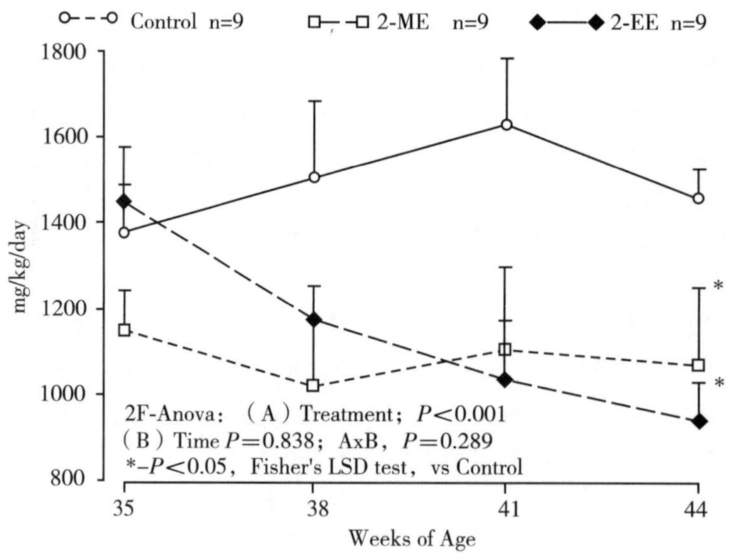

图 2　在雄性肥胖糖尿病 ZSF_1 大鼠和接受 2ME 和 2EE 18g/kg/h 治疗 9 周肥胖大鼠的尿蛋白分泌

表1　35周龄雄性肥胖，糖尿病 ZSF_1 大鼠（对照）和接受2-ME和2-EE治疗9周的肥胖大鼠的代谢参数

治疗	体重（%改变）	进食量 g/kg/d（%改变）	进水量 ml/kg/d（%改变）	尿量 ml/kg/d（%改变）	尿肌酐 mg/kg/d（%改变）	尿糖 g/kg/d（%改变）	蛋白/肌酐比率（%）改变
周0							
对照	659 ± 18	67 ± 3	265 ± 23	205 ± 18	36.3 ± 2.9	12.2 ± 1.7	38.2 ± 3.0
2-ME	669 ± 10	60 ± 6	210 ± 25	159 ± 16	29.7 ± 2.7	7.7 ± 1.3**	38.4 ± 5.4
2-EE	646 ± 15	69 ± 3	270 ± 27	213 ± 20	37.6 ± 1.8	12.4 ± 2.4	38.7 ± 3.0
周3							
对照	689 ± 17	61 ± 2	223 ± 19	173 ± 16	33.3 ± 3.4	8.49 ± 0.99	49.1 ± 7.9
	4 ± 1%	-8 ± 3%	-16 ± 5%	-16 ± 4%	-5 ± 10%	16 ± 4%	36 ± 16%
2-ME	679 ± 18	54 ± 3	145 ± 13	103 ± 11*	25.1 ± 2.8	3.56 ± 1.08**	42.3 ± 5.0
	1 ± 2%	-15 ± 4%	-28 ± 6%	-34 ± 6%	-10 ± 15%	-16 ± 4%	17 ± 14%
2-EE	680 ± 19	57 ± 2	171 ± 17	131 ± 12*	26.9 ± 1.2	6.32 ± 1.64	44.6 ± 3.81
	3 ± 1%	-16 ± 2%	-34 ± 4%	-38 ± 3%	-26 ± 4%	-16 ± 4%	2 ± 8%
周6							
对照	714 ± 17	55 ± 5	76 ± 26	140 ± 18	35.1 ± 3.7	6.96 ± 1.52	48.0 ± 4.3
	7 ± 1%	-17 ± 7%	-34 ± 7%	-22 ± 11%	-2 ± 14%	-16 ± 4%	27 ± 11%
2-ME	714 ± 5	51 ± 4	91 ± 14*	71 ± 9*	26.6 ± 2.0	0.82 ± 0.17**	40.2 ± 3.5
	6 ± 2%	-14 ± 9%	-57 ± 8%	-86 ± 3%	-11 ± 8%	-16 ± 4%	-7 ± 12%
2-EE	703 ± 20	47 ± 4	124 ± 21*	64 ± 9*	27.3 ± 2.51	3.73 ± 1.58*	37.6 ± 3.4
	7 ± 1%	-31 ± 5%	-60 ± 6%	-63 ± 9%	-25 ± 6%	-16 ± 4%	4 ± 11%
周9							
对照	738 ± 18	51 ± 3	175 ± 19	149 ± 15	26.1 ± .96	5.66 ± 1.24	56.1 ± 2.3
	11 ± 1%	-23 ± 3%	-34 ± 4%	-37 ± 10%	-26 ± 6%	-16 ± 4%	52 ± 7%
2-ME	730 ± 9	41 ± 6	116 ± 12*	80 ± 13*	25.2 ± 2.02	0.74 ± 0.21*	33.5 ± 6.7*
	9 ± 2%	-35 ± 9%	-45 ± 8%	-87 ± 2%	-31 ± 7%	-16 ± 4%	6 ± 17%
2-EE	725 ± 20	49 ± 3	138 ± 23*	103 ± 17*	40.4 ± 4.6	2.29 ± 0.30*	29.9 ± 3.1*
	11 ± 1%	-29 ± 3%	-51 ± 4%	-74 ± 3%	-23 ± 7%	-16 ± 4%	-16 ± 12%
2-F ANOVA：P <							
A：Treatment	0.581	0.020	0.001	0.001	0.001	0.01	0.015
B：Time	0.001	0.001	0.001	0.001	0.005	0.001	0.377
AxB Interaction	0.995	0.682	0.670	0.628	0.089	0.264	0.179
% Change							
(A：Treatment)	0.210	0.149	0.001	0.001	0.366	0.001	0.042
(B：Time)	0.001	0.009	0.001	0.001	0.364	0.001	0.047
(AxB Interaction)	0.997	0.428	0.877	0.919	0.250	0.566	0.136

表2 44 周龄肥胖糖尿病 ZSF_1 大鼠和 2ME 或 2EE（18g/kg/h）治疗 9 周的肥胖大鼠肾血流动力学和分泌功能

参数	对照	2-ME	2-EE
肾重（g）	3.47 ±0.09	3.12 ±0.25	2.93 ±0.06**
心率（b/min）	192.3 ±4.7	191.3 ±7.3	185.8 ±3.8
平均血压（mmHg）	164.2 ±4.1	160.6 ±5.3	155.4 ±3.4
肾血流（ml/min/g kidney）	1.79 ±0.1	2.35 ±0.31	2.820 ±19*,a
肾血浆流速（ml/min/g kidney）	0.65 ±0.04	0.99 ±0.12	1.08 ±0.07*,a
血红压积（%）	36.2 ±1.1	40.5 ±1.0	38.3 ±0.6
肾血管阻力（mm Hg/ml/min/g kidney）	94.9 ±4.3	70.4 ±10.1	57.8 ±2.7*,a
尿量（1/30min）	282 ±54	237 ±38	266 ±35
肾小球滤过率（ml/min/g kidney）	0.33 ±0.06	0.52 ±0.09	0.61 ±0.06*,a
滤过分数	0.52 ±0.08	0.49 ±0.06	0.5 1 ±0.06

注：* =2F-ANOVA，$P<0.05$；a =$P<0.05$，vs 对照组

VEGF 蛋白的表达：血管内皮生长因子（VEGF）功能诱导血管紧张素和增加微血管的通透性。肾脏 VEGF 主要来自肾小管内皮细胞和肾小球足细胞，以一定组成方式产生 VEGF。在成年肾 VEGF 缺乏血管紧张素特性，但还保持它的血管通透性作用，这与糖尿病肾病的蛋白尿有联系。在糖尿病环境中，肾脏的 VEGF 表达增加。如表4（左条形图）密度测定分析肾皮质组织 VEGF 蛋白表达，展示肥胖对照组比同窝瘦组增加明显。而且，2ME 和 2HE 两者均明显减少 VEGF 的蛋白表达（$P<0.05$）。

PNCA 蛋白的表达：细胞核增殖抗原（PCNA）是控制细胞生长状态的主要蛋白[17]。高 PCNA 水平指示 DNA 复制。与它们的同窝瘦组比较，肥胖糖尿病动物增殖增加（图3，右条形图），用 2ME 和 2EE 治疗的糖尿病动物肾皮质的 PCNA 蛋白表达明显减少。

NFkB 蛋白的表达：核因子 kappa B（NF-kB）是转录因子家族的一个因子，通常表现为二聚体，最常见的是 p50/p65 异源二聚体。通过影响 40% 多的炎症细胞因子和癌基因释放，NF-kB 转录因子涉及控制大量的细胞和生物功能，包括炎症、生长和凋亡。肥胖糖尿病 ZSF_1 大鼠与它们同窝瘦的比较增加核因子 NFkB 亚单位 p50 和 p65 表达（图4），这与糖尿病大鼠和糖尿病患者 NF-kB 蛋白水平增加一致[18]。2ME 和 2EE 治疗明显减少 NF-kB-50 和 NF-kB-65 的表达（$P<0.05$）。

3 讨　论

本实验和临床数据显示雌激素有心脏保护作用和肾保护作用，所以雌激素治疗将成为一种可选择的减少伴随慢性肾脏疾病（CRD）的心血管疾病（CVD）。不幸的是，有重要的药理和临床因素可能限制雌激素用于预防或治疗 CRD 的 CVD 患者。这些包括在男性 CRD 患者的雌激素女性化作用，雌二醇对血浆甘油三酯的副作用，尤其对肾病患者，增加靶器官发生癌症的危险，尤其对绝经前妇女。另外，近来大规模前瞻性临床研究（Heart and Estrogen/Progestin Replacement Study [HERS]，和 Women's Health Initiative Study [WHI]）[19,20] 对雌激素对心血管疾病的一级和二级预防的作用安全性提出质疑。

我们根据目前研究和以前的数据提出建议，使用雌二醇非雌激素代谢产物，或它们的合成物，可能对预防 CRD 人群的心血管病发生率和死亡率提供更多有效途径。

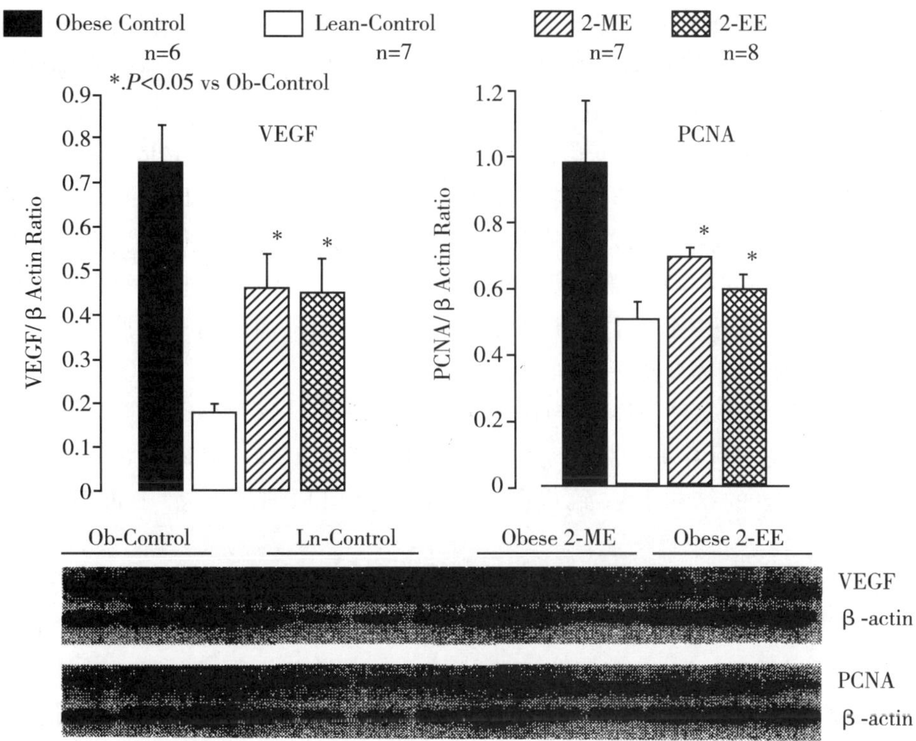

图3 44周龄瘦（Ln）和胖（Ob）雄性 ZSF_1 大鼠和经过2ME或2EE治疗9周肥胖大鼠的肾皮质血管内皮生长因子（VEGF）和增殖性细胞核抗原（PCNA）表达

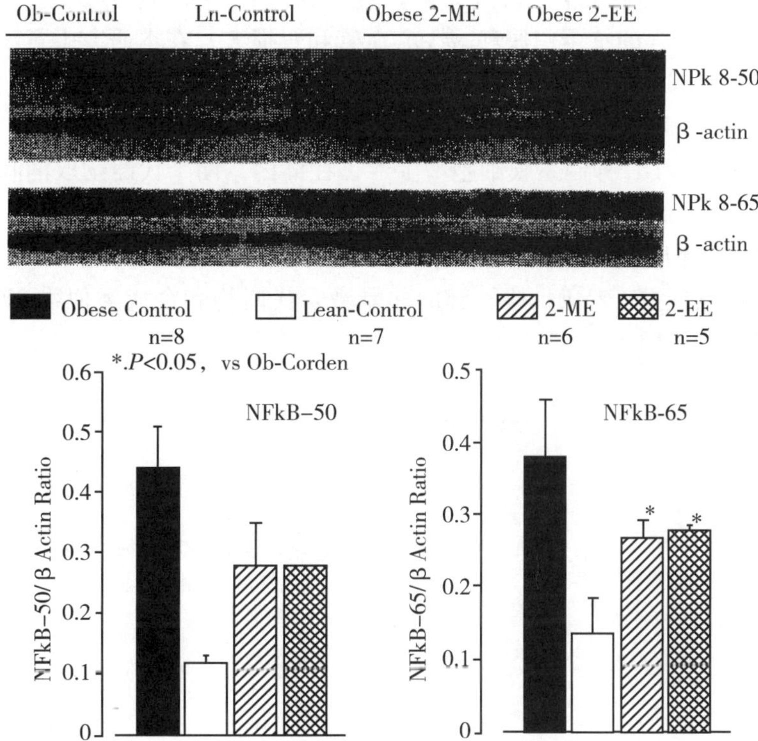

图4 44周龄瘦（Ln）和胖（Ob）雄性 ZSF_1 大鼠和经过2ME或2EE治疗9周肥胖大鼠的肾皮质的核因子 kappa B 亚结构 p50 和 p65（NFkB-50 和 NFkB-65）表达

这个研究的主要发现是2ME和合成同类物2EE，在去除食物摄取，肥胖和高血压改变的影响，可减少与代谢综合征肾病相关的慢性肾疾病进展。2ME和2EE两者均显示对肾有强的抗炎作用和抗增殖作用，这些作用包括以前研究的2HE对啮齿动物肾脏疾病模型的作用[19,10,12]。

在本研究中2ME和2EE改善体内糖稳态，即减少糖化血红蛋白（HbAlc）和尿糖。过氧化物酶体增殖活性受体（PPAR激动剂提高胰岛素敏感性。2ME和2EE与PPAR配基的结构有相似，早期报道提示2ME的PPAR激动剂特性（21），可以解释观察到的稳定血糖作用。据此，提高胰岛素敏感性和降低血脂血糖应该有希望减少肾损害。然而，2ME和2EE治疗动物还有升高HbAlc水平（虽然减少明显，$P<0.05$），有观察到的肾保护作用它不可能完全是通过对高血脂的影响。对明确肾疾病进展中糖稳定性改变的影响需要进一步研究。

在糖尿病动物和糖尿病患者中NF-kB转递因子表达增加[18]，而且NF-kB还与肾疾病包括糖尿病肾病理发展有关联[22]。在本研究中，肥胖动物增加NFkB表达，2ME和2EE都减少NF-kB表达并提供肾保护。这与以前报道的结果相一致，在啮齿动物蛋白尿肾病模型中抑制NF-kB可减少肾损害[23,24]。

免疫标测分析显示，肥胖动物肾皮质比它们同窝出生瘦动物的更增加VEGF蛋白的表达。这与以前报道的在链脲霉素和zucker肥胖糖尿病大鼠中增加VEGF基因表达相一致[25]。用抗VEGF抗体治疗可通过减少高滤和白蛋白尿，改善肌苷清除减低，减少长期肾重量、肾小球体积、基底膜厚度和总肾小球膜体积改变，改善糖尿病大鼠早期肾功能不全[26,27]。值得注意的是，9周2ME和2EE治疗减少肾皮质VEGF的表达，提供肾保护。与它的内皮修复和综合保护相反，近来报道建议，在高胆固醇小鼠和慢性NOS抑制诱发的肾疾病大鼠模型中，VEGF可增加其动脉粥样硬化[28,29]。而且，在体的血管紧张素Ⅱ诱导的肾脏损害涉及增加VEGF表达和相关的炎性改变[30,31]。值得一提的是在这两种模型中，慢性NOS抑制模型[9]和血管紧张素Ⅱ诱导的肾脏损害模型[32]，和本研究在高脂ZDF_1大鼠中，2-ME表现较强的抗蛋白尿和减少心血管和肾损害。在本研究中肾VEGF表达的减少并不令人感到意外，因为2-ME被报道有抗血管紧张素作用和在肿瘤细胞株和在体中抑制VEGF表达[32,33]。活化的肾小球系膜细胞（即通过高糖）和巨噬细胞是糖尿病肾VEGF产生主要来源。另外，体外2ME和它的代谢前体2HE抑制系膜细胞增生[6]，在体内，两个代谢物取消间质和肾小球巨嗜细胞流入（ED1+细胞）和抑制肾小球和管细胞增生和胶原Ⅳ合成[8,9]。2ME抗炎和（肾小球系膜细胞）抗增生作用以及改善糖稳态可能对减少VEGF表达有作用。

总之，这个研究提供证据，2ME，雌二醇的非雌激素代谢物和合成类似物2EE有对与代谢综合征相关的肾疾病有肾保护作用。

参 考 文 献（略）

（原载于《中国分子心脏病学杂志》2007年10月第7卷第5期）

连续口服盐酸噻氯匹定片在健康人体的药代动力学

华 潞 田 蕾 黄一玲 况扶华 李飞鸥 项志敏
康 健 张阴凤 孙 羽 李一石

中国医学科学院、中国协和医科大学 阜外心血管医院 临床药理中心
卫生部心血管药物临床研究重点实验室

噻氯匹定（ticlopidine）是噻吩匹啶类衍生物，属血小板膜纤维蛋白原受体阻滞剂，能抑制血小板膜上糖蛋白（GP）Ⅱb/Ⅲa 与纤维蛋白原的结合，也可抑制血小板膜与纤维蛋白原间钙桥的形成，故在血小板聚集的最后通道上、有拮抗多种促凝剂的作用[1]。主要药理作用是抑制 ADP 所诱导的血小板聚集，尤其是可同时抑制内源性和外源性 ADP 所诱导的血小板聚集。

1978 年，噻氯匹定由法国 Sanofi 公司上市；1989 年，开始进入我国市场。临床广泛应用于预防和治疗血栓栓塞性疾病，如外周血管疾病、脑缺血性疾病、冠状动脉病等[2]。检索既往国内外文献，噻氯匹定血药浓度检测方法有 HPLC、GLC、GC/MS 法[3]。尚未见有采用 LC-MS-MS 方法测定的报道。国内文献对中国人连续口服噻氯匹定的药代动力学特性报道很少；而且连续服药后测定血药浓度时间也较短，仅观察到停药后 12h[4]。为此，本研究采用 LC/MS 法对连续口服噻氯匹定 11 天后的血药浓度进行测定，并在停药后对其血药浓度持续观察长达 21 天，较为准确地评价了其稳态药代动力学特性，为该药的临床合理应用提供科学依据。

材料、对象与方法

1 药品、试剂与仪器

盐酸噻氯匹定，规格：每片 250mg，批号：056，杭州赛诺菲圣德拉堡民生制药有限公司生产；内标：盐酸普萘洛尔，Sigma Chemical Company 生产。甲醇、正已烷、异丙醇均为色谱纯，美国 Fisher 公司生产；甲酸色谱纯，Fluka 公司生产；其他试剂为分析纯。

API4000 液质联用仪，美国应用生物系统公司产品。

2 受试者选择

健康青年男性 12 名，平均年龄（21.9 ± 1.24）岁，身高（172.1 ± 7.15）cm，体质量（62.3 ± 6.68）kg。既往无疾病史，经体检证明其心、肝、肾功能正常，试验前 2 周至整个实验过程，禁服用任何其他药物；试验期间禁忌烟酒。试验开始前签署知情同意书。

3 分组、给药与血样采集

受试者于每日晨 8∶00 空腹和晚 8∶00 各口服盐酸噻氯匹定片 250mg，温水 200ml 送下，连续口服 10 天。试验第 11 日晨 8∶00，空腹口服盐酸噻氯匹定片 250mg，温水 200ml 送下。

于末次服药（试验第 11 日）开始给药前（0h）、给药后 0.5，1.0，2.0，3.0，4.0，6.0，8.0，12.0，24.0，36.0h，及 2，4，7，11，16，21 天，由肘正中静脉取血 5ml，移入试管中（肝素抗凝），3000 $r \cdot min^{-1}$ 离心 10min，分离血浆，存于 −20℃冰箱中待测。

4 血药浓度测定

4.1 色谱条件

色谱柱：Nucleosil ODS 柱（50mm × 2mm，4μm，澳大利亚 SGE 公司）；流动相：甲醇 − 水 − 甲

酸（70∶300∶0.5）；流量：0.2ml · min^{-1}；柱温：室温。

4.2 质谱条件

离子源为电喷雾离子源（Turbo Ion Spray），离子喷射电压5 000V，温度为400℃；气帘气体（N_2）压力为20u，离子源气体GS1（N_2）压力为25u，离子源气体GS2（N_2）压力为30u，碰撞气CAD（N_2）压力为4u；正离子方式检测；扫描方式为多反应监测（MRM）；用于定量分析的离子反应分别为 m/z 264→m/z 154（噻氯匹定）和 m/z 260→m/z 116（普萘洛尔，内标）；噻氯匹定和内标普萘洛尔的DP电压分别为53，66V，碰撞能量（CE）分别为23，25V。

4.3 血浆样品预处理

取血浆样品0.1ml，加入0.5mol · L^{-1} Na_2CO_3 溶液200μl，混匀后，加入提取剂（正己烷/异丙醇为95∶5，含内标普萘洛尔50ng · ml^{-1}）2ml进行提取，涡流混合3min，2 500r · min^{-1}离心10min；分取上层有机相于50℃氮气流吹干，残留物溶于流动相0.4ml中，取10μl进样。

4.4 标准曲线方程和方法学评价

用液相色谱-质谱联用法测定血浆中的噻氯匹定浓度，色谱图见图1。表明血浆中的内源性物质不干扰测定。

取标准系列血浆样品0.1ml，分别对应噻氯匹定血浆浓度2，4，10，20，40，100，200，400，1 000和2 000ng · ml^{-1}，其余同“血浆样品预处理”项下操作，以待测物噻氯匹定的浓度为横坐标，以待测物与内标物的峰面积比值为纵坐标，求得标准曲线方程式 $y = 3.37 \times 10^{-3}x - 2.2 \times 10^{-3}$（$\gamma$ = 0.9994）。测定血浆中噻氯匹定浓度的线性范围为2～2 000ng · ml^{-1}；最低定量浓度均为2ng · ml^{-1}。

日内和日间相对标准差（RSD）均<10%。稳定性良好，符合生物样品分析方法的要求。

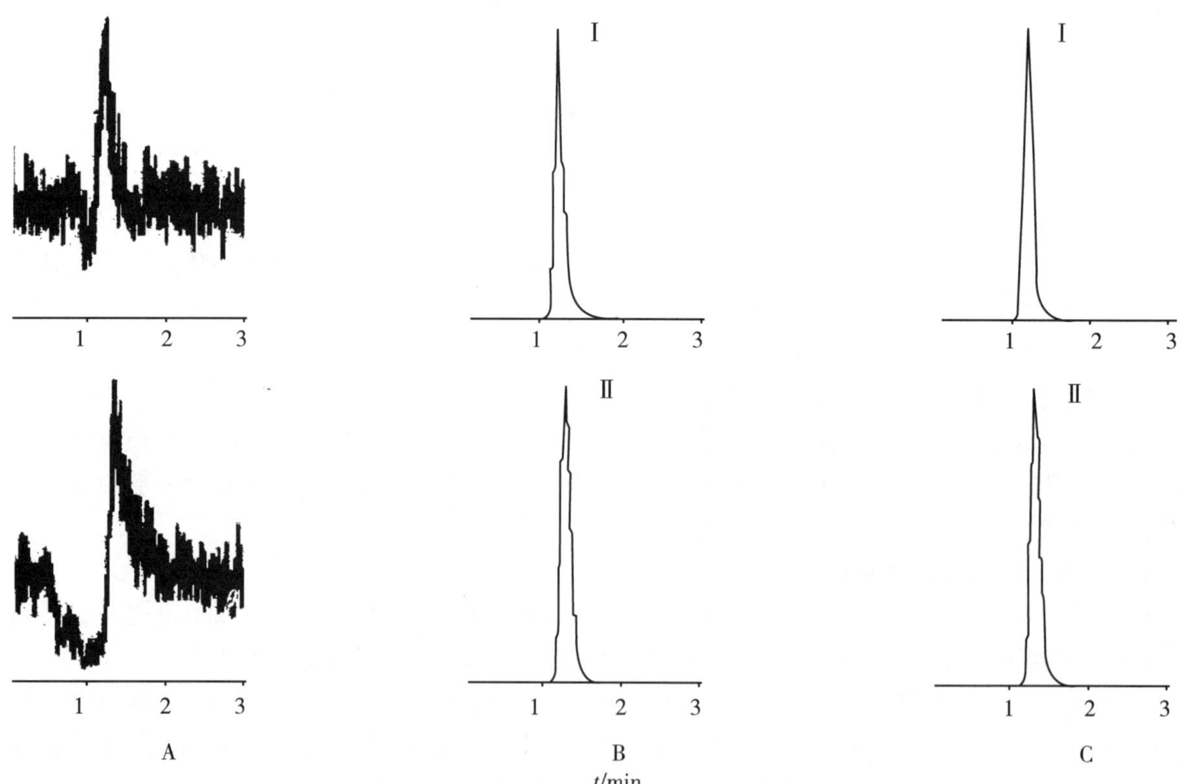

Figure 1. Chromatogram of ticlopidine in plasma determined by LC-MS-MS

A. Blank plasma; B. Ticlopidine (2ng · ml^{-1}) and internal standard (IS) in blank plasma; C. Plasma sample 3h after taking drugs; Peak I. Ticlopidine; Peak Ⅱ. Propranolol (IS)

5 数据处理和统计方法

用 Winnonlin 药代动力学软件（4.1 版，美国 Pharsight 公司）计算药代动力学参数。C_{max}、t_{max}用实测值，用方差分析法进行药代动力学参数的比较。用 SAS 统计软件（8.2 版，美国）进行统计。

结　果

1 血药浓度－时间曲线

第 11 日晨，血药浓度谷值为（235.10 ± 106.31） ng · ml^{-1}。血药浓度于给药后 2h 达峰值，为（1168.33 ±425.97） ng · ml^{-1}。给药后 12h 降至峰浓度的 1/4。持续至停药后第 21 天，血浆中仍可测到血药浓度，为峰浓度的 1/60。受试者口服盐酸噻氯匹定后的平均血药浓度－时间曲线见图 2。

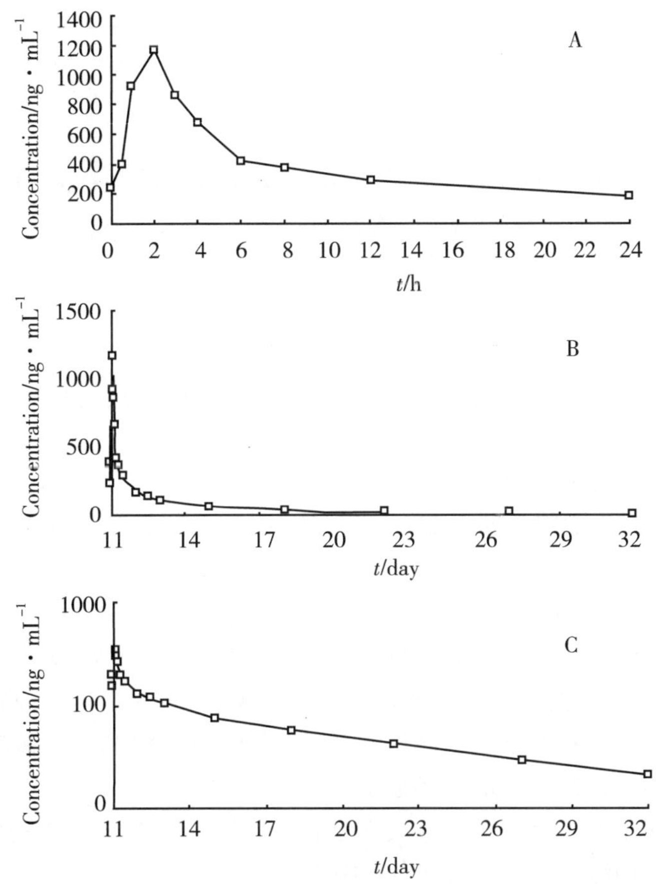

Figure 2. The concentration-time curves after 11-days continuous oral dose of ticlopidine（$n = 12$）

A. The concentration-time curve of the 11th day（0 – 24h）; B. The concentration-time curve of the 11th ~ 32th day（the 21th d after stopping taking drugs）; C. The log-linear concentration-time curve of the 11th-32th day

2 药代动力学参数

用 Winnonlin 药代动力学软件的非房室模型分析法计算药代动力学参数。连续口服噻氯匹定 11 天后的药代动力学参数见下表。12 例受试者药代参数个体间方差分析，表明无统计学差异（$P = 0.52$）。

Table. Main pharmacokinetic parameters of ticlopidine after continuous oral dose

Parameter	Value
$t_{1/2}$ (h)	115.0 ±13.8
AUC_{0-21d} (μg·h·ml^{-1})	24.5 ±10.0
t_{max} (h)	1.8 ±0.6
C_{max} (ng·ml^{-1})	1303 ±428
C_{min} (ng ±ml^{-1})	235 ±107
C_{av} (ng·ml^{-1})	541 ±194
AUC_{ss} (μg·h·ml^{-1})	6.5 ±2.3
CL_{ss} (L·h^{-1})	48.1 ±33.7

n = 12, mean ± SD

3 安全性评价

连续服用盐酸噻氯匹定 11 天后，发生不良反应 5/12 例（9/12 例次），包括：上腹不适、困倦各 2 例次；胃部不适、稀便、鼻血、皮下淤斑、ALT 升高各 1 例次。不良反应发生率为 41.7%。所出现的不良反应均为临床已知的噻氯匹定不良反应。

讨　论

根据国外相关文献报道[3]，比较测定噻氯匹定的 3 种分析方法（HPLC、GLC、GC/MS）后认为，GLC 法最灵敏，其最低检测限为 2ng·ml^{-1}。本研究用 LCMS-MS 方法测定，最低定量浓度为 2 ng·ml^{-1}，与 GLC 法测定的灵敏度相同。

文献报道[5-6]，单剂量口服噻氯匹定 250mg 或 500mg，观察至药后 24～120h，其 t_{max} 与本研究连续口服的 t_{max} 接近，C_{max} 为本研究的 1/2，$t_{1/2}$ 为（7.6 ±1.7）～（16.3 ±2.5）h，远小于本研究长期服药后的半衰期（115 ±13.8）h。说明长期服药，可引起噻氯匹定蓄积，半衰期延长。

本研究长期口服噻氯匹定后，t_{max}、C_{max} 与 AUC_{ss} 与既往国内外文献报道接近[4,8-9]。表明连续口服盐酸噻氯匹定吸收较迅速。与国外文献报道[9] $t_{1/2}$ =（98 ±64）h 接近。但较国内文献报道[4] $t_{1/2}$ =（12.18 ±8.08）h 明显延长。考虑原因，可能为 LC-MS-MS 测定提高了灵敏度，以及测定时间（21 天）远长于国内研究测定的时间（12h）所致。

由于长期口服噻氯匹定后，消除半衰期大大延长。所以，正在服用该药的患者，若计划进行外科手术，需要提前 2 周停用噻氯匹定，以避免术中出血。

参 考 文 献（略）

（原载于《中国临床药理学杂志》2007 年 7 月第 23 卷第 4 期）

镁铝匹林在健康人体的药动学和药效学研究

李飞鸥 李一石 项志敏 黄一玲 田 蕾
李 卫 成小如 华 潞

中国医学科学院 中国协和医科大学阜外心血管病医院 卫生部心血管药物临床研究重点实验室

血小板活化在动脉粥样硬化血栓性疾病中起着重要的作用。阿司匹林是临床预防血栓性疾病的一线药物，由于胃肠道反应、胃肠道出血或溃疡而影响了其在临床的广泛应用，镁铝匹林是阿司匹林新的复方制剂，每片含有阿司匹林 81mg、甘羟铝 11mg 和重质碳酸镁 22mg，后二者在胃肠内形成镁铝的黏膜保护剂，减少阿司匹林的胃肠道不良反应。

本试验通过液相色谱 - 质谱联用法（HPLC-MSMS）测定血浆中阿司匹林及活性代谢物水杨酸浓度，并采用 ELISA 法测定血浆中血栓素 B_2（TXB_2）浓度来分别研究新药镁铝匹林在健康国人的药动学和药效学特点，初步评价该药的安全性和药效。

1 材料和方法

1.1 研究对象

健康男性受试者 28 名，年龄（25.78 ± 2.39）岁，身高（173.83 ± 5.77）cm，体重指数（21.97 ± 1.46）。经体检、胸片、心电图、血、尿常规、血生化检查均无异常。无哮喘及精神病史，无吸烟、酗酒嗜好，无食物、药物过敏史，无药物依赖史。试验前 4 周未服用任何药物。3 个不同剂量组中，324mg 组的 1 名受试者在服药后 16h 出现阿司匹林哮喘，退出了该研究。本试验方案经阜外医院伦理委员会批准，所有研究对象入选前均签署了知情同意书。

1.2 药品与试剂

本试验所用的镁铝匹林片剂，每片含阿司匹林 81mg（北京迈劲医药科技有限公司研制，广东诺金药业有限公司提供，批号：030901）。阿司匹林和水杨酸对照品（98.5%，北京迈劲医药科技有限公司）；对甲基苯甲酸（内标，军事医学科学院药材供应站）；乙腈、叔丁基甲醚为色谱纯；正丁胺、盐酸为分析纯。TXB_2 测定试剂盒（Assay Designs Inc）。

1.3 仪器

HPLC-MS-MS 系统包括 API 4000 质谱仪（美国应用生物系统公司），Agilent 1100 高效液相色谱仪（美国 Agilent 公司），Analyst 1.3.1 质谱工作站。A Thermo 全自动酶标仪 MultiSkan MK3 型并配置 Ascant Software Version 2.6 工作站（上海雷勃分析仪器有限公司）。

1.4 研究方法和样本采集

开放试验，28 名受试者随机分成 81mg（$n=9$）、162mg（$n=9$）、324mg（$n=10$）3 个不同剂量组。受试者每日晨 8:00 点空腹口服镁铝匹林 1 次，200ml 温水送下，连续服用 7d。服药 2h 后方可饮水，4h 后进餐。试验期间统一饮食，禁忌烟酒和含咖啡因的饮料及任何药物。

1.4.1 血药浓度样本 在第 1 天和第 7 天的药前（0h）和服药后 0.5，1.0，1.5，2.0，2.5，3.0，4.0，5.0，6.0，8.0，10.0，12.0，15.0 和 24.0h，及第 4，5，6 天服药前取静脉血 5ml（测定谷浓度），立即移入含肝素的离心试管中，试管置于冰水浴中，低温离心（4℃，3 000r · min^{-1}，10min）分离血浆，存于 -70℃冰箱中待测。

1.4.2 TXB_2 样本　在第 1 天服药前 0h、服药后 2，24，96h 以及停药后第 1，3，7 天取静脉血 1.5ml，立即移入含肝素抗凝试管中，37℃水浴箱温浴 1h，常温离心（3 000r·min^{-1}，10min），吸取上清液于冻存管内，置 -20℃冰箱保存待测。

1.5 血药浓度测定

通过 HPLC-MS-MS 测定血浆中阿司匹林及活性代谢物水杨酸浓度。

1.5.1 色谱条件　色谱柱：Nova-Pak C_{18} 柱（3.9mm×150mm，4μm，美国 Waters 公司）；流动相：乙腈-水-10%正丁胺（60∶40∶0.03）；流速：1.0ml·min^{-1}（柱后分流 9∶1）；柱温：室温；自动进样器温度：4℃。

1.5.2 质谱条件　离子源为电喷雾离子源（Turbo IonSpray），离子喷射电压 -4 300V，温度为 320℃；气帘气体（N_2）压力为 138kPa，离子源气体 GS1（N_2）压力为 207kPa，离子源气体 GS2（N_2）压力为 103.5kPa，碰撞气 CAD（N_2）压力为 27.6kPa；负离子方式检测；扫描方式为多反应监测（MRM）；用于定量分析的离子反应分别为 m/z 179→m/z 137（阿司匹林）、m/z 137→m/z 93（水杨酸）和 m/z 135→m/z 91（对甲基苯甲酸，内标）；阿司匹林、水杨酸和内标对甲基苯甲酸的 DP 电压分别为 -45、-96 和 -55V，碰撞能量（CE）分别为 -20，-25 和 -15V。

1.5.3 血浆样品预处理　取 0.5ml 血浆样品，加入 1mol·L^{-1}盐酸溶液 0.2ml 酸化血样，混匀后加入提取剂叔丁基甲醚（含内标对甲基苯甲酸 125μg·L^{-1}）2ml 进行提取，涡流混合 3min，离心 5min（4℃，3 000r·min^{-1}），分取上层有机相于室温下氮气流吹干，残留物溶于 150μl 流动相中，取 10μl 进样。

1.5.4 方法专属性　将受试者空白血浆的色谱图和血浆中加入阿司匹林、水杨酸和内标对甲基苯甲酸得到的色谱图进行比较，证明血浆中的内源性物质不干扰测定。

1.5.5 标准曲线和线性范围　取标准系列血浆样品 0.5ml，分别对应阿司匹林/水杨酸血浆浓度 0.005/0.02，0.01/0.04，0.02/0.08，0.050/0.2，0.1/0.4，0.2/0.8，0.5/2，1/4，2/8 和 5/20 mg·L^{-1}，其余同“1.5.3”项下操作，依法测定，以待测物阿司匹林和水杨酸的浓度为横坐标，以待测物与内标物的峰面积比值为纵坐标，用加权最小二乘法进行线性回归。测定血浆中阿司匹林和水杨酸浓度的线性范围分别为 0.005~5 和 0.02~20mg·L^{-1}。阿司匹林和水杨酸的最低定量浓度分别为 0.005 和 0.02mg·L^{-1}。以待测物质浓度为横坐标，以待测物与内标峰面积比值为纵坐标进行回归，得阿司匹林的典型回归方程为 $y=0.000\ 698x-0.000\ 899$（$r=0.9992$），水杨酸的典型回归方程为 $y=0.000\ 373x-0.00\ 367$（$r=0.998\ 7$）。

1.5.6 精密度、准确度和提取回收率　制备阿司匹林和水杨酸低、中、高（0.01/0.04，0.2/0.8 和 2/8mg·L^{-1}）3 个浓度的质控样品（QC），6 样本，连续测定 4d，并与标准曲线同时进行，计算 QC 样品的测得浓度，与配置浓度对照，求得本法的精密度与准确度，以相对标准偏差（RSD）和相对误差（RE）表示。血浆中阿司匹林和水杨酸的平均方法回收率分别为 98.6%，100.4%。血浆中阿司匹林的低、中、高剂量日内相对标准偏差（RSD）分别为 4.2%，3.9%，3.0%，日间 RSD 分别为 6.0%，4.2%，3.4%。血浆中水杨酸的低、中、高剂量日内 RSD 分别为 3.5%，4.0%，3.4%，日间 RSD 分别为 4.6%，3.8%，3.5%。

1.5.7 稳定性试验　本试验分别考察了血浆样品经提取后在室温放置 24h 和反复冻融 3 次后的稳定性，除阿司匹林在反复冻融 3 次后略有降低外（<15%），含阿司匹林和水杨酸的血浆样品在本试验条件下基本是稳定的。

1.6 TXB_2 测定

采用 ELISA 法测定血浆 TXB_2 浓度。

1.7 数据处理

采用美国 Pharaight 公司的 Winnonlin 药动学软件（4.1 版）计算药动学参数。所有统计应用 SAS

8.2 版统计软件包完成。对 AUC 和 ρ_{max}进行对数转换（ln），进行统计学处理。第 1 天和第 7 天的药动学参数采用配对 t 检验进行组内比较，组间比较用成组 t 检验。对服药前后 TXB_2 组内比较用 Wilcoxon 秩和检验，组间比较用 Kruskal-Wallis 检验。以 $P<0.05$ 为差异显著性界值。

2 结 果

2.1 药动学数据

2.1.1 血药浓度－时间数据 3 组受试者连续口服镁铝匹林片在第 4，5，6 天服药前取血分别测定谷浓度，结果显示，3 个剂量组的阿司匹林谷浓度均低于检测下限；代谢物水杨酸的谷浓度小于峰浓度的 1/20 或低于检测下限，均未出现累积趋势。

3 个剂量组的受试者在第 1 天和第 7 天的阿司匹林和水杨酸血药浓度－时间曲线见图 1 ~6，其各时间点的血药浓度接近，未见显著性差异（$P>0.05$）。

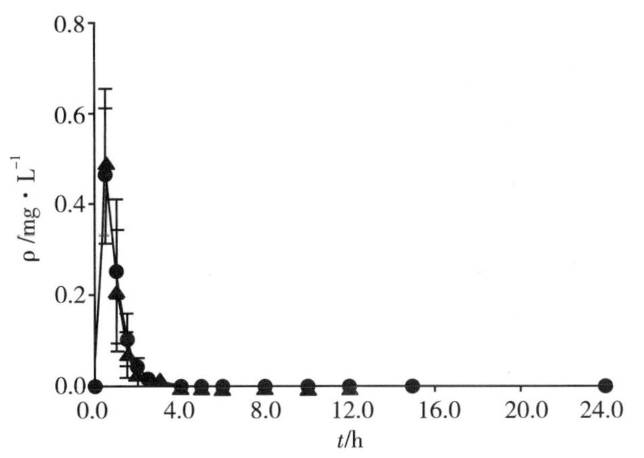

图 1 口服镁铝匹林（阿司匹林 81mg · d⁻¹）组第 1 天和第 7 天的阿司匹林平均血药浓度－时间曲线. $n=9$

—●— 阿司匹林第 1 天； —▲— 阿司匹林第 7 天

Fig 1. Mean plasma coneentmtion-time curyes of aspirin in the 1 st and 7th day after the trearment of 81 mg · d⁻¹ aspirin for 7 days. $n=9$

—●— aspirin in the 1st day; —▲— aspirin in the 7th day

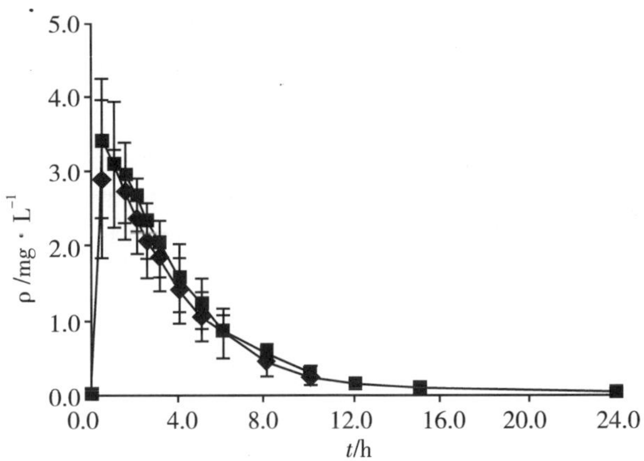

图 2 口服镁铝匹林（阿司匹林 81mg · d⁻¹）组第 1 天和第 7 天的水杨酸平均血药浓度－时间曲线. $n=9$

—◆— 水杨酸第 1 天； —■— 水杨酸第 7 天

Fig 2 Mean plasma concentmtion-time curves of salicylic acid in the 1st and 7th day after the treatment of 81mg · d⁻¹ aspirin for 7 days. $n=9$

—◆— salicylic acid in the 1st day; —■— salicylic acid in the 7th day

2.1.2 药动学参数 受试者连续口服镁铝匹林片在 d1 和 d7 阿司匹林和水杨酸的药动学参数分别见表 1，2。连续口服给药 7d，各组血浆中阿司匹林、水杨酸 t_{max}、ρ_{max}，$t_{1/2}$、AUC 和 CL/F 同单次口服给药相比，无显著性差异（$P>0.05$），未见蓄积；阿司匹林和水杨酸的 $t_{1/2}$和 CL/F 在 3 个剂量组间无显著性差异（$P>0.05$）。

2.2 药效学数据

第 1 天给药前 TXB_2 作为基线值，服药后的 TXB_2 与其比较，差值与基线值的百分比为 TXB_2 抑制率。在服用镁铝匹林 2h，3 组 TXB_2 抑制率基本达到最大；在服药 2，24，96h、停药后 3d，TXB_2 均有受抑制表现，3 组 TXB_2 抑制率组间比较均无显著性差异（$P>0.05$）。结果见表 3。

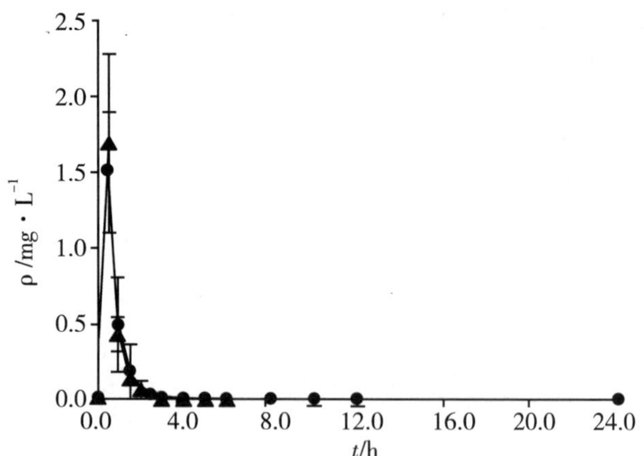

图3 口服镁铝匹林（阿司匹林 162mg · d⁻¹）组第1天和第7天的阿司匹林平均血药浓度－时间曲线. $n=9$

—●— 阿司匹林第1天； —▲— 阿司匹林第7天

Fig 3 Mean plasma concentration-time curves of aspirin in the 1st and 7th day after the treatment of 162mg · d⁻¹ aspirin for 7 days. $n=9$

—●— aspirin in the 1st day; —▲— aspirin in the 7th day

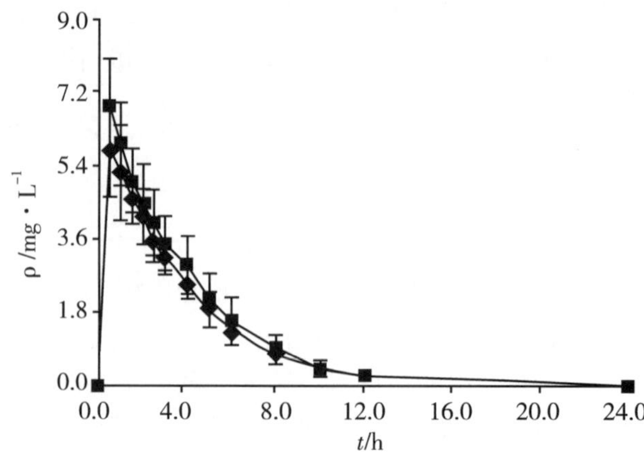

图4 口服镁铝匹林（阿司匹林 162mg · d⁻¹）组第1天和第7天的水杨酸平均血药浓度－时间曲线. $n=9$

—◆— 水杨酸第1天； —■— 水杨酸第7天

Fig 4 Mean plasma concentration-time curves of salicylic acid in the 1st and 7th day after the treatment of 162mg · d⁻¹ aspirin for 7 days. $n=9$

—◆— salicylic acid in the 1st day; —■— salicylic acid in the 7th day

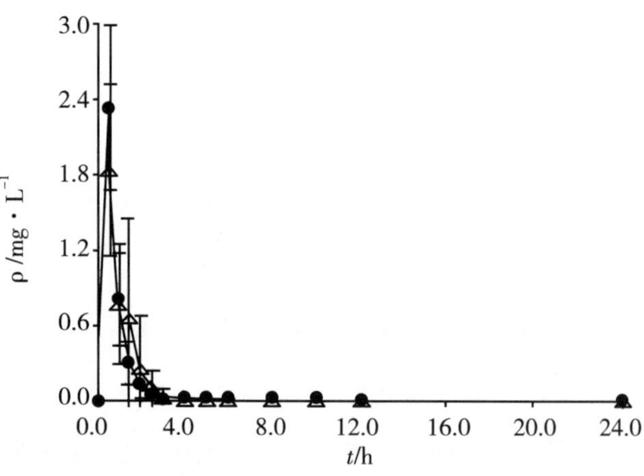

图5 口服镁铝匹林（阿司匹林 324mg · d⁻¹）组第1天和第7天的阿司匹林平均血药浓度－时间曲线. $n=9$

—●— 阿司匹林第1天； —■— 阿司匹林第7天

Fig 5 Mean plasma concentration-time curves of aspirin in the 1st and 7th day after the treatment of 324mg · d⁻¹ aspirin for 7 days. $n=9$

—●— aspirin in the 1st day; —■— aspirin in the 7th day

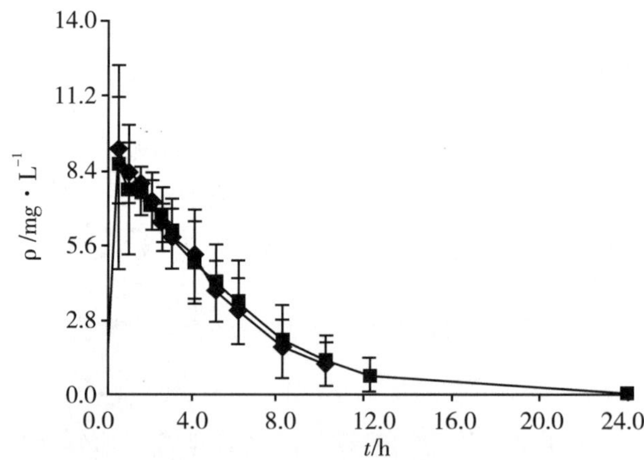

图6 口服镁铝匹林（阿司匹林 324mg · d⁻¹）组第1天和第7天的水杨酸平均血药浓度－时间曲线. $n=9$

—◆— 水杨酸第1天； —■— 水杨酸第7天

Fig 6 Mean plasma concentration-time curves of salicylic acid in the 1st and 7th day after the treatment of 324mg · d⁻¹ aspirin for 7 days. $n=9$

—◆— salicylic acid in the 1st day; —■— salicylic acid in the 7th day

表 1　受试者服用镁铝匹林后阿司匹林药动学参数. $\bar{x} \pm s$

Tab 1　Average pharmacokinetic parameters of aspirin after the treatment. $\bar{x} \pm s$

Three groups's Parameter	81mg($n=9$)		162mg($n=9$)		324mg($n=9$)	
	1d	7d	1d	7d	1d	7d
ρ_{max}/mg · L^{-1}	3. 25 ±1. 02	3. 69 ±0. 57	6. 05 ±1. 12	6. 89 ±1. 17	9. 54 ±1. 38	9. 94 ±1. 76
t_{max}/min	53. 3 ±13. 2	40. 0 ±21. 2	40. 0 ±15. 0	33. 3 ±10. 0	46. 7 ±26. 5	53. 3 ±41. 8
AUC$_{0-24}$/min · mg · L^{-1}	842. 7 ±257. 5	904. 4 ±142. 3	1485. 4 ±221. 2	1661. 2 ±396. 8	2911. 2 ±908. 0	2988. 2 ±900. 2
$t_{1/2}$/min	198. 7 ±63	165. 0 ±92. 8	183. 5 ±41. 7	198. 8 ±66	168. 2 ±43. 6	209. 6 ±58. 6
CL/F/ml · min^{-1}	102. 6 ±28. 7	90. 7 ±13. 5	110. 8 ±19. 0	101. 7 ±22. 2	119. 5 ±34. 5	117. 0 ±37. 2
V_d/F/1	27. 9 ±7. 7	20. 7 ±9. 7	29. 2 ±7. 2	29. 3 ±13. 2	27. 5 ±5. 1	36. 2 ±18. 1
Rac	1. 14 ±0. 27		1. 12 ±0. 18		1. 04 ±0. 15	

表 2　受试者服用镁铝匹林后水杨酸药动学参数. $\bar{x} \pm s$

Tab 2　Average pharmacokinetic parameters of salicylic acid after the treatment. $\bar{x} \pm s$

Three groups's Parameter	81mg($n=9$)		162mg($n=9$)		324mg($n=9$)	
	1d	7d	1d	7d	1d	7d
ρ_{max}/mg · L^{-1}	0. 46 ±0. 15	0. 49 ±0. 16	1. 52 ±0. 37	1. 69 ±0. 59	2. 33 ±0. 66	2. 08 ±0. 50
t_{max}/min	30. 0 ±0	30. 0 ±0	30. 0 ±0	30. 0 ±0	30. 0 ±0	40. 0 ±21. 0
AUC$_{0-24}$/min · mg · L^{-1}	26. 0 ±10. 7	23. 9 ±9. 5	68. 5 ±24. 4	70. 4 ±21. 1	109. 5 ±31. 8	110. 7 ±39. 2
$t_{1/2}$/min	22. 2 ±4. 4	17. 4 ±4. 5	19. 5 ±5. 6	21. 9 ±2. 7	29. 8 ±7. 8	28. 7 ±7. 5
CL/F/ml · min^{-1}	3535. 6 ±1461. 3	3927. 5 ±1715. 8	2645. 6 ±1035. 4	2472. 7 ±698. 2	3183. 4 ±936. 2	3258. 0 ±1130. 4
V_d/F/1	116. 3 ±59. 5	102. 3 ±69. 4	72. 7 ±26. 1	78. 2 ±24. 3	132. 9 ±37. 1	137. 4 ±68. 4
Rae	1. 00 ±0. 40		1. 12 ±0. 42		1. 08 ±0. 44	

表3 TXB_2 抑制率（%）中位数（范围）

Tab 3 Inhibition ratio of TXB2 Median (Range)

Time	81mg (n=9)	162mg (n=9)	324mg (n=9)
2h after the treatment	83.91 (-4.68~90.31)	90.51 (-18.13~99.25)	89.64 (84.20~96.48)
24h after the treatment	79.00 (53.26~91.73)	85.14 (-22.80~96.44)	81.82 (75.59~97.04)
96h after the treatment	90.23 (52.94~96.10)	88.30 (-21.02~97.43)	81.18 (63.68~89.70)
1d after drug withdrawal	84.56 (38.54~90.73)	82.61 (-10.98~97.61)	86.25 (19.25~94.37)
3d after drug withdrawal	77.51 (9.16~85.19)	71.18 (-60.24~91.41)	74.29 (20.70~88.15)
7d after drug withdrawal	37.35 (-476.75~72.19)	-24.79 (-1066.44~77.76)	-35.63 (-189.43~89.24)

2.3 药物不良反应

324mg组出现1例受试者，在服药第1日，药后16h肺部听诊出现哮鸣音，经解痉、平喘治疗2h后好转，考虑为阿司匹林哮喘，因而中止试验。

3 讨论

连续口服镁铝匹林，吸收迅速，t_{max}为30~40min，该药代谢遵循一级动力学消除，$t_{1/2}$为17.4~29.8min。阿司匹林在吸收过程中为水杨酸速度快，在阿司匹林达峰10min后，阿司匹林代谢为水杨酸，血中水杨酸t_{max}为33.3~53.3min，$t_{1/2}$为168.2~209.6min。连续口服81，162，324mg镁铝匹林，血浆中阿司匹林及水杨酸血药浓度随给药剂量增加而增加，蓄积系数Rac均为1左右，表明该药在体内无蓄积。本研究与文献报道的阿司匹林普通片剂药动学结果基本一致[1-3]。

口服81，162，324mg镁铝匹林，每日1次，连服7d，抑制血小板活性作用相同，其抑制血小板TXB_2生成作用与血药浓度增加无相关性，停药3d仍有血小板功能受抑制表现，在停药7d后，血小板功能恢复正常，与文献报道一致[4]。国外临床研究证实，高风险患者使用大剂量阿司匹林（500~1 500mg·d^{-1}）并不比低剂量阿司匹林（75~150mg·d^{-1}）更能降低血管病事件发生（19%，32%）[5]。急性冠脉综合征患者服用阿司匹林作为二级预防用药，75~325mg·d^{-1}同样有效[6-8]。

阿司匹林引起的过敏反应（发生率为0.2%）多为易感者[1-2]，过敏反应中以哮喘为最多见，约占2/3[1-2]，本试验出现的阿司匹林哮喘与阿司匹林抑制前列腺素生物合成，引起前列腺素E（PGE）生成减少，而具有收缩支气管作用的白三烯（LT），如LTC_4、LTD_4、LTE_4等生成增多所致[9]，故镁铝匹林在临床中不良反应如阿司匹林哮喘，临床医师应注意防治。在水杨酸的血药浓度>200mg·L^{-1}时，肝肾功能损害、凝血障碍、水杨酸反应及中毒等不良反应增多[1-2]，本研究测得324mg镁铝匹林组，血中水杨酸血药浓度最高不超过14mg·L^{-1}，阿司匹林在心血管疾病中作为抗凝血药物，常用剂量为75~325mg·d^{-1}，故在此剂量范围内用药时，上述不良反应发生少。阿司匹林所致胃肠道反应发生率在39%，较常见是药物对胃黏膜的直接刺激，长期或大剂量服用可出现胃肠道出血或溃疡，镁铝匹林应用在心血管血栓性疾病时，应注意观察胃肠道反应情况。

综上所述，建议患者服用镁铝匹林从低剂量开始，个体化治疗，不但可以增加患者服药依从性，并可避免盲目增加剂量，最大限度的降低患者服用阿司匹林的风险。

参考文献（略）

（原载于《中国药学杂志》2007年9月第42卷第18期）

氨氯地平对贝那普利及其代谢物药动学的影响

黄一玲　田　蕾　蒋娟娟　华　潞　刘　红　李一石

中国医学科学院阜外心血管病医院　卫生部心血管药物临床研究重点实验室

高血压是心血管疾病死亡事件中的一个主要危险因素，其患病率占成年人的10%~30%，单一用药治疗高血压的有效率仅为40%[1]，虽然增加剂量可提高疗效，但同时也提高了不良反应的发生率。为了增加疗效，降低心血管事件的发生率，减少靶器官损伤，通常将血管紧张素转换酶抑制剂贝那普利和钙拮抗剂氨氯地平联合用药治疗高血压，其降压疗效约为单方制剂治疗的2倍[2]，且安全有效，具有良好的耐受性。该联合用药的方法已广泛应用于临床[3~5]，但在国内作者未见贝那普利与氨氯地平相互作用的药动学报道，本试验旨在研究贝那普利的药动学特点及其氨氯地平和贝那普利的相互作用，为临床用药提供参考数据。

材料与方法

1　药品、试剂与仪器

复方贝那普利片（含盐酸贝那普利10mg和苯磺酸氨氯地平5mg）和贝那普利片（10mg），批号均为050101，成都地奥制药集团有限公司；盐酸贝那普利对照品（批号030601，纯度：99.5%，成都地奥制药集团有限公司）；贝那普利拉对照品（纯度：99%，成都地奥制药集团有限公司）；喹那普利（内标，批号A02051067，哈药集团制药总厂）；乙酸乙酯、异丙醇、甲酸、冰醋酸为色谱纯（美国Fisher公司）；盐酸、碳酸钠为分析纯（天津市塘沽化学试剂厂）。

HPLC/MS/MS系统包括API 4000质谱仪（美国应用生物系统公司）、Agilent 1100高效液相色谱仪（美国安捷伦公司）和Analyst 1.3.1质谱工作站。

2　受试者

健康男性受试者12例，年龄（26±4）岁，体重指数（22.0±1.5）$kg \cdot m^{-2}$，经体检、胸片、心电图、血尿常规、血生化检查均无异常，无心、肝、肾、消化道、代谢异常、呼吸、血液及神经系统等病史。无药物过敏史和药物依赖史，无精神病史。无家族性疾病史。无体位性低血压史。试验前2周内未服用任何药物，所有受试者自愿参加试验并签署知情同意书，试验方案经伦理委员会批准。

3　试验设计

本试验为随机、开放试验，采用两制剂、两周期交叉试验设计。12例健康男性受试者自身对照，交叉口服复方盐酸贝那普利或贝那普利，试验清洗期为12d。受试者禁食12h后口服规定制剂，200ml温开水送服，药后4h统一进食标准餐，试验期间禁忌烟酒和含咖啡因饮料。避免卧床，但也避免剧烈运动。

分别于服药前（0h）和服药后10，20，30，45min，1.0，1.5，2.0，3.0，4.0，5.0，6.0，8.0和10.0h，于肘正中静脉取血5ml，置于含肝素的离心试管内，离心分离血浆，存于-70℃冰箱内待测。

4　血药浓度测定

4.1　色谱/质谱条件

色谱柱：Nova-pak C_{18}色谱柱（150mm×3.9mm，4μm，美国 waters 公司）；流动相：甲醇－水－甲酸（70∶30∶1）；流速：0.8ml·min^{-1}（柱后分流 6∶1）；柱温：室温。离子源为电喷雾离子源（Turbo IonSpray），离子喷射电压 5 000V，温度为 380℃；气帘气体（N_2）压力为 15unit，离子源气体 GS1（N_2）压力为 55unit，离子源气体 GS2（N_2）压力为 35unit，碰撞气 CAD（N_2）压力为 4unit；正离子方式检测；扫描方式为多反应监测（MRM）；用于定量分析的离子反应分别为 m/z 425→m/z 351（贝那普利）、m/z 397→m/z351（贝那普利拉）和 m/z 439→m/z 234（喹那普利，内标）；DP 电压依次为 90，85，80V，碰撞能量（CE）依次为 30，30，28V。

4.2 血浆样品预处理

取 0.5ml 血浆样品，加入盐酸溶液 0.2ml（0.5mol·L^{-1}）酸化血浆，混匀后加入提取剂 2ml（乙酸乙酯∶异丙醇＝90∶10，含内标喹那普利 20ng·L^{-1}）进行提取，涡流混合 3min，离心 10min（3 000r·min^{-1}），取上层有机相于试管内，室温下氮气流吹干，残留物溶于 0.3ml 流动相中，取 30μl 入 LC-MS-MS 分析。

5 数据分析及统计学处理

本试验采用 WinNonLin 药动学软件（4.1 版，美国 Pharsight 公司）计算药动学参数，SAS9.13 软件包对主要药物动力学参数进行多因素方差分析。C_{max}和 T_{max}采用实测值、$AUC_{0\sim10h}$和 $AUC_{0\sim\infty}$采用对数转换（ln）后的计算值，药动学参数组内比较用配对 t 检验，组间比较用方差分析，若 $P>0.05$，则认为复方制剂中的氨氯地平对贝那普利在体内药动学过程无显著影响。

结　果

1 方法的专属性

将受试者空白血浆的色谱图和血浆中加入贝那普利、贝那普利拉和内标喹那普利得到的色谱图进行比较，证明血浆中的内源性物质不干扰测定，其中贝那普利、贝那普利拉和内标喹那普利的保留时间分别为 1.9，2.9 和 4.1min，典型色谱图参见图 1。

2 标准曲线和线性范围

取标准系列血浆样品 0.5ml，分别对应贝那普利和贝那普利拉血浆浓度为 0.5，1，2，5，10，20，50，100 和 200μg·L^{-1}，其余同“4.2”项下操作，以待测物贝那普利或贝那普利拉的浓度为横坐标，以待测物与内标物的峰面积比值为纵坐标，用加权最小二乘法进行线性回归。测定血浆中贝那普利和代谢物浓度的线性范围均为 0.5～200μg·L^{-1}。最低定量浓度均为 0.5μg·L^{-1}。贝那普利的典型线性回归方程为 $y=0.002\,75x-0.000\,246$（$r=0.993$），代谢物的典型回归方程为 $y=0.000\,546x+0.000\,114$（$r=0.995$）。

3 方法的精密度和准确度

制备贝那普利和贝那普利拉低、中、高（1，20 和 200μg·L^{-1}）三个浓度的质控样品各 6 份，连续测定 4d，求得本法的精密度与准确度。

贝那普利 3 个浓度水平的日内和日间的 RSD 均＜10%，相对回收率为 92%～111%。代谢产物贝那普利拉 3 个浓度水平的日内和日间的 RSD 均＜10%，相对回收率为 93%～104%。

4 血药浓度

受试者单次口服复方贝那普利和贝那普利 10mg 后，贝那普利的平均血药浓度－时间曲线参见图 2，其代谢产物贝那普利拉的平均血药浓度－时间曲线参见图 3。

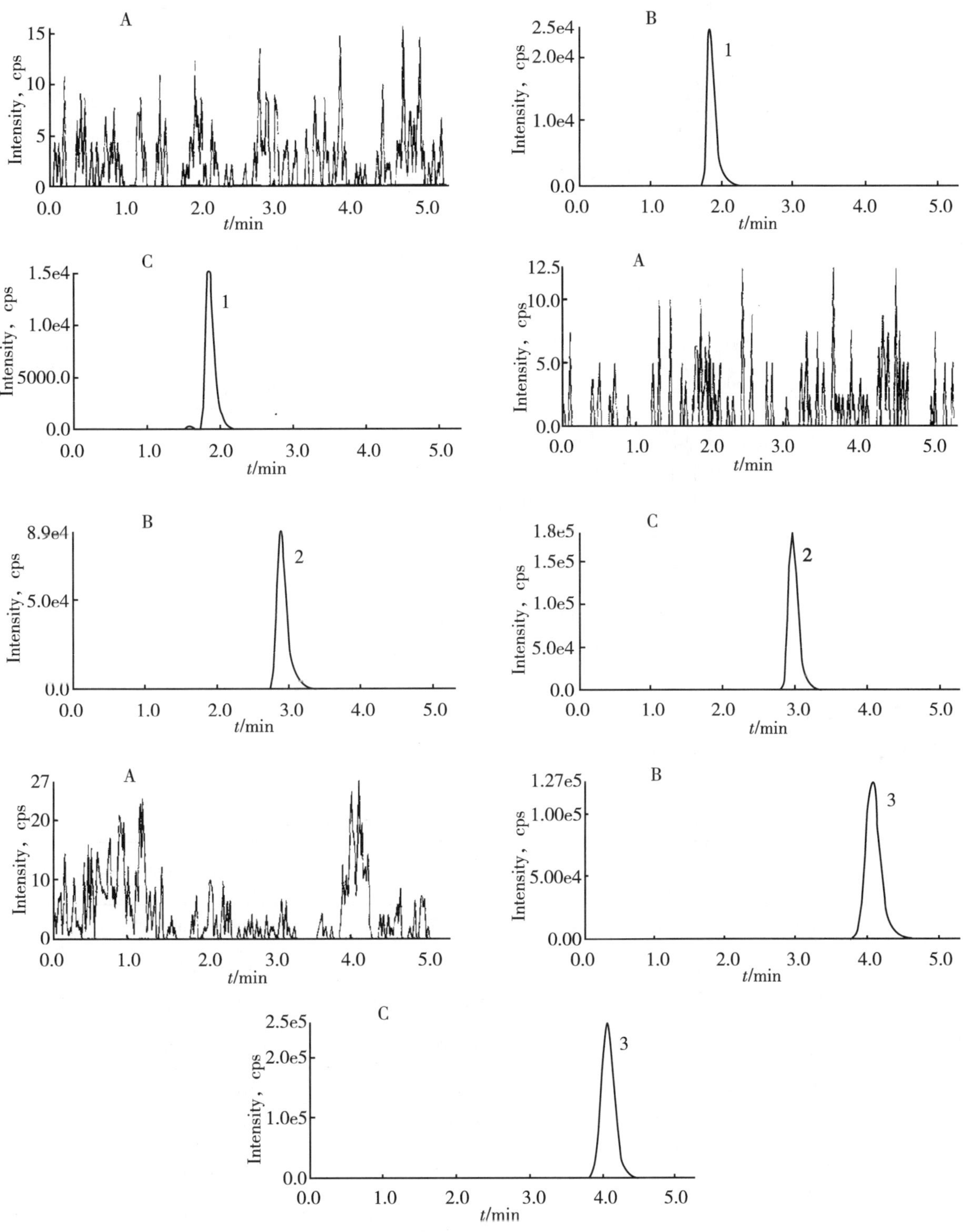

A 空白血浆；B 空白血浆中加入贝那普利（200μg·L^{-1}）、贝那普利拉（200μg·L^{-1}）及内标喹那普利；C 受试者服药后 1h 血浆

1 贝那普利；2 贝那普利拉；3 喹那普利

图 1 LC/MS/MS 测定血浆中贝那普利及其代谢产物贝那普利拉浓度的色谱图

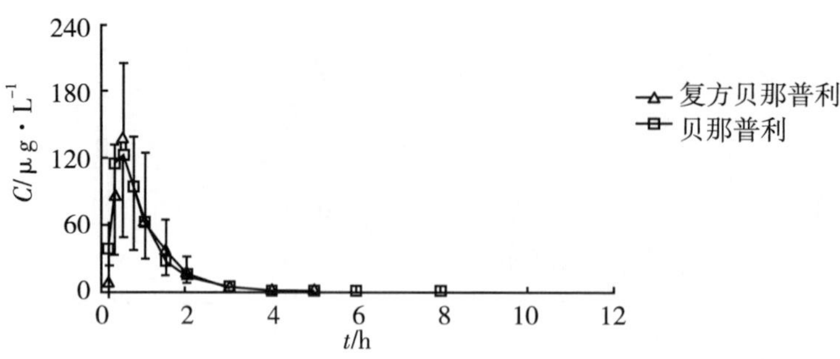

图 2　受试者单次口服复方和单方制剂后贝那普利的平均血药浓度 - 时间曲线（$n=12$）

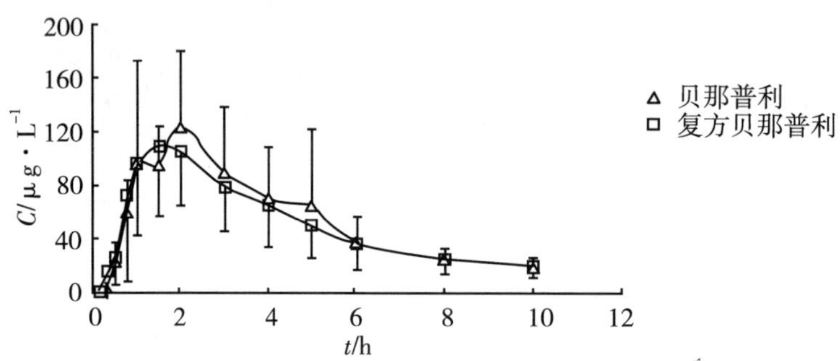

图 3　受试者单次口服复方和单方制剂后代谢产物贝那普利拉的平均血药浓度 - 时间曲线（$n=12$）

5　药动学参数

贝那普利的平均药动学参数见表 1，其代谢产物贝那普利拉的平均药动学参数参见表 2。

表 1　受试者单次口服复方或单方制剂后贝那普利的平均药动学参数　$\bar{x}\pm s$

参　　数	复方组（$n=12$）	单方组（$n=12$）
k_e/h^{-1}	0.67 ±0.23	0.66 ±0.34
$t_{1/2}$/h	1.2 ±0.7	1.5 ±1.1
T_{max}/h	0.53 ±0.18	0.46 ±0.16
C_{max}/μg·L^{-1}	150.3 ±68.4	154.1 ±79.9
$AUC_{0\sim10h}$/μg·h·L^{-1}	138.9 ±61.9	132.5 ±59.4
$AUC_{0\sim\infty}$/μg·h·L^{-1}	140.1 ±62.4	134.4 ±59.8
Cl/F/L·h^{-1}	0.085 ±0.004	0.091 ±0.045
$MRT_{0\sim10}$/h	1.1 ±0.2	1.1 ±0.2
$MRT_{0\sim\infty}$/h	1.2 ±0.2	1.2 ±0.2

表2 受试者单次口服复方或单方制剂后代谢物贝那普利拉的平均药动学参数

参　数	复方组（$n=12$）	单方组（$n=12$）
T_{max}/h	2.0±0.9	1.6±0.5
C_{max}/μg·L^{-1}	146.7±79.8	119.3±50.9
$AUC_{0\sim10h}$/μg·h·L^{-1}	546.7±218.5	515.1±230.9

复方与单方制剂之间的药代参数比较，方差分析的结果显示：贝那普利的 C_{max}，T_{max}，$AUC_{0\sim t}$，$AUC_{0\sim\infty}$ 在制剂间均不存在统计学差异（$P>0.05$）；代谢物贝那普利拉的 C_{max}，T_{max}，$AUC_{0\sim t}$ 在制剂间也不存在统计学差异（$P>0.05$），说明在复方制剂中，氨氯地平对贝那普利及其代谢物贝那普利拉的体内药动学过程没有显著影响。

6 药物不良反应

受试者给药后，各项检查（血压、心率、呼吸、体格检查、血尿常规、血生化、心电图）均在正常范围内。全部试验过程无不良反应发生。

讨　论

本文研究结果显示，复方组和单方组中贝那普利的 C_{max}，T_{max}，$AUC_{0\sim10h}$，$AUC_{0\sim\infty}$ 和 $t_{1/2}$ 比较，经方差分析，差异均无统计学意义，说明两种药物在健康人体内的吸收速率、吸收程度及消除速率基本一致，即在贝那普利和苯磺酸氨氯地平组成的复方药物制剂中，氨氯地平不影响贝那普利在健康受试者体内的吸收、分布和消除。

贝那普利从胃肠道吸收，然后通过肝脏代谢转化成活性代谢产物贝那普利拉，从而使其保持持续稳定的药动学特性[6,7]。比较受试者口服复方和单方贝那普利后的代谢物贝那普利拉浓度及其有关药代参数的结果，提示氨氯地平对贝那普利的体内代谢水平亦无显著影响。据 Sun[8] 等报道，在与本实验设计和用药剂量基本一致的条件下，复方和单方制剂中贝那普利的主要药动学参数依次为：C_{max} 168 vs 149μg·L^{-1}，T_{max}0.5 vs 0.6h，$AUC_{0\sim24h}$161 vs 140μg·h·L^{-1}。该研究报告显示两组间贝那普利药动学参数无显著性差异，文献报道的总体实验结果与本实验室的结果基本相似，提示国人和外国人之间的药动学差异比较小。

参　考　文　献（略）

（原载于《中国新药杂志》2007 年第 16 卷第 20 期）

奥美沙坦酯片人体生物等效性研究

蒋娟娟　田　蕾　黄一玲　韩璐璐　李一石　许　莉　刘　红

中国医学科学院阜外心血管病医院临床药理中心　卫生部心血管药物临床研究重点实验室

奥美沙坦酯（olmesartan medoxomil，CS. 866）是由日本Sankyo公司研制的特异性咪唑类血管紧张素Ⅱ受体阻断剂，于2002年由美国FDA批准上市用于治疗高血压[1,2]。奥美沙坦酯是一种前体药物，口服后在胃肠道迅速水解为活性代谢产物奥美沙坦（olmesartan），发挥降压作用，因此主要通过奥美沙坦的体内浓度反映奥美沙坦酯的人体药动学[3]。本研究建立了人血浆中奥美沙坦的HPLC测定方法，并用于奥美沙坦酯片剂和胶囊2种制剂的生物等效性研究，为奥美沙坦酯片的临床合理、安全用药提供依据。

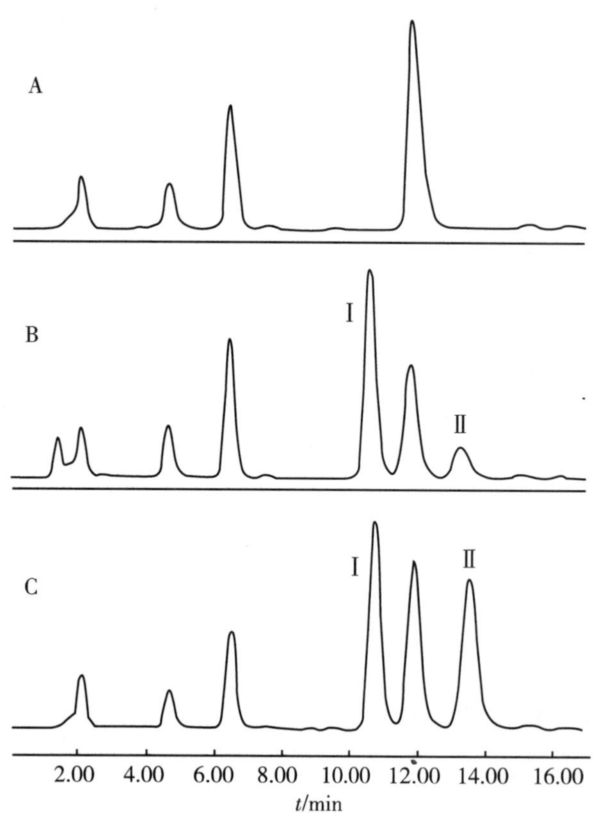

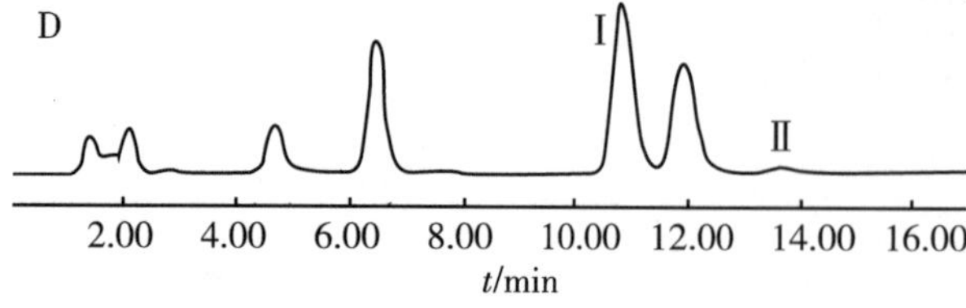

A：空白血浆；B：空白血浆加入奥美沙坦（100ng·ml⁻¹）及内标；C：受试者服药后2h血浆样品；D：空白血浆中加入奥美沙坦（5ng·ml⁻¹）及内标；峰Ⅰ：内标，峰Ⅱ：奥美沙坦

图1　HPLC测定血浆中奥美沙坦浓度的典型色谱图

材料与方法

1　药品与试剂

受试制剂：奥美沙坦酯片（青岛国风高科技药业股份有限公司，20mg/片，批号：040928）；参比制剂：奥美沙坦酯胶囊（青岛国风高科技药业股份有限公司提供，20mg/粒，批号：040926）；奥美沙坦酯标准品（青岛国风高科技药业股份有限公司提供，纯度>99.5%）；7-甲氧香豆素标准品（中国药品生物制品检定所，纯度99.9%）。甲醇和乙酸乙酯（美国Fisher公司，色谱纯）；其他试剂为分析纯；水为纯净水。

2　仪器

Waters Alliance 2690高效液相色谱仪及474荧光检测器；Millennium色谱工作站；色谱柱为NovaPak C_{18}柱（150mm × 3.9mm，4μm，美国Waters公司）；LXJ-Ⅱ离心沉淀机（上海医用分析仪器厂）；YKH-A型液体快速混合器（江西医疗器械厂）；Milli-Q型纯水机（美国Millipore公司）。

3　试验方案

健康男性受试者28例，年龄（24 ± 2）岁，身高（174.3 ± 7.0）cm，体重（68.7 ± 7.6）kg。经体检、胸片、心电图、血及尿常规、血生化检查均无异常。无吸烟、酗酒嗜好，无食物、药物过敏史，无药物依赖史及精神病史。试验前4周未服用任何药物。所有受试者自愿参加试验并签署知情同意书，试验方案经伦理委员会批准。

受试者随机交叉分为两组，分别单剂空腹口服20mg奥美沙坦酯片和20mg奥美沙坦酯胶囊，1周后交换服药。分别于服药前及服药后0.33，0.66，1，1.5，2，3，4，6，8，10，12，16，20和24h自肘静脉取血4ml，离心分离血浆，置-20℃冰箱保存。

4 血药浓度的测定

4.1 色谱条件 色谱柱：Nova-Pak C_{18}柱（150mm×3.9mm，4μm，美国Waters公司）；流动相：甲醇-磷酸二氢钾溶液（0.01mol·L^{-1}）-10%磷酸为30∶70∶0.2，检测波长：荧光激发波长250nm，荧光发射波长379nm；柱温：35℃；流速：1.1ml·min^{-1}；进样量：100μl。

4.2 血浆样品的处理 取0.5ml血浆样品，加入0.5mol·L^{-1}盐酸溶液200μl，混匀后加入3ml乙酸乙酯提取剂（含内标7-甲氧香豆素40μg·L^{-1}），涡旋混合3min，3 000r·min^{-1}离心15min，吸取上清液，45℃下氮气流吹干，残留物溶于200μl流动相中，进样100μl。

4.3 线性范围 取空白血浆0.5ml，分别加入对应的奥美沙坦系列标准溶液，配制成血浆药物浓度5，10，25，50，100，250，500μg·L^{-1}的标准系列血浆，其余同“血浆样品的处理”项下操作，依法测定，以奥美沙坦的浓度为横坐标，以奥美沙坦与内标的峰面积比值为纵坐标，用加权最小二乘法（权重系数$1/X^2$）进行线性回归，回归方程为$y=0.010\ 61C+0.036\ 47$，$r=0.999\ 7$。测定血浆中奥美沙坦浓度的线性范围为5～500 μg·L^{-1}。最低定量浓度为5μg·L^{-1}。

4.4 专属性 在上述色谱条件下，比较受试者空白血浆的色谱图和血浆中加入奥美沙坦和内标得到的色谱图，结果证明血浆中的内源性物质不干扰测定，典型的色谱图见图1。奥美沙坦和内标的保留时间分别为13.5和10.8min。

4.5 精密度和准确度 按“标准曲线”项下操作，制备奥美沙坦酯低、中、高（7.5，75和450μg·L^{-1}）3个浓度的质控样品（QC）各6份，连续测定4d，日内精密度RSD为3.3%，1.3%，0.5%，日间精密度RSD分别为5.3%，3.8%，4.9%，准确度分别为97.6%，98.3%，97.3%。

5 提取回收率

制备奥美沙坦酯低、中、高（7.5，75和450μg·L^{-1}）3个浓度的质控样品，比较经提取后的质控样品与未提取的标准溶液的峰面积，计算方法的提取回收率。3个浓度水平测得的回收率分别为（83.4±11.3）%，（80.6±3.0）%和（86.4±1.0）%（$n=6$）。

6 数据处理

采用WinNonlin药动学软件（4.1版，美国Phar-sight公司）非房室模型法计算主要药动学参数。应用SAS 9.1软件包对主要药动学参数进行统计分析，受试制剂和参比制剂的AUC及C_{max}经对数转换后进行方差分析和双单侧t检验，进行等效性评价。生物利用度（F）用如下公式计算：$F/\% = (AUC_t/AUC_r)\times 100$。

结　　果

1 血药浓度-时间曲线和药动学参数

28例健康受试者随机交叉单剂量口服受试制剂和参比制剂后的平均血药浓度-时间曲线见图2，主要药动学参数见表1。

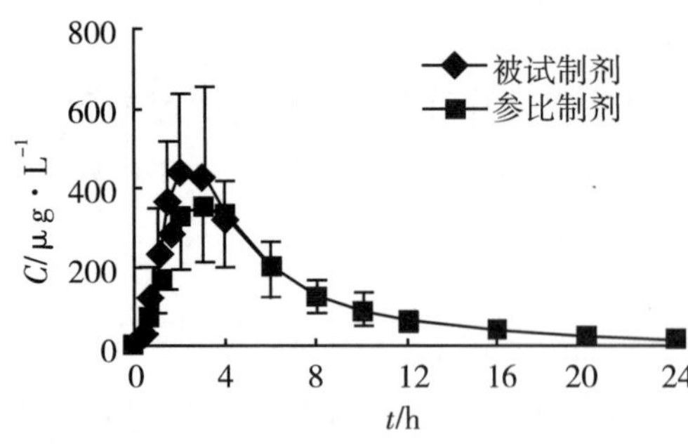

图2 单剂量口服 20mg 奥美沙坦酯 2 种制剂后的平均血药浓度 - 时间曲线（$n=28$）

表1 单剂量口服 20mg 2 种制剂后的主要药动学参数

参 数	受试制剂	参比制剂
$t_{1/2}$/h	6.72 ± 1.80	6.49 ± 1.52
T_{max}/h	2.4 ± 0.7	2.9 ± 1.0
C_{max}/μg · L^{-1}	495.0 ± 255.3	396.0 ± 147.5
AUC_{0-t}/μg · h · L^{-1}	2899 ± 877	2658 ± 840
$AUC_{0-\infty}$/μg · h · L^{-1}	3091 ± 925	2847 ± 932

2 生物等效性评价

对 T_{max}进行秩检验，结果表明制剂间无显著性统计学差异。对受试制剂和参比制剂的 AUC 及 C_{max}经对数转换后进行方差分析和双单侧 t 检验和（1 ~ 2α）置信区间法进行生物等效性评价。受试制剂 AUC_{0-24h} 90% 置信区间为 98.6% ~ 120.7%，$AUC_{0-\infty}$ 90% 置信区间为 98.3% ~ 119.9%，C_{max} 90% 置信区间为 108.7% ~ 143.9%，相对生物利用度为（114.0 ± 34.5）%，符合《药物制剂人体生物利用度和生物等效性试验指导原则》相应的规定，判断两者生物等效。

讨 论

本试验初步设计采用 18 例健康受试者进行等效性研究，结果显示奥美沙坦酯的个体药动学参数（AUC 和 C_{max}）存在显著的个体差异（$P<0.01$），受试制剂和参比制剂 AUC 方差分析的 P 值接近临界值，试验结果的可靠性较差。本试验为求得更客观的结果，根据已经得到的个体药动学参数的标准差计算出合适的样本量，增加了 10 例受试者，结果更客观可靠。

方差分析显示，2 制剂的 C_{max}在药物间存在显著性统计学差异（$P<0.05$），90% 置信区间略高于置信区间上限，这可能与受试制剂和参比制剂的剂型不同有关。由于 AUC 的方差分析和双单侧 t 检验符合生物等效性要求，因此最终判断奥美沙坦酯受试制剂和参比制剂在单次给药条件下生物等效。

与已有中国人奥美沙坦的药动学报道[4,5]相比，本试验结果的 T_{max}和 $t_{1/2}$与文献结果较一致（$t_{1/2}$约 7h，T_{max}约 2.5h），C_{max}偏低（396μg · L^{-1}，495μg · L^{-1} vs 564μg · L^{-1}[4]，656μg · L^{-1}[5]），AUC 明显偏低（2 899μg · h · L^{-1}，2 658μg · h · L^{-1} vs 4 050μg · h · L^{-1}[4]，4 401μg · h · L^{-1}[5]）。提示奥美沙坦酯在中国人群的药动学存在较大变异。

参 考 文 献（略）

（原载于《中国新药杂志》2007 年第 16 卷第 12 期）

Pharmacokinetic and Pharmacodynamic Properties of a Single Intravenous Dose of Ibutilide Fumarate: A Phase I, Randomized, Open-Label, Increasing-Dose Study in Healthy Chinese Men

Yishi Li, MD Lei Tian, MS Yiling Huang, BS and Lu Hua, MD

The Key Laboratory of Clinical Trial Research in Cardiovascular Drugs, Ministry of Health, Fu Wai Hospital, Chinese Academy of Medical Sciences & Peking Union Medical College, Beijing, People's Republic of China

INTRODUCTION

Atrial flutter is a common sustained atrial tachyarrhythmia with a frequency that increases with age.[1,2] Ibutilide fumarate is the only intravenous antiarrhythmic agent approved by the US Food and Drug Administration for the termination of atrial flutter and atrial fibrillation.[3] Comparative studies have reported that ibutilide was a more effective intravenous agent than amiodarone,[4] DL-sotalol,[5] or procainamide[6] for the conversion of atrial flutter and atrial fibrillation. Ibutilide is thought to exert its class Ⅲ antiarrhythmic effect primarily through increasing the action potential duration of atrial and ventricular tissue, largely by blocking the delayed rectifier potassium current and/or enhancing the slow inward sodium current. This effect is reflected in prolongation of the QT interval on the electrocardiogram (ECG).[7,8]

After intravenous administration, ~40% of ibutilide in serum is protein bound. Ibutilide is eliminated through hepatic metabolism by undefined enzyme systems. Eight metabolites of ibutilide were detected on metabolic profiling of urine.[9] of these 8 metabolites, only the ω-hydroxy metabolite possessed class Ⅲ electrophysiologic properties similar to those of ibutilide in an in vitro model of isolated rabbit myocardium.[9] The plasma concentration of this active metabolite, however, is <10% that of ibutilide. The elimination $t_{1/2}$ of ibutilide ranges from 2 to 12 hours.[9]

To our knowledge, pharmacokinetic (PK) information on ibutilide in healthy volunteers has been obtained mainly from the package insert for ibutilide fumarate injection* or from a small number of published abstracts.[10-12] No PK data regarding the use of ibutilide fumarate in a Chinese population were identified through a search of the literature. Because of a lack of sensitive and specific analytic techniques,[13,14] the ibutilide plasma concentrationtime curves reported by Naccarelli et al[15] lasted only 4 hours after drug infusion, and these results did not entirely reveal the dynamic changes in vivo. The purpose of the present study was to fully assess the PK and pharmacodynamic (PD) properties and tolerability of intravenous doses of ibutilide in Chinese men.

METHODS

This Phase I, randomized, open-label, increasing-dose trial was conducted at the Clinical Pharmacolo-

* Trademark: Corvert® (Pharmacia & Upjohn, Kalamazoo, Michigan)

gy Center, Cardiovascular Institute and Fu Wai Hospital, Chinese Academy of Medical Sciences & Peking Union Medical College, Beijing, People's Republic of China. The study protocol was approved by the Medical Ethics Committee of Fu Wai Hospital, and the study was conducted in accordance with the guidelines on Good Clinical Practice[16] and the ethical standards for human experimentation established by the Declaration of Helsinki and its amendments.[17]

Inclusion and Exclusion Criteria

Eligible participants were healthy Chinese male volunteers aged 18 to 45 years. Their health was established based on their medical records and on a physical examination, vital signs, 24-hour dynamic ECG monitoring, and routine clinical laboratory tests (hematology, serum biochemistry, urinalysis, hepatitis B surface antigen screen, hepatitis C antibody screen, and HIV antibody screen) performed within 2 weeks before enrollment. All routine laboratory tests were performed in the clinical laboratory of Fu Wai Hospital using an automated test system.

Volunteers were excluded if they had a history of renal, hepatic, cardiovascular, gastrointestinal, or neurologic disease; a baseline QTc interval >440 milliseconds or any other significant ECG abnormality; any other acute or chronic diseases; ventricular rate ≤60 beats/min at rest; or known allergy to any drugs. Subjects were also excluded if they had taken concomitant medications, donated blood, or participated in another clinical study within 4 weeks before the start of the study. Finally, volunteers were excluded for smoking, body weight >85% to 115% of ideal body weight, or regular heavy drinking (defined as abuse of alcohol or a daily drinking habit, identified by questionnaire). All volunteers were required to abstain from drinking any alcoholic beverage for at least 1 week before enrollment.

All volunteers provided written informed consent before receiving study drug and were financially compensated for their participation.

Study Design

The study was conducted in 2 tiers. The original study protocol included 4 treatment groups (ibutilide 0.005, 0.01, 0.02, and 0.04 mg/kg body weight) for assessment of the PK/PD properties and tolerability of ibutilide in healthy Chinese volunteers. When the study had progressed to the point at which 6 volunteers had met all protocol requirements for the 0.02-mg/kg dose (10 in the original study protocol), however, we found that the QTc intervals of all 6 volunteers were prolonged (>600 milliseconds). Therefore, the next treatment group (0.04 mg/kg) was canceled for safety reasons. The first tier, therefore, consisted of 20 volunteers randomized to receive a 10-minute infusion of ibutilide 0.005, 0.01, or 0.02 mg/kg. In the second tier, the protocol was revised to add 3 fixed-dose groups (ibutilide 0.5, 0.75, and 1.0 rag), reflecting the clinical doses recommended in the approved prescribing information.[9] The revised protocol was also approved by the Medical Ethics Committee of Fu Wai Hospital. In the second tier, therefore, another 20 volunteers were randomized to receive a 10-minute infusion of the added doses of ibutilide. A computergenerated randomization scheme was used to assign volunteers to the treatment groups.

All volunteers were admitted to the Phase I Ward of the Clinical Pharmacology Center before the day of drug administration. After a 10-hour overnight fast, the volunteers were given a single intravenous dose of ibutilide at ~8_{AM}. The volunteers continued fasting until 4 hours after the administration of study drug and were then instructed to completely consume a standardized meal (consisting of 75 g rice, 50 g pork, 200 g vegetables, and 200 ml milk, supplying ~650 kcal) at 4, 10, and 24 hours after administration of study drug. Smoking, alcohol, and caffeinecontaining beverages were prohibited throughout the study.

Pharmacokinetic Assessments

For determination of plasma ibutilide concentrations, blood samples were obtained from an indwelling catheter inserted into a forearm vein at the following times: immediately before administration of study drug; 3, 5, 8, 10, 30, and 60 minutes after administration; and 2, 4, 6, 8, 12, and 24hours after administration. Blood samples (4ml) were collected in heparin-treated Vacutainer tubes (Becton, Dickinson and Company, Franklin Lakes, New Jersey) after discarding 2 ml of blood from the catheter. Plasma was separated by centrifugation at 3000 rpm for 15 minutes at ambient temperature within 30 minutes of collection and stored at -20℃ until analysis.

Plasma ibutilide concentrations were determined using a high-performance liquid chromatography (Agilent 1100, Agilent Technologies, Wilmington, Delaware) method with tandem mass-spectrometric detection validated in our laboratory.[18] Briefly, ibutilide and internal standard (sotalol) were extracted from plasma samples by liquid-liquid extraction and sepa-rated on a C_{18} column (150mm ×3. 9mm, 5μm; Waters, Milford, Massachusetts) using acetonitrile/water/10% butylamine/10% acetic acid (80 : 20 : 0. 07 : 0. 06, v/v/v/v) as the mobile phase. Detection was performed on a triple-quadrupole tandem mass spectrometer (API 4000, Applied Biosystems/MDS Sciex, Concord, Canada) by multiple-reaction moni-toring mode via TurboIonSpray ionization. Linear calibration curves were obtained in the concentration range from 20 to 10, 000pg/ml, with a lower limit of quantitation of 10 pg/ml. The coefficients of variation (CV%) for intraday precision were 6. 0%, 4. 5%, and 3. 3% for ibutilide at concentrations of 100, 500, and 2000 pg/ml, respectively. At the same concentrations, the CV% for interday precision were 7. 0%, 5. 1%, and 4. 4%. The accuracy ranged from 97. 4% to 101. 0% of the nominal value.

The PK parameters of ibutilide were estimated by noncompartmental methods using WinNonlin version 4. 1 (Pharsight Corporation, Mountain View, California). The end-of-infusion plasma concentration (C_{eoi}) was estimated directly from the observed plasma concentration-time data. The AUC_{0-24} was calculated using the linear trapezoidal rule. The $AUC_{0\sim\infty}$ was calculated as $AUC_{0-24} + C_t/K_e$, where C_t is the last plasma concentration measured and K_e is the elimination rate constant. K_e was determined using linear regression analysis of the log-linear part of the plasma concentration-time curve. The apparent $t_{1/2}$ of ibutilide was calculated as $t_{1/2} = \ln2/K_e$. The systemic clearance (CL) of ibutilide was calculated as $CL = dose/AUC_{0\sim\infty}$. The Vd was based on the terminal elimination phase as follows: $dose/(K_e \times AUC_{0\sim\infty})$.

Pharmacodynamic Assessments

On ibutilide treatment days, continuous ECG monitoring was performed using a Mortara X12 ECG recorder (Mortara Instrument, Inc., Milwaukee, Wisconsin). Twelve-lead ECGs were recorded after a 5-minute rest in the supine position at the beginning of the infusion; at 3, 5, and 8minutes during the infusion; at 3, 5, 10, 15, 20, 25, 30, and 45minutes after completion of the infusion; and at 1, 2, 4, 6, 12, and 24hours after completion of the infusion. ECGs were recorded at a paper speed of 25mm per second at an amplitude of 10mm/mV. All ECGs were read by the same cardiologist in a blinded fashion. For each ECG, the RR and QT intervals were measured manually twice with compasses and ruler, and the mean value was used. The QT interval was measured from the beginning of the Q wave until the end of the T wave. The end of the T wave was taken as the point at which the trace returned to baseline. The QT interval was measured in multiple leads (at least 6, including chest and limb leads), and the median QT interval was used. The RR length was measured from the same point in one complex to the next complex, usually the tip of the R wave or the tip of the S wave, for at least 6 RR intervals in the rhythm strip (lead Ⅱ). The median

RR interval was used. The QTc interval was calculated using Bazett's formula.[19]

Tolerability

Adverse effects were monitored throughout the study based on spontaneous reports by subjects, questioning by investigators, clinical examinations, and laboratory tests. The investigators assessed all clinical adverse effects in terms of intensity (mild, moderate, or severe), duration, outcome, and relationship to study drug. In addition, the following assessments were performed before the study and at various times after administration of study drug: physical examination; measurement of vital signs, including body temperature, heart rate, and blood pressure in the supine position; and laboratory analyses (hematology, serum biochemistry, and urinalysis).

Statistical Analysis

Statisticians were involved in the design of the study protocol. The study was designed to assess the PK/PD properties and tolerability of ibutilide in healthy Chinese men. According to guidelines for Phase I clinical trials from the Chinese State Food and Drug Administration (SFDA), volunteers would be involved and divided into groups that received a low dose (below the recommended clinical dose), a medium dose (similar to the recommended clinical dose), or a high dose (above the recommended clinical dose). These groups could contain different numbers of volunteers, and the total number of volunteers met SFDA criteria.

All volunteers who received study drug were included in the PK/PD assessments. Analysis of variance (ANOVA) using dose-normalized values and linear regression was used to determine the dose-linearity of AUC and C_{eoi}. ANOVA was also used to evaluate any differences in $t_{1/2}$, CL, and Vd between dose groups. Repeated-measures ANOVA was used for withinsubject analysis of PD data, which were measured repeatedly. Interdose comparison of the changes from baseline for each efficacy variable was performed using ANOVA with multiple comparisons. *P* values <0.05 were considered statistically significant. SAS version 8.2 (SAS Institute, Inc., Cary, North Carolina) was used in the calculations.

RESULTS

Study Population

Sixty-eight volunteers were enrolled in the study. After medical screening (including 24-hour Holter monitoring), 28 men were excluded because they did not meet the inclusion criteria. Therefore, the study included 40 healthy Chinese men (mean [SD] age, 24.0 [3.9] years [range, 19 - 36 years]; mean [SD] body weight, 62.8 [7.9] kg [range, 48 - 80 kg]; mean [SD] height, 172.5 [5.7] cm [range, 161 - 183 cm]). No significant differences in baseline characteristics were found among dose groups.

Pharmacokinetic Properties

The plasma concentration-time profiles and PK properties of ibutilide after administration of a single intravenous dose are summarized in Figure 1 and Table I. Over the first 30 minutes after cessation of the infusion, plasma concentrations declined rapidly by 71% to 96%. To determine the overall dose range, the actual amounts administered in the "mg/kg" and "mg" groups were combined (for the mg/kg group, amount [rag] = dose [mg/kg] × weight [kg]). Individual doses ranged from 0.295 to 1.54 mg.

The dose-linearity of plasma ibutilide $AUC_{0-\infty}$ over the studied doses is represented in Figure 2. Plasma ibutilide C_{eoi} and $AUC_{0-\infty}$ increased linearly according to the amount given ($r=0.7000$ and $r=0.8802$, re-

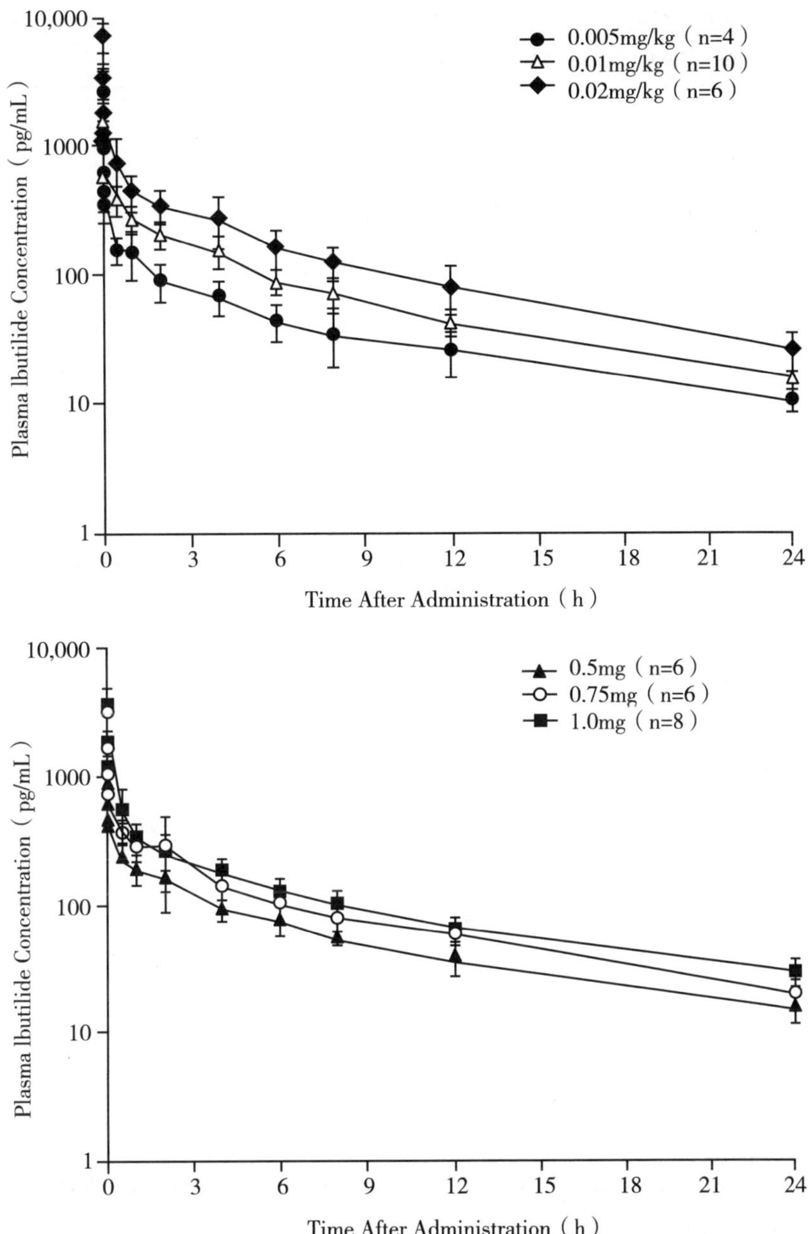

Figure 1. Mean (SD) plasma concentration-time profiles after a single intravenous dose of ibutilide fumarate in healthy Chinese men (N = 40)

spectively; P = NS, ANOVA on dose-normalized values) and showed low intersubject variability, with the CV% ranging from 16% to 41% in all groups. The observed AUC_{0-24} accounted for 87% to 97% of the $AUC_{0-\infty}$.

The $t_{1/2}$ of ibutilide after intravenous administration ranged from 7.5 to 9.1 hours. CL ranged from 68 to 85 ml/min per kg. Vd ranged from 51 to 60 L/kg. There were no statistically significant differences in these parameters among dose groups.

Table 1. Pharmacokinetic properties of a single intravenous dose of ibutilide fumarate in healthy Chinese men (N = 40). Values are mean (SD).

Parameter	Ibutilide Dose					
	0.005mg/kg (n = 4)	0.01mg/kg (n = 10)	0.02mg/kg (n = 6)	0.5mg (n = 6)	0.75mg (n = 6)	1.0mg (n = 8)
$t_{1/2}$, h	9.0 (1.2)	7.8 (2.5)	7.5 (1.4)	8.7 (2.1)	7.9 (1.4)	9.1 (1.6)
Vd, L/kg	57 (22)	51 (14)	52 (17)	56 (19)	53 (23)	60 (20)
CL, ml/min/kg	68 (20)	75 (28)	85 (26)	75 (21)	77 (24)	80 (15)
C_{eoi}, μg/L	2.1 (1.1)	3.2 (1.2)	7.2 (1.9)	1.9 (0.6)	3.3 (1.5)	3.6 (1.3)
AUC_{0-24}, μg · min/L	69 (21)	131 (22)	236 (63)	102 (20)	150 (38)	177 (34)
$AUC_{0-\infty}$, μg · min/L	78 (22)	144 (28)	253 (67)	115 (21)	164 (41)	201 (38)

CL = systemic clearance; C_{eoi} = plasma concentration at the end of the infusion

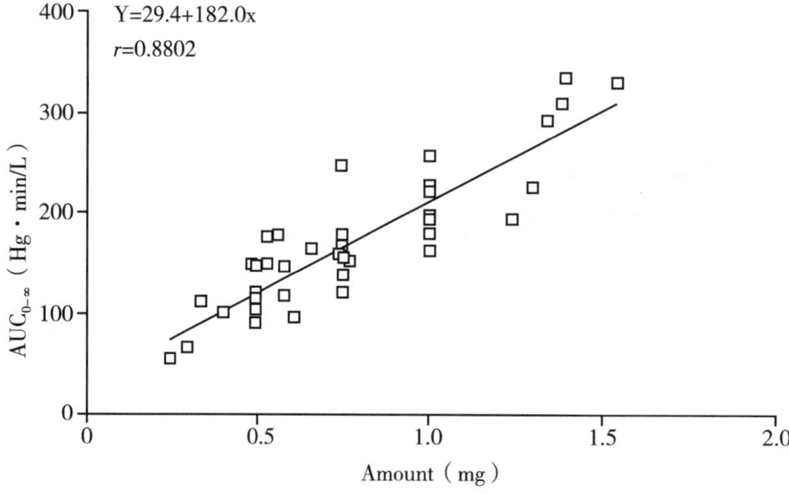

Figure 2. Individual $AUC_{0-\infty}$ as a function of dose in healthy Chinese men receiving a single intravenous dose of ibutilide fumarate (N = 40)

Pharmacodynamic Properties

The electrophysiologic responses to ibutilide are summarized in Table Ⅱ and Figure 3. All volunteers had a prolonged QTc interval after the ibutilide infusion; the increase from baseline began 3 minutes after the start of the infusion in all dose groups. QTc-interval prolongation lasted from 45 minutes with the 0.005 - mg/kg dose to 4 hours with the 0.02 - mg/kg dose. The higher the dose administered, the longer the QTc-interval prolongation. The maximum changes in QTc interval in the 4 hours after ibutilide administration were dose dependent. The maximal QTc was observed immediately after the infusion in all groups. Mean (SD) values ranged from 469 (14) to 683 (29) milliseconds for maximal QTc and from 51 to 267 milliseconds for change in QTc interval from baseline. There were no significant differences in the PR and QRS intervals in any dose groups from baseline to 24 hours after administration of study drug.

Table Ⅱ. Pharmacodynamic properties of a single intravenous dose of ibutilide fumarate in healthy Chinese men (N = 40). Values are mean (SD).

Parameter	Ibutilide Dose					
	0.005mg/kg (n = 4)	0.01mg/kg (n = 10)	0.02mg/kg (n = 6)	0.5mg (n = 6)	0.75mg (n = 6)	1.0mg (n = 8)
Heart rate, beats/min						
Baseline	61.5 (7.6)	66.6 (10.4)	67.3 (4.1)	73.7 (6.0)	65.3 (7.0)	66.1 (7.7)
Maximum	65.7 (5.6)	67.6 (11.2)	68.5 (9.3)	71.0 (8.3)	68.5 (4.7)	67.5 (6.9)
Minimum	60.0 (3.3)	64.0 (5.5)	59.0 (5.2)*	66.0 (5.2)	61.5 (5.3)	61.6 (4.6)
PR interval, milliseconds						
Baseline	155 (10)	158 (18)	150 (30)	160 (18)	143 (29)	165 (23)
Maximum	155 (10)	158 (27)	157 (27)	160 (13)	150 (30)	170 (15)
Minimum	145 (10)	148 (23)	147 (21)	153 (21)	140 (22)	160 (24)
QRS interval, milliseconds						
Baseline	90 (20)	89 (10)	87 (10)	93 (10)	100 (13)	105 (9)
Maximum	100 (16)	90 (11)	97 (15)	100 (13)	103 (8)	105 (9)
Minimum	90 (12)	84 (8)	87 (10)	97 (15)	100 (13)	103 (7)
QTc interval, milliseconds						
Baseline	418 (20)	406 (25)	413 (13)	418 (19)	417 (23)	416 (20)
Maximum	469 (14)★	592 (114)*	678 (43)*	605 (107)*	616 (77)*	683 (29)*
Maximal increase, %	12.4 (6.7)	45.7 (27.5)	64.2 (11.3)	45.5 (27.9)	48.1 (22.1)	64.5 (11.6)

Maximal increase = (maximal QTc-baseline)/baseline × 100% * $P < 0.01$ versus baseline ★ $P < 0.05$ versus baseline

A significant correlation was found between plasma ibutilide concentrations (pooled across all volunteers) and changes in QTc interval after intravenous infusion of ibutilide ($r = 0.7244$; $P < 0.01$). Because no evidence of hysteresis was found, individual values for changes in the QTc interval at various times during the 4 hours after drug administration were pooled across all volunteers and all doses and were plotted against plasma ibutilide concentrations.

Compared with baseline values, the heart rate decreased significantly during the 2 hours after ibutilide infusion in the 0.02 – mg/kg group (from 67.3 to 59.0 beats/min; $P < 0.01$) (Table Ⅱ). However, no statistically significant differences in heart rate were found in any other group. Ibutilide infusion had no clinically significant effect on systolic or diastolic blood pressure. Mean (SD) blood pressure was 113 (7)/73 (6) mmHg at baseline, 114 (9)/73 (8) mmHg midway through the infusion, and 110 (7)/72 (6) mmHg immediately after the infusion.

Tolerability

Ibutilide was generally well tolerated. None of the volunteers had any serious clinical or laboratory adverse effects or discontinued the study because of clinical adverse effects. The only adverse effect recorded was dizziness, reported by 1 volunteer in the 0.5 – mg group (maximal QTc interval, 578 milliseconds).

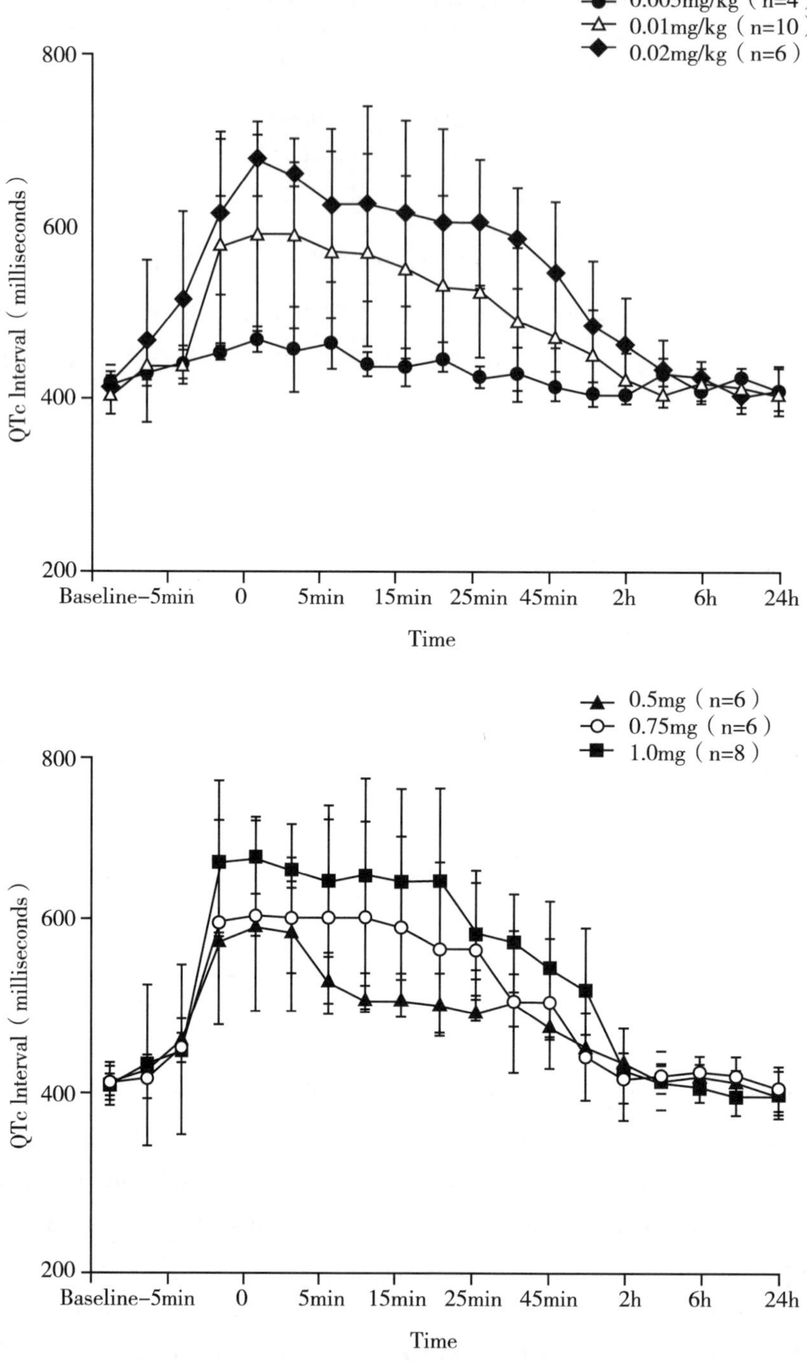

Figure 3. Mean（SD）QTc intervals after a single intravenous dose of ibutilide fumarate in healthy Chinese men（N = 40）

The dizziness was considered mild, resolved without intervention within 1 hour of its onset, and caused no residual effects. No other clinically significant treatment-related effects of ibutilide were observed on analysis of laboratory values, physical examinations, or blood pressure.

DISCUSSION

The use of a low intravenous dose (0. 005 – 0. 03mg/kg) and extensive hepatic metabolism resulted in low ibutilide plasma concentrations (from pg/ml to low ng/ml values). The available PK information on ibutilide has been acquired primarily from a few studies in Western men.[10,11,13] The present PK/PD and tolerability study used a specific and highly sensitive analytic method validated in our laboratory[18] to assess intravenous doses of ibutilide in healthy Chinese men.

After intravenous doses of ibutilide, the AUC increased approximately dose proportionally, and the C_{max} increased in a less dose-proportional manner. The most notable feature in the plasma concentrationtime profile of ibutilide was the rapid disappearance of the drug from plasma as soon as the infusion was stopped (>70% in the first 30 minutes). In a study by Jungbluth et al[10] in healthy volunteers, CL varied from 24 to 31ml/min per kg, Vd varied from 10 to 15L/kg, and $t_{1/2}$ varied from 5. 7 to 8. 8 hours, indicating that ibutilide had a large Vd and that CL approximated hepatic blood flow. In the present study, Vd and CL were numerically higher in healthy Chinese men relative to values reported in Western men, whereas the $t_{1/2}$ was consistent with previous observations.[10,11]

Intravenous dosing of ibutilide prolonged the QTc interval in a dose-and concentration-dependent manner. At 30 minutes after a 10 – minute infusion of 0. 01 and 0. 02mg/kg, ibutilide was associated with selective increases in the QTc interval of 22% and 43% , respectively. No significant changes were observed in blood pressure or the QRS and PR intervals. These findings are consistent with the results reported by VanderLugt et al.[12]

Ibutilide is effective in rapidly prolonging the QT and QTc intervals in healthy volunteers and patients with atrial flutter or atrial fibrillation.[20-22] In the present study, the QTc interval was maximal immediately after the infusion in all groups and returned to baseline by 1 to 4 hours. As with other drugs that prolong ventricular repolarization (eg, amiodarone, sotalol), ibutilide administration carries a risk of excessive QT-interval prolongation (the acquired long-QT syndrome) with associated polymorphic ventricular tachycardia (torsades de pointes), necessitating careful patient selection and clinical monitoring during drug administration.[9] The prescribing information strongly recommends that patients receiving ibutilide undergo continuous ECG monitoring for at least 4 hours after termination of the infusion or until the QTc interval has returned to baseline; longer monitoring is needed if nonsustained ventricular tachycardia develops.[9] Under monitored conditions, ibutilide is an alternative to current options for cardioversion, particularly when rapid termination of atrial arrhythmia is desirable.

Intravenous administration of ibutilide over 10 minutes was not associated with serious adverse effects or discontinuations in this single-dose study. The only adverse effect observed in association with ibutilide administration was dizziness in 1 patient, which was transient, self-limited, and mild in severity. We found no increase in the incidence of adverse effects with increasing doses. In previous studies, important adverse reactions associated with ibutilide were sustained polymorphic ventricular tachycardia and nonsustained polymorphic ventricular tachycardia,[20,21] but these events were not observed in the present study with single doses of ibutilide ranging from 0. 295 to 1. 54mg.

CONCLUSIONS

The results of this study in a small selected population of healthy Chinese men suggest that the PK properties of ibutilide are linear with respect to dosing. A single intravenous dose of ibutilide prolonged the QTc interval in a dose-and concentration-dependent manner. Ibutilide was generally well tolerated.

ACKNOWLEDGM ENTS

The authors thank the nurses in Ward IV, Fu Wai Hospital, Beijing, for their medical and nursing support.

参 考 文 献（略）

（原载于《Clinical Therapeutics》2007 年第 29 卷第 9 期）

Does NT-proBNP Remain a Sensitive Biomarker for Chronic Heart Failure after Administration of a Beta-blocker?

Na Li, M. D. Yishi Li, M. D. Fang Wang, M. D.
Wen Jiang, M. D. Jie Huang, M. D. Zhimin Xu, M. D. PH. D.
Lu Hua, M. D. Congxiao Hua, M. D. Yan Huang, M. D.
Ying Wu, M. D. Feiou Li, M. D.

Clinical Pharmacology Center, Fu Wai Hospital, Chinese Academy of Medical Sciences,
Peking UnionMedical College, Beijing, People's Republic of China

Introduction

Neurohormonal activation is a hallmark of heart failure and influences its clinical evolution.[1] Various neurohormones have acted as biomarkers in chronic heart failure, but B-type natriuretic peptide (BNP) or N-terminalproB-type natriuretic peptide (NT-proBNP) is the most widely embraced marker, particularly, given the availability of a rapid point-of-care assay.[2,3] Pro-BNP is synthesized in ventricular tissue in response to volume expansion and pressure overload, and then the two fragments of Pro-BNP, i. e. BNP and NT-proBNP, are cosecreted to plasma.[3,4] Compared with BNP, NT-proBNP has a higher molecular weight and shows a lower *in vivo* and *in vitro* degradation, resulting in a better reproducibility and functional sensitivity.[5] Prior studies have indicated that plasma NT-proBNP concentration is a sensitive marker for the severity and prognosis of patients with chronic heart failure.[6-8] Treatment guided by the plasma NT-proBNP concentration has been shown in a prior study to be superior to conventional treatment guided by physical findings, chest roentgenography, and electrocardiography.[9] However, A potential weakness of the above studies was the low rate of beta-blocker use.

The effect of beta-blockers on plasma natriuretic peptide has been reported in different clinical diseases. The reported responses are widely divergent.[10-16] It implies that beta-blockers might exert complex effects on plasma natriuretic peptide, the underlying mechanism of which remains to be clear. This finding raises the question whether NT-proBNP remains a sensitive biomarker for the severity and prognosis of patients with chronic heart failure under beta-blocker treatment. The purpose of the study was to elucidate the correlates of NT-proBNP with the severity and prognosis of patients with chronic heart failure both before and after administration of a betablocker.

Methods

Patients

Patients were considered eligible for the study if they had stable chronic congestive heart failure for more than 3 months, and they had left ventricular ejection fraction (LVEF) less than 40%. In addition, study patients had to be clinically stable under the therapy of digoxin, diuretics, and angiotensin-converting enzymeinhibitors (ACEI) formorethan2weeksbefore the study. Subjects were excluded if: (i) their resting heart rate was <65 beats per minute; (ii) their systolic blood pressure was <95 mmHg, or their diastolic blood pressure was <58 mmHg; (iii) they had contraindications for beta-blocker use such as obstructive pulmonary diseaseand renaldysfunction. (iv) They had unstable angina or myocardial infarction within 2 months; (v) they were currently treated with a betablocker. All subjects gave written informed consent, and the study was approved by the local ethics committee.

Study Protocol

After baseline clinical measurements, which included assessment of symptoms, LVEF by echocardiography using Simpson′ modified method, and blood sampling, patients were randomized to receive treatment either with bisoprolol or carvedilol in addition to background therapy. There was a titration period, increasing the dose of carvedilol from 6.25 to 50 mg per day and bisoprolol from 2.5 to 10 mg per day. The dose was uptitrated each 10 ± 3 days if the prior dose was clinically tolerated. Mean maintenance doses were 43.75 mg for carvedilol and 8.47 mg for bisoprolol. The whole randomized trial period was 7 months. At the end of 3 and 7 months, clinical measurements and blood sampling were repeated. The patients were followed-up for 3 years for all-cause mortality.

Measurement of NT-proBNP

Venous samples for NT-proBNP assay were drawn into cooled tubes, promptly centrifuged and the separated plasma frozen to −20℃ until assay. Plasma NTproBNP concentrations were measured by a fully automated electrochemiluminescence "sandwich" immunoassay on Elecsys 2010 analyser (Roche Diagnostics). The clinicians involved with the patients' care were blinded to the NT-proBNP values obtained.

Statistic

All data were described as mean ± standard deviation, unless otherwise specified. Baseline characteristics were analyzed by the unpaired *t*-test or chi-squared test (for nonparametically distributed values). Because NT-proBNP values are not normally distributed, natural logarithmic transformation of data was used for statistical analysis when needed. The significance of changes in NT-proBNP levels, LVEF, left ventricular end diastolic diameter (LVEDD) and heart rate was evaluated using the paired Student's *t*-test. The Wilcoxon signed rank test was used to test for changes between 2 periods in New York Heart Association (NYHA) class. Bivariate correlations were assessed using nonparametric Spearman correlation coefficient. Univariate and stepwise multivariate Cox proportional hazard analyses were performed to investigate the relationship between NTproBNP and 3 - year mortality from any cause. 6 Variables were used: age, LVEF, LVEDD, NT-proBNP plasma level, NYHA class, treatment group: (i) at baseline, and (ii) at 7 months after initiation of beta-blocker. A p-value <0.05 was considered statistically significant.

Statistical analysis was performed by SPSS for windows, version 13.0 software (SPSS Inc, Chicago, Illinois).

Results

Patient Characteristics

Forty-four patients were enrolled in the study, randomized to bisoprolol and carvedilol. They were mainly men with NYHA class Ⅱ - Ⅳ heart failure treated with diuretics, angiotensin-converting enzyme inhibitors, angiotensin receptor blockers and digoxin. There were no differences in baseline characteristics between the two treatment groups. The clinical characteristics were summarized in Table 1.

TABLE 1 Clinicalcharacteristics of thestudy population

	Bisoprolol (n = 22)	Carvedilol (n = 22)	All
Age (years)	60.1 ± 10.0	59.6 ± 11.4	60.0 ± 10.6
Sex (m/f)	17/5	16/6	33/11
NYHA functional class (n)			
Ⅱ	8 (36.4%)	6 (27.3%)	14 (32%)
Ⅲ	12 (54.5%)	16 (72.7%)	28 (64%)
Ⅳ	2 (9.1%)	0	2 (5%)
Concomitant medi-cations			
Digoxin (%)	63.6%	86.4%	75.0%
Diuretics (%)	90.9%	86.4%	88.6%
ACEI (%)	86.4%	86.4%	86.4%
ARB (%)	4.5%	9.1%	6.8%
LVEF (%)	27.7 ± 6.2	29.0 ± 7.0	28.3 ± 6.6
LVEDD (mm)	69.9 ± 5.7	73.8 ± 9.5	71.8 ± 8.0

The values are expressed as the mean ± standard deviation or number (%) of patients. There were no differences in baseline characteristics between the two treatment groups. NYHA = New York Heart Association, ACEI = angiotensin-converting enzyme inhibitor, ARB = angiotensin receptor blocker, LVEF = left ventricular ejection fraction, LVEDD = left ventricular end diastolic diameter

During the randomized trial period, 2 patients on bisoprolol underwent exacerbation of heart failure requiring hospitalization, and 1 patient on carvedilol died from exacerbation of heart failure.

Effects of Carvedilol or Bisoprolol on Clinical Measurements and Left Ventricular Systolic Function

The results of the heart rate, NYHA class, LVEF and LVEDD at baseline, 3 months, and 7 months are shown in Table 2. Both beta-blockers produced a sustained and significant improvement in symptoms and left ventricular systolic function. There was no difference between the carvedilol group and the bisoprolol group in the above parameters throughout the study period.

TABLE 2 Effects of carvedilol or bisoprololon clinical measurements and left ventricular systolicfunction

	Bisoprolol			Carvedilol		
	Baseline	Month 3	Month 7	Baseline	Month 3	Month 7
Heart rate (beats/min)	76.9 ± 11.2	64.7 ± 8.0^{b}	68.8 ± 8.2^{b}	76.3 ± 11.0	67.6 ± 9.1^{b}	72.7 ± 8.6
NYHA class	2.7 ± 0.6	2.1 ± 0.5^{b}	1.9 ± 0.9^{a}	2.7 ± 0.5	2.1 ± 0.5^{b}	1.7 ± 0.7^{b}
LVEF (%)	27.7 ± 6.2		41.8 ± 8.0^{b}	29.0 ± 7.0		38.2 ± 9.3^{b}
LVEDD (mm)	69.9 ± 5.7		66.2 ± 6.6^{a}	73.8 ± 9.5		70.2 ± 9.0^{b}

^{a}Represent $P < 0.05$ vs. baseline

^{b}Represent $P < 0.01$ vs. baseline

NT-proBNP Measurements

Figure 1 shows the NT-proBNP measurements at baseline and after 3 and 7 months of beta-blocker therapy. There were significant reductions in NT-proBNP levels after 3 months by either beta-blocker compared with baseline（$P=0.009$）. The reductions remained significant after 7 months of therapy with either betablocker（$P=0.007$）. There was no difference between the carvedilol group and the bisoprolol group in NTproBNP levels throughout the study period.

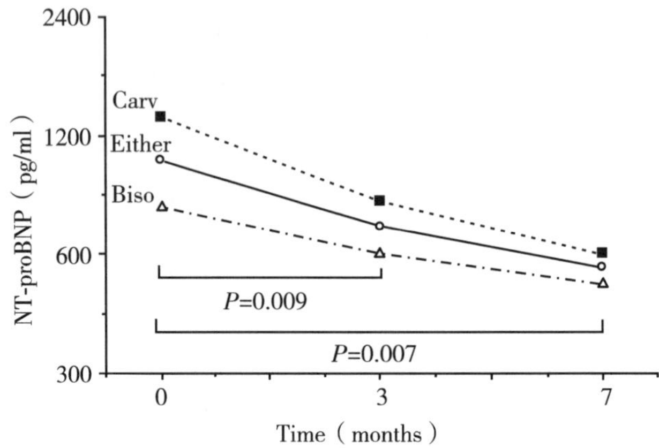

FIG. 1 Changes in plasma levels of NT-proBNP（expressed on a log scale）from baseline to 3 and 7 months after beta-blocker therapy. Carv = carvedilol; Biso = bisoprolol. T-test comparison of natural log-transformed NT-proBNP

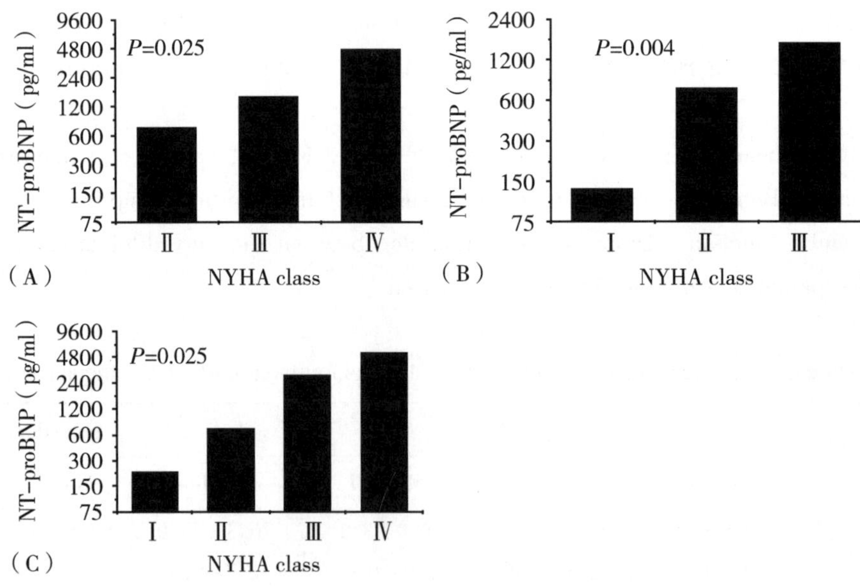

FIG. 2 A, B, C, Relationship between NT-proBNP（expressed on a log scale）and NYHA class at baseline and at 3 and 7months after initiationof either beta-blocker

Correlation Between NYHA Classes and NT-proBNP Before and After Beta-blocker Therapy

NYHA classes decreased during the 7 months of betablocker. At baseline and at 3 and 7 months after initiation of beta-blocker, mean NT-proBNP levels were significantly higher in patients with higher NYHA class (Fig. 2A, B, C), and the relationship became progressively stronger with the duration of therapy (Table 3).

TABLE 3 Correlation between NT-proBNP and NYHA class at baseline and at 3 and 7 months after initiation of either beta-blocker

NT-proBNP	NYHA class
Baseline	r = 0.426
p-value	0.004
3 Months	r = 0.483
p-value	0.002
7 Months	r = 0.639
p-value	0.000

Prognostic Significance of NT-proBNP Preceding 3 - year Mortality Before and After Beta-blocker Therapy

During 3 years of follow-up, 8 of the 44 patients died. The usefulness of various variables measured at baseline and at 7 months in predicting 3 - year prognosis for allcause mortality was investigated. At baseline, only NT-proBNP was significantly associated with the endpoint to death in univariate Cox analysis. At 7 months, the significant univariate predictors of outcome were NT-proBNP and NYHA class. Treatment modality had no significant effect either at baseline or at 7 months (Table 4).

TABLE 4 Cox univariate analysis of various variables measured at baseline and at 7 months-predicting outcome

	At baseline			At 7 months		
	χ^2	p	HR	χ^2	p	HR
Age (per 1 year)	2.438	0.118	1.060	0.721	0.396	1.039
LVEF (per 1%)	2.959	0.085	0.894	3.510	0.061	0.909
LVEDD (per increase in 1mm)	0.357	0.550	0.971	0.004	0.949	1.003
NT-proBNP (per increase in 1000pg/ml)	9.150	0.002	1.306	8.691	0.003	1.353
NYHA class (per increase in one class)	0.920	0.337	2.007	6.750	0.009	4.006
Treatment group (carvedilol vs. bisoprolol)	0.513	0.474	0.593	0.351	0.554	0.582

HR = hazard ratio

In the next step, stepwise (forward) multiple Cox analysis was performed using the above univariate factors. NT-proBNP remained the only independent predictor of outcome both at baseline and at 7 months after initiation of either beta-blocker.

Discussion

Beta-blocker therapy has been established as standard therapy of chronic heart failure after trials showing a reduction in mortality in all NYHA classes of systolic heart failure.[17-19] The effect of a beta-blocker on plasma natriuretic peptide has been previously demonstrated in population-based studies, in healthy control studies, during exercise, in hypertension, in coronary disease, and in heart failure.[10-13,20] NT-proBNP increased in parallel with decreased heart rate in atenolol-treated hypertensive patients whereas it decreased in parallel with blood pressure in losartan-treated patients in the study by Olsen *et al.*[13] As for the patients with chronic heart failure, the results of studies that have measured plasma natriuretic peptide during beta-blockers therapy are widely divergent, especially when treatment period is short. Davis *et al.* reported that NT-proBNP and BNP increased at 6 weeks after the introduction of metoprolol in heart failure.[14] They explained that the early effects of a beta-blocker, including longer cardiac filling times and negative inotropism, might increase wall stress, and thus stimulate secretion of natriuretic peptide from the left ventricular. However, several other studies have presented opposite findings.[15,16]

On the other hand, it appears that a longer duration of beta-blocker therapy is more likely to be associated with declining natriuretic peptide levels, perhaps reflecting further decline in cardiac filling pressures and incremental effects on remodeling. In our study, the plasma level of NT-proBNP was decreased after a 3 – month therapy with a beta-blocker, and the decrease tended to be greater at 7 months. Thus, our results support previous data suggesting that prolonged treatment with beta-blockers decreases plasma NT-proBNP levels.

It is obvious that beta-blockers exert complex effects on plasma NT-proBNP concentration. The observed decrease in NT-proBNP level in our study might be a direct result of an interaction between complex effects exerted by beta-blocker. The underlying mechanism remains to be clear. However, from a clinical point of view, it is more important to know whether plasma NTproBNP concentration in this setting can still reflect severity of heart failure and predict prognosis of the disease, for NT-proBNP has been proposed as a diagnostic tool and prognostic marker in chronic heart failure.

In our study, we investigated the ability of NT-proBNP to mirror the severity of chronic heart failure as evaluated by NYHA classification before and after administration of a beta-blocker. Our results indicated that NT-proBNP levels showed a positive correlation with NYHA classification, and the relationship became progressively stronger with the duration of beta-blocker therapy. It suggests the plasma NT-proBNP concentration under long-term influence of beta-blocker can still mirror the severity of heart failure.

Furthermore, we investigated the relation of NTproBNP to the 3 – year mortality. NT-proBNP emerged as the superior modality, indeed it was the only independent predictor of all-cause mortality both before and after administration of a beta-blocker. These results indicated beta-blockers might exert a neutral effect on the prognostic value of NT-proBNP. We did not find either the LVEF, LVEDD, age or NYHA class to be independent predictors of death. This may, of course, be due to the relatively small numbers of deaths in our study.

Limitation

There is no placebo control group, and so it is possible that factors other than beta-blockers could have contributed to the observed findings. However, all patients were on background anti-heart failure therapy before the addition of either beta-blocker, and so we believe that the findings can be attributed to effects of beta-blockers. A placebo-controlled design would be unethical, because beta-blockade represents current standard of care for chronic heart failure. Another limitation was the small number of study patients. We are aware that a larger number of subjects would have improved the reliability of our results.

Conclusions

NT-proBNP levels showed a positive correlation with the severity of heart failure as evaluated by NYHA classification both before and after addition of a beta-blocker to background anti-heart failure therapy. Furthermore, the ability of NT-proBNP to predict all-cause death was not undermined after administration of a beta-blocker. These results suggest that NT-proBNP remains a sensitive biomarker for chronic heart failure both before and after administration of a beta-blocker.

Acknowledgements

We would like to thank Mrs. Wenyan Bian and Mrs. Li Wang for their help in management of the patients and collecting samples, Mr. Bing Duan and Mrs. Yiling Huang for measurement of NT-proBNP levels. We would also acknowledge Professor Wei Li, Ms. Xiaoru Cheng and Mr. Yang Wang for their helpful statistical advice.

参 考 文 献（略）

（原载于《Clin Cardiol》2007 年第 30 期）

健康人体阿司匹林的药效学研究

李飞鸥　李一石　项志敏　黄一玲
田　蕾　李　卫　成小如　华　潞

中国医学科学院　中国协和医科大学　阜外心血管病医院

血小板活化在动脉粥样硬化血栓性疾病中起着重要的核心作用。阿司匹林作为临床预防血栓性疾病的一线用药，人们对其认识也在加深。本研究通过健康人每日一次，分别口服81mg、162mg及324mg 3个剂量阿司匹林，检测血中血栓素B_2（TXB_2）和血小板聚集率（PAg），旨在探讨健康人体阿司匹林药效学特征，为临床治疗血栓性疾病提供依据。

1　资料和方法

1.1　研究对象

选择28名健康汉族男性志愿者参加试验。本研究方案经中国医学科学院　中国协和医科大学阜外心血管病医院伦理委员会批准，所有研究对象入选前均签署了知情同意书。

1.2　研究设计及方法

开放试验，筛选健康汉族男性志愿者28名，随机分成81mg（n=9）、162mg（n=9）、324mg（n=10）三个不同剂量组。

1.3　研究用药及给药方法

本研究所用的阿司匹林片剂，每片含阿司匹林81 mg（北京迈劲医药科技有限公司研制，广东诺金药业有限公司提供，批号为030901）。研究期间，志愿者每日晨8:00点空腹口服阿司匹林一次，连续服用7天。服药2h后方可饮水，4h后进餐。试验期间统一饮食，禁忌烟酒和含咖啡因的饮料及任何药物。

1.4　观察指标及其测定

1.4.1　血栓素B_2（TXB_2）：在试验第1日服药前0h、服药后2h、24h、96h以及停药后1天、3天、7天取静脉血。采用ELISA法测定血清TXB_2，TXB_2测定试剂盒由Assay Designs Inc出品。

1.4.2　血小板凝集率（PAg）：在试验第1日服药前0h、服药后2h、24h、96h以及停药后1天、3天、7天取静脉血。测定PAg所需血小板聚集仪，诱导剂二磷酸腺苷（ADP）均采用美国产CHRONO-LOGCORPORATION，试验所需ADP终浓度为10μmol/L。

1.5　统计学方法

所有统计应用SAS 8.2版统计软件包完成。对服药前后TXB_2、PAg用均数标准差描述，组内比较用Wilcoxon秩和检验，组间比较用Kruskal-Wallis检验。以$P<0.05$为有显著性差异，以$P<0.01$为有非常显著性差异，以$P>0.05$为无显著性差异。

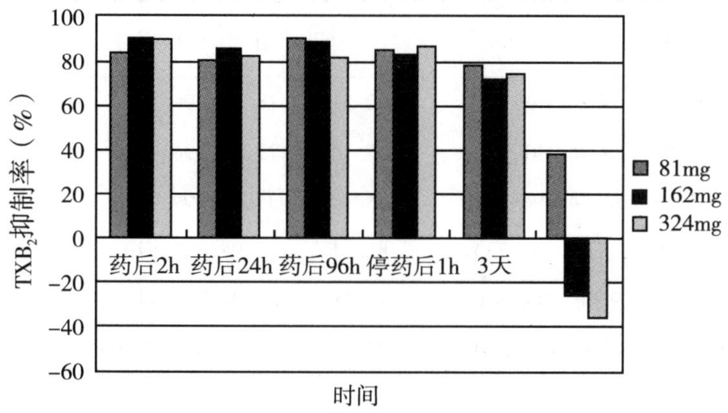

图1 血栓素 B_2 抑制率（%）

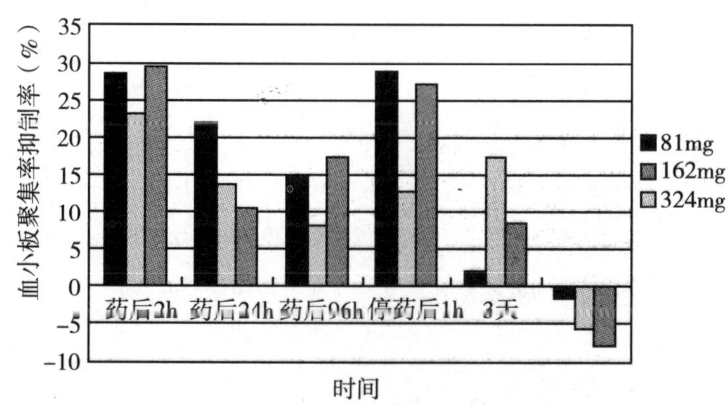

图2 血小板聚集率抑制率（%）

2 结 果

2.1 三组志愿者的基本情况比较

三个不同剂量组中，324mg 组的一名志愿者在服药后 16h 出现阿司匹林哮喘，退出了该研究。三组平均年龄（25.78 ±2.39）岁，身高（173.83 ±5.77）cm，体重指数（21.97 ±1.46），均无显著性差异（$P>0.05$）。

2.2 血栓素 B_2（TXB_2）抑制率

服药第 1 日给药前 TXB_2 作为基线值，服药后的 TXB_2 与其比较，差值与基线值的百分比为 TXB_2 抑制率。研究显示：在服用阿司匹林后 2h，三组 TXB_2 抑制率基本达到最大；且在服药后 2h、24h、96h，三组 TXB_2 抑制率组间比较均无显著性差异；至停药后 3 天，TXB_2 仍有受抑制表现，组间比较均无显著性差异；停药后 7 天，TXB_2 恢复至药前正常水平。结果见表 1。

2.3 血小板聚集率（PAg）抑制率

服药第 1 日给药前 PAg 作为基线值，服药后的 PAg 与其比较，差值与基线值的百分比为 PAg 抑制率。研究显示：在服用阿司匹林后 2h，81mg、162mg、324mg 三组 PAg 抑制率基本达到最大；服药后 24h、96h，三组均出现了 PAg 抑制率不同程度的降低；至停药后 3 天、7 天，PAg 抑制率在各组组内比较、组间比较均无显著性差异。结果见表 2。

表1 血栓素 B_2 抑制率（%）中位数（范围）

时间	81mg 组（n=9）	162mg 组（n=9）	324mg 组（n=9）
服药后 2h	83.91（-4.68~90.31）	90.51（-18.13~99.25）	89.64（84.20~96.48）
服药后 24h	79.00（53.26~91.73）	85.14（-22.80~96.44）	81.82（75.59~97.04）
服药后 96h	90.23（52.94~96.10）	88.30（-21.02~97.43）	81.18（63.68~89.70）
停药后 1 天	84.56（38.54~90.73）	82.61（-10.98~97.61）	86.25（19.25~94.37）
停药后 3 天	77.51（9.16~85.19）	71.18（-60.24~91.41）	74.29（20.70~88.15）
停药后 7 天	37.35（-476.75~72.19）	-24.79（-1066.44~77.76）	-35.63（-189.43~89.24）

表2 血小板聚集率抑制率（%）中位数（范围）

时间	81mg 组（n=9）	162mg 组（n=9）	324mg 组（n=9）
服药后 2h	28.38（-24.53~55.84）	22.86（-4.84~54.55）	29.33（9.59~40.48）
服药后 24h	22.08（-8.82~36.49）	13.64（-7.35~42.50）	10.34（-40.38~31.11）
服药后 96h	14.86（-9.43~35.14）	8.06（-7.58~43.21）	17.24（-8.47~35.56）
停药后 1 天	28.57（4.41~43.24）	12.68（-9.68~41.18）	26.92（-10.17~47.78）
停药后 3 天	1.89（-2.67~55.41）	17.28（-29.41~40.32）	8.47（-46.15~41.11）
停药后 7 天	-1.35（-20.75~15.58）	-5.71（-25.81~30.99）	-7.81（-40.38~16.67）

3 讨 论

阿司匹林产生抗血小板聚集的作用机制是：磷脂在体内转化为花生四烯酸（AA），进一步通过抑制环氧化酶（COX）或抑制过氧化酶生成各种代谢产物，COX 有两种同工酶，即 COX-1 和 COX-2。阿司匹林作用于 COX-1 上的丝氨酸-530（S-530），抑制血小板细胞膜上 AA 生成 TXA_2。TXA_2 是一种强有力的血小板聚集物，有较强的促血凝作用，同时也是一种血管收缩物质，可以使血管收缩，引起高凝状态，血栓易于形成。由于阿司匹林使 TXA_2 生成减少，抑制了血小板释放腺苷二磷酸（ADP）和聚集，导致血小板血栓形成受阻，产生抗凝血作用。血小板中无细胞核，不能生成新的 COX，所以阿司匹林对于 COX 的这种抑制作用是不可逆的，直至新的血小板生成[1]。

TXA_2 是一种不稳定的内源性前列腺素代谢产物，其经过肾脏代谢为血栓素 B_2（TXB_2）[2]。本研究选择 TXB_2、PAg 作为阿司匹林直接作用于血小板的效学判断指标。

本研究观察了不同剂量阿司匹林（81、162 和 324mg/d）对健康人血小板作用的比较研究，结果显示健康人服用阿司匹林后，出现了 TXB_2 降低，在服药 2 小时后，三个剂量组的阿司匹林对于 TXB_2 的抑制作用均已基本达到最大，并出现了血小板聚集功能降低，表现为 PAg 下降，这种抑制作用非剂量相关性，三组组间比较显示 TXB_2 抑制率、PAg 抑制率无显著性差异，也证明了抑制血小板 COX-1 是阿司匹林作用的主要靶点[3]。抑制血小板 TXA_2 生成和 TXA_2 依赖血小板聚集是非线性的，国外研究表明 TXA_2 生成抑制超过 95% 以上时将影响血小板的功能[2]，本研究显示，当国人的 TXA_2 生成抑制超过 83% 以上时，可以影响血小板的功能。

但本研究显示：健康人服用不同剂量阿司匹林（81、162 和 324mg/d）后，在服药后 24h、96h

及停药后 1 天，对于 TXA_2 生成产生持续抑制作用，三组间比较无显著性差异，这种 TXA_2 抑制作用均维持到停药后 3 天，而阿司匹林对血小板聚集的抑制作用却不尽相同，在服药后 24h、96h，各剂量组均出现了 PAg 抑制率不同程度的降低，其中 162mg 组服药后 24h、324mg 组在服药后 24h、96h PAg 抑制率组内比较无显著性差异，这说明了健康人体内，虽然三个剂量组阿司匹林产生了相同的持续抑制血小板生成 TXA_2 作用，但存在着其他因素影响阿司匹林的作用，也就是说，有其他因子在影响着血小板的聚集。在服药期间，血小板聚集功能不同程度恢复，排除了阿司匹林剂量不足，因为高剂量组未能避免此现象的发生。这种现象可能源自于体内某些活性物质的变化：机体的凝血/抗凝系统处于动态平衡状态下，TXA_2 与 PGI_2 是花生四烯酸的主要代谢产物，PGI_2 和 TXA_2 作用相反，PGI_2 是一种强有力的血小板聚集抑制因子[3]，其生成减少可能造成血小板聚集能力增强，TXA_2/PGI_2 的平衡对于影响血小板的凝血功能具有重要作用。国外在健康受试者研究发现，阿司匹林可抑制血管壁内皮细胞 COX-1 生成 PGI_2，单次口服 81～300mg 阿司匹林后，高剂量阿司匹林抑制 PGI_2 生成作用强于低剂量[4]，可能因此剂量偏高的阿司匹林反而容易出现血小板聚集能力再次增强的表现。但阿司匹林的抗血小板聚集作用主要源于 TXA_2 生成受抑[5]，PGI_2 生成恢复快[6,7]，在长期连续服用阿司匹林情况下，TXA_2/PGI_2 的达到新的平衡，机体抗凝系统作用可再次占主导地位，所以在连续服药 7 天后，三组 TXB_2 抑制率、PAg 抑制率组间、组内比较无显著性差异。

4 结　论

本研究显示：单剂量服用阿司匹林 81～324mg，在服用 2h，可以产生最大程度的抑制血小板聚集的作用；多剂量口服阿司匹林时，阿司匹林抑制血小板的作用有所减弱，可能源自于体内凝血/抗凝功能平衡的重建，但在连续服药 7 天后，阿司匹林抑制血小板的作用稳定，建议患者在血栓性事件发生的急性期内，服用阿司匹林者应重叠低分子肝素 1 周，防止血栓性疾病的进展。

参　考　文　献（略）

（原载于《中国医药导刊》2007 年第 9 卷第 1 期）

胺碘酮的安全性与利益－风险分析

杜淑娴　王平　李娜　刘玉清　李一石

中国医学科学院　中国协和医科大学　心血管病研究所　阜外心血管病医院
卫生部心血管药物临床研究重点实验室

胺碘酮（Amiodaron）作为Ⅲ类抗心律失常药，1985 年被美国 FDA 批准用于治疗危及生命的室性心律失常，心房颤动、心房扑动也是公认的适应证，由于疗效确切，广泛应用于多种心律失常的治疗；在美国和欧洲占抗心律失常药物处方的 1/3，70 年代末在我国临床开始使用。随着临床研究的不断深入，特别是从 CAST[1] 试验提示 I 类抗心律失常药物可以增加器质性心脏病人死亡率的报道后，胺碘酮的临床应用越来越引起重视；同时，有关胺碘酮 ADR 的报道不断增多。

本研究采用回顾分析的方法对我国近 20 年胺碘酮临床使用的安全性和利益－风险进行了系统的文献分析，旨在为临床安全用药提供必要的信息。

1　资料和方法

1.1　资料来源：在《中文科技期刊数据库》中，以“胺碘酮”为题名或关键词，限定在核心期刊，在 1989～2007 年时间段内进行检索，下载原文，按照预先设定的标准和内容进行记录。

1.2　资料入选标准：①关于胺碘酮疗效评价的临床试验或临床报道；②对 ADR 进行详细记载的临床资料；③明确记载治疗具体疾病的详细资料；④ADR 个案报道。

1.3　资料排除标准：①综述资料；②ADR 没有详细记载的临床资料。

1.4　研究内容：对检索到的文献进行综合分析，主要包括：胺碘酮的疗效、ADR 表现、利益－风险分析。药品利益－风险半定量分析方法是将药品的利益和风险以所治疗疾病的性质、疗效、ADR 三种因素作为代表，分别按其严重程度、持续时间和发生频率的高低给与 3～0 的分值，再将分值相加得到每种因素的总分值，以反映药品的利益－风险情况[2]。

1.5　数据处理与分析：收集有效的临床病例数据，按照设计进行资料登录，采用 SPSS 11.5 软件进行数据录入和处理。

1.6　质量控制：数据录入后进行核查的方法以保证研究的质量。

2　结　　果

2.1　检索数据库方式与结果：共计查得“胺碘酮”文献 348 篇，符合设定要求临床试验或临床报告的文献 113 篇，个案报告 27 篇。

2.2　胺碘酮的疗效：《2000 年国际心肺复苏和心血管及急救指南》中已明确提出，对有持续性室速或室颤的心脏停搏者，在电除颤和使用肾上腺后，建议使用胺碘酮[3]。《胺碘酮抗心律失常治疗应用指南》中表明胺碘酮在治疗心房颤动、快速室性心律失常、心肌梗死以及在心力衰竭合并心律失常都有较好的疗效[4]。国外代表性的试验如：CASCADE[5]、BASIS[6]、EMIAT[7] 试验证明胺碘酮在治疗心律失常中优于对照组。

2.4　胺碘酮的 ADR

2.4.1　临床研究资料

2.4.1.1 ADR 的表现及发生率：胺碘酮可能引起机体 ADR 包括多种系统，在临床研究的 5806 例中发生 ADR 计 1384 例，ADR 的发生率为：23.83%。发生率最高的为心血管系统反应（664 例次），占总例次的 11.43%，其中包括：窦性心动过缓（314 例次，5.41%），Q-T 间期延长为（112 例次，1.93%），低血压（95 例次，1.63%），传导阻滞（80 例次，1.38%）；静脉炎（37 例次，0.63%）。其次分别为消化系统（282 例次，4.86%）；眼碘微粒沉积（223 例次，3.84%）；甲状腺系统（94 例次，1.62%）；神经系统（65 例次，1.12%）；皮肤反应（26 例次，0.45%）；肝功能（15 例次，0.26%）；呼吸系统（14 例次，0.24%）。所发生的 ADR 一般轻微，经减量或经临床处理即可恢复。但也发生严重的 ADR，其中晕厥 4 例，猝死 4 例，尖端扭转性室速 3 例，加重心衰 5 例（见表 1）。

表 1 胺碘酮可引起多系统出现 ADR

系统和症状	发生例次（%）	发生率（%）
心血管系统	664（47.98）	11.43
窦性心动过缓	314（22.69）	5.41
Q-T 间期延长	112（6.86）	1.93
低血压	95（8.09）	1.63
传导阻滞	80（5.78）	1.38
静脉炎	37（2.67）	0.63
室速	9（0.65）	0.16
心衰加重	5（0.36）	0.09
猝死	4（0.29）	0.07
晕厥	4（0.29）	0.07
尖端扭转型室速	3（0.22）	0.05
偶发室性其前收缩	1（0.07）	0.02
消化系统	282（20、38）	4.86
恶心	180（13.00）	3.10
食欲减退	60（4.33）	1.03
便秘	24（1.73）	0.41
胃肠部不适	10（0.72）	0.17
口干	8（0.58）	0.13
眼部	223（16.11）	3.84
碘微粒沉积	223	
甲状腺系统	94（6.79）	1.62
异常	70（5.06）	1.20
甲减	15（1.08）	0.26
甲亢	9（0.65）	0.16
神经系统	65（4.70）	1.12
头晕	31（2.24）	0.53
震颤共济失调	7（0.50）	0.12

续 表

系统和症状	发生例次（%）	发生率（%）
睡眠障碍	6（0.43）	0.10
乏力	21（1.52）	0.36
皮肤	26（1.88）	0.45
皮炎	19（1.37）	0.33
红斑瘙痒	4（0.29）	0.07
色素沉着	3（0.22）	0.05
肝功能异常	15（1.08）	0.26
呼吸系统	14（1.01）	0.24
肺纤维化	2（0.14）	0.03
间质性肺炎	7（0.50）	0.12
咳嗽	5（0.36）	0.09
血液系统		
血小板减少性紫癜	1（0.07）	0.02
合计	1384（100）	23.83

注：发生率（%）表示 ADR 病例次占使用胺碘酮患者的总数

2.4.1.2 所治疗的疾病与 ADR 发生率的关系：113 篇文献的患者总数为 5806 例，其中治疗房颤 2163 例，室速 824 例，心梗伴心律失常 357 例，心衰伴心律失常 596 例，手术后预防或预防预激综合征 195 例，室性早搏 426 例，其他心律失常病例为 1245 例。胺碘酮用于治疗室速和手术后预防用药时的 ADR 发生率较高，可达 41%（见表 2）。

表 2 胺碘酮用于疾病情况一览表

所治疗疾病	病例总数	ADR 发生数	ADR 发生率
房颤	2163	409	19%
室速	824	338	41%
心梗伴心律失常	357	58	16%
心衰伴心律失常	596	104	17%
手术后预防或预防预激综合征	195	79	41%
室性早搏	426	95	22%
其他心律失常	1245	301	24%
总计	5806	1384	24%

2.4.1.3 给药途径与 ADR 发生率的关系：本次临床研究的病例中，分为 3 种给药途径即口服（po）3107 例，静脉推注或滴注（ivd）1376 例和先静脉滴注控制症状，再继续口服维持。3 种不同

给药途径的 ADR 发生率分别为口服 23.62%、静滴 13.59% 和静滴后口服 37.16%。三种给药途径均以心血管系统反应（口服 9.33%、静滴 11.05% 和静滴后口服 17.87%）排在第一位；消化系统排在第二位（口服 6.6%、静滴 1.53% 和静滴后口服 4.03%）。口服排在 3～6 位分别是甲状腺系统（2.38%）、眼部（2.29%）、神经系统（1.48%）、皮肤（0.58%）；静滴排在 3～6 位分别是眼部（0.36%）、甲状腺系统（0.29%）、皮肤（0.22%）；静滴加口服排在 3～6 位分别是眼部（12.33%）、神经系统（1.43%）、甲状腺系统（1.09%）。

2.4.2 ADR 个案报道：胺碘酮 ADR 个案报道共涉及 27 篇 39 例，其中肺纤维化排第一位（37.5%）；甲状腺系统和心血管系统占第二位均为 25.0%，引起神经功能障碍如嗅觉味觉功能障碍和头晕各一例。在心血管系统引起严重的 ADR 中如：过敏性休克、心脏骤停、急性左心衰等均有报道。在肺纤维化 ADR 中，其中一例肺纤维化导致病情加重，呼吸衰竭而死亡，其余停药，经适当处理大多数好转（详见表 3）。

表 3 胺碘酮个案报道中的 ADR

系统和症状	发生例次	发生率（%）
呼吸系统	15	37.5
肺纤维化		
心血管系统	10	25.0
过敏性休克	3	
尖端扭转型室速	3	
急性左心衰	1	
传导阻滞	1	
心脏骤停	1	
静脉炎	1	
甲状腺系统	10	25.0
甲减	6	
甲亢	4	
消化系统	2	5.0
剧烈呕吐		
神经系统	2	5.0
头晕	1	
嗅觉、味觉功能障碍	1	
血液系统	1	2.5
血小板减少性紫癜		
合计	40	100

2.5 胺碘酮治疗心律失常的利益－风险分析：疾病性质：心律失常是最常见的疾病，患病率很高，且患病率随年龄增长。多造成不适及血流动力学障碍，尤其伴有明显器质性心脏病时可能使心

脏功能恶化，可导致脑卒中、心力衰竭、死亡等（严重程度：3；持续时间3；发生频率：2）。

药品疗效：与其他药物相比或安慰剂相比，胺碘酮治疗心律失常效果较好，促心律失常的反应少，适用于各种临床情况；但停药后复发率也很高。（疗效程度：3；持续时间2）；对疾病的发生率无影响。（发生频率：0）。

ADR：常见的ADR为心血管系统和消化系统，但有肺纤维化，猝死的病例报告（严重程度：3）；但肺纤维化在停药后，适当治疗会有所改善（持续时间：2）；常见的ADR的发生率为20%（发生频率：3）。

3 讨 论

本研究胺碘酮的ADR综合发生率为23.82%，国外的研究“胺碘酮的ADR发生率为6%~86%”[8-13]，但与国内报道的胺碘酮的ADR发生率为23.8%接近[4]。研究提示胺碘酮ADR的发生率与服药剂量、疗程、随访时间相关。在胺碘酮临床应用中，出现的ADR以心血管系统为主。由于胺碘酮的负性肌力作用，能降低主动脉和外周阻力引起血压下降，易出现窦性心动过缓，低血压等ADR。以下情况容易发生窦性心动过缓，应引起关注：如合并服用倍他乐克，窦房结功能低下以及转复为窦性心律后而没有及时减量。其中1例在电转复后出现严重窦性心动过缓，心率仅为28次/min[15]。提示上述情况宜小剂量用药或及时减量。需注意其与地高辛的相互作用。有1例病人大剂量静脉应用胺碘酮，同时合并地高辛而发生心脏骤停[16]，这可能因为胺碘酮和地高辛相互作用会抑制心脏的自律性，而导致各种程度的传导阻滞甚至完全性阻滞。胺碘酮心脏毒性常有心动过速，室性心律失常加重及心衰加重，有资料显示2例心衰加重死亡，1例猝死，故对心脏毒性仍需予以充分注意[17]。引起尖端扭转型室速的患者，多伴有低钾血症[18,19]。提示在纠正心律失常的同时应注意电解质的平衡。对风湿性心脏病快速房颤患者，若有显著的风湿活动，应用胺碘酮复律或减慢心室率时，可能诱发致命性多形性室性心动过速，故在临床应用中要注意抗风湿治疗，以降低致命性心律失常的发生[20]。

胺碘酮消化系统的ADR主要表现为恶心、食欲减退和便秘，特别是在开始服用负荷剂量时容易出现，减量后服用维持量时症状通常可以缓解。国外研究显示胺碘酮所致的肝毒性主要表现为AST、ALP升高、黄疸等，用药早期出现肝损害主要与免疫反应有关[21]，但在本研究中未见到国内相关的报道。

肺毒性最早期的表现是咳嗽，容易被忽视；而导致病情加重，甚至个别患者会因呼吸衰竭而死亡[22]。肺毒性可在服药后数天或数年发生，但有些患者服药一周后就出现咳嗽、肺间质性纤维化。在心功能不全和慢阻肺患者中发生率高[23]。所以，在胺碘酮治疗的早期出现的咳嗽及进行性气促的发生或加重，及肺间质肺泡肺炎的X线改变，都应考虑肺毒性作用的可能[24]。胺碘酮引起肺间质病变的预后与发现的时间早晚关系密切，患者出现明显的呼吸困难症状后，虽然激素治疗仍能使部分患者恢复，但病情多以严重，如能早发现、早停药、早治疗，一般预后良好。

胺碘酮引起甲状腺素水平变化的发生率为1.2%，引起甲状腺功能异常的比例相对较低，甲亢发生率为0.16%，甲减发生率为0.26%。约有39.0%的患者激素水平变化超出正常值范围[25]。

4 结 论

本研究采取半定量分析法对胺碘酮的疗效、ADR进行评估，该方法是以所治疗的疾病性质、药品疗效、ADR三种因素作为药品利益和风险的代表，通过比较三种因素的不同得分情况，较全面地分析了胺碘酮的适用现状和应用于心律失常治疗的利益风险情况；可为临床合理用药提供参考。

国外多项临床研究已证明胺碘酮在维持窦性节律方面优于其他抗心律失常药物。然而，胺碘酮能阻断钠、钾和钙通道。阻滞钾通道可减慢复极化，导致动作电位持续时间延长和心脏组织的不应性增高，临床出现 QT 间期延长，甚至出现尖端扭转型室速，而导致严重的 ADR。所以，临床使用胺碘酮的禁忌证包括严重窦房结功能不全和严重的传导系统疾病。另外，在胺碘酮的临床应用中肺毒性的发生，要引起高度的警觉和重视。

为更安全有效地使用胺碘酮，还需要深入研究和了解其独特的药代动力学、可能的药物间的相互作用；做到个体化给药，减少 ADR 的发生。

参 考 文 献（略）

（原载于《中国分子心脏病学杂志》2007 年 8 月第 7 卷第 4 期）

LC-MS/MS 测定尿样瑞舒伐他汀浓度及人体药动学研究

田 蕾 蒋娟娟 黄一玲 刘 红 韩璐璐 许 莉 李一石*

中国医学科学院阜外心血管病医院临床药理中心 卫生部心血管药物临床研究重点实验室

瑞舒伐他汀（Rosuvastatin）为新的 HMG-COA 还原酶抑制剂，是经合成和筛选一系列嘧啶取代的 3, 5-二羟基-6-庚烯酸酯化合物后发现的一个他汀类新药，临床用于口服治疗高胆固醇血症和脂质异常血症[1]。国外文献多采用液相色谱 - 质谱联用法测定血浆中的瑞舒伐他汀浓度[2-4]，国内未见报道。已有研究证明，瑞舒伐他汀在白种人和亚洲人之间存在显著的种族差异，相同剂量下亚洲人的血药浓度 - 时间曲线下面积（AUC）和最大峰浓度（ρ_{max}）约为白种人的 2 倍[5]，但未见亚洲人口服瑞舒伐他汀后的尿药排泄资料。本试验旨在建立 HPLC-MS/MS 测定尿样中的瑞舒伐他汀浓度，探讨其在健康国人体内的药动学特征，并与国外临床研究结果比较，评价该药在不同人种的种族差异。

1 试验方法

1.1 药品、试剂与仪器

瑞舒伐他汀钙片（苏州东瑞制药有限公司，规格为 5mg，批号为 0412）；瑞舒伐他汀对照品（苏州东瑞制药有限公司，纯度为 99.1%）；匹伐他汀［内标，兴和（株）东京创药第一研究所，纯度为 99.35%，批号 NK005A10］；甲酸、甲醇、叔丁基甲醚为色谱纯，盐酸为分析纯，水为纯净水。

API4000 串联质谱仪（美国应用生物系统公司），包括 Analyst 1.3 数据处理软件；Agilentl 100 液相色谱系统（美国安捷伦公司），包括二元输液泵、自动进样器、在线脱气机和柱温箱；纯水系统（美国 Millipore 公司）；AEG-45SM 电子分析天平（日本岛津公司）；X-22R 离心机（美国 Beckman 公司）；YKH-A 液体快速混合器（江西医疗器械厂）。

1.2 分析条件

1.2.1 色谱条件 色谱柱：GL-Nuclosil C_{18}（2mm × 50mm，5μm，澳大利亚 SGE 公司）；流动相：甲醇 - 水 - 甲酸（70 : 30 : 1）；流速：0.25ml · min^{-1}；柱温：35℃。

1.2.2 质谱检测条件 离子源为电喷雾离子源（Turbo IonSpray），离子喷射电压 5000V，温度为 300℃；气帘气体（N_2）压力为 10unit，离子源气体 GS1（N_2）压力为 14unit，离子源气体 GS_2（N_2）压力为 7unit，碰撞气 CAD（N_2）压力为 7unit；正离子方式检测；扫描方式为多反应监测（MRM）；用于定量分析的离子反应分别为 *m/z* 481.9→*m/z* 258.3（瑞舒伐他汀）和 *m/z* 422.4→*m/z* 290.3（内标匹伐他汀）；瑞舒伐他汀和内标的 DP 电压分别为 120 和 95V，碰撞能量（CE）分别为 47 和 38eV。

1.3 尿样本的测定

1.3.1 尿样本的处理 取 0.2ml 尿样本置于 10ml 具塞离心管中，加入 0.2mol · L^{-1}盐酸溶液 40μl 酸化尿样，混匀后加入提取剂叔丁基甲醚（含内标匹伐他汀 25μg · L^{-1}）2ml 进行提取，涡旋混合 3min，离心 10min（3000r · min^{-1}），分取上层有机相于室温下氮气流吹干，残留物溶于 0.3ml

流动相中，取 10μl 进入 HPLC-MS/MS 分析。

1.3.2 标准曲线的制备 取标准系列尿样本 0.2ml，分别对应瑞舒伐他汀质量浓度 2，5，10，20，50，100，200 和 500μg · L^{-1}，按"1.3.1"项下操作，记录色谱图，以待测物瑞舒伐他汀的质量浓度为横坐标，以待测物与内标的峰面积比值为纵坐标，进行线性回归，求得回归方程和相关系数。

1.3.3 精密度和准确度 制备瑞舒伐他汀低、中、高（5，50 和 200μg · L^{-1}）3 个浓度的质控样品（QC），6 样本，连续测定 4d，并与标准曲线同时进行，计算 QC 样品的测得浓度，与配置浓度对照，求得本法的精密度与准确度，以相对标准偏差（RSD）和回收率（Recovery）表示。

1.3.4 提取回收率 制备瑞舒伐他汀低、中、高（5，50 和 200μg · L^{-1}）3 个浓度的质控样品，比较经提取后的质控样品与未提取的标准溶液的峰面积，计算方法的提取回收率。

1.3.5 稳定性试验 本试验分别考察了尿样本经提取后在室温放置 24h 和反复冻融 4 次后的稳定性。

1.3.6 基质效应 取 6 份来源于不同受试者的空白尿样，用不含内标的提取剂进行提取，比较空白尿样提取后加入瑞舒伐他汀和内标的峰面积与直接进样相同浓度的瑞舒伐他汀和内标标准溶液的峰面积，考察不同尿样基质对瑞舒伐他汀和内标信号响应的影响。

1.4 临床试验方案

健康男性受试者 24 名，年龄（22.25 ± 3.32）岁，身高（172.14 ± 4.62）cm，体重（64.72 ± 6.34）kg。经体检、胸片、心电图、血、尿常规、血生化检查均无异常。无吸烟、酗酒嗜好，无食物、药物过敏史，无药物依赖史及精神病史。试验前 4 周未服用任何药物。所有受试者自愿参加试验并签署知情同意书，试验方案经伦理委员会批准。

本研究采用随机开放试验设计，24 名受试者随机分为 3 个剂量组：5mg 组、10mg 组和 20mg 组，每组 8 名。受试者于试验第 1d 晨 8：00 点按规定剂量空腹口服瑞舒伐他汀钙片，200ml 温水送下，留取 0h，0 ~ 4h，4 ~ 8h，8 ~ 12h，12 ~ 24h，24 ~ 36h，36 ~ 48h 和 48 ~ 72h 尿样并记录尿量，然后各取 5ml 保存于 − 70℃冰箱中待测。受试者分别于试验第 3d 起每日晨空腹口服相应剂量的瑞舒伐他汀钙片，连续服药 7d，并收集每次药后 24h 的尿样并记录尿量，留样待测。每日服药 2h 后方可饮水，4h 后进食标准午餐。试验期间统一饮食、禁忌烟酒和含咖啡因的饮料。整个试验过程均在 I 期病房进行，医务人员在场并监测可能出现的药物不良反应。

1.5 数据分析

采用 WinNonlin 药动学软件（4.1 版，美国 Pharsight 公司）非房室模型法计算药动学参数，主要参数包括消除半衰期 $t_{1/2}$、最大排泄速率 Maxrate、达到最大排泄速率时间 t_{max}-rate、累积排泄量 Ae 和排泄百分数 Percent-excretion。对主要药动学参数采用方差分析、成组 t 检验和回归分析方法进行检验。

2 结 果

2.1 方法专属性

将受试者空白尿样的色谱图和尿样中加入瑞舒伐他汀和内标匹伐他汀得到的色谱图进行比较，证明尿样中的内源性物质不干扰测定，典型的色谱图见图 1。其中瑞舒伐他汀和内标的保留时间分别为 1.3 和 1.1min。

2.2 标准曲线和检测限

本方法的线性范围为 2 ~ 500μg · L^{-1}，典型的标准曲线方程为：$Y = 0.005\,74X + 0.00237$（$r = 0.9998$），尿样中瑞舒伐他汀最低检测质量浓度为 2μg · L^{-1}（$n = 6$，RSD < 10%）。

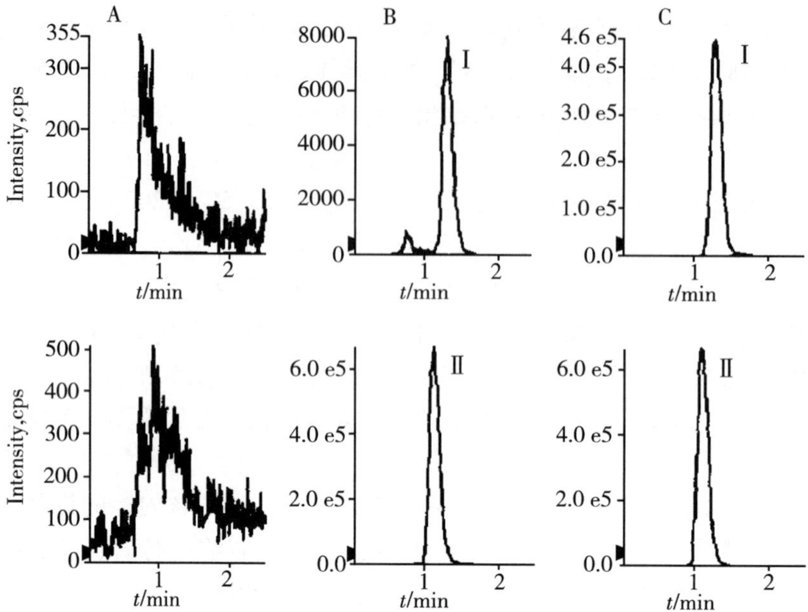

图 1 HPLC-MS/MS 测定尿样中瑞舒伐他汀浓度的色谱图 A－空白尿样；B－空白尿样中加入瑞舒伐他汀（5μg·L^{-1}）和内标；C－受试者口服瑞舒伐他汀 10mg 后 4～8h 尿样；峰Ⅰ－瑞舒伐他汀；峰Ⅱ－内标

Fig 1 HPLC-MS/MS chromatograms of rosuvastatin in human urineA-blank urine; B-blank urine spiked with rosuvastatin (5μg·L^{-1}) and internal standard; C-urine samnle between 4 and 8h after an oral administration of 10mg rosuvastatin; peak Ⅰ-rosuvastatin; peak Ⅱ-internal standard

2.3 精密度、准确度和回收率

本法的日内和日间 RSD 均≤11.4%，方法回收率在 90.0%～99.0% 之间，稳定性良好。尿样中瑞舒伐他汀的提取回收率 >75%，结果见表 1。

表 1 尿样中瑞舒伐他汀的精密度、准确度和提取回收率．$n=6$，$\bar{x}\pm s$

Tab 1 Precision, accuracy and extraction recovery of rosuvastatin in human unne. $n=6$, $\bar{x}\pm s$

Added/μg·L^{-1}	Extraction recovery/%	Relative recovery/%	Intra-day RSD/%	Inter-day RSD/%
5	75.5±8.8	90.0±5.9	7.4	6.5
50	81.6±3.6	93.9±8.4	11.4	9.0
200	80.5±3.9	99.0±7.8	3.7	7.9

2.4 稳定性试验

瑞舒伐他汀尿样经提取后在室温放置 24h 基本可保持稳定，偏差为 -10.0%～7.1%，RSD≤7.6%；在反复冻融 4 次条件下，偏差为 -9.1%～8.8%，RSD≤12.7%，说明瑞舒伐他汀在本试验条件下基本稳定。

2.5 基质效应

不同受试者的尿样基质对瑞舒伐他汀和内标的质谱信号响应均无显著影响。

2.6 药动学研究

受试者单次空腹口服不同剂量瑞舒伐他汀钙片后的平均累积排泄量－时间曲线见图 2，按

“1.5”计算得到的药动学参数见表2。3个剂量组的最大排泄速率Max-rate和排泄量*Ae*随给药剂量增加而成比例增加，方差分析显示，Max-rate/Dose和，Ae/Dose在3个剂量组间无显著性差异（*P*值分别为0.363和0.444）；回归分析显示，Max-rate和*Ae*与给药剂量之间存在明显的线性关系（*r*值分别为0.752和0.822，$P<0.0001$）。t_{max}-rate和Percentexcretion在剂量组间无显著性差异（$P>0.05$），$t_{1/2}$在3个剂量组间有显著性差异（$P<0.05$），有随剂量增加下降趋势。

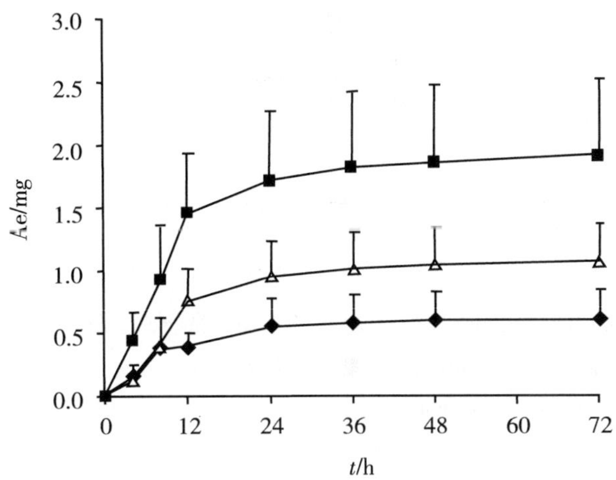

图2 受试者单剂量空腹口服瑞舒伐他汀5，10和20mg后的平均累积排泄量-时间曲线. $n=8$，$\bar{x}\pm s$

—◆— 5mg；—△— 10mg；—■— 20mg

Fig 2 Mean cumulative amount-time curves of rosuvastatin in human unne after a single oral administration of rosuvastatin 5, 10 or 20mg. $n=8$，$\bar{x}\pm s$

—◆— 5mg；—△— 10mg；—■— 20mg

表2 24名健康受试者单次空腹口服瑞舒伐他汀钙片后的药动学参数. $n=8$，$\bar{x}\pm s$

Tab 2 Pharmacokinetic parameters of rosuvastatin after a single oral administration in 24 healthy volunteers. $n=8$，$\bar{x}\pm s$

Parameter	5mg	10mg	20mg
$t_{1/2}$/h	15.8 ±3.1	14.2 ±2.0	11.2 ±1.8
t_{max}-rate/h	5.0 ±2.8	5.9 ±2.1	5.6 ±2.9
Max-rate/mg·h^{-1}	0.06 ±0.04	0.09 ±0.03	0.15 ±0.04
Ae/mg	0.60 ±0.24	1.06 ±0.30	1.90 ±0.61
Percent-excretion/%	11.9 ±4.9	10.6 ±3.0	9.5 ±3.0

受试者连续口服瑞舒伐他汀钙片7d，每日的排泄百分数按下式计算：Percent-excretion（%）=（24h排泄量）/给药剂量×100%，每日排泄率-时间曲线见图3。受试者连续口服瑞舒伐他汀钙片7d后的日排泄量已达到稳态。

3 瑞舒伐他汀的不良反应

1例受试者（5mg组）于末次药后24h发现双侧面颊出现红色皮疹，其表现程度为轻度，未予以任何医疗处理措施，皮疹于末次药后5d消失，不良反应的表现为临床已知的瑞舒伐他汀的不良反应。

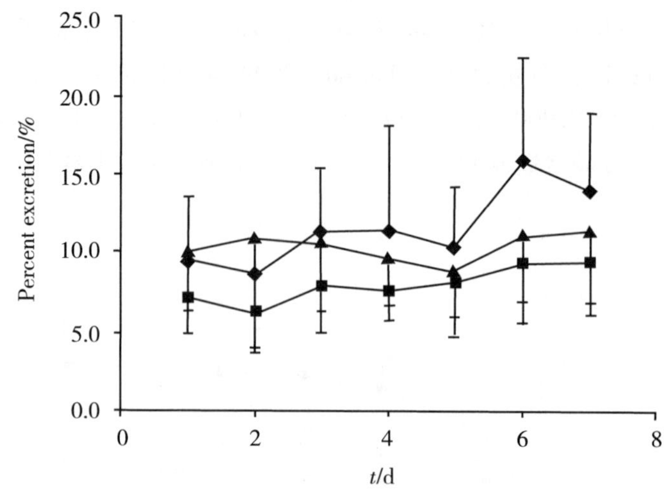

图 3 受试者连续口服瑞舒伐他汀 7d 后的平均日排泄率 - 时间曲线. $n=8$，$\bar{x} \pm s$

—◆— 5mg；—△— 10mg；—■— 20mg

Fig 3 Mean excretion percentage per day in urine after a single oral administration of srosuvastin 5, 10 or 20mg. $n=8$，$\bar{x} \pm s$

—◆— 5mg；—△— 10mg；—■— 20mg

4 讨 论

4.1 国外文献多采用 HPLC-MS 法测定血浆中的瑞舒伐他汀浓度，但未见尿药浓度测定的报道。本试验采用 HPLC-MS/MS 方法测定尿样中的瑞舒伐他汀，操作简便，选择专属性强的母 - 子离子对（瑞舒伐他汀：m/z 481.9→m/z 258.3；内标匹伐他汀：m/z 422.4→m/z 290.3）测定，对待测物和内标同时进行多反应监测（MRM），最低定量浓度为 $2\mu g \cdot L^{-1}$，每个样品的分析时间仅需 2.5min，适合临床药动学大样本分析的需要。

4.2 本研究结果表明，受试者单次空腹口服瑞舒伐他汀 5，10 和 20mg 后的最大排泄速率均出现在药后 5h 左右，消除半衰期 $t_{1/2}$ 为 11.2 ~ 15.8h，累积排泄量 Ae 和最大排泄速率 Max-rate 随给药剂量增加而成比例增加，Max-rate/Dose 和 Ae/Dose 在 3 个剂量组间无显著性差异，呈线性动力学特征，这些结果与文献报道的根据血浆浓度计算得到的药动学参数基本一致（达峰时间 t_{max} 约 5h，$t_{1/2}$ 14.1h，在 10 ~ 80mg 内具有线性动力学特征）[5-6]。

4.3 在本研究剂量范围内（5 ~ 20mg），单次口服瑞舒伐他汀的累积排泄率为 10%，健康白种人受试者单次口服瑞舒伐他汀 40mg 后的尿中累积排泄率为 5.09%[7]，说明瑞舒伐他汀的尿药排泄同样存在显著的种族差异，中国人远高于西方白种人。中国人连续口服瑞舒伐他汀 7d 后体内已达稳态，每日的尿药排泄量基本恒定。

参 考 文 献（略）

（原载于《中国药学杂志》2007 年 8 月第 42 卷第 15 期）

肥厚型梗阻性心肌病的不合理用药分析

陶永康 李一石 项志敏 杜海燕 祖丽梅 杨 宏 樊朝美

中国协和医科大学 中国医学科学院 心血管病研究所 阜外心血管病医院 临床药理中心
卫生部心血管药物临床研究重点实验室

肥厚型心肌病（HCM）是以心肌非对称向心性肥厚、左心室舒张期充盈受限、室壁顺应性下降为特征的一种常染色体显性遗传性疾病，主要由编码心肌肌小节蛋白的基因突变引起[1]。发病率约1/500[2]，是导致青少年猝死的最常见原因[3,4]。左心室流出道存在梗阻时称为肥厚型梗阻性心肌病（HOCM）。HOCM 的治疗原则为减轻左心室流出道狭窄、减慢心率、弛缓肥厚心肌及抗心律失常。多数患者仅需药物治疗。室间隔部分切除术、室间隔化学消融术、双腔起搏器植入等侵入性治疗通常仅适用于最佳药物治疗后，仍有严重症状和较高流出道压差的患者[5]。目前对 HOCM 的治疗药物以 β 受体阻滞剂、钙通道阻滞剂、丙吡胺等为主[5]。值得注意的是，临床常用的一些心血管病药物如血管紧张素转换酶抑制剂（ACEI）及血管紧张素Ⅱ受体阻滞剂（ARB）、利尿剂、洋地黄类、硝酸酯类等，可增强心肌收缩力，或减轻心脏后负荷，从而加重 HOCM 左心室流出道梗阻[6,7]。本研究旨在调查 HOCM 患者的用药情况及主要合并症或并发症，并分析其不合理用药。

1 资料与方法

研究对象：1992 年 1 月至 2006 年 12 月期间我院的住院及门诊 HOCM 患者 303 例，其中男性 198 例（65.3%），女性 105 例（34.7%）。年龄 3 ~ 78（47.2 ± 15.6）岁。其中动力性梗阻 82 例（27.1%）。

研究方法：收集患者的用药种类、主要合并症并发症、心率等资料，并进行统计分析。

2 结 果

药物使用分布情况：①β 受体阻滞剂与钙通道阻滞剂使用情况：303 例 HOCM 患者中，单用 β 受体阻滞剂者 91 例（30.0%），单用钙通道阻滞剂者 33 例（10.9%），β 受体阻滞剂合用钙通道阻滞剂者 166 例（54.8%），β 受体阻滞剂或钙通道阻滞剂均未使用者 13 例（4.3%）。在 199 例使用钙通道阻滞剂的患者中，苯烷胺类钙通道阻滞剂（维拉帕米）占 54 例（27.1%），地尔硫䓬类钙通道阻滞剂（硫氮䓬酮）占 106 例（53.3%），二氢吡啶类钙通道阻滞剂（如硝苯地平）占 39 例（19.6%）；②其他药物使用情况：在 303 例 HOCM 患者中，用血管紧张素转换酶抑制剂及血管紧张素Ⅱ受体阻滞剂 125 例（41.3%），利尿剂 70 例（23.1%），洋地黄类 17 例（5.6%），硝酸酯类 64 例（21.1%），乙胺碘呋酮 15 例（5.0%）。

影响 HOCM 药物治疗的主要疾病：303 例 HOCM 患者中，合并舒张性心力衰竭者 70 例（23.1%），收缩性心力衰竭 6 例（2.0%）。合并高血压 91 例（30.0%）。合并冠状动脉粥样硬化性心脏病 28 例（9.2%）。合并快速型心律失常 76 例（25.1%），其中心房颤动 39 例（12.9%）；缓慢型心律失常 46 例（15.2%）。

不合理用药状况：①在 303 例 HOCM 患者中未合并高血压及心力衰竭的患者 160 例（52.8%），其中 42 例（13.9%）使用了血管紧张素转换酶抑制剂及血管紧张素Ⅱ受体阻滞剂，27 例（8.9%）

使用了利尿剂；②未合并心力衰竭的患者227例（74.9%），其中11例（3.6%）使用了洋地黄类药物；③50例（16.5%）无冠状动脉粥样硬化性心脏病的患者使用了硝酸酯类药物；④不合理使用血管紧张素转换酶抑制剂及血管紧张素Ⅱ受体阻滞剂、利尿剂、洋地黄类或硝酸酯类药物的患者人数共计102例（33.7%）。

药物治疗后的心率：303例HOCM患者门诊或出院时复查心率为40～126（73.0±12.5）次/分。心率≤55次/分者10例（3.3%），心率56～65次/分者80例（26.4%），心率66～75次/分者93例（30.7%），心率≥76次/分者120例（39.6%）。50例（16.5%）患者行室间隔化学消融、室间隔部分切除、双腔起搏器植入等侵入性治疗，其中33例（10.9%）患者心率≥66次/分。另该50例患者术前均尝试药物治疗，其中16例（32%）使用β受体阻滞剂，8例（16%）使用钙通道阻滞剂，26例（52%）合用β受体阻滞剂与钙通道阻滞剂；其中7例（14%）无明确冠状动脉粥样硬化性心脏病证据的患者使用过硝酸酯类药物，19例（38%）无高血压或心力衰竭的患者使用过血管紧张素转换酶抑制剂及血管紧张素Ⅱ受体阻滞剂或利尿剂。

3 讨　论

HOCM患者左心室流出道压差具有变异性，凡是能增强心肌收缩力或减轻左心室前、后负荷的因素皆可引起左心室流出道压差的增加[8]。血管紧张素转换酶抑制剂及血管紧张素Ⅱ受体阻滞剂、硝酸酯类药物可扩张外周血管，降低心脏后负荷；利尿剂可减少血容量，降低心脏前负荷；洋地黄类药物可增强心肌收缩力，增加收缩期左心室压力；故这些药物均可能加重HOCM左心室流出道梗阻。研究发现，常见的一种不合理用药是无冠状动脉粥样硬化性心脏病的患者，因胸痛或心电图非特异性改变，而使用了硝酸酯类药物。另外，未合并高血压或心力衰竭的患者中有不合理使用血管紧张素转换酶抑制剂及血管紧张素Ⅱ受体阻滞剂的情况；使用血管紧张素转换酶抑制剂及血管紧张素Ⅱ受体阻滞剂的初衷多为逆转左心室心肌肥厚，但HOCM是由编码心肌肌小节蛋白的基因突变引起，与高血压所致心肌肥厚机制不同，故血管紧张素转换酶抑制剂及血管紧张素Ⅱ受体阻滞剂多难以奏效，反而可能加重左心室流出道梗阻。无明显心力衰竭的患者，常由于呼吸困难、心脏扩大等症状或体征使用利尿剂或洋地黄类强心药物。

研究发现199例使用钙通道阻滞剂的患者中，二氢吡啶类占39例（19.6%）。需引起注意的是相对其他钙通道阻滞剂，二氢吡啶类具有更强的扩张外周血管作用，可明显减轻心脏后负荷，加重HOCM左心室流出道梗阻，故须慎用。

丙吡胺属Ia类抗心律失常药，可减弱心肌收缩力，提高外周血管阻力，从而降低左心室流出道压差，对HOCM并发的心律失常亦有治疗作用[9]。2003年欧洲心脏病学会/美国心脏病学会（ESC/ACC）专家共识建议β受体阻滞剂无效时可加用丙吡胺[5]。但研究结果表明所有患者均未使用丙吡胺。

减慢心率对HOCM患者具有如下作用：①延长心脏舒张期，使心室被动充盈增加，从而改善舒张功能；②延长心肌有效灌注时间，减轻心肌缺血症状。故心率可以作为判断药物治疗尤其是β受体阻滞剂剂量是否达标的一个重要指标[10]。对于HOCM心率的控制范围，尚无明确的标准，一般以降至60次/分左右为宜。本研究发现HOCM患者出院或门诊复查的心率为56～65次/分者为80例，达标率仅26.4%，故相当数量的患者尚可加用β受体阻滞剂。另须注意到约5%的HCM患者可演变为扩张性心肌病[5]，若在药物剂量不足，心率控制尚不满意的情况下轻易行室间隔部分切除或者化学消融等侵入性治疗，可能会加速此类HOCM患者向扩张性心肌病的演变。故我们认为在使用β受体阻滞剂时，应对其进行充分的剂量滴定，使心率维持在恰当的水平，若此时症状仍不缓解，或仍有较高的左心室流出道压差，在排除不合理用药的情况下，再考虑介入或外科治疗。

综上所述，HOCM 患者在药物治疗时常不必要地使用血管紧张素转换酶抑制剂及血管紧张素Ⅱ受体阻滞剂、利尿剂、洋地黄类、硝酸酯类及二氢吡啶类钙通道阻滞剂等药物，而这些药物可能会造成左心室流出道压差的升高，加重其梗阻，临床上须避免此类不规范的用药。在使用β受体阻滞剂时应进行充分的剂量滴定，维持心率在恰当水平，以获得最佳治疗效果。

参 考 文 献（略）

（原载于《中国循环杂志》2007 年 10 月第 22 卷第 5 期）

冠状动脉造影围术期的一过性脑血管症状的临床分析

汪 芳 项志敏 崔勇丽 张阴风 尤士杰 李一石

中国医学科学院 阜外心血管病医院 心内科 临床药理中心

由于影像学技术的进展，材料工艺学提供了优质的导管以及技术操作的熟练提高，加之人们对冠心病病理生理机制认识的深入，心脏介入诊治的术后并发症的发生已大为减少，尤其是脑血管不良反应少见报道。本院2004年9月1日至2005年3月1日期间，共行冠状动脉造影和（或）PCI 720例，其中5例患者发生各种一过性脑血管症状，其出现率为0.69%，现将其临床特征报告如下。

1 临床资料

5例患者既往均无药物过敏史。其术者分别为5位不同术者，故无术者集中性趋势，且无其他明显的操作因素影响的证据（表1）。

表1 冠状动脉造影及PCI介入情况

编号	性别	年龄（岁）	体重（kg）	诊断	穿刺部位	操作名称	操作时间（min）	造影剂品种	造影剂用量（ml）
1	男	48	91	短阵房速、短阵室速	桡A	左室及冠状动脉造影	16	U ltravist370	150
2	男	47	85	高血压病	桡A	左室及冠状动脉造影	10	Omnipaque 350	150
3	男	74		恶化劳力性心绞痛、陈旧性下壁心梗、PCI 术后、阵发房颤、高血压病	股A	左室及冠状动脉造影	42	U ltravist 370	250
4	男	77	64	陈旧性下壁心肌梗死	股A	颈动脉造影及冠状动脉支架置入术	55	U ltravist 370	400
5	女	63	60	高血压病	桡A	左室及冠状动脉造影	29	U ltravist 370	150

注：诊断为出院时的诊断

2 发病时情况

患者一过性脑血管症状均在造影结束后发生，仅1例是在造影结束即刻发生（表2）。

表2 发病时情况

编号	症状	症状至造影结束时间	阳性体征	介入前发作时血压（mmHg）	症状持续时间	头部CT/MRI结果
1	左侧舌体，左手指麻木，头痛	即刻	左侧舌体、上下肢均麻木，左侧鼻唇沟浅	120/70 120/80	头痛18小时；左侧肢体麻木48小时	无异常

续 表

编号	症状	症状至造影结束时间	阳性体征	介入前发作时血压（mmHg）	症状持续时间	头部 CT/MRI 结果
2	头痛，伴有视物模糊、复视	1 小时	颈轻微抵抗，左侧痛觉及粗触觉较右侧明显下降，伸舌偏左	140/90 105/70	视物模糊 4 小时，头痛 18 小时	未做
3	烦躁、意识模糊、失语	36 小时	双下肢病理征（++）	125/70 125/75	烦躁、意识模糊、失语 6 小时，双下肢病理征 26 小时	严重脑萎缩
4	左手握拳不能，语言欠清	术中	颈轻微抵抗，左侧下肢肌力减低，痛觉及粗触觉较右侧明显下降，伸舌偏左	120/80 140/60	视物模糊、颈抵抗、肌力减低，痛觉及粗触觉下降 24 小时，头痛 48 小时、伸舌偏左持续	未做
5	头痛、头晕、恶心，4 小时后头痛好转，出现烦躁	3 小时	左侧鼻唇沟变浅，左侧掌颏反射（++）	120/70 120/80	头痛、头晕、恶心 18 小时，病理征 12 小时	未做

3 处理及预后

脑血管症状发生时，立即给予对症、脱水等治疗，并请神经内科专家随诊指导诊治（表 3）。

表 3 处理及预后

编号	专科会诊诊断	处理	预后
1	①小栓子脱落；②脑血管痉挛	维脑路通 0.42 每日 1 次，弥尔保 500μg 每日 3 次，维生素 B_1 10mg 每日 3 次	5 小时好转，48 小时痊愈
2	①血栓形成？②蛛网膜下腔出血？	25% 甘露醇 125ml 静滴每 8 小时 1 次	1.5 小时好转，18 小时痊愈
3	脑血管痉挛、皮层及皮层下广泛缺血	咪唑安定 15mg 分次静注，异丙嗪 25mg 静注，哌替啶 50mg + 氯丙嗪 50mg 分次静注，速尿 20mg 静注，甘露醇 125ml 每 6 小时 1 次静滴，胞磷胆碱 500mg 静注	6 小时好转，26 小时痊愈
4	右侧大脑半球梗死	醒脑静 20ml 每日 1 次 +25% 甘露醇 125ml 每日 2 次静滴 8 天	12 小时好转，48 小时症状痊愈，病理征持续阳性
5	短暂脑缺血发作	25% 甘露醇 125ml 静滴，速尿 20mg 静注 500mg 胞磷胆碱静注，25% 甘露醇 125ml 每 8 小时 1 次静滴	6 小时好转，18 小时痊愈

4 讨 论

4.1 发病情况 文献报道，头颈部 DSA 介入检查的神经系统并发症的发生率为 0.6% ~ 1.9%[1]，如脑血管痉挛、脑梗死、失明、面瘫及神经系统损害等神经毒性，但心脏介入诊治中的明显的脑血管症状少见报道。具体发病率有待于继续观察和积累。在 1980 ~ 1990 年研究离子型与非离子型造影剂对中枢神经的影响，结果显示冠状动脉造影后引起急性可逆性肾损伤比较常见，而出现一过性躁动不安等精神症状者少见，症状易与颅内出血及脑栓塞相混淆。

造影剂对神经系统的影响难以评估，缺少敏感的评价指标，有很多的危险因素可能造成造影剂相关的神经病变[2-7]。然而，在实际工作中，医患双方有可能对较轻微的神经精神症状都未引起充分注意，故文献报道较少。尤其是，在冠脉造影后引发一过性躁动等精神症状的病例尚属罕见，复习 Pubmed 近 20 年文献，Foltys H[8] 等曾于 2003 年 10 月报告 1 例冠状动脉造影过程中出现精神症状，与本文上述举例相似。

4.2 发病特点 这 5 例患者在冠脉造影中，造影剂的种类或剂量，都是目前常用的质量肯定的品种及合适剂量，造影过程顺利，操作时间也无异常延长；所出现的一过性神经精神症状，距造影结束时间为 3 小时内；经对症及脱水治疗一般在 12～48 小时内迅速恢复，并不遗留明显的神经精神后遗体征；而且所涉及的患者的年龄、体重均无特殊之处，也均无药物变态反应病史。因此，上述特点表明，本组病例可能为脑血管对造影剂的一过性功能性反应，并未引起其相应的器质性改变。

4.3 发病可能原因

4.3.1 因为正如上述所列举特点，在神经精神症状发作前或当时，并未发现譬如寒战、发热及皮疹等变态反应的证据。故其发病机制，首先不考虑为输液反应或造影剂的药物过敏反应。其次，在神经精神症状发作前或当时，也并未发现例如血压、心率及节律等心血管血流动力学的异常变化，故其发病机制，也不考虑为心源性脑供血急剧减少等可能原因所致。也要除外是否因操作并发症所致，但本文由不同术者操作及不同疾病的患者中发生，且术中均顺利，并未发现其不良操作或病情的倾向性。

另外，也应注意是否合并脑血管病的情况，如一过性脑缺血发作或多发性微小血管栓塞等。但本组中 5 例患者均缺乏相应病史、神经定位体征以及客观检查证据。经与神经科专家会诊讨论后仍无法确定为脑血管病本身原因所致。故仅能推测可能为造影相关性的脑血管不良反应所致，以引起医生注意，并有待于进一步观察。

4.3.2 冠脉造影后出现非器质性损伤引起的神经精神症状的机制可能如下：

（1）造影剂对中枢神经系统影响：有报道示部分造影剂可引起癫痫发作或引起短暂性运动、感觉障碍，并偶可在随访的 CT 扫描时见到造影剂通过血－脑脊液屏障为脑皮质摄取。但所见报道多为脑血管或颈部血管造影中，造影剂与脑血管有直接接触时发生脑血管痉挛或造影剂通过血－脑脊液屏障被脑组织所吸收，造成中枢神经系统症状。在冠状动脉造影中，即使有部分造影剂进入体循环动脉系统与脑血管接触，也为少量。Foltys H 所报个案亦为造影剂在冠状动脉造影过程中进入脑血管通过血－脑脊液屏障，引起精神症状，且病程中 CT 中可见造影剂被脑组织吸收，48 小时后复查，CT 表现恢复正常。本组患者症状与其所报道有相似之处，但发病时间多不在造影过程中，症状、体征的程度均较之轻，并且在发病过程中进行 CT 检查未见脑组织吸收造影剂表现，症状持续时间短、恢复完全、无后遗症。考虑可能有少量造影剂通过血－脑脊液屏障，造成神经毒性，但由于剂量小，所造成的临床症状也就相对较轻。另外，部分同类非离子型低渗造影剂在抗精神病药物、抗组胺药物、麻醉剂、兴奋剂等药物的影响下会降低脑组织癫痫阈值，也会引起躁动不安等癫痫表现，U ltravist 370 未见相关报道。

（2）脑供血不足，皮层及皮层下弥漫性缺血：由于患者病理征双侧均为阳性且程度对称，本组 2 例患者头部 UFCT 急查及 24 小时后复查均未见明显异常密度影，因此不考虑为局灶性出血或梗死等颅内病变，可能为广泛的皮层及皮层下缺血。造成弥漫性脑缺血的原因从造影剂及患者本身方面综合考虑有以下三种可能：①脑血管痉挛：血管受到各种理化因素的刺激后可引起痉挛，脑组织对缺血、缺氧损伤又十分敏感，且脑血管自动调节机制可能存在紊乱，血管因刺激痉挛引起脑组织缺血，细胞水肿，颅压升高，继而出现患者躁动不安等中枢神经系统症状；②颈动脉系统痉挛：当颈动脉系统血管痉挛时，会出现脑供血不足症状，与该患有相似之处；③脑血管内微小血栓或栓塞：患者属于高凝体质，并且冠脉造影激发体内凝血机制，造成脑血管微小血栓或栓塞。或者冠脉造影损伤血管，造成血管壁上微小血栓脱落。其中在第 4 例可见动态心电图示阵发房速、室速，因此更易形成血栓及血栓脱落。

当然，也需警惕房颤患者左心房血栓脱落所引起的多发性栓塞的可能性。然而，本组中仅 1 例有阵发性房颤病史，已在 3 周内未发作，而且在 PCI 后 1 年内，正在服用阿司匹林和氯吡格雷强化抗栓；再加上当时发病时缺乏明确的神经系统的定位体征，脑 CT 仅显示为脑萎缩。故房颤所致的血栓脱落性栓塞的可能性也不大，何况它常发生较大的血栓栓塞症，此时诊断并不困难。

4.4 处理经验

4.4.1 基于上述分析和处理经过，笔者有所体会到，冠状动脉造影和（或）介入围术期中的一过性脑血管症状的影响可能为多因素共同作用。无论是何机制，首先急查头颅 CT/MR 以排除出血及梗阻性疾患。然后在治疗上首先应加快造影剂的排出，避免其在体内滞留引起不良反应持续时间延长，造成不良后果，影响预后。可使用速尿或甘露醇等。甘露醇有一定的肾毒性，在使用时应注意患者肾功能变化。但其可脱水保护脑细胞。同时应加强脑灌注，改善细胞代谢和补充血容量，可给予曲克芦丁（维脑路通）、胞磷胆碱、适量补液等处理。

4.4.2 在控制症状上，安定等镇静剂有较好效果。虽然患者在躁动时血压偏高，但考虑其为反应性升高，以提高自身血压保障脑组织灌注。为防止脑组织分水岭区域由于血压降低引起灌注不足而病情加重，血压偏高可不用处理。对于病人烦躁，应肌肉或缓慢静脉注射镇定药如安定，对严重的兴奋状态可加用异丙嗪 50mg 肌注。对于合并惊厥，肌内注射 0.2 ~ 0.4g 苯巴比妥。严重的惊厥（癫痫持续状态），应静脉注射短效麻醉剂。

参 考 文 献（略）

（原载于《中国医刊》2007 年第 42 卷第 9 期）

高血压患者的坐、立位血压变化及其关系

董秋婷　王　杨　李　卫　樊朝美　明广华　李一石　项志敏

中国协和医科大学　中国医学科学院　阜外心血管病医院　卫生部心血管药物临床研究重点实验室

流行病学调查证明，人群众血压水平呈连续性分布，正常血压和高血压划分并无明确界限。《中国高血压防治指南 2005 年》中定义高血压为：在未用抗高血压药物情况下，收缩压≥140mmHg 和（或）舒张压≥90mmHg，按血压水平将高血压分为 1，2，3 级；收缩压≥140mmHg 和（或）舒张压≥90mmHg 单独列为单纯性收缩期高血压；既往有高血压病史目前正在服用抗高血压药物，血压虽低于 140/90mmHg，亦应诊断为高血压。血压测量则是诊断高血压及评估其严重程度的主要手段。虽然坐位是血压测量的标准体位，但在某些特殊情况下需要采取卧位、站位。对于高血压患者来说，坐、立位血压测量数值有何不同及其之间是否有关系，笔者进行了观察，现将结果报告如下。

1　对象与方法

1.1　对象　2004～2005 年接受药物临床试验的年龄在 18～70 岁间的一组原发性轻中度高血压患者，除外心脑血管病及其他较严重的器质性疾病。根据入选标准，共入选高血压患者 656 例，其中男 373 例，女 283 例；平均年龄 52±9 岁；体重 72±10kg；身高 167±7cm。

1.2　方法　经过洗脱期 2 周后，随机对被观察者采用坐、立位先后交替的方法进行血压测量，即第 1 例先测坐位，第 2 例则先测立位，以此类推。测量标准按照 1999 年 10 月中国高血压防治指南。两种体位测量间隔时间为 2 分钟。使用符合计量标准的水银柱式血压计。

1.3　统计学方法　建立数据库，用 SPSS 对数据进行分析，观察坐、立位血压之间的差别及其随年龄、性别、身高及体重等变化特点，并进行多元回归分析立位血压有关的因素及其相关性。

2　结　　果

平均坐位血压为 151±13/99±4mmHg，平均立位血压为 153±14/101±7mmHg（$P>0.05$）。立位比坐位平均血压升高 2/2mmHg，坐、立位血压之间显著相关，即收缩压 $r=0.873$，舒张压 $r=0.683$（P 均 <0.01）。

以立位收缩压（ST-SBP）为自变量，分析其与坐位收缩压（SIT-SBP）和坐位舒张压（SIT-DBP）之间的相关性发现，立位收缩压与坐位收缩压呈正相关关系（B=0.896，$P<0.01$），与立位舒张压之间也呈正相关关系（B=0.591，$P<0.01$）；而与坐位舒张压呈负相关关系（B=－0.386，$P<0.01$）。

以立位舒张压为因变量（ST-DBP），分析其与坐位舒张压（SIT-DBP）和立位收缩压（ST-SBP），及坐位收缩压（SIT-SBP）之间的相关性，发现立位舒张压与坐位舒张压之间呈正相关关系（B=0.928，$P<0.01$），与立位收缩压之间也呈正相关关系（B=0.312，$P<0.01$）；但是与坐位收缩压之间呈负相关关系（B=－0.255，$P<0.01$）。

分别以立位收缩压（ST-SBP）、立位舒张压（ST-DBP）为因变量，分析其与年龄、性别及体重的相关性，发现立位收缩压与年龄呈正相关关系（B=0.073，$P=0.01$），立位舒张压与性别呈负相

关（B = -1.015，P =0.0041）。但是立位收缩压与性别和体重关系不大（P >0.05）；立位舒张压与年龄和体重关系不大（P >0.05）。

3 讨　论

血压是重要的生命体征之一，血压的测量值是高血压分级及危险程度评估的重要指标之一。血压随着不同的体位会有一定程度的变化，因此很有必要研究不同体位对血压测量值的影响。

一般来说，比如手臂下垂位的血压测量值比手臂水平位血压测量值高 10mmHg 左右。当人体从卧位变为立位时，最初 10 秒内，由于身体低垂部分的静脉因跨壁压增大而扩张，容纳的血容量增多，故回心血量减少，动脉血压降低。紧接着由于颈动脉窦和主动脉弓的压力感受器激活，产生相应的心血管反射，故在 20 秒内血压会回复到正常水平。但是，对于高血压患者来说，由于压力感受性反射的重调定以及动脉血管壁的功能失调，在 1 ~2 分钟内收缩压立位近似等于卧位，但是舒张压立位比卧位上升 10mmHg 左右。

本次观察结果也表明：立位比坐位的平均血压升高 2/2mmHg，坐、立位血压之间显著相关（P 均 <0.01）。立位收缩压与坐位收缩压、立位舒张压之间呈正相关关系（P 均 <0.01）；而与坐位舒张压呈负相关（P <0.01）。立位舒张压与坐位舒张压、立位收缩压之间正相关（P 均 <0.01）；与坐位收缩压负相关。上述变化有一定的临床参考价值，但尚需进一步深入探讨。本文观测到立位收缩压与年龄呈正相关关系，立位舒张压与性别呈负相关。但是立位收缩压与性别和体重关系不大（P >0.05）；立位舒张压与年龄和体重关系不大（P >0.05）。

由于体位改变而引起的血压变化，可以导致体位性低血压以及体位性高血压。体位性低血压是由于体位的改变，如从平卧位突然转为直立，或长时间站立发生的低血压。通常认为，站立后收缩压较平卧位时下降 20mmHg 或舒张压下降 10mmHg，即为体位性低血压。体位性低血压是老年人的常见病，据统计 56 ~65 岁出现率为 4%，66 ~75 岁 25%，76 ~85 岁老年人体位性低血压者约占 36%。

老年人由于心脏和血管系统逐渐硬化，大血管弹性纤维也会减少，血管壁动脉硬化加上基线交感神经的活性增强，可使老年人收缩期血压升高。长期偏高的血压，不仅损害压力感受器（位于颈动脉处）的敏感度，还会影响血管和心室的顺应性。当体位突然发生变化或服降压药以后，交感神经的反应性下降，在血压突然下降的同时，心脑肾等重要器官的缺血的危险性也大大增加。此外，老年人对血容量不足的耐受能量较差，可能与其心室舒张期充盈障碍有关。因此，任何急性病导致的失水过多，或口服液体不足，或服用降压药及利尿药以后，以及平时活动少和长期卧床的病人，突然站立后都容易引起体位性低血压。

所谓体位性高血压是指患者在站立或坐位时血压增高，而在平卧位时血压正常。这种高血压在国内高血压患者中占 4.2%，国外报道占 10%。患者一般没有高血压的特征，多数在体检或偶然的情况发现，其血压多以舒张压升高为主，且波动幅度较大。个别严重者可伴有心悸、易疲倦、入睡快等。血液检查血浆肾素活性较正常人高，甚至超过一般高血压病患者。由于人体心脏水平面以下部位的静脉和静脉窦，在受到血液重力影响时，会胀大起来，这些静脉或静脉窦称为“重力血管池”。当人平卧时这些血管池所受影响较小，但在站或坐位时，由于淤滞在下垂部位静脉血管池内的血液过多，使回流心脏的血流量减少，心排出量降低，从而导致交感神经过度兴奋，全身小血管，尤其是小动脉长期处于收缩或痉挛状态，造成血压升高。因此，若对这种反应特别敏感，就有可能产生体位性高血压。

综上所述，体位改变后血压的观测数值会发生变化。事实上有不少医护人员对体位影响血压的认识不足甚至缺乏，测量血压时往往采取被动性及单一性体位，对门诊患者光取坐位，住院患者就只测卧位，不大考虑体位对血压的影响。本文观察结果进一步说明，在日常临床工作中，不应忽视体位对血压的影响，因为有时不同体位的血压差别可能较大，所以有可能会使诊断和治疗产生一些误差或者不良反应。因此测量血压时，在某些情况时要注意患者的体位改变的影响，重视体位性低血压或者体位性高血压，明确诊断，合理预防和治疗。

参 考 文 献（略）

（原载于《中国医刊》2007 年第 42 卷第 11 期）

从遗传“中心法则”探讨编委会和编辑部的作用

刘玉清[1,2] 李一石[1]

1 阜外心血管病医院临床药理中心；2 阜外心血管病医院《中国分子心脏病学杂志》编辑部

对于科技期刊的重要性，作者作为既从事研究又担任编辑的科研人员，在编辑的实践中发现：科技期刊作为记载、报道学术成果、传播学术信息的重要载体，如同遗传信息传递的“中心法则”（将脱氧核糖核酸（DNA）传递到核糖核酸（RNA）并转译为蛋白质的过程）一样地重要。

1 老中青优秀专家组成的编委会是期刊起到载体作用的关键

DNA 是核酸中遗传信息的携带者，期刊编委会的作用就如同 DNA 一样重要。由相关学科知名的老、中、青专家组成的编委会为最佳团队。老专家那种老骥伏枥、对事业的钟爱和赤诚精神是期刊竞争力的灵魂；中年专家精力充沛，专业技术精通是期刊竞争力的核心；青年学者思想活跃，充满活力是期刊竞争力的希望。有这些专家学者的把关和支持，对提升科技期刊核心竞争力起到了重要的保证作用。

2 团结奋进的编辑部是期刊起到载体作用的保障

信使核糖核酸（mRNA）带着 DNA 的遗传信息到细胞的核糖体，于是核糖体就按照 DNA 的遗传指令，准确又迅速地制造出特定的蛋白质和酶。核糖体不单是“蛋白质合成的机器”，其在维持细胞的正常功能中也起着更为积极的作用。同样，编辑部不单是执行编委会信息的“生产车间”，而且还是一个有再创造性的“工作站”。因为编委会的各项决定是由编辑部具体落实的，编辑部除日常的工作以外还要及时动态调控，以促进编委会与编辑部的协调发展。如果不能很好地发挥编委会的作用，就将直接影响期刊的质量。所以，充分发挥编委会的职能作用，这将是编辑部一项重要的任务。编辑部除要制订切实可行的工作计划外，还要定期召开编委工作会议，研究期刊工作，审定稿件。每期期刊出版后要及时赠送给各位编委，请他们对期刊的质量给予评议；使期刊编委不但有荣誉感，还有了责任感。另外，编辑部还要定期向全国的编委书面通报工作进展情况。只有建立了这种真挚互通情感，才能促进编委会和编辑部两者的平衡发展，才能充分发挥编委的作用，促进期刊的可持续发展[1]。

另外，编辑良好的人际关系是充分发挥自己创新能力的润滑剂，也是期刊创精品的外在条件[2]。发扬团队精神，营造良好的人际关系氛围是编辑活动再创造的首要任务。在编辑部内部要提倡相互关心，取长补短，团结向上的氛围；在同编辑部以外的人员接触时，提倡热情服务，真诚待人，营造期刊对外的信任度。这样的编辑部才能胜任办好有核心竞争力的科技期刊。

3 锐意进取的编辑素质是期刊起到载体作用的基础

在遗传信息传递的“中心法则”中，不论哪个环节出现了误差，都会引起各种变化和出现临床表型。同样，经过专家审阅的稿件若不经编辑的中间加工整理过程，也很难成为一篇优秀的论文。科技期刊的质量是期刊赖以生存的基础和保障。编辑自身素质的高低直接决定着科技期刊的质量和水平。

3.1 敬业精神和责任感是锐意进取的动力

创新是编辑工作再创造性劳动的实质，如果没有较高的素质，在编辑时反而会给作者添乱，甚至出现修改错误。新的时代和学术编辑特定的职业角色，给学术编辑提出了一项十分重要而紧迫的任务，培养新的专业特长要从学习专业基础知识、专业知识做起[3]。在编辑实践中我们注意向作者学习、向审稿专家学习。为了提高期刊的影响力，本刊增添了“专家述评”栏目，起了非常好的学术导向作用。同时，在编审校的过程中，笔者能把作者的部分最新文献查询及阅读，这样既提高了自己对前沿课题的了解，也减少了作者引文的错误率，因为发现问题能及时反馈给作者，能不厌其烦地帮助读者修改，在帮助作者的同时也提高了自己。

3.2　用做科研的工作态度从事编辑学的研究

在编辑的过程中如选题、组稿、审稿、编辑加工以及封面、版式设计等每个环节，都已成为值得用心研究的课题，编辑策划是编辑创造性的集中表现[4]。以科研工作的态度来从事编辑工作，就能不断地激发自己的创新意识和开拓精神。在办刊的过程中，作者始终将“如何能提高新创刊杂志的影响力?”“如何将期刊的定位落到实处?”“通过何种途径扩大读者群?”等问题置于思考的焦点。通过参加培训班、学术会议等活动，深受启迪，认真分析本刊的优势和差距，制定了切实可行的工作计划并加以认真落实。按着既定的目标，脚踏实地边干边学，使期刊的学术和编辑质量都有了一定提高，受到了编委及读者的认可和鼓励。

在瞬息万变的信息时代以及医学知识快速发展的今天，要想成为一名合格的编辑，就必须树立终身学习的观念，同时要树立执著追求、坚韧不拔的敬业精神和无怨无悔的奉献精神。

参　考　文　献（略）

（原载于《中国科技期刊研究》2007，18（1））

应重视左心室心肌致密化不全的鉴别诊断

樊朝美 陶永康

中国医学科学院 中国协和医科大学 心血管病研究所 阜外心血管病医院北京阜外医院 心内科

左室心肌致密化不全（left ventricular noncompaction，LVNC）是一种由于正常心内膜胚胎发育停止而导致的罕见先天性心肌病[1]。本病以多发突起的肌小梁和深陷肌小梁隐窝内的血流与左心室腔交通为特征[1,2]。1995 年世界卫生组织（WHO）将 LVNC 归类于未分类心肌病。2006 年美国心脏病协会（AHA）发布心肌病当代定义和分类[3]，亦将 LVNC 纳入未定型心肌病。发病率约为 0.05%[4]。日本 150 家医院的人群进行超声心动图检查，有 27 例符合 LVNC。在近期一个大系列的 LVNC 的普查中发现，在 37 555 例经胸超声心动图的普查中，17 例被诊断为 NVM（0.045%），提示本病在人群中并不少见[3]。20 世纪 80 年代初，人们对 LVNC 的认识十分有限，大多数的 LVNC 患者被误诊为扩张型心肌病，且 LVNC 的诊断多是依据尸体解剖的结果作出。近 10 年来随着超声心动图（UCG）、心脏磁共振成像（MRI）技术的发展，对 LVNC 的了解亦逐步深入，LVNC 诊断病例逐年增加，近 5 年来每年文献报告 LVNC 病例近百例。大量证据显示，UCG 目前仍然是对 LVNC 患者作出生前诊断的主要手段。由于 UCG 与 MRI 在诊断 LVNC 的标准上并未达成共识，且 MRI 尚无公认的 LVNC 诊断标准，单靠一种影像学技术可能会造成 LVNC 诊断的失误。

1 发病机制与遗传学特点

LVNC 为胚胎发育第 5～8 周的心肌致密化过程停止所造成。部分患者通常合并左室或右室流出道梗阻、复杂的紫绀性心脏病或冠状动脉畸形等先天性心脏病，原因可能是这些先天性心脏病使得心脏压力负荷过重或心肌供血不足，从而阻止了胚胎心肌小梁间隙的正常闭合，导致继发性心肌致密化不全。LVNC 也可以是孤立的心脏病变，即“孤立性心室肌致密化不全（isolated noncompaction of yentricular myocardium，INVM）”。目前尚未明确孤立性和继发性心室肌致密化不全是否为同一种疾病。

LVNC 的儿童病例呈家族发病倾向[6]。遗传学研究认为可能与染色体 Xq28 区段上 TAz（G4.5）的基因突变有关，此基因编码为 Talfazzin 蛋白。提示 LVNC 为 x 染色体隐性遗传。此类患者通常在婴幼儿即发病，多无其他心脏畸形，但可合并有 Barth 综合征、肌管性肌病或其他神经肌肉病变。但后续研究发现，多数患者，尤其是成年人，是以常染色体显性方式遗传的。现已发现数个导致心肌致密化不全的位于常染色体的突变基因。其中位于 11p15 的 MLP/SOX6、10q22.2－23.3 的 Cypher/ZASP 基因突变可导致 INVM；位于 5q34 的 CSX、18q12.1－q12.2 的 DTNA 基因突变引起的 LVNC 通常合并有其他先天性心脏畸形。LVNC 的基因分型和基因诊断仍有许多难题未决，目前尚不能作为临床常规检测手段。

2 病理解剖学及组织学特点

通过心脏移植或病死患者的尸体解剖发现 LVNC 患者心脏扩大、心肌重量增加、冠状动脉通畅。主要病变为受累的心室腔内多发异常粗大的肌小梁和交错深陷的隐窝，从心底到心尖致密心肌逐渐异常变薄；心内膜为增厚的纤维组织，内层非致密心肌肌束明显肥大并交错紊乱。心内膜活检或尸检可见不同程度的心内膜下纤维化、纤维弹性组织变性、心肌纤维化、结构破坏、心肌肥大、心肌疤痕形成。LVNC 患者的心肌供血方式亦有一定的变异性，大多数患者呈冠状动脉型（coronary type）

供血方式，即温血脊椎动物的供血方式，心肌由冠状动脉供血。部分 LVNC 患者心肌供血方式类似于冷血脊椎动物，即心肌由心腔直接供血（窦状隙型，sinusoidal type）或内层海绵样心肌由心腔直接供血，而外层致密化心肌由冠状动脉供血（过渡型，transitional type）。了解以上 LVNC 的心肌供血方式可合理解释 LVNC 可能出现的影像学差异。

3 诊断要点及各种影像学技术在诊断中的作用

临床表现、心电图对 NVM 的诊断并无帮助。MRI、电子束 CT（EBCT）、正电子断层显像（PET）、心室造影虽然对典型的 LVNC 的诊断有一定帮助，但 UCG 仍然是该病的主要筛查和确诊手段。有学者建议应将 LVNC 的解剖学定义为每幅图像中肌小梁数量 >3[7]，而且心尖附着有乳头肌作为超声心动图、MRI 或 CT 的诊断标准。有许多学者建议采用测定乳头肌隐窝的深度与心肌厚度的关系或测定心肌非致密化层和致密化层的比值作为定量研究 LVNC 的方法。由于其他影像学技术应用于诊断 LVNC 的时间均晚于 UCG，故目前仍采用 LVNC 的 UCG 诊断标准。

3.1 UCG 诊断要点 ①受累的心室腔内可见多发、突起的心肌小梁和深陷的小梁隐窝，且呈节段性分布，主要受累部位在心尖部和心室侧壁，当致密化不全心肌与致密化心肌厚度比值 >2，方可确诊；②彩色多普勒发现深陷的肌小梁隐窝内有低速血流与心室腔交通；③50% 可出现右室受累亦可合并其他先天心内畸形。

利用 UCG 技术对 LVNC 患者在心室不同水平时，心外膜至肌小梁隐窝基底部间距（X）与心外膜至肌小梁隐窝顶部间距（Y）之比值来定量分析发现，LVNC 患者在左心室二尖瓣口水平、乳头肌水平及心尖水平的 X/Y 比值进行性减少。UCG 不仅能显示本病的心肌结构异常特征，准确诊断，且可显示非小梁化区域的心肌结构与功能，包括致密心肌厚度、运动幅度、射血分数、心腔大小。并且可以明确诊断心脏并存的畸形。但由于超声近场伪像的影响，心尖段图像往往显示欠佳，心尖段致密化不全易与心尖部肥厚型心肌病相混淆。

3.2 心脏 MRI 心脏 MRI 可清晰显示心内结构，区别增厚的内层非致密心肌和明显变薄的外层致密心肌，并可见粗大的肌小梁突入心室腔，其间有深陷的小梁间隙。内层心肌组织疏松呈“网格状”改变。迄今为止 LVNC 还没有公认的心脏 MRI 诊断标准，目前主要参考 Jenni 等[8]提出根据受累心脏收缩期末内层非致密化心肌（N）与外层致密化心肌（C）组成的双层结构比值作出定量诊断。当内层非致密化心肌与外层致密化心肌厚度的比值（N/C） >2 时具有诊断意义。但收缩末期肌小梁隐窝内血液被排空，不利于观察非致密化心肌，故有学者建议选择左室舒张末期进行测量。由于 MRI 可提供更明确的形态和显示更高的空间分辨率，故仍然是 UCG 诊断 LVNC 的有效补充技术。

3.3 电子束 CT 可显示左室心尖部、前侧壁明显增厚，心室壁外层密度均一性增高，内层室壁密度较低。EBCT 增强造影显示造影剂充盈于小梁隐窝间。此技术诊断 LVNC 的报告例数较少，仍需经验的积累。

3.4 正电子断层显像（PET） 核素心肌灌注显像对 LVNC 的诊断并无特异性。对受累区域的心肌血流灌注表现可呈多样性。LVNC 的心肌供血方式为窦状隙型供血时，可表现为无灌注。当供血方式为过渡型时，非致密化心肌区域为低灌注区。当 LVNC 的心肌供血方式为冠状动脉型供血时，非致密化心肌区域可显示正常灌注。

3.5 心导管检查 显示左心室舒张末期容量正常而压力增高，左心室运动功能减退，而无左心室流出道梗阻。冠状动脉造影可见冠状动脉内径正常，无狭窄。左心室造影可表现为病变区心内边界呈羽毛状，收缩期可见隐窝内有残余造影剂显影。

4 重视心肌致密化不全的鉴别诊断

LVNC 应与下列疾病进行鉴别：①心室内异常肌束（又称假腱索）：正常变异的心室内肌束数目常少于 3 条。利用超声心动图成像技术可观察到假腱索起止点，一般不难鉴别。MRI 在静止的心室腔平面成像时，难以观察到假腱索的起止点，故仅依靠MRI静止平面观察肌束，易误诊；②肥厚型心肌病：可表现为心室肌小梁粗大，但在肥厚型心肌病患者中难以观察到LVNC典型的深陷的肌小梁隐窝。由于受超声近场伪像的影响，心尖段LVNC易与心尖肥厚型心肌病相混淆。应用谐波显像技术或利用左室声学造影技术可提高LVNC诊断的准确性。MRI在观察心尖部时可做任意切面的扫描，可有效弥补超声技术的不足；③扩张型心肌病：由于心室壁厚度变薄，亦可见到相对数目较多、分布均匀的肌小梁。而LVNC主要为受累的心室腔内可见多发、异常粗大的肌小梁和交错深陷的隐窝呈节段性分布，可深达外1/3心肌。非致密化心肌的室壁厚度往往呈不对称性明显增厚，非致密化心肌肌束明显肥大并交错紊乱；④左心室心尖部血栓形成：心尖部的血栓形成可被误诊为LVNC，但心尖部血栓回声密度不均，彩色多普勒血流显像可见血栓内部与心室腔无血流交通，且不能为造影剂充盈；⑤缺血性心肌病：除LVNC特征性超声心动图表现外，冠状动脉造影LVNC多显示正常。必要时结合MRI、[201]铊心肌显像、冠状动脉造影等辅助检查。

我国对LVNC的临床诊断与研究相对滞后，UCG与MRI这两种主要诊断方法的优劣尚存在争议，但UCG目前仍然是生前诊断LVNC的主要方法。建议在作出LVNC诊断时应选择较为成熟的影像学诊断技术，将UCG与心脏MRI相结合。应尽快建立UCG与心脏MRI对LVNC的公认统一的诊断标准，以进一步提高对LVNC的诊断水平。

参 考 文 献（略）

（原载于《临床荟萃》2007年7月5日第22卷第13期）

合理应用调脂药物，重视减少不良反应

项志敏

中国医学科学院　中国协和医科大学　阜外心血管病医院

近年来，我国心脑血管疾病的总发病率和死亡率已经接近或超过许多发达国家，每年死于心脑血管疾病的构成比约占总死因的44.4%，居死亡原因首位，并且心脑血管疾病及其危险因素正呈不断上升趋势，估计高峰可能在2020年左右到达。其最主要原因是由“三高”患病率大幅度升高所致。其中高血压患病率18.8%，估计达1.6亿人；高血脂为18.6%，约1.6亿人；高血糖约4000多万人。上述多重危险因素常常合并存在。因此，应该综合控制心脑血管病的危险因素，尤其对高危人群更应强化防治。其中，调节血脂（调脂），已成为冠心病和冠心病等危症及其动脉粥样硬化相关疾病最基本的疗法之一。美国、欧洲及中国先后制定了一系列的调脂治疗指南，已经成为临床规范治疗血脂异常所必须遵循的准则。

如何贯彻、落实已经循证医学证实的权威的临床指南？并且在此基础上，如何体现出个性化的正确决策、合理用药？同时如何尽量避免或减少调脂药物的不良反应？这些都是一线临床医生所特别关注的问题。

1　明确目标，有效循证

1.1　调脂首要目标：降低低密度脂蛋白胆固醇（LDL-C）①极高危患者：冠心病或缺血性脑卒中加上糖尿病，长期吸烟、高血压等危险因素控制不好，或者合并代谢综合征的多项危险因素（血清TG升高、HDL-C降低、肥胖），近期心肌梗死及不稳定型心绞痛。应积极强化调脂，使其血清LDL-C目标水平＜100mg/dl，可选择性＜70～80mg/dl水平；②高危患者：确诊的冠心病（CHD）及其等危症（CHD以外的四肢、颈动脉或脑动脉粥样硬化病、糖尿病及多项危险因素者）。应强化调脂，对所有LDL-C＞130mg/dl以及几乎所有的LDL-C在100～129mg/dl的患者，使用他汀类药物LDL-C＜100mg/dl；③中危患者为具有2项或以上危险因素者（吸烟，高血压，HDL-C＜40mg/dl，早发CHD家族史，年龄男≥45岁、女≥55岁）。使用他汀类药物，应该将LDL-C水平从160mg/dl降至＜130mg/dl的目标水平。国内指南规定高血压合并血脂异常就是中危患者；④低危患者为0～1项危险因素者。当LDL-C＞190mg/dl时，才用他汀类药物将LDL-C降至＜160mg/dl。

1.2　调脂次要目标　降低非HDL-C。非HDL-C代表LDL-C和极低密度脂蛋白胆固醇（VLDL-C）的综合水平。等于TC减去HDL-C，其目标水平：CHD及其等危症者＜130mg/dl；≥2个危险因素者＜160mg/dl；0～1个危险因素者＜190mg/dl。

1.3　重视综合调节其他血脂水平　TG正常水平应＜150mg/dl（＜1.69mmol/L）。HDL-C＞40mg/dl（男）～50mg/dl（女）。

2　危险分层，合理用药

血脂异常程度越高者，危险性越大。CHD主要危险因素越多者，而且控制不力者，危险性越大。还应关注CHD的其他危险因素：肥胖，缺乏体力活动及不良饮食等，脂蛋白（a）和同型半脱氨酸升高，微量白蛋白尿，血肌酐升高，单纯空腹或餐后血糖异常等。但上述因素的致病率，比主要危险因素的“三高”及吸烟低得多。要重视代谢综合征，腹型肥胖（腰围男＞90cm，女＞80cm），TG升高（≥150mg/dl），HDL-C降低（男＜40mg/dl，女＜50mg/dl），血压升高（≥130/85mmHg），胰岛素抵抗（空腹血糖≥110mg/dl，伴或不伴糖耐量异常）。纠正代谢综合征是调脂治疗的次要目标。有时候还需除外继发性血脂异常（发生率约5%左右）：糖尿病未控制，甲状腺功能减退症，梗阻性肝、胆疾病，慢性肾衰以及使LDL-C升高或HDL-C降低的药物（孕激素、促蛋白合成激素及皮质固醇类激素等），并予以相应对因治疗。

3 综合调脂，全面达标

3.1 治疗性生活方式改善（TLC） 用于所有血脂异常者，包括CHD一级和二级预防。同步配合药物疗法。TLC内容：①降低饱和脂肪（<7%总热量）及胆固醇摄取（<200mg，/dl）；②增加体力活动；③控制体重；④推荐摄入多不饱和脂肪占10%总热量；单不饱和脂肪占20%；总脂肪25%~35%；碳水化合物50%~60%；蛋白质占15%总热量；纤维素，20~30g/d；使总热量摄入与消耗平衡，保持理想体重。TLC和降LDL-C药物应用的流程：LDL-C超标者，经6周TLC和（或）药物：（a）达标，维持；（b）未达标，强化（加用植物甾醇、纤维素或就诊于营养师）。再经6周TLC和/或药物：（a）达标，维持并全面调脂；（b）未达标，强化调脂药治疗或就诊于血脂专家。每4~6个月监测疗效及安全性。

3.2 目前常用调脂治疗药物的种类 ①HMG-CoA还原酶抑制剂（他汀类）；②胆酸螯合剂/胆固醇吸收抑制剂；③烟酸；④纤维芳酸类（贝特类）。应该辨型用药，即以TC增高为主者，首选上述第①②类药物；以TG增高为主者，首选第③④类药物；若CHD及其等危症，即使为混合性血脂异常，也尽量首选证据最多的他汀类药物，必要时谨慎合用合适的其他调脂药物。

3.3 调脂治疗中值得注意的几个其他问题 ①高危和中高危患者，应将LDL-C下降30%~40%；②要使LDL-C<100mg/dl，约50%以上的患者需加量或合并用药（胆酸螯合剂或胆固醇吸收抑制剂等）；③若高危患者，LDL-C和TG升高及HDL-C降低时，可考虑他汀类辅用贝特类或烟酸类等药物，但应防止肌病等严重不良反应；④调脂治疗中，应注意其安全、有效的净效应，LDL-C水平虽然低比高好，但应权衡利弊，适可而止，少担风险、少花钱、多获实际的临床疗效。

4 个性调药，注意安全

个性化用药的关键在于：准确评估患者的具体情况，并深刻理解调脂药物的临床药理学特点，安全、有效使血脂达到理想水平。

4.1 HMG-CoA还原酶抑制剂（他汀类） ①调脂效果：主要降TC和LDL-C水平，兼降TG以及提高HDL-C水平。即LDL-C下降18%~55%，HDL-C升高5%~15%，TG下降7%~30%；②临床试验结果：降低主要冠脉事件、死亡、中风及介入/手术需求；③常用药物及其剂量：洛伐他汀40mg/d（20~80mg/d）；普伐他汀40mg/d（20~40mg/d）；辛伐他汀20~40mg/d；氟伐他汀40~80mg/d；阿托伐他汀10mg/d（10~80mg/d）；罗苏伐他汀5~10mg；血脂康1.2g/d；④他汀类药物机制：抑制肝细胞HMG-CoA还原酶的活性，促进了LDL-C受体的产生或活性增强，使体内胆固醇合成减少、分解增加，从而导致血清LDL-C浓度下降。

临床应用注意事项及安全性评价：大多数人对他汀类的耐受性良好，不良反应通常较轻且短暂，包括头痛、失眠、抑郁，以及消化不良、腹泻、腹痛、恶心等消化道症状。有0.5%~2.0%的病例发生肝脏转氨酶如丙氨酸氨基转移酶（ALT）和门冬氨酸氨基转移酶（AST）升高，且呈剂量依赖性。由他汀类引起并进展成肝功能衰竭的情况罕见。减少他汀剂量常可使升高的转氨酶回落；当再次增加剂量或选用另一种他汀后，转氨酶常不一定再次升高。胆汁淤滞和活动性肝病被列为使用他汀类药物的禁忌证。他汀类药忌用于孕妇。他汀类可引起肌病，包括肌痛、肌炎和横纹肌溶解。肌痛表现为肌肉疼痛或无力，不伴肌酸激酶（CK）升高。肌炎有肌肉症状，并伴CK升高。横纹肌溶解是指有肌肉症状，伴CK显著升高超过正常上限的10倍（即10×ULN）和肌酐升高，常有褐色尿和肌红蛋白尿，严重者可以引起死亡。不同他汀的肌肉不适发生率不同，一般在5%左右，而严重的肌炎是罕见的。肌炎最常发生于合并多种疾病和（或）使用多种药物治疗的患者。大剂量他汀合用与其相同代谢途径的药物，有可能使两药的不良反应叠加，如经 CY P450 3A4 途径代谢的以下药物：红霉素、非洛地平、利多卡因、奎尼丁、维拉帕米、硝苯地平、环孢素、酮康唑、华法林、吉非贝齐及胺碘酮等，应谨慎合用之。特别值得强调的是，某些他汀类（如西立伐他汀）与某些贝特类调脂药（如吉非贝齐）合用，可能明显增加横纹肌溶解症发生，故应特别小心谨慎。必要时，他汀类药物可与胆固醇吸收抑制剂依泽麦布或 Omega-3 不饱和脂肪酸等合用，保证在安全的基础上增加调脂疗效。若确需他汀与贝特类药物合用时，既要严密观察、又要选择严重不良反应记录较少者，如氟伐他汀（代谢酶途径为 CY P450 2C9）或现代中药血脂康等；也可尝试早上服用贝特类、晚餐后服他汀类药物。动态监测不良反应，不但监测如上所述的药物不良反应，而且要监测人体对药物的耐受性。注意预防他汀相关性肌病的发生危险的情况：①高龄（尤其大于 80 岁）患者（女性多见）；②体型瘦小、虚弱；③多系统疾病（如慢性肾功能不全，尤其由糖尿病引起的慢性肾功能不全）；④合用多种药物；⑤围手术期；⑥合用上述药物，或饮食大量西柚汁、酗酒。

在用他汀类时，要检测肝转氨酶 ALT、AST 和 CK，治疗期间定期监测复查。轻度的转氨酶升高可在监测下继续谨慎用药。无症状的轻度 CK 升高常见，应排除 CK 升高常见的原因如运动和体力劳动。建议患者在服用他汀期间出现肌肉不适或无力症状以及排褐色尿时应及时报告，并进一步检测 CK、甲状腺功能；当患者有肌肉触痛、压痛或疼痛，若 CK 高于正常高限值 5 倍以上，又除外其他肌肉受损的原因，应该提高警惕，减药或停药，每周检测 CK 水平；CK 高于 10 × ULN，应立即停止他汀治疗。

4.2　胆酸螯合剂　①调脂效果：LDL-C 下降 15%～30%，HDL-C 升高 3%～5%，TG 无变化或者升高；②临床试验结果：降低主要冠脉事件和死亡；③常用药物：考来烯胺 4～16g/d；考来替泊 5～20g/d；Colesevelam 2.6～3.8g/d；④该类药物与含胆固醇的胆酸螯合后，随粪便排出，并同时反馈性使肝细胞表面的 LDL 受体数目及活性增加，LDL 分解代谢加速，从而使血清 LDL-C 水平下降。

临床应用注意事项及安全性评价：因该类药物的胃肠不良反应明显，故近年在国内已逐渐少用。不良反应：胃肠不适、便秘，减少其他药吸收。绝对禁忌证：异常脂蛋白血症和 TG > 4.52mmoL/L（400mg/dl）。相对禁忌证：TG > 2.26mmol/L（200mg/dl）。

4.3　烟酸　①调脂效果：主降 TG、兼降 TC，可显著升高 HDL-C，即 LDL-C 下降 5%～25%，HDL-C 升高 20%～30%，TG 下降 20%～50%；②临床试验结果：降低主要冠脉事件，可能降低总死亡；③常用药物：速释剂 1.5～3.0g/d；缓/控释剂 1～2g/d；人工合成的烟酸衍生物阿昔莫司 0.25g。该类药物代谢物烟尿酸通过抑制 cAMP，使 TG 酶活性降低，脂肪组织的脂解作用减弱，肝脏合成 VLDL 减少，继而使中间密度脂蛋白（IDL）及 LDL 也减少。另外，烟酸在 CoA 作用下，与甘氨酸合成烟尿酸的过程中，阻碍了肝细胞利用 CoA 合成胆固醇。但是，该类药物量小时作用小，而量大时耐受性低，故其用途在国内受限。目前国际上正在进一步探索其与他汀类合用，可扬长避短。

不良反应：面色潮红，皮肤瘙痒，高血糖，高尿酸（痛风），上消化道不适、肝毒性。绝对禁忌证：慢性肝病；相对禁忌证：高尿酸、消化性溃疡；缓释型制剂的不良反应轻，易耐受。

4.4　纤维芳酸类（贝特类）①调脂效果：主降 TG、兼降 TC，即 LDL-C 下降 5%～20%（TG 高者可升高），HDL-C 升高 10%～20%，TG 下降 20%～50%；②临床试验结果：降低主要冠脉事件；③常用药物：吉非贝齐 0.6g，每日 2 次；非诺贝特 200mg/d；氯贝丁酯 1g，每日 2 次。通过激活类固醇核受体，如过氧化物酶体激活型增殖体受体（PPAR）等，增加脂蛋白脂酶（LPL）的活性，增加载脂蛋白（Apo）AⅠ、AⅡ的浓度，降低 Apo CⅢ浓度，导致血液中的乳糜微粒及 VLDL 加速降解，从而使 TG 及小而密的 LDL 水平下降、HDL-C 水平升高。然而，迄今仍无有关该类药物对总死亡率降低的有力证据。另外，贝特类药物对于代谢综合征作用的最新研究，是调脂治疗的另一热点。

不良反应：消化不良、胆石症，肌病；绝对禁忌证：严重肝、肾疾病；吉非贝齐虽有明显的调脂疗效，但安全性不如其他贝特类药物。贝特类单用或与他汀类合用时也可发生肌病，须监测肝酶与肌酶。

4.5 其他调脂药物

4.5.1 普罗布考 既降 TC、LDL-C 以及 HDL-C，又具有强烈的抗氧化作用，抑制 LDL 氧化，继而抑制其通过清道夫受体进入巨噬细胞后形成泡沫细胞，从而对抗动脉粥样硬化的发生与发展。有报道表明，普罗布考可使家族性高 TC 性患者的腱黄瘤消退。有数个几百例随机、盲法对照试验显示，普罗布考治疗急性冠脉综合征，可以发挥较强的抗氧化作用并可减少临床事件，有待于今后更大规模（>1000 例）RCT 试验证实。另外，有关它降 HDL-C 的问题也应该关注，有人认为它仅使老化的大颗粒亚型降低，不影响小而年轻的 HDL 亚型，从而对于抗动脉粥样硬化不会产生过多的负面影响。

不良反应：恶心、腹胀，有时腹泻、消化不良等，肝酶、肌酶一过性升高；亦可引起嗜酸细胞增多，血浆尿酸浓度增高；长期用药偶见心电图 Q-T 间期延长。

4.5.2 ω-3 不饱和脂肪酸 如多烯康、脉乐康及鱼油烯康等，主要包含二十碳五烯酸（EPA）和二十二碳六烯酸（DHA）。主降 TG，还有一定的抗栓作用，也有延缓动脉粥样硬化的发生和进展的一级和二级预防的 RCT 试验证据。近来还发现 n-3 脂肪酸也有预防心律失常和猝死的作用。选药时关键要使 EPA、DHA 含量较高，尽量达到国际上 >84% 的标准，否则达不到临床调脂效果。ω-3 脂肪酸制剂的常用剂量为 0.5 ~ 1g，每日 3 次。

不良反应：较少，最主要为鱼腥味所致的恶心，约有 2%~3% 服药后出现消化道症状如恶心、消化不良、腹胀、便秘；少数病例出现转氨酶或 CK 轻度升高，偶见出血倾向，有出血倾向的患者慎用。

4.5.3 胆固醇吸收抑制剂依折麦布 口服后被迅速吸收且广泛的结合成依折麦布-葡萄糖苷酸，作用于小肠细胞的刷状缘，有效地抑制胆固醇和植物固醇的吸收。由于减少胆固醇向肝脏的释放，促进肝脏 LDL 受体的合成，又加速 LDL 的代谢。常用剂量为 10mg/d，使 LDL-C 约降低 18%，与他汀类合用对 LDL-C，HDL-C 和 TG 的作用进一步增强，未见有临床意义的药物间药代动力学的相互作用，安全性和耐受性良好。最常见的不良反应为头痛和恶心，肌酸激酶（CK）和肝酶升高超过 3 × ULN 以上的情况仅见于极少数患者。考来烯胺可使此药的曲线下面积增大 55%，故二者不宜同时服用，必须合用时须在服考来烯胺前 2 小时或后 4 小时服此药。环孢素可增高此药的血浓度。

5 合理用药其他注意事项

5.1 明确目标、推行全面达标性治疗 危险性越高的患者，越应强化治疗，越应严格达标、尽快达标。

5.2 选择合适的药物品种 除了坚持他汀类类效应的循证医学原则之外，还应注意他汀类的不同个药效应有所不同，譬如对 LDL-C 降幅较大者目前属罗苏伐他汀、阿托伐他汀、辛伐他汀等；兼降 LDL-C 与 TG 的为阿托伐他汀和血脂康；证据较早而且横纹肌溶解等不良反应较少的有氟伐他汀、普伐他汀及血脂康；氟伐他汀、辛伐他汀对升高 HDL-C 的作用相对明显等。

5.3 选择合适的药物剂量 ①患者的个体差异，包括病情、体质、体重、性别、遗传，以及对药物代谢的快慢类型；②药物的个体化特点，要达到同一目标在不同患者的每日用量不同。即使同一患者在不同病期也有较大的剂量差别；③合用其他的相关药物时，剂量需要调整，应严密观察两药的作用的可能叠加。较好的选择是不良反应互相抵消，又便于调整剂量；④有时药物浓度还受食物影响。

5.4 选择合理配伍 两药或多药合用时，疗效应该协同（1+1>2）或相加（1+1=2）；不良反应互相抵消或减弱；用药的风险与费用不增加；应用方便，容易维持，患者的顺从性好。

5.5 药物与非药物疗法应该密切配合，优势互补，合理应用 既要掌握各疗法的适应证，更应避免其禁忌证。在不同病程阶段中，药物与其他疗法之间的主、配角地位不断转换，应抓主要、兼顾一般，不断调整。在选择疗法前，必须综合评价效/险和效/价比值，少担风险多获益，少花钱多办事。将循证医学的指南与患者的具体情况相结合，还应建立与患者及其家属之间的良好沟通和互动，使疗效最大化。

5.6　不良反应动态监测与预防　①在疾病不稳定时或用药早期血脂水平尚未达标时，要求每6周复查血脂、肝肾功能及血清酶，待达标后或病情平稳可以每隔3～6个月复查1次，以后可延长为每6～12个月复查1次；②如感觉肌痛应随时查肌酶CK，若CK升高10倍以上，立即停药、严密监测肾功能和肌红蛋白等，防止横纹肌溶解症及肾功能不全；③用药期间如有其他可能引起肌溶的急性或严重情况，如败血症、创伤、大手术、低血压和抽搐等，应暂停给药；④若肝酶GPT轻度升高在正常高限值的2倍以内，每6～8周测定肝肾功能、肌酶及血脂的同时，可继续以合适的剂量使用他汀类药物；若GPT超过3倍，可考虑停药，待肝酶恢复接近正常后，重新开始或更换其他合适的药物。

5.7　老年人选药注意　选择在老年有循证证据的药物；选安全系数大的药，如普伐他汀、氟伐他汀或者血脂康；一般使用常规的标准剂量，若病情不稳、的确需要强化调脂治疗时，选择安全性高的药，并密切监测；病情稳定后可调整合适剂量；避免或减少同一代谢途径的药物，少用长半衰期药物。

5.8　对于高血压患者，也需要积极应用他汀类药物特别值得强调的是，高血压对于国人是最重要的危险因素，据中国最新血脂指南显示，高血压危险程度相当于3项其他危险因素，在危险性评估时应该充分注意这一点。

总之，应该坚定不移地坚持安全、有效的循证医学的正确方向，医患互动，规范医疗，个性化合理用药，长期防治冠心病及其等危征的发生和发展。

参考文献（略）

（原载于《中国临床医生杂志》2007年第35卷第9期（总646））

Effect of Arotinolol on Left Ventricular Function in Patients With Idiop Athic Dilated Cardiomyopathy

Chao-mei Fan[1*] Hong Yang[1] Y i-shiLi[1] LiXu[1]
Ke-feiDou[1] Jing-lin Zhao[1] Xian-qi Yuan[1] Yan-fen Zhao[1]
Rong-fang Shi[1] Xiu-qing Du[2] and Na-qiang Lu[2]

[1] Key Laboratory of Clinical Trials Research in Cardiovascular Drug of Ministry of Health, C linical Pharm acology Center, Cardiovascular Institute & Fuwai Hospital, Chinese Academy of Medical Sciences & Peking Union Medical College, Beijing 100037

[2] Department of Medicine, Beijing Nuclear Industry Hospital, Beijing 100042

MANY evidences from clinical trials showed that β-receptor blockers could reduce the mortality in patients with card iovascular diseases. They are becoming part of the standard therapy for chronic heart failure (CHF)[1-4]. Arotinolol belongs to the third generation of β-receptor blockers. It inhibits the activation of bothren in-angiotens in-aldosterone system and sympathetic nervous system with combined blocking action on β_1, β_2, and α_1 receptors[5-7]. The present study is to evaluate the long-term efficacy and safety of arotinolol treatment in patients with idiopathic dilated cardiomyopathy (IDCM).

PATIENTS AND METHODS

Patients. Inpatients and outpatients aged 24 ~ 73 years old with established IDCM with CHF were enrolled in the study conducted from October 2000 to October 2004, with am ean follow-up of 12 months. The study population consisted of 63 patients (51 males, 12 females) with amean age of 47. 48 ± 12. 93 years old and mean duration of disease of 41. 38 ±30. 32 (10 ~120) m onths.

Patientswere enrolled if they met the follow ing criteria: ①aged from 18 to 75 years; ②with symptoms and signs of CHF after conventional treatment; ③cardiac function: New York Heart Association (NYHA) functional class Ⅱ ~ Ⅳ; ④left ventricular ejection fraction (LVEF) <40%; ⑤left ventricular end-diasto lic dim ension (LVEDd) >60 mm measured by M-mode echocardiog raphy; ⑥stable hem odynamics. Exclusion criteria were: hypersensitivity to β-blockers, coronary heart disease, alcoholic cardiom yopathy, hypertension, valvular heart diseases, hypertrophic cardiom yopathy, restrictive cardiom yopathy, severe arrhy thmia, pregnant and feeding women, diabetesm ellitus, severe lung diseases, and congenital heart diseases

The protocolw as approved by the ethics comm ittee of Fuwai Hospital and was carried out in accordance with the guide lines of Good Clinical Practice of the Ministry of Health of China. All patients gave their informed consents before entering the study.

Study protocol. All enrolled patients underw ent two periods of treatm ent. In the first period (about 1 week), patients received the conventionalm edication for CHF including ang iotensin converting enzym e inhibitor, digoxin, and d iuretics for one week, and then completed all exam inations required in the trial after hem odynamic stability was achieved (changes of LVEF <5%). In the second period (12months), the in itialdosage of arotinololwas 1. 25 mg twice daily, and the dose was titrated every 1 to 2 weeks till reaching them aximal to lerable dose. Dose titration was deferred or stepped back if the patients could not to lerate a given dose or systolic blood pressure decreased to less than 90 mmHg after adjusting the dosage of diuretics or other drugs. The physical examination, clinical cardiac function assessment (NYHA functional class), clinical laboratory tests, 12-lead electro cardiogram, and cardiac function assess mentby echocardiography were performed for all enrolled patients before and after treatment with arotinolol. The occurrence, duration, and term ination of adverse eventsw erem onitored and their severity, relationship with study drug, and them anagement were also reco rded in full details.

Echocardiography imaging protocol. HPSONOS 1 500 type electronic phase array echocardiographic imaging system (Philips Medical Systems, USA) with 3. 5 MHz probe was used. The atrial and ventriculard imensions and left ventricular wall thickness were measured with M-mode echocardiography, .[8] and apical four-chamber view were recorded by two-dim ensional echocardiographic techniques, both left ventricular end-diastolic and endsystolic volumes were calculated, and then LVEF was estim ated by Simpson's modified method. Data from three cardiac cycles were analyzed and then amean value for each cycle was acquired. A subgroup (n =20) was tested for intra-observer variability. Intra-observer repeatedm easuresw ereperformed on average one week apart.

Efficacy assessment of arotinolol. The response to therapy in the study was defined as "significantly effective" and "effective". Patients with increase of LVEF ≥20% and simultaneous 2 grade improvement of NYHA functional class from baseline were considered as sign ificantly effective. Effective was defined as the increase of LVEF ≥ 10% but < 20% and simultaneous1 grade improvement of NYHA functional class from baseline.

Statistical analysis. All calculations were performed with the statistical package SPSS 11. 5. Data were presented asm ean ± SD. The self-control param eters before and after arotinolol treatment were analyzed using Student's pairedt-test. A value of $P <0.05$ was considered significant.

RESULTS

Efficacy. After arotinolol treatment, the clinical efficacy assessment results showed that the treatment was significantly effective in 4. 76% (3/63) patients, effective in 50. 79% (32/63) patients, and the total rate of effectivenesswas 55. 56%.

Clinical data. Changes in cardiothoracic ratio heart rate (HR), systolic blood pressure (SBP), and product of HR and SBP (double product) before and after 12 month treatm entwith arotinolol are shown in Table 1. Cardio thoracic ratio and double product decreased signif icantly after 12months of arotinolol treatment compared with the baseline values ($P <0.001$).

Echocardiographic data. Changes in left ventricular systolic function after 12month treatm ent with arotinolol are shown in Table 1. In patients receiving arotinolol, the left ventricular end-diastolic and end-systolic dimensions decreased significantly after 12 months of treatment compared with the baseline values ($P <0.001$). The LVEF increased significantly after 12months of treatment compared with the baseline value ($P <0.001$).

Table 1 Comparison of clinical and echocardiog raphic data before and after arotinolol treatment§

Item	Pre-treatment	Post-treatment
Clinical data.		
Cardiothoracic ratio	0.60 ± 0.08	0.54 ± 0.06***
SBP (mmHg)	113.65 ± 16.46	110.67 ± 11.33*
DBP (mmHg)	73.60 ± 9.86	70.76 ± 6.91**
HR (bpm)	84.97 ± 12.50	70.73 ± 6.67***
HR × SBP (bpm · mmHg)	9 666.86 ± 2 064.63	7 825.38 ± 1 050.19***
Echocardiographic data		
LAd (mm)	46.59 ± 8.15	41.05 ± 6.07***
LVEDd (mm)	69.90 ± 9.14	63.08 ± 8.39***
LVESd (mm)	59.52 ± 8.83	50.89 ± 8.17***
LVEDV (ml)	199.68 ± 41.81	175.12 ± 38.65***
LVESV (ml)	146.41 ± 40.19	105.65 ± 36.84***
SI (ml/m^2)	30.19 ± 8.49	39.35 ± 6.78***
CI ($L/min/m^2$)	2.54 ± 0.78	2.83 ± 0.67*
LVEF (%)	27.39 ± 7.94	41.13 ± 9.45***
FS (%)	18.51 ± 7.61	27.49 ± 6.70***
LVMI (g/m^2)	150.47 ± 42.42	141.58 ± 34.36**

§: Plus-minus values are means ± SD

SBP: systolic blood pressure; DBP: diastolic blood pressure; HR: heart rate; LA: dleft atrial dimension; LVED: dleft ventricular end-diastolic dimension; LVES: dleft ventricu larendsy stolicd imension; LVEDV: left ventricular end-diastolicvo lume; LVESV: left ven tricular endsy stolic volume; S: Istroke index; CI: cardiac index; LVEF: left ventricu larejection f raction; FS: fraction shortening; LVMI: left ventricu larm ass index

* $P < 0.05$, ** $P < 0.01$, *** $P < 0.001$, compared with pretreatment

Analysis of adverse events. None of these patients withdrew from the study prem aturely due to laboratory abno rmality or adverse events. The most frequently reported adverse event overal was nausea. Eight patients experienced nausea, and 3 patients experienced dizziness.

DISCUSSION

β-receptor blockers were first used for IDCM patients with tachycardia and severe congestive heart failure in a Swedish research in 1975[9]. Since then, the results from a series of large-scale clinical trials have comfirmed that β-receptor blockers could signif icantly reduce the mortality in patients-with IDCM[1-5]. Arotinolol is acom petitive antagonist of both α-and β-adrenoceptors and the ratio of alpha to beta blockade is similar to carvedilo l (alpha : beta = 1 : 8)[10]. Arotinolol reaches a peak concentration at two hours after adm inistration and has a half-life time of 11.2 hours. It inhibits excessive activation of both renin-angiotensin-aldo-sterone system and sym pathetic nervous system. The study showed that LVEF, fraction shortening, and stroke volume increased significantly and left ventricular endsystolic dimension reduced markedly in patientswith IDCM after 12 month treatm entw ith arotinolol, which suggest that arotinolol might decrease left ventricular volume, increase LVEF, and improve the left ventricular systolic function significantly.

The excessive activation of sympathetic nervous system leads to：①downregulation of β-receptor density in myocardium，upregulation of β-adreno ceptor kinase and the enhanced activity of inhibitive G protein；②apoptosis and necrosis of myocyte by norepinephrine；cardiac and fibroblast hypertrophy by receptor mediated effect. Both mechanisms facilitate ventricular remodeling[11]. Evidence from both basic studies and clinical trials demonstrated that long-term therapy with β-blocker could prevent，delay，or reverse the ventricular remodeling by decreasing ventricular wall tension，filling pressure，and cardiacload[12,13]. The results of this present study showed that left ventricular end-systolic dimension and left ventricular mass index decreased significantly in patients with IDCM after 12 month treatment with arotinolol，indicating that arotinolol could reverse ventricular remodeling by decreasing the left ven-tricular mass and volume，reducing HR，and lowering blood pressure.

The product of HR and SBP，the socalled double product，is considered as an index for myocardial oxygen consumption[14]. The present study found that long-term treatment with arotinolol could significantly decrease the double product，indicating arotinolol could markedly decrease the myocardial oxygen consumption，and produce anti-ischemic effect in patients with congestive heart failure.

However，this is a small size study involving only 63 patients and with no comparison with active drug. Further studies should be performed to explore the duration of its effectiveness and the long-term prognosis in more patients with IDCM.

In conclusion，this preliminary study showed that 12 month treatment with arotinolol is generally safe and well tolerated by IDCM patientswith CHF. Itmay improve the leftventricular function greatly and reverse the left ventricular remodeling in patients with IDCM aswell.

参 考 文 献（略）

（原载于《CARDIOMYOPATHY. CHINESE MEDICAL SCIENCES JOURNAL》2007 年第 22 卷第 4 期）

Sensitive quantification of ranolazine in human plasma by liquid chromatography-tandem mass spectrometry with positive electrospray ionization

Lei Tian Juanjuan Jiang Yiling Huang Lu Hua Hong Liu Yishi Li *

Clinical Pharmacology Center, Fu Wai Hospital, CAMS & PUMC, 167 Beilishi Road, Beijing 100037, PR China

1. Introduction

Ranolazine, (±)-*N*-(2,6-dimethylphenyl)-4-[2-hydroxy-3-(2-methoxyphenoxy) propyl]-1-piperazine acetamide, is an interesting anti-anginal and anti-ischemic agent in clinical development. Unlike existing anti-ischemic agents, ranolazine has been shown to modulate the metabolism of ischemia myocardial cells and improve the efficiency of oxygen use, by increasing myocardial glucose oxidation and decreasing fatty acid oxidation[1,2].

Ranolazine is extensively metabolized in the liver by the cytochrome P450 (CYP) 3A and 2D6 enzymes, with 5 ~ 10% being excreted unchanged by the kidneys[3]. Three major metabolites of ranolazine are produced by dearylation, *o*-demethylation and *N*-dealkylation, which are all at levels greater than 10% of the parent drug[3-5].

Since ranolazine lacks strong characteristic UV absorption, a HPLC-UV detection method does not provide suitable sensitivity and selectivity for the determination of ranolazine in biological samples[6]. Herron et al.[5] developed a LC-MS strategy with solid-phase extraction (SPE) procedure for estimation of ranolazine and its metabolites in human plasma, but it was not sensitive enough for pharmacokinetic studies and did not provide a detailed description of the method. Recently, two LC-MS methods with selected ion monitoring (SIM) have been published[7,8]; both of them allowed the quantitation of ranolazine in rat plasma with the lower limit of quantitation (LLOQ) above 20 ng/ml and much longer HPLC/MS analysis time (4 min or 7 min per sample).

Electrospray liquid chromatography-tandem mass spectrometry (LC-MS-MS) is currently gaining widespread acceptance among pharmaceutical scientists for the quantitation of drugs and their metabolites in biological matrices. The aim of this paper was to develop a fast and sensitive LC-MS-MS method for the determination of ranolazine in human plasma with positive electrospray ionization [(ESI (+)] in multiple reaction monitoring (MRM) mode. Following validation, this method was successfully applied to phase I pharmacokinetic studies of ranolazine performed in 28 healthy volunteers after single oral doses from 200 mg to 800 mg, using 0.1 ml plasma sample.

2. Experimental

2.1. Materials and reagents

Ranolazine hydrochloride was provided by Harbin Pharmaceutical Factory (Harbin, China) with the purity above 99%. The internal standard (ISTD) phenoprolamine hydrochloride (1-(2,6-dimethlphenoxy)-2-(3, 4-dimethoxyphenylethylamino) propane hydrochloride) was obtained from China Pharmaceutical University (Nanjing, China) and its purity was also above 99%.

HPLC grade acetonitrile, methanol, and methyl-*tert* butyl ether were all obtained from Fisher (Fair Lawn, NJ, USA). Formic acid (98%) was purchased from Fluka (Buchs, Switzerland) and *n*-butylamine from Aldrich (Milwaukee, USA). All the reagents were used without any further purification. Deionized water was generated in-house with a Milli-Q Gradient system (Millipore, Bedford, MA, USA) and was used throughout the study.

For the validation of the method, blood samples from healthy volunteers were collected in heparinized tubes and plasma was obtained after centrifugation. Pooled drug-free plasma samples were frozen at −20℃ and used throughout the study for the preparation of calibration standards and quality control (QC) samples.

2.2. Instrumentation

An Agilent 1100 system (Wilmington, DE, USA) consisting of a vacuum degasser, a binary pump, a column oven and an autosampler was used for solvent and sample delivery. Chromatography was carried out using a Nova-Pak C_{18} column (150mm × 3.9 mm, 5μm, Waters, Milford, MA, USA), eluting isocratically at 1.2 ml/min with a mobile phase of acetonitrile-water-formic acid-10% *n*-butylamine (70 : 30 : 0.5 : 0.08, v/v/v/v). The effluent from the liquid chromatography was split post-column using a T connection in order to get a liquid flow to the TurboIonSpray interface of approximately 250μl/min. The column temperature was maintained at 30℃.

An Applied Biosystems MDS Sciex (Concord, Ontario, Canada) API 4000 triple-quadrupole mass spectrometer equipped with a TurboIonSpray ionization (ESI) source was used for mass spectral analysis and the system was operated in positive mode. Optimisation of the MS conditions was carried out using a solution containing 200 ng/ml of ranolazine and the internal standard phenoprolamine, delivered via a Harvard syringe pump (Harvard Apparatus, SouthNatick, MA, USA) at a constant flow-rate of 5μl/min. The nebulizer and TurboIon-Spray gases (nitrogen) were set at 30 and 20 instrument units, respectively. The optimized TurboIonSpray voltage and temperature were set at 5000V and 420℃, respectively. Nitrogen was also used as curtain gas and collision cell gas, which were set at 30 and 6 instrument units, respectively. Quantitation was performed using the multiple reaction monitoring transition m/z 428.5→m/z 279.1 for ranolazine andm/z 344.3→m/z 165.1 for the internal standard, respectively, with a dwell time of 150 ms per transition. The optimized collision energy of 33 eV was used for the analyte and 29 eV for the internal standard. The mass spectrometer was operated at unit mass resolution (peak width at half-height set at 0.7 Da) for both Q1 and Q3.

2.3. Preparation of standard and quality control solutions

Stock solutions of ranolazine and the internal standard were prepared by dissolving the accurately weighed standard compounds in methanol to give final concentrations of 1 mg/ml. Successive dilutions from this stock solution with purified water gave working standard solutions at concentrations of 5, 10, 20, 50, 100, 200, 500, 1000, 2000 and 4000 ng/ml. The quality control working solutions were prepared at three different concentration levels, low level (10 ng/ml), middle level (200 ng/ml) and a high level (2000 ng/ml). The extraction solvent containing 10 ng/ml ISTD was prepared by diluting ISTD stock solution with methyl-*tert* butyl ether.

The working solutions (0.1 ml) were used to spike blank plasma (0.1 ml) either for calibration curves or for QC samples in prestudy validation and during the pharmacokinetic study.

All the solutions were stored at 4℃ and were brought to room temperature prior to use.

2.4. Sample preparation

An aliquot of plasma (0.1 ml) was mixed with 0.1 ml purified water and 0.2 ml of 0.5M Na_2CO_3, then extracted with 2ml methyl-*tert* butyl ether (containing 10 ng/ml ISTD) for 3 min. The organic and aqueous phases were separated by centrifugation at 3000 × *g* for 10 min. The upper organic phase was transferred to another glass tube and was evaporated to dryness at 40℃ under a gentle stream of nitrogen. The residue was dissolved in 400μl of the mobile phase, a 10μl aliquotwas injected onto the LC-MS-MS system for analysis.

2.5. Data acquisition and analysis

Data were collected and analyzed by Analyst 1.3.1 software (Applied Biosystems MDS Sciex). Calibration of analyte was done by establishing a linear regression function after $1/\chi^2$ weighting of the analyte/ISTD peak area ratio versus analyte concentration relationship. Drug concentrations for the unknown and QC samples were calculated by interpolation from the calibration curves prepared in the same analysis run.

2.6. Method validation

The selectivity of the method was measured by analysis of six blank plasma samples of different origin for interference at the retention times of the analyte and ISTD. The selective determination of ranolazine was illustrated by analysis of two MRM transitions characteristic of the analyte and ISTD.

In order to assess the intra-and inter-day precision and accuracy, complete analytical runs were performed on the same day and on four consecutive days. Each analytical run consisted of a matrix blank, a set of calibration standards, six replicate LLOQ samples, and a set of low, medium and high concentration QC samples. Concentrations for the QC samples were calculated by reference to the calibration curve generated from the calibration standards. The LLOQ was defined as the concentration of the lowest concentration standard in the calibration curve that was analyzed with accuracy within ±15% and a precision ≤15%. During routine analysis each analytical run included a matrix blank, a set of calibration samples, a set of QC samples in duplicate and unknowns.

The extraction recoveries of ranolazine were determined at three QC levels by comparing the analyte/ISTD peak area ratios in spiked samples with the peak area ratios of samples that had the analyte spiked post-extraction. The internal standards were added to both sets of samples post-extraction.

Stability tests were performed for analyte-spiked plasma samples under various conditions (four freeze-thaw cycles; storage at room temperature for 24 h) by analyzing six replicates at low, medium and high QC concentrations.

3. Results and discussion

3.1. LC-MS-MS

The fast HPLC separation was achieved in a total runtime of 2.0 min on a Nova-Pak C_{18} column, using a mobile phase of acetonitrile-water-formic acid-10% *n*-butylamine (70 : 30 : 0.5 : 0.08, v/v/v/v). The addition of the two modifiers was a critical factor in achieving good chromatographic peak shape and keeping the analyte and the internal standard at suitable retention time (1.1 min and 1.4 min, respectively) (Fig. 1). It was found that the presence of formic acid in the mobile phase improved the intensity of the analyte response under ESI conditions. The addition of *n*-butylamine effected the retention time of the analyte and the internal standard significantly, we observed a shift in the retention time of ranolazine from 5.5 min to 1.1 min by the addition of 80μl 10% *n*-butylamine in 100 ml mobile phase.

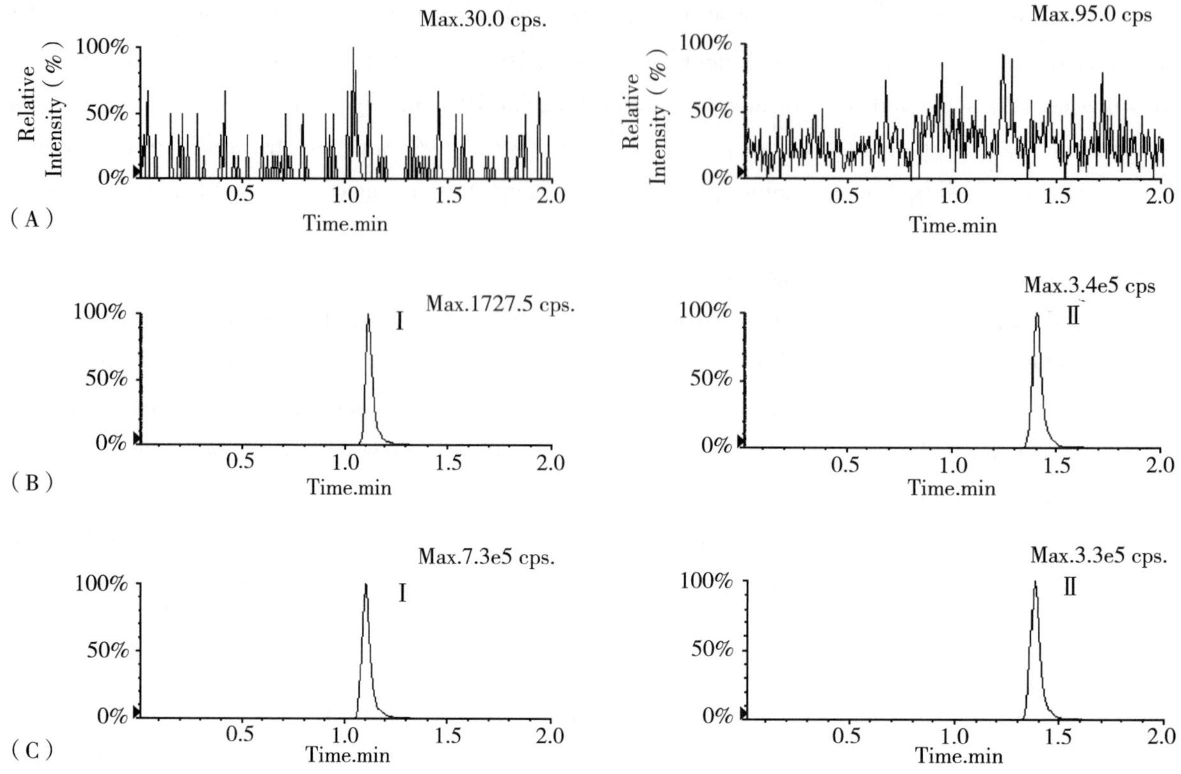

Fig. 1 Representative MRM chromatograms of (A) blank plasma sample; (B) blank plasma sample spiked with 5 ng/ml ranolazine and 200 ng/ml internal standard; and (C) a plasma sample about 1000 ng/ml from a volunteer after oral administration of 400 mg ranolazine. Peaks Ⅰ and Ⅱ refer to ranolazine and the internal standard, respectively

APCI was also investigated in the analysis but provided no sensitivity advantages over electrospray. The positive ion electrospray mass spectra of ranolazine and the internal standard in the full scan Q1 mode both showed the protonated molecular ion $[M+H]^+$ as the base peak, m/z 428.5 for ranolazine and m/z 344.3 for the internal standard. By increasing the collision energy, the fragmentation patterns of the protonated molecular ions were observed. The product ion mass spectra of ranolazine and the internal standard were shown in Fig. 2, in which the most intense product ions were observed at m/z 279.1 for ranolazine and m/z 165.1 for the internal standard. These fragmentation schemes are shown in Fig. 2.

3.2. Method validation

3.2.1. Assay selectivity

Interference from endogenous substances was investigated by measurement of six blank plasma of different origin and this interference was minimized by the combination of sample preparation, HPLC separation and MS/MS detection. Assay selectivity was confirmed by the absence of interfering peaks at the retention times of ranolazine and the internal standard (Fig. 1).

Ion suppression due to co-eluting substances was also investigated by comparing the peak areas from standards added to six extracted blank plasma samples of different origin with those of the corresponding standard solutions. No significant matrix effect was observed for ranolazine and the internal standard.

3.2.2. Linearity of calibration curve and lower limit of quantitation

Linear calibration curves with correlation coefficients greater than 0.995 were obtained over the concen-

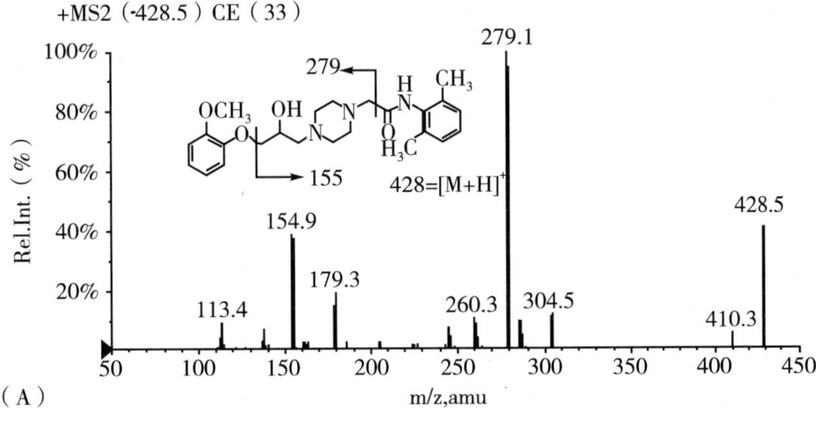

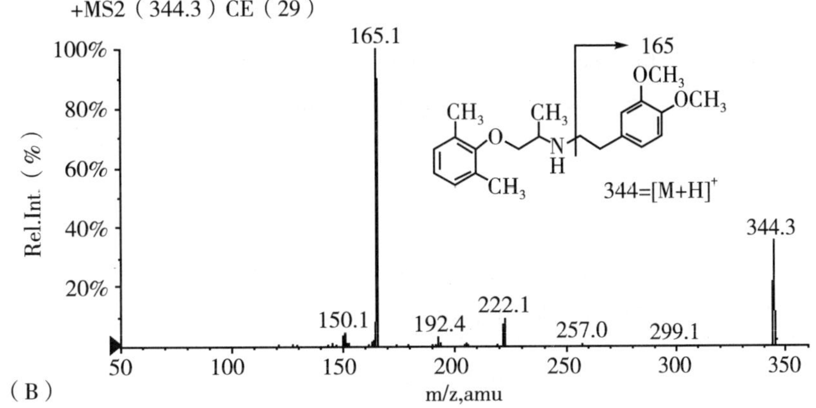

Fig. 2 Positive ion ESI mass spectra of (A) ranolazine and (B) phenoprolamine (ISTD) with each protonated molecule $[M+H]^+$ as precursor ion

tration range of 5 ~ 4000 ng/ml for ranolazine in human plasma. Results of five representative calibration curves for determination of ranolazine are given in Table 1. The current assay had a lower limit of quantitation of 5 ng/ml (n = 6) with signal-to-noise ratio above 100.

Table 1 Back-calculated concentrations from calibration curves for LC-MS-MS determination of ranolazine

	Added C (ng/ml)									
	5.0	10.0	20.0	50.0	100.0	200.0	500.0	1000.0	2000.0	4000.0
Back-calculated C (ng/ml)	5.1	9.9	19.1	52.5	96.9	218.6	518.5	1015.4	1938.0	3652.9
	5.1	10.1	18.5	47.4	91.7	205.7	491.8	1085.9	2077.2	4169.0
	5.2	9.6	19.0	48.6	99.1	203.4	523.6	1038.1	1960.7	4041.1
	5.3	9.2	19.0	50.5	98.8	205.0	512.0	1057.4	1940.8	4011.2
	5.2	9.7	18.4	48.6	99.8	214.9	498.7	1088.8	2041.3	3678.7
Mean (ng/ml)	5.2	9.7	18.8	49.5	97.3	209.5	508.9	1057.1	1991.6	3910.6
S. D. (ng/ml)	0.1	0.3	0.3	2.0	3.3	6.8	13.4	31.4	63.7	231.4
R. S. D. (%)	1.4	3.4	1.8	4.0	3.4	3.2	2.6	3.0	3.2	5.9
Recovery (%)	103.0	97.1	94.0	99.1	97.3	104.8	101.8	105.7	99.6	97.8

Despite the success of electrospray for quantitative analysis, the technique does have certain limitations. One such fundamental problem is limited dynamic range. In this study, it was found that the response no longer increased in a linear fashion with concentration above 6000 ng/ml. Experiments by Bruins indicated that the limited dynamic range was caused by an inefficiency of ionization of droplet being converted to gas-phase ions[9].

3.2.3. Precision, accuracy and extraction recovery

Data for intra-and inter-day precision and accuracy of the assay are summarized in Table 2. The intra- and inter-day precision were less than 4% for each QC level of ranolazine. The accuracy, expressed in the relative error (RE), was within ±3% at all three QC levels.

The mean extraction recoveries of ranolazine were 72.5 ±1.4%, 69.1 ±0.9%, and 75.8 ±2.5% at concentrations of 10 ng/ml, 200 ng/ml, and 2000 ng/ml, respectively. The extraction recovery of the internal standard was 70.6 ±6.4%.

3.2.4. Stability

Plasma samples spiked with ranolazine extracted and allowed to stand in reconstituted solutions at room temperature for 24 h showed no sign of degradation when compared with freshly prepared extracts. The analytewas also shown to be stable after four freeze-thaw cycles. The REs for the three QC levels were ranged from −1.6% to 3.8%.

Table 2 Precision, accuracy and LLOQ results for the determination of ranolazine in human plasma (n = 5 day, six replicates per day)

Added C(ng/ml)	Found C(ng/ml)	Intra-day R.S.D.(%)	Inter-day R.S.D.(%)	Relative error(%)
10.0	9.7	3.4	3.6	−3.2
200.0	202.7	2.5	3.5	1.8
2000.0	1945.0	2.8	3.7	−2.8
5.0	4.9	5.2	6.3	−2.6

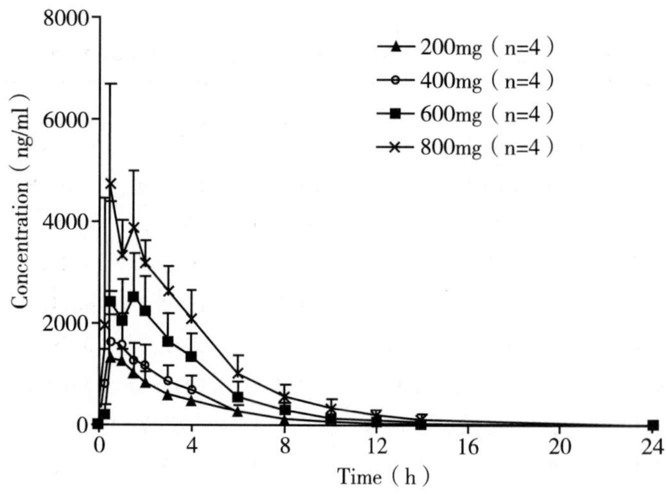

Fig. 3 Mean plasma concentration-time profiles of ranolazine after a single oral dose of 200 mg, 400 mg, 600 mg or 800 mg of ranolazine hydrochloride to healthy volunteers

3.3. Assay application

The method described above was successfully applied to phase I pharmacokinetic studies of ranolazine performed in 28 healthy subjects after single oral doses from 200 mg to 800 mg. Plasma concentration-time curves of ranolazine after administration (Fig. 3) show a peak plasma concentration (C_{max}) was achieved after 1 h and the plasma elimination half-life varied from 2.5 h to 3.1 h for the four dosage groups. There was no detectable difference in dose-normalized C_{max} and AUC0-24, which indicated dose proportionality of ranolazine in the dosage levels of 200 ~ 800 mg.

4. Conclusion

This research outlines a sensitive, selective and reproducible LC-MS-MS method that has been validated for the determination of ranolazine in human plasma with a lower limit of quantitation of 5 ng/ml. The fast analysis has a total run time only 2 min per sample. This approach shows much higher throughput than previous reports[6], and is amenable for high-throughput analysis of large sample batches. The method described has been shown to be successfully applied to phase I pharmacokinetic studies in healthy subjects.

参 考 文 献（略）

（原载于《Journal of Chromatography B》2007 年）

6类降压药固定低剂量的单药降压疗效比较

华丛笑 华 潞 李 娜 王 莉 庞会敏 明广华 黄 岩
成小如 刘 红 吴 瑛 许 莉 康 健 项志敏 李一石

中国协和医科大学 中国医学科学院 北京阜外心血管病医院 卫生部心血管药物临床研究重点实验室

高血压常需降压药联合治疗。然而，降压起始用低剂量单药可了解该药的疗效和耐受性；用固定剂量单药作为维持降压治疗有利于提高患者依从性；降压治疗的收益主要来自降压本身。因此，低剂量单药的降压疗效是决定药物能否作为降压治疗的起始或维持用药的重要因素。口服降压药的消费在我国心血管药物中占据重要位置[1,2]，不同药物存在降压疗效差异。本研究对6类15种药物固定低剂量的单药降压疗效进行总结分析和比较，旨在为医师选择降压药提供参考。

1 资料与方法

1.1 研究对象

2003年10月~2005年1月，接受随机双盲、同类药物平行对照临床试验的370例北京阜外心血管病医院门诊原发性高血压患者。各单药治疗组的入选标准和排除标准完全一致。入选标准：18~65a的原发性高血压患者，坐位舒张压（SeDBP）为95~109mmHg且坐位收缩压（SeSBP）<180mmHg（1mmHg=133.322kPa）。正在服用其他降压药的患者在试验前2wk停用所有其他降压药。所有患者均给予非药物治疗，包括低盐饮食、运动和控制体重；评估其他危险因素、靶器官损害及兼有的临床情况，给予绝对危险分层。2wk药物洗脱期后才给予试验药。各治疗组的入选病例之间不存在交叉重复。排除标准：继发性高血压；SeDBP≥110mmHg或SeSBP≥180mmHg；肝、肾功能障碍；试验前6mo内有心肌梗死或心绞痛病史；精神或法律上的残疾患者；低钾血症（<3.5mmol·L^{-1}）；试验前2a内有过滥用药和饮酒过度史；服用任何其他可能影响血压的药物；孕妇、哺乳期妇女；既往对研究药物过敏者等。

1.2 药品与仪器

本研究所选用药品的规格、厂家和批号分别为：氯沙坦，50mg，默沙东制药，批号E-9288；缬沙坦，80mg，诺华制药，批号B970046；坎地沙坦酯，8mg，天津药物研究院药业有限责任公司，批号20020108；厄贝沙坦，150mg，杭州赛诺菲圣德拉堡民生制药有限公司，批号91；奥美沙坦酯，20mg，青岛国风药业股份有限公司，批号2004LO1083；盐酸苯那普利，10mg，诺华制药，批号012300；马来酸依那普利，5mg，四川欧生制药，批号2002HL0606；美托洛尔，50mg，阿斯利康制药有限公司，批号200008002；贝凡洛尔，100mg，日本化学制药，批号0019；甲磺酸多沙唑嗪，1mg，浙江迪耳药业有限公司，批号20000112；盐酸特拉唑嗪，2mg，海南绿岛制药有限公司，批号19991007；托拉塞米，5mg，湖北百科亨迪药业有限公司，批号2001XL0417；吲达帕胺缓释片，2.5mg，法国施维雅药厂，批号XL2001051；盐酸贝尼地平，4mg，日本协和发酵工业株式会社富士工厂，批号003A；苯磺酸氨氯地平，5mg，辉瑞制药有限公司，批号25805011。动态血压监测采用Space Labs 90217（USA）无创性动态血压监测仪。

1.3 研究方案

各单药治疗组的研究方案设计完全相同。采用随机、双盲、同类阳性药物平行对照的临床试验设计，研究对象随机、双盲接受降压单药治疗8wk。试验期间禁用试验药物以外一切影响血压的药物。在治疗开始前和治疗 8wk 末进行诊室坐位血压、心率测定及全面的实验室检查。研究方案经院所伦理委员会批准。所有患者均签署知情同意书。

1.4 数据处理及统计学方法

使用 Epidata 2.1a（中文版）进行数据管理，采用双份录入。比较两个数据文件直至完全一致，并进行范围和逻辑的检查。用 SAS 9.13 进行统计学分析，采用双侧检验，检验水准（α）定为0.05。用药前后的血压、心率以 $\bar{X} \pm s$ 表示。计量资料的组内比较用配对 t 检验；计数资料的两组间比较用 χ^2 检验；多组间的计量资料比较用方差分析。

2 结 果

2.1 试验基线资料

所有进入分析的患者其基线资料数据均完整，各个单药治疗组间的性别构成、年龄、体重指数（BMI）、治疗前的 SeSBP、SeDBP、心率等差异无统计学意义（经 χ^2 或 t 检验，$P>0.05$，详见表 1）。签署知情同意书前 2wk 内的各组抗高血压药使用情况基本一致；未服用过抗高血压药病例的百分比的差异无统计学意义（经 χ^2 检验，$P>0.05$）。各单药治疗组 24h 血压监测的合格率的差异无统计学意义（经 χ^2 检验，$P>0.05$）。各组合并用药情况基本一致。各组均无严重不良反应事件发生。

表 1 各单药治疗组患者基线情况

Tab 1 Baseline data of each monotherapy group

药品名称	例数	年龄/a	BMI/kg · m^{-2}	SeSBP/mmHg	SeDBP/mmHg	心率/次 · min^{-1}
氯沙坦	28	48.47 ± 7.76	27.86 ± 2.48	149.17 ± 11.08	98.33 ± 2.82	81.50 ± 6.25
缬沙坦	30	44.52 ± 7.42	26.47 ± 2.35	148.33 ± 10.26	98.18 ± 3.66	80.44 ± 6.93
坎地沙坦酯	21	45.36 ± 6.55	26.29 ± 2.38	147.31 ± 11.48	100.32 ± 4.35	76.45 ± 6.56
伊贝沙坦	25	45.49 ± 6.84	26.53 ± 2.44	148.10 ± 12.87	102.43 ± 5.76	77.85 ± 6.37
奥美沙坦酯	20	47.65 ± 8.35	27.63 ± 2.67	149.94 ± 12.66	102.53 ± 6.37	75.35 ± 6.92
苯那普利	23	47.95 ± 8.25	27.00 ± 2.52	154.84 ± 12.93	102.37 ± 6.92	76.32 ± 6.88
依那普利	29	46.95 ± 7.06	26.65 ± 2.55	151.76 ± 11.73	101.89 ± 4.24	79.45 ± 7.03
美托洛尔	28	48.00 ± 8.13	26.39 ± 2.49	154.54 ± 11.73	102.69 ± 5.52	80.82 ± 7.77
贝凡洛尔	25	49.50 ± 7.62	26.63 ± 2.51	154.19 ± 12.30	98.93 ± 2.02	76.89 ± 7.95
多沙唑嗪	25	45.94 ± 7.45	27.37 ± 2.62	153.41 ± 9.89	100.94 ± 5.55	78.35 ± 6.55
特拉唑嗪	20	44.75 ± 6.17	26.69 ± 2.63	152.86 ± 12.12	100.85 ± 4.49	77.69 ± 6.52
托拉塞米	24	46.48 ± 7.22	25.96 ± 2.65	150.32 ± 11.33	99.40 ± 4.50	76.47 ± 7.76
吲达帕胺	25	45.69 ± 6.44	27.17 ± 2.69	146.03 ± 12.89	99.67 ± 3.28	79.33 ± 6.90
贝尼地平	23	47.25 ± 7.53	25.94 ± 2.60	150.56 ± 12.87	101.22 ± 3.24	77.94 ± 6.95
氨氯地平	24	48.20 ± 7.41	26.94 ± 2.67	148.78 ± 11.70	102.28 ± 3.35	76.88 ± 7.08

2.2 诊室坐位血压的降压差值及组间比较

各药治疗 8wk 后诊室坐位血压的降压差值及组间比较详见表 2。

表2 各药治疗8wk后诊室坐位血压的降压差值及组间比较

Tab 2 Comparison of the blood pressure (sitting position) reduction among groups after 8week treatment

药品名称	剂量	例数	治疗后降压差值/mmHg	
			SeSBP	SeDBP
氯沙坦	50mg，qd	28	13.9 ±5.0*	10.1 ±3.1*
缬沙坦	80mg，qd	30	12.9 ±4.8*	10.6 ±2.8*
坎地沙坦酯	8mg，qd	21	16.5 ±4.3*	11.4 ±3.8*
伊贝沙坦	150mg，qd	25	21.9 ±4.8*ab	14.6 ±4.2*ab
奥美沙坦酯	20mg，qd	20	15.3 ±3.9*	12.7 ±2.4*
苯那普利	10mg，qd	23	12.2 ±3.3*	6.8 ±2.4*
依那普利	5mg，qd	29	13.0 ±5.2*	9.7 ±2.9*
美托洛尔	50mg，bid	28	7.0 ±3.6*be	7.7 ±3.9*
贝凡洛尔	50mg，bid	25	9.0 ±4.1*	7.9 ±2.9*
多沙唑嗪	2mg，qd	25	2.9 ±2.5ad	6.8 ±2.1*a
特拉唑嗪	2mg，qd	20	10.9 ±2.5*	6.7 ±3.5*
托拉塞米	5mg，qd	24	7.7 ±3.2*	5.1 ±2.9*b
吲达帕胺	2.5mg，qd	25	20.4 ±4.9*cd	10.3 ±3.9*
贝尼地平	4mg，qd	23	12.1 ±3.6*	12.3 ±3.8*
氨氯地平	5mg，qd	24	15.8 ±3.7*	12.3 ±4.8*

* 降压差值经统计学检验有显著性意义（$P<0.05$）；a、b、c、d同一字母标注的组间比较降压差值有显著性意义（$P<0.05$）

* be of significant differece（$P<0.05$）；a，b，c，and d：signifi-cant if marked with the same letter（$P<0.05$）

由表2可见，除多沙唑嗪仅降低舒张压外，各固定剂量单药治疗均有效降低收缩压和舒张压。而多沙唑嗪降低收缩压的效果不明显。除多沙唑嗪、托拉塞米、美托洛尔和贝凡洛尔外，各种长效钙拮抗药、血管紧张素转换酶抑制剂和血管紧张素受体拮抗药以及特拉唑嗪、吲达帕胺降低收缩压的幅度均大于10mmHg。美托洛尔和多沙唑嗪降低收缩压的幅度小于伊贝沙坦、吲达帕胺；多沙唑嗪和托拉塞米降低舒张压的幅度小于伊贝沙坦；其余各药的降压强度之间无显著性差异。

2.3 服药后心率变化

服药后心率变化（治疗后心率－治疗前心率）详见表3。

由表3可见，美托洛尔、贝凡洛尔和多沙唑嗪均使治疗后诊室坐位心率降慢；其余药物治疗对诊室坐位心率没有影响。

3 讨 论

据我国4项临床试验的综合分析，收缩压每降低9mmHg或/和舒张压每降低4mmHg，脑卒中危险减少36%，冠心病减少3%，总的主要心血管事件减少34%[3]。本研究结果显示，单药治疗降低收缩压的幅度为7.0～21.9mmHg，降低舒张压的幅度为5.1～14.6mmHg。中国高血压防治指南指出，现有的各类抗高血压单药多数能降低收缩压约10～20mmHg，降低舒张压约5～10mmHg，本研究结果与之基本一致。

表3 各降压药治疗后诊室坐位心率变化

Tab 3 Clinical heart rate (sitting position) after 8weektreatment

药品名称	例数	心率变化/次·min^{-1}
氯沙坦	28	1.2±10.0
缬沙坦	30	0.4±8.2
坎地沙坦酯	21	1.1±8.8
伊贝沙坦	25	-0.6±10.1
奥美沙坦酯	20	-2.1±9.0
苯那普利	23	3.5±9.5
依那普利	29	-1.2±8.7
美托洛尔	28	-8.3±9.6*
贝凡洛尔	25	-7.8±8.6*
多沙唑嗪	25	-6.7±17.4
特拉唑嗪	20	-6.0±8.9*
托拉塞米	24	-6.0±13.5
吲达帕胺	25	-1.6±11.0
贝尼地平	23	1.1±10.1
氨氯地平	24	0.9±8.4

* 心率变化经统计学检验有显著性意义（$P<0.05$）

* significant in hear rates（$P<0.05$）

本研究提示，低剂量多沙唑嗪（2mg，qd）治疗8wk降低收缩压的效果不明显。但有研究[4]表明，多沙唑嗪（4mg，qd）单药治疗24wk对轻、中度高血压能有效降压。ALLHAT[5]研究表明，多沙唑嗪单药的长期降压疗效不如利尿药。以上不同的结果可能源于剂量、入选人群、疗程、制剂的差异。目前认为应在数周内降压至目标水平，才对远期事件的减低有益。因此，单用低剂量多沙唑嗪不宜作为降压的起始和维持用药，仅能作为联合辅助用药。

本研究中托拉塞米单药治疗8wk后的降收缩压、舒张压幅度是7.7mmHg和5.1mmHg，效果逊于其他药。国外研究提示，托拉塞米单药治疗19wk的降压疗效好[6]。除种族差异因素外，该药起效慢，单药降压需等待数月才能获得更理想的疗效[7]，故托拉塞米亦适宜作为联合治疗药物。

本研究表明，固定剂量的美托洛尔和贝凡洛尔（均50mg，bid）降收缩压的幅度小于10mmHg。美托洛尔、贝凡洛尔使治疗后心率减慢，且其降低心率程度与降压疗效具有相关性[8]。因此，用β受体阻滞药降压时，依据其减慢心率的程度来调整剂量，可能更有助达到最佳的降压疗效。

国内外研究[9,10]表明，多沙唑嗪治疗高血压对心率无影响。α_1受体阻滞药高选择性阻滞节后α_1受体对儿茶酚胺类的反应，并不会引起反射性心动过速。本研究结果中多沙唑嗪治疗后坐位心率减慢，此需要扩大样本量的验证。

总之，长效钙拮抗药、血管紧张素转换酶抑制剂、血管紧张素受体拮抗药以及特拉唑嗪、吲达帕胺低剂量单药治疗均能有效降压。而低剂量多沙唑嗪和托拉塞米仅能作为联合治疗药物。

参考文献（略）

（原载于《中国药房》2007年第18卷第35期）

动态血压监测15种单药治疗原发性高血压的降压疗效

华丛笑 华 潞 李 娜 王 莉 庞会敏 明广华 黄 岩
成小如 刘 红 吴 瑛 许 莉 康 健 项志敏 李一石

中国医学科学院 北京协和医学院 阜外心血管病医院卫生部心血管药物临床研究重点实验室

低剂量单药的降压疗效是决定降压药物能否作为治疗的起始和维持用药的重要因素。中国高血压防治指南[1]认为利尿剂、β-阻滞剂、血管紧张素转换酶抑制剂和血管紧张素受体拮抗剂和钙拮抗剂都可以作为降压治疗的起始和维持用药，而α1受体阻断剂可以作为联合辅助用药。24h平均血压是靶器官损害的独立预测因子，由此降压的持续性和平稳性是用药考虑的主要特征，美国心脏学会推荐将动态血压监测（ambulatory blood pressure monitoring，ABPM）用于评价降压疗效。本研究对6类15种常用降压药的ABPM资料进行低剂量单药降压疗效的比较分析。

对象和方法

对象选取2003年10月～2005年1月接受随机双盲、同类药物平行对照临床试验的阜外医院门诊原发性高血压患者370例。各单药治疗组的入选标准和排除标准完全一致。入选标准：18～65岁的原发性高血压患者，坐位舒张压为95～114mmHg（1mmHg = 0.133kPa）且坐位收缩压 < 180mmHg。排除标准：继发性高血压；坐位收缩压≥180mmHg或坐位舒张压≥115mmHg；肝肾功能障碍；试验前6个月内有心肌梗死或心绞痛病史；精神或法律上的残疾患者；低钾血症（< 3.5mmol/L）；试验前2年内有过滥用药物和饮酒过度史；孕妇、哺乳期妇女；既往对研究相关药物过敏者等。正在服用其他降压药的患者在试验前2周停用所有其他降压药物，2周药物洗脱期后才给予试验药物。各治疗组的入选患者之间不存在交叉重复。

药品与仪器　氯沙坦50mg（默沙东制药，批号E-09288）；缬沙坦80mg（诺华制药，批号970046）；坎地沙坦酯8mg（天津药物研究院药业有限责任公司，批号20020108）；厄贝沙坦150mg（杭州赛诺菲圣德拉堡民生制药有限公司，批号91）；奥美沙坦酯20mg（青岛国风药业股份有限公司，批号2004LO1083）；盐酸苯那普利10mg（北京诺华制药有限公司，批号012300）；马来酸依那普利5mg（四川欧生制药，批号2002HLD606）；酒石酸美托洛尔50mg（阿斯利康制药有限公司，批号200008002）；贝凡洛尔100mg（日本化学制药，批号0019）；甲磺酸多沙唑嗪1mg（浙江迪耳药业有限公司，批号20000112）；盐酸特拉唑嗪2mg（海南绿岛制药有限公司，批号19991007）；托拉塞米5mg（湖北百科亨迪药业有限公司，批号2001XL0417）；吲达帕胺缓释片2.5mg（法国施维雅药厂，批号XL2001051）；盐酸贝尼地平4mg（日本协和发酵工业株式会社富士工厂，批号003A）；苯磺酸氨氯地平5mg（辉瑞制药，批号25805011）。动态血压监测仪采用Space Labs 90217（USA）无创性动态血压监测仪。

研究方案　370例患者被随机分配入以下各组：①氯沙坦50mg/日；②缬沙坦80mg/日；③坎地沙坦8mg/日；④厄贝沙坦150mg/日；⑤奥美沙坦酯20mg/日；⑥苯那普利10mg/日；⑦依那普利5mg/日；⑧美托洛尔100mg/日（50mg早晚各1次）；⑨贝凡洛尔100mg/日（50mg早晚各1次）；⑩多沙唑嗪2mg/日；⑪特拉唑嗪2mg/日；⑫托拉塞米5mg/日；⑬吲达帕胺2.5mg/日；⑭贝尼地平

4mg/日；⑮氨氯地平 5mg/日。研究对象随机双盲接受降压单药治疗 8 周。试验期间禁用试验药物以外一切影响血压的药物。研究方案经院所伦理委员会批准。患者签署知情同意书。治疗开始前和治疗 8 周末进行 ABPM 监测及全面实验室检查。每日6：00～22：00（日间）每 15 分钟、22：00～6：00（夜间）每 30 分钟自动测 1 次血压及心率（heart，HR）。24h 中有效数据占总数据 80% 以上且每小时必须有 1 次有效数据，如不合要求则隔日重测。分析治疗后的降压差值、降压谷峰比值以及心率变化。经数据统计分析得出如下参数：24h 舒张压、收缩压的降压平均值；日间舒张压、收缩压的降压平均值，夜间舒张压降压、收缩压的降压平均值。本研究用整体法计算降压谷峰比值，峰值取服药后 2～8h 内降压幅度最大的 1h 与相邻的降压幅度次要大的 1h 降压平均值。谷值取下次服药前 2h 的降压平均值。

统计学处理 使用 Epidata 2.1a（中文版）进行数据管理，采用双份录入，比较两个数据文件直至完全一致，并进行范围和逻辑的检查。用 SAS® 9.13 进行统计分析，采用双侧检验，检验水准（α）定为 0.05。用药前后的血压以均值 ± 标准差表示。治疗前后的自身比较用配对 t 检验；非正态分布的计量资料的两两比较用 Wilcoxon Mann-whitney 检验；多组间的观察数据比较用方差分析。

结　果

基本资料 所有进入分析的患者基本资料均完整，各个单药治疗组间的性别构成，年龄，体重指数，治疗前的坐位收缩压、坐位舒张压、诊室心率，24h、日间、夜间平均舒张压、收缩压和心率的差异无显著性（经 X^2 或 U 检验，$P>0.05$）。签署知情同意书前 2 周内的各组抗高血压药物使用情况基本一致；未服用过抗高血压药的百分比的差异无显著性（经 X^2 检验，$P>0.05$）。各个单药治疗组间 24h 血压监测的合格率差异无显著性（经 X^2 检验，$P>0.05$）。各组合并用药情况基本一致。各组均无严重不良反应事件发生。

药物治疗后的动态血压 特拉唑嗪、多沙唑嗪的 24h 平均舒张压和收缩压降压差值均无显著性。托拉塞米各时段舒张压和收缩压的降压差值均无显著性。厄贝沙坦 24h 舒张压和收缩压的降压差值大于特拉唑嗪、多沙唑嗪、托拉塞米，其余各药之间 24h 舒张压和收缩压的降压差值无显著性（表 1）。

各类药物治疗 8 周后的降压谷峰比值 24h 舒张压和收缩压的降压谷峰比值≤0.5 的药物有：氯沙坦、缬沙坦、坎地沙坦、厄贝沙坦、奥美沙坦、贝凡洛尔、吲达帕胺、贝尼地平和氨氯地平。特拉唑嗪、多沙唑嗪的舒张压和收缩压的降压谷峰比值均小于 0.5（表 2）。

服药后的心率变化 贝凡洛尔和美托洛尔均降低各时段心率。多沙唑嗪、特拉唑嗪、氯沙坦、坎地沙坦、苯那普利使治疗后 24 小时及日间心率有增加的趋势，但是其心率增加幅度与其他药比较差异无显著性。其余药物对平均心率均无影响（表 3）。

讨　论

与诊室血压比较，ABPM 血压水平与靶器官损害有更好的相关性，能检验药物降压的平稳性。本研究除了特拉唑嗪、多沙唑嗪、托拉塞米，其他各单药（氯沙坦、缬沙坦、厄贝沙坦、奥美沙坦、苯那普利、依那普利、美托洛尔、贝凡洛尔、吲达帕胺、贝尼地平和氨氯地平）治疗原发性高血压，有效降低 24h 舒张压的均值在 4.55～9.96mmHg，降低 24h 收缩压的均值在 5.82～14.88mmHg；该降压幅度与国内同类研究的结果[2～6]类似。氯沙坦、缬沙坦、奥美沙坦、贝凡洛尔、吲达帕胺、贝尼地平和氨氯地平的 24h 舒张压和收缩压的谷峰比值均大于 0.5；与国外同类研究[2～6]一致。

表 1　各类降压药服药 8 周后动态血压降压差值

Table 1　Reduction of blood pressure after 8-week treatment

药名 Drug	剂量 Dosage (mg/d)	24h 降压平均值 24-hour mean blood pressure reduction (mmHg)		日间降压平均值 Day-time mean blood pressure reduction (mmHg)		夜间降压平均值 Night-time mean blood pressure reduction (mmHg)	
		DBP	SBP	DBP	SBP	DBP	SBP
氯沙坦 Losartan ($n=28$)	50	6.21 ± 3.89*	10.36 ± 5.38*	6.32 ± 3.03*	10.68 ± 5.68*	6.32 ± 3.55*	10.43 ± 5.79*
缬沙坦 Vadsartan ($n=30$)	80	6.08 ± 3.39*	8.77 ± 4.65*	6.35 ± 3.73*	9.38 ± 4.53*	3.64 ± 1.28*	6.64 ± 3.24*
坎地沙坦 Candesartan ($n=21$)	8	3.62 ± 1.54	6.76 ± 3.76*	4.14 ± 2.07	8.00 ± 4.02*	3.19 ± 1.58	4.71 ± 2.61
厄贝沙坦 Irbesartan ($n=25$)	150	9.96 ± 4.35*	14.88 ± 6.43*	10.50 ± 4.66*	15.79 ± 7.67*	6.33 ± 3.70*	10.45 ± 4.26*
奥美沙坦 Olmesartan ($n=20$)	20	6.70 ± 3.33*	8.75 ± 4.13*	7.65 ± 3.69*	9.20 ± 4.19*	4.79 ± 2.32*	6.74 ± 3.74*
苯那普利 Benazepril ($n=23$)	10	5.44 ± 2.70*	8.25 ± 4.45*	6.13 ± 3.02*	9.13 ± 4.27*	1.50 ± 1.07	2.81 ± 1.86
依那普利 Enalapril ($n=29$)	5	4.55 ± 2.70*	8.11 ± 4.01*	4.81 ± 2.14*	8.31 ± 4.65*	3.81 ± 1.06*	7.42 ± 3.12*
美托洛尔 Metoprolol ($n=28$)	100	4.64 ± 2.41*	5.82 ± 2.00*	4.79 ± 1.68*	7.18 ± 2.79*	5.00 ± 1.84*	3.57 ± 1.76
贝凡洛尔 Bevantolol ($n=25$)	100	7.68 ± 3.82*	11.12 ± 5.05*	7.88 ± 3.69*	11.68 ± 5.57*	6.44 ± 2.44*	9.96 ± 4.8*
多沙唑嗪 Doxazosin ($n=25$)	2	1.04 ± 2.19#	0.48 ± 2.59#	2.16 ± 2.34*#	1.80 ± 2.73	−1.48 ± 2.02	−3.16 ± 3.23
特拉唑嗪 Terazosin ($n=20$)	2	0.85 ± 2.11#	0.55 ± 2.98#	2.45 ± 2.17*#	2.20 ± 2.50	−2.50 ± 2.37	−2.45 ± 2.83
托拉塞米 Torasemide ($n=24$)	5	0.89 ± 2.32#	4.67 ± 4.50	1.28 ± 2.27#	5.61 ± 4.64	0.06 ± 2.10	3.67 ± 3.50
吲达帕胺 Indapamide ($n=25$)	2.5	7.06 ± 3.20*	13.47 ± 6.59*	7.59 ± 2.81*	14.41 ± 6.58*	6.00 ± 3.39*	12.06 ± 5.05*
贝尼地平 Benidipine ($n=23$)	4	5.42 ± 2.34*	8.94 ± 4.43*	6.00 ± 2.27*	9.94 ± 4.42*	3.11 ± 2.14*	7.33 ± 3.69*
氨氯地平 Amlodipine ($n=24$)	5	7.61 ± 2.78*	12.00 ± 5.08*	8.27 ± 3.58*	12.72 ± 5.78*	5.33 ± 2.42*	10.28 ± 5.70*

1mmHg = 0.133 kPa；DBP：舒张压；SBP：收缩压；该降压差值与 0 比较，$P<0.05$；与厄贝沙坦比较，#$P<0.05$

DBP：diastolic blood pressure；SBP：systolic blood pressure；*$P<0.05$ compared with zero；#$P<0.05$ compared with irbesartan

表2 各类药物治疗8周后的T/P比值

Table 2 T/P after 8-week treatment

药名 Drug	DBP			SBP		
	T（mmHg）	P（mmHg）	T/P（%）	T（mmHg）	P（mmHg）	T/P（%）
氯沙坦 Losartan（$n=28$）	5.96	8.78	0.68	9.41	13.25	0.71
缬沙坦 Valsartan（$n=30$）	4.60	7.80	0.59	9.34	11.11	0.84
坎地沙坦 Candesartan（$n=21$）	4.67	6.26	0.75	7.40	10.98	0.67
厄贝沙坦 Irbesartan（$n=25$）	9.51	17.94	0.53	13.40	24.98	0.54
奥美沙坦 Olmesartan（$n=20$）	6.70	9.48	0.71	6.73	12.95	0.52
苯那普利 Benazepril（$n=23$）	3.61	7.53	0.48	7.29	13.26	0.55
依那普利 Enalapril（$n=29$）	3.96	8.09	0.49	5.89	12.35	0.48
美托洛尔 Metoprolol（$n=28$）	2.91	5.93	0.49	4.84	10.30	0.47
贝凡洛尔 Bevantolol（$n=25$）	9.93	10.78	0.92	12.69	13.79	0.92
多沙唑嗪 Doxazosin（$n=25$）	1.76	4.60	0.38	1.76	6.94	0.25
特拉唑嗪 Terazosin（$n=20$）	0.1	5.6	0.02	1.40	4.25	0.33
托拉塞米 Torasemide（$n=24$）	1.33	4.11	0.32	5.63	9.17	0.62
吲达帕胺 Indapamide（$n=25$）	5.15	8.97	0.57	12.91	17.97	0.72
贝尼地平 Benidipine（$n-23$）	7.78	8.86	0.88	14.78	16.14	0.91
氨氯地平 Amlodipine（$n=24$）	6.03	12.08	0.50	9.20	18.03	0.51

T：谷值；P：峰值

T：trough；P：peak

表3 各类降压药服用后的心率变化

Table 3 Changes of heart rates after 8-week treatment (beats/min)

药名 Drug	24 h平均心事变化值 Change of 24-hour mean heart rate	日间平均心事变化值 Change of day-time mean heart rate	夜间平均心事变化值 Change of night-time mean heart rate
氯沙坦 Losartan（$n=28$）	3.96±5.73*	4.43±6.99*	1.86±5.80
缬沙坦 Valsartan（$n=30$）	0.06±7.90#	0.62±7.87#	−1.02±9.01
坎地沙坦 Candesartan（$n=21$）	3.95±5.43*	4.67±5.55*	2.62±7.37
厄贝沙坦 Irbesartan（$n=25$）	0.79±6.35	1.00±6.78	0.46±6.51
奥美沙坦 Olmesartan（$n=20$）	1.05±8.30	1.55±9.51	1.26±8.01
苯那普利 Benazepril（$n=23$）	4.25±5.56*	5.31±5.99*	3.13±5.02*
依那普利 Enalapril（$n=29$）	0.36±6.21#	1.10±7.73#	−1.00±6.38
美托洛尔 Metoprolol（$n=28$）	−8.46±9.01*	−10.71±9.89*	−3.75±8.14*#
贝凡洛尔 Bevantolol（$n=25$）	−7.44±6.53*	8.92±8.13*	−3.52±5.15*#
多沙唑嗪 Doxazosin（$n=25$）	7.12±8.49*	8.00±8.36*	5.12±11.02*
特拉唑嗪 Terazosin（$n=20$）	3.8±5.23*	5.20±6.23*	0.70±6.76
托拉塞米 Torasemide（$n=24$）	2.00±8.81	2.28±9.12	1.28±8.86
吲达帕胺 Indapamide（$n=25$）	2.88±6.07	3.71±6.95*	0.00±5.93
贝尼地平 Benidipine（$n=23$）	1.50±4.59	0.17±5.09	3.83±12.71
氨氯地平 Amlodipine（$n=24$）	1.39±9.02	1.72±5.50	0.06±5.75

该心率变化值与0比较，*$P<0.05$；与多沙唑嗪比较，#$P<0.05$

*$P<0.05$ compared with zero；#$P<0.05$ compared with doxazosin

本研究托拉塞米在治疗8周时降低24h平均血压的效果不明显。通常每日1次低剂量利尿剂的降压效果需要12～14周才能达到最大疗效[9]。提示该药起效慢。单药降压需等待数月才能获得最大的疗效，故低剂量托拉塞米适宜作为联合治疗药物。

本研究显示低剂量特拉唑嗪、多沙唑嗪仅能降低日间舒张压。其降压幅度低于其他各药；两药的降压谷峰比值均<0.5，提示其降压平稳性不足。与应用抗高血压和降脂治疗预防心脏病研究[10]的结果一致，多沙唑嗪降低收缩压的疗效不如舒张压。但有研究表明，多沙唑嗪单药治疗24周对轻中度高血压能有效降压[11,12]。以上不同的结果可能源于剂量、疗程、入选人群、制剂的差异。目前认为应在数周内降压至目标水平，对远期事件的减低有益；因此。单用低剂量多沙唑嗪不宜作为降压的起始和维持用药，适宜作为联合辅助用药。

美托洛尔、贝凡洛尔治疗后心率减慢，提示其降低心率程度与降压疗效具有相关性[7,13]。因此，单用β受体阻滞剂降压时，依据心率的降低程度来调整剂量，可能有助于达到最佳的疗效。对于沙坦类及α1-受体拮抗剂，目前研究尚未发现其对心率的不良影响[14,15]；本研究氯沙坦、坎地沙坦、多沙唑嗪、特拉唑嗪使治疗后24h及日间心率有增加趋势的结果需要更大样本量的考证。

本研究提示，用低剂量特拉唑嗪、多沙唑嗪和托拉塞米单药起始或维持治疗原发性高血压是不可取的，仅能作为联合治疗药物；其余各药降压幅度相似；为医师选择降压药提供了部分参考。但是不同药物的降压外作用也是不同临床情况的患者选用药物时的重要参考。本研究的局限在于，药物的不同厂家、批次以及患者的危险分层都有可能影响疗效，但由于本研究资料来自入选标准和排除标准完全一致的严格的临床试验，其对于降压效果的分析具有一定的参考价值。

参 考 文 献（略）

（原载于《中国医学科学院学报》2007年第29卷第6期）

急诊室胸痛患者血清心肌钙蛋白 I 检测结果的临床分析

康金锁[1] 贾友宏[2] 郭志超[1] 崔 凯[1] 王恺隽[1] 杨艳敏[3]

1 中国医学科学院 阜外心血管病医院 临床检验中心；
2 临床药理中心 卫生部心血管药物重点实验室；3 急症抢救中心

本文就阜外心血管医院急诊室以胸闷、胸痛患者的血清心肌钙蛋白 I（cTNI）测定结果以及临床资料特点，对急诊室胸痛患者的构成进行分析，并讨论不同血清 cTNI 浓度水平与急性心肌梗死诊断及伴随疾病的关系。

1 材料与方法

1.1 病例入选：临床病例选择，收集我院急诊室胸痛患者 cTNI 检测结果，有多次结果者，以其 48h 内最高值为准，收集同时间肌酸激酶（CK）、肌酸激酶同工酶（CK-MB）、谷草转氨酶（GOT）、乳酸脱氢酶（LDH）等心肌酶的检测结果，并采集 2006 年 1 月至 2006 年 9 月急诊就诊患者病例资料，对病例记录完整者进行入选病例分析，即病例资料齐全，有明确的发病时间，采血时间，临床诊断，伴随疾病诊断者。根据血清 cTNI 值升高程度分为五组：轻度升高组（0.04 ~ 0.1ng/dl）、中度升高组（0.1 ~ 1ng/dl）及重度升高组（1 ~ 10.0ng/dl），极度升高组（ >10ng/dl），以及正常组（ <0.04ng/dl）。临床冠心病急性心肌梗死的诊断标准参考 2005 年中华心血管病杂志的急性心肌梗死诊断标准[1]。

1.2 血标本采集以及仪器测定：

1.2.1 实验标本：我院急诊观察病人，以胸痛症状为主，需诊断或排除冠心病急性心肌梗死患者，使用奥地利菲可替公司含惰性分离胶的真空采血管，采血 3ml，离心 10min，立即测定。

1.2.2 仪器和试剂：cTNI 采用美国 Beckman（Coulter 公司的 Access2 化学发光分析仪检测，测定试剂采用 AccuTNI 试剂盒，室内质控品为美国 Bio-RAD 公司的高、中、低三水平质控品。心肌酶（GOT，CK，CK-MB，LDH）采用日本（HITACHI）公司的日立 7060 全自动生化分析仪进行检测，测定试剂采用德国 LABO 公司产品，室内质控品为美国 Aalto 公司的中、低两水平质控品。cTNI 和心肌酶均参加卫生部临检中心的室间质评活动。

1.3 数据统计方法：采用 SPPS 10.0 统计软件对数据进行统计分析，数据表示用平均值 ± 标准差，以 $P<0.05$ 为差异有统计学意义。

2 结 果

2.1 我院急诊室胸痛病例伴随疾病及胸痛构成：期间共收集到 267 例血 cTNI 增高患者，病例资料齐全入选者 201 例，合格率为 75.3%。入选 eTNI 正常 96 例，共 297 例入选分析，包括 cTNI 值轻度高组 52 例（0.04 ~ 0.1ng/dl）、中度增高组 72 例（0.1 ~ 1ng/dl）及明显增高组 67 例（1 ~ 10.0ng/dl），极高组（ >10ng/dl 10）例，以及正常值对照组 96 例（ <0.04ng/dl）。患者一般情况详见表 1。

表1　急诊室胸痛患者一般情况

	组1（正常）	组2（轻度）	组3（中度）	组4（明显高）	组5（极高）	合计
例数	96	52	72	67	10	297
性别（男/女）	38/35	51/24	40/32	38/29	6/4	173/124
年龄（岁）	62.30 ± 14.6	65.0 ± 13.4	62.4 ± 14.2	61.5 ± 15.8	62.8 ± 15.9	62.84 ± 14.42
距发病时间（小时）	27.82 ± 30.01	20.9 ± 16.03	31.03 ± 32.5	18.49 ± 14.88	17.9 ± 10.7	25.16 ± 26.07
冠心病	60	32	55	63	9	219（0.737）
AMI	5	17	27	60	9	118（0.397）
OMI	16	12	21	14	4	67（0.226）
风心病	4	13	10	1	0	28（0.094）
心肌炎	1	1	1	1	1	5（0.016）
高血压	67	28	47	43	5	190（0.640）
糖尿病	24	13	19	20	3	79（0.266）
高血脂	28	9	16	23	2	78（0.263）
脑梗	12	4	4	5	0	25（0.084）
肾功能不全	1	4	5	1	0	11（0.037）
心衰	24	25	29	20	5	103（0.347）

297例急诊室胸痛患者中，平均年龄为（62.84 ± 14.42）岁，男性有173例，占58.2%。临床检验中心测定的最高cTNI值距胸痛发作平均时间25.16h，其95%的可信区间（2.85 ~ 73.15），时间中位数为19h（四分位间距为10 ~ 28.5h）。胸痛患者诊断冠心病者占73.7%，其中急性心肌梗死为39.7%，心绞痛占29.3%；胸痛患者伴有其他心血管疾病者占26.3%，其中高血压患者占64%，心功能不全者患占34.7%，风心病患者占9.4%。

2.2　cTNI及心肌酶浓度对急性心肌梗死诊断的敏感性和特异性：见急性心肌梗死诊断的ROC曲线。由图1.可以看到cTNI：是正偏态分布，用其中位数和四分位间距描述其集中趋势和离散趋势，中位数0.09，四分位间距（0.03 ~ 1.04）；均值2.01，标准差8.04。

图2.曲线下面积cTNI > CK > AST，曲线下面积最大，表明在这些检测指标中，cTNI对诊断急性心梗是最佳指标。当cTNI为0.107时，诊断急性心梗的灵敏度和特异度最高，此时的灵敏度为0.805，特异度为0.732。以实验室正常值高限cTNI 0.04为切点，其对急性心肌梗死诊断的敏感性为0.915，特异性为0.486。

2.3　冠心病组与非冠心病组比较，详见表2：两组病例分析，年龄，CTNI浓度，糖尿病，高血脂在冠心病组均高于非冠心病组；风心病在非冠心病组高于冠心病组，两组间有显著差异。其他如性别，心衰，高血压，脑梗，肾衰等，发病至cTNI高点时，两组间无统计学差异。

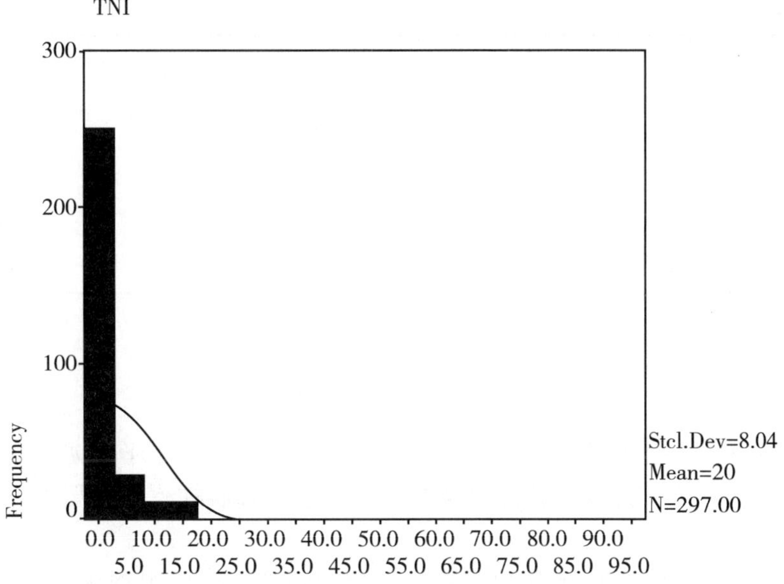

图 1 cTNI 的频数分布描述

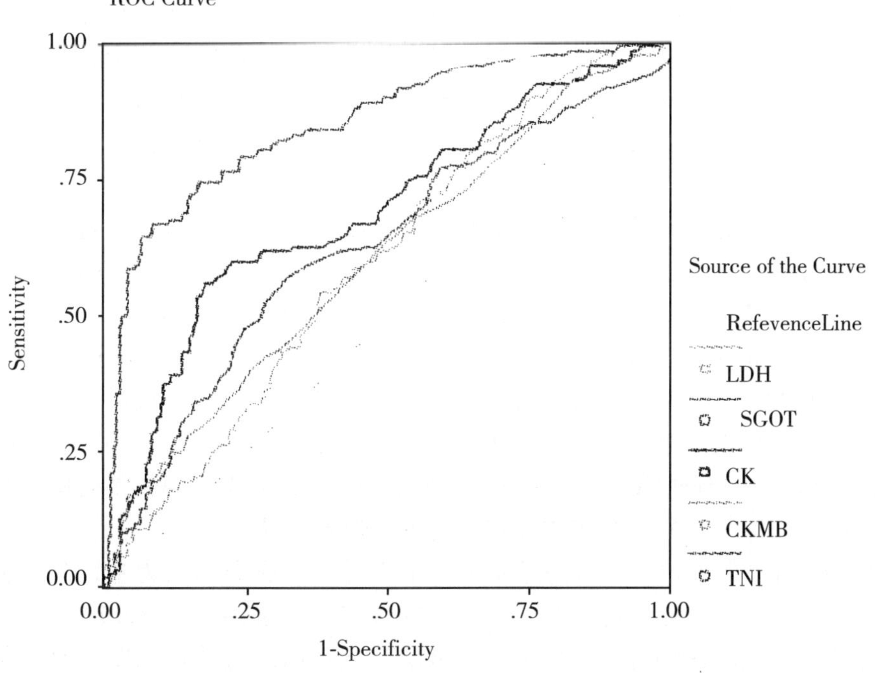

图 2 cTNI 与心肌酶学对急性心肌梗死诊断的 ROC 曲线

表 2 冠心病组与非冠心病组患者构成以及伴随疾病

项目	冠心病	非冠心病	*P*
年龄	64. 60 ± 12. 80	57. 90 ± 17. 46	0. 001
性别（男/女）	219 （126/93）	78 （47/31）	0. 675
cTNI （ng/ml）	2. 47 ± 9. 03	0. 725 ± 3. 90	0. 026
距发病时间（h）	24. 63 ± 26. 35	26. 65 ± 25. 53	0. 226
高血压	146	44	0. 114

续 表

项目	冠心病	非冠心病	P
心衰	74	29	0.688
糖尿病	67	12	0.013
高血脂	67	11	0.003
风心病	8	18	0.000

3 讨 论

cTNI是心肌细胞的一种结构蛋白，血中cTNI浓度升高反映心肌损伤或心肌坏死。美国、欧洲及我国冠心病临床指南中均定其为诊断急性冠脉综合征、急性心肌梗死的重要指标物之一，目前临床广泛应用[2-5]。

急诊临床诊断冠心病急性心肌梗死的判断标准比较明确，主要根据患者胸痛症状的持续时间，心电图的动态变化以及心脏心肌酶学升高或特异性心脏结构蛋白的升高。近年来，血cTNI被临床急诊广泛应用，对鉴别非心脏性的心肌酶谱升高起到重要作用，尤其对既往有冠心病病史，而为药物性、或免疫性疾病（皮肌炎）或运动性引起横纹肌损伤导致的血清CK，LDH，甚至CKMB升高起到了重要作用。不稳定心绞痛患者的血清中也有时升高，这主要是由于不稳定心绞痛较慢性心绞痛的冠脉病变血管多，病变严重，心肌缺血较严重，可导致心肌细胞心肌钙蛋白释放，伴随细胞膜通透性增高而入血。

本文对急诊胸痛并怀疑或需排除心肌梗死患者的血清cTNI水平测定，对冠心病急性心肌梗死诊断进行统计学比较分析，认为虽然在健康人群中cTNI高限为0.04ng/ml，（Backman推荐标准），但对急性心肌梗死诊断，其标准要高于其值，本文结果推荐以cTNI为0.107为切点，其对急性心肌梗死的敏感性和特异性和最大，灵敏度为0.805，特异度为0.732。与国内报道的0.1相近[6]。血清cTNI在0.04～0.107之间，除进一步结合临床胸痛症状和心电图动态改变外，也需与非冠心病所至的升高因素鉴别，如心肌炎，药物引起的心脏毒性改变，长距离跑步等[8]。血清cTNI可在心肌缺血梗死3～6h升高，12～24h到高峰。本文统计急诊室自胸痛到cTNI出现较高时间，总体中位数时间为19h，（四分位10～28.5），冠心病组与非冠心病组时间无差异。

本文结果表明，在我院心血管专科急诊室就诊的患者，以胸痛症状为主，需要进行心肌缺血存在与否鉴别诊断的患者中，冠心病占据73.75%，其中，急性心肌梗死占39.7%。而在非冠心病病种中，高血压，心衰以及风心病仍占据主要成分。因此，冠心病，尤其是急性心肌梗死仍是急诊室在诊断和治疗方面给予高度重视的病种[8,9]。快速高灵敏及高特异性的检查方法和指标，对急诊室快速鉴别或明确冠心病心肌缺血，避免不稳定冠心病患者漏诊延误诊断，或减少非冠心病患者误诊以及将危险因素较低患者过度留急诊观察及收入住院将起到重要作用。

参 考 文 献（略）

（原载于《中国分子心脏病学杂志》2007年12月第7卷第6期（总第37期））

无创性动态血压监测评价复方坎地沙坦酯片治疗原发性高血压患者的疗效

贾友宏[1] 明广华[1] 杨新春[2] 王 莉[1] 边文彦[1] 庞会敏[1]
胡 颖[1] 康 健[1] 张阴凤[1] 刘 红[1] 成小如[1] 方 丽[1]
高明明[2] 李一石[1]

1 中国医学科学院 中国协和医科大学 心血管病研究所 阜外心血管病医院
卫生部心血管药物临床研究重点实验室；2 首都医科大学附属朝阳医院

坎地沙坦是一种新的血管紧张素受体拮抗剂，其前体药坎地沙坦酯是由日本武田制药公司研发，临床已应用于治疗高血压。复方坎地沙坦酯片是江苏德源药业有限公司研制，为坎地沙坦酯与氢氯噻嗪复方制剂，在我国属于二类新药。本文用无创性动态血压监测（ABPM）仪方法评价其治疗原发性高血压的疗效，现将研究结果报告如下。

1 资料与方法

研究对象：我们于 2005 年 7 月 ~2006 年 5 月入选在我院门诊治疗的 80 例原发性高血压患者进行 ABPM。入选标准：研究前正在服药的患者，需坐位舒张压（SeDBP）：90 < SeDBP < 115mmHg, 对 14 天内未服药患者，需 95 ≤ SeDBP < 115mmHg。排除标准：肝肾功能异常；药物过敏史；近 12 个月内脑血栓患者；心肌梗死患者；低钾血症患者；合并其他系统慢性疾病者；上夜班的患者；心律失常心房颤动患者；其他研究者认为不宜入选者。

80 例患者中因监测不符合标准者 25 例，55 例具备有效测量数据。80 例全分析集（FAS）与 55 例意向分析集（PPS）间受试者基线特征比较无统计学差异。55 例意向分析集中复方坎地沙坦酯组 28 例，坎地沙坦酯组 27 例，两组性别（男/女）比例分别为 19/9 和 18/9；年龄分别为（51.06 ± 6.97）岁和（49.83 ± 7.87）岁，身高分别为（169.50 ± 8.20）cm 和（167.89 ± 7.82）cm，体重分别为（76.55 ± 11.07）kg 和（74.87 ± 10.78）kg，体重指数分别为 26.57 ± 2.73 和 26.47 ± 2.56，两组比较均无显著性差异（$P > 0.05$）。

研究药品：本研究的国家食品药品监督管理局新药临床研究批件号：2004L00575；坎地沙坦酯空白片，批号：04090801；复方坎地沙坦酯片空白药：批号 04091001；复方坎地沙坦酯片，每片含坎地沙坦酯 16mg/氢氯噻嗪 12.5mg，批号 04091702；上述均由江苏德源药业有限公司提供。对照药：坎地沙坦酯片，规格 8mg/片，批号：040701，购买于天津武田药品有限公司。

研究方法：采用随机双盲、平行对照试验方法。共分 4 个阶段：①研究前期，病例筛选；②清洗期 2 周（A0-A2），停服现有的降压药物，每日服用坎地沙坦酯空白片 1 片；③单药治疗期 4 周（B0-B4），每日服用坎地沙坦酯 8mg 每日 1 次；④随机双盲诊疗期 8 周（C0-C8），随机分组，服用坎地沙坦酯 16mg 每日 1 次，或服用复方坎地沙坦酯片每日 1 次，每位患者签署知情同意书。

ABPM 方法，无创动态血压监测仪为 Spacelabs90207，美国生产。仪器设置日间（6：00 ~ 22：00）为 20 分钟自动测量 1 次，夜间（22：00 ~ 6：00）为 30 分钟测量一次。在 C0 周和 C8 周随诊日前（4 ± 3）天共完成 2 次 ABPM，每次从早晨 7：00 ~ 10：00 测量完诊室血压之后完成 ABPM 安装，之后 30 分钟内口服当天药物，记录 26 小时之后结束，患者下次复诊前不服药，直到撤除监测仪。在单药治疗时坐位舒张压 95≤SeDBP<115mmHg；在随机双盲治疗期，90≤SeDBP<115mmHg，进行 25 小时 ABPM，对有效监测者且以 24 小时平均舒张压>82mmHg 者经过 8 周后进行第二次监测。监测中每小时内具有效监测数据，且总有效读数>75%。

统计分析：使用 SAS9.1 统计软件包进行统计分析。数据以平均值±标准差表示，比较服药前后动态血压全天、日间、夜间平均值变化，峰值（P）为平均每小时用药前后的最大差值，谷值（T）为服药后第 23，24 小时（即第二天服药前 2 小时）血压前后差值，计算谷峰比（T/P），以及血压平滑指数（SI）即每小时血压降低幅度的平均值除以每小时血压降低幅度的标准差，以评价药物降压的平稳性。组间比较采用 t 检验。$P<0.05$ 为统计学有显著性差异。

2 结 果

全分析集的结果与意向分析集结果趋势一致，意向分析集的诊室血压随机双盲期基线、4 周和 8 周结果如表 1。两组患者 4 周及 8 周坐位舒张压、坐位收缩压与同组基线值比较均有显著性差异（$P<0.01$）。

动态血压平均值参数变化见表 2。组内比较，两组药后收缩压/舒张压/平均动脉压全日平均值（24 小时）、日间平均值（6：00~22：00）、夜间平均值（22：00~6：00）均明显下降，与同组基线值比较均有极显著性差异（$P<0.01$）。组间比较，复方坎地沙坦酯组收缩压/舒张压/平均动脉压全日平均值（24 小时）、日间平均值（6：00~22：00）、夜间平均值（22：00~6：00）的降低幅度（差值）与坎地沙坦酯组比较均有极显著性差异（$P<0.05\sim0.01$）。

复方坎地沙坦酯组舒张压的 T 值、P 值及动态血压 T/P 值：分别为 10.14mmHg，11.61mmHg，87.36%；收缩压的分别为 19.16mmHg，19.28mmHg，99.36%，舒张压和收缩压的 T/P 均大于 50%；坎地沙坦酯组舒张压的 T 值、P 值及 T/P 比值：分别为 6.43mmHg，9.91mmHg，64.86%，收缩压的分别为 7.30mmHg，13.41mmHg，54.42%。舒张压和收缩压的 T/P 均大于 50%。

复方坎地沙坦酯组收缩压和舒张压的血压平滑指数分别为 4.53 和 3.91；坎地沙坦酯组收缩压和舒张压的血压平滑指数分别为 1.29 和 1.52。复方坎地沙坦酯组的舒张压和收缩压服药前后 24 小时动态血压曲线均无交叉；坎地沙坦酯组舒张压和收缩压血压曲线在服药后 14 到 18 小时均有交叉。药后收缩压组内比较：复方坎地沙坦酯组药后 15：00、21：00~1：00、3：00~4：00、7：00~8：00，及坎地沙坦酯组药后 9：00、13：00、21：00~6：00 下降无统计学差异，余 P 均<0.05。药后舒张压组内比较：复方坎地沙坦酯组药后 22：00、0：00~5：00，及坎地沙坦酯组药后 11：00~13：00、18：00、21：00~7：00 下降无统计学差异，余 P 均<0.05。药后收缩压组间比较：9：00、10：00、14：00~16：00、19：00~21：00、3：00、6：00 无统计学差异，余 P 均<0.05~0.01。药后舒张压组间比较：9：00~10：00、12：00~16：00、20：00~22：00、2：00~5：00 无统计学差异，余 P 均<0.05~0.01。见图 1、2。

3 讨 论

治疗 2 级或 2 级以上高血压以及难治性高血压患者，推荐开始即选择两个药物联合应用，在联合药物组合中，利尿剂是重要成分之一[1,2]。血管紧张素Ⅱ受体 AT1 拮抗剂（ARB）与氢氯噻嗪的复方制剂被临床广泛研究及应用，结果均表明复方制剂比单剂的降压幅度增加一倍，疗效明显，而不良反应无明显变化，耐受性好[3-5]。

表 1　无创性动态血压监测患者随机双盲期诊室血压变化（意向分析集）（mmHg，$\bar{x} \pm s$）

组别	坐位舒张压			坐位收缩压		
	基线	4 周	8 周	基线	4 周	8 周
复方坎地沙坦酯组（$n=28$）	95.29 ±4.44	87.05 ±6.39 **	83.48 ±5.49 **	140.81 ±12.33	132.24 ±14.72 **	125.90 ±9.76 **
坎地沙坦酯组（$n=27$）	95.83 ±4.33	90.42 ±7.24 **	89.19 ±5.15 **	144.00 ±12.81	136.30 ±12.93 **	132.77 ±10.10 **

注：与同组基线比较 ** $P<0.01$

表 2　服药前后二组无创性动态血压监测收缩压/舒张压/平均动脉压的全日平均值（24 小时），日间平均值（6:00～22:00），夜间平均值（22:00～6:00）（mmHg，$\bar{x} \pm s$）

组别	全日平均值（24 小时）			日间平均值（6:00～22:00）			夜间平均值（22:00～6:00）		
	基线	药后	差值	基线	药后	差值	基线	药后	差值
复方坎地沙坦酯组									
收缩压	139.71 ±12.55	123.86 ±11.01 **	15.86 ±8.24 △	144.50 ±11.98	127.46 ±11.29 **	17.04 ±9.60 △	132.82 ±16.59	118.21 ±11.63 **	14.61 ±9.92 △△
舒张压	91.00 ±6.59	82.25 ±7.67 **	8.75 ±6.23 △	95.36 ±6.40	85.36 ±8.38 **	10.00 ±6.87 △	85.00 ±9.40	77.36 ±7.83 **	7.64 ±7.57 △
平均动脉压	107.04 ±8.19	96.18 ±8.33 **	10.86 ±6.31 △	111.39 ±7.37	99.25 ±9.03 **	12.14 ±7.50 △	100.75 ±11.24	91.14 ±8.63 **	9.61 ±7.91 △△
坎地沙坦酯组									
收缩压	137.26 ±10.65	132.11 ±10.65 **	5.15 ±7.67	142.67 ±11.25	135.96 ±9.86 **	6.70 ±7.12	130.15 ±11.53	126.04 ±14.54 **	4.11 ±10.78
舒张压	92.48 ±5.67	88.04 ±5.98 **	4.44 ±4.59	96.89 ±5.82	91.63 ±5.23 **	5.26 ±4.49	86.37 ±7.56	82.85 ±9.55 **	3.52 ±6.47
平均动脉压	107.44 ±6.44	102.78 ±7.01 **	4.67 ±5.42	112.11 ±6.97	106.26 ±6.18 **	5.85 ±5.28	101.07 ±7.99	97.70 ±10.90 **	3.37 ±7.75

注：与同组基线比较 ** $P<0.01$；与坎地沙坦酯组比较 △ $P<0.05$　△△ $P<0.01$

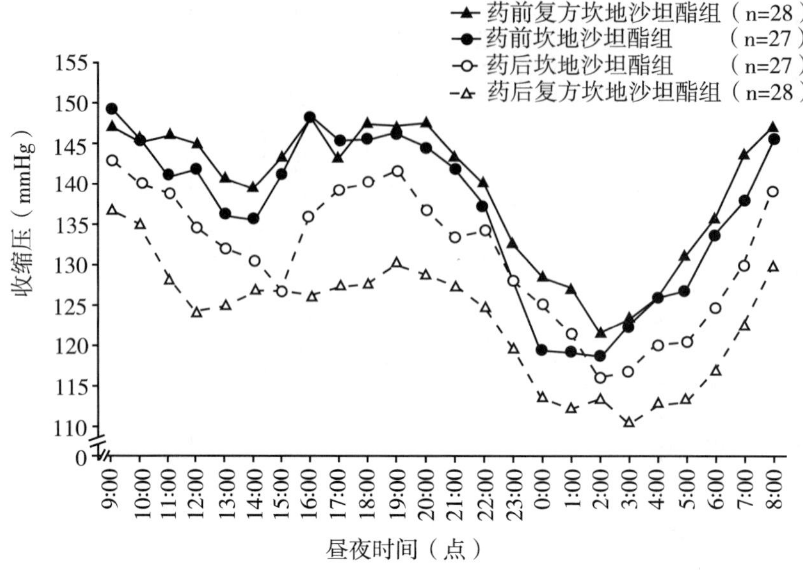

图1 两组治疗前后无创性动态血压监测24小时收缩压变化曲线

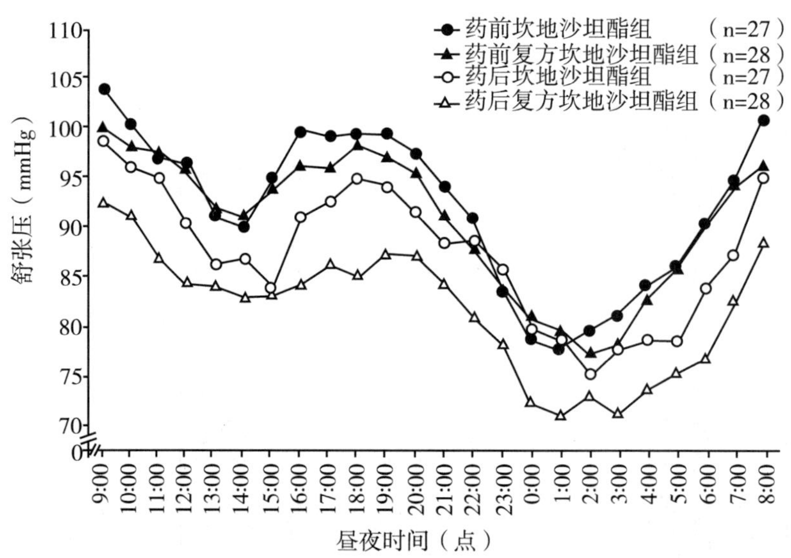

图2 两组治疗前后无创性动态血压监测24小时舒张压变化曲线

坎地沙坦酯是一种新的、较强的血管紧张素Ⅱ受体AT1拮抗剂，已有报道对国产坎地沙坦酯8mg至16mg对高血压患者的降压疗效及安全性临床研究。汪芳等[6]报告血压（SBP/DBP）的T/P值为0.64和0.7。ABPM 24小时，白昼，夜间的血压（SBP/DBP）降低分别为（7.54±2.19/5.19±8.28）mmHg，（6.99±14.05/4.62±9.50）mmHg，（8.48±13.40/6.02±9.50）mmHg，其血压平滑指数收缩压、舒张压分别为3.99和3.10。钱岳晟等[7]临床研究结果的总有效率为82.2%，动态血压T/P值为收缩压0.75和舒张压0.71，不良反应为3.9%。

本研究用动态血压监测方法比较了复方坎地沙坦酯和坎地沙坦酯的降压作用，数据显示，复方坎地沙坦酯组降压幅度与坎地沙坦酯组比较有极显著性差异（$P<0.01$），收缩压更明显。复方坎地沙坦酯组服药前后平均血压下降（SBP/DBP）全天、日间、夜间分别（15.86±8.24/8.75±6.23）mmHg，（17.04±9.60/10.00±6.87）mmHg和（14.61±9.92/7.64±7.57）mmHg；坎地沙坦酯组血

压下降分别为（5.15 ±7.67/4.44 ±4.59）mmHg，（6.70 ±7.12/5.26 ±4.49）mmHg 和（4.11 ±10.78/3.52 ±6.47）mmHg。T/P 值（SBP/DBP）复方坎地沙坦酯组分别为 99.36%（19.16/19.28mmHg）和 87.36%（10.14/11.61mmng），坎地沙坦酯组分别为 54.42%（7.30/13.41mmng）和 64.86%（6.43/9.91mmHg）。血压平滑指数（SBP/DBP）在复方坎地沙坦酯组为 4.53/3.91，坎地沙坦酯组为 1.29/1.52，表明坎地沙坦酯复方制剂比单剂的降压作用更平稳。

动态血压监测仪是能够了解个体 24 小时血压及其变化，评价药物降压作用及平稳控制血压的良好无创性手段。目前在临床应用比较广泛。24 小时、日间及夜间的平均血压变化可以初步了解不同时段的血压及其变化，是动态血压监测参数统计的基本内容；T/P 值及血压平滑指数是判断降压药物 24 小时控制血压和血压变异程度的指标，并得到统计学上深入的分析和讨论，目前也较被公认并推崇。其实，由于后两个参数缺乏统一标准，应用起来，尤其在不同的研究中，数据缺乏可比性，不能根据 T/P 值大小，平滑指数高低进行比较[6,7]，对此相关部门可提出建议或指导，以利于规范及提高衡量血压的指标。

坎地沙坦酯与利尿剂（氢氯噻嗪）复方制剂国内尚无报道。本临床结果表明，复方坎地沙坦酯片对原发性高血压患者有较强的降压作用，复方制剂比单药降压幅度大、持续时间长。动态血压平均下降幅度日间 > 全天 > 夜间，收缩压 > 舒张压。复方坎地沙坦酯控制血压更平稳，对较高的高血压患者（2 级、3 级）可能更适用。

参 考 文 献（略）

（原载于《中国循环杂志》2007 年 12 月第 22 卷第 6 期）

瑞舒伐他汀钙片中国人体的药动学

蒋娟娟　田　蕾　黄一玲　刘　红　严　岩　许　莉　李一石

中国医学科学院　阜外心血管病医院临床药理中心　卫生部心血管药物临床研究重点实验室

瑞舒伐他汀（rosuvastatin）为新的3-羟基-3-甲基戊二酰辅酶A（HMG-COA）还原酶抑制剂，是经合成和筛选一系列嘧啶取代的3，5-二羟基-6-庚烯酸酯化合物后发现的一个他汀类新药，临床用于口服治疗高胆固醇血症和脂质异常血症[1]。国外文献多采用液相色谱-质谱联用法测定血浆中的瑞舒伐他汀浓度[2-4]，国内未见报道。已有研究证明瑞舒伐他汀在白种人和亚洲人之间存在显著的种族差异，相同剂量下亚洲人的血药浓度－时间曲线下面积（AUC）和最大峰浓度（C_{max}）约为白种人的2倍[5]，但未见中国人口服瑞舒伐他汀后的药动学资料。本研究通过高效液相色谱－质谱/质谱（HPLC-MS/MS）法测定血浆中的瑞舒伐他汀浓度，探讨其在健康国人体内的药动学特征，并与国外临床研究结果比较，评价该药在不同人种的种族差异。

1　材　　料

API 4000串联质谱仪（美国应用生物系统公司），包括Analyst 1.3数据处理软件；Agilent1 100液相色谱系统（美国安捷伦公司）；瑞舒伐他汀钙片（某制药有限公司，规格为5mg）；瑞舒伐他汀对照品（某制药有限公司，纯度为99.1%）；匹伐他汀［内标，兴和（株）东京创药第一研究所，纯度为99.35%，批号NK005A10］；甲酸、甲醇、叔丁基甲醚为色谱纯；盐酸为分析纯；水为纯化水。

2　方法与结果

2.1　受试者选择　健康男性受试者24名，年龄（22.2±3.3）岁，身高（172.1±4.6）cm，体质量（64.7±6.3）kg。经体检、胸片、心电图、血、尿常规、血生化检查均无异常。无吸烟、酗酒嗜好，无食物、药物过敏史，无药物依赖史及精神病史。试验前4周未服用任何药物。所有自愿受试者签署知情同意书，试验方案经伦理委员会批准。

2.2　试验设计　采用随机开放试验设计，24名受试者随机分为3个剂量组：5，10，20mg组，每组8名。受试者于试验第1天晨8：00点按规定剂量空腹口服瑞舒伐他汀钙片，200ml温水送下。受试者分别于试验第4天起每日晨空腹口服相同剂量的瑞舒伐他汀钙片，连续服药7d。每日服药2h后方可饮水，4h后进食标准午餐。试验期间统一饮食、禁忌烟酒和含咖啡因的饮料。整个试验过程均在Ⅰ期病房进行，医务人员在场并监测可能出现的药物不良反应。

2.3　血样收集与处理　分别于第1次给药（单剂量）和最后一次给药（多剂量）前、给药后0.5，1，2，3，4，6，8，12，18，24，36，48，60h取静脉血5ml，肝素抗凝，3 000r·min^{-1}离心10min，取血浆－70℃保存待测。取0.5ml血浆样本置于10ml具塞离心管中，加入0.2mol·L^{-1}盐酸溶液100μL酸化血浆，混匀后加入提取剂叔丁基甲醚（含内标匹伐他汀2.5μg·L^{-1}）2ml进行提取，涡旋混合3min，离心10min（3 000r·min^{-1}），分取上层有机相于室温下氮气流吹干，残留物溶于0.2ml流动相中，取20μL进入HPLC-MS/MS分析。

2.4　生物样本测定

2.4.1 色谱条件 色谱柱：GL Nluclosil C_{18}色谱柱（50mm×2mm，5μm，澳大利亚 SGE 公司）；流动相：甲醇-水-甲酸（70∶30∶1）；流速：0.25ml·min^{-1}；柱温：35℃。质谱检测条件：离子源为电喷雾离子源，离子喷射电压 5 000V，温度为 300℃；气帘气体（N_2）压力为 10unit，离子源气体 GS1（N_2）压力为 14unit，离子源气体 GS2（N_2）压力为 7unit，碰撞气 CAD（N_2）压力为 7unit；正离子方式检测；扫描方式为多反应监测（MRM）；用于定量分析的离子反应分别为 m/z481.9→m/z258.3（瑞舒伐他汀）和 m/z422.4→m/z290.3（内标匹伐他汀）；瑞舒伐他汀和内标的 DP 电压分别为 120V 和 95V，碰撞能量（CE）分别为 47eV 和 38eV。

2.4.2 标准曲线的制备 取标准系列血浆样本 0.5ml，分别对应瑞舒伐他汀质量浓度 0.05，0.1，0.2，0.5，1，2，5，10μg·L^{-1}，按“2.3”项下操作，记录色谱图，以待测物瑞舒伐他汀的浓度为横坐标，以待测物与内标的峰面积比值为纵坐标，线性回归，得回归方程：$Y=0.339X+0.0149$，$r=0.9992$，最低检测浓度为 0.05μg·L^{-1}。

2.4.3 精密度和准确度 制备瑞舒伐他汀低、中、高（0.1，1，10μg·L^{-1}）3 个质量浓度的质控样品（QC），6 样本，连续测定 4d，并与标准曲线同时进行，计算 QC 样品的测得浓度，与配制浓度对照，求得本法的精密度与准确度，以 RSD 表示。0.1，1，10μg·L^{-1}日间精密度 RSD 分别为 9.9%，6.3%，3.7%；日内精密度 RSD 分别为 9.6%，6.2%，7.2%。

2.4.4 回收率试验 制备瑞舒伐他汀低、中、高（0.1，1，10μg·L^{-1}）3 个质量浓度的质控样品，比较经提取后的质控样品与未提取的标准溶液的峰面积，计算方法的提取回收率。3 个浓度水平测得的回收率分别为（92.2±9.1）%，（92.3±6.1）% 和（90.3±5.6）%（$n=6$）。

2.5 数据分析 采用 WinNonlin 药动学软件（4.1 版，美国 Pharsight 公司）非房室模型法计算药动学参数。主要药代参数组间比较采用 t 检验法。

2.6 药动学参数 健康受试者单次和多次口服瑞舒伐他汀钙片 5，10，20mg 后，瑞舒发他汀的主要药动学参数见表 1，平均药－时曲线见图 1。

表 1 健康受试者单次、多次口服瑞舒伐他汀 5，10，20mg 后的主要药动学参数

Tab 1 Main pharmacokinetics parameters of rosuvastatin after oral single-dose and multi-dose dose of rosuvastatin calcium 5，10. 20mg

参数	单剂量（$n=8$）			多剂量（$n=8$）		
	5mg	10mg	20mg	5mg	10mg	20mg
$t/_{1/2}$h	14.5±4.2	12.3±1.9	10.3±1.9	15.6±3.1	12.8±2.4	11.2±1.4
T_{max}/h	3.8±1.9	3.5±1.3	2.9±1.0	3.6±0.7	3.9±1.1	3.0±0.9
C_{max}/μg·L^{-1}	6.5±1.5	12.6±4.4	39.7±34.8	6.1±1.4	16.1±6.0	35.8±19.8
C_{av}/μg·L^{-1}				2.4±0.2	6.2±2.0	12.8±4.7
$AUC_{0-\infty}$/μg·h·L^{-1}	60.1±13.1	125.8±36.3	270.0±161.5	74.9±7.6	172.2±50.5	364.5±129.0
Clss/F（L·h^{-1}）	88.0±25.9	91.4±49.1	102.9±64.0	87.7±7.6	76.5±35.1	72.4±23.3
$MRT_{0-\infty}$/h	9.7±0.9	10.5±1.1	9.0±1.2	15.0±3.2	11.8±1.8	12.0±2.3
FI/%				233±56	243±42	251±50
R_{ac}				1.2±0.3	1.37±0.21	1.5±0.5

注：R_{ac}（蓄积系数）= AUC_{0-24}（第 9 天）/AUC_{0-24}（第 1 天）

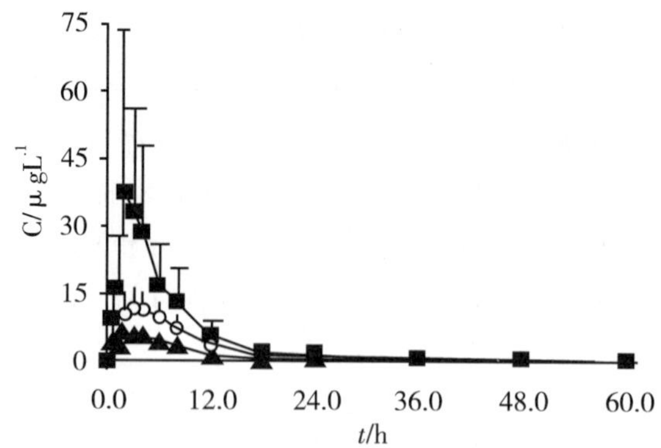

图1 健康受试者单剂量空腹口服瑞舒伐他汀5，10，20mg后的平均血药浓度-时间曲线

—▲—5mg（$n=8$）；—◇—10mg（$n=8$）；—■—20mg（$n=8$）

Fig 1 Plasma concentration-time curves of rosuvastatin after oraladministration of rosuvastatin calcium 5，10，20mg

—▲—5mg（$n=8$）；—◇—10mg（$n=8$）；—■—20mg（$n=8$）

2.7 瑞舒伐他汀的药动学特征 受试者单剂量空腹口服瑞舒伐他汀5，10，20mg后，达峰浓度C_{max}分别为（6.5±1.5），（12.6±4.4），（39.7±24.8）μg·L^{-1}，AUC$_{0-t}$分别为（58.5±12.9），（123.5±36.5），（268.1±161.1）μg·h·L^{-1}，回归分析显示，C_{max}、AUC在各个剂量组之间存在明显的线性关系；方差分析显示T_{max}和Cl/F在3个剂量组之间差异无显著性；消除半衰期$t_{1/2}$在3个剂量组之间差异有显著性。

受试者多次口服瑞舒伐他汀5，10，20mg第9天达稳态后，稳态达峰浓度C_{max}分别为（6.1±1.4）μg·L^{-1}、（16.1±6.0）μg·L^{-1}、（35.8±19.8）μg·L^{-1}、AUCss分别为（71.4±6.2）μg·h·L^{-1}、（168.6±50.4）μg·h·L^{-1}、（359.4±128.2）μg·h·L^{-1}。平均稳态血药浓度C_{av}，和蓄积系数R_{ac}随剂量增加而增加，T_{max}、稳态清除率Clss/F和波动度DF（%）在3个剂量组之间差异无显著性；消除半衰期$t_{1/2}$，有随剂量增加下降趋势。

5，10，20mg 3个剂量组的单次给药药动学参数与多次给药达稳态后的药动学参数比较，C_{max}差异不大，AUC显著增加；达峰时间t_{max}和消除半衰期$t/_{1/2}$差异无显著性。

2.8 瑞舒伐他汀的不良反应 1例受试者（5mg组）于末次药后24h发现双侧面颊出现红色皮疹，其表现程度为轻度，未予以任何医疗处理措施，皮疹于末次药后5d消失，表现为已知的瑞舒伐他汀的不良反应。

3 讨 论

虽然目前已有文献表明瑞舒伐他汀的药动学存在种族差异，但是目前为止只有少部分的瑞舒伐他汀亚洲人群药动学参数[5，而国内外尚无完整的中国人群瑞舒伐他汀的药动学研究结果报道。本实验旨在全面地研究瑞舒伐他汀在中国人体的药动学特征，包括单剂、多剂、递增剂量下的瑞舒伐他汀的药代特征。

在每日口服5～20mg剂量范围内，从AUC和C_{max}结果看，瑞舒伐他汀表现出良好的线性药动学特征，但单剂和多剂计算所的药物半衰期均表现出随剂量增加而下降，统计学差异并具有显著性，与线性药代的特征不符。半衰期的差异主要源于20mg单剂量与其他两剂量组的存在显著差异，多次服药后，药物在3个剂量组间差异均存在显著性，其原因可能与试验例数少，组间个体差异大有关。多次服药后，波动度在3个剂量组间接近（波动度随剂量上升而增加没有统计学的显著性），而药物随剂量的增加蓄积程度有增加趋势，但差异无显著性。同一剂量组内，单次服药和多次服药间达峰时间 t_{max} 和消除半衰期 $t/_{1/2}$ 差异无显著性，表明多次给药未使消除特征改变。瑞舒伐他汀在亚洲人的吸收程度约为欧洲人的两倍，在本研究的剂量范围内，试验结果基本与报道相符[5~7]，瑞舒伐他汀的 AUC 和 C_{max} 约为白种人的两倍，t_{max} 和 $t/_{1/2}$ 与白种人数据比较接近。

本研究中 24 名健康受试者仅有一例观察到的轻度不良反应，说明 20mg 瑞舒伐他汀剂量在中国人群中耐受性良好。

参 考 文 献（略）

（原载于《中国医院药学杂志》2007 年第 27 卷第 11 期）

控释和缓释地尔硫䓬胶囊在健康人体的生物等效性

蒋娟娟　李一石　田　蕾　黄一玲　成小如

中国医学科学院、中国协和医科大学　阜外医院临床药理中心　卫生部心血管药物临床研究重点实验室

地尔硫䓬（dihiazem）是钙通道阻滞剂，可选择性的抑制钙离子通过跨膜转运、进入心肌细胞和血管平滑肌细胞，从而缓解心绞痛症状，松弛血管平滑肌，降低周围血管阻力，达到降压目的。国内已有关于地尔硫䓬的相关药代动力学研究报道[1-3]；但对于不同剂型间的药代动力学差异较少提及。本文以地尔硫䓬缓释和控释胶囊作为研究对象，比较不同制剂在健康人体的药代动力学差异。

材料、对象和方法

1　药品、试剂和仪器

盐酸地尔硫䓬控释胶囊，规格：每粒180mg，批号：GD2848，由加拿大奥贝泰克制药有限公司提供；盐酸地尔硫䓬缓释胶囊，规格：每粒90mg，批号：0112006，由天津田边制药有限公司提供；内标：维拉帕米，由美国Sigma公司提供。实验用水为Minipore纯净水；乙腈、正己烷、异丙醇为色谱纯，Fisher公司提供。

Alliance 2690高效液相色谱仪，连接996二极管阵列检测器，美国Waters公司产品；液相Millennium色谱工作站，为美国Waters公司开发。

2　受试者选择

健康男性受试者18名，年龄（26.9±3.9）岁，体质量（65.6±7.0）kg，体质量指数（22.53±1.38）$kg \cdot m^{-2}$。经病史查询、体检及胸片、心电图、血常规、尿常规、血生化检查，均无异常。试验前4周，未服用任何药物。试验前受试者签署知情同意书。试验方案经阜外医院伦理委员会批准。

3　分组与给药

用两制剂两周期随机交叉设计。

18名受试者随机分成2组，交叉连续口服地尔硫䓬缓释和控释制剂。受试者分别于每次试验第1、3、4、5、6、7、8h，口服地尔硫䓬180mg，温水200ml送服；服药后2min方可坐下。

4　血样采集

服药后2h，进食标准餐及饮水150ml；4h后，进食统一低脂标准午餐；药后8h内，统一饮水时间和饮水量。试验第1，8日的服药前和服药后1.0，2.0，4.0，6.0，8.0，10.0，12.0，14.0，16.0，18.0，20.0，24.0，30.0，36.0h及第5，6，7，8日的服药前，取静脉血，分离血浆。2次试验间隔为14天。

5　血药浓度测定方法

5.1　色谱条件

色谱柱为Nova-Pak C_{18}柱（150mm×3.9mm，4μm，美国Waters公司）；流动相为乙腈-0.02mol·L^{-1}磷酸二氢钾缓冲液（pH 4）-10%正丁胺（35∶65∶0.33）；流量：1.0ml·min^{-1}；柱温：35℃；检测波长：237nm。

5.2　血浆样品预处理

取血浆样品 1.0ml，加入 pH 8.0 磷酸盐缓冲溶液 1.0ml，混匀后，加入提取剂 4ml（正己烷－异丙醇＝97：3，含内标准拉帕米 200ng·ml^{-1}）进行提取，涡流混合 3min，离心 5min（3000 r·min^{-1}）；分取上层有机相，于 40℃下氮气流吹干，残留物溶于流动相 200μL 中，进样 100μL。

5.3 标准曲线和线性范围

取标准系列血浆样品 1.0ml，分别对应血浆浓度 5，10，20，50，100，200ng·ml^{-1}，其余同“血浆样品预处理”项下操作。以地尔硫䓬与内标的峰面积比值 R 对地尔硫䓬的浓度 c 进行加权最小二乘法线性回归，得回归方程 $R=7.76\times10^{-3}c-5.46\times10^{-3}$（$\gamma=0.9986$）。血药浓度在 5～200ng·ml^{-1}内，有良好的线性关系；最低定量浓度为 5ng·ml^{-1}。

5.4 方法的专属性

受试者空白血浆、血浆中加入地尔硫䓬和内标物以及受试者服药后血浆样品得到的色谱图见图1。由图可知，血浆中的内源性物质不干扰测定，样品和内标峰形良好。其中地尔硫䓬和内标物的保留时间分别为 6.7，8.2min。

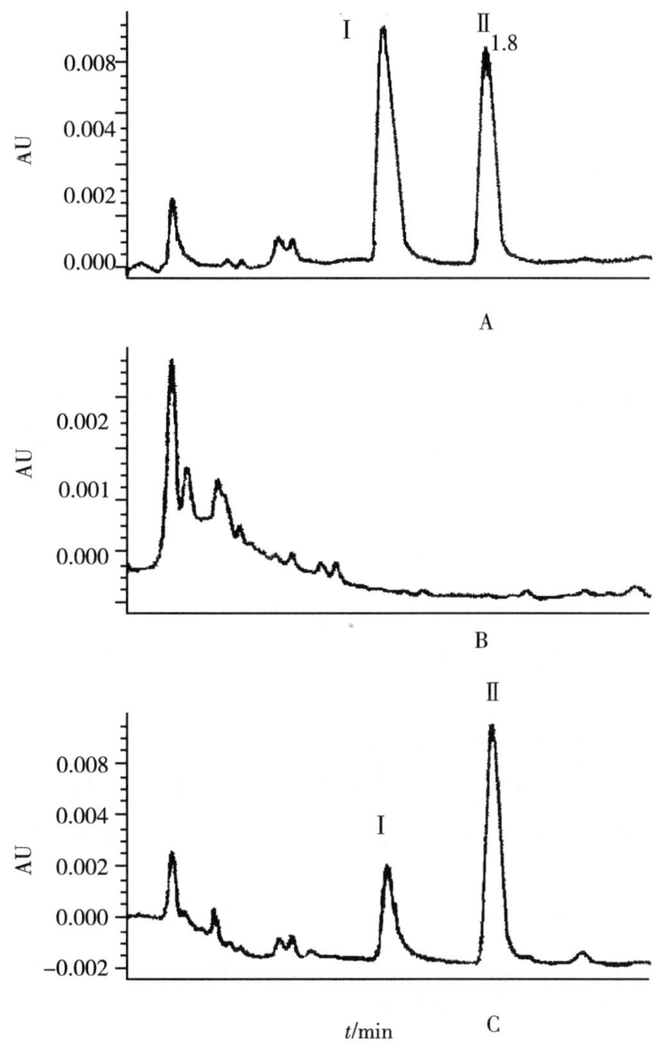

Flgure 1 Representative chromatographs from (A) spiked plasma sample with diltiazem and intemal standard, (B) blank plasma, and (C) plasmasample from volunteers 2 hours after an oral administration of test capsule Ⅰ. Ditiazem; Ⅱ. Internal standard

5.5 方法的稳定性

按“标准曲线”项下操作，制备地尔硫䓬低、中、高（10，50 和 200ng·ml^{-1}）3 个浓度的质控样品（QC）各 6 份，考察血浆样本反复冻融 3 次和室温放置 12h 的稳定性。

血浆样本反复冻融 3 次后测定，回收率为 99.9%~105%，RSD<7%；血浆室温放置 12h 后测定，回收率为 94%~103%，RSD<4%。结果表明，血浆样品冻融 3 次和室温放置 12h 后，均稳定。

5.6 方法的精密度和回收率

按“标准曲线”项下操作，制备地尔硫䓬低、中、高（10，50 和 200ng·ml^{-1}）3 个浓度的质控样品（QC）各 6 份，连续测定 4 天，根据标准曲线方程计算各样品浓度及精密度，结果见表 1。

制备地尔硫䓬低、中、高（10，50 和 200ng·ml^{-1}）3 个浓度的质控样品，提取剂中不加入内标；在分离得到的有机层中，加入内标，其余操作同“血浆样品预处理”。此样本与未经提取的标准溶液，直接进样进行比较，求得本法的提取回收率，结果见表 1。

Table 1. Precision and recovery of diltiazem determined in human plasma

Concentration (ng·ml^{-1})	Within-day (ng·ml^{-1})	RSD (%)	Between-day (ng·ml^{-1})	RSD (%)	Recoverv (%)
10	10.5	6.9	9.8	7.5	63.2±7.9
50	51.4	2.2	51.2	3.4	74.0±5.6
200	199.8	2.6	204.0	4.3	80.2±3.4

6 数据处理

用 Winnolin 软件（Version 4.1，美国 Pharsight 公司）计算药代动力学参数；对 AUC_{0-24}、$AUC_{0-\infty}$ 和 C_{max} 进行对数转换、方差分析、双单侧检验，用（1−2α）置信区间法进行统计学评价；对 t_{max} 进行非参数秩检验。

结　果

1 血药浓度测定结果

18 名健康受试者单次口服缓释和控释制剂，地尔硫䓬的平均血药浓度−时间曲线见图 2。

2 药代动力学参数

18 名健康受试者口服地尔硫䓬受试和参比制剂后，其主要药代动力学参数见表 2。

方差分析表明：单次给药后，2 制剂间 C_{max} 和 t_{max} 比较有显著差异；AUC_{0-36} 和 $AUC_{0-\infty}$ 比较无显著差异。多次给药后，2 制剂间的 AUC_{sa}、C_{max}、C_{min}、C_{av}、t_{max} 比较均无显著差异。

3 生物等效性评价

双单侧 t 检验和 90% 置信区间分析显示，以缓释和制剂为标准，单次给药后，控释制剂 C_{max}、AUC_{0-36} 和 $AUC_{0-\infty}$ 的置信区间，已超出 90% 可信区间：AUC_{0-36} 为 74.5%~98.7%，$AUC_{0-\infty}$ 为 77.3%~101.9%，C_{max} 为 67.0%~90.8%；以生物等效性的评价标准，可判断 2 制剂生物不等效。多次给药，控释制剂的 90% 置信区间在可信区间内：AUC_{ss} 为 84.8%~100.5%，C_{max} 和 C_{av} 分别为 74.9%~96.9% 和 84.8%~100.5%；以生物等效性的评价标准，可判断为 2 制剂生物等效。

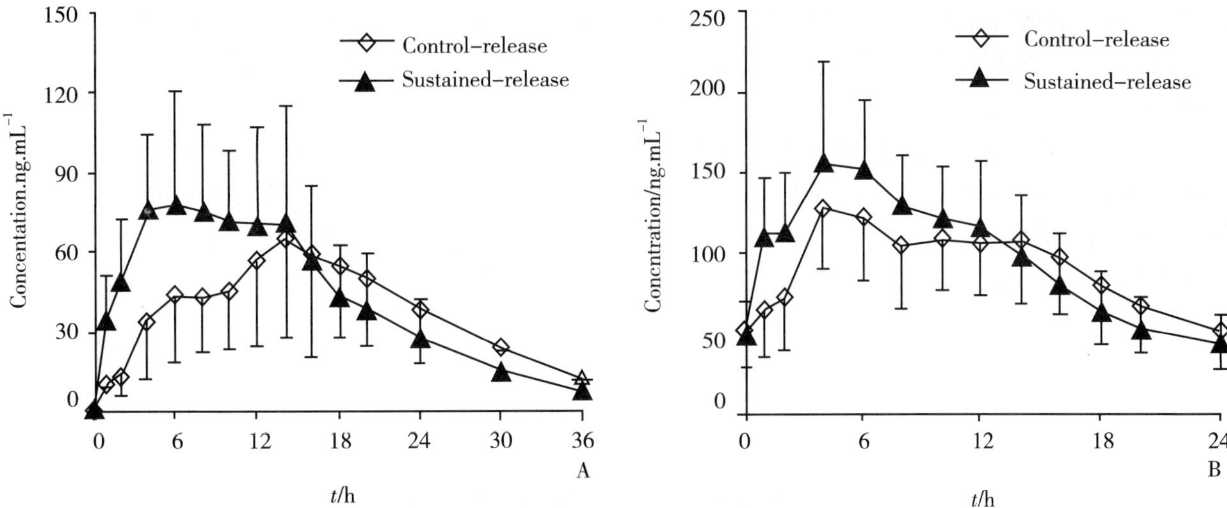

Figure 2 Meam plasma concentration-time curves of diltiazem after a single dose (A) and multidose (B) 180 mg diltiazem difference capsule formulations in 18 healthy volunteers

Table 2 The main pharmacokinetic parameters following oral administration of 180 mg diltiazem difference formulations in 20 healthy volunteers

Paremeter	Single dose		Multi-dose	
	Control-release	Sustained-release	Control-release	Sustained-release
AUC_{0-36} (ng · h · ml^{-1})	1348 ±590	1571 ±679	2232 +642	2419 ±658
$AUC_{0-\infty}$ (ng · h · ml^{-1})	1491 +632	16811 ±681	–	–
C_{max} (ng · ml^{-1})	73 ±37**	94 ±44	145 ±41	170 ±58
C_{min} (ng · ml^{-1})	–	–	53 ±21	47.8 ±18.3
C_{av} (ng · ml^{-1})	–	–	99 ±29	92 ±31
t_{max} (h)	14.1 ±3.9$^{\triangle}$	8.4 ±4.1	8.1 ±5.0	4.8 ±2.7
$t_{1/2}$ (h)	7.9 ±2.9	8.0 ±3.5	–	–
MRT_{0-36} (h)	20.4 ±3.8	15.7 ±3.1	11.2 ±0.8	10.0 ±0.6
DF (%)	–	–	103 ±32*	123 ±32

–: Wasn't suitable for calculation; Comparison of control-release with sustained-release in multi-dose, * $P<0.01$; Comparsion of control-release withsustained-release in single dose, $^{\triangle}P<0.01$

讨　论

缓控释制剂是目前药物传递系统中的应用热点。缓释制剂通常是指口服药物在规定释放介质中，按要求缓慢的、非恒速释放。控释制剂系指口服药物在规定释放介质中，按要求缓慢的、恒速获接近恒速释放。目前，很多文献对缓释、控释制剂不加区分，统称为缓控释制剂，忽视了这 2 者的区别。

本试验结果显示，单次给予缓释和控释地尔硫䓬制剂，其主要药代动力学参数存在显著性差异。相对于缓释制剂，控释制剂在药物的吸收、分布、代谢、消除方面，均较缓慢。表现为血药浓度达峰时间明显延长，血药浓度在吸收相偏低而消除相偏高，总体相对生物利用度偏低。多次给药达稳态后，2 制剂的药时曲线仍保持了单剂量时的趋势；但 2 制剂间的差异变小，无统计学意义。

临床治疗心血管疾病，需长期服用地尔硫䓬。因此，多剂量用药更有临床意义。依此可认为，2 制剂在临床疗效上无显著差异。

与国内外文献报道的数据相比较，本试验单次给药后，2 制剂的 $t/_{1/2}$ 和 t_{max} 均略偏大，$t/_{1/2}$ 为 8. 0h*vs*6. 0；t_{max} 为 14. 1 h、8. 4 h*vs*4. 5 ~ 6. 0h。其中，控释制剂的 t_{max} 明显长于已有文献报道。多次给药后，控释制剂的 t_{max} 仍然略偏大，为 8. 1h*vs*4. 5 ~ 6. 0h。其他药代参数基本与文献报道吻合[2,4 ~ 8]。作者认为，制剂处方和工艺的不同，是造成这种差异的主要原因。

参 考 文 献（略）

（原载于《中国临床药理学杂志》第 23 卷第 6 期 2007 年 11 月（总第 110 期））

口服托伐普坦片对男性健康志愿者的药效学作用及其对血电解质的影响

贾友宏 许 莉 田 蕾 蒋娟娟 李 娜 华丛笑 谢 爽
刘 红 黄一玲 张阴凤 陈 欣 李一石

中国医学科学院 阜外心血管病医院 卫生部心血管药物临床研究重点实验室

托伐普坦（TOLVAPTAN）是日本大冢制药株式会社开发的口服非肽类 V_2 受体阻滞剂，临床主要用于低钠血症、心力衰竭、多囊肾病患者[1~3]。目前本品在日本、美国、欧洲等国正进行Ⅰ，Ⅱ和Ⅲ期临床研究，在我国未上市，属Ⅰ类新药。本研究观察了中国男性健康志愿者口服托伐普坦片4个剂量的利尿作用及其对血电解质的影响。

对象与方法

1 受试者

2006年10月~2006年12月入选男性健康受试者39例，18岁~35岁，标准体重（体重指数在19~24之间）；签署知情同意书。无相关排除标准39例男性健康受试者分别服托伐普坦片15（$n=9$），30（$n=10$），60（$n=10$）和120mg（$n=10$）。每组受试者一般情况、年龄、身高、体重组间无差异（$P>0.05$）。

2 给药方法

试验药品：托伐普坦片，15mg/片，浙江大冢制药有限公司提供。生产批号：050302。随机分四个剂量组，分别单次口服托伐普坦片15mg（$n=9$），30mg（$n=10$），60mg（$n=10$）和120mg（$n=10$）。如果研究者判断某剂量有安全性问题，则停止用下一剂量。

3 试验设计

受试者提前24h入住病房，d2上午8时统一排尿后服药，服药2h后可以按需饮水，活动、饮食、休息统一管理。监测血压心率，定时查体，专人测尿量、饮水量和体重，统计尿量、排尿速度（$ml \cdot min^{-1}$）、净尿量（阶段时间内的尿量减去饮水量），检测血电解质钾、钠、氯浓度。

4 数据处理

数据用平均数±标准差表示，统计分析使用SPSS统计软件。比较组内和组间差异，数据组间比较用双尾ANOVA分析，以 $P<0.05$ 为差异有显著性。

结　果

1 对体重影响

服药前与服药24h后体重组间均无显著性差别（$P>0.05$），服药后体重较前有降低。四组分别减少（0.65±1.44）kg，（1.35±0.58）kg，（1.50±0.78）kg，（1.85±0.85）kg。

2 对排尿和入液量的影响

服药后6h内排尿量，除120mg组比60mg组比较略多（$P>0.05$），无统计学差异；60mg组尿量比30mg组多，有显著差异（$P<0.05$），其他组间比较，有极显著差异（$P<0.01$）。服药后6~12h内组间比较，均有显著差异或极显著差异。服药后12~24h内排尿量组间比较，除30mg组和15mg

组比较，60mg 组和 30mg 组比较均无差异外，60mg 组和 15mg 组比较，及 120mg 组与其他 3 组比较，均有显著或极显著差异。在服药 24 ~ 48h 内（d2），30mg 组和 60mg 组比较，无统计学差异（$P>0.05$），其他组间比较，均有极显著差异（$P<0.01$）。除 d2 的 30mg 组尿量略多于 60mg 组外，均显示剂量高组排尿量多于剂量低组，且 120mg 组的尿量仍增多明显。见表 1。

表 1 每组尿量、排尿速度、入液量和净尿量

时间段/h	剂量/mg	尿量/ml	排尿速度/ml · min^{-1}	入液量/ml	净尿量/ml
6	15	1 921 ±496	5.3 ±1.4	1 191 ±427	730.0 ±325.7
	30	2 977 ±389[b]	8.3 ±1.1	2 313 ±349[b]	664.0 ±471.7
	60	3 680 ±724[b]	10.2 ±2.0	2 707 ±541[b]	973.0 ±431.4
	120	3 948 ±398[b]	11.0 ±1.1	2 816 ±492[b]	1 132.5 ±364.9[a]
6 ~ 12	15	1 361 ±500	3.8 ±1.4	1 491 ±826	-130.0 ±443.5
	30	2 631 ±661[b]	7.3 ±1.8	2 572 ±543[b]	59.5 ±445.9
	60	3 492 ±1 094[b]	9.7 ±3.0	3 291 ±862[b]	201.0 ±650.1
	120	4 518 ±802[b]	12.6 ±2.2	3 847 ±814[b]	671.0 ±764.0[b]
12 ~ 24	15	1 268 ±868	1.8 ±1.2	1 028 ±537	240.0 ±446.0
	30	2 167 ±1 074	3.0 ±1.5	1 355 ±662	812.0 ±526.1
	60	2 267 ±1 088	3.1 ±1.5	1 900 ±641[a]	367.0 ±584.1
	120	3 981 ±1 667[b]	5.5 ±2.3	2 815 ±935[b]	1 166.0 ±986.3[b]
24 ~ 48	15	1 302 ±624	0.9 ±0.4	2 120 ±638	-817.8 ±149
	30	2 643 ±1 100[b]	1.8 ±0.8	3 695 ±911[b]	-1 051.5 ±547
	60	2 460 ±660[b]	1.7 ±0.5	3 571 ±685[b]	-1 111.0 ±501
	120	4 394 ±1 132[b]	3.1 ±0.8	5 142 ±1 013[b]	-748.0 ±671

与 15mg 组比较，a：$P<0.05$，b：$P<0.01$

排尿速度：比较组间及组内差异情况与排尿量变化相同，最大排尿速度是 12.6ml · min^{-1}，在 120mg 组的 6 ~ 12h。与正常人日排尿 1 500 ~ 2 500ml 或排尿速度为 1 ~ 2ml · min^{-1} 比较，d2 排尿量除 120mg 组仍增加外，其他三组在正常量范围。

入液量及净尿量，服药后 6h 内、6 ~ 12h 和 24 ~ 48h 三阶段的入液量，30，60 和 120mg 与 15mg 组比较均有极显著增多，有剂量依赖性（$P<0.01$）。12 ~ 24h 的入液量 30mg 组比 15mg 组增多无显著差异，60mg，120mg 组与 15mg 组比较增多显著或极显著。服药后 6h 内、6 ~ 12h 及 12 ~ 24h 内净尿量 15mg 组、30mg 组和 60mg 组间比较无差异；120mg 组比 15mg 组各时段比较均有显著或极显著增多，且以 6 ~ 12h，12 ~ 24h 段明显；24 ~ 48h 间各组为负值，组间无差异（$P>0.05$）。

3 对血压（SBP/DBP）及心率（HR）影响

4 组受试者的 DBP 除在 60mg 组的 24 时与其基础的比较略低（$P<0.05$），其余与各自基础值比较无差异；30，60 和 120mg 组的 6 时 SBP 与各自基础血压比较略高（$P<0.05$）；15mg 组的 24 时 SBP 比其基础收缩压略低，有差异（$P<0.05$）。4 组的 HR 变化，15mg 组内各时段无显著变化；30mg 组和 60mg 组的 6h 的 HR 均高于各自的基础 HR，有极显著差异（$P<0.01$），120mg 组的 6 时 HR 及 60mg 组的 12 时的 HR 与各自基础 HR 比较略高，有显著差异（$P<0.05$）。上述血压和心率的变化均在正常值范围内，无临床意义。见表 2。

表2 每组受试者不同时刻的血压和心率

剂量/mg	时刻/h	SBP/mmHg	DBP/mmHg	HR/次·min^{-1}
15（n=9）	0	108.4±6.1	64.6±5.4	66.0±8.2
	6	108.1±4.6	64.0±3.8	66.9±4.6
	12	106.8±2.5	63.8±2.7	67.9±6.6
	24	102.1±6.1[a]	63.1±3.1	63.4±4.1
30（n=10）	0	107.9±5.8	69.0±4.8	67.2±6.3
	6	116.2±9.1[a]	68.7±9.0	82.0±10.9[b]
	12	111.9±8.0	69.4±6.5	75.2±7.3
	24	107.2±8.1	65.6±8.8	70.9±11.7
60（n=10）	0	102.5±12.4	65.8±6.0	66.9±7.5
	6	109.8±9.3[a]	67.7±8.4	81.2±5.8[b]
	12	106.4±10.0	66.9±7.3	74.0±5.3[a]
	24	103.7±13.3	69.7±7.5[a]	66.2±9.3
120（n=10）	0	104.0±9.3	68.4±6.0	67.8±4.2
	6	112.0±8.9[a]	68.7±6.1	72.6±4.1[a]
	12	107.4±9.2	68.8±6.2	71.9±7.4
	24	110.5±10.3	70.6±6.2	66.6±3.9

与0时刻比较，a：$P<0.05$，b：$P<0.01$

4 实验室指标

血清钾、钠和氯浓度如图1，图2，图3所示。

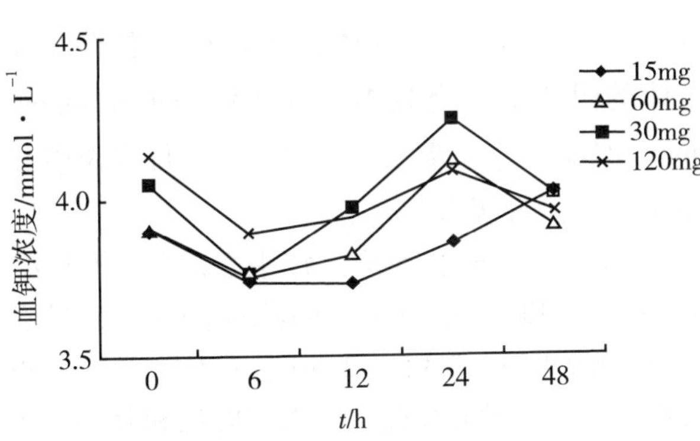

图1 每组服药不同时刻的血钾浓度曲线

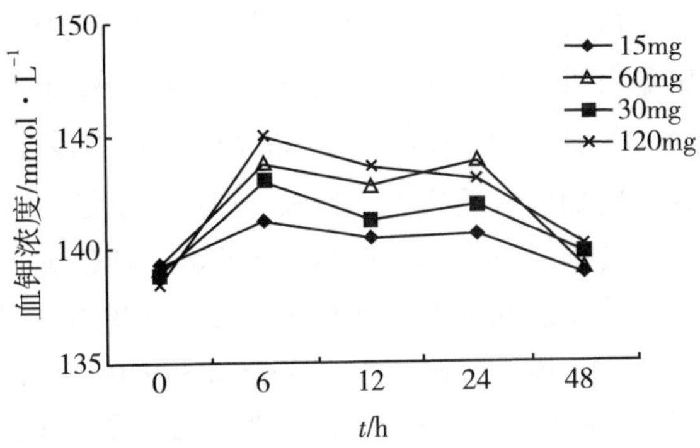

图2 每组服药不同时刻的血钠浓度曲线

15mg组内各时刻血钾浓度无明显变化；30mg组的6h浓度与其基础值比较浓度有减低，有极显著差异（$P<0.01$），24h与基础比略高，有显著差异（$P<0.05$）；60mg组和120mg组的6h血钾浓度均略低于其基础浓度，有显著差异（$P<0.05$）。血钠浓度，15mg组内，6，12和24h与其基础浓

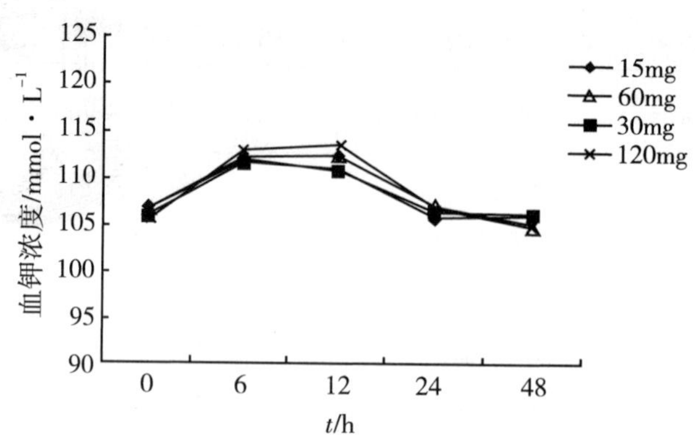

图3 每组服药不同时刻的血氯浓度曲线

度比较略高，有显著差异（$P<0.05$）；30mg 组，60mg 组和 120mg 组的 6，12 和 24h 与其基础浓度比较高，有极显著差异（$P<0.01$）；4 组的 48 时刻与其基础比较均无差异。钠浓度有增高（2.1～4.6mmol·L^{-1}），血钾浓度略降低（0.15～0.28mmol·L^{-1}），浓度均在正常范围，两者变化无临床意义。血氯浓度升高明显（5.1～7.3mmol·L^{-1}），在 15mg 组中 6，12，24 和 48h 比基础值比较均高，有极显著差异（$P<0.01$）；在 30mg 组，60mg 组和 120mg 组中的 6 和 12h 与各自基础值比较均高（$P<0.01$），有极显著差异，48h 与基础比较均无显著差异（$P>0.05$）。4 组服药后 6h 和 12h 的升高超出正常高限（>110mmol·L^{-1}），有剂量依赖性，有临床意义，但未经处理 48h 恢复正常水平。血肝、肾功能、血糖、血脂及尿常规均无变化。

5 不良事件

出现口渴 10 例次，口干 3 例次（占 13/39，33.3%）和 1 例咽部不适，其中 15ml 组 4 例次口渴，30ml 组 1 例咽部不适，60ml 组 3 例口渴，120ml 组 3 例口渴和 3 例口干并均发生在 3 例受试者中，程度均为轻度，持续时间为 1～2d，与药物很可能相关者为 6 例次，可能相关者 8 例次。未见其他不良反应。血肝肾功能、血常规和尿检查未见异常。

讨　论

血管升压素（抗利尿激素，ADH）受体有 3 型种类：V_1，V_2 和 V_3 型受体，其中 V_2 受体存在肾脏集合管水平，调节加压素的抗利尿作用。对 V_2 受体的阻滞剂研究较多，有托伐普坦 tolvaptan（V_2），利可伐普坦 lixivaptan（V_2）和康伐普坦 conivaptan（V_1，V_2）等[1,4,5]。由于其有排水作用且并不增加电解质排泄，临床主要用于低钠血症、心力衰竭、多囊肾病患者[1~3]。

美国对急性和慢性心衰治疗的一项研究（ACTIV in CHF）[3]，通过 45 个医疗中心，在原有标准心衰治疗的基础上，319 例 EF≤40% 患者，随机服用托伐普坦 30，60，90mg 和安慰剂 60d，结果服药后 24h 体重分别减少 1.80（3.85～0.50），2.10（3.10 到 0.85），2.05（2.80 到 0.60），和 0.60（1.60 到 0.00）kg（$P\leq0.008$，与安慰剂组比较）。且血压和心率没有变化，无血钾降低和肾功能恶化。肾功能不全和严重心衰患者 60d 死亡率低。

EVEREST 研究[6]，在美洲和欧洲 20 个国家 359 个临床中心进行，对心衰患者随机服用 30mg 托伐普坦或安慰剂对照，维持心衰的标准治疗，在平均 9.9 月随访中，两组的死亡率分别为 25.9%（537/2 072）和 26.3%（543/2 061）；两组因心血管死亡和心衰住院率分别为 42.0%（871/2 072）和 40.2%（829/2 061）；服药 d1 的呼吸困难和体重以及 d7 的浮肿均明显好于对照组，对低钠血症患者的血钠明显升高，并均可维持 1 周。服药组的口渴和口干增多，但两组的总不良反应相似。

中国男性青年健康者，口服单剂托伐普坦片15mg，30mg，60mg和120mg四组的结果表明：①四组剂量均有较强的排水利尿作用，有剂量依赖性，前12h内作用最大，可持续24h；最大排尿速度是12.6ml·min^{-1}，在120mg组的6~12h，24~48h后利尿效果消失；②服药后6~12h血氯浓度有升高明显，且超出正常范围，48h血氯浓度恢复正常水平；血钠浓度有升高，血钾浓度略减低，但均在正常范围，无临床意义；③本品服药后6h轻微升高收缩压和心率，均在正常范围；服药24h前后体重无明显变化。但随剂量的增加，体重减少越多；④有口干和口渴相关不良事件，程度轻中度可以耐受，未见严重不良事件。

本研究结果显示，15，30，60和120mg顿服，在中国男性健康人有较强的排水作用，排水量有剂量依赖性，每组排尿速度在0~6h和6~12h增高明显且相似，最大效果排水速度在120mg组的6~12h段，以后逐渐回落，24~48h仅120mg组尿量增多，其他3组均在2 500ml之内，作用基本消失。在30mg组12至24h排水量增多明显，与60mg的排尿量相近，导致此时段净尿量突出。4组体重变化无统计学差异，但数据显示，每组体重均有减少，且随剂量增加，减少明显，考虑与净排尿增多所致。

本研究表明本品对健康青年男性血电解质有一定影响，主要发生在服药后6~12h，对血氯、血钠浓度有升高的影响，血氯升高幅度大（5.1~7.3mmol·L^{-1}），浓度值超出正常范围，临床中应注意监测变化。可使血钠浓度增高（2.1~4.6mmol·L^{-1}），为临床水肿或心衰有低钠血症患者提供合理应用。本品使血钾浓度减少微小（0.15~0.28mmol·L^{-1}），浓度变化无临床意义。

本品在服药后6h刻对心率有加快，收缩压有升高，12和24h恢复基础状态，此参数变化在正常值范围。考虑与此时段排尿量增多引起的心容量变化有关，此结果提示在临床患者使用时要注意血压心率的改变。

本研究观察到的口干和口渴不良事件，以及饮水量的增多，除考虑与药物本身作用有关外，不除外因血钠升高所至的体内渗透压影响。对临床低钠血症和水潴留患者，或许有利其内环境恢复正常状态。

本结果显示托伐普坦片排水效果、对血钠浓度的升高以及持续时间与国外对基础研究、心衰患者观察的文献报道结果相似[3,7]。对血氯浓度的临床作用未见国外研究报道。本研究未对血液血管升压素和尿钾、尿钠等测定，观察例数较少，对其诸方面，包括不良反应情况，如口干和口渴是否与其升高正常人血钠氯浓度有关等，包括升高血氯浓度的作用机制，还有待进行相关的基础与临床研究。

参 考 文 献（略）

（原载于《中国新药杂志》2008年第17卷第2期）

坎地沙坦加氢氯噻嗪对轻中度高血压的疗效和安全性

贾友宏[1] 明广华[1] 王 杨[2] 何 青[3] 扬新春[4] 华 琦[5] 陈君柱[6]
边文彦[1] 胡 颖[1] 康 健[1] 张阴凤[1] 刘 红[1] 方 丽[1] 刘 蔚[3]
汪 芳[3] 高明明[4] 李 静[5] 姚雪艳[6] 李一石[1]

1 中国医学科学院，阜外心血管病医院，卫生部心血管药物临床研究重点实验室组织牵头；
2 中国医学科学院，阜外心血管病医院生物统计部；3 北京医院；
4 首都医科大学附属朝阳医院；5 首都医科大学附属宣武医院；
6 浙江大学医学院附属第一医院

坎地沙坦是一种新的血管紧张素Ⅱ受体拮抗剂（ARB），其前体药坎地沙坦酯是由日本武田制药公司研制开发，临床已应用于治疗高血压。复方坎地沙坦酯片是江苏德源药业有限公司研制，为坎地沙坦酯与氢氯噻嗪复方制剂。本研究以随机、双盲双模拟、平行对照、多中心试验方法，对其治疗原发性高血压的疗效和安全性进行了临床评价，现将研究结果报告如下。

1 对象与方法

1.1 病例选择及研究药品

1.1.1 入选标准

对原发性高血压患者，男、女不限，年龄 18 ~65 岁；研究前正在服药的患者，需坐位舒张压（DBP）：90 ~115mmHg，对 14 天内未服药患者，需 95mmHg≤DBP＜115mmHg；在单药治疗时 95mmHg≤DBP＜115mmHg；在随机双盲治疗期，90mmHg≤DBP＜115mmHg；签署知情同意书。

1.1.2 排除标准

DBP≥115mmHg，或收缩压（SBP）≥180mmHg 者；肝肾功能异常；药物过敏史；近 12 月内脑血栓患者，心肌梗死患者；低钾血症患者；合并其他系统慢性疾病者。

1.1.3 研究药品

坎地沙坦酯空白片，批号：04090801；复方坎地沙坦酯空白片，批号：04091001；复方坎地沙坦酯片，规格：坎地沙坦酯 16mg/氢氯噻嗪 12.5mg，批号：04091720；三者均由江苏德源药业有限公司提供。对照药坎地沙坦酯片购买天津武田药品有限公司，规格 8mg/片，批号：040701。

本品国家食品药品监督局的批件号为 2004L00575。

1.2 研究及给药方法

采用随机、双盲双模拟、平行对照、多中心研究试验方法。在我国 5 家临床中心进行，共分 4 个阶段：研究前期，病例筛选；清洗期 2 周，停服现有的降压药物；单药治疗期 4 周，服用坎地沙坦酯 8mg/（d · 次）；随机双盲治疗期 8 周，随机分组，服用坎地沙坦酯片 16mg/（d · 次）(8mg 两片），同时服用复方坎地沙坦酯空白片，或服用复方坎地沙坦酯片 1 次/d，同时服坎地沙坦酯空白片两片。监测血压、血生化指标、及不良事件。

1.3 统计分析及疗效评价标准

使用 SAS 9.1 统计软件包进行统计分析，数据以平均值 ± 标准差（$\bar{X} \pm s$）表示，比较组内及组间血压变化，以及达标率（DBP <90mmHg），采用配对或成组 t 检验和 χ^2 检验，以 $P<0.05$ 为差异有统计学意义。

2 结　果

研究于2005-07～2006-05 完成。5 家临床中心共有392 例原发性高血压患者进入单药治疗期，54 例患者 DBP <90mmHg 结束试验，299 例患者进入随机双盲治疗期，276 例完成试验，其中复方坎地沙坦酯组（坎地沙坦酯 16.0mg/氢氯噻嗪 12.5mg）134 例，坎地沙坦酯组（坎地沙坦酯 16mg）142 例。单药（坎地沙坦酯 8mg）治疗期共脱落 39 例，脱落率 9.9%（39/392），其中不良事件 5 例，患者不合作 16 例，疗效不佳 6 例，失访 9 例，随机双盲结束 3 例（因试验随机号已发完，无随机号了，故未入）；随机双盲期共脱落 23 例，脱落率 7.4%（22/299），其中复方组违背方案 1 例，不良事件 5 例，患者不合作 2 例，失访 7 例；坎地组不良事件 1 例，患者不合作 3 例，失访 4 例；剔除 1 例，剔除率 0.3%（1/299）。复方坎地沙坦酯组脱落率 9.4%（14/149），剔除率 0.7%（1/149）最终完成 134 例；坎地沙坦酯组脱落率 5.3%（8/150）最终完成 142 例。脱落率、剔除率两组间比较差异均无统计学意义，组间比较：P 值分别为 0.176、0.237。

2.1 血压疗效评价

2.1.1 单药治疗期（$n=353$）

392 例患者进入单药治疗，脱落 39 例，完成 353 例，单药治疗期 FAS 分析集的结果与 PPS 分析集结果趋势一致，PPS 分析集结果示用药后 2、4 周 DBP、SBP，立位 DBP、SBP 均明显下降（$P<0.01$），结果见表 1。服坎地沙坦酯 8mg 4 周，患者的血压达标率为 15.3%（54/353 例）。

表 1　单药期治疗前、后血压变化（$\bar{X}\pm s$，$n=353$）　（mmHg）

治疗时间	坐位 DBP		坐位 SBP		立位 DBP		立位 SBP	
	血压均值	下降差值	血压均值	下降差值	血压均值	下降差值	血压均值	下降差值
基线	99.7 ±3.8	—	148.1 ±12.2	—	100.6 ±6.8	—	148.6 ±13.3	—
用药后2周	93.1 ±5.8	6.5 ±5.7	138.0 ±11.9	10.2 ±10.6	94.9 ±7.5	5.8 ±6.9	139.5 ±12.8	9.1 ±11.0
用药后4周	93.0 ±6.2	6.6 ±6.1	137.2 ±11.8	10.8 ±10.9	94.6 ±8.3	6.1 ±7.3	137.7 ±13.3	10.9 ±11.6

注：DBP：舒张压；SBP：收缩压。组内治疗前、后比较，P 均 <0.01

2.1.2 随机双盲期

随机双盲期二组药前性别、年龄、身高、体质量、体质量指数、血压、心率组间比较差异无统计学意义（$P>0.05$），符合随机入组分布，详见表 2。

表 2　患者基线情况（PPS）（$\bar{X}\pm s$）

项目	组别	总例数	男性［例(%)］	女性［例(%)］	年龄（岁）	身高（cm）	体质量（kg）	体质量指数（kg/m[2]）	坐位舒张压（mmHg）	坐位收缩压（mmHg）	心率（次/min）
单药治疗期		353	220(62.3)	133(37.7)	49.3 ±8.1	167.9 ±7.6	72.6 ±10.5	25.7 ±2.6	99.5 ±3.7	147.7 ±12.1	74.3 ±7.5
随机双盲期	复方坎地沙坦酯	134	80(59.7)	54(40.3)	50.1 ±7.8	168.2 ±8.1	73.0 ±10.5	25.8 ±2.5	94.7 ±4.2	138.1 ±10.9	74.1 ±6.8
	坎地沙坦酯	142	93(65.5)	49(34.5)	49.3 ±7.8	167.7 ±7.2	73.3 ±10.4	26.0 ±2.7	95.0 ±4.9	139.4 ±12.4	74.2 ±7.7

注：随机双盲期两组间比较，P 均 >0.05

随机双盲期 FAS 分析集的结果与 PPS 分析集结果趋势一致，两组药后 2、4、6、8 周两组 DBP、SBP，立位 DBP、SBP 均明显下降（$P<0.01$），复方坎地沙坦酯组降压差值优于坎地沙坦酯 16mg 组。

2.1.3 坐位舒张压见图 1

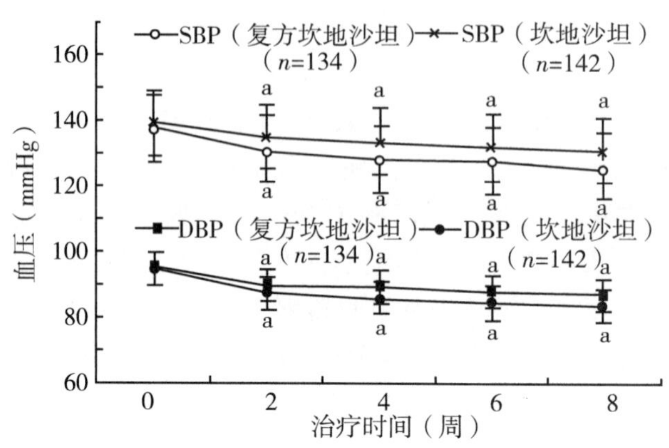

图 1 随机期血压变化

SBP：收缩压 DBP：舒张压。与基线比较，a：$P<0.01$

每组药后 2、4、6、8 周坐位舒张压均明显下降（$P<0.01$）。药后 2 周坐位舒张压即明显下降，至药后 6 周降压幅度趋于稳定。组间比较：药后各时点两组坐位舒张压下降幅度组间比较，复方坎地沙坦酯组大于坎地沙坦酯组，差异有统计学意义。

2.1.4 坐位 SBP 见图 1

每组用药后 2、4、6、8 周坐位收缩压均明显下降，组内比较均 $P<0.01$。用药后 2、4、6、8 周两组坐位收缩压下降幅度组间比较，复方坎地沙坦酯大于坎地沙坦酯，差异有非常显著意义（$P<0.01$）。

2.1.5 随机双盲期血压达标率

用药后 4 周，复方坎地沙坦酯组血压达标率为 64.9%（87/134 例），高于坎地沙坦酯 16mg 组的 39.4%（56/142 例），组间比较，差异有非常显著意义（$P<0.01$）。治疗 8 周，复方坎地沙坦酯组达标血压率为 79.9%（107/134 例），高于坎地沙坦酯 16mg 组的 51.4%（73/142 例），组间比较，差异有非常显著意 义（$P<0.01$）。

2.2 安全性评价及不良事件

服药前后心率无变化。单药治疗期不良事件发生率为 6.2%（22/353 例），不良事件发生 27 例次。治疗 8 周后，坎地沙坦组有 2 例患者用药前心电图正常，用药后异常。复方坎地沙坦酯组与试验药物相关的不良事件发生率为 2.9%（4/134 例），共 5 例次，分别为肌酐升高、尿素氮升高、头晕恶心低血压、头晕、血白细胞减低各 1 例次。坎地沙坦酯组与试验药物相关的不良事件发生率为 2.8%（4/142 例），共 6 例次，分别为：三酰甘油升高、头痛各 2 例次，尿白细胞、尿红细胞各 1 例次。2 组与试验药物相关的不良事件发生率组间比较，差异无统计学意义（$P=0.99$）。无严重不良事件发生。

3 讨 论

坎地沙坦酯是一种新的 ARB，降压效果好，多不受肝脏和肾脏功能影响[1]。已有报道对国产坎地沙坦酯 8～16mg 对高血压患者的降压疗效及安全性临床研究。钱岳晟等[2]临床研究结果的总有效率为82.2%，动态血压谷峰比为SBP 0.75和DBP 0.71，不良反应为3.9%。黄高忠等[3]临床研究结果为总有效率为82.1%，不良反应为6.5%。

血管紧张素转化酶抑制剂或ARB与利尿剂合用，是治疗高血压一合理有效的合用方案，尤其对难治性高血压或单纯收缩期高血压患者[1,7]。沙坦类与利尿剂复方制剂在国内已有报道，李一石等[4]临床研究结果报道，海捷亚（科素亚与氢氯噻嗪复方）的降压疗效在服药后4周至8周的总有效率分别为81.9%和88.0%，不良反应为19.1%。单剂科素亚的总有效率分别为41.2%和50.6%，不良反应为15.6%。另有临床研究报道[5]，厄贝沙坦与氢氯噻嗪复方制剂的降压效果，达标率分别为88.4%和94.4%，不良反应为6.7%。结果均表明复方制剂比单剂的降压疗效明显，而不良反应无明显变化，耐受性好。

国外有相关研究报道（CASTLE）[6]，以多中心，双盲，随机，平行方法，比较了坎地沙坦酯与钙通道拮抗剂氨氯地平对轻度高血压患者的疗效和安全性研究，坎地沙坦与氨氯地平分别加量到32与10mg/d，4周两者血压降低水平相近，平均血压下降15.2/10.2mmHg及15.4/11.3mmHg，达标率（DBP <90mmHg）分别为79%和87%，停服率分别为3.3%和9.4%。服用坎地沙坦16mg和氨氯地平5mg时4周的血压下降分别为12.8/8.9，9.9/9.4mmHg。

坎地沙坦酯与利尿剂（氢氯噻嗪）复方制剂国内尚无报道。本临床研究结果显示，国产坎地沙坦复方制剂的4~8周的降压达标率分别为64.9%和79.9%，达标率及降压幅度均比坎地沙坦酯单药降压作用强，药物不良反应为2.9%，主要为头痛。两者不良反应相似。

参　考　文　献（略）

（原载于《中华高血压杂志》2008年2月第16卷第2期）

Rapid response to lipids profile and leukocyte gene expression after rosuvastatin administration in Chinese healthy volunteers

HUA Cong-xiao　LI Yi-shi　LIU Yu-qing　LIU Hong　LI Na
WU Ying　XU Li and HUANG Yi-ling

Key Laboratory of Clinical Trial Research in Cardiovascular Drugs, Ministry of Health, Beijing Fuwai Hospital, Peking Union Medical College, Chinese Academy of Medical Sciences, Beijing 100037, China

Statins are competitive inhibitors of 3-hydroxy-3-methylglutaryl coenzyme A (HMG-CoA) reductase widely used in dyslipidemia and cardiovascular disease. Statins can reduce cardiovascular morbidity and mortality in both primary and secondary preventions.[1,2] The efficacy of statins is considered to be related to lipid reduction and pleiotropic effects.

Intensive statin therapy initiated immediately after an acute coronary event can significantly reduce early morbidity and mortality.[3] The administration of simvastatin (80mg/d) for only 3 days produces a rapid reduction of low-density lipoprotein-cholesterol (LDL-C) level, with a rate of 24%.[4] Compared with other statins, rosuvastatin has proven to be a powerful medication. It is superior to atorvastatin, simvastatin and pravastatin in lowering the level of LDL-C.[5] Therapy with rosuvastatin of 10 ~ 20mg per day has proven to be effective and safe in Chinese patients with hypercholesterolemia.[6] However, it is still unclear how rapidly the effects of rosuvastatin occur. We hypothesize that rosuvastatin may rapidly lower the level of serum cholesterol.

There has been growing evidence suggesting the pleiotropic effects of statins that are independent of lipid-lowering effects.[7] Previous studies have indicated that rosuvastatin possesses anti-inflammatory,[8,9] antioxidant,[10] and vascular-myocardial protective actions.[11,12] Circulating leukocytes are directly involved in the chronic inflammation related to the genesis of atherosclerosis.[13] Since the transcriptome of peripheral leukocytes may be used as a sensor to anti-atherosclerosis drug therapy,[14,15] we hypothesize that rosuvastatin may influence the expression of genes in peripheral leukocytes. This may provide some new clues about its potential pleitropic effects.

This study was undertaken to investigate the early response in lipid profile and changes of peripheral leukocytes gene expression following rosuvastatin therapy. Microarray technology made it possible to analyze cell genomic expression profiles for discovery of differentially expressed genes. Therefore, at 72 hours after administration of a single dose of 20mg rosuvastatin, changes both in gene expression of peripheral leukocytes and serum lipids were measured in healthy Chinese volunteers.

METHODS

Subject population

A total of 30 healthy Chinese male volunteers aged (22 ± 3) years were recruited. All of them presented with normal blood lipids levels. They were not subjected to any concomitant medication. The Institutional

Review Board had approved the study protocol. Written informed consents had been obtained from the subjects before the study.

Blood sampling

Each subject was given a single oral dose of 20mg rosuvastatin at 8 : 00 in the morning after an overnight fast. Rosuvastatin was provided by Dongrui Pharmacuetic Co., Suzhou, China. Blood samples for RNA extraction and biochemical tests were collected before and 72 hours after the administration.

Biochemical measurements

Routine blood biochemistry including serum total bilirubin, alanine aminotransferase (ALT), aspartate aminotransferase (AST), creatine phosphokinase (CK) and alkaline phosphatase levels were measured both before and at 72 hours after the administration. Serum concentrations of total cholesterol (TC), high-density lipoprotein cholesterol (HDL-C), LDL-C and triglycerides (TG) were measured using a Beckman Synchrom CX5 (Fullerton, CA, USA). High-sensitivity C-reactive protein (hs-CRP) was determined with a human CRP ELISA kit (American Diagnostica Inc., Greenwich, CT, USA). Plasma fibrinogen was analyzed in duplicate by an automated method of Clauss. Routine blood biochemistry tests were done within 2 hours after blood collection.

RNA extraction

RNA for both microarray analysis and real-time polymerase chain reaction (PCR) validation was isolated from the blood samples obtained from three subjects who were randomly selected from the total of 30 volunteers. And the three blood samples were numbered as No. 1, 2 and 3.

Each EDTA-anticoagulated blood sample (4 ml) was centrifuged at 4℃ (3000 r/min for 10 minutes) and the supernatant was removed. The pellets were washed with 15 ml of erythrocyte lysis buffer (containing EDTA 0.6 g/L, $KHCO_3$ 1.0 g/L, NH_4Cl 8.2 g/L, pH = 7.4) for 15 minutes at 4℃. The samples were spun at 3000 r/min for 10 minutes at 4℃ and the supernatant was removed again. Lysis and centrifugation were repeated for three times to obtain a blank pellet of leukocytes. Total RNA was extracted using TRIZOL reagent (Invitrogen, Carlsbad, CA, USA) according to the manufacturer's protocol and then it was purified with NucleoSpin RNA clean-up Kit (MACHEREY-NAGEL GmbH & Co. KG, Düren, Germany). RNA concentration and quality were determined by a spectrophotometer with an absorbance ratio of 260/280 nm and denaturing formaldehyde gel electrophoresis. Erythrocyte lysis, cell separation and total RNA purification procedures were performed at once using the freshly collected blood samples. The purified RNA was stored in 70% ethanol at −70℃ before subsequent analysis. And microarray hybridization and RT-PCR analysis were performed within 1 month after RNA isolation.

Probe labeling and hybridization

To analyze the change fold of gene expression level at 72 hours after administration of rosuvastatin compared with that of before treatment, three array-hybridizations were performed. Each microarray (22K Human Genome Array, CapitalBio, Beijing, China) hybridization used the RNA samples taken before administration of rosuvastatin and 72 hours after the administration from one of the three randomly selected volunteers.

Total RNA (5μg) was used to prepare fluorescent dye-labeled (Cyanine 5 and Cyanine 3-dCTP, Amersham Pharmacia Biotech, Piscataway, NJ, USA) cDNA through Eberwine's linear RNA amplification method followed by subsequent reverse transcription. A cDNA-labeling approach was undertaken with Klenow enzyme (Takara, Dalian, China) as previously described.[16] The labeled cDNA was purified with PCR Purification Kit (Qiagen Company, Germany), then resuspended in elution buffer and quantified by ultraviolet spectrophotometry. Labeled cDNAs were mixed into 35 μl hybridization solution (3 × SSC, 0.2% SDS, 25% formamide and 5 × Denhart's). Thus, the arrays were hybridized at 42℃ overnight and washed with two consecutive washing solutions (0.2% SDS, 2 × SSC at 42℃ for 4 minutes, and 0.2 × SSC for 5 minutes at room temperature).

Microarray imaging and data analysis

The arrays were scanned with a confocal LuxScan™ scanner and the images obtained were then analyzed using LuxScan™ 3.0 software. The obtained signal intensity data were analyzed with GenePix Pro 4.0 software (Axon Instruments, Foster City, CA, USA), then a space and intensity-dependent normalization based on a LOWESS program[17] was employed. Afterwards the change fold of gene mRNA level was calculated automatically and expressed as a ratio of after treatment/before treatment. The gene with a change ratio greater than 2 or less than 0.5 after treatment and with a false discovery rate of less than 0.1% was identified as a differentially expressed gene according to one-class Significance Analysis of Microarrays (SAM) algorithm.[18]

Verification of differentially expressed genes by real-time PCR

cDNA was synthesized from the purified total RNA (2μg) in a total volume of 20μl using Oligo (dT) 15 (Promega, Corporation, Madison, WI, USA) as primer and 300U SuperScript Ⅱ reverse transcriptase kit (Invitrogen). The sequences of the primers (BioAsia, Shanghai, China) are listed in Table 1.

Real-time PCR was performed by employing a LightCycler system and the FastStart DNA Master SYBR Green Ⅰ Kit (both from Roche Diagnostics, Mannheim, Germany) according to the manufacturer's protocol. The specificity of real-time PCR amplification was confirmed by dissociation curve analysis and 1.5% agarose gel electrophoresis. The results were analyzed using LightCycler software version 3.5 (Roche Diagnostics). β-actin was used as the reference gene. Then the change fold of expression level of each target gene after rosuvastatin treatment was calculated automatically and also expressed as a ratio according to the mathematical model reported by Pfaffl et al.[19]

Table 1 Sequences of the primers used in real-time PCR

GB. accession	Name	Primers	Sequence
NM_000051	*ATM*	Forword primer	5′-TTCCATACCTGAAGTGTAGCATAAA-3′
		Reverse primer	5′-AATTTGCCAGTCTCATTAACCC-3′
NM_033357	*CASP8*	Forword primer	5′-TCATCTGCTGTATCCTCTCCCAT-3′
		Reverse primer	5′-CCCTGACAAGCCTGAATAAAAAA-3′
NM_001557	*IL8RB*	Forword primer	5′-AATGGCTAAGCAAAATGTGATATG-3′
		Reverse primer	5′-AAGTTTTCAAGGTTCGTCCGT-3′
NM_006272	*S100B*	Forword primer	5′-GTCAGGTCTCAGTGATAAAGCGT-3′
		Reverse primer	5′-TTTTCAAATAATGCTGGATAAGG-3′

Statistical analysis

The data of baseline characteristics and biochemistry were expressed as means ± standard deviation (SD). The statistical comparison was performed by paired-sample *t* test using the SAS® 9.13. The statistical significance was defined as $P < 0.05$.

RESULTS

Biochemistry and inflammatory markers

The mean baseline biochemistry was within the range of normal reference. Rosuvastatin was well tolerated in all the volunteers. No drug-related adverse event was found during the study. After rosuvastatin treatment, there were significant reductions of (0.67 ± 0.33) mmol/L ((4.14 ± 0.50) vs (3.47 ± 0.42) mmol/L, $P = 0.000$, a reduction of 16.1% from baseline) in total cholesterol and (0.54 ± 0.34) mmol/L [(2.26 ± 0.48) vs (1.72 ± 0.46) mmol/L, $P = 0.000$, a reduction of 23.8% from baseline] in LDL-C. However, no significant changes occurred in HDL-C [(1.30 ± 0.25) vs (1.25 ± 0.25) mmol/L, $P = 0.213$], TG [(0.87 ± 0.34) vs (0.91 ± 0.22) mmol/L, $P = 0.432$], hs-CRP [(1.90 ± 0.57) vs (1.85 ± 0.45) mg/L, $P = 0.249$], fibrinogen [(2.85 ± 0.56) vs (2.79 ± 0.49) g/L, $P = 0.183$], total bilirubin, alkaline phosphatase, ALT, AST, and CK levels after rosuvastatin treatment.

Response of differentially expressed genes to rosuvastatin

A total of 24 genes were differentially expressed after rosuvastatin treatment and their change folds of expression level (ratios) are listed in Table 2. Three of the genes were up-regulated while 21 of them were down-regulated by rosuvastatin. They may be involved in important cell biological processes such as cytokine-cytokine receptor interaction, apoptosis signaling pathway, etc, according to the database in BioRag at*www.biorag.org*.

Table 2 Differentially expressed genes after rosuvastatin treatment

GB. accession	Gene name and functional pathways involved	Ratio
NM_000051	ATM (Ataxia telangiectasia mutated)	5.991
NM_000767	CYP2B6 (Cytochrome P450, subfamily ⅡB (phenobarbital-inducible), polypeptide 6)	2.325
NM_033357	CASP8 (Caspase 8, apoptosis-related cysteine protease)	2.016
NM_002243	KCNJ15 (Potassium inwardly-rectifying channel, subfamily J, member 15)	0.074
NM_001557	IL8RB (Interleukin 8 receptor, beta)	0.144
NM_032571	EMR3 (EGF-like module-containing mucin-like receptor EMR3)	0.230
NM_007289	MME (Membrane metallo-endopeptidase)	0.088
NM_000634	IL8RA (Interleukin 8 receptor, alpha)	0.249
NM_003841	TNFRSF10C (Tumor necrosis factor receptor superfamily, member 10c, decoy without an intracellular domain)	0.237
NM_000478	ALPL (Alkaline phosphatase, liver/bone/kidney)	0.325
NM_001276	CHI3L1 (Chitinase 3-like 1 (cartilage glycoprotein-39))	0.216
NM_005604	POU3F2 (POU domain, class 3, transcription factor 2)	0.338
NM_004633	IL1R2 (Interleukin 1 receptor, type Ⅱ)	0.045
AK026679	AK026679 (Homo sapiens cDNA: FLJ23026 fis, clone LNG01738)	0.320
AF038190	DKFZP761N09121 (Hypothetical protein DKFZp761N09121)	0.155
NM_015515	HAIK1 (Type Ⅰ intermediate filament cytokeratin)	0.178

续 表

GB. accession	Gene name and functional pathways involved	Ratio
NM_020980	AQP9 (Aquaporin 9)	0.263
NM_024565	FLJ14166 (Hypothetical protein FLJ14166)	0.308
AK056427	ZDHHC18 (Hypothetical protein DKFZp667O2416)	0.415
NM_006018	GPR109B (Putative chemokine receptor; GTP-binding protein)	0.181
NM_005980	S100P (S100 calcium binding protein P)	0.083
NM_000636	SOD2 (Superoxide dismutase 2, mitochondrial)	0.449
NM_019839	LTB4R2 (Leukotriene B4 receptor BLT2)	0.352
NM_006272	S100B (S100 calcium binding protein, beta (neural))	0.334

Change fold of gene expression was expressed as a ratio, which was defined by comparing the expression level of sample at 72 hours after rosuvastatin treatment to that of before treatment

Validation by real-time PCR

Among the 24 differentially expressed genes, the four genes including *ATM*, *CASP8*, *IL8RB* and *S100B*, which we were interested in, were identified. The change folds of gene expression level of ATM, CASP8, IL8RB and S100B after rosuvastatin treatment were expressed as ratios and listed in Table 3. The mean change fold of each gene was compared with 1 (1 means no change of expression level occurred). The results showed that *ATM* and *CASP8* were up-regulated while *IL8RB* and *S100B* were down-regulated significantly after rosuvastatin treatment ($P < 0.05$, Table 3). The results of real-time PCR were in accordance with those of microarrays, confirming that rosuvastatin changed the expression of these four genes.

Table 3 The change of gene expression level (ratio) in fold obtained by the two methods: microarray analysis and real-time PCR

Gene name	Ratio from microarray analysis				Ratio from real-time PCR			
	No. 1	No. 2	No. 3	*P* value	No. 1	No. 2	No. 3	*P* value
S100B	0.3855	0.3211	0.2515	0.003	0.3804	0.0809	0.1237	0.013
IL8RB	0.1329	0.1727	0.1303	0.000	0.0637	0.2758	0.4422	0.021
CASP8	2.2912	2.2868	2.3711	0.000	2.4411	2.8637	2.0067	0.028
ATM	2.6857	5.0288	4.9180	0.050	3.3866	4.7613	5.4725	0.029

The change of gene expression level in fold was expressed as a ratio, which was defined by comparing the expression level of sample at 72 hours after rosuvastatin treatment to that of sample before treatment. No. 1, 2 and 3: the sample number of the three blood samples. *P*: the mean change fold of each gene was compared with 1 (1 means no change of expression level occurred) using paired-sample *t* test

DISCUSSION

Studies have shown rapid effects of simvastatin and atorvastatin.[4,6] Rosuvastatin has proven to be a powerful medication in standard lipid lowering therapy.[8] This study demonstrated that only single 20mg dose of rosuvastatin administration produces a substantial and statistically significant LDL-C reduction of 23.8%. The rapid cholesterol lowering effect supported potent efficacy of rosuvastatin in Chinese population with hypercholesterolemia.[9] Such early effects are not surprising, because inhibition of HMGCoA reductase activity may occur as early as 4 hours after statin treatment.[20] The study provided valuable clues about the dose of rosuvastatin to use when a rapid lipid lowering treatment is desired.

Blood hs-CRP and fibrinogen are inflammatory biomarkers related to cardiovascular disease.[21] A study demonstrated that statins attenuate the elevated serum levels of inflammatory cytokines including hs-CRP rapidly in patients with ACS.[22] In the present study, however, no changes of blood levels of hs-CRP and plasma fibrinogen occurred, which may be explained by the normal baseline levels in healthy volunteers.

In this study, microarray data showed that 24 genes in peripheral leukocytes were significantly regulated by rosuvastatin at 72 hours after administration. The regulated genes were involved in important cell biological processes such as cytokine-cytokine receptor interaction, apoptosis signaling pathway, etc. By real-time PCR, we identified four rosuvastatin-regulated genes including *ATM*, *CASP8*, *IL8RB* and *S100B*. Although many studies had described the pleiotropic effects of rosuvastatin, most evidence derived from *in vitro* or animal studies.[13] The rapid gene expression regulation action of rosuvastatin revealed in this study provided some *in vivo* clues about non-lipid lowering effects of rosuvastatin.

Interleukin-8 and its receptor IL8RB have been implied to play a substantial role in macrophage accumulation in atherosclerotic lesions,[23] although the underlying molecular mechanisms remain to be clarified. OxLDL induces IL8RB expression through scavenger receptor and p38 MAPK activation in monocytes and subsequently promotes the adhesion of monocytes. Thus statins may suppress the IL8RB expression by reducing the circulating oxLDL or directly via the inhibition of geranylgeranylation of RhoA. ATM regulates DNA damage-induced cell cycle arrest. In apoE-/-mice, ATM is involved in apoB-48 lipoproteins clearance and linked to cardiovascular disease.[24] An agent activating ATM may improve insulin resistance and decrease vascular disease, but the underlying mechanisms involved remain to be elucidated. This study demonstrated that rosuvastatin regulated IL8RB and ATM expression in peripheral leukocytes, which may both produce vascular protective actions.

Caspase 8 is involved in death receptor (such as Fas)-mediated cell apoptosis and recent *in vitro* studies indicated that increased activity of caspase 8 may occur in statins-induced apoptosis in cell lines.[25] Statins may induce caspase 8 activation *in vitro* through suppressing the isoprenylation pathway of small G proteins such as Rho by inhibiting HMG-CoA.[25] S100B, an EF-hand calcium binding protein involved in cell cycle and proliferation, is down-regulated by rosuvastatin. Over-expression of S100B is implicated in neurological diseases.[26] Thus, *CASP8*, and *S100B* may be effect-related genes of rosuvastatin therapy. However, the clinical significance of these impacts remains to be further determined.

Nevertheless, as a preliminary study, the study has some limitations. There are few data to suggest that the acute effect of statins would be different in healthy population compared with other populations. Therefore, repeating the study in a hypercholesterolemic population is important in the future. And validation of the differentially expressed genes in a further placebocontrolled trial is indicated.

In summary, rosuvastatin can rapidly modulate serum lipids and change the gene expression of peripheral leukocytes in healthy volunteers. It may further strengthen the cognition of its properties and provide some new clues for further studies on its potential pleitropic effects.

参 考 文 献（略）

（原载于《Chinese Medical Journal》2008；121（13）：1215－1219）

贝那普利对氨氯地平药代动力学的影响

黄一玲　田　蕾　蒋娟娟　华　潞　刘　红　李一石

中国医学科学院　北京协和医学院　阜外心血管病医院　卫生部心血管药物临床研究重点实验室

高血压是心血管疾病死亡事件中的一个主要危险因素，成年人患病率为10%~30%。单一用药治疗高血压的有效率仅为40%[1]，虽然增加剂量可提高疗效，但同时也提高了不良反应的发生率。为了增加疗效，降低心血管事件的发生率，减少靶器官损伤，通常将转换酶抑制剂贝那普利和钙拮抗剂氨氯地平联合用药治疗高血压，其降压疗效约为单方制剂治疗的2倍[2]，且安全有效，具有良好的耐受性。该联合用药的方法已广泛应用于临床[3-9]。本试验旨在研究氨氯地平的药代动力学特点及其与贝那普利的相互作用，为临床用药提供参考数据。

1　材料与方法

1.1　药品与试剂　复方贝那普利片（盐酸贝那普利10mg，苯磺酸氨氯地平5mg，含量98.2%），批号：050101，成都地奥制药集团有限公司；苯磺酸氯地平片（5mg，含量99.6%），宁波大红鹰药业有限公司，批号：050101；苯磺酸氨氯地平标准品，批号：030401，纯度99%，宁波大红鹰药业有限公司；普萘洛尔（内标），批号：76F-0616，sigma化学公司；乙酸乙酯、异丙醇、甲酸、冰醋酸为色谱纯，美国Fisher公司；盐酸、碳酸钠为分析纯，天津市塘沽化学试剂厂。

1.2　仪器　HPLC/MS/MS系统包括API4000质谱仪（美国应用生物系统公司）、Agilent 1 100高效液相色谱仪（美国安捷伦公司）和Analyst 1.3.1质谱工作站。

1.3　受试者　健康男性受试者12例，年龄（26±4）岁，体重指数（22.0±1.5）kg/m^2，经体检、胸片、心电图、血尿常规、血生化检查均无异常，无心、肝、肾、消化道、代谢异常、呼吸、血液及神经系统等病史。无药物过敏史和药物依赖史，无精神病史，无家族性疾病史，无体位性低血压史。试验前2周内未服用任何药物，所有受试者自愿参加试验并签署知情同意书，试验方案经伦理委员会批准。

1.4　试验设计　本试验为随机、开放试验，采用 两制剂、两周期交叉试验设计。12名健康男性受试者自身对照，交叉口服复方贝那普利或氨氯地平，试验清洗期为12d。受试者禁食12h后口服规定制剂，200ml温开水送服，药后4h统一进食标准餐，试验期间禁忌烟酒和含咖啡因饮料。避免卧床，但也避免剧烈运动。分别于服药前（0h）和服药后10.0、20.0、30.0、45.0min，1.0、1.5、2.0、3.0、4.0、5.0、6.0、8.0、10.0、12.0、24.0、48.0、72.0、96.0、120.0、144.0h于肘正中静脉取血5ml，置于含肝素的离心试管内，离心分离血浆，存于-70℃冰箱内待测。

1.5　色谱，质谱条件　色谱柱：Nucleosil ODS柱（50cm×2mm，5μm，美国SEG公司）；流动相：甲醇水-冰醋酸（70∶30∶1，*V/V/V*）；流速：0.2ml/min；柱温：室温。离子源为电喷雾离子源（Turbo IonSpray），离子喷射电压5000V，温度为350℃；气帘气体（N_2）压力为35unit，离子源气体GS1（N_2）压力为30unit，离子源气体GS2（N_2）压力为20unit，碰撞气CAD（N_2）压力为4unit；正离子方式检测；扫描方式为多反应监测（MRM）；用于定量分析的离子反应分别为m/z 409.4→m/z 238.1（氨氯地平）和m/z 260.3→m/z 116.3（普萘洛尔，内标）；氨氯地平和内标普萘洛尔的DP电压为40V，碰撞能量（CE）为25eV，EP为8V。

1.6 血浆样品预处理 取0.2ml血浆样品，加入2mol/L Na_2CO_3 溶液100μL，混匀后加入提取剂乙酸乙酯（含内标普萘洛尔0.5μg/L）2ml进行提取，涡流混合3min，离心10min（3000r/min），分取上层有机相于室温下氮气流吹干，残留物溶于0.2ml流动相中，取10μL进样。

1.7 统计学处理 本试验采用WinNonLin药代动力学软件（4.1版，美国Pharsight公司），非房室模型计算药代动力学参数，C_{max}和t_{max}采用实测值，C_{max}、AUC_{0-144}，和$AUC_{0-\infty}$经对数转换（ln）后，采用SAS 9.13软件包对主要药物动力学参数进行多因素方差分析。若$P>0.05$，则认为复方制剂中的贝那普利对氨氯地平在体内药代动力学过程无显著影响。

2 结 果

2.1 方法的专属性 将受试者空白血浆的色谱图和血浆中加入氨氯地平和内标普萘洛尔得到的色谱图进行比较，证明血浆中的内源性物质不干扰测定，典型的色谱图见图1。其中氨氯地平和内标普萘洛尔的保留时间分别为2.1、1.5min。

2.2 标准曲线和线性范围 取标准系列血浆样品0.2ml，分别对应氨氯地平血浆浓度为0.05、0.10、0.20、0.50、1.00、2.00、5.00、10.00μL，其余同“1.6血浆样品预处理”项下操作，以待测物氨氯地平的浓度为横坐标，以待测物与内标物的峰面积比值为纵坐标，用加权最小二乘法进行线性回归。测定血浆中氨氯地平浓度的线性范围为0.05～10.00μL，最低定量浓度均为0.05μg/L。氨氯地平的典型线性回归方程为$y=0.159x-0.00538$（$r=0.9957$）。

2.3 方法的精密度和准确度 制备氨氯地平低、中、高（0.1、1.0、10.0μg/L）3个浓度的质控样品各6份，连续测定4d，求得本法的精密度与准确度。氨氯地平3个浓度水平的日内和日间的RSD均<10%，相对回收率为99.9%～100.2%。

2.4 稳定性试验 本试验分别考察了血浆样品经提取后在室温放置24h和反复冻融3次后的稳定性，结果表明苯磺酸氨氯地平的血浆样品在本试验条件下是稳定的，相对回收率为99.8%～104.0%。

2.5 血药浓度 受试者单剂量空腹口服复方贝那普利（含苯磺酸氨氯地平5mg、盐酸贝那普利10mg）及苯磺酸氨氯地平5mg后血浆中氨氯地平的血药浓度-时间数据参见图2。

2.6 药代动力学参数 氨氯地平的平均药代动力学参数见表1。复方与单方制剂之间的药代参数比较，方差分析的结果显示：氨氯地平的C_{max}、AUC_{0-t}、$AUC_{0-\infty}$在制剂间均不存在统计学差异（$P>0.05$）。说明在复方制剂中，贝那普利对氨氯地平的体内药代动力学过程没有显著影响。

表1 受试者单次口服复方贝那普利或苯磺酸氨氯地平后氨氯地平的平均药代动力学参数（$\bar{X}\pm s$，$n=12$）

参 数	复方贝那普利	苯磺酸氨氯地平
k_e（/h）	0.019±0.003	0.017±0.005
$t_{1/2}$（h）	37±6	44±12
t_{max}（h）	5.8±1.3	5.3±1.0
C_{max}（μg/L）	2.6±0.6	2.8±0.7
AUC_{0-144}（$μg\cdot L^{-1}\cdot h$）	99±39	109±26
$AUC_{0-\infty}$（$μg\cdot L^{-1}\cdot h$）	107±45	123±34
CL/f（L/h）	56±25	44±11
$MRT_{0-\infty}$（h）	53±11	62±12

2.7 药物疗效与不良反应 受试者给药后，血压、心率、呼吸、体格检查、血尿常规、血生化、心电图等均在临床正常范围内。全部试验过程无不良反应发生。

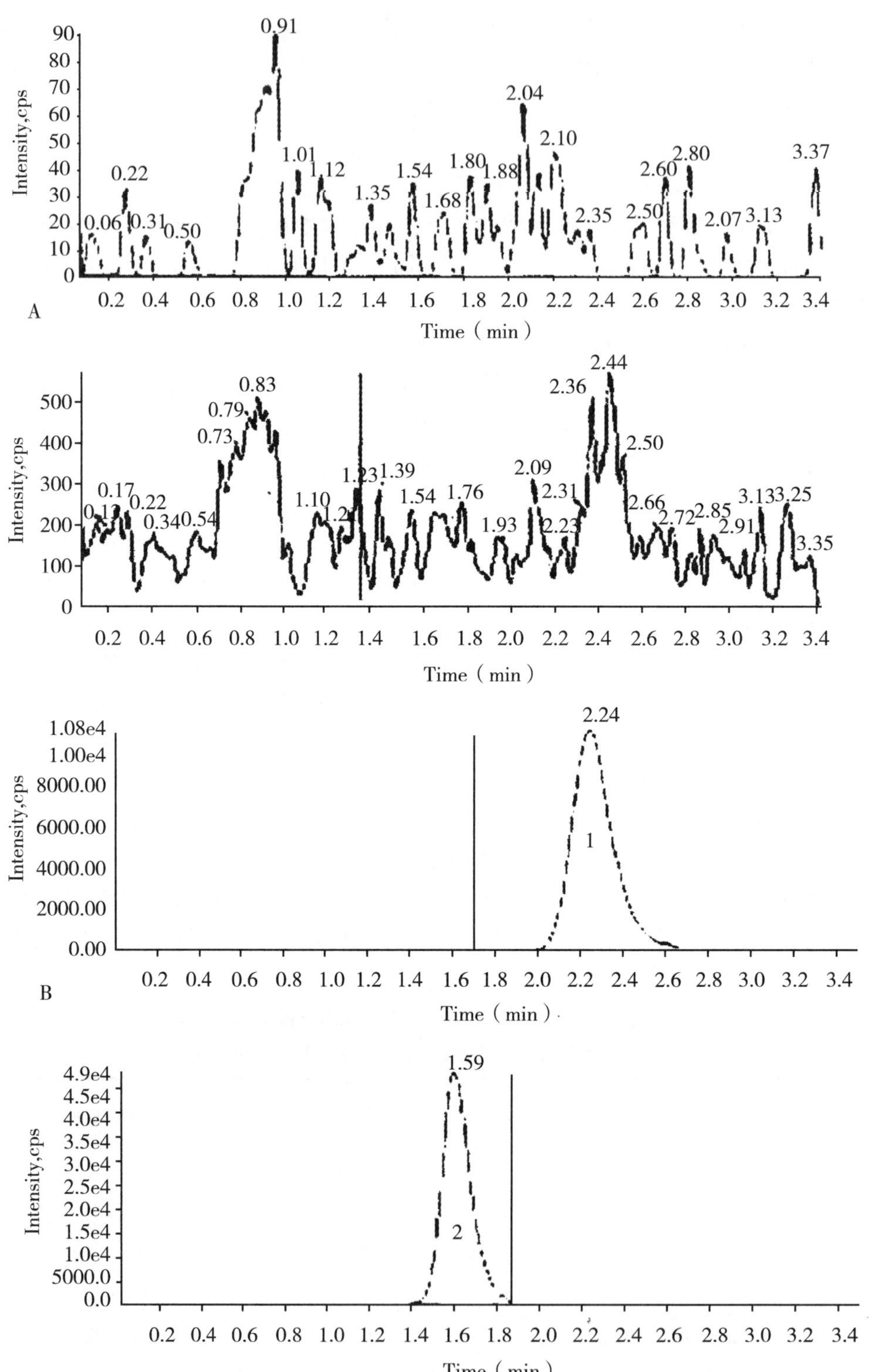

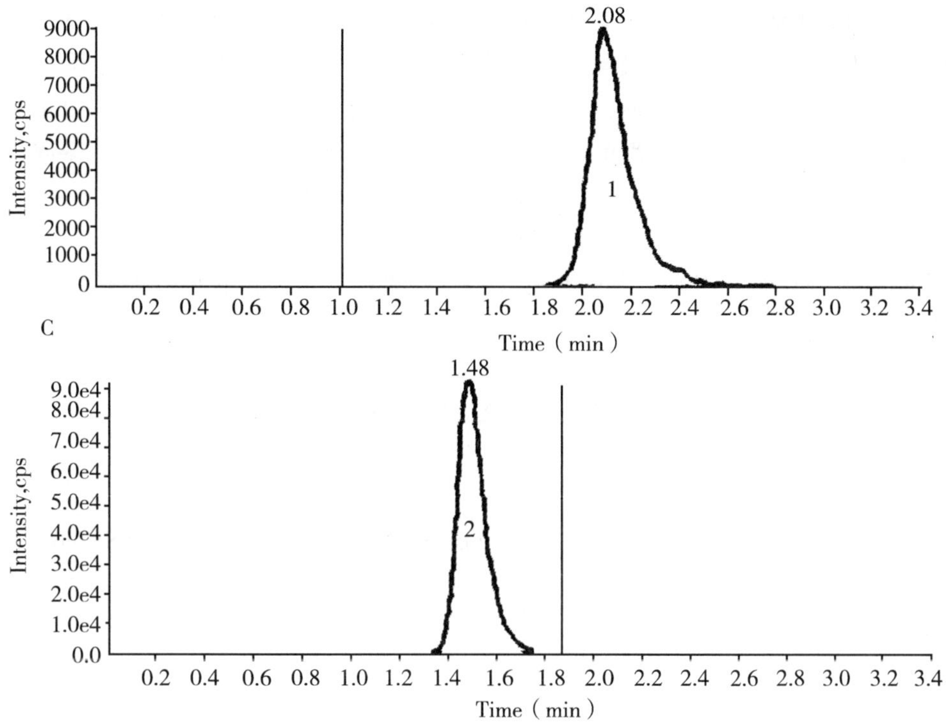

图 1　LC/MS/MS 测定血浆中氨氯地平浓度的色谱图

A：空白血浆；B：空白血浆中加入苯磺酸氨氯地平（血浆浓度 5μg/L）及内标；C：受试者药后 5h 血浆；1：氨氯地平；2：普萘洛尔

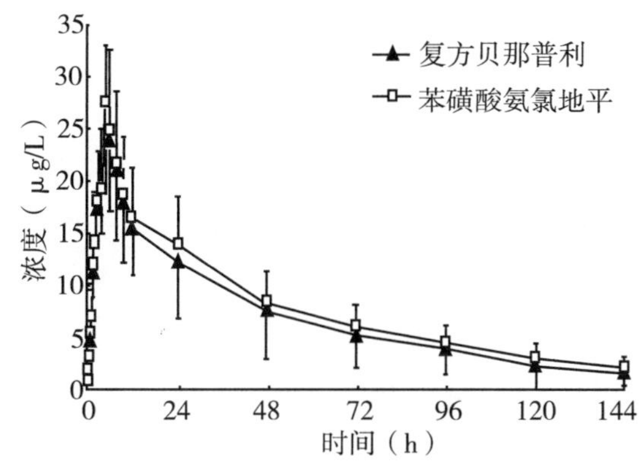

图 2　受试者单次口服复方贝那普利或苯磺酸氨氯地平后氨氯地平的平均血药浓度 - 时间曲线（$\bar{X} \pm s$，$n = 12$）

3　讨　论

氨氯地平是二氢吡啶类钙拮抗剂，可抑制钙离子跨膜进入平滑肌细胞和心肌细胞，舒张血管平滑肌而产生扩张血管、抗高血压的作用。氨氯地平与钙通道的相互作用取决于它和受体位点结合和解离的渐进性速率，故其药理作用逐渐产生，是一个慢通道阻滞剂。本文研究结果显示，复方组和单方组中氨氯地平的 C_{max} 分别为（2.6 ± 0.6）、（2.8 ± 0.7）μg/L，t_{max} 分别为（5.8 ± 1.3）、（5.3 ±

1.0）h，AUC_{0-144}分别为（99 ±39）、（109 ±26）μg · L^{-1} · h，$AUC_{0-\infty}$分别为（107 ±45）、（123 ±34）μg · L^{-1} · h，在消除相$t_{1/2}$分别为（37 ±6）、（44 ±12）h，方差分析表明无统计学差异，说明两种药物在健康人体内的吸收速率、吸收程度及消除速率基本一致，即在贝那普利和苯磺酸氨氯地平组成的复方药物制剂中，贝那普利不影响氨氯地平在健康受试者体内的吸收、分布和消除。

据国外文献报道[10]，健康受试者单次口服氨氯地平 5mg 后，其药代动力参数如下：C_{max}为（3.8 ±2.1）μg/L，AUC_{0-144}为（147.4 ±75.1）μg · L^{-1} · h，$AUC_{0-\infty}$为（166.3 ±76.7）μg · L^{-1} · h，t_{max}为 6.0（4 ~ 14）h，$t_{1/2}$为 37.0（18.9 ~ 63.4）h，中国人药代参数 C_{max}、AUC_{0-144}和$AUC_{0-\infty}$只为文献报道的60%~70%。提示上述药代参数两者之间存在着种族差异，而t_{max}和$t_{1/2}$等药代参数两者之间基本一致。

参 考 文 献（略）

（原载于《中国临床药理学与治疗学》2008 Feb；13（2））

贝那普利/氨氯地平复方制剂与贝那普利单药对高血压患者动态血压的影响

樊朝美[1] 王 莉[1] 高明明[2] 陶永康[1] 许 莉[1] 庞会敏[1] 李一石[1]

1 中国医学科学院 北京协和医学院 心血管病研究所暨阜外心血管病医院临床药理中心 卫生部心血管药物临床研究重点实验室；2 首都医科大学附属北京朝阳医院

原发性高血压单药治疗仅对 50%～60% 患者有效，在单药治疗无效时，可考虑联合用药治疗。抗高血压药物的固定剂量复方制剂在药动学的相容性、剂量搭配的不可变性及不良反应等方面仍然存在争议。但固定剂量复方制剂可减少服药片数，提高患者服药的依从性；固定复方制剂的剂量相对较小，可减少不良反应的发生率。复方贝那普利片是血管紧张素转换酶抑制剂（ACEI）贝那普利与钙通道阻滞剂（CCB）氨氯地平的固定联合制剂，二药组成复方后可提高疗效，降低药物不良反应发生率。本研究旨在以动态血压监测（ABPM）的方法评价贝那普利/氨氯地平复方制剂对高血压患者中的 24h 降压疗效，并与贝那普利单药进行比较。

对象与方法

1 病例选择

选择 2005 年 5 月～2006 年 1 月在中国医学科学院阜外心血管病医院和北京朝阳医院的 74 例患者完成了动态血压研究，其中贝那普利片组 36 例，复方盐酸贝那普利片组 38 例。试验方案经阜外心血管病医院伦理委员会批准。

入选标准：18～70 岁的轻、中度原发性高血压患者，平均坐位舒张压（SeDBP）为 95～114mmHg，且 ABPM 检查平均舒张压≥82mmHg，男女不限。排除标准：继发性高血压；SeDBP≥115mmHg 或 SeSBP≥180mmHg；肝肾功能障碍；过去 6 个月内有心肌梗死或心绞痛病史；精神或法律上的残疾患者；低钾血症（$<3.5mmol \cdot L^{-1}$）；在过去 2 年内有过滥用药物和饮酒过度史；服用任何其他可能影响血压的药物；孕妇、哺乳期妇女；既往对 ACEI 或利尿剂或磺胺过敏者等。患者自愿参加并签署知情同意书。

2 药品

复方盐酸贝那普利片由贝那普利 10mg 和氨氯地平 5mg 组成，批号 050101，由成都地奥制药集团有限公司提供。盐酸贝那普利片：10mg/片，批号 050101，由成都地奥制药集团有限公司生产。

3 给药方法

经 2 周洗脱期，口服贝那普利 10mg 单药治疗后，平均坐位舒张压（SeDBP）≥90mmHg 且 ABPM 检查平均舒张压≥82mmHg 的高血压患者，随机分为贝那普利/氨氯地平复方制剂组（qd）和贝那普利单剂组（$20mg \cdot d^{-1}$）。治疗 4 周末，诊室 SeDBP≥90mmHg 者剂量加倍，SeDBP<90mmHg 者维持原剂量继续治疗 4 周。试验期间禁用其他影响血压的药物。

4 疗效评估

采用 SpaceLabs 90217 无创性动态血压监测仪（美国太空试验室）进行研究。治疗开始前和治疗 8 周末分别行 ABPM 检查。日间（6：00～22：00）每隔 15min，夜间（22：00～6：00）每隔 30min 自动测 1 次血压及心率（HR）。本研究降压峰值（P）为服药后 1～10h 内每相邻 2h 血压下降均值的最大值。降压谷值（T）为服药后23～24h（次日7:00～9:00）血压下降差值均值。计算24h平均收缩压/舒张压、日间（6:00～22:00）平均收缩压/舒张压、夜间（22:00～6:00）平均收缩压/舒张压的下降值以及降压谷峰比值T/P，并进行统计学检验。

5 数据处理及统计方法

使用EpiData 2.1a（中文版）进行数据管理。所有统计分析均在双尾、0.05显著性水平下进行。统计分析软件为SAS Ver8.2。给药前、给药后8周的血压以均值±标准差表示。组内比较采用配对 t 检验，组间比较采用方差分析。

结　　果

1 ABPM基线情况

两组随机入组前性别、年龄、身高、体重、体重指数、血压、心率组间比较均无显著性差异（$P>0.05$），符合随机入组分布。复方制剂组和单剂组患者的服药依从性分别为99.1%和100%，均在80%～120%范围内。

2 治疗8周后动态血压平均值参数变化

两组给药后收缩压、舒张压、平均动脉压的全日平均值（24h）、日间平均值（6:00～22:00）、夜间平均值（22:00～6:00）均较给药前明显下降（$P<0.05$）。复方制剂组与贝那普利单剂组给药后收缩压、舒张压、平均动脉压的全日平均值、日间平均值、夜间平均值变化均有显著差异，见表1。治疗8周末，两组24h、日间、夜间平均血压均较给药前明显下降。药后24h、白天和夜间舒张压/收缩压，复方制剂组较用药前下降分别为（10.34±8.25）/（18.84±14.22）mmHg、（10.05±8.17）/（18.11±14.11）mmHg及（9.79±9.69）/（18.58±16.08）mmHg，贝那普利单剂组分别下降为（8.44±10.22）/（14.19±12.65）mmHg、（8.28±10.19）/（13.68±12.78）mmHg及（8.08±12.29）/（14.00±15.52）mmHg，组内比较有显著性差异（$P<0.05$）。

表1 动态血压平均值参数及统计结果（PPS）

指标		贝那普利($n=36$)			复方贝那普利($n=38$)			组间差值比较
		药前	药后	差值	药前	药后	差值	
收缩压	全日平均值	140.36±10.00	125.94±11.73	14.42±12.75[a]	142.26±18.88	123.42±10.70	18.84±14.22[a]	4.42[b]
	日间平均值	142.31±10.78	128.50±11.56	13.81±12.93[a]	143.89±18.02	125.79±10.08	18.11±14.11[a]	4.30[b]
	夜间平均值	134.33±12.57	119.89±13.70	14.44±15.50[a]	136.08±21.62	117.50±13.16	18.58±16.08[a]	4.14[b]
舒张压	全日平均值	91.42±7.17	82.97±7.22	8.44±10.22[a]	91.58±11.76	81.24±7.16	10.34±8.25[a]	1.90[b]
	日间平均值	93.42±7.70	85.14±6.97	8.28±10.19[a]	93.37±11.61	83.32±7.48	10.05±8.17[a]	1.77[b]
	夜间平均值	86.17±8.76	78.08±8.63	8.08±12.29*	86.08±12.91	76.29±7.36	9.79±9.69[a]	1.71[b]
平均动脉压	全日平均值	107.61±7.38	97.89±8.17	9.72±10.77[a]	108.66±13.25	95.58±7.38	13.08±10.09[a]	3.36[b]
	日间平均值	109.53±7.84	99.78±7.99	9.75±10.62[a]	110.24±12.85	97.53±7.34	12.71±10.25[a]	2.96[b]
	夜间平均值	102.47±9.06	92.47±10.23	10.00±12.62[a]	103.47±15.05	90.76±8.63	12.71±11.22[a]	2.71[b]

a：与用药后比较 $P<0.05$；b：与贝那普利单药组比较 $P<0.05$

3 24h动态血压情况

复方制剂组与贝那普利单剂组服药后24h各时点舒张压和收缩压均较药前下降。两组用药前后各时点的血压差值 P 均<0.05。见图1和图2。

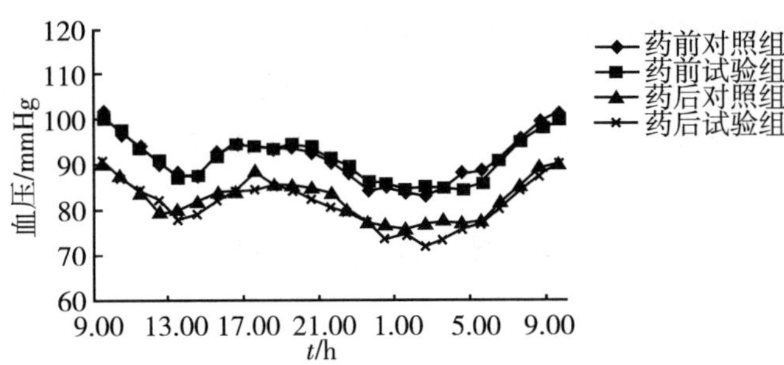

图 1 两组治疗前后 24h 舒张压变化情况

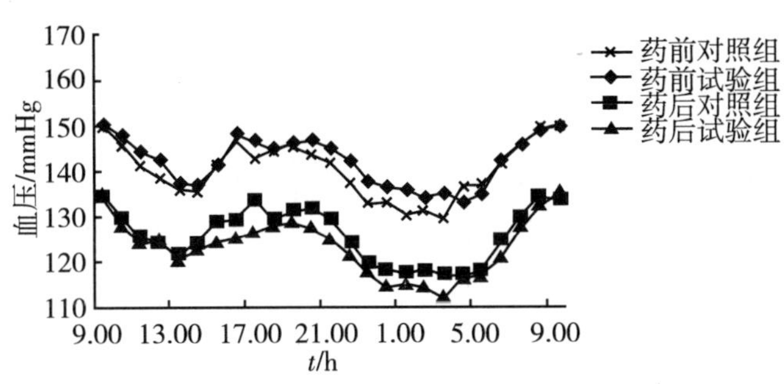

图 2 两组治疗前后 24h 收缩压变化情况

4 动态血压谷/峰比率（T/P）

服复方制剂组前、后 ABPM 的舒张压的 T 值为 10.69mmHg，*P* 值为 12.86mmHg。DBP 的 T/P 比率 =83.12%。收缩压 T 值为 17.42mmHg，*P* 值为 22.93mmHg，SBP 的 T/P 比率：75.98%。服贝那普利单剂组前、后 ABPM 的舒张压的 T 值为 9.72mmHg，*P* 值为 11.32mmHg。DBP 的 T/P 比率 = 85.83%；收缩压 T 值为 15.10mmHg，*P* 值为 19.00mmHg，SBP 的 T/P 比率 =79.47%。服药前、后 24h 动态血压曲线两组均呈螺旋平行曲线。两组间比较 *P* 值均 <0.05。每日 1 次口服复方盐酸贝那普利 1 ~2 片治疗 8 周，舒张压和收缩压的 T/P 比率分别为 83.12% 和 75.98%，表明复方贝那普利片每日一次口服，可 24h 平稳降压。

讨 论

单药治疗原发性高血压无效时，可考虑联合用药。ACEI 联合 CCB 的降压效果优于单独用药[1]。其协同机制如下：CCB 可迅速扩张外周血管，刺激肾素释放和交感神经兴奋，而 ACEI 可抑制肾素 - 血管紧张素系统，并具有副交感活性，二者可相互抵消。另外，ACEI 可改善 CCB 引起的心率增快及踝部水肿，二者联合用药可以改善高血压合并或并发的心室肥厚、肾脏损害、内皮功能损害及血管粥样病变，而不会引起血脂、糖耐量等代谢指标的异常[2]。故 ACEI/CCB 联合用药具有组织保护功能，对降低血压极为有利。贝那普利是一种非巯基的选择性 ACEI，具有较好的降压效果及耐受性。氨氯地平是一种长效二氢吡啶类 CCB，5 ~ 10mg · d^{-1}的剂量可有效降低血压、缓解心绞痛。二者半衰期均较长，联合用药效果可持续 24h 以上[3-5]。24h 动态血压监测技术可全面地评价该固定剂量复方制剂的降压效果[1]。研究结果显示，贝那普利/氨氯地平复方制剂（每日 1 ~2 片）服药 8 周后，可使全日平均血压下降（18.84 ± 14.22）/(10.34 ± 8.25) mmHg，疗效确切，固定剂量复方制剂并不影响血压的正常节律。DBP 和 SBP 的谷值峰值及降压疗效与国外研究疗效一致[1,2,6]。

试验过程中无患者因不良反应而退出。由于氨氯地平剂量较小，加上 ACEI 的协同作用，基本未出现 CCB 常见的不良反应。总之，高血压患者每日 1 次口服贝那普利/氨氯地平复方制剂可平稳有效地控制轻、中度原发高血压患者的 24h 血压，且不影响血压正常节律。

参 考 文 献（略）

（原载于《中国新药杂志》2008 年第 17 卷第 11 期）

阿罗洛尔对扩张型心肌病患者左心室功能的影响

樊朝美 许 莉 杨 宏 吕纳强 赵京林 窦克非
易 忱 袁贤奇 赵彦芬 李一石

中国医学科学院 中国协和医科大学 心血管病研究所 阜外心血管病医院
卫生部心血管药物临床研究重点实验室 临床药理中心（樊朝美、许莉、杨宏、赵京林、窦克非、袁贤奇、赵彦芬、李一石）；北京核工业医院 心内科（吕纳强、易忱）

许多循证医学的证据业已表明 β 受体阻滞剂能明显降低心血管疾病的死亡率，并已成为慢性心力衰竭（心衰）的标准用药之一[1,2]。阿罗洛尔属第三代 β 受体阻滞剂，具有同时阻滞 β_1、β_2 和 α_1 受体的作用，并可抑制肾素—血管紧张素—醛固酮系统和交感神经系统的激活。本文就阿罗洛尔对扩张型心肌病（DCM）患者左心室功能的作用及其安全性进行评价。

1 资料与方法

研究对象 选择 2000-03 至 2004-05 在我院门诊和住院的 DCM 患者 63 例，其中男性 51 例，女性 12 例，平均年龄 24 ~ 73（47.5 ± 12.9）岁，平均病程 10 ~ 120（41.38 ± 30.32）个月，平均体重（71.2 ± 11.9）kg。入选标准包括：①常规纠正心衰治疗，临床仍有心衰征象的 DCM 患者；②心功能Ⅱ ~ Ⅳ级（NYHA 分级）；③左心室射血分数（LVEF）低于 0.40；④左心室舒张末期内径 > 60 mm（M 型超声技术测量）；⑤血流动力学指标基本稳定；⑥男、女性患者年龄在 18 ~ 75 岁。排除标准：①冠心病史；②慢性酒精中毒者；③高血压病；④瓣膜性心脏病、肥厚型心肌病或限制型心肌病、活动性心肌炎和心包疾病；⑤严重心律失常；⑥糖尿病或合并其他内分泌疾病；⑦贫血性心脏病；⑧肺源性心脏病或严重肺部疾患；⑨脚气性心脏病；⑩先天性心脏病；⑪妊娠及哺乳妇女；⑫有 β 受体阻滞剂过敏史。

方法 所有入选患者经过两期治疗。第 1 期（约需 1 周）：均接受常规纠正心衰治疗包括血管紧张素转换酶抑制剂 + 利尿剂 + 地高辛，在血流动力学指标平稳后（左心室射血分数变化 < 0.5），按照观察指标要求完成所有检查项目作为对照。第 2 期（12 个月）：经第 1 期后给予常规纠正心衰治疗 + 阿罗洛尔治疗。阿罗洛尔由日本住友制药株式会社提供，10 mg/片剂（批号：B-01030001）。治疗过程中阿罗洛尔由小剂量开始（1.25 mg，每日 2 次），如果患者能耐受此剂量，每间隔 1 ~ 2 周递增剂量，直至达到最大耐受量。在递增剂量过程中如果患者不能耐受增加的药量，出现低血压或其他反应，可先调整利尿剂或其他药物用量，以缓解症状，如仍不能耐受，按原剂量维持。患者进入第 2 期治疗血流动力学平稳后，第 1 期用药量尽量少作调整。治疗前后对所有患者进行详细体检、评价心功能（NYHA 分级），并进行实验室检查、12 导联心电图。以超声心动图技术评价心脏功能。在整个研究期间监测不良事件的发生、持续时间和终止时间，详细记录不良事件的严重程度、与研究药物的关系和所采取的措施。

超声心动图观察指标测量方法 采用美国惠普公司提供的 HP-SONOS 1500 型电子相控阵超声心动图仪，以 M 型超声技术测量心房、心室腔内径、心室壁厚度。以二维超声技术取心尖四腔心切面，根据 Simpson 原理计算左心室舒张末期容积、左心室收缩末期容积求得左心室射血分数，取 3 个心动周期的平均值。

疗效判定标准　显效：心功能（NYHA 分级）改善 2 级和左心室射血分数增加≥0.20；有效：心功能改善 1 级和左心室射血分数增加≥0.10；无效：未达到有效标准。

停止治疗的标准　①对阿罗洛尔过敏者；②阿罗洛尔治疗过程中出现肝、肾功能严重损害者；③心衰明显加重者；④引起或加重心律失常者；⑤医生认为如果继续参加研究不利于患者的情况；⑥患者要求退出研究。

统计学处理　数据处理和统计应用 SPSS 11.5 软件包。数据以均值±标准差（$\bar{x} \pm s$）表示，给药前后自身对照采用配对 t 检验。以 $P<0.05$ 作为差异有统计学意义判断标准。

2 结　果

临床疗效：经阿罗洛尔治疗 12 个月后，显效者 3/63 例（4.77%），有效者 32/63 例（50.80%），总有效率 35/63 例（55.56%）。

X 线心胸比率、收缩压、舒张压、心率和心率及收缩压双乘积变化：63 例患者阿罗洛尔治疗 12 个月后与治疗前比较，各项指标均显著降低，差异有统计学意义（P 均 $<0.05\sim0.001$，表 1）。

表 1　阿罗洛尔治疗前后患者的心功能、血压变化（$\bar{x} \pm s$）

	治疗前	治疗后
X 线心胸比率	0.60±0.08	0.54±0.06***
收缩压（mmHg）	113.65±16.46	110.67±11.33*
舒张压（mmHg）	73.60±9.86	70.76±6.91**
心率（beat/min）	84.97±12.50	70.73±6.67***
心率及收缩压双乘积（beat/(min·mmHg)	9666.86±2064.63	7825.38±1050.19***
左心房内径（mm）	46.59±8.15	41.05±6.07***
左心室舒张末期内径（mm）	69.90±9.14	63.08±8.39***
左心室收缩末期内径（mm）	59.52±8.83	50.89±8.17***
左心室舒张末期容积（ml）	199.68±41.81	175.12±38.65***
左心室收缩末期容积（ml）	146.41±40.19	105.65±36.84***
每搏指数 ml/(beat·m^2)	30.19±8.49	39.35±6.78***
心指数 L/(min·m^2)	2.54±0.78	2.83±0.67*
左心室射血分数	0.27±0.08	0.41±0.09***
短轴缩短率（%）	18.51±7.61	27.49±6.70***
左心室重量指数（g/m^2）	150.47±42.42	141.58±34.36**

注：与治疗前比较 * $P<0.05$　** $P<0.01$　*** $P<0.001$。1 mmHg=0.133 kPa

心脏大小及左心室收缩功能：63 例患者阿罗洛尔治疗 12 个月后与治疗前比较，左心房内径、左心室舒张末期内径、左心室收缩末期内径、左心室舒张末期容积、左心室收缩末期容积、左心室重量指数均显著降低，差异有统计学意义（P 均 $<0.01\sim0.001$）；每搏指数、心指数、左心室射血分数、短轴缩短率均显著增高，差异有统计学意义（P 均 $<0.05\sim0.001$）。（表 1）

不良反应：阿罗洛尔治疗后发生头晕者 3 例次，出现恶心者 8 例次，均于对症处理后消失。试验中无因不良反应而终止治疗者。在接受阿罗洛尔治疗前及 12 个月后患者的血常规、肝肾功能、血糖、血脂，血清钾、钠、氯、肌酸激酶、三碘甲腺原氨酸、甲状腺素、促甲状腺激素及尿常规均无显著变化（$P>0.05$）。

3 讨 论

长期应用阿罗洛尔对 DCM 心衰患者左心室功能的影响：1975 年瑞典学者将 β 受体阻滞剂首先应用于 DCM 伴心动过速和严重充血性心衰患者的治疗。一系列的大规模临床试验结果业已证实[3-5]，β 受体阻滞剂能显著降低 DCM 患者的死亡率。阿罗洛尔属 α、β 受体阻滞剂，其阻滞作用比为 1∶8，口服吸收好，血浆达峰时间 2 小时，半衰期为 11.2 小时，连续给药无蓄积性，具有双重阻滞交感神经系统和肾素—血管紧张素—醛固酮系统的过度激活的作用。本研究显示，阿罗洛尔治疗 12 个月后，DCM 心衰患者的左心室射血分数、短轴缩短分数和每搏指数显著增加，左心室收缩末期内径显著减少，表明阿罗洛尔能减少左心室容量，增加左心室射血分数，明显改善左心室收缩功能。

心衰时交感肾上腺素能神经过度激活：并通过受体介导心肌细胞和成纤维细胞生长、肥大而促进心室重塑[6]。基础与临床试验均有证据显示长期应用 β 受体阻滞剂可抑制交感肾上腺素能神经的过度激活，同时通过降低心室壁紧张程度、心室充盈压及心脏机械负荷以防止、减缓或逆转心室重塑[7,8]。本研究结果显示阿罗洛尔治疗 12 个月后，DCM 患者左心室舒张末期内径缩小和左心室体积指数明显减轻，表明阿罗洛尔可通过降低左心室质量、减少容量、适度减慢心率和降低血压从而逆转左心室重塑。

心率及收缩压双乘积是评价心肌耗氧量的指标：本研究结果发现，阿罗洛尔长期治疗后心率及收缩压双乘积明显降低，表明阿罗洛尔可明显改善心衰患者的心肌耗氧量，亦可发挥其抗心肌缺血作用。

阿罗洛尔治疗 DCM 心衰患者的安全性评价：本研究表明，兼有 β 和 α 受体双重阻滞作用的阿罗洛尔对血糖、血脂的代谢无不良影响，在接受阿罗洛尔治疗 12 个月后，患者的血常规、肝肾功能、血糖、血脂、钾、钠、氯、心肌酶谱、尿常规均无显著变化（$P>0.05$）。试验期内未发生需终止试验的不良反应。

本试验的局限性在于，属于开放性研究，样本例数有限、缺少活性治疗药物的对照研究。因此，尚需对阿罗洛尔治疗 DCM 的疗效、不良反应和心功能等指标改善的持续时间以及对长期预后的影响进行深入研究。

结论　初步的临床试验结果表明，采用小剂量开始，逐渐递增至最大耐受量的阿罗洛尔治疗，可显著改善 DCM 患者左心功能，并具有良好的耐受性。

参 考 文 献（略）

（原载于《中国循环杂志》2008 年 4 月第 23 卷第 2 期（总第 150 期））

镁铝匹林抑制血小板聚集的Ⅱ期临床研究

黄 岩[1] 樊朝美[1] 胡大一[2] 杨新春[3] 贾三庆[4] 高 炜[5] 黄一玲[1]
边文彦[1] 刘文玲[2] 丁枭伟[3] 郑平渝[4] 韩江莉[5] 李一石[1]

1 中国医学科学院 中国协和医学院 阜外心血管病医院 卫生部心血管药物临床研究重点实验室；2 北京大学人民医院；3 北京朝阳医院；4 北京友谊医院；5 北京大学第三医院

阿司匹林是临床常用药，具有解热、镇痛、抗炎、抗血小板聚集作用，目前广泛用于心脑血管病的防治。阿司匹林通过抑制血栓素 A_2（thromboxane A_2，TXA_2）合成发挥抗血小板聚集作用。其最常见的不良反应是引起胃肠道疾病或不适。

镁铝匹林是阿司匹林复方制剂，每片含阿司匹林 81mg、甘羟铝 11mg、重质碳酸镁 22mg。甘羟铝与重质碳酸镁为制酸剂，保护胃黏膜，可减轻阿司匹林的胃肠不良反应。本研究目的为以普通阿司匹林为对照，探讨镁铝匹林的抗血小板效果与能否减少胃肠不良反应。

材料与方法

1 病例选择

研究于 2004 年 2 月 ~2004 年 9 月完成。选取 258 例受试者口服阿司匹林治疗。将患者随机分为镁铝匹林（$n=130$）和阿司匹林组（$n=128$），研究期间剔除、脱落 35 例，223 例完成试验，其中镁铝匹林组 113 例，阿司匹林组 110 例。二组药前性别、年龄、身高、体重、体重指数、血压、心率、血小板聚集率、尿 11-脱氢血栓素 B_2（11-DH-TXB_2）、伴随疾病组间比较无统计学差异（$P>0.05$），符合随机入组分布。

入选标准：①男性或女性，年龄 18 ~75 岁之间，临床需要服用阿司匹林抗血小板治疗的心血管病患者；②ADP 诱导的血小板聚集率正常或增高（大于 40%）；③患者签署知情同意书。排除标准：①急性冠脉综合征；②1 月内脑血栓者，1 年内脑出血者；③有消化性溃疡病史；④血液病或出血倾向者；⑤对阿司匹林过敏或有哮喘病史者；⑥严重的未控制的高血压（>180/110mmHg）；⑦具临床意义的肝、肾、肺、神经、精神科等疾病者；⑧妊娠或哺乳期妇女；⑨服用其他影响血小板功能药物；⑩药物或酒精滥用者。

2 研究方法

患者在研究前经过病史、体检、血尿便化验、胸片、心电图、血小板聚集率、TXB_2 等检查，符合者入选，已服抗血小板药者先停用药物洗脱 2 周再经检查入选。试验组口服镁铝匹林 2 片，qd，药品由广东诺金药业有限公司提供，每片含阿司匹林 81mg，甘羟铝 11mg，重质碳酸镁 22mg，批号：030901。对照组口服普通阿司匹林片剂 3 片，qd，药品由山西医科大学制药厂生产，每片含阿司匹林 50mg，批号 20030401，服药共 6 周。于用药后 2、4 周行病史、体检检查，用药后 6 周做病史、体检、血尿便化验、心电图、血小板聚集率、TXB_2 等检查。随访检查皆在早上 8 ~9 点进行。试验期间禁服对血小板功能有影响或与阿司匹林有相互作用的药物，禁饮酒。

3 实验室指标

①测定血小板聚集率：用美国 CHRONO-LOG 公司的 560-VS 血小板凝集仪，采用临床常用的二

磷酸腺苷（ADP）诱导剂，用电阻法测量最大凝集率；②测定尿血栓素 B_2：采集晨尿，以芬兰雷勃酶标仪及雷勃洗板机用竞争性免疫法测定。

4 统计学处理

数据统计分析使用 SAS 8.1 统计软件。治疗前后自身比较采用配对 t 检验，组间比较采用成组 t 检验。$P<0.05$ 为差异有统计学意义。

结 果

1 血小板聚集率

两组抗血小板治疗 6 周后，血小板聚集率均显著降低，用药前后组内比较有极显著差异（$P=0.0000$）。在各中心疗效一致，且调整了中心和基线效应的前提下，两组间比较无显著差异（$P=0.51$），且非劣效假设成立，两药的血小板聚集抑制率组间差为 1.72%，95% 可信区间［-2.56，5.99］，见表 1。

表 1 6 周试验两组血小板聚集率变化情况（PP 分析集） %

项 目	镁铝匹林组（$n=113$）	阿司匹林组（$n=110$）
基线值	63.48 ± 13.38	63.26 ± 11.72
药后 6 周均值	48.91 ± 11.14	48.15 ± 12.10
药后 6 周 - 基线	-14.57 ± 15.24[a]	-15.11 ± 15.29[a]
血小板聚集抑制率/%	-20.28 ± 22.45[a]	-21.57 ± 23.67[a]

a：组内比较 $P=0.0000$；抑制率 =（药后 6 周 - 基线）/基线值

镁铝匹林组和阿司匹林组血小板聚集抑制率≥20% 的受试者分别有 55.75% 和 61.82%，血小板聚集率无下降的受试者为 16.81% 和 14.55%。组间比较均无显著性差异，见表 2。

表 2 6 周试验血小板聚集抑制率分布情况（PP 分析集） n（%）

血小板聚集抑制率（%）范围	镁铝匹林组（$n=113$）	阿司匹林组（$n=110$）
≤0%	19（16.81）	16（14.55）
0% < 血小板聚集抑制率 < 10%	14（12.39）	13（11.82）
10% < 血小板聚集抑制率 < 20%	17（15.04）	13（11.82）
血小板聚集抑制率≥20%	63（55.75）	68（61.82）

2 尿 11-脱氢血栓素 B_2（11-DH-TXB_2）

两组抗血小板治疗 6 周后，尿 11-DH-TXB_2 均降低，用药前后组内比较均有极显著差异（$P=0.0000$）。两组间尿 11-DH-TXB_2 下降差值均无显著性差异（$P=0.4804$）。见表 3。

3 与试验药物相关的不良事件比较

两组治疗前后血压、心率、体检无异常变化。治疗前后心电图无与药物有关的特殊变化。治疗前后的化验检查示镁铝匹林与阿司匹林组各有 1 例受试者用药后血小板计数减低，阿司匹林组有 1 例受试者凝血指标发生变化，用药前凝血酶原活动度 136%，国际标准化比率 0.84，治疗 42 天时分别为 516%，2. 19，无出血倾向，合并用药为科素亚和复方丹参滴丸，两组用药前后的凝血指标总体均无明显变化。试验中无严重不良事件发生。

表3 6 周试验两组尿 11-DH-TXB_2 变化情况（PP 分析集）

项　　目	镁铝匹林组（$n=113$）	阿司匹林组（$n=110$）
基线值	1855. 63 ± 1432. 44	1721. 29 ± 1294. 29
药后 6 周均值	925. 05 ± 817. 61	984. 80 ± 916. 38
药后 6 周 - 基线	- 930. 59 ± 1 347. 31[a]	- 736. 49 ± 1 282. 41[a]

a：组内比较 $P=0.000\ 0$

3. 1　总的不良事件　镁铝匹林组 7/130 例（5. 38%）受试者发生 10 例次与试验药物相关的不良事件，80%（8/10 例次）为轻度，20%（2/10 例次）为中度。4/10 例次不良事件（40%）需要治疗。不良事件发生率均 < 1%，分别为口干、腹部不适、鼻出血、眼底出血、右眼巩膜出血、皮疹、瘙痒、血尿、月经血过多、三酰甘油升高。

阿司匹林组 17/128 例（13. 28%）受试者发生 23 例次与试验药物相关的不良事件，86. 96%（20/23 例次）为轻度，13. 04%（3/23 例次）为中度。4/23 例次不良事件（17. 39%）需要治疗。不良事件发生率为腹部不适（3. 13%）、腹痛（2. 34%）、头晕（1. 56%）、头痛（1. 56%）、皮下出血（1. 56%）；不良事件发生率 < 1% 的分别为血小板减少、全身红斑、皮肤斑疹、皮肤，黏膜过敏、高尿酸血症、腹胀、耳鸣、恶心、鼻头发红。与试验药物相关的不良事件发生率镁铝匹林组低于阿司匹林组，组间比较有显著性差异（$P=0.026\ 9$）。

3. 2　出血事件　7 例受试者发生出血事件，但均治愈或好转。镁铝匹林组 5/130 例（3. 84%）受试者发生巩膜出血、血尿、月经血过多、鼻出血、眼底出血各 1 例次；除巩膜出血程度为中度外，其余均为轻度。阿司匹林组 2/128 例（1. 56%）受试者发生 2 例次轻度皮下出血。组间比较无显著性差异（$P=0.446\ 8$）。

3. 3　消化系统　9 例受试者发生消化系统不良事件，但均治愈/好转。镁铝匹林组 2/130 例（1. 54%）受试者发生轻度口干、腹部不适各 1 例次。阿司匹林组 7/128 例（5. 47%）受试者发生 9 例次不良事件：腹部不适 4 例次，腹痛 3 例次，恶心、腹胀各 1 例次；除 1 例腹部不适、腹痛程度为中度外，其余均为轻度。组间比较有显著性差异（$P=0.001\ 3$）。

讨　　论

阿司匹林是最常用的抗血小板药，目前广泛用于心脑血管病的防治。阿司匹林通过不可逆地使脂肪酸环氧酶 1（cyclooxygenase-1，COX-1）活性部位的 529 位丝氨酸残基乙酰化，阻止花生四烯酸与其乙酰化位点相结合，抑制血栓素 A_2（thromboxane A_2，TXA_2）合成，而 TXA_2 是目前已发现的最强的缩血管物质和最强的血小板聚集剂之一。由此发挥抗血小板聚集作用。TXA_2 半衰期仅 30 秒，很快代谢为血栓素 B_2（TXB_2），TXB_2 进一步代谢为 2, 3-去甲基 TXB_2，和 11-脱氢血栓素 B_2（11-DH-TXB_2），尿 11-DH-TXB_2，是人体主要代谢产物。血小板是无核细胞不能合成环氧化酶，故阿司匹林的作用将持续血小板的生命周期约 7 ~ 10d。其最常见的不良反应是引起胃肠道疾病或不适，有研究表明，小剂量阿司匹林（100 ~ 150mg · d^{-1}）导致上消化道出血的 RR 为 2. 6，若联用其他非甾体类抗炎止痛药，则 RR 升至 5 ~ 6[1]。

本试验表明镁铝匹林与普通的阿司匹林一样有效，都能明显降低血小板聚集率，使尿 11-DH-H-

TXB_2 水平下降，两组间的抗血小板作用无明显差异。文献报道的阿司匹林抗血小板聚集作用因试验条件不同结果不尽相同，本试验中阿司匹林的抗血小板聚集作用与既往某些文献报道有相似性[2~4]，文献报道用药前后血小板最大聚集率下降10%~40%，本试验用药前后血小板最大聚集率下降20%左右。试验中与试验药物相关的不良事件发生率镁铝匹林组低于阿司匹林组，两组间比较有显著性差异，主要表现在消化系统不良事件发生率镁铝匹林组明显低于阿司匹林组。证实镁铝匹林的复方设计达到预期的减低胃肠不良反应的效果，且复方中的其他药物未对阿司匹林的抗血小板作用产生明显影响。

参 考 文 献（略）

（原载于《中国新药杂志》2008年第16卷第24期）

选择抗心律失常药物和评定疗效

李一石

中国医学科学院　心血管病研究所　北京协和医学院　阜外心血管病医院临床药理中心

心脏起搏与心电生理技术的迅速发展，使许多心律失常患者从心脏的电治疗中受益，且可以彻底治愈患者的心律失常。但是临床中仍有许多心律失常患者需要药物治疗，特别是急性发作快速心律失常、临床症状明显的心律失常、不适宜电治疗的患者，需要急诊或相应的抗心律失常药物治疗处理。临床症状明显和/或影响预后的心律失常，是抗心律失常药物干预的明确适应证。传统的各类抗心律失常药物依然是主流药物，但是器质性心脏病的心律失常是不可能用药物治愈，虽然药物的价格并不昂贵。

临床选择抗心律失常药物治疗的基本原则

心律失常危及患者生命时，考虑药物的有效性是决定选择的主要依据。当心律失常治疗立足于改善患者症状时，安全用药的重要性更加凸显。医师针对不同的患者，须权衡利弊，明确心律失常的治疗终点所在，制定最佳的治疗方案。

随着循证医学的发展，大规模、多中心临床试验结果，提高了对现有抗心律失常药物治疗不同类型心律失常疗效和安全性的认识，医师在选择抗心律失常药物治疗患者心律失常的过程，就是一个理性的、风险和效益的评估过程。

选择抗心律失常药物种类原则

Ⅰ类抗心律失常药　①临床需要判断抗心律失常药物应用的效应与风险比的关系，Ⅰa类抗心律失常药物临床应用在逐渐减少；②Ⅰb类抗心律失常药中，临床应用利多卡因静脉滴注用于急诊治疗室性心动过速，一般不应超过24 h；③Ⅰc类抗心律失常药，禁用或慎用伴有器质性心脏病的患者。

Ⅱ类抗心律失常药　Ⅱ类抗心律失常药物（β受体阻滞剂）治疗心律失常的应用在呈增加趋势，因其少见致心律失常的不良反应，尤其用于高交感活性患者预防心脏性猝死，有其他药物不能达到的良好效应。因有缓慢心律失常效应的出现，需要医师认真观察受治患者，发现时可及时处理。

Ⅲ类抗心律失常药　Ⅲ类抗心律失常药中胺碘酮仍然是代表药物，可用于各种器质性心脏病和/或心功能不良者的室性心动过速（室速）、心室颤动（室颤），或心房颤动（房颤）等心律失常的治疗。其产生的缓慢心律失常的不良反应，是一般有心脏病常识的医师都会处理的临床问题。

新的Ⅲ类抗心律失常药物如多非利特[1]、伊布利特[2]可用于转复房颤、心房扑动（房扑），使半数以上的患者受益。部分室性心律失常患者服用索他洛尔可奏效。

Ⅳ类抗心律失常药　维拉帕米负性变力性作用使其在临床应用中受到了一定的限制。地尔硫䓬的减慢心率和负性变力性作用较轻，医师需避免这类不良反应。

器质性心脏病抗心律失常药物治疗原则

器质性心脏病患者选择药物治疗心律失常，同时要考虑治疗器质性心脏病，心律失常伴有血流动力学改变须立即解决紧急的临床问题。器质性心脏病患者治疗选择余地小，药物耐受性差，致心律失常发生率高，Ⅰc类药物就不宜选用。

室性心律失常　器质性心脏病患者室颤有复发的倾向，治疗心律失常时，药物治疗病因和消除诱发因素是首要考虑的问题。无条件植入心律转复除颤器（ICD）者，再选择药物预防。

对于血流动力学不稳定的，有生命危险的室性心律失常，药物治疗的同时，仍应遵循首选电复律的原则，有 ICD 适应证者建议患者安装 ICD。冠心病急性心肌梗死时心律失常须以积极血运重建为治疗基石，抗心律失常药物以药物抑制过度交感激活及改善泵功能作为前提用药原则。

并不是所有的 QT 延长都会发生尖端扭转性室速，有个体差异和 QT 离散度不同等差别。不推荐预防性地大剂量应用抗心律失常药物至“杜绝任何室性早搏（室早）”。即使应用抗心律失常药物，也要在解决心肌缺血的程度和患者的心功能状态基础上应用，否则可能增加患者的病死率，CAST 试验的研究结论是明确的[1]。长期口服治疗可选用美西律、β 受体阻滞剂，无效时也可选用胺碘酮。

药物治疗心房颤动 AFFIRM、RACE、PIAF、PAF Ⅱ、STAF 临床试验结果发布以来[2-5]，基本公认，房颤患者转复为窦性心律不是作为必需的第一治疗原则。在 2006 年美国及欧洲关于房颤的指南中，认为控制心室率优于房颤的转复治疗，特别是高龄的慢性持续性房颤患者，房颤多次复发、需反复转复心律、心律转换时存在血栓形成及脱落栓塞等危险，更是推荐控制心室率为首选治疗原则。但是目前房颤的射频消融治疗已经可使 50% 以上的患者得到根治，毋需服药。

近年来，新的转复房颤心律的抗心律失常药物面世以来，给患者带来了福音。中国医学科学院阜外心血管病医院新近完成的中国药物注册试验中发现，静脉注射伊布利特，90 min 内房颤/房扑的转复率为 54.46%（55/101 例），其中第 1 次给药后房颤转复为窦性心律为 29.70%（30/101），第 2 次给药后转复率 24.75%（25/101）。对照静脉注射普罗帕酮给药后转复率 21.00%（21/100），第 1 次给药后转复率 14.00%（14/101），第 2 次给药后转复率 7.00%（7/101），$P<0.01$。试验中 157 份具完整记录的动态心电图检查表明，伊布利特组 24 h 内房颤/房扑的转复率为 59.49%（47/79），普罗帕酮组 30.77%（24/78），差异有统计学意义。但是用药后 QTc 间期伊布利特组比普罗帕酮组显著延长，用药后 4 h 两组已无统计学差异。研究还表明伊布利特用药后可以允许 QTc 间期延长≤600 ms，但是 QTc 间期延长 >600 ms 者需严密观察。不良事件的发生率两组差异无统计学意义。在试验中，伊布利特组 1 例发生尖端扭转性室速，给予电复律后转为窦性心律。

阵发性室上性心动过速 射频消融已成为根治阵发性室上性心动过速（PSVT）的首选方法。正是由于该症应用射频消融方法治愈几近 100% 的可能性，传统的药物治疗仅限于终止 PSVT 的急性发作，或由于病情不允许、经济条件限制、患者拒绝消融治疗、手术失败等，方酌情选用药物作为长期预防治疗。临床上用于治疗 PSVT 的药物分两类。①阻滞房室结传导的药物：包括 β 受体阻滞剂、钙通道阻滞剂、三磷酸腺苷（ATP）和洋地黄等；②具膜抑制作用的Ⅰ类药物和延长心肌有效不应期的Ⅲ类药物：主要作用于心房、房室结部位，普罗帕酮的应用已积累了较为丰富的经验。

非器质性心脏病患者常见心律失常的药物治疗原则

无器质性心脏病且心功能良好的各种早搏、快速心律失常患者，血流动力学耐受性好，治疗选择余地大。其对药物耐受好，对Ⅰc 类药物有良好的疗效，也可选用 β 受体阻滞剂。注意除外其他原因心动过速，如甲状腺功能亢进引起的窦性心动过速、窦房结病变导致的慢－快综合征等常见原因。

特发性室速只要有血流动力学稳定的机会，射频消融治疗为最佳选择。也可选择Ⅱ类药或Ⅳ类药，但是特发性室速对腺苷类、维拉帕米敏感者不多。急性发作的儿茶酚胺依赖型室速，可口服 β 受体阻滞剂口服以减少发作。

心力衰竭与心律失常并存时选择药物的原则

心力衰竭与心律失常，往往是器质性心脏病常见的疾病终末期两组临床表现，也常常互为两组疾病终末临床表现的因果。所以治疗时，也需要两类问题兼并处理，方能得到疗效。胺碘酮（Ⅲ类）是心力衰竭伴有心律失常患者常用的抗心律失常药物。相对其他的抗心律失常药物而言，胺碘酮可以降低心力衰竭的猝死率，对改善生存有益，致心律失常作用较小。β 受体阻滞剂长期使用能够减轻心力衰竭症状，降低死亡危险和再住院率[6]。

急诊心律失常的选择药物原则

无论何种类型的快速心律失常伴发难于纠正的低血压、休克、心功能不良急性加重等危急情况时，必须首选电复律，尽快使患者恢复稳定的血流动力学状态，同时去除诱因、针对原发病进行及时治疗。缓慢心律失常与快速心室率的心律失常并存，需安装心脏起搏器（临时或者永久起搏器）后，再给予药物治疗。

评价抗心律失常药物疗效的方法

系列的抗心律失常治疗药物监测、测量心电变化、症状的评估都是评价抗心律失常药物的方法，但是无法取代临床观察评价抗心律失常药物疗效。普通心电图测量与 24 h 动态心电图监测的结合，是临床应用最广泛、最简易、行之有效的抗心律失常药物的监测方法[7]。测量 QRS 波是否增宽、QT 间期是否延长[8-9]。而在许多研究中，QT 间期延长对其他形式的“心律失常恶化”无预测作用[9]。测定抗心律失常药物血浆浓度，指导长期临床用药并不可行[10]。

应对抗心律失常药物的不良反应

所有的抗心律失常药物均有不良反应，医生必须非常了解药物可能出现的所有不良反应，时刻关注患者的病情变化，当不良反应发生时能够迅速和准确地进行干预，必要的时候需减少药量或者停药，避免延迟诊断或产生可怕的后果。

心功能方面的不良反应

抗心律失常药物多有心肌抑制作用，可降低心脏泵功能，当患者本身合并有左心室功能受损时，加重心力衰竭。必须严密监测患者的心功能，丙吡胺、氟卡尼则被禁止用于有严重左心室功能不良的患者。一项研究 51 例患者服用奎尼丁（Ⅰa 类）、或美西律（Ⅰb 类）、或恩卡尼（Ⅰc 类）后出现了心律失常恶化，与 102 名服药（包括上述 3 种）后均未发生心律失常恶化的患者进行比较发现，认为抗心律失常药物的种类与是否并存左心室收缩性心力衰竭、与药物诱导的“心律失常恶化”密切相关[11]。

对心电生理学的影响

抗心律失常药物对人体内电生理学的影响被认为是双刃剑，对于心律失常的治疗同时也可能产生新的心律失常，或者加重原有的心律失常，尤其当患者本身心脏结构异常时。这是医师都了解的问题，在此不赘述。

抗心律失常药物所致心律失常及其处理原则

①需严格掌握抗心律失常治疗的适应证；②治疗原发性疾病，积极改善心脏功能与心肌缺血、纠正电解质紊乱及改善肝肾功能；③从有效的小剂量开始应用抗心律失常药物，逐渐增加剂量，联合用药时，临床密切观察，可行动态心电图监测；④监测用药过程中的 QTc 或运动试验的 QTc 有助于预防其致心律失常作用，尤其Ⅰa 类、Ⅲ类药物引起 PR 间期、QT 间期的延长，引起尖端扭转性室速者[12]；⑤一旦发现或高度怀疑出现了致心律失常作用，首先应立即停药，必要时可考虑尝试利多卡因或胺碘酮，对于缓慢心律失常，可给予阿托品或异丙肾上腺素，必要时应行心脏起搏治疗[13-14]。

抗心律失常药物的联合应用

联合治疗的目的是达到联合用药提高治疗心律失常的疗效，将不良反应发生的可能性降到最低。无论哪种组合都应该被看作是在应用一种新药，必须像新药一样严格监测患者使用过程中的病情和心律失常的变化。

抗心律失常药物的“长期”治疗

抗心律失常药物治疗的“长期药物治疗”没有特定的时间界限。当药物用于治疗恶性心律失常时，开始使用抗心律失常药物意味着每个患者需要长时间的接受治疗。超过 4 周的治疗时间，应该视同为已属药物长期治疗。

未来抗心律失常药物治疗选择需要考虑的问题

抗心律失常药物治疗的理想目标是实现个体化治疗。近年来随着生物科学技术的不断发展，通过对药物基因组学的研究，使人们从基因序列的多态性和药物效应多样性之间差异的影响认识出现了质的飞跃[15]。现在对于药物基因组学与获得性长 QT 综合征（LQTS）的认识就是抗心律失常药物领域的典范。

新的和研究中的抗心律失常药物

近 20 年来出于对抗心律失常药物临床应用安全性评价的缘故，限制了抗心律失常药物的新品种研发，除了个数不多的抗心律失常新药面世，新的抗心律失常药物品种的发展少。有时新的Ⅲ类抗心律失常药物，仅仅是延长了动作电位的持续时间，对特发性室性心律失常可能无效[16]。比如不清楚索他洛尔的有效性，到底有多大归功于 β 受体阻滞的特性[17-18]，FDA 仅批准该药用于治疗生命受到威胁的心律失常患者。索他洛尔可致 QT 延长和窦性心动过缓的患者，更容易发生心律失常[19]，甚至心率慢时 QT 间期延长更显著，增加更多种类的心律失常[20]。总之，近期不可能有好的抗心律失常药物问世。

参 考 文 献（略）

（原载于《中华心律失常学杂志》2008 年 6 月第 12 卷第 3 期）

抗心律失常药物进展

李一石

中国医学科学院　心血管病研究所　北京协和医学院　阜外心血管病医院心律失常药理中心
卫生部心血管药物临床研究重点实验室

心律失常的治疗原则是无论应用抗心律失常药物和/或选择何种心电学治疗，医师必须认识到为患者治疗心律失常的过程，就是一个理性的、风险和效益的评估过程，而该评估则贯穿于治疗的全过程。

多数心律失常不能用抗心律失常药物治愈

伴有器质性疾病的心律失常，往往是一组多种严重心脏疾病的终末心电紊乱表现，为了挽救生命，需要医师同时积极选择多种治疗方法，联合应用。

当然在急性发作快速心律失常，临床症状明显的心律失常或不适宜电治疗/电复律不成功的患者，伴难纠正的低血压、休克、心功能不良急性加重等危急情况时，需要尽快使患者恢复稳定的血流动力学状态，同时去除诱因、针对原发病进行相应的抗心律失常药物治疗处理。临床症状明显和/或影响预后的非器质性心脏病伴心律失常，为解除患者的病情，也是抗心律失常药物干预的明确指征，但是长期应用抗心律失常药物不可预测其疗效和安全性反应，常常仅仅是对症治疗。由此可见器质性疾病伴心律失常肯定不能用抗心律失常药物治愈，除非疾病可以根治。

随着心脏起搏与心电生理技术的迅速发展，许多心律失常患者从心脏的电治疗方法中受益，这些新治疗是抗心律失常药物无法取代的。如射频消融治疗快速心律失常，使患者一次性治愈；目前50%以上的心房颤动（房颤）患者也能分享到这一医疗技术带来的福音。而心脏起搏则使缓慢心律失常患者重新获得心脏起搏的能力，得以保证生命的有效延续。这些肯定比传统的抗心律失常药物更先进、更快捷、更有效的治疗方法，解除了患者的病痛，挽救了生命，甚至终生受益。因此，对于血流动力学不稳定的、有生命危险的快速心律失常，仍应首选电复律。有植入型心律转复除颤器（ICD）适应证者建议植入ICD，心力衰竭患者植入心脏再同步治疗起搏器（CRT）。有些患者因为自身经济条件的限制，疾病需要但是无条件植入ICD、CRT者，仅仅选择药物对症治疗，显然是悲剧。

至今无人开展过抗心律失常药物与各种心电学治疗的疗效评定比较研究，原因是复杂的，但主要的原因是心律失常危及生命，后果严重，不允许任何理由的延误治疗。目前只是进行非干预性研究，如2005年华盛顿乔治敦大学的研究人员开展一项“国际性药物诱导心律失常调查登记研究”，希望用资料证明美国年轻人心脏性猝死的发病率正在上升、事件不单是由于生活方式的因素所致。同时对有致心律失常作用的药物进行筛查，快速基因检测法来识别危险猝死的个体。

抗失律失常新药临床应用的局限性

虽然传统的各类抗心律失常药物依然是治疗心律失常的主流药物，自CAST试验的研究结果发表之后，明显限制了抗心律失常药物的临床应用。如急性心肌梗死后的室性心律失常，Ic类抗心律失常药物治疗虽然有效，因临床试验证实可增加远期死亡率，已不建议选用。胺碘酮作为抗心律失常药物已30余年，自19世纪90年代后，该药的地位逐渐被多项临床试验所确立，在美国和欧洲占抗心律失常药物处方的1/3，在拉美占70%左右。我国自20世纪80年代初应用胺碘酮以来，医师在应用中也积累了丰富的临床经验[1]。但是美国2005年版的《医师用药参考》（PDR）中仅仅收录了该药的片剂，适应证为“折返性心室颤动（室颤），折返性血流动力学不稳定性的心律不齐”[2]。而此10年前（1996年版）的PDR不仅收录了胺碘酮片剂，还收录了胺碘酮注射剂，注射剂应用的适应证则为“治疗和预防复发性室颤和血流动力学不稳定的、难治性室性心动过速（室速）”[3]。由此可见胺碘酮虽能够有效控制这类心律失常，但是由于其不良反应，是临床医师对其药效和安全性产生歧义的结果。

近年来新研发的、被临床应用公认的抗心律失常药物不多，仅多非利特（dufetilide）[4]、伊布利特（ibuitlide）[5]等少数Ⅲ类抗心律失常药物得到公认。这类药可用于转复房颤，心房扑动（房扑），但由于其会延长动作电位，增加更多种类心律失常的可能性[6]。同时这类药物也通过延长兴奋恢复的时间，可产生兴奋折返，致新的心律失常发生。如索他洛尔，由于不清楚其有效性到底有多大归功于β受体阻滞的特性[7~8]，当心率慢时QT间期延长更明显，可产生治疗期望的相反作用。美国FDA批准该药仅用于“治疗生命受到威胁的室性心律失常患者”。

我国20世纪90年代从毛茛科黄花乌头的块根关白附子中提取的关附甲素，已进行的临床研究显示关附甲素能有效终止阵发性室上性心动过速、治疗室性心律失常，并未观察到有延长QT间期的作用[9-10]。进行了一些基础研究[11-12]，从其细胞电生理研究来看，该药似乎可以归类为I类抗心律失常药物（改良的Vaughan Wilams分类）。但是由于附子含有多种生物碱类，对心血管系统有多重作用，包括强心、升压、对β受体及α受体兴奋作用等；公元前73年－公元前49年《汉书》已有记载，将其作为剧毒药物用于谋杀。实验证实口服0.2mg，即可产生中毒症状，甚至引起室颤、心源性休克而死亡，因此古往今来，对它的使用都持慎重态度。所以像关附甲素这样，具有我国自主知识产权的抗心律失常药物，临床应用还需要我国的医师首先认可、积累经验、临床推广，再走出国门。

另外，发达国家的医学教育对于“临床药物治疗学”是每个医学院独立的课程，医学生在学习阶段就能够系统地奠定药物治疗基础，而我国只有为数不多的医学院开设了药物治疗学的课程。虽然医师在临床实践中会提高药物治疗的水平，特别是阅读循证医学的大规模、多中心临床试验结果，可以基本客观评价、合理应用抗心律失常药物。但是临床医师仍然会为新的抗心律失常药物安全性和有效性而困惑，限制了应用。甚至在今年第13届中国心律学论坛（中国生物医学工程学会心律分会年会）上，有专家提出国内应用抗心律失常药物治疗中存在不规范、误区等问题，需要改进。

抗心律失常药物研发

研发新的抗心律失常药物，曾经是许多制药企业和科研人员努力的方向。目前尚未解决研发新的抗心律失常药物瓶颈问题，新上市的抗心律失常药物由于临床安全性的限制，极大地影响了抗心律失常药物像其他系统疾病治疗药物一样的迅速发展。而且抗心律失常药物新药研发的时间是漫长的，比如20世纪90年代文献报道了JIV519细胞水平的研究结果，至2003年才有动物实验的研究结果[13]。

虽然制药企业与临床医师都希望能够研发出安全、有效、易于获得的抗心律失常新药，但是这不是一件容易的事情。而且抗心律失常药物治疗理想目标是实现个体化治疗，随着生物科学技术的不断发展，通过对药物基因组学的研究，对于药物基因组学与获得性长QT综合征（LQTS）的认识已有清晰的共识。希望做到预知药物剂量、个体化治疗，推动人体生物医学的根本发展还要有很长的时间。

参 考 文 献（略）

（原载于《中华心律失常学杂志》2008年6月第12卷第3期）

Pharmacokinetic and Pharmacodynamic Characteristics of Aranidipine Sustained-Release, Enteric-Coated Tablets in Healthy Chinese Men: A Phase Ⅰ, Randomized, Open-Label, Single-and Multiple-Dose Study

Juanjuan Jiang, MS Lei Tian, MS Yiling Huang, BS
Yishi Li, MD and Li Xu, MD

The Key Laboratory of Clinical Trial Research on Cardiovascular Drugs, Fu Wai Hospital, Chinese Academy of Medical Sciences and Peking Union Medical College, Beijing, People's Republic of China

INTRODUCTION

Calcium channel blockers have been found to be effective and well tolerated in the treatment of essential hypertension.[1,2] Their mechanism of blood pressure (BP) reduction is direct dilatation of vascular smooth muscle,[3-5] which distinguishes them from other vaso-dilating agents (eg, hydralazine, minoxidil) that affect sodium and water retention.[5-8]

Aranidipine (MPC-1304; [±]-methyl-2-oxopropyl-1, 4-dihydro-2, 6-dimethyl-4-[2-nitrophenyl]-3, 5-pyridinedicarboxylate) is a dihydropyridine-type calcium channel blocker used for the treatment of essential hypertension.[7] Unlike the metabolites of other dihydro-pyridines, aranidipine's major metabolite in humans, M-1 ([±]-methyl- 2-hydroxopropyl-1, 4-dihydro- 2, 6-dimethyl- 4-[2-nitrophenyl]- 3, 5-pyridinedicarboxylate), also has vasodilatory and antihypertensive activity.[8,9] In fact, M-1 is thought to contribute to the antihyper-tensive effect of aranidipine.[8,9]

Aranidipine has been reported to be effective in the treatment of hypertension in clinical studies.[7,10] However, few such studies have been published, and arani-dipine is not approved for use in China. The present study was conducted to explore the pharmacokinetic (PK) and pharmacodynamic (PD) properties and safety profiles of aranidipine and M-1 in healthy Chinese men.

SUBJECTS AND METHODS

Inclusion and Exclusion Criteria

Eligible volunteers were healthy nonsmoking men aged between 18 and 45 years who were within 15% of their ideal height/weight range and had a body mass index between 19 and 24 kg/m^2. They were required to have normal results on chest radiography and electrocardiography, normal BP (based on 2005 Chinese guidelines for the prevention and control of hypertension) and heart rate (HR), normal results on routine laboratory tests (hematology, biochemistry, hepatic function, and urinalysis), and negative results on test-ing for HIV and hepatitis B and C virus. All routine laboratory tests were performed in the clinical laboratory of Fu Wai Hospital using an automated test system.

Volunteers were excluded if they had any disease or disorder of the cardiac, hepatic, renal, respiratory, immune, or nervous system; had used prescription or over-the-counter medications, including herbal products, within 2 weeks before the start of the study; had donated blood or participated in another clinical trial within 3 months of study enrollment; had a history of alcohol or drug abuse; had clinically significant allergies to drugs or foods; had a sitting BP < 100/60 mm Hg; or had a ventricular HR < 60 beats/min at rest. All volunteers were required to abstain from drinking alcoholic beverages for at least 1 week before enrollment.

Study Design

This was a Phase I, randomized, open-label, single-and multiple-dose study conducted at the Clinical Pharmacology Center, Fu Wai Hospital, Chinese Academy of Medical Sciences and Peking Union Medical College in Beijing, People's Republic of China. The study protocol and informed-consent form were approved by the ethics and research committees at Fu Wai Hospital. The study was conducted in accordance with the Declaration of Helsinki and its amendments[11] and the Guideline for Good Clinical Practice.[12] The purpose of the study, study procedures, and potential risks were described to the volunteers in nontechnical terms. Each volunteer provided written informed consent before any study-related procedure was conducted.

Single-Dose Study

A computer-generated randomization scheme was used to assign eligible volunteers to receive single oral doses of sustained-release, enteric-coated aranidipine tablets 5, 10, or 20mg. These doses were selected to encompass the anticipated therapeutic dose range. The volunteers were admitted to the Phase I ward of the Clinical Pharmacology Center on the day before drug administration. After a 10-hour overnight fast, they received a single oral dose at ~8 AM with 200 ml of water. Standardized meals (consisting of 75 g rice, 50 g pork, 200 g vegetables, and 200 ml milk, supplying ~650 kcal) were provided at 4, 8, and 24 hours after the morning dose. Smoking and consumption of alcohol or caffeine-containing beverages were prohib-ited throughout the study.

For the determination of plasma aranidipine and M-1 concentrations, venous blood samples (5ml) were collected into heparinized tubes (Becton, Dickin-son and Company, Franklin Lakes, New Jersey) be-fore dosing and at 1, 2, 3, 4, 5, 6, 7, 8, 10, 12, 16, 24, 32, and 36 hours after administration of study drug from an indwelling catheter (0.7-mm internal diameter × 19-mm long) inserted into a forearm vein. Plasma was separated by centrifugation at 2500*g* for 10 minutes at 4℃ and stored at −20℃ until analyzed. Samples were collected and processed under conditions of minimal light exposure.

Multiple-Dose Study

Volunteers who had been assigned to the aranidipine 10-mg group in the single-dose study continued to receive this dose for 7 days. This dose was chosen for the multiple-dose study because it is likely to be the most commonly used dose in clinical practice. Volunteers were confined to the clinic for the duration of the study. Blood samples were collected before dosing on days 4, 5, 6, and 7. On the last day of treatment, blood samples were drawn at the same times as in the single-dose study. All other experimental conditions were the same as in the single-dose study.

Pharmacokinetic Assessments

Plasma concentrations of aranidipine and M-1 were determined using a high-performance liquid chromatography method (Agilent 1100, Agilent Technologies, Wilmington, Delaware) with tandem mass-spectrometric detection that had been validated in our laboratory.[13] Briefly, aranidipine and M-1 were extracted from plasma samples by liquid-liquid extraction and separated on a C_{18} column (150 mm × 3.9 mm, 5μm; Waters Corporation, Milford, Massachusetts) using acetonitrilewater (65 : 35 v/v) as the mobile phase. The column temperature was maintained at 35℃. Detection was performed on a triple-quadrupole tandem mass spectrometer (API 3200 Q TRAP, Applied Biosystems/MDS Sciex, Concord, Ontario, Canada) in multiple reactions monitoring mode via Turbo-IonSpray ionization. Linear calibration curves were obtained in the concentration range from 0. 02 to 10 ng/ml for aranidipine and 0. 2 to 100 ng/ml for M-1, with lower limits of quantitation of 0. 02 and 0. 2 ng/ml, respectively. Intraday and interday precision (percent coefficient of variation) were within 10% for aranidipine and 15% for M-1.

The PK parameters of aranidipine and M-1 were estimated by noncompartmental methods using Win-Nonlin version 4. 1 (Pharsight Corporation, Mountain View, California). C_{max} and T_{max} were estimated directly from observed plasma concentration-time data. The AUC from time 0 to the last available measurement (AUC_{last}) was calculated using the linear trapezoidal rule. The AUC from time 0 to infinity ($AUC_{0-\infty}$) was calculated using the following formula: $AUC_{0-\infty} = AUC_{last} + C_t/k_e$, where C_t is the last measured plasma concentration and k_e is the elimination rate constant, determined using linear regression analysis of the linear portion of the log plasma concentration-time curve. The apparent terminal elimination half-life ($t_{1/2}$) was calculated using the formula $t_{1/2} = ln_2/k_e$. The systemic clearance (CL) of aranidipine and M-1 was calculated as $CL = dose/AUC_{0-\infty}$, and the volume of distribution (V_d) was based on the terminal elimina-tion phase as follows: $V_d = dose/(k_e \times AUC_{0-\infty})$. For the multiple-dose portion of the study, the average plasma concentration was calculated as $AUC_{0-24}/24$. Other PK parameters were the AUC_{0-24} at steady state (AUC_{SS}) and the ratio of the AUG_{0-24} in the single-dose study to the AUC_{SS} (R_{ac}) in the same volunteer.

Pharmacodynamic Assessments

Systolic and diastolic BP (SBP and DBP, respec-tively) and HR were measured before and at 2, 4, 8, 12, and 24 hours after administration of single doses and the last dose during repeated administration. Measurements were obtained after the volunteers had rested in a supine position for at least 10 minutes. Duplicate BP measurements were obtained 5 minutes apart in the left arm using an electronic device (Om-ron HEM-746C, Omron Corporation, Dalian, China), and the mean of the 2 measurements was recorded.

Tolerability Assessments

Adverse events (AEs) were monitored throughout the study based on spontaneous reports by volunteers, questioning by investigators, physical examinations, electrocardiograms, vital signs, and routine laboratory tests. AEs were classified according to their intensity (mild, moderate, or severe), and their duration, out-come, and relationship to study drug (related, not re-lated, or possibly related) were recorded. Volunteers were observed closely until resolution of AEs.

Physical examinations and routine laboratory tests (ie, clinical chemistry, hematology, and urinalysis) were performed before and 24 hours after administration of study drug. Electrocardiography was performed before and 2 and 24 hours after administration of study drug. Volunteers were instructed to return to the clinic for a safety evaluation (physical examination, vital signs) 1 week after the final blood sample was collected.

Statistical Analysis

The number of subjects per group met the guidelines for Phase I clinical trials issued by the State Food and Drug Administration (SFDA) of the People's Re-public of China. Therefore, no power analysis was performed for the purposes of calculating the sample size. All analyses were performed according to the SFDA guidelines.

All volunteers who received study drug were included in the PK/PD assessments. Analysis of variance

(ANOVA) with dose-normalized values was used to evaluate the dose linearity of C_{max} and AUC for arani-dipine and M-1. ANOVA was also used to evaluate any differences in $t_{1/2}$ between dose groups. The resuits for T_{max} were evaluated using Wilcoxon rank sum analysis. For the PD assessments, interdose com-parisons of the change from baseline in each variable were performed using ANOVA with adjustment for multiple comparisons; repeated-measures ANOVA and paired *t* tests were used for comparisons of the PD data within volunteers and between dose groups. The relationship between individual PK parameters (AUC, C_{max} and $t_{1/2}$ for aranidipine and M-1) and individual maximum changes in PD parameters was assessed by linear correlation analysis. $P < 0.05$ was considered statistically significant. All analyses were performed using SAS version 8. 2 (SAS Institute Inc., Cary, North Carolina).

RESULTS

Study Population

Thirty healthy Chinese men (mean [SD] age, 23 [2] years [range, 19 ~ 27 years]; mean body weight, 66 [7] kg [range, 57 ~ 75 kg]; mean height, 174 [6] cm [range, 165 ~ 182 cm]) were

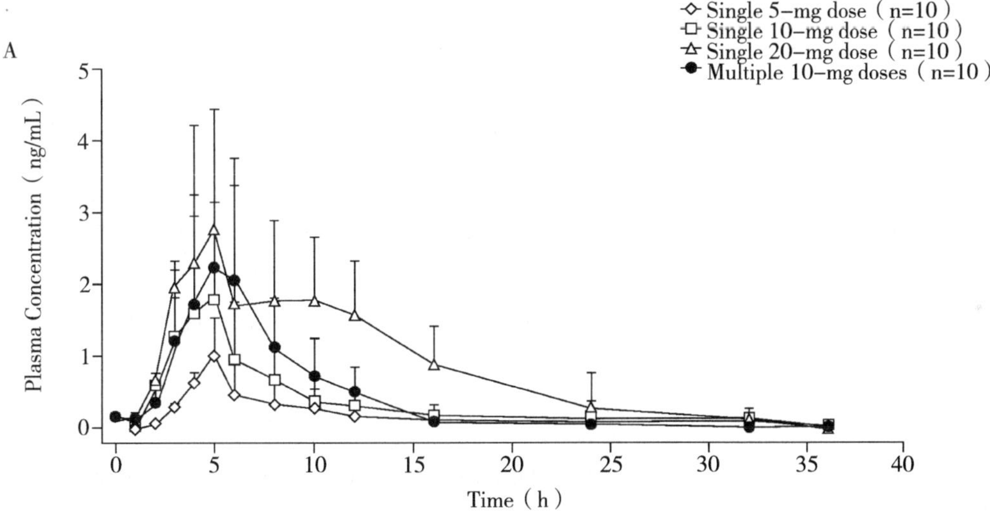

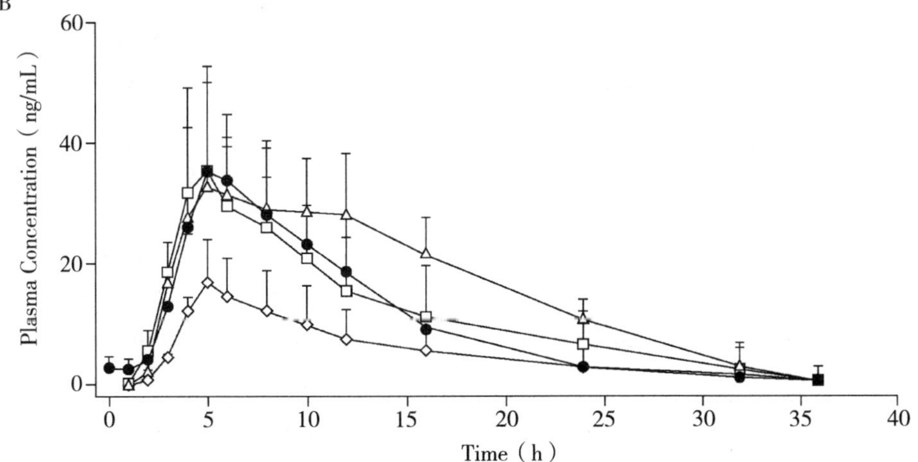

Figure 1 Mean (SD) plasma concentrations of (A) aranidipine and (B) its active M-1 metabolite before and after oral administration of single and multiple doses ofaranidipine

enrolled in and completed the study. There were no significant differences in baseline characteristics between dose groups.

Pharmacokinetic Properties

The plasma concentration-time profiles of aranidi-pine and M-1 at the doses studied in the single-and multiple-dose studies are depicted in Figure 1.

Single-Dose Study

In the single-dose study, the mean (SD) $t_{1/2}$ for aranidipine 5, 10, and 20mg was 3.0 (2.7), 2.7 (1.1), and 3.1 (2.2) hours, respectively; the mean T_{max} was 4.9 (0.4), 4.4 (1.0), and 4.3 (0.9) hours; the mean C_{max} was 1.1 (0.6), 2.4 (0.8), and 4.0 (2.0) μg/L; and the mean AUC_{last} was 4.1 (1.4), 10.3 (2.3), and 20.9 (4.2) μg · h/L (Table I). There were no statistically significant differences in aranidipine T_{max} or $t_{1/2}$ over the dose range studied. Results of ANOVA indicated no difference between groups in terms of the dose-normalized AUC or C_{max} of aranidipine. There was 1.8- to 3.1-fold variation in individual aranidipine AUC values and 3.0- to 7.8-fold variation in individu-al aranidipine C_{max} values.

Table Ⅰ. Pharmacokinetic properties of aranidipine and its active M-1 metabolite in 30 healthy volunteers after administration of single oral doses. Values are mean (SD).

Parameter	Aranidipine			M-1		
	5mg (*n* = 10)	10mg (*n* = 10)	20mg (*n* = 10)	5mg (*n* = 10)	10mg (*n* = 10)	20mg (*n* = 10)
$t_{1/2}$, h	3.0 (2.7)	2.7 (1.1)	3.1 (2.2)	4.6 (1.0)	4.1 (0.5)	4.1 (0.3)
T_{max}, h	4.9 (0.4)	4.4 (I.0)	4.3 (0.9)	5.6 (2.0)	5.0 (1.6)	5.0 (0.8)
CL, L/h × 10^3	1.3 (0.6)	1.0 (0.2)	1.0 (0.2)	37.0 (11.2)*	36.3 (12.3)*	50.7 (9.3)*
C_{max}						
Unadjusted, μg/L	1.1 (0.6)	2.4 (0.8)	4.0 (2.0)	18.4 (0.6)*	40.5 (10.0)*	39.2 (11.3)*
Dose-adjusted, ng/ml permg/kg	14.2 (7.2)	15.4 (6.2)	13.5 (7.1)	233.7 (84.0)*	257.1 (63.9)*	127.3 (39.6)*
AUC_{last}						
Unadjusted, lag" h/L	4.1 (1.4)	10.3 (2.3)	20.9 (4.2)	143.5 (39.1)*	304.5 (108.2)*	403.9 (73.5)*
Dose-adjusted, ng. h/ml permg/kg	52.3 (16.9)	64.6 (11.4)	70.1 (18.9)	1826.4 (532.7)*	1899.7 (552.4)*	1306.1 (288.8)*
$AUC_{0-\infty}$						
Unadjusted, g. h/L	4.3 (1.4)	10.5 (2.4)	21.4 (4.3)	145.2 (39.3)	306.9 (109.5)	406.2 (73.9)
Dose-adjusted, ng. h/ml permg/kg	54.8 (16.6)	66.1 (11.9)	71.8 (19.5)	1848.7 * (537.3)*	1914.5 * (559.2)*	1313.8 * (291.0)*

$t_{1/2}$ = apparent terminal elimination half-life; CL = systemic clearance; AUC_{last} = AUC From time 0 to the last available measurement; $AUC_{0-\infty}$ = AUC From time 0 to infinity

* $P < 0.05$ between dose groups

For M-l, the mean (SD) $t_{1/2}$ for the 5-, 10-, and 20-mg doses was 4.6 (1.0), 4.1 (0.5), and 4.1 (0.3) hours, respectively; the mean T_{max} was 5.6 (2.0), 5.0 (1.6), and 5.0 (0.8) hours; the mean C_{max} was 18.4 (0.6), 40.5 (10.0), and 39.2 (11.3) pg/L; and the mean AUC_{last} was 143.5 (39.1), 304.5 (108.2), and 403.9 (73.5) pg · h/L (Table Ⅰ). There was no significant difference in the T_{max} and $t_{1/2}$ between dose groups. Results of ANOVA indicated a significant difference in dose-normalized C_{max} and AUC_{last} for M-1 ($P<0.001$ and $P=0.018$, respectively). Pairwise comparisons of the degree of nonlinearity for each dose level suggested that the 20-mg dose was associated with the greatest nonlinearity. Between volunteers in the individual dose groups, there was 1.7-to 3.0-fold variation in AUC values for M-1 and 2.1-to 3.6-fold variation in C_{max} values.

Multiple-Dose Study

In the multiple-dose study, the mean $t_{1/2}$, T_{max}, C_{max} and $AUC_{0-\infty}$ for aranidipine 10mg were 2.3 (0.9) hours, 5.0 (1.2) hours, 3.1 (1.1) pg/L, and 13.8 (3.6) μg · h/L, respectively (Table Ⅱ). There were no significant changes relative to the single-dose study in $t_{1/2}$, T_{max}, or C_{max}; however, there was a statistically significant increase in $AUC_{0-\infty}$ ($P=0.027$). For M-l, the mean values for $t_{1/2}$, T_{max}, C_{max}, and $AUC_{0-\infty}$ were 4.8 (0.9) hours, 5.7 (1.3) hours, 40.0 (11.3) μg/L, and 381.8 (161.2) μg · h/L. There were no significant changes in these parameters compared with the single-dose study.

Table Ⅱ. Pharmacokinetic properties of aranidipine and its active M-1 metabolite in 10 healthy volunteers after administration of single and multiple doses ofaranidipine 10 rag. Values are mean (SD).

Parameter	Aranidipine		M-1	
	Single 10-mg Dose ($n=10$)	Multiple 10-mg Doses ($n=10$)	Single 10-mg Dose ($n=10$)	Multiple 10-mg Doses ($n=10$)
$t_{1/2}$, h	2.7 (1.1)	2.3 (0.9)	4.1 (0.5)	4.8 (0.9)
T_{max}, h	4.4 (1.0)	5.0 (1.2)	5.0 (1.6)	5.7 (1.3)
CL, L/h × 10^3	1.0 (0.2)	0.8 (0.2)*	36.3 (12.3)	29.9 (10.6)
C_{max}, μg/L	2.4 (0.8)	3.1 (I.I)	40.5 (I0.0)	40.0 (11.3)
$AUC_{0-\infty}$, μg · h/L	10.5 (2.4)	13.8 (3.6)*	307.1 (110.2)	381.8 (161.2)
R_{ac}		1.4 (0.3)		1.3 (0.3)

$t_{1/2}$ = apparent terminal elimination halglife; CL = systemic clearance; $AUC_{0-\infty}$ = AUC From time 0 to infinity; R_{ac} = ratio oFthe AUC_{0-24} From the single-dose study to the AUC at steady state

* $P<0.05$ versus single-dose study

Pharmacodynamic Properties

After administration of single aranidipine doses, a decrease in BP was observed in 27 of the 30 volunteers (90%), and an increase in HR was observed in 28 volunteers (93%). The changes in HR, SBP, and DBP are depicted in Figure 2.

With both single and multiple doses of aranidipine, the mean (SD) change from baseline in HR ranged from 0.3 (3.2) to 4.3 (6.8) beats/min (P = NS vs base-line) (Table Ⅲ). Among all volunteers, the maximum change in HR was 16 beats/min; 14 volunteers had a maximum increase of >10 beats/min. The

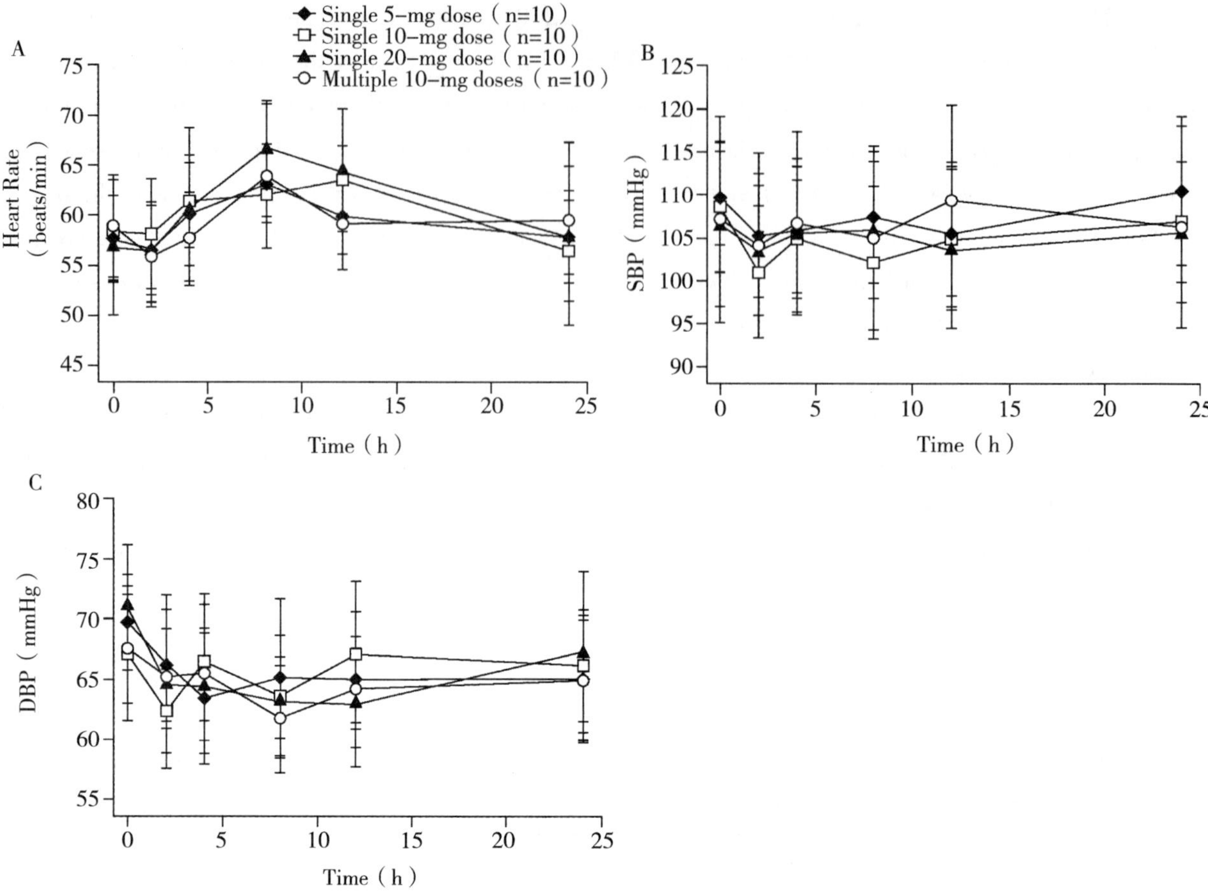

Figure 2. Mean (SD) values for (A) heart rate, (B) systolic blood pressure (SBP), and (C) diastolic blood pressure (DBP) before and after oral administration of single and multiple doses ofaranidipine

mean change from baseline in SBP ranged from −0.7 to −4.7mmHg (P = NS vs baseline). The maximum decrease in SBP was 21mmHg; 15 volunteers had a maximum decrease of >10mmHg. The mean change from baseline in DBP ranged from 0.9 to −6.6mmHg; the changes from baseline were statistically significant in all groups ($P<0.01$) except the aranidipine 10-mg group in the single-dose study. The maximum decrease in DBP was 18mmHg; 12 volunteers had a decrease of >10mmHg.

No relationship was found between dose and the mean change in BP or HR, or between individual PK parameters (AUC, C_{max} and $t_{1/2}$ of aranidipine and M-1) and individual changes in BP and HR.

Tolerability

In the single-and multiple-dose studies combined, 1 volunteer in the 10-mg group reported mild headache 5 hours after dosing that resolved without intervention within 19 hours of its onset. One volunteer in the 20-mg group reported palpitations 5 hours after dosing, and another volunteer complained of dizziness 3 hours after dosing. Both of these AEs were considered mild and resolved without intervention within 3 and 9 hours of onset, respectively, with no residual effects. The headache and palpitations were considered by the investigator to be possibly related to study drug.

Vital signs and electrocardiographic findings were within normal ranges throughout the study. No volunteers were withdrawn from the study because of AEs. No abnormalities in physical, biochemical, hematologic, or urinalysis variables that were considered clinically meaningful occurred during the study.

DISCUSSION

In 28 of the volunteers, AUC_{last} accounted for >95% of the total $AUC_{0-\infty}$ for both aranidipine and M-l, indicating that the plasma concentration-time profile had been well characterized. In the remaining 2 volunteers, in whom the $t_{1/2}$ was particularly long, AUC_{last} accounted for 88% of the total aranidipine $AUC_{0-\infty}$.

C_{max} and T_{max} were determined based on both the rate of absorption and the rate of elimination. Given that the aranidipine T_{max} and dose-normalized C_{max} were similar in the 3 groups in the single-dose study, the rate and extent of absorption of aranidipine did not appear to be affected by higher doses, suggesting that there was no saturation in aranidipine absorption. The ratio of the C_{max} of M-1 to that of aranidipine was >10 and the ratio of the AUC of M-1 to that of aranidipine was >20, indicating a first-pass effect after oral administration. The departure from linearity of M-1 at the 20-mg dose may be explained by the metabolite saturation of aranidipine. After administration of sin-gle doses, the mean T_{max} of M-1 occurred ~0.7 hour later than that of the parent compound. Individual T_{max} values for M-1 varied from 1 hour earlier relative to aranidipine in 2 volunteers to 5 hours later in 1 volunteer. The T_{max} for aranidipine and M-1 was identical in 12 volunteers; in another 8 volunteers, the T_{max} of M-1 occurred 1 hour later that that of aranidipine.

The results of the PK analyses of single and multiple oral doses of aranidipine indicated a mean (SD) R_{ac} of 1.4 (0.3) for the 10-mg dose, which was inconsistent with the accumulation factor of ~1.0 derived from the dosing interval and $t_{1/2}$. This discrepancy may be explained by an alteration in the extent of absorption (bioavailability) or by a first-pass effect on the rate of absorption or CL after administration of multiple doses.

Two peaks in the concentration-time profile of aranidipine and M-1 were observed in 16 and 10 volunteers, respectively. The first peak occurred 4 to 5 hours after dosing, and the second occurred 8 to 12 hours after dosing. Hepatoenteral circulation may have been responsible for this finding.

Although the maximum mean change in HR differed significantly from baseline ($P<0.01$) (Table Ⅲ), the mean changes from baseline were not statistically significant between dose groups. The time of the maximum decreases in SBP and DBP ranged from 2 to 12 hours after dosing. Analysis of BP changes in indi-vidual volunteers indicated significant decreases in the mean change in BP at 2, 4, and 12 hours after dosing ($P<0.05$) and significant decreases in HR from 4 to 12 hours after administration ($P<0.05$).

Aranidipine was generally well tolerated. No serious AEs or deaths were reported during the study. Given that the C_{max} T_{max} and AUC in volunteers who expe-rienced AEs were similar to the mean value for their dose groups, there was no apparent direct relationship between PK values and the incidence of AEs. There were no clinically meaningful changes from baseline to the final assessment in vital signs, serum biochemistry or hematology variables, electrocardiographic parameters, or findings on physical examination.

This study had several limitations. First, because there were no published reports on the tolerability of aranidipine in Chinese men, a single-and multiple-dose design was used rather than a crossover design. Thus, it was not possible to apply a linear mixed-effects model, which would have been more appropriate and accurate for assessing dose proportionality.[14] Instead, ANOVA of the dose-normalized C_{max} and AUC was used to evaluate the linearity of aranidipine and M-1 over the dose range studied. Second, this study was performed in healthy volunteers, which limits the generalizability of the results to other populations. Third, because of the possible bias introduced by the absence of a placebo group, the results for the PK/PD relationship may not be sufficiently reliable. Finally, the sample size was small and the power of the study may not have been adequate.

Table Ⅲ. Pharmacodynamic properties ofaranidipine in healthy volunteers in the single-and multiple-dose studies. Values are mean (SD).

Parameter	Single Dose			Multiple 10-mg Doses ($n=10$)
	5mg ($n=10$)	10mg ($n=10$)	20mg ($n=10$)	
Heart rate, beats/min				
Baseline	57.7 (4.4)	58.7 (5.0)	57.1 (7.0)	59.0 (5.1)
Maximum mean change	5.6 (2.1)*	5.3 (6.8)†	9.8 (6.1)*	5.1 (6.7)†
Mean change	1.8 (2.7)	1.9 (4.6)	4.3 (6.8)	0.3 (3.2)
Systolic blood pressure, mm Hg				
Baseline	109.7 (5.5)	108.7 (7.6)	106.6 (9.6)	107.2 (12.0)
Maximum mean change	−4.3 (7.1)	−7.6 (6.0)*	−3.0 (8.08)	−3.0 (5.3)
Mean change	−2.7 (5.0)	−4.7 (7.2)	−1.6 (4.3)	−0.7 (5.9)
Diastolic blood pressure, mm Hg				
Baseline	69.7 (4.0)	64.1 (5.6)	71.3 (4.9)	67.5 (4.6)
Maximum mean change	−6.9 (6.3)*	−1.8 (5.9)	−7.8 (6.3)*	−5.9 (4.5)*
Mean change	−4.8 (4.2)*	0.9 (4.7)	−6.6 (2.9)*	−3.1 (2.1)*

* $P<0.01$ versus baseline

† $P<0.05$ versus baseline

CONCLUSIONS

The results of this small study in healthy Chinese men suggest that the PK properties of aranidipine were linear with respect to dose, whereas the active M-1 metabolite was not fully linear with respect to dose. The PK analyses of single and multiple oral doses indicated no apparent accumulation of aranidipine or M-1 with the 10-mg dose. No significant difference between dose groups was observed with respect to mean changes from baseline in BP and HR. Aranidipine appeared to be well tolerated in the population studied.

ACKNOWLEDGM ENT

The authors thank the nurses in Ward IV, Fu Wai Hospital, Beijing, for their medical and nursing support.

参 考 文 献（略）

（原载于《Clinical Therapeutics》Volume 30, Number 7, 2008）

健康人乙醛脱氢酶2基因型对5-单硝酸异山梨醇酯缓释片药代动力学影响的研究

杜淑娴 刘玉清 田 蕾 刘 红 谢 爽 蒋娟娟
王 平 华丛笑 李一石

北京协和医学院 中国医学科学院 北京阜外心血管病医院
卫生部心血管药物临床研究重点实验室

硝酸盐类药物在临床用于治疗心绞痛、心衰和高血压已有100多年的历史，这类药物包括：硝酸甘油、硝酸异山梨醇酯、硝普钠等，均有硝酸多元酯结构，通过释放NO产生扩血管作用，分子中-O-NO_2是发挥疗效的关键结构[1]，但是硝酸酯类药物确切的生物转化机制并不清楚。据文献报道，参与硝酸盐类药物代谢的酶很多，如谷胱甘肽转移酶[2]、细胞色素P450还原酶[3]、黄嘌呤氧化还原酶[4]等。最近报道，在离体动物实验中，线粒体乙醛脱氢酶2（ALDH2）抑制剂，如水合氯醛、氨基氰以及ALDH2的底物乙醛均可抑制硝酸甘油舒张血管作用[5-8]。Li Y等[9]，研究显示，部分国人服用硝酸甘油治疗心绞痛无效的原因是ALDH2基因位点Glu5041ys发生突变。但是ALDH2对单硝酸异山梨醇酯代谢的研究未见相关报道。本试验首次在中国健康受试者中，研究5-单硝酸异山梨醇酯（IS-5-MN）体内药代动力学特征与ALDH2基因多态性的相关性。

1 对象与方法

1.1 受试者选择 从45例男性中，通过体格检查、血常规、尿常规、肝肾功能、HBsAg、HIV、心电图及胸部透视等筛选出22例健康受试者。受试者自愿参加试验，并签署书面知情同意书。试验方案经本院医学伦理委员会审核批准。

1.2 药品与试剂 IS-5-MN缓释片［依姆多，规格：60mg/片，阿斯利康（中国）制药有限公司生产］；单硝酸异山梨酯标准品（中国药品生物制品检定所，批号：100694-200401）。DNA提取试剂盒，Taq DNA聚合酶，10×缓冲液，dNTP和Mg^{2+}（北京TIANGEN BIOTECH公司）；内切酶TSPR I（北京NEB公司）；PCR引物（ALDH2-F：5′-GTCAACTGC-TATGATGTGTTTGG-3′；ALDH2-R：5′-CCACCAG-CAGACCCTCAAG-3′）（上海invitrogen公司合成）。

1.3 仪器 HPLC系统：高效液相二元输液泵、自动进样器、柱温箱（Agilent 1100，美国Agilent公司）；质谱仪（API3200Q-Trap美国应用生物系统公司）；电子分析天平（AEG-45SM，日本岛津公司）；高速低温离心机（MicrocL 21R，Thermo electron corporation）；PCR系统：反应用PTC-200型热循环仪（美国BIO-RAD公司）；紫外凝胶成像仪（以色列Alpha Innotech公司）。

1.4 方法

1.4.1 基因分型 采集每例受试者静脉血5ml（抗凝），用DNA提取试剂盒提取外周白细胞DNA。采用PCR-RFLP方法进行基因测定。PCR反应条件为：95℃预变性5min；94℃变性30s，59℃退火30s，68℃延伸30s，共30个循环；68℃延伸10min，所获得的扩增PCR片段长度为173bp。取PCR产物加入限制性内切酶TspR I，反应总体积为20μL，于65℃温浴65min。野生型存在TspR I酶切位点，G突变为A后酶切位点消失，故酶切后出现：野生型纯合子（GG型）产生100bp和73bp两个片断；突变型杂合子（GA型）则产生173、100、73bp三个片断；突变型纯合子（AA型）则产生 173bp 一个片断，以此作基因分型。

1.4.2　试验方案　受试者服药前禁食 10h，受试当日晨 7:00 空腹口服 IS-5-MN 胶囊 60mg，用 250ml 温开水送服，服药 2h 后方可饮水，服药 4、10h 后进统一标准餐。在服药前和服药后 0.25、0.5、1、2、3、4、5、6、8、12、16、24、36h 取静脉血 2ml，用肝素抗凝，离心后分离出血浆，-70℃保存，待测。试验期间禁用其他药物，禁止吸烟、饮酒及含咖啡因饮料。

1.4.3　血药浓度的测定　色谱条件：色谱柱：Novapak C_{18} 色谱柱（150mm × 3.9mm，5μm，Waters，USA）；流动相梯度：CH_3CN 和 H_2O（含 3mmol/L NH_4 Ac，0.02% HAc）；柱温：35℃；分流比：1∶5；进样量：80μL；自动进样器温度：4℃。质谱条件：离子源：Turbo IonSpray；检测方式：MRM 扫描；离子极性：负性；离子通道选择：单硝酸异山梨酯（m/z 249.9 ~ m/z 58.9）；茶碱（m/z 178.9 ~ m/z 163.9）；Dwell Time：200ms；离子源温度：200℃；检测离子电压：-4500V。以待测物单硝酸异山梨酯的浓度为横坐标，以待测物与内标物的峰面积比值为纵坐标，应用加权最小二乘法进行线性回归。

1.5　数据处理　血药浓度-时间数据采用非房室模型梯形面积法计算 AUC_{0-t}，C_{max} 和 t_{max} 为实测值。所有资料采用 SPSS 11.5 软件进行分析。计量资料以均数 ± 标准差（$\bar{X} \pm s$）表示，ALDH2 基因型间的 IS-5-MN 血药浓度比较采用重复测量资料的方差分析方法（RMANOVA），t_{max} 进行非参数检验（Wilcoxon 符号秩检验），其余参数用独立样本 t 检验分析。$P<0.05$ 表示差异有统计学意义。

2　结　　果

2.1　受试者一般生物学特征　在 45 例人群中筛选出 22 名受试者，其中野生型纯合子 13 例，杂合子 9 例，生物学特征见表 1。采用独立样本 t 检验，两组基因型在年龄、身高、体重之间无明显差异（$P<0.05$）。

表 1　受试者一般生物学特征

基因型	GA（ALDH2 * 1/ * 2）	GG（ALDH2 * 1/ * 1）
n	9	13
年龄（岁）	22.4 ±2.9	23.9 ±2.7
身高（cm）	173.4 ±6.0	170.4 ±3.8
体重（kg）	64.8 ±5.8	65.2 ±6.0

2.2　药-时数据和药动学参数　22 例受试者的药时数据按不同基因型分组，每组用平均值作血药浓度-时间曲线图（图 1）。由图 1 可看出两组基因型的血药浓度-时间曲线变化趋势，野生型组与杂合子组比较接近，不同基因型对血药浓度的水平影响未见不同（$P=0.203$，RMANOVA）。GG 基因型与 GA 基因型相比，C_{max} 和 AUC_{0-t} 分别升高了 12.4% 和 15.3%，但差异均无统计学意义（表 2）。两组基因型间 t_{max} 进行分析，亦无统计学差异（$P>0.05$）。

表 2　22 例健康男性受试者口服 IS-5-MN 后的药动学参数（$\bar{x} \pm s$，$n=22$）

基因型	C_{max}（ng/ml）	AUG_{0-t}（ng · ml^{-1} · h）
GA	595 ± 100	8507 ± 1582
GG	668 ± 157	9809 ± 1677

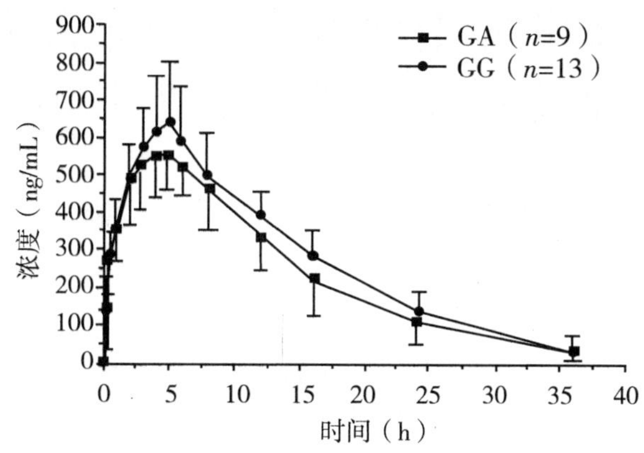

图 1　两种 ALDH2 基因型受试者单剂量口服 IS-5-MN 后的血浆平均药物浓度－时间曲线（$\bar{x} \pm s$）

3 讨　论

对于许多药物来说，它们的疗效和毒性存在很大的个体差异，原因之一是药物代谢酶的遗传多态性。因此根据患者的基因型选择合适的药物和剂量，可以获得良好的治疗效果。

ALDH2 是乙醇代谢的主要酶，可把乙醛氧化成乙酸；此外还发挥酯酶的作用，催化硝酸甘油还原生成为 1,2-二硝基甘油和 NO[5]。目前人类 ALDH2 基因上共发现了 84 个 SNP 位点，其中在外显子 12 处发生点突变（Glu504Lys），使正常的等位基因 ALDH2 ＊1 变为突变型等位基因 ALDH2 ＊2，即：GAA（谷氨酸：C1u）变为 AAA（赖氨酸：Lys）。处于该酶活性中心的谷氨酸变成赖氨酸后，该酶的催化能力下降低[11]。在人群中该酶基因型出现 3 种情况，具有正常催化活性野生纯合子型：AL-DH2 ＊1/ ＊1；催化活性下降的杂合子型：AL-DH2 ＊1/ ＊2；催化活性失去的突变纯合子型：AL-DH2 ＊2/ ＊2。

有文献表明，30%～50% 的亚洲人 ALDH2 基因 Glu504Lys 发生突变。携带突变的 ALDH2 基因型人群饮酒后容易脸红，以及产生戒酒硫样反应[10]。Li Y 等[9]研究表明，ALDH2 ＊1/ ＊2 和 AL-DH2 ＊2/ ＊2 的脱氢酶活性分别为 ALDH2 ＊1/ ＊1 的 13%～14% 和 2%，前两者的硝酸甘油催化效率分别为后者的 8%～15% 和 6%～7%。Mackenzie IS 等[11]报道 ALDH2 的抑制剂双硫仑以及 Glu504Lys 的突变可部分减少硝酸甘油的扩血管作用。

本试验首次对中国健康人的 ALDH2 基因型多态性与 IS-5-MN 药代动力学的相关性进行了研究。ALDH2 ＊2/ ＊2 基因型出现频率很低，在北京地区人群中仅为 1%[12]。在我们有限的 45 例样本中，未发现此基因型，所以本研究只是比较了 ALDH2 ＊1/ ＊1、ALDH2 ＊1/ ＊2 基因型和 IS-5-MN 药物代谢的相关性。研究发现位点 Glu504Lys 的变异对 IS-5-MN 药代动力学没有明显影响，这可能因为 IS-5-MN 与硝酸甘油代谢途径不同：有报道[13－15]三硝基或更多的硝基化合物依赖 ALDH2 代谢，而二硝基、单硝基化合物则主要以 P450 代谢为主。另外，本研究的样本量较小，需要进一步扩大样本进行深入研究。

参 考 文 献（略）

（原载于《中国临床药理学与治疗学》2008 Aug；13（8））

长效5-单硝酸异山梨醇酯对健康人血压以及血管弹性功能的动态影响

杜淑娴[1] 刘玉清[1] 蒋雄京[2] 许 莉[1] 王 平[1]
董秋婷[1] 刘 红[1] 谢 爽[1] 李一石[1]

中国医学科学院、北京协和医学院 阜外心血管病医院。
1 卫生部心血管药物临床研究重点实验室；2 心内科

硝酸酯类药物是治疗心绞痛和急性心力衰竭的有效药物，该药可直接松弛血管平滑肌特别是小血管平滑肌，使周围血管舒张，外周阻力减少，回心血量减少，心排血量降低，心脏负荷减轻，心肌氧耗量减少，因而症状得到缓解[1]。其疗效主要通过患者心绞痛症状的改善或运动耐量的提高予以间接评估。近来有研究表明[2]，硝酸酯类药物可改善高血压患者的动脉弹性，并用于辅助治疗顽固性单纯性收缩性高血压取得较好疗效；但有关这方面的深入研究报道不多。5-单硝酸异山梨酯（IS-5-MN）[3]是硝酸异山梨醇酯的主要代谢物，生物利用度可达100%，半衰期为5～6h，其缓释片的作用可维持24h，是预防和治疗冠心病心绞痛的主要药物之一。本研究利用测量肱动脉血压和桡动脉脉搏波观察长效5-单硝酸异山梨醇酯对健康人血压、血管弹性的影响。

材料、对象与方法

1 受试者选择

18例健康男性志愿者，年龄：（22.8±2.5）岁，身高：（172.8±4.5）cm，体质量：（65.8±5.1）kg，受试者均通过体格检查，血常规、尿常规、肝肾功能、HBsAg、HIV、心电图、生命体征及胸部透视等均正常；试验前2周内未服用任何药物；在实验期间禁烟酒，禁其他药物，并禁剧烈运动。受试者自愿参加实验，并签署书面知情同意书。

2 药品与仪器

5-单硝酸异山梨醇酯缓释片（商品名：依姆多），规格：每片60mg，批号：0805003，阿斯利康（中国）制药有限公司生产。

袖带汞柱血压计；SphygmoCor动脉脉搏分析仪，均为澳大利亚PWV Medical公司产品。

3 试验方法

采用自身对照的方法。试验方案经本院医学伦理委员会审核批准。

18例受试者，单次口服IS-5-MN 60mg，早7∶00空腹温开水250ml送服。在服药前1天和服药当天，分别于6∶30、7∶30、8∶00、9∶00、10∶00、11∶00、12∶00、13∶00、15∶00、19∶00、23∶00测量每例受试者的血压、脉搏波和心率。

4 观察指标

4.1 血压、心率测量

受试者坐位休息10min后，卧床测其右肱动脉血压2次，取其平均值，测量血压的同时测量心率。指标包括：外周动脉收缩压、外周动脉舒张压、外周脉压、心率。

$$脉压（PP）=收缩压（SBP）-舒张压（DBP）$$

4.2 脉搏波的测定

将每例受试者的年龄、性别、身高、体质量、肱动脉血压输入计算机。受试者平卧位，将笔试探头放置在右侧桡动脉搏动最强点，调整探头压力和位置直至获得稳定的桡动脉压力波形，连续3次记录脉搏波型。由分析仪将桡动脉脉搏波转换为主动脉压力波形[4-5]，对3次波群取平均值。观察的脉搏波主要指标：中心动脉收缩压、中心动脉舒张压、中心脉压（CPP）、反射波增压指数（augmentation index，AI）。

5 数据处理与统计学方法

所有资料采用SPSS 11.5软件进行分析；计量资料以均数±标准差表示，2组间整体比较采用重复测量方差分析（RMANOVA），2组间同一个时间点上的比较用多元方差分析；$P<0.05$表示差异有统计学意义。

结　　果

1例因头痛退出实验外，其余17例均按要求完成本实验。受试者在服药前1天和服药当天，2组收缩压、舒张压、脉压以及AI从6∶30到23∶00期间的变化，见下图。

1 对外周血压的影响

与未服药基线值比较，服用IS-5-MN后，外周收缩压、外周舒张压和外周脉压没有明显的差别（$P>0.05$），心率没有明显变化，见图A、B、C。

2 对中心血压的影响

与对照基线值比较，服用IS-5-MN后，中心脉压有显著下降（$P=0.002$）；在服药后1、2、3、4、5、6h与基线同一时间点比较，均有显著性差异（$P<0.05$）；其中，在3h下降的幅度最大（7.4±1.7）mmHg；中心收缩压有所下降，其临近显著（$P=0.05$）；而中心动脉舒张压没有明显的下降（$P>0.05$），见图D、E、F。

3 反射波增压指数（AI）变化

与对照基线值比较，服用IS-5-MN后，AI显著降低（$P<0.001$），其作用于服药后0.5h开始，在1h降低最大，下降（33.8±4.5）%。与基线相比，在服药后0.5、1、2、3、4、5、6、8、12h，AI下降均有统计学意义（$P<0.05$），见图C。

4 安全性评价

6例发生头痛。其中：1例较重退出实验，其余5例可耐受，且为一过性的。

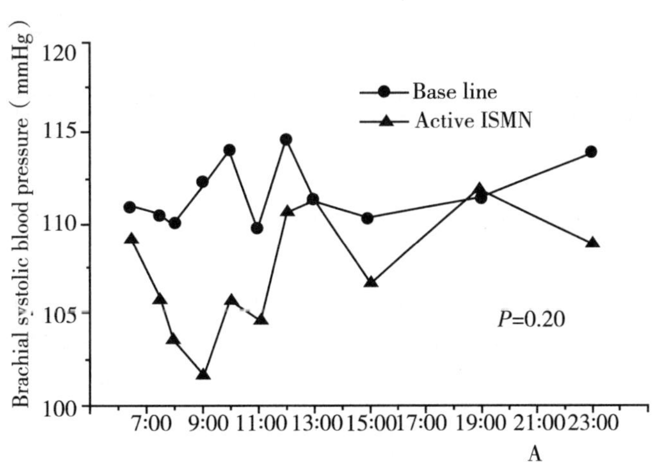

A

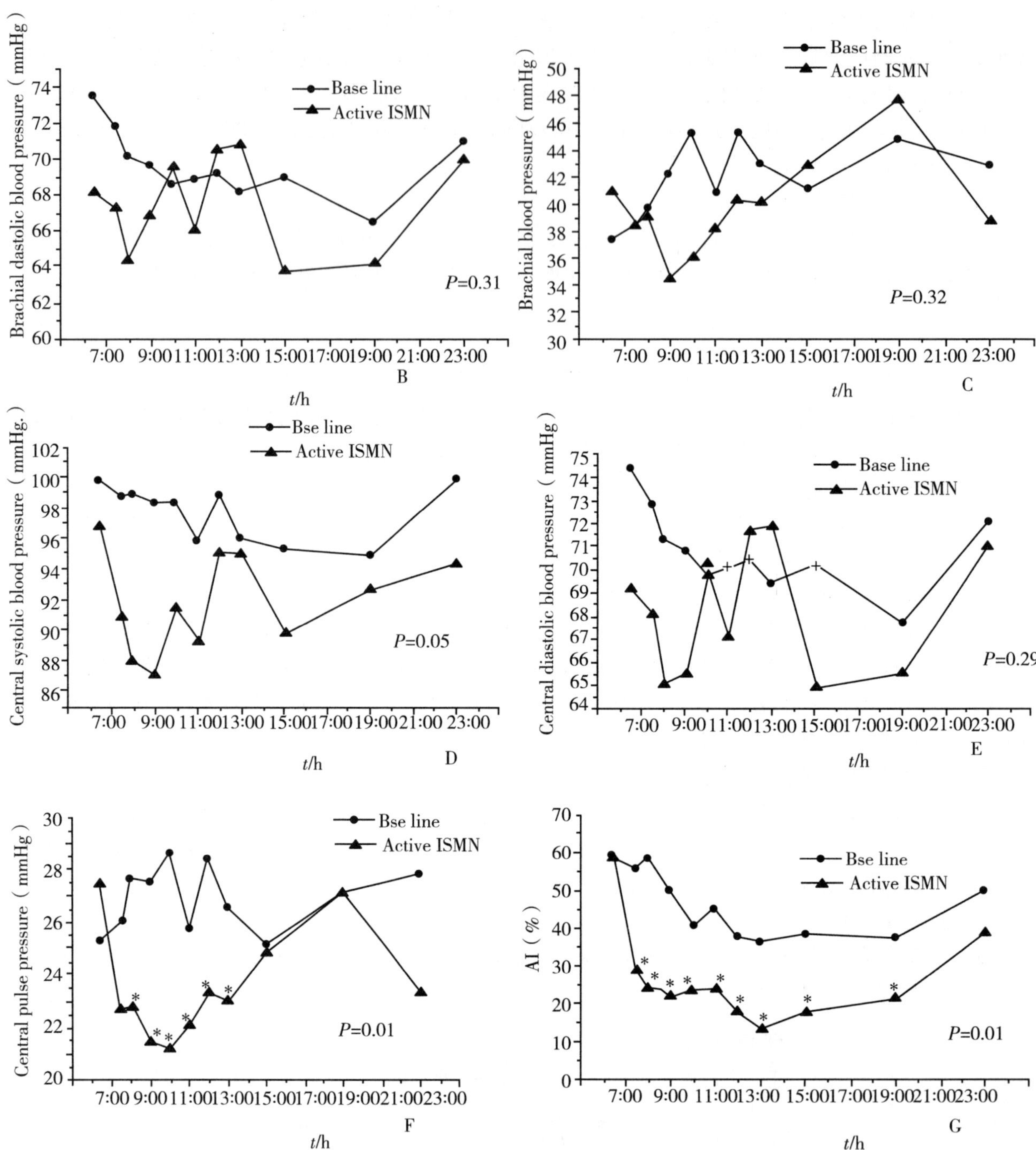

图 服用单剂量5-单硝酸异山梨醇酯（IS-5-MN，ISMN）前1天及当天血压和反射波增压指数的变化（早7:00服药）

Figure. Mean values and SD（$n=17$）for 16-hour blood pressure and augmentation index with treatment on diferent study days with base line and active isosorbide-5-mononitrate（ISMN）at 7:00（$^*P<0.05$）

A. Brachial systolic blood pmssure; B. Brachial diastolic blood pressure; C. Brachial pulse pressure; D. Central systolic blood pressure; E. Central diastolic blood pressure; F. Central pulse pressure; G. Augment index

讨　论

本研究结果表明，在服用 IS-5-MN 后 16h 的观测实验中，肱动脉的收缩压、舒张压、脉压和中心动脉的收缩压、舒张压没有明显变化；但中心动脉脉压和 AI 明显下降。

中心脉压决定中心输出量，中心动脉收缩压和脉压升高，可增加左心室后负荷，导致左心室指数增加、左心室肥厚以及冠状动脉硬化，如狭窄和心梗[6]等各种不良事件的发生。大规模 ASCOT-CAFE 研究报告指出[7]：中心动脉血压与心脑血管病的终点事件更密切相关，尤其是中心动脉脉压，因此降低中心主动脉血压能更有效地预防和治疗冠心病。在本研究中，IS-5-MN 对外周血压未见影响，但显著降低了中心脉压，效应出现在服药 1h 后，可持续 6h。

丁跃有等[8]研究结果显示：IS-5-MN 可显著降低高血压患者的肱动脉收缩压、脉压及中心动脉收缩压、脉压，这与本研究结果有所不同。原因可能是：他们采用了服药前后 2 个时间点的比较；而本试验采用了 11 个时间点重复测量方差分析方法。本研究显示，在 1 天中人的血压是波动的，虽然在个别时间点显示了下降，但 2 组间整体比较却没有统计学上的差异，这也可能是健康者与高血压患者血管反应性不同所致。

随着年龄的增长，动脉僵硬度的增加，减少了动脉的顺应性，动脉弹性与顺应性越差，则心力衰竭、中风以及心肌梗塞等心血管疾病的危险指数就越高。AI 能定量反映整个动脉系统的总体弹性，敏感地显示因大小动脉弹性改变引起的压力波反射状况；AI 值与动脉顺应性呈明显相关性，动脉弹性越好，顺应性越好，则 AI 值越小，反之 AI 值越大，AI 是评价动脉弹性的主要指标之一[9]。

在本研究中，与空白基线相比，服用 IS-5-MN 后 0.5h，AI 即明显下降，这同 Holmes 等[10]的研究结果一致，1h 达最大，这种效应持续 12h。AI 明显降低，说明加大了动脉的扩张性，使脉搏波传导速度和波反射降低，从而使大动脉的缓冲功能得到改善，这种作用对冠心病患者、动脉粥样患者是有益处的。

硝酸酯类药物改善动脉顺应性的作用机制尚未充分阐明，可能是硝酸酯在体内巯基的作用下，生成一氧化氮（NO），NO 刺激鸟苷酸环化酶，使三磷酸鸟苷转化成环磷鸟苷，使血管舒张，改善了动脉弹性功能；动脉弹性功能增加，主动脉缓冲功能得到增强，左室射血部分以势能的形式储存在主动脉，舒张期利用自己的弹性回缩力，将血液不断输送到外周，这时可表现为收缩压下降而舒张压变化不明显，脉压也随之下降。

本试验显示，IS-5-MN 改善了健康人的动脉弹性，降低中心脉压。然而，这种作用对于冠心病患者的治疗价值有待进一步深入研究。

参 考 文 献（略）

（原载于《中国临床药理学杂志》2008 年 9 月第 24 卷第 5 期（总第 115 期））

酰托普利在健康男、女受试者体内的药代动力学研究

田 蕾 黄一玲 龚 培 边文彦 蒋 文 李一石

中国医学科学院，北京协和医学院阜外心血管病医院，
卫生部心血管药物临床研究重点实验室

酰托普利（Ceptopfil）是卡托普利（Captopril）的前体药物，属于新合成的血管紧张素转换酶抑制剂（ACEI），目前发表的临床研究资料仅限于评价该药对高血压患者的降压疗效[1-2]。临床前动物实验表明，酰托普利经口服、静脉注射进入体内后，经非特异性酯酶水解，能迅速、完全地转化为卡托普利发挥降压疗效，其体内过程符合一级动力学特征。酰托普利与卡托普利的转化关系为 1∶1，大鼠和肾型高血压狗静注等摩尔剂量的酰托普利和卡托普利后的药代动力学特征基本一致。大鼠灌胃给药后约 2h 血清卡托普利浓度达到峰值，半衰期为 2～3h，与剂量无关。酰托普利的绝对生物利用度为 80%，高于卡托普利（70%）。由于酰托普利的巯基被保护，因此其化学稳定性比卡托普利高（结构式见图 1），可能是一个有开发价值的卡托普利的新前体药物。本试验旨在研究酰托普利连续给药在健康男女受试者体内的药代动力学特征，以及进食对该药吸收的影响，以期为临床应用提供依据。

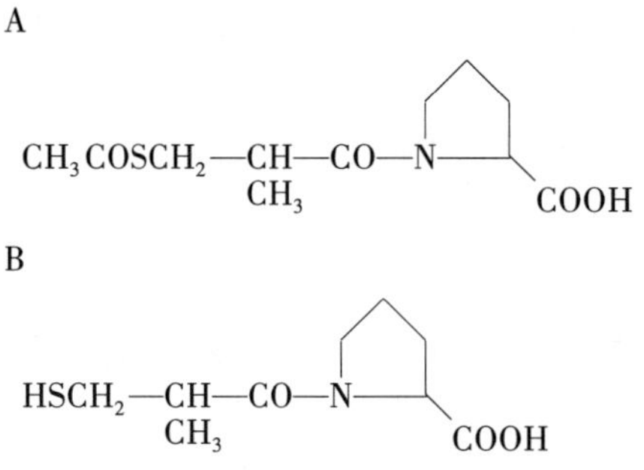

A

$CH_3COSCH_2—CH(CH_3)—CO—N$（吡咯烷环）—COOH

B

$HSCH_2—CH(CH_3)—CO—N$（吡咯烷环）—COOH

图 1 酰托普利和卡托普利的结构式

A：酰托普利；B：卡托普利

1 对象与方法

1.1 药品 酰托普利片剂由上海医药工业研究院研制，30mg/片，批号：98102，该药于 1999 年 2 月经药品检验所检验合格。

1.2 研究对象 健康受试者 20 名，其中男性 10 人，女性 10 人。男性受试者平均年龄（24.5 ± 0.4）岁，平均身高（174 ±7）cm，平均体重（69 ±6）kg；女性受试者平均年龄（23.3 ±0.4）岁，平均身高（164 ±6）cm，平均体重（57 ±7）kg。经病史询问、体检和实验室检查证明身体健康，无心、肝、肾、消化道、血液系统、代谢异常等疾病，无药物过敏史和精神病史，无药物依赖史。试验前 4 周未服用任何药物。受试者试验前签署书面知情同意书，试验方案经阜外心血管病医院伦理委员会批准。

1.3 试验设计 本研究为开放试验，受试者随机分为 2 组，每组各包括 10 名受试者（男、女

各5名），2组受试者不交叉。

第一组受试者口服酰托普利片剂30mg/次，每日8:00（空腹）和20:00各1次，连续给药7d，最后1d仅在早晨服药1次。服药时饮水200ml。受试者分别于第一次和最后一次服药前（0h）和服药后0.25、0.5、0.75、1.0、1.5、2.0、2.5、3.0、4.0、5.0、6.0、8.0、10.0h，由前臂静脉取血5ml，立即转入肝素抗凝的试管中离心分离血浆，存于－70℃冰箱中待测。用药第5天和第6天分别于早晚给药前采血测定血药浓度谷值。受试者每日8:00空腹服药后2h可饮水，药后4h进食统一标准餐。

第二组受试者接受两次给药。第1次给药，受试者禁食12h后空腹口服60mg酰托普利；第2次给药，受试者进食标准早餐（包括两个煎鸡蛋、两片火腿肉、两片黄油面包、1份土豆沙拉和250ml全脂牛奶，在30min内吃完）后口服60mg同一批号的酰托普利。两次给药间隔7d。分别于服药前及服药后0.25、0.5、0.75、1.0、1.5、2.0、2.5、3.0、4.0、5.0、6.0、8.0、10.0h采集血标本。

试验期间禁忌烟酒和含咖啡因的饮料。避免卧床，但也避免剧烈运动。整个试验过程均在I期病房进行，医务人员在场并监测可能出现的药物不良反应。所有结果均填入病历报告表（CRF），并作安全性评价。

1.4　血药浓度测定方法　由于酰托普利在人体内迅速代谢转化为卡托普利，故以测定活性代谢产物卡托普利的血药浓度间接反映酰托普利的体内动态变化过程。本试验采用陈妍[3]等人介绍的柱前衍生化-HPLC法测定血浆中的卡托普利。

采用Waters Nova-pak C_{18}色谱柱，流动相为乙腈－双蒸水－磷酸（103:197:0.3），UV检测波长260nm。用对溴苯甲酰溴化物（p-BPB）与血浆的卡托普利在常温下衍生化反应30min，衍生化反应后的血浆酸化后用乙酸乙酯提取，分离有机相并用Na_2CO_3碱化，弃去上层，再进行酸化提取后测定。本法的线性范围10～500μg/L，最低检测限5μg/L，日内、日间精密度小于10%，方法准确度>90%。

1.5　药动学参数计算及分析　本试验采用Win-Nonlin药代动力学软件（4.1版，美国Pharsight公司）计算药动学参数，主要参数包括达峰浓度C_{max}、达峰时间t_{max}、血浆消除相半衰期（$t_{1/2}$）、消除速率常数K_d、平均滞留时间MRT和血药浓度－时间曲线下面积AUC。所有数据均以均数±标准差（$\bar{x}\pm s$）表示。应用SAS 8.2版统计软件包（美国SAS公司），对试验前后的血压、心率、心电图、实验室检查等安全性评价指标用配对t检验处理。

2　结　果

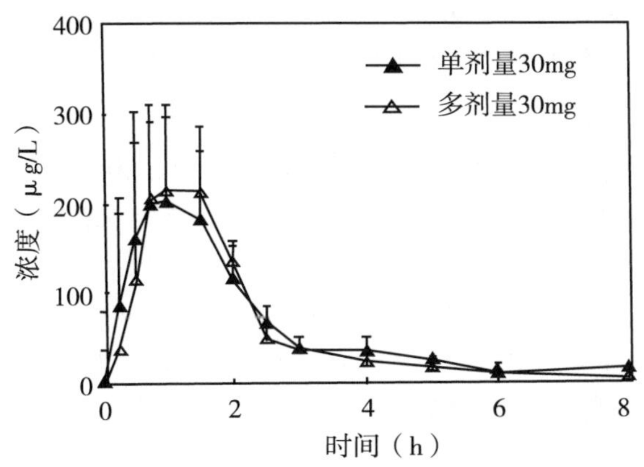

图2　受试者单剂量和连续口服酰托普利30mg（bid，连续7d）后的平均血药浓度－时间曲线（$\bar{x}\pm s$，$n=10$）

2.1　30mg连续给药组

2.1.1　血药浓度　全部受试者连续给药第5天和第6天的血浆药物谷值浓度均未检测到，受试者第一次和末次服药后的平均血药浓度－时间曲线见图2，二者各时间点的血药浓度变化相近（$P>0.05$）。

2.1.2　药代动力学参数　受试者连续口服酰托普利30mg/次，每日2次，连续7d。首次和末次服药后的平均C_{max}分别为（279±100）、（299±101）μg/L，t_{max}分别为（1.2±0.5）、（1.2±0.3）h，$t_{1/2}$分别为（1.3±0.9）、（1.3±0.5）h，AUC_{0-24}

分别为（421±107）、（461±152）$\mu g \cdot L^{-1} \cdot h$，在二者之间无统计学差异（$P>0.05$），主要药动学参数见表1。

表1 受试者单剂量和连续口服酰托普利30mg（bid，连续7d）后的平均药动学参数（$\bar{x} \pm s$，$n=10$）

参数	单剂量30mg			多剂量30mg		
	总平均（$n=10$）	男性（$n=5$）	女性（$n=5$）	总平均（$n=10$）	男性（$n=5$）	女性（$n=5$）
AUC_{0-t}（$\mu g \cdot L^{-1} \cdot h$）	421±107	377±106	465±98	461±152	406±149	516±142
$AUC_{0-\infty}$（$\mu g \cdot L^{-1} \cdot h$）	445±109	408±112	483±103	475±180	429±151	521±135
C_{max}（$\mu g/L$）	279±100	233±70	325±110	299±101	256±127	343±137
t_{max}（h）	1.2±0.5	1.3±0.3	1.1±0.6	1.2±0.3	1.2±0.3	1.2±0.3
K_d（/h）	0.7±0.4	0.7±0.5	0.7±0.4	0.7±0.3	0.6±0.3	0.7±0.4
MRT_{0-t}（h）	1.7±0.5	1.9±0.6	1.5±0.4	1.7±0.4	1.8±0.5	1.7±0.4
$MRT_{0-\infty}$（h）	2.0±0.7	2.3±0.8	1.7±0.5	2.0±0.5	2.1±0.6	1.9±0.4
$t_{1/2}$（h）	1.3±0.9	1.5±1.2	1.2±0.5	1.3±0.5	1.5±0.6	1.1±0.4
R_{∞}	-	-	-	1.1±0.4	1.2±0.5	1.1±0.3

2.2 60mg餐后服药组

2.2.1 血药浓度 受试者单剂量空腹和餐后口服酰托普利60mg后的平均血药浓度－时间曲线（图3）。可以看出，食物使酰托普利的达峰时间延后，峰浓度附近吸收平缓。

2.2.2 药动学参数 比较受试者单剂量空腹和餐后口服酰托普利60mg，t_{max}明显延后［（0.9±0.4）h *vs*（1.5±0.6）h，$P<0.05$］；C_{max}有所降低，但无统计学差异［（617±277）$\mu g/L$ *vs*（529±167）$\mu g/L$，$P>0.05$］；其他参数AUC、$t_{1/2}$等在两种给药方式间无统计学差异（$P>0.05$），平均药动学参数见表2。

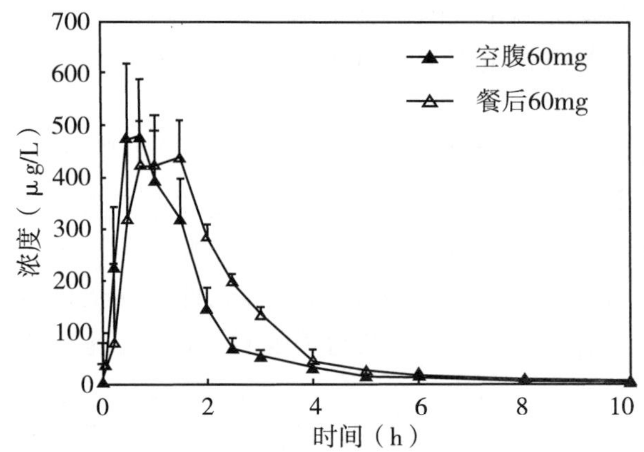

图3 受试者单剂量空腹和餐后口服酰托普利60mg后的平均血药浓度－时间曲线（$\bar{x} \pm s$，$n=10$）

2.3 男女受试者比较 比较同一剂量各试验组中男、女受试者的药动学参数，30mg剂量组中女性受试者的AUC、C_{max}略高于男性受试者，60mg剂量组与之相反，但这些差异均无统计学意义（$P>0.05$），在剂量组间没有规律。

2.4 安全性评价 试验期间监测受试者的血压、心率、呼吸、心电图、血尿常规、血生化等，均未发现有临床意义的异常变化。受试者服药后0.5～8h SBP/DBP均较药前有不同程度降低，为酰托普利正常药理作用。30mg剂量组在连续给药试验期间有2例受试者出现皮疹，其中1例同时出现干咳，停药后症状消失。

表 2 受试者单剂量空腹口服和餐后口服酰托普利 60mg 后的平均药动学参数（$\bar{x}\pm s$, $n=10$）

参数	空腹 60mg			餐后 60mg		
	总平均（$n=10$）	男性（$n=5$）	女性（$n=5$）	总平均（$n=10$）	男性（$n=5$）	女性（$n=5$）
AUC_{0-t}（$\mu g\cdot L^{-1}\cdot h$）	809±336	862±276	756±424	1045±276	1091±343	999±233
$AUC_{0-\infty}$（$\mu g\cdot L^{-1}\cdot h$）	842±334	887±271	798±427	1077±275	1115±352	1040±220
C_{max}（μg/L）	617±277	751±227	483±283	529±167	514±201	545±155
t_{max}（h）	0.9±0.4	0.6±0.1	1.3±0.3[f]	1.5±0.66[b]	1.8±0.5	1.2±0.6
K_d（/h）	0.36±0.25	0.47±0.33	0.25±0.09	0.52±0.32	0.65±0.35	0.38±0.25
MRT_{0-t}（h）	1.6±0.4	1.3±0.3	2.0±0.3	2.0±0.3	1.9±0.3	2.0±0.3
$MRT_{0-\infty}$（h）	2.2±0.8	1.6±0.5	2.7±0.7[e]	2.3±0.4	2.1±0.3	2.4±0.4
$t_{1/2}$（h）	2.7±1.5	2.3±1.7	3.1±1.3	2.1±1.6	1.6±1.4	2.7±1.8

与空腹 60mg 组比较[b] $P<0.05$；与空腹 60mg 男性组比较[e] $P<0.05$，[f] $P<0.01$

3 讨 论

酰托普利是卡托普利的前体药物，在体内迅速代谢转化为卡托普利，因此自身的药动学参数无法估算，本试验通过研究体内转化后的卡托普利的药动学特征来阐明酰托普利的药动学特点。

本研究结果表明，酰托普利在体内转化为卡托普利后的药动学参数与文献已报道的卡托普利的药动学参数相近[4-5]。受试者单剂量与连续口服酰托普利 30mg 后的药动学参数基本一致，且每日两次给药的间隔时间 12h 大于该药的 5 个半衰期，说明在本研究给药条件下，酰托普利没有药物蓄积现象。

食物可导致胃排空、胆汁分泌及 pH 等胃肠道物理性质的改变，因此进食后立即服药可能会影响药物的吸收速率及程度，以至影响药物治疗的疗效及安全性。既往研究显示饮食可以显著减少卡托普利的吸收，使其 AUC 减少 30%~40%，C_{max}降低 50%[6-8]。本研究中酰托普利餐后用药的达峰时间滞后，说明进食影响药物的吸收速率，但 AUC 和 C_{max}没有显著变化，显示饮食不影响该药的吸收程度。这一点酰托普利与卡托普利不同，这可能与酰托普利的巯基被保护，其化学稳定性较好有关。

男女受试者服药后药动学参数基本一致，个别参数有统计学差异，但在剂量间不具有一致性，不能认为有实际意义，说明酰托普利的体内过程不受性别差异的影响。

参 考 文 献（略）

（原载于《中国临床药理学与治疗学》2008 Jan；13（1））

Development and validation of a liquid chromatography-tandem mass spectrometric assay for pitavastatin and its lactone in human plasma and urine

Lei Tian　Yiling Huang　Youhong Jia　Lu Hua　Yishi Li *

The Key Laboratory of Clinical Trial Research in Cardiovascular Drugs, Ministry of Health, Fu Wai Hospital, CAMS & PUMC, 167 Beilishi Road, Beijing 100037, PR China

1. Introduction

3-Hydroxy-3-methylglutaryl coenzyme A (HMG-CoA) reductase inhibitors, more commonly known as the statins, are the most commonly prescribed lipid-modifying therapies[1]. Competitive inhibition of HMG-CoA reductase by the statins decreases hepatocyte cholesterol synthesis, which results in increased extraction of LDL-C from the blood and decreased circulating LDL-C concentrations[2].

Pitavastatin (Kowa Company Ltd., Tokyo, Japan), (+)-monocalcium bis (3R, 5S, 6E)-7- (2-cyclopropyl-4-[4-fluorophenyl]-3-quinolyl-3, 5-dihydroxy-6-heptenoate), is a potent synthetic inhibitor of HMG-CoA reductase and was developed for the treatment of hypercholesterolaemia[3]. It can reduce plasma levels of LDL cholesterol by 40% in hypercholesterolaemic patients[4]. In humans, pitavastatin is only minimally metabolized by the cytochrome P450 2C9 isozyme[5]. The major metabolic pathway of pitavastatin involves its initial glucuronidation by uridine diphosphate-glucuronosyltransferase and then spontaneous lactonization by the elimination of the glucuronide moiety. Moreover, the lactone form can be reversibly converted to the parent drug[6,7]. Pitavastatin is excreted predominantly into bile and thereby enters the enterohepatic circulation. Very little parent drug is excreted into the urine[8].

Pitavastatin lactone is hydrolyzed and converted to the open lactone form pitavastatin easily. Pitavastatin is also dehydrated, forming the closed lactone form (Fig. 1). This phenomenon indicates that the mutual conversion may occur through analysis operation, such as extraction and purification. Therefore, it is important to evaluate pitavastatin and its lactone simultaneously, to monitor the stability and conversion of both compounds. Current available data regarding the pharmacokinetics of pitavastatin and its lactone was primarily acquired by a column-switching high-performance liquid chromatography (HPLC) method with ultraviolet detection[9,10]. It needed a long chromatographic run time (>25 min) and time-consuming sample pretreatments. Recently, two LC-MS/MS methods employing electrospray ionization source have been published[11,12]. However, boththemethods have not described simultaneous determinations of both the open and closed forms of the drug.

The need to better characterize the clinical pharmacokinetic properties of pitavastatin and its lactone compelled us to set up and validate a simple, specific and sensitive analytical method. In this paper we describe a liquid chromatography-tandem mass spectrometry (LC-MS/MS) method for the simultaneous determination of pitavastatin and its lactone in human plasma and urine. Following validation, this method was successfully applied to phase I clinical studies of pitavastatin performed in 32 healthy Chinese volunteers after single oral

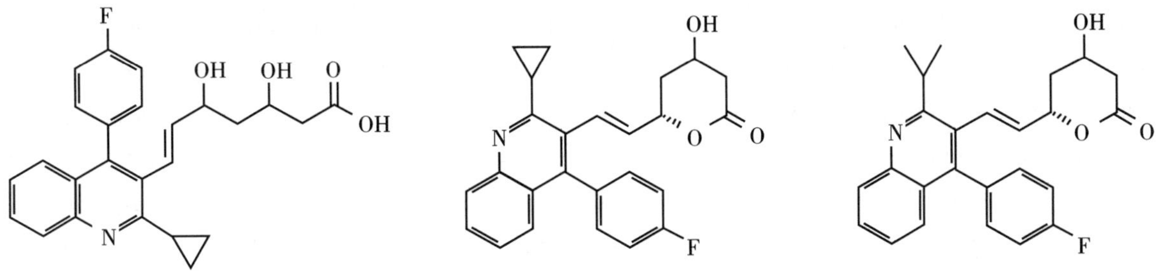

Fig. 1. Chemical structures of pitavastatin, pitavastatin lactone and racemic i-prolact（ISTD）

doses from 1mg to 8 mg, using a 0.2 ml plasma or urine sample.

2. Experimental

2.1. Reference compounds and chemicals

Pitavastatin, pitavastatin lactone, and racemic i-prolact（internal standard, ISTD）were all kindly provided by Kowa Company Ltd., with the purity of 99.35, 97.6 and 98.3%, respectively. HPLC grade methanol, acetonitrile and methyl-*tert*-butyl ether were all obtained from Fisher（Fair Lawn, NJ, USA）. All other chemicals and reagents were of either HPLC-or analytical-grade and were used without any further purification. Deionized water was generated in-house with a Milli-Q Gradient system（Millipore, Bedford, MA, USA）and was used throughout the study.

2.2. Instrumentation

An Agilent 1100 system（Wilmington, DE, USA）consisting of a vacuum degasser, a binary pump, a column oven and an autosampler was used for solvent andsample delivery. Chromatographywas carried out using a BDS Hypersil C_8 column（50mm × 2.1mm, 3μm, Thermo, Waltham, MA）, eluting isocratically at 0.2 ml/min with a mobile phase of methanol – 0.2% acetic acid in water（70 : 30, v/v）. The column and autosampler temperature were maintained at 30 and 4℃, respectively.

An Applied Biosystems MDS Sciex（Concord, Ontario, Canada）API 4000 triple-quadrupole mass spectrometer equipped with a TurboIonSpray ionization（ESI）source was used for mass spectral analysis and the system was operated in positive mode. Optimisation of the MS conditions was carried out using a solution containing 400 ng/ml of pitavastatin, pitavastatin lactone and the internal standard, delivered via a Harvard syringe pump（Harvard Apparatus, SouthNatick, MA, USA）at a constant flow-rate of 10μl/min. The nebulizer and TurboIonSpray gases（nitrogen）were both set at a value of 30（instrument units）. The optimized TurboIonSpray voltage and temperaturewere set at 5000V and 400℃, respectively. Nitrogen was also used as curtain gas and collision cell gas, which were set at 20 and 4 instrument units, respectively. Quantitation was performed using the multiple reaction monitoring（MRM）transition *m/z* 422.4→*m/z* 290.3 for pitavastatin, *m/z* 404.3→*m/z* 290.3 for pitavastatin lactone and *m/z* 406.3→*m/z* 318.3 for the internal standard, respectively, with a dwell time of 150ms per transition. The optimized collision energy of 38 eV was used for pitavastatin and its lactone, and 45 eV for the internal standard. The declustering potential（DP）was set at 95, 85 and 110V for pitavastatin, pitavastatin lactone and the internal standard, respectively. The mass spectrometerwas operated at unit mass resolution（peak width at half-height set at 0.7 Da）for both Q1 and Q3.

2. 3. Preparation of standard and quality control solutions

Separate stock solutions of pitavastatin and pitavastatin lactone were prepared by dissolving the accurate-lyweighed reference compounds in water for pitavastatin and in acetonitrile for pitavastatin lactone, to yield final concentrations of 100μg/ml. Successive dilutions from both the stock solutions with acetonitrile gave working standard solutions containing pitavastatin and its lactone at concentrations of 50, 100, 250, 500, 1250, 2500, 5000 and 10, 000 ng/ml. The internal standard stock solution of 100μg/ml was also prepared in acetonitrile. Further dilution of the ISTD stock solution with methyl-*tert*-butyl ether resulted in the extraction solvent containing 2 ng/ml internal standard.

Quality control (QC) stock solutions (100μg/ml) were prepared froma separateweighing. Dilutionswere used to prepare three levels of QC working solutions containing pitavastatin and its lactone at concentrations of 125, 1875 and 8000 ng/ml.

All the solutionswere stored at −20℃ andwere brought to room temperature prior to use.

The standard and QC working solutions (100μl) were used to spike blank plasma or urine (4. 9 ml, precooling downin an ice bath) either for calibration curves or for QC samples in pre-study validation and during the pharmacokinetic study. The above spiking procedure resulted in final concentrations for the calibration standards of 1, 2, 5, 10, 25, 50, 100 and 200 ng/ml. Similarly, the low, medium and high concentration QC samples were achieved at 2. 5, 37. 5 and 160 ng/ml, respectively.

All the calibration standards and QC samples were stored at −70℃ until required for the assay.

2. 4. Sample preparation

An aliquot of plasma or urine (0. 2 ml) was mixed with 0. 2 ml of 0. 02M phosphate buffer (pH 3) in an ice bath, then extracted with 3mlmethyl-*tert*-butyl ether (containing 2 ng/ml ISTD) by vortexing for 3 min. The organic and aqueous phases were separated by centrifugation at 3000 × g for 10min at 4℃. The upper organic phase was transferred to another glass tube and was evaporated to dryness at room temperature under a gentle stream of nitrogen. The residue was dissolved in 400μl of the mobile phase, and a 101 aliquot was injected onto the LC-MS/MS system for analysis.

2. 5. Data acquisition and analysis

Data were collected and analyzed by Analyst 1. 3. 1 software (Applied Biosystems MDS Sciex). Calibration of analyte was performed by establishing a linear regression function after 1/x weighing of the analyte/ISTD peak area ratio versus analyte concentration relationship. Drug concentrations in the unknown and quality control samples were calculated by interpolation from the calibration curves prepared in the same analysis run.

2. 6. Method validation

The specificity of the method was measured by analysis of six blank plasma and urine samples of different origin for interference at the retention times of the analytes and ISTD. The specific determination of pitavastatin and its lactone was illustrated by analysis of three MRM transitions characteristic of the analytes and ISTD.

In order to assess the intra-and inter-day precision and accuracy, complete analytical runs were performed on the same day and on four consecutive days. Each analytical run consisted of a matrix blank (matrix sample processed without ISTD), a zero sample (matrix sample processed with ISTD), eight nonzero standards as mentioned above, six replicate LLOQ samples, and a set of low, medium and high concentration QC samples. Concentrations for the QC samples were calculated by reference to the calibration curve generated from the calibration standards. The LLOQ was defined as the concentration of the lowest concentration standard in the calibration curve that was analyzed with accuracy within ±15% and a precision ≤15%. During routine analysis each analytical run included a matrix blank, a set of calibration samples, a set of QC samples in duplicate and unknowns.

The extraction recoveries of pitavastatin and its lactone were determined at low and high QC levels by comparing the analyte/ISTD peak area ratios in spiked samples with the peak area ratios of samples that had the analyte-spiked post-extraction. The internal standards were added to both sets of samples postextraction.

Stability tests were performed for analyte-spiked plasma and urine samples under various storage and process conditions by analyzing 6 replicates at low and high QC concentrations.

3. Results and discussion

3.1. LC-MS/MS

Due to the alkaline nitrogen atom on the pyridine cycle in the molecular structure, the positive ionization mode should be more appropriate for pitavastatin and its lactone than the negative mode. All of the positive ion electrospray mass spectra of pitavastatin, pitavastatin lactone and the internal standard in the full scan Q1 mode

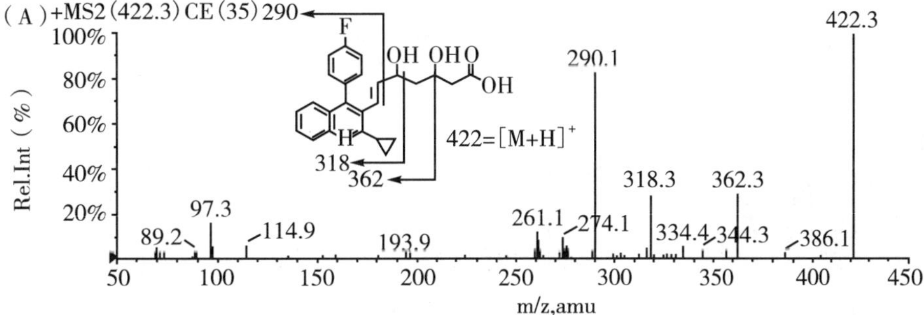

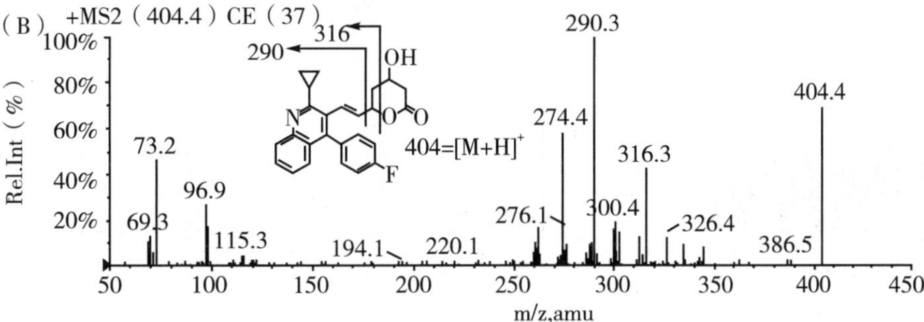

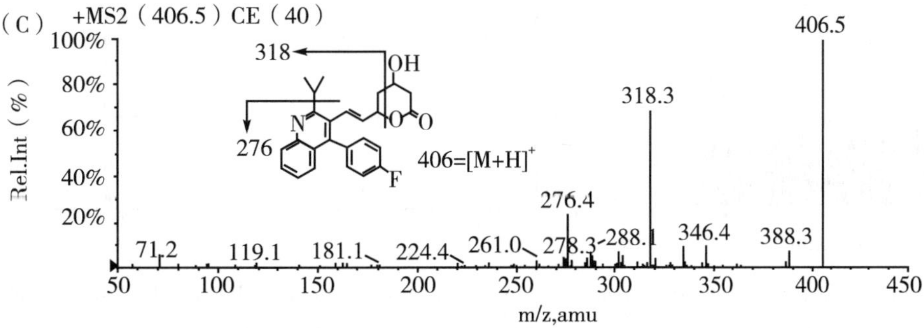

Fig. 2. Positive ion ESI mass spectra of (A) pitavastatin; (B) pitavastatin lactone and (C) racemic i-prolact (ISTD) with each protonated molecule $[M+H]^+$ as precursor ion

showed the protonated molecular ion $[M+H]^+$ as the base peak, m/z 422.4 for pitavastatin, m/z 404.3 for pitavastatin lactone and m/z 406.3 for the internal standard. By increasing the collision energy, the fragmentation patterns of the protonated molecular ions were observed. The product ion mass spectra of both analytes and the internal standard were shown in Fig. 2, where the most intense product ions were observed at m/z 290.3 for pitavastatin and its lactone, and m/z 318.3 for the internal standard. These fragmentation schemes are also shown in Fig. 2. Additional tuning of the ESI source parameters for the transitionsm/z 422.4→m/z 290.3, m/z 404.3→m/z 290.3 andm/z 406.3→m/z 318.3 further improved the sensitivity.

Using acetonitrile or methanol as an organic additive in the mobile phase yielded similar responses, but as a protonic solvent methanolwasmorecompatible for the positive mode, and provided a more stable signal. The high organic solvent content shortened the chromatographic cycle time and the acid modifier, acetic acid, improved the signal intensity greatly. Therefore, the mobile phase consisting of methanol – 0.2% acetic acid in water (70 : 30, v/v) was chosen to obtain a good chromatographic peak shape and to keep the analytes and the internal standard at a suitable retention time (~2.5 min for all of the three compounds). The fast analysis had a total run time of 4.5 min per sample, showing a much higher throughput than previous reports[9,12].

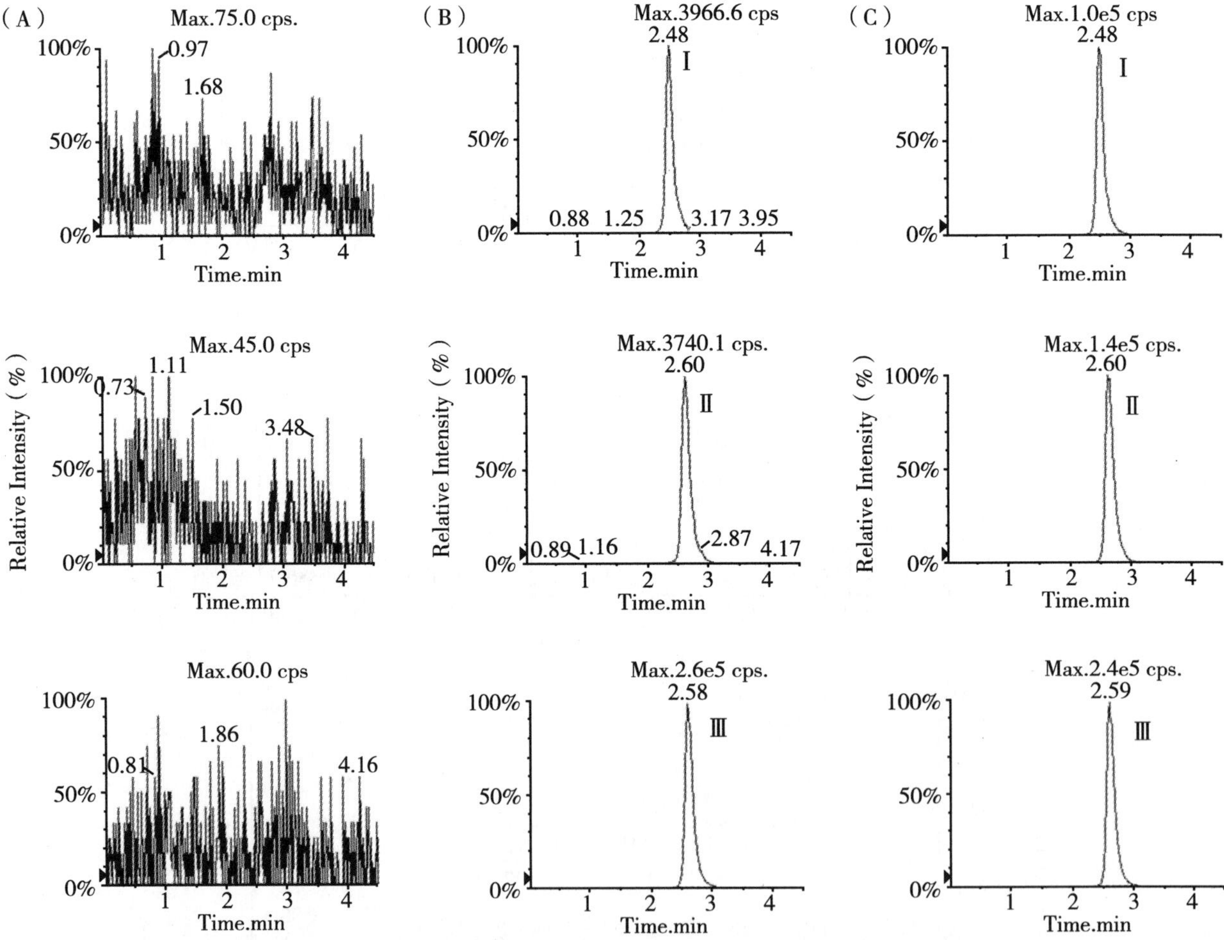

Fig. 3. Representative MRM chromatograms of (A) blank plasma sample; (B) blank plasma sample spiked with pitavastatin (1 ng/ml), pitavastatin lactone (1 ng/ml) and internal standard (30 ng/ml); and (C) a plasma sample from a volunteer 1.0 h after oral administration of 4mg pitavastatin (25.8 ng/ml for pitavastatin and 43.0 ng/ml for pitavastatin lactone). Peaks I, II and III refer to pitavastatin, pitavastatin lactone and the internal standard, respectively

3. 2. Method validation

3. 2. 1. Assay specificity

The coupling of LC with MS/MS detection in the MRM mode has high specificity because only ions derived from the analytes of interest are monitored. Assay specificity was confirmed by the absence of interfering peaks at the retention times of the analytes and internal standard (Figs. 3 and 4).

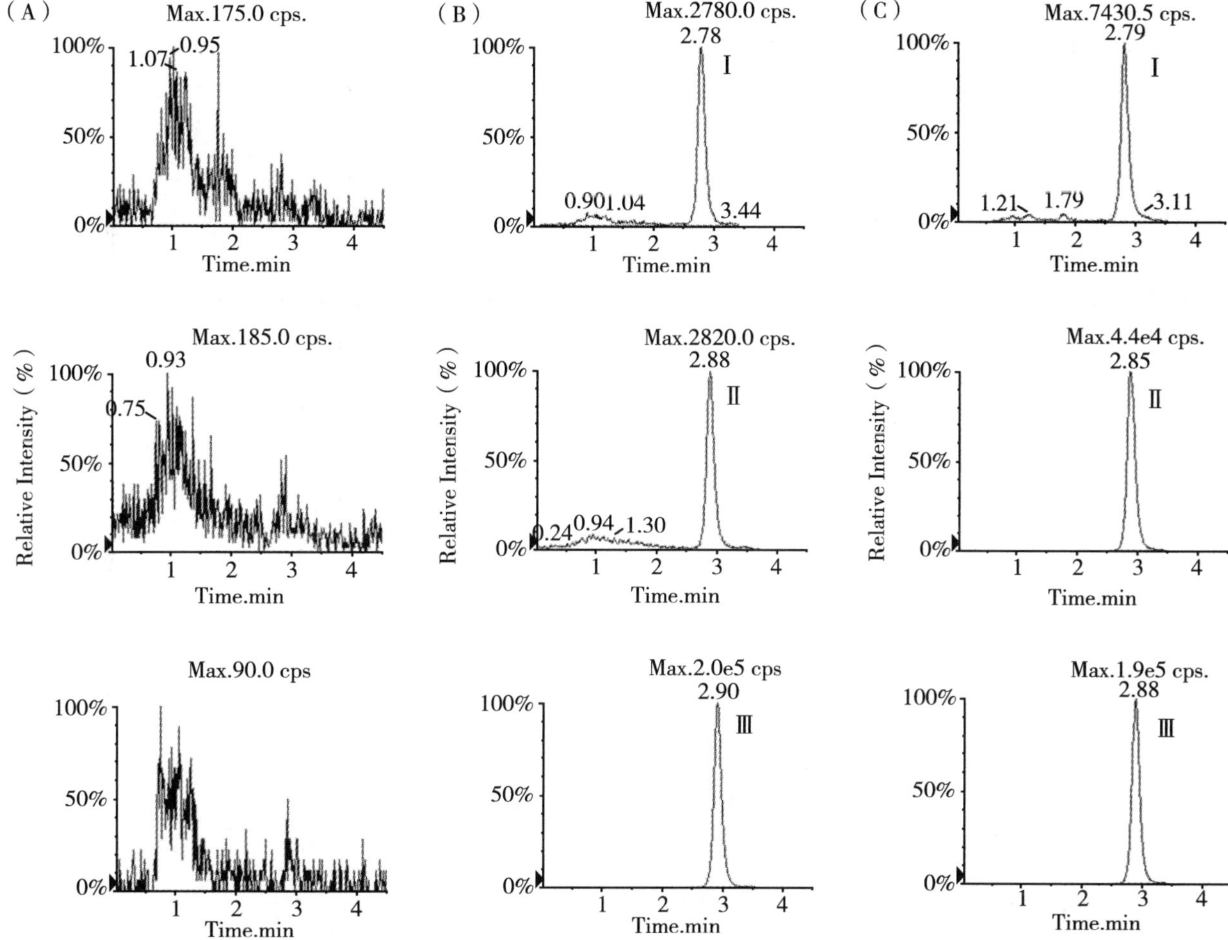

Fig. 4. Representative MRM chromatograms of (A) blank urine sample; (B) blank urine sample spiked with pitavastatin (1 ng/ml), pitavastatin lactone (1 ng/ml) and internal standard (30 ng/ml); and (C) a urine sample from a volunteer after oral administration of 2mg pitavastatin (2. 3 ng/ml for pitavastatin and 19. 5 ng/ml for pitavastatin lactone). Peaks Ⅰ, Ⅱ and Ⅲ refer to pitavastatin, pitavastatin lactone and the internal standard, respectively

Blank matrices were spiked at the concentration of the low and high QC sample and evaluated to determine whether the source of the matrix has any effect on the quantification of the analytes. Matrices from six different donors were spiked at each concentration and analyzed against calibration standards and QCs. In human plasma, the relative errors for pitavastatin ranged from −8. 6 to 10. 0%, while for pitavastatin lactone the corresponding values ranged from −5. 4 to 2. 0%. In human urine, the corresponding relative errors for pitavastatin were between −9. 5 and 9. 2%, while for pitavastatin lactone the corresponding values were between −11. 7 and 2. 3%. These data were all within ±15% of the theoretical, indicating that no significant matrix effect was observed in any of the blank plasma or urine samples.

3. 2. 2. Linearity of calibration curve and lower limit of quantitation

Linear calibration curves with correlation coefficients greater than 0. 998 were obtained over the concentration range of 1 ~ 200 ng/ml for both pitavastatin and its lactone. The current assay had a lower limit of quantitation of 1 ng/ml with a signal-to-noise ratio above 20. In fact, a much lower LLOQ (less than 0. 1 ng/ml) could be obtained by decreasing the solvent volume for dissolving the residue and increasing the volume injected onto the LC-MS/MS system.

3. 2. 3. Precision, accuracy and extraction recovery

Data for intra- and inter-day precision and accuracy of the assay are summarized in Table 1. In human plasma and urine, the intraand inter-day precision were less than 4. 2%, and the accuracies, expressed in the relative error (R. E.), were between -8. 1 and 3. 5% for both analytes.

In human plasma, the mean extraction recoveries for pitavastatin were 74. 9 ±9. 8 and 70. 7 ±8. 7% at concentrations of 2. 5 and 160 ng/ml, respectively, while for pitavastatin lactone the corresponding values were 78. 7 ±2. 7 and 80. 5 ±3. 3%. In human urine, the corresponding extraction recoveries for pitavastatin-were 82. 1 ± 3. 1 and 74. 5 ± 1. 1%, respectively, while for pitavastatin lactone the corresponding values were 75. 7 ± 3. 2 and 69. 9 ± 1. 9%. The mean extraction recoveries of the internal standard were 84. 9 ± 8. 0% for plasma and 58. 1 ±10. 0% for urine.

Table 1 Precision, accuracy and LLOQ results for pitavastatin and its lactone in human plasma and urine extracts (n=4 day, six replicates per day)

Matrix	Compound	Added C (ng/ml)	Intra-day			Inter-day		
			Found C (ng/ml)	R. S. D. (%)	R. E. (%)	Found C (ng/ml)	R. S. D. (%)	R. E. (%)
Plasma	Pitavastatin	2. 5	2. 44	3. 3	-2. 5	2. 45	2. 5	-1. 7
		37. 5	37. 3	2. 7	-0. 5	36. 2	2. 4	-3. 5
		160	161	2. 5	0. 7	153	2. 5	-4. 2
		1	0. 92	2. 8	-8. 1	0. 97	1. 9	-3. 5
	Pitavastatin lactone	2. 5	2. 40	2. 0	-3. 9	2. 45	3. 5	-1. 9
		37. 5	35. 9	1. 1	-4. 2	36. 3	1. 6	-3. 2
		160	153	2. 5	-4. 2	157	3. 0	-2. 2
		1	0. 97	3. 2	-3. 2	0. 99	3. 0	-0. 7
Urine	Pitavastatin	2. 5	2. 38	2. 9	-5. 0	2. 35	3. 1	-5. 7
		37. 5	35. 6	3. 2	-5. 1	37. 8	2. 7	0. 7
		160	164	3. 1	2. 3	164	4. 1	2. 2
		1	1. 03	4. 2	3. 2	1. 03	3. 9	2. 9
	Pitavastatin lactone	2. 5	2. 54	3. 6	1. 5	2. 43	3. 0	-2. 6
		37. 5	36. 0	3. 6	-4. 1	36. 7	3. 7	-2. 2
		160	159	4. 0	-0. 6	152	3. 0	-5. 4
		1	1. 04	2. 5	3. 5	0. 96	4. 1	-4. 0

3. 2. 4. Stability

As a part of the method validation, data were also generated to ensure whether pitavastatin and its lactone were stable at distinct timing and temperature conditions. The stability test results are summarized in Table 2.

Pitavastatin and its lactone were stable in human plasma and urinewhenstored frozen at. 70℃ for at least two months. The analytes were also shown to be stable after four freeze (-70℃) - thaw (ice bath) cycles and after 24 h of storage in reconstitution solutions at 4℃. The REs for the both analytes were all less than 10% in these biological samples.

The short-term stability results showed that pitavastatin and its lactone were stable in human plasma for at least 4 h at 4℃, and in human urine for at least 12 h at 4℃. With the lapse of time, some of the pitavastatin lactone changed gradually to pitavastatin. The relative errors for plasma pitavastain concentration ranged from 46. 2 to 49. 2% when stored at 4℃ for 12 h, while the corresponding values for pitavastatin lactone ranged from -42. 7 to -33. 5%. Similar results were obtained when the spiked plasma samples were kept at room temperature for 2 h. Similarly, the relative errors for urine pitavastatin concentrations ranged from 26. 6 to 30. 4% when stored at 4℃ for 24 h, while the corresponding values for pitavastatin lactone ranged from -25. 6 to -22. 3%. Over 90% of pitavastatin lactone was hydrolyzed and converted to pitavastatin when stored at room temperature for 24 h. These results indicated that pitavastatin lactonewas somewhat unstable in plasma and urine samples. The collected biological samples should be immediately kept in an ice bath and then stored at -70℃ to minimize the hydrolysis of the lactone. Also the quantification operations, such as preparation of standard solutions and sample extraction, should be performed at low temperature (≤4℃).

Table 2 Stability results for pitavastatin and its lactone in human plasma and urine [n=6, values expressed as mean (R. E. %)]

Stability test condition	Nominal concentration added(ng/ml)							
	Pitavastatin in plasma		Pitavastatin lactone in plasma		Pitavastatin in urine		Pitavastatin lactone in urine	
	2.5	160	2.5	160	2.5	160	2.5	160
Long-term stability								
2 weeks at -70℃	2.57(2.7)	160(0.1)	2.51(0.2)	163(1.6)	2.34(-6.4)	166(3.7)	2.37(-5.1)	159(-0.4)
1 months at -70℃	2.43(-2.6)	165(2.9)	2.46(-1.7)	161(0.9)	2.42(-3.1)	164(2.3)	2.44(-2.6)	158(-1.1)
2 months at -70℃	2.49(-0.3)	170(6.5)	2.39(-4.6)	159(-0.5)	2.44(-2.2)	169(5.5)	2.31(-7.7)	159(-0.6)
Short-term stability								
2 h at 4℃	2.62(4.9)	163(1.6)	2.36(-5.5)	152(-4.7)	2.51(0.5)	157(-2.0)	2.36(-5.6)	156(-2.6)
4 h at 4℃	2.62(4.9)	164(2.6)	2.20(-11.8)	145(-9.2)	2.60(4.0)	164(2.3)	2.32(-7.2)	152(-5.2)
12h at 4℃	3.73(49.2)	234(46.2)	1.43(-42.7)	106(-33.5)	2.52(0.7)	162(1.4)	2.37(-5.3)	155(-3.4)
24h at 4℃	NA	NA	NA	NA	3.26(30.4)	203(26.6)	1.94(-22.3)	119(-25.6)
2 h at room temperature	3.60(43.8)	237(48.0)	1.70(-32.1)	124(-22.5)	2.60(3.9)	168(4.9)	2.40(-4.1)	150(-6.5)
24 h at room temperature	NA	NA	NA	NA	5.39(115.7)	316(97.2)	ND	24.6(-84.6)
Freeze and thaw stability								
4 cycles at -70℃	2.57(2.8)	162(1.2)	2.42(-3.1)	157(-1.6)	2.33(-6.9)	156(-2.3)	2.46(-1.8)	156(-2.8)
Post-preparative stability								
24h at 4℃	2.61(4.4)	159(-0.3)	2.55(2.0)	159(-0.9)	2.30(-8.0)	156(-2.4)	2.47(-1.2)	162(1.0)

NA: not available; ND: not detectable

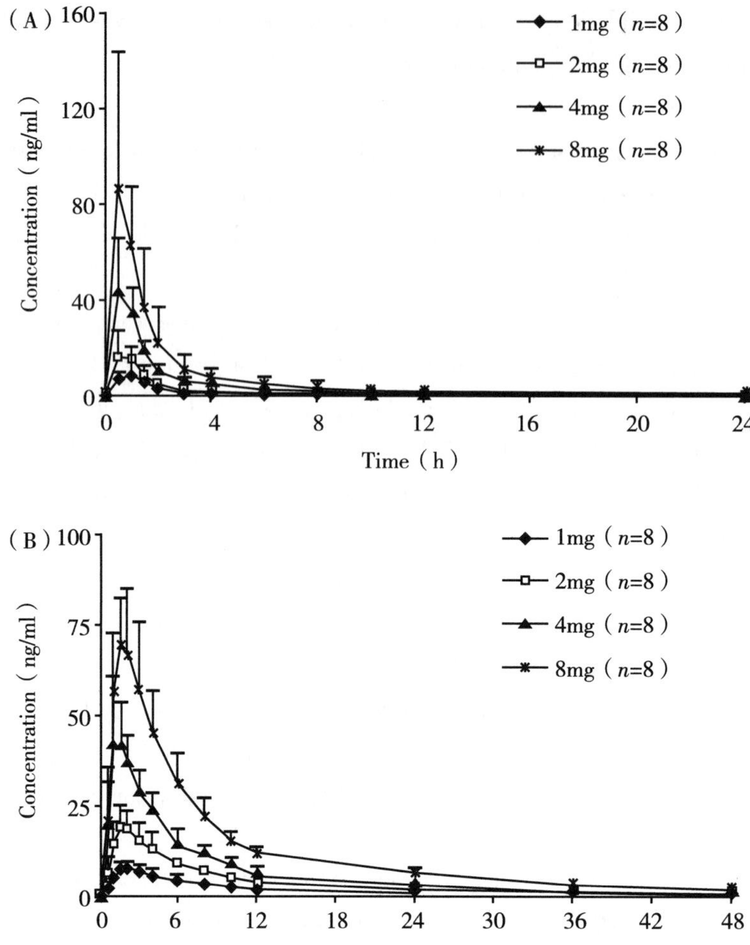

Fig. 5. Mean plasma concentration-time profiles of (A) pitavastatin and (B) pitavastatin lactone after a single oral dose of 1, 2, 4 or 8mg of pitavastatin to healthy subjects

3.3. Application of the analytical method in pharmacokinetic studies

The present method was utilized for the analysis of biological samples obtained from32 healthy subjects after single oral administration of pitavastatin from1 to 8 mg, as part of a phase I study. The mean plasma concentration-time curves of pitavastatin and its lactone are represented in Fig. 5. At all single dose levels of pitavastatin, absorption of pitavastatin was rapid, with median T_{max} ranging between 0.5 and 1.0 h. The metabolite pitavastatin lactone also appeared rapidly in plasma, with T_{max} occurring between approximately 0.5 and 1.5 h later than that for the parent drug. Therewas no detectable difference in dose-normalized C_{max} and $AUC_{0-\infty}$, which indicated dose proportionality of pitavastatin in the dosage levels of 1 ~ 8 mg. The total amount of pitavastatin excreted as unchanged drug in the urinewas less than 1% of the administered dose, indicating that pitavastatin is subject to non-renal elimination in healthy subjects.

4. Conclusion

The optimized method was validated to guarantee a reliable determination of pitavastatin and its lactone in human plasma and urine. The method has a lower limit of quantitation of 1 ng/ml for both analytes and has been shown to be sensitive, selective and reproducible. The short chromatographic cycle time (4.5 min) allowed high-throughput analysis with minimal matrix interference. The method described has been shown to be successfully applied to phase I pharmacokinetic studies in healthy subjects.

Acknowledgements

We thank Lulu Han for excellent technical assistance, and we thank the nurses in Phase I ward, FuWai hospital, Beijing, for their medical and nursing support.

参 考 文 献（略）

（原载于《Journal of Chromatography B》）

阿罗洛尔对扩张型心肌病心力衰竭患者右心室功能的影响

许 莉 李一石 吕纳强 杜秀清 窦克非 赵京林 袁贤奇
史蓉芳 赵彦芬 樊朝美

中国医学科学院 中国协和医科大学 心血管病研究所 阜外心血管病医院临床药理中心
卫生部心血管药物临床研究重点实验室

多年来，β-受体阻滞剂治疗扩张型心肌病（DCM）心力衰竭的作用已得到肯定，其中最有影响的3个全球性大规模β-受体阻滞剂试验：CIBIS-Ⅱ、MERIT-HF及COPERNI-CUS均因β-受体阻滞剂比索洛尔、美托洛尔缓释片及卡维地洛能显著降低总病死率而提前中止试验[1-3]。阿罗洛尔属于新的α、β受体阻滞剂，与卡维地洛具有相似的药理作用，本文就阿罗洛尔对DCM心力衰竭患者的心功能尤其是右心室功能的影响进行了研究。

1 资料与方法

1.1 病例选择 选择2000年9月至2004年12月在中国医学科学院阜外心血管病医院住院和门诊的DCM心力衰竭患者33例，其中男24例，女9例，所有患者经过严格的入选与排除标准。入选标准：①经常规纠正心力衰竭治疗但临床仍有心衰征象的DCM患者；②心功能Ⅱ~Ⅳ级（NYHA分级）；③左室射血分数（INEF）低于40%；④左室舒张末期内径（LVEDd）>60 mm（M型超声技术测量）；⑤血流动力学指标基本稳定；⑥男女患者年龄18~75岁；⑦试验前需获得患者知情同意书。排除标准：①冠心病史；②慢性酒精中毒者；③高血压病史；④瓣膜性心脏病、肥厚型心肌病或限制型心肌病、活动性心肌炎和心包疾病；⑤严重心律失常；⑥糖尿病或合并其他内分泌疾病；⑦贫血性心脏病；⑧肺源性心脏病或严重肺部疾患；⑨脚气性心脏病；⑩先天性心血管病；⑪妊娠及哺乳妇女；⑫有β受体阻滞剂过敏史。

1.2 药品 阿罗洛尔由日本住友制药株式会社提供，10 mg片剂，批号：B-01030001。

1.3 给药方法和剂量 入选患者经过2期治疗。第1期：接受常规纠正心衰治疗1周，包括地高辛加利尿剂加血管紧张素转换酶抑制剂（ACEI），在血流动力学指标平稳后（LVEF变化<5%），按照观察指标要求完成所有检查项目作为对照。第2期：常规纠正心衰加阿罗洛尔治疗12个月。治疗过程中阿罗洛尔由小剂量开始（1.25 mg，每日2次），如果患者能耐受此剂量，每间隔1~2周递增剂量，直至达到最大耐受量。在递增剂量过程中若患者不能耐受增加的药量，出现低血压或其他反应，可先调整利尿剂或其他药物用量，以缓解症状，如仍不能耐受，按原剂量维持。

1.4 观察方法 采用ACUSON-128型电子相控阵超声心动图仪，探头频率3.5 MHz。患者坐位休息5 min后，取左侧卧位，探头置于心尖搏动最强处，以二维超声（2-DE）技术显示心尖四腔切面。通过心电图触发确定收缩末期及舒张末期，舒张末期定于QRS综合波主波顶点处，收缩末期定为T波终点处。定帧或录下舒张和收缩末期图像，以光笔圈画心内膜轮廓，测量自二尖瓣环中点至心尖的左室长径，自三尖瓣环中点至右室心尖的右室长径，利用计算机单平面Simpson专用软件计算左、右心室舒张末期、收缩末期容积进而求得左、右心室射血分数[4]。以M型超声技术测量心室腔内径、室壁厚度。

利用首次通过法放射性核素心血管造影（FPRA）测定右室射血分数（RVEF）。仪器为东芝 90B SPECT 伽玛照相机数据采集及分析系统，患者取左前斜 30°角，静脉“弹丸”式注射$^{99}Tc^{m}$-RBC 740 MBq，当造影剂首次通过心脏各房室时，以 32 帧每秒的速度进行动态摄影，并存储于电子计算机内进行数据处理。

1.5　实验室检查　所有患者用药前和阿罗洛尔治疗 12 个月后进行心电图、X 线胸片、血尿常规、血生化和甲状腺功能等项目检查。

1.6　停止治疗的标准　对阿罗洛尔过敏者；阿罗洛尔治疗过程中出现肝、肾功能严重损害者；肾功能损害指血清肌酐≥133 μmol/L，肝功能损害（指 SGOT、SGPT≥正常值 2 倍者）；心力衰竭明显加重；引起或加重心律失常；医生认为如果继续参加试验不利于患者的情况；患者要求退出。

1.7　统计学处理　应用 SPSS 11.5 软件包。数据以均值 ± 标准差（$\bar{x} \pm s$）表示，前后自身对照采用配对 t 检验，2-DE 和核素心血池显像法测量 RVEF 的相关性采用 Logistic 回归分析，以 $P<0.05$ 作为显著性差异判断标准。

2　结　　果

本研究入选 33 例 DCM 患者，完成研究者 33 例。阿罗洛尔治疗 12 个月后，DCM 患者左室收缩功能明显改善，LVEF 增加，且右室内径（RVD）明显减小，RVEF 治疗后亦明显增加，见表 1。

阿罗洛尔治疗 12 个月后，33 例 DCM 患者中获得完整的 2-DE 和 FPRA 资料者共 24 例。2-DE 和 FPRA 测量 RVEF 分别为（36.8 ±8.6)% 和（34.7 ±9.3)%，相关系数 $r=0.933$，双侧 Pearson 检验 $P<0.001$，两种方法有高度相关，呈线性回归关系。

回归方程为 $RVEF_2 = -2.182 + 1.003RVEF_1$。

阿罗洛尔治疗 12 个月后，33 例患者的血常规、肝肾功能、血糖、血脂、血清钾、钠、氯、CPK、T_3、T_4、TSH 及尿常规均无显著变化（$P>0.05$）。

接受阿罗洛尔治疗的过程中，14 例患者出现了不良反应，主要表现为恶心 5 例、呕吐 4 例、心慌 5 例、尿潴留 4 例。试验过程中无因不良反应而终止治疗者。

表 1　33 例心衰患者阿罗洛尔治疗前后左右心室功能变化（$\bar{x} \pm s$）

	LVEDd (mm)	LVESd (mm)	CI [L/(min·m²)]	LVEF (%)	RVD (mm)	RVEF (%)
治疗前（$n=33$）	69.90 ±9.14	59.52 ±8.83	2.54 ±0.78	27.39 ±7.94	23.0 ±8.3	36.9 ±10.3
治疗后（$n=33$）	63.08 ±8.39 1)	50.89 ±8.17 1)	2.83 ±0.67 2)	41.13 ±9.45 1)	20.7 ±5.4 2)	45.8 ±9.6 1)

注：与治疗前比较，1）$P<0.001$，2）$P<0.01$；LVEDd：左室舒张末期内径；INESd：左室收缩末期内径；CI：心指数；LVEF：左室射血分数；RVD：右室内径；RVEF：左室射血分数

3　讨　　论

长期以来，人们对心脏功能定量分析的焦点多集中在左心室功能的评价，而对右心室在循环系统中的作用认识不足，加之右心室独特的解剖和形态学特点，使得检测相对困难，故对右心室功能及形态的研究较少。近年研究发现右心室功能正常与否直接影响着整个循环系统的功能，故对其的研究日益受到重视[5]。

目前放射性核素心室造影是公认的与 X 线心室造影最接近的评价右心室功能的无创方法，大多数学者都以放射性核素心室造影为标准进行对比研究，来评价各种检查方法的准确性[6]。2-DE 是评

价心功能的重要手段，它能较准确地测定心腔大小、容积、室壁厚度等指标，具有无创、方便、廉价等优点，在检查左心功能方面已显示出明显的作用。

目前2-DE主要有3种计算右室容积进而推算RVEF的方法：Simpson法、Levine法和Shimazaki法[7-9]。本研究采用了单平面Simpson法，在心尖四腔切面测量右室长径（心尖至三尖瓣环中点的距离），利用计算机单平面Simpson专用软件计算右心室舒张末期、收缩末期容积求得RVEF。国内崔炜等[10]利用2-DE评价右心室功能的准确性结果表明2-DE可作为评价右心室功能的可靠方法。本研究结果显示，2-DE和核素心血池显像2种方法评价右心室功能高度相关。可见，2-DE Simpson法可较准确地测量RVEF，是评价右心室功能的一种可靠方法。阿罗洛尔属第3代β受体阻滞剂，具有阻断α_1、β_1、β_2受体的作用，口服吸收好，血浆达峰时间2 h，半衰期为11.2 h，连续给药无蓄积性。阿罗洛尔在心力衰竭患者中的应用很少，对右心室功能的研究甚少，由于其与卡维地洛具有相似的药理作用。本研究观察了阿罗洛尔对DCM心力衰竭患者右心室功能的改善情况。结果显示，阿罗洛尔治疗12个月后，不仅能够明显改善DCM患者的左室收缩功能，还可使RVEF明显增加、RVD明显缩小、逆转右室重构。右心室功能改善的可能机制是：①降低平均肺动脉压，减慢心率，降低心肌收缩力，减少心肌耗氧量；②减少心室容量，增加射血分数，有效改善右心室收缩功能。由于研究例数有限，尚需对阿罗洛尔治疗DCM的疗效、不良反应以及停药后的随诊进行深入研究，以了解心功能等指标的改善持续时间以及对DCM长期预后的影响。

参 考 文 献（略）

（原载于《中国实用内科杂志》2008年1月第28卷第1期）

肥厚型梗阻性心肌病的药物治疗进展

陶永康 综述 李一石 樊朝美 审校

北京协和医学院 中国医学科学院 阜外心血管病医院 阜外心血管病研究所 临床药理中心
卫生部心血管药物临床研究重点实验室

肥厚型心肌病（HCM）是以心肌非对称性向心性肥厚、心室腔变小、左心室舒张期充盈受限、室壁顺应性下降为基本特征的一种常染色体显性遗传性疾病，主要由编码心肌肌小节蛋白的基因突变引发。发病率约1/500，是导致青少年猝死的最常见原因[1] HCM根据左室流出道（LVOT）有无梗阻可分为非梗阻性与梗阻性；有一部分肥厚型梗阻性心肌病（HOCM）患者的LVOT梗阻仅在前、后负荷以及心肌收缩力发生改变时出现，而在静息状态不出现梗阻，我们称这为动力性梗阻（dynamic obstruction）。按照梗阻发生的部位，可将HOCM分为①二尖瓣水平梗阻；②左心室中部梗阻；③心尖部梗阻；④右室流出道梗阻。

1 药物治疗

HOCM的治疗原则为减轻LVOT梗阻，弛缓肥厚心肌，减慢心率，抗心律失常。药物治疗仍是目前肥厚型心肌病的主要治疗方法。对药物治疗无效，且LVOT梗阻较重的HOCM患者，可考虑室间隔部分切除术、室间隔化学消融术、双腔起搏器植入等。另外，植入ICD是预防猝死的有效措施。现主要介绍治疗HOCM的主要药物及其进展。

1.1 β阻滞剂

β阻滞剂是治疗HCM或者HOCM的一线药物。在初始用药时有效率可达60%～80%，可明显改善心绞痛、呼吸困难、先兆晕厥等症状。可预防激发状态下流出道梗阻的加重，但对静息状态下流出道压差影响不大[2] 其原因可能是在激发状态下，β阻滞剂更能抑制交感神经的兴奋性。

其主要机制是减慢心率和降低心肌收缩力：①减慢心率，使舒张期延长，心室被动充盈时间延长，肺淤血减轻；②心室被动充盈时间延长，也使得LVOT增宽，室间隔与二尖瓣距离增加，减轻收缩期二尖瓣的前向运动[3]；③舒张期延长，还使得心肌有效灌注时间延长，同时心肌收缩力减弱使得心肌耗氧量减少，从而减轻心绞痛；④左室收缩期压力减弱，可以减小流出道压差；⑤本身还具有抗心律失常作用。

尚无证据证明β阻滞剂能够预防HOCM的猝死[4]，但Ostman-Smith等[5]研究发现大剂量的β阻滞剂［普萘洛尔5～23mg/(kg·d)］可降低青少年HCM患者的死亡危险度。

使用β阻滞剂通常以小剂量开始，再根据心室率、流出道压差水平逐渐调整到最大耐受剂量。有必要强调的是，使用β阻滞剂的目标心率一般应控制在60次/min左右，在无明显不良反应情况下应坚持长期甚至终身服药，须避免突然停药。

1.2 钙通道阻滞剂

钙通道阻滞剂是β阻滞剂治疗HOCM的替代选择，其中又以维拉帕米为主。若β阻滞剂治疗无效或不能耐受时，改用维拉帕米通常能够较好的缓解症状（实际上β阻滞剂与维拉帕米孰先使用并不是很重要）[2]。维拉帕米缓解症状的机制是：阻断心肌细胞钙离子通道，降低心肌收缩力、改善心室舒张功能。相对于索他洛尔，维拉帕米能够明显的降低静息状态即存在的LVOT压力阶差。以胸痛为主要症状的HOCM，也建议使用维拉帕米[6]，这可能与维拉帕米能够扩张冠状动脉有关。合并哮喘时首先维拉帕米。另有部分患者使用维拉帕米后症状的改善，是由于停用 β 阻滞剂后相应的不良反应减轻的缘故。由于钙通道阻滞剂的扩血管作用，具有严重肺动脉高压或者重度 LVOT 梗阻的患者，在使用该药物初期可能会发生包括猝死在内的严重不良反应；如必须使用，应在用药初期进行住院观察。故有学者建议 HOCM 患者不宜使用维拉帕米[6]。

1.3 β 阻滞剂合用维拉帕米

β 阻滞剂与维拉帕米合用时，由于二者负性肌力的协同作用，可能会抵制心肌收缩并引起严重的窦性心动过缓及房室传导阻滞[7]；此外维拉帕米还可能通过影响 β 阻滞剂（美托洛尔、普萘洛尔）的肝内代谢酶，使其血药浓度增高，故一般不推荐二者联合应用于 HOCM。

1.4 丙吡胺

对于不能耐受 β 阻滞剂或维拉帕米的患者，可以使用丙吡胺。丙吡胺是一种具有较强负性肌力作用的 Ia 类抗心律失常药物。治疗 LVOT 压力阶差效果或优于阻滞剂[8]，其机制是：减弱心肌收缩力，提高周围血管阻力[9]，对于 HOCM 并发的心律失常亦有治疗作用。Sherid 等[10]对 118 例服用丙吡胺治疗的 HOCM 患者进行了（3.2 ±1.6）年的疗效与安全性评价，结果显示：78 名（66%）患者的 LVOT 压力阶差从（75 ±22） mm Hg（1mm Hg = 0.1333kPa）下降到（40 ±54） mm Hg，心功能（NYHA 分级）由（2.3 ±0.7）级恢复到（1.7 ±0.6）级。单独使用时丙吡胺致心律失常作用较小。故 Sherrid 建议，对 HOCM 患者在考虑侵入性治疗之前应先尝试丙吡胺治疗。丙吡胺可缩短房室传导时间，在合并心房颤动时应与小剂量 β 阻滞剂合用。使用此药物时应检测 QT 间期是否延长[2]。其抗胆碱作用较强，可引起口干、眼干、尿潴留。其较强的负性肌力作用，可能会使 HOCM 患者心输出量下降，在合并心力衰竭时应慎用。

2 HOCM 药物治疗新动向

2.1 西苯唑啉

对于左室中部梗阻性 HCM，β 阻滞剂与钙通道阻滞剂常不能有效降低 LVOT 压力阶差，室间隔部分切除术、室间隔化学消融术等侵入性治疗亦可能会加重二尖瓣反流，1982 年 Pollick 使用丙吡胺治疗左室中部梗阻性 HCM，但由于其抗胆碱能作用，患者多不能耐受[11]。西苯唑啉与丙吡胺同属 I 类抗心律失常药，可改善 HOCM 患者心脏舒张功能，且其抗胆碱能作用较弱，可考虑用于治疗左室中部梗阻性 HCM。Hamada 等[11]于 2005 年报道了应用西苯唑啉对 23 例左室中部梗阻性 HCM 患者进行治疗的结果：患者单剂口服西苯唑啉 200mg 2h 后，左室压力阶差由（79 ±37） mmHg 下降到（24 ±21） mmHg（$P < 0.0001$）二尖瓣舒张期流速 E/A 比值由（0.83 ±0.39）上升到（1.36 ±0.50）（$P < 0.0001$）；患者口服西苯唑啉 300 ~450mg/d 3 个月后，左室压力阶差由（79 ±37） mmHg 下降到（20 ±15） mmHg（$P < 0.0001$），E/A 比值仍然得到改善，心功能（NYHA 分级）亦由（2.75 ±0.64）上升到（1.3 ±0.47）（$P < 0.0001$）。结果表明，西苯唑啉能减轻左室中部梗阻性 HCM 患者的左室压力阶差，并改善心室舒张功能，是治疗左室中部梗阻性 HCM 的新型药物。

2.2 血管紧张素Ⅱ受体阻滞剂

Araujo 等[12]观察了氯沙坦对 20 例非梗阻性 HCM 的影响，使用剂量为 100mg/d，持续时间为 6 个月，结果表明：与对照组比较，治疗组的左房内径及血浆 N 端脑钠肽原（NT-Pro-BNP）水平明显下降，E/A 比值明显上升。

Kawano 等[13]对 11 例 HCM 患者在传统疗法（β 阻滞剂和/或钙通道阻滞剂）的基础上加用缬沙坦治疗 12 个月后发现，血液中反映体内胶原纤维合成的重要指标——Ⅰ型前胶原羧基端肽明显下降；治疗组醛固酮水平无明显变化，而对照组醛固酮水平明显上升。结果提示：缬沙坦可能通过抑制血管紧张素Ⅱ和醛固酮，从而减少 HCM 患者胶原纤维的合成，减缓肥厚心肌的纤维化。

2.3 螺内脂

Taybouleva 等[14]发现 HCM 小鼠醛固酮及醛固酮合成酶 mRNA 水平超出正常值的 4～6 倍。醛固酮可通过磷酸化蛋白激酶 D（PKD）促进心肌肥厚标记物（NPPA，NPPB，ACTA1）的表达，同时通过上调肌醇磷脂 3-激酶（P13K）-p100δ 刺激小鼠成纤维细胞合成胶原纤维（COL1A1，COL1A2，COLA3）和转化生长因子-β1；而抑制 PKD 和 P13K-p100δ 分别可以消除 HCM 小鼠的心肌肥厚与心脏纤维化。螺内酯可通过竞争性抑制醛固酮受体，逆转 HCM 小鼠心脏间质纤维化，并改善心肌细胞排列紊乱状况及心室舒张功能。结果表明：醛固酮可能是 HCM 突变基因与临床表型之间的一座重要桥梁，醛固酮受体拮抗剂如螺内酯等或可成为治疗 HCM 的新型药物。

2.4　辛伐他汀

Patel 等[15]通过对具有人类 βHMC 基因突变的转基因小鼠的研究发现，辛伐他汀可以使 HOM 小鼠模型的左室质量、室间隔厚度、左室后壁厚度分别减少 37%、21%、13%，胶原容积分数下降 44%，二尖瓣舒张期流速 E/A 比值下降 35%。可见，辛伐他汀可逆转小鼠的心肌肥厚及纤维化，改善心功能，但其具体机制尚不明确，由此提示辛伐他汀或可应用于治疗人类 HCM。

2.5　雌激素与 HCM 的关系

Stauffer 等[16]发现，摄入大豆类食物可使 HCM 雄性小鼠模型的心肌肥厚和纤维化明显加重，而对雌性 HCM 小鼠模型无明显影响。其机制与大豆类食物中的植物雌激素结合小鼠雌激素受体有关，而雌性小鼠对雌激素的耐受性较好，故对大豆类食物不敏感。研究提示，拮抗雌激素的方式或许可以成为延缓 HCM 心肌肥厚的一个途径。

3　我国 HOCM 药物治疗中存在的问题与建议

对于 HOCM，药物治疗是众多治疗手段中应用最广、最经济实用的方法。但是目前我国 HOCM 的临床用药尚存在诸多问题：①β 阻滞剂、维拉帕米在使用时往往缺少剂量滴定，导致用量不足，常在未达到目标心率（<60 次/min）时即采取侵入性治疗。而我们应当注意到约 5% 的 HCM 患者可自然过渡为扩张型心肌病，这类患者若不当地采取侵入性治疗，可能会加速成这一过程；②对 HOCM 患者不合理地使用利尿剂、血管紧张素Ⅱ转换酶抑制剂（ACEI）等药物，可能会加重 LVOT 梗阻。我们通过调查 302 例 HOCM 患者的用药状况发现：未合并高血压、心力衰竭等疾病的患者中，41 例（13.6%）不合理地使用了 ACEI/血管紧张素Ⅱ拮抗剂（ARB）类药物；43 例（14.2%）不合理地使用了利尿剂；③对 HOCM 患者中动力性梗阻的漏诊，亦为不合理用药的因素，故 HCM 患者在行心脏超声检查时应考虑行激发试验，以减少动力性梗阻的漏诊；④β 阻滞剂无效时加用丙吡胺，通常会取得较好疗效，这已获得 2003 年 ESC/ACC 专家共识的推荐，但我国极少使用，建议在行侵入性治疗前先试用此药；⑤由于 HOCM 的治疗是一个长期甚至终生的过程，提高患者的依从性是保证疗效的一个重要方面，故开发新型 β 阻滞剂、钙通道阻滞剂等药物的长效制剂对减少血药浓度波动、提高患者依从性、延长生存时间、减少猝死的发生是有益的。

参 考 文 献（略）

（原载于《心血管病学进展》2008 年第 29 卷第 3 期）

高脂饮食对阿雷地平及其活性代谢产物人体药动学特征的影响

蒋娟娟　田　蕾　王　莉　黄一玲　华　潞　许　莉　李一石

中国医学科学院北京协和医学院　阜外心血管病医院临床药理中心　卫生部心血管药物临床研究重点实验室

阿雷地平（aranidipine），是二氢吡啶类钙离子拮抗药，主要用于降压。其抗高血压活性在高血压模型动物中强于其他二氢吡啶类钙离子拮抗药，如硝苯地平（nifedipine）、尼可地平（nicardipine）、尼索地平（nisoldipine）、尼群地平（nitrendipine）[1]。与其他二氢吡啶类钙离子拮抗药不同，阿雷地平的侧链羰基还原为羟基的代谢产物羟基阿雷地平，也表现出抗高血压活性[12]，羟基阿雷地平的生物活性虽然比阿雷地平低，但与硝苯地平相当[3]。此活性代谢产物可能是阿雷地平长效降压的原因之一。目前，阿雷地平已在临床上成为降压的有效治疗药物[3]。

食物的成分复杂，会加速或推迟药物的吸收，并对药物的吸收程度产生影响；也会通过诱导或抑制代谢酶而影响药物的代谢；从而影响药效。阿雷地平为一强脂溶性和首过效应严重的药物，在我国尚未上市，未见药动学相关文献报道，国外亦未见饮食对阿雷地平体内过程影响的研究报道。本研究以液相色谱－串联质谱联用（LC-MS/MS）法测定10名健康中国受试者空腹和高脂餐后口服阿雷地平的血药浓度，研究其在健康中国人体内的药动学特征，观察食物对阿雷地平及其活性代谢产物羟基阿雷地平药动学的影响，以期为临床应用提供依据。

材料与方法

药品　阿雷地平肠溶缓释片（受试制剂），天津中央药业有限公司，规格：每片10mg，批号：2005071。

试剂及仪器　质谱为API 3200液质联用仪（美国应用生物系统公司）液相为Agilent 1100系列；天平为AEC-45SM电子分析天平（日本岛津公司）；阿雷地平对照品（批号：05511；纯度：99.4%）、代谢产物（批号：051216；纯度：99.5%）由天津市中央药业有限公司提供；硝苯地平（纯度：99.9%）购自美国Sigma公司；叔丁基甲醚和乙腈（色谱纯）购自美国Fisher公司；环己烷（色谱纯）购自美国TEDIA公司；实验用水为自制（Milli-Q型纯水机，美国Millipore公司）。

研究对象　健康男性10名，年龄（24±3）岁，体重（64±6）kg。试验前受试者签署知情同意书。经病史询问、体检、胸片、心电图、血常规、尿常规、血生化检查均无异常。试验方案已由阜外医院伦理委员会批准。

给药方案　本研究为随机、开放设计、试验分2个阶段进行。受试者入组后，于次日清晨口服受试制剂10mg，于给药前及给药后1、2、3、4、5、6、7、8、10、12、16、24、32和36h抽取静脉血5ml，置于肝素化离心管中，离心分离血浆，于－20℃保持待测。试验期间受试者统一饮食，禁忌烟酒。受试者经1wk清洗期，于高脂餐后再次口服受试药物10mg，血浆样本的获取时间和方法同第一阶段。由于阿雷地平见光极不稳定，因此，取血和制备血浆的全过程严格避光。（参照FDA关于高脂餐的规定[4]制定的高脂餐为：全脂牛奶234g、2片培根肉、2片黄油面包，土豆泥141g，煎鸡蛋2个）

临床观察指标　试验期间监测受试者生命体征，包括血压、心率、心电图、血常规、尿常规和血生化等实验室指标。

血浆中阿雷地平浓度测定　本研究按照本实验室已建立的分析方法[5]，采用液－液提取法（叔丁基甲醚：环已烷，1∶1，$V:V$）处理血浆样品，以硝苯地平为内标，通过LC-MS/MS测定血浆中阿雷地平浓度。本法的线性范围为阿雷地平0.02～10μg·L^{-1}，代谢产物羟基阿雷地平0.2～100μg·L^{-1}。最低定量浓度为阿雷地平0.02μg·L^{-1}，羟基阿雷地平0.2μg·L^{-1}。阿雷地平低、中、高（0.05、0.5和5.0μg·L^{-1}），羟基阿雷地平低、中、高（0.5、5和50μg·L^{-1}）的质控样品（QC）的日内和日间 *RSD* 均 <10%，稳定性良好，符合生物样品分析方法的要求。

药动学参数和统计学处理　采用非房室模型（Winnoin 4.1药动软件，美国Pharsight公司）计算药动学参数。主要药动学参数包括 *NRT*、$AUC_{0\sim36}$、$AUC_{0\sim\infty}$ 和 c_{max}。对 $AUC_{0\sim36}$、$AUC_{0\sim\infty}$ 和 c_{max} 进行对数转换（ln）后采用配对 *t* 检验组间比较。*MRT* 采用配对t检验进行组间比较。所有统计分析均采用SAS8.2软件包（美国SAS公司）完成。

结　　果

药动学研究结果　受试者空腹和高脂餐后口服阿雷地平肠溶缓释片后，阿雷地平及其活性代谢产物的平均血液浓度－时间曲线分别见图1、2，计算所得药动学参数见表1。

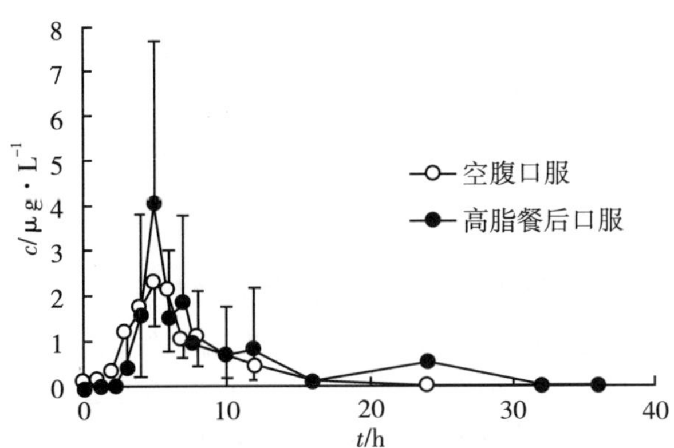

图1　10名受试者空腹及高脂餐后口服阿雷地平肠溶缓释片后阿雷地平的平均血药浓度－时间曲线

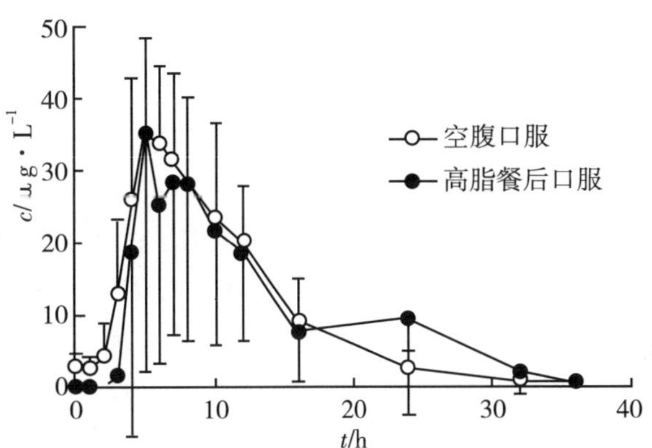

图2　10名受试者空腹和高脂餐后口服阿雷地平片后羟基阿雷地平的平均血药浓度－时间曲线

表1　受试者空腹和高脂餐后口服阿雷地平后阿雷地平和羟基阿雷地平的主要药动学参数比较 $n=10$，$\bar{x}\pm s$

参数	阿雷地平		羟基阿雷地平	
	空腹	高脂餐后	空腹	高脂餐后
t_{max}/h	4.4±1.0	9±6^c	5.0±1.6	11±7^c
c_{max}/μg·L^{-1}	2.4±0.8	4.4±2.9^a	41±10	51±19^a
AUC_{0-36}/μg·h·L^{-1}	10.3±2.3	15±7^b	305±108	389±129^b
$AUC_{0-\infty}$/μg·h·L^{-1}	10.5±2.4	18.1±0.6^b	307±110	385±122^b
MRT_{0-1}/h	7.4±2.9	9.4±2.0^b	6.7±1.6	10.2±2.3^b

经配对 *t* 检验，高脂餐后口服阿雷地平与空腹口服比较：$^aP>0.05$，$^bP<0.05$，$^cP<0.01$

阿雷地平 10mg 空腹单次给药药动学参数与高脂餐后给药的药动学参数比较，阿雷地平和羟基阿雷地平的 c_{max} 无显著差异（$P>0.05$），$AUC_{0\sim36}$ 有显著差异（$P<0.05$）；t_{max} 存在非常显著差异（$P>0.01$），高脂餐后服药，血浆中阿雷地平和羟基阿雷地平的 t_{max} 明显延长。

安全性评价 试验期间监测受试者的生命体征，均未发现有临床意义的异常变化。服药后有 1 名受试者自述轻度头痛，未予特殊处理，次日清晨自行缓解，未见严重不良反应。

讨　论

健康中国人高脂餐后口服阿雷地平，与空腹口服相比阿雷地平表现出吸收迟滞的效应。3h 之前的浓度几乎不可测，10 名受试者中，有 1 名 t_{max} 由 6h 延长至 24h，2 名受试者 t_{max} 由 3h 和 5h 延长至 12h，其他受试者 t_{max} 延长 1 ~2h。虽然平均血药浓度 - 时间曲线表现出空腹和高脂餐后阿雷地平的 c_{max} 存在明显的区别，但统计学分析不存在显著差异，这主要是因为高脂餐后阿雷地平的 c_{max} 个体变异很大，而且变化方向不一致。10 名受试者，有 1 名高脂餐后 c_{max} 为空腹状态下的 17%，1 名为 70%，2 名高脂餐后 c_{max} 为空腹状态下 5 倍，其他受试者高脂餐后 c_{max} 为空腹状态下的 1.3 ~2 倍。与空腹状态相比，高脂餐后阿雷地平的 AUC 总体的变化趋势是增大（1 名除外，降低 50%）增幅为 13%~145%。高脂餐后，6 名受试者阿雷地平的 $t_{1/2}$ 数据无法获得，原因是 $t_{1/2}$ 需要至少末端 3 个浓度点进行回归计算，而这些受试者在服药后 24h 阿雷地平的血药浓度突然增高，但服药后 32h 的血药浓度又大幅下降，36 h 已低于最低定量限，达不到计算要求。

和阿雷地平相同，羟基阿雷地平高脂餐后也表现出达峰迟滞的效应。10 名受试者中，有 2 名 t_{max} 分别由 6h 和 4h 延长至 24h，1 名受试者 t_{max} 由 7h 延长至 12h，其他受试者 t_{max} 延长 2 ~3h。空腹和高脂餐后，羟基阿雷地平的平均血药浓度 - 时间曲线比较接近。与空腹状态相比，高脂餐后羟基阿雷地平的 c_{max} 和 AUC 总体的变化趋势是增大，个体增幅多在 15%~50% 范围内。高脂餐后，4 名受试者的 $t_{1/2}$ 数据无法获得，原因与阿雷地平的情况相同。

高脂食物能增加胆汁和胰液的分泌，而胆汁中的胆盐和磷脂酰胆碱能通过湿化和微粒化的作用，促进药物的溶解[6]。其中胆汁酸根的表面活性作用除增加药物的溶解速度，还加快血液及淋巴液流速，从而促进特殊性吸收机制对药物的吸收[7] 这可能是阿雷地平为在高脂餐后吸收程度的增加的原因。另外，由于实验药物为肠溶片，主要在肠道释放吸收，在胃中释放很少，高脂餐后胃排空速度减慢，影响了药物达到肠道的速度，可能是出现吸收延迟现象的原因。

本研究只考察了高脂餐情况下阿雷地平的药动学的变化情况，正常饮食条件下的影响情况未知。阿雷地平为每日服用 1 次的长效降压药，根据本研究结果，建议临床使用时需考虑病人饮食习惯。

参 考 文 献（略）

（原载于《中国新药与临床杂志》2008 年 12 月第 27 卷第 12 期）

GNB3 基因 C825T 多态性与中国高血压患者服用坎地沙坦酯或坎地沙坦酯/氢氯噻嗪复方制剂降压疗效的相关性研究

韩璐璐 刘 红 明广华 谢 爽 李 娜 边文彦
贾友宏 段 兵 管晓媛 刘玉清 李一石*

卫生部心血管药物临床研究重点实验室 中国协和医科大学 阜外心血管病医院

坎地沙坦是一种新的血管紧张素Ⅱ 1 型受体（AT1）拮抗剂，其降压作用强度大、应用剂量小、作用维持久、谷峰比值高，是目前 AT1 拮抗剂药物之最优。同时，坎地沙坦的降压效果存在明显个体差异，临床用药剂量需个体化。

G 蛋白是重要的细胞信号转导“开关”，其 β3 亚单位（GNB3）基因多态性与 G 蛋白功能的改变有着密切的联系。自 GNB3 C825T 多态性发现以来，它与高血压病及降压药物疗效之间关系的研究便受到了广泛的关注[1-3]。国内外已有很多针对 GNB3 C825T 多态性与高血压发病相关性的研究。近年来随着药物基因组学的迅速发展，已有研究发现 GNB3 基因多态性影响氢氯噻嗪、可乐定、硝苯地平、氨氯地平和缬沙坦的降压疗效[4-8]。但对于坎地沙坦酯及坎地沙坦酯 + 氢氯噻嗪降压疗效与 GNB3 基因多态性关系的报道还未见。本研究旨在探讨 GNB3 基因多态性对单剂坎地沙坦酯及复方坎地沙坦酯（坎地沙坦酯 + 氢氯噻嗪）的降压疗效的影响。

1 资料与方法

1.1 研究对象：最终分析 62 名原发性高血压病患者，来自于北京阜外心血管病医院门诊病人，男性 37 人，女性 25 人，汉族，平均年龄（49.48 ±5.86）岁。入选标准：90mm Hg≤平均坐位舒张压（SeD-BP）<115mm Hg，且坐位收缩压（SeSBP）<180mm Hg。所有研究对象在入选前两周均无降压药物服用史。排除临床疑诊或确诊的继发性高血压患者。所有参加实验者均签署书面知情同意书。

所有患者先服用坎地沙坦酯（8mg/d），治疗 4 周后选出坐位舒张压仍大于 90mm Hg 的患者随机分成服用坎地沙坦酯片组（坎地沙坦酯 16mg），和服用复方坎地沙坦酯片组（坎地沙坦酯 16mg/氢氯噻嗪 12.5mg）。两组均用药 8 周，于服药前，服药后第 2 周、第 4 周、第 6 周和第 8 周对研究对象进行血压随访。所有血压值均为患者坐位测量右上肢血压，共测量 3 次，取平均值。所有血压均由受过专门训练的人员采用台式血压计测量。

1.2 GNB3 C825T 基因型多态性检测：采用 DNA 提取试剂盒（天根生化科技有限公司）提取外周血白细胞 DNA。利用 Primer 3.0 设计 GNB3 C825T（rs5443）引物：正向引物序列 5′-CTGATCCT-GACCCACTTGC-3′，反向引物序列 5′-CCTTACCCA-CACGCTCAGAC-3′。引物由 invitrogen 公司合成。PCR 反应体系（25μl）：模板 DNA 50ng，2 × Master-Mix 12.5μl（天根生化科技有限公司，内含 0.1UTaq Polymerase/μl），正反向引物各 200nM。采用 ABI 9700 PCR 仪进行 DNA 扩增。反应条件为：95℃ 5min；94℃ 30s；63℃ 30s；68℃ 30s，30 循环；68℃10min。2μl PCR 产物经 1.5% 琼脂糖凝胶

电泳检测。酶切反应体系（20μl）：PCR 产物 3.5μl，限制性内切酶 BtgI（NEB 公司）0.5U，10×NEBuffer 2μl，100×BSA 0.2μl，灭菌蒸馏水 13.8μl，37℃恒温水浴过夜（16h），取产物 12μl 经 2%的琼脂糖凝胶电泳检测酶切结果。

1.3 统计方法：所有计量资料数据采用均数±标准差表示。基因型频率在两用药分组中分布的比较采用卡方检验；按照基因型分组，采用方差分析比较组间临床资料的差异；用协方差分析单方坎地沙坦和复方坎地沙坦两用药组间降压疗效的差异。并用协方差分别分析服用单方坎地沙坦酯及复方坎地沙坦酯降压效果在不同基因型分组间差异。使用 SPSS 11.5 软件进行数据统计学处理，$P<0.05$ 为差异有显著性。

2 结果

2.1 不同基因型高血压患者入组前基线水平比较：62 名高血压患者，按基因型分 CC 和 CT+TT 两组，年龄、体重指数、基线心率、基线收缩压、基线舒张压，均无显著性差异（$P>0.05$），见表 1。

表 1 不同基因型患者象入组前基线水平比较（均数±标准差，n=62）

	CT+TT	CC
年龄（year）	48.9±5.352	50.62±6.741
体重指数（kg/m^2）	27.020±2.498	27.033±2.630
心率（bpm）	76.17±9.246	75.81±8.875
基线收缩压（mm Hg）	148.90±14.277	154.19±13.441
基线舒张压（mm Hg）	100.12±5.802	99.48±4.020

注：$P>0.05$

2.2 坎地沙坦和复方坎地沙坦组间降压疗效比较：患者服用两种药物治疗 8 周后收缩压和舒张压下降值以年龄、性别、体重指数、基线心率、基线血压为协变量分别做协方差分析，修正均数见表 2。结果显示，服用复方坎地沙坦酯组患者收缩压和舒张压下降幅度明显高于服用单剂坎地沙坦酯患者，且有显著性差异（$P<0.05$），其中舒张压下降幅度两组间比较具有极显著差异（$P<0.001$）。

表 2 不同用药组间降压疗效比较

	复方坎地沙坦酯（n=29）	坎地沙坦酯（n=33）
ASBP（mm Hg）	24.319*	18.508
△DBP（mm Hg）	15.323*	9.959

注：△SBP 为收缩压下降幅度（服药前基线收缩压－服药第 8 周收缩压），△DBP 为舒张压下降幅度（服药前基线舒张压－服药第 8 周舒张压），两用药组间比较均有显著差异（$P<0.05$）

2.3 GNB3 C825T 多态性分析：患者 DNA 经 PCR 扩增后，目的片段为 258bp，经限制性内切酶 BtgI 酶切后的电泳结果显示：只有 258bp 条带的为 TT 基因型，有 160bp 和 98bp 两条带的为 CC 基因型，有 258bp、160bp 及 98bp 三条带的为 CT 基因型。如图 1。CC、CT、TY 基因型频率分别为 33.87%、41.94%、24.19%，C、T 等位基因频率分别为 54.84%、45.16%。

2.4 基因型频率在两用药组中分布的比较：采用卡方检验，基因型分不含 T 等位基因组和含 T 等位基因组，基因型在两不同用药组中的分布频率无显著性差异（$\chi^2=2.304$，$P=0.129$）。

2.5 GNB3 C825T 多态性对坎地沙坦酯降压疗效的影响：服用两种药物治疗 8 周后不同基因型患者收缩压和舒张压下降值以年龄、性别、体重指数、基线心率、基线血压为协变量分别做协方差分析，修正均数见表 3。结果显示，无论服用单剂坎地沙坦酯或是复方坎地沙坦酯，均可以使受试者收缩压及舒张压下降，其下降幅度在不同基因型组间比较差异均无统计学意义（$P>0.05$）。

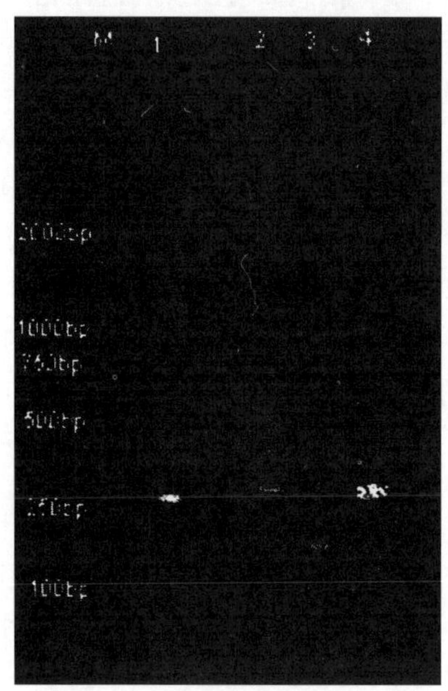

图 1 酶切后电泳图

注：M：DNA 分子量标记物（DL2000）；1：GNB3 基因扩增产物，即目的片断；2：杂合子 CT；3：野生型纯合子 CC；4：突变纯合子 TT

表 3 用药组不同基因型血压下降幅度比较

	复方坎地沙坦酯（n=29）		坎地沙坦酯（n=33）	
	CC（n=7）	CT+TT（n=22）	CC（n=14）	CT+TT（n=19）
ΔSBP（mm Hg）	26.255	22.692	17.461	20.450
ΔDBP（mm Hg）	16.534	14.603	9.659	10.541

注：ΔSBP 为收缩压下降幅度（服药前基线收缩压 - 服药第 8 周收缩压），ΔDBP 为舒张压下降幅度（服药前基线舒张压 - 服药第 8 周舒张压），两基因型组间比较均无差异（$P>0.05$）

3 讨 论

血管紧张素Ⅱ受体阻断剂可以特异性阻断循环和组织中的肾素 - 血管紧张素 - 醛固酮系统，减少肾上腺素能神经末梢去甲肾上腺素的分泌，血管中内皮素释放，减少醛固酮的分泌，从而达到降低压，保护心脏和血管的作用。1998 年美国 FDA 批准坎地沙坦为新的强效 AT1 阻断剂。因其没有 ACEI 类药物导致的干咳等副作用，对 AT1 受体的亲和力更强且耐受性更好，因此近年来广泛用于高血压治疗，并且多和氢氯噻嗪联用以达到更强的降压效果。

G 蛋白是自主神经系统、肾素 - 血管紧张素系统、内皮素系统等血压调控系统特异受体的耦联蛋白，它将影响细胞的钠 - 氢交换及血浆肾素活性和血清 Na^+、K^+ 浓度，参与血压调控[9]。一旦 AT1 与 AngⅡ结合后，即通过偶联的 G 蛋白传递信号产生调控血压的作用。1998 年，Siffert 等人发现 G 蛋白 β3 亚单位（GNB3）基因第 10 外显子存在一个多态位点 C825T[1]。T 等位基因的出现使 G 蛋白过渡活化，细胞 Na^+/H^+ 交换（NHE）增强，Na^+ 重吸收增加，容量扩张，导致血管强烈收缩及平滑肌增殖，使患高血压及高血压相关器官损伤危险增加。

本研究结果显示，在62例高血压患者中无论单药组还是复方组均可有效降低中国高血压患者的收缩压和舒张压，且服用复方组患者收缩压和舒张压下降值均明显高于单药组[11]。这与国内外文献报道一致[12,13]。检测GNB3 825T等位基因频率为45.16%，这与多数对亚洲人群T等位基因研究数据相符[7,8,14,15]。但服用两种药后收缩压和舒张压的下降幅度在GNB3不同基因型高血压患者间比较均无统计学差异（$P>0.05$），说明GNB3基因多态性与服用坎地沙坦酯或坎地沙坦酯加氢氯噻嗪的降压疗效可能不存在相关性。目前国内外研究已发现GNB3基因多态性影响降压药物的疗效[4-6]，认为T等位基因携带者对利尿剂和中枢性交感神经阻滞剂的降压疗效较强，而C等位基因携带者对钙离子拮抗剂的降压疗效较强。但GNB3基因多态性与AT1拮抗剂降压作用的相关性研究还不多见，特别是对坎地沙坦酯及坎地沙坦酯加氢氯噻嗪复方药的研究还未见报道。华琦等人研究发现缬沙坦对T等位基因携带者的降压作用较强[8]。Tumer等报道过GNB3基因多态性虽与氢氯噻嗪的降压疗效有关[4]。这与本研究结果有别，分析原因可能是，首先，GNB3基因多态性与国人高血压发病的相关关系还未能确定。目前在对亚洲和中国人群的研究报道中，大多认为825T与高血压发病不相关[16-18]。由此可看出C825T多态性与白种人高血压发病显著相关[19,20]。但对于亚洲人群的研究还不足以证明它与高血压发病的关系。揭示GNB3 C825T基因多态性与高血压的相关性存在明显的种族差异。其次，虽然Tumer等报道单独服用25mg氢氯噻嗪对白种人的降压效果与GNB3基因多态性有关[4]，但本研究中复方坎地沙坦酯片含氢氯噻嗪量只有12.5mg，且与坎地沙坦酯合成复方制剂，剂量的差别及两药的交互作用可能是导致基因型间疗效差异不显著的原因。第三，由于受人种不同、环境差异、生活习惯的不同及样本量小等多种因素的影响，试验结果可能存在一定偏倚，不能完全反应整体的趋势。因此还需要进一步扩大样本量深入研究验证。

原发性高血压作为一种严重危害人类健康且发病率呈逐年上升趋势的常见、多发的多基因遗传性疾病，其相关基因研究在近年来非常活跃。坎地沙坦酯及坎地沙坦酯+氢氯噻嗪联合用药作为一种普遍有效地治疗高血压病的手段广泛应用于临床，对高血压相关基因多态性的深入研究将为其临床个体化用药提供有益的指导。

参 考 文 献（略）

（原载于《中国分子心脏病学杂志》2008年4月第8卷第2期）

动态血压监测在抗高血压药物临床试验中的应用体会

王 莉[1] 王树贤[2] 庞会敏[1] 李一石[1]

1 中国医学科学院 北京协和医学院 阜外心血管病医院，卫生部心血管药物临床研究重点实验室；
2 中国人民解放军305医院

24小时动态血压监测（ABPM）已成为临床高血压病诊断的指导、评价药物治疗的重要手段之一。动态血压不受诊所血压测量误差的影响，因此可以断定高血压药物之间的真正疗效差异。ABPM提供24小时血压的连续自动监测，可以在两次连续给药的间隔时间内，测定整个给药期间的血压变化，尤其是在特定的时间段测量血压，而常规的诊所血压测量难以做到[1]。本人在这十几年的药物临床试验中深有体会，现与有关同行交流，供参考。

1 与药物临床试验的受试者沟通

参加药物临床试验的受试者不同于临床病人，它是被动与主动就诊的关系，一提到“试验”二字，阅读知情同意书使受试者会产生顾虑，怎样使受试者积极参加药物临床实验，中途不自行退出试验，使药物临床试验顺利完成。通过几十个药物试验统计有20%的入组受试者因各种原因退出试验，不能完成ABPM，尤其在火热的夏天推出药物试验不能完成ABPM的高达成25%~30%，这就需要医务工作者除掌握丰富的专业知识外，还必须要有必要的心理常识知识，个体化服务意识，良好的人际沟通能力，从受试者利益出发，学会换位思考，视受试者如亲人，主动与受试者交谈，倾听受试者诉说，清除他们的紧张与顾虑，解除受试者心理负担，这是它的必要性，大幅度减少了受试者中途退出药物试验，提高了药物试验效率，减少了药物试验经费。从而排除了一部分“白大衣”高血压，有文献报道大约有25%的人会出现。这就需要医护人员不断地进行知识储备，不断地积累经验，不断地提高自身综合能力，使受试者了解安全用药常识人，自我保健常识等等。

2 服药期间注意事项

（1）服药前期（清洗期）：一般受试者包括从未服过药、间断服药、持续服药，参加药物试验需持续服药的受试者停药7~14天，血压自然会升高，受试者自我感受不适，这时最主要的是心理安慰，获得受试者的信任，使受试者心中有数，解除顾虑，有信心参加药物临床试验，密切合作，调动主观能动性，顺从性，积极配合试验，安全渡过清洗期。按入选标准需佩戴ABPM时，要给受试者发放详细的注意事项手册及生活日志。为了使数据更具有科学性、有效性、可靠性，最大程度的减少外界环境和人为带来的干扰。

（2）服药期：为提高受试者的顺从性、主观性，提高药物临床试验质量，除试验规定的随访时间外，医护人员加强电话随访。要提高职业责任感、道德感、良好的职业素质，精益求精，一丝不苟的工作作风，使药物临床试验顺利进行。

（3）服药结束前期：药物试验结束±3天需佩戴ABPM，佩戴前要嘱咐受试者参照服药前的生活日志，服药前后两次佩戴ABPM时日常生活活动尽量相似。佩戴ABPM后即刻服药，使药物试验ABPM数据更具有统计学意义，当天晚上要用聊天形势电话随访，为保障受试者ABPM佩戴达到所需时间，并嘱咐受试者除服试验药外，其他降压药不能服用。使得药物临床试验能够顺利完成。

3 ABPM操作中注意点

（1）检测受试者是否患有血液凝固障碍或是否正在接受抗血液凝固的治疗。因为有时使用血压监测仪，会在上臂出现淤血点。

（2）ABPM 要在规定的环境条件范围内使用。

（3）其他：①当给受试者佩带上记录仪时，记录仪决不能进入高磁场区域，以免影响正常测试；②放置袖带时不能弯曲压力管；③袖带的下沿大约在高于受试者肘部 2 厘米的位置；④袖带应该与上臂贴紧，在袖带和上臂之间的间隙应可插入二个手指；⑤选择正确尺寸的袖带；⑥药物试验前后佩戴 ABPM 要用同一上臂；⑦将袖带压力管紧紧地连接到 ABPM 记录仪的接头上，人工启动观察记录仪测试是否正常；⑧测试过程中记录仪如不能正常工作，嘱咐受试者随时与医务人员联系，排除故障。

参 考 文 献（略）

（原载于《Chinese Journal of Medicinal Guide》2008 Volume 10 No. 3（Serial No. 56））

基层医院开展药学服务的实践

杜淑娴[1,2] 刘玉清[1] 李一石[1] 董淑婷[2] 刘增娟[2] 刘素娟[2]

1 北京协和医学院 中国医学科学院 阜外心血管病医院 卫生部心血管药物临床研究重点实验室；
2 河北省石家庄市第三医院药剂科

目前医药学工作的重点不仅是满足药品保障供给，而且要围绕临床、患者开展各项药学服务。卫生部颁布的《医疗机构药事管理暂行规定》提出逐步建立临床药师制，促进合理用药。目前在一些大医院临床药学工作已取得了长足发展[1]，而基层医院却因缺乏人员和条件，发展缓慢。笔者曾作为基层医院临床药师，逐渐摸索到一些开展药学服务工作的切入点，并得到了临床医生、护士和患者的认可。为此，本人将结合多年工作实践，以实例就基层医院临床药师如何最大限度开展临床药学工作做初步探讨。

1 工作的切入点

1.1 深入临床 由于药师自身临床知识的缺乏，在随医生查房的过程中，对医生所选的药品种类，不大可能提出异议。但临床医生只注重诊断，用药，对于如何使药物更好地发挥作用，减少不良反应，临床医生常常重视不够，这种责任无疑落在临床药师身上。

1.1.1 从药物使用方法上找工作切入点

例1，外一科一患者胃癌术后化疗，医嘱为：阿霉素针 40mg，qd，生理盐水 250ml，qd 静点；氟美松 10mg，qd 入壶。而阿霉素针 pH3.8～6.5，氟美松 pH6.5～7.0，两者有配伍禁忌，氟美松不可入壶[2]。药师及时告知医生修改医嘱，避免了医疗事故的发生。另外药师在与护士交流中得知：阿霉素用生理盐水不易溶解，并有絮状沉淀，需放置一段时间沉淀才消失。药师查说明书及其他相关资料建议：阿霉素可先用注射用水溶解，再加入生理盐水中。这样不仅消除了在配液中产生沉淀的隐患，而且提高了效率。

例2，内科一患者，医嘱为：丁胺卡那注射液 0.2g，bid，静脉推注。而该药以肌内注射为主，也可用 100～200ml 输液稀释后静脉滴注，30～60min 进入体内[3]。药师及时告知医生丁胺卡那不可静脉推注。因静脉推注，可引起在重要脏器药物浓度过高，发生不良反应。而通过肌内注射，药物有一个缓慢的吸收过程，使用药更安全。

另外药师也会提醒护士在为患者输注尼莫地平、喹诺酮类等药物时，输液瓶外要罩一黑色袋子，因这些药物见光更易分解。在临床上，药物入壶，是很常见的给药方式，但有些注射液之间有配伍禁忌，护士只是根据经验应用，这存在很大安全隐患。如祛痰药沐舒坦（盐酸氨溴索），临床上常用来入壶，它是强酸弱碱盐，本身显弱酸性。禁止与 pH >7 的药物配伍使用，否则易析出而呈混浊。

1.1.2 从不良反应上作为工作切入点 药品犹如一把双刃剑，在具有治疗作用的同时，必然存在不良反应。药师在减少不良反应，提高患者依从性的药学服务方面，可发挥重要作用。

例1，一患者因带状疱疹入院，皮下注射干扰素后出现发热，疑是药物不良反应，不知是否停用干扰素。药师建议，此药虽可引起发热、疲乏及流感样等症状，但在给药前后给予对乙酰氨基酚即可[4]，所以患者不必因发热而停用干扰素。

例2，在一次早晨例行查房中，以内科一患者抱怨服用普罗帕酮后，恶心，口中还有铁锈味，不想继续服用此药。药师详细询问后，解释说普罗帕酮因具有局部麻醉作用，所以服药后会产生口中不适等感觉。但如果在饭后与食物或饮料同时服用药物，并且不嚼碎，不良反应的症状就会减轻[3]。药师有理有据地分析，对患者选择合适的服药方式提供了借鉴，也使医生和患者对临床药师的工作有了进一步的认识。

1.1.3　从特殊人群合并用药上作为工作切入点　特殊人群的用药往往较为复杂，如糖尿病患者多为老年人，常伴发多种疾病，客观上需服用多种药物，而随着联合用药种类的增高，药物相互作用发生不良反应机会增大。如糖尿病患者应避免使用加替沙星，因为糖尿病患者服用降血糖药物，同时应用加替沙星可引起血糖异常，尤其是出现低血糖症，如不及时停药治疗，后果较为严重，甚至危及生命[6]。

1.2　药物咨询　药师专业化的药学信息咨询服务，在用药答疑，解决医疗纠纷中，可提供科学依据，发挥积极作用。

例1，外科一护士长反映，近期有2例患者静脉输注复方氨基酸0.5h后出现寒战、发热，停用氨基酸，对症处理后好转。问是否这批药品有问题？临床药师去病房询问护士、患者，了解情况。得知：一瓶复方氨基酸250ml大约1h输完。而《国家基本药物》[5]规定，氨基酸输液时的滴速控制在25滴/min。如果输注速度过快，易产生心率加快，胃肠道反应，发热等；老人及重症患者更应缓慢滴注。以25滴/min计算，250ml应在不少于3h输完，而病房通常在1h左右滴完。上述2例患者均80多岁，在使用过程中出现发热、寒战，考虑滴速太快，建议调慢滴速。在以后的随访中，药师得知：自从护士调整了滴速后，类似的不良反应没有再发生。

例2，外科一医生询问：一患者误服吲哚美辛栓剂，有危险吗？药师经查相关文献发现：吲哚美辛栓剂为油脂性基质：主要成分为可可豆脂、半合成脂肪酸甘油酯以及硬化剂（石蜡）、增稠剂、促吸收剂、抗氧剂和防腐剂等添加剂。这些基质对人体危害不大，但栓剂中吲哚美辛含量100mg/枚；而普通片剂服用量为25～50mg/次[5]。因患者没有消化道病史，所以不会引起胃出血等，但可能出现恶心、胃部不适、腹滞等轻微不良反应。另外药师提醒医生，对一些特殊给药方式，一定要告诉患者，如：混悬剂要摇匀后服用；泡腾片用水溶解后服用。

例3，一脑梗死住院患者应用开塞露后引起严重肛门水肿。医生询问：因患者经常便秘，需使用开塞露，该如何解决？药师查相关资料得知[3]开塞露有2种不同类型，一种主成份为山梨醇、硫酸镁等，另一种成份为甘油等。含山梨醇、硫酸镁主要利用其渗透压较高，来治疗便秘；而甘油则通过其润滑特性发挥作用。建议老人使用含甘油成分的开塞露，因其作用温和；并且在使用前，在瓶口涂少许油，避免在插入过程中损伤。

1.3　定期出版药讯　药讯是临床药学工作的一个窗口。我院多年来利用《药讯》向全院医务人员介绍政法规、本院现有药品的基本情况、宣传合理用药知识，以此来传递药物信息。例如我们曾提醒医生：莲必治注射液和羟乙基淀粉40、20氯化钠注射液有引起肾功能损害的风险；葛根素可能引起急性血管内溶血的发生[6]等。另外药师也会把临床上发生的不合理用药现象，告知全院，避免同样的事件发生。如急诊一患者，输完甲磺酸培氟沙星后，接着输入丹参注射液，在输液管中出现棕色絮状物。虽然发现及时，没有引起严重的不良后果，但给患者造成了很坏的影响。药讯及时报道：在患者连续输入抗生素和中成药物的注射剂时，2种药物在衔接过程中，应用葡萄液或生理盐水作为过度。因为中药注射剂成分复杂，即使在输液管中少量，也会和一些抗生素发生理化反应生成沉淀等。因为药讯为医务人员提供一些更贴近临床有意义的药学方面的信息与知识，受到医务人员的好评。

2　体会

2.1　药师要有责任感　临床药师应树立以患者为中心，促进生理用药，促进药学发展的责任感。尽管出台了临床药师制，但工作的落实需要与临床科室协调，因此临床药师要虚心学习。从最初处于“跟班”，到与医护人员多沟通，摸索药学工作开展的切入点。当临床药师真正出于为临床科室、患者服务，而不是去找问题，会受欢迎的。如上述患者误服吲哚美辛栓剂，药师把栓剂的基质成分及可能的后果以书面形式写出来，并当面向医生解释，医生很感激。后来与外一科室成了友好科室，他们遇到用药方面的问题，会及时向我们咨询。

2.2 药师应加强学习 开展药学服务既为医院药学工作开创了良好的前景，同时又对临床药师素质提出了挑战。药师除了需要补充临床知识外，还应关注药物治疗学最新进展。面对需要掌握这么多知识，该如何下手呢？针对性学习[7]是开展药学工作有效的方式之一。即在临床实践过程中，如果发现用药有疑问的情况，一定要查阅相关文献，搞清楚。因所掌握的知识相对集中，这样不仅能起到完善和帮助他人的作用，而且便于药师树立良好信誉。

3 结论

以上是在基层医院开展药学服务所做工作的小结和体会。实践证明，临床科室是非常需要能解决问题的临床药师。在基层医院药师可将专业知识和临床需求相结合，向医务人员、病人提供与药物使用有关的服务，提高药物治疗的安全性、有效性，为临床药学的逐步开展打下良好的基础。

参 考 文 献（略）

（原载于《中国医院药学杂志》2008 年第 28 卷第 24 期）

原发性高血压患者心律失常检测及心率变异性分析

王 莉 华 潞 王树贤* 庞会敏 陶永康
樊朝美 谢 爽 李一石

卫生部心血管药物临床研究重点实验室 中国医学科学院 中国协和医学院心血管病研究所暨阜外心血管病医院临床药理中心 *中国人民解放军305医院

心律失常是高血压患者的常见问题。室上性心律失常和室性心律失常二者的存在及其复杂性将影响高血压患者的生存率、患病率和生活质量。有些患者可能主诉心悸或不规则心跳，而有些患者则没有症状，因此需要借助于动态心电图揭示潜在的问题。本文探讨了门诊高血压患者合并心律失常的情况，同时分析部分高血压患者的心率变异性。

资料与方法

1. 一般情况

2000～2007年在我室收治的未曾服药或在行Holter检查前停药至少2周的原发性高血压患者331例，所有患者均无任何主诉。平均年龄50.5±8.1岁（27～65），坐位收缩压151.08±13.72mm Hg（127～189mm Hg）坐位舒张压102.98±7.15mm Hg（90～115mm Hg）男性236例，女性95例。所有入选者均排除继发性高血压。

2. 动态心电图检查

仪器定用美国MIRACLINK INC公司DMS-P_4记录系统，导联选用Cm_1、Cm_2及Cm_5。入选者均佩戴24h动态心电图记录仪，佩戴期间保持正常的生活起居，佩戴期间满24h，不服用任何药物，记生活日志。

记录331例高血压患者的心律和心率资料，由DCN系统电脑自动检测，通过人机对话，对计算机自动分析报告进行检查、断定、修改和编辑，最后自动打印全部图像及表格，写出报告。

3. HRV指标的分析

应用DMS-P4软件分析了202例患者的HRV。HRV参数①时域法：平均正常RR间期的标准差（SDNN）；相邻RR间期差的均方根（RMSSD）；全部RR间期中相邻RR间期之差大于50ms的心搏数，除以总的RR间期个数乘以100（PNN50）；②频域法：极低频（VLF），频段0.003～0.04Hz；低频（LF），频段0.04～0.15Hz；高频（HF），频段0.15～0.4Hz；低频与高频比值（LF/HF）。

4. 统计学处理

所有参数以均值±标准差表示。使用SAS9.0软件统计。

结 果

1. 心率

331例无病状门诊高血压患者的24h平均心率为76±8.6bpm，范围52～111bpm，最高心率175bpm，最低心率33bpm。

2. 心律失常

（1）331例患者均为窦性心律，心律失常检出率93%（307/331）。

（2）房性心律失常检出率 87.31%（289/331）：房性早搏检出率 87.31%，白天、夜间均有出现，5.19%（15/289 例）＞100 个/24h，最多 1559 个/24h，房性早搏≤100 个/24h 者占 94.81%（274/289 例）；10%（34/331 例）检出有短暂房性心动过速。

（3）室性心律失常检出率 49.54%（164/331 例）：室性早搏检出率 49.54%，其中 15.24%（25/164 例）的患者室早＞100 个/24h，最多 8991 个/24h，84.8%（139/164 例）≤100 个/24h；9.15%（15/164 例）检出成对室早；1.82%（3/164 例）检出短阵室速。

（4）同时合并有房性早搏和室性早搏者达 45%（149/331 例），室性早搏＞100 个 24h 且房性早搏＞100 个/24h 者占 2.7%（4/149 例）。

（5）3.32%（11/131 例）检出二度Ⅱ型房室阻滞，均发生在夜间。

3. 心率变异

原发性高血压患者各项时域参数值较正常参考值低，高频、低频成分亦低于正常参考值，而 LF/HF 则明显高于正常参考值（表 2）。

表 2 24 小时 HRV 时域和频域分析（n=202）

	SDNN	Rmssd	Pnn50	VLF	LF	HF	LF/HF
Mean	134.43	24.58	5.95	2862.87	762.96	301.11	4.24
SD	29.18	9.93	7.68	3490.88	579.30	309.13	4.34

讨 论

本研究显示，原发性高血压患者的心律失常具高发生率且广谱的特性，从房性早搏至房性心动过速，从室性早搏至复杂室早、室性心动过速。在并发的心律失常中，以房性早搏比例（87%）为最高，其次为房性心动过速（10%），这一结果与以往的研究结果一致[1]，即高血压患者更易患房性心律失常，房性早搏最为常见。其原因在于：①高血压心脏病在左心室和左心房扩大之前早期既有心房电生理特性的变化[2]②左心房扩大引起心房纤维的牵张，从而产生致心律失常灶点。在 AFFIRM 研究中，仅有 33% 的患者左心房在正常范围（直径＜40mm）[3]。左心房扩大似乎较左心室肥厚的出现要早；③左心室肥厚（LVH）干扰了左室舒张功能，因而提升了左心房压力[4]。在 Framingham 队列研究中，心电图诊断有 LVH 的患者发生心房纤颤的危险增加了 3.0～3.8 倍[5]；④异常血钾水平，尤其是低血钾（医源性或继发于醛固酮增多症），可导致室上性心律失常。

LVH 可能与各种形式的心律失常相关，但室性心律失常更为常见且更为危险。本研究中原发性高血压患者室性心律失常的发生率为 50%，Lown 分级在Ⅲ级和Ⅲ级以上者占 6%，最危险的室性心律失常（心动过速和心室颤动）罕见。McLenaghan 等在多年前已报到了这一结果[6]。室性心律失常的发生通常由简单或复杂的室性期前收缩所触发。致室性心律失常的因子有：①LVH：通过测量 ECG 和超声检查，室性心律失常的发生率和严重性与 LVH 的严重程度密切相关[7]。LVH 卷入室性心律失常的病理机制这一事实一旦逆转 LVH，室性心律失常发生率下降明确[8]；②心肌缺血：心肌缺血是最常见的致心律失常因子，在高血压患者中亦如此。已有研究证实在高血压患者中，心律失常发生频率和严重程度与心肌缺血之间存在联系[9]；③左心室功能受损。由于受损的左心室功能（收缩性或舒张性）引起的电异常，高血压患者心律失常的风险加大。当左心室扩大时这种危险进一步增加。一般来讲，最危险的室性心律失常的发生至少要有两种上述提及的危险因子的存在。其他因素包括：日昼的变化和血压的骤升可以触发心律失常[10]；通常伴随高血压的交感神经易激惹可导致室性心律失常[11]。

近十年来的大量研究，已充分肯定了自主神经活动与多种疾病有关系，特别是与某些心血管疾病的死亡率，尤其与猝死率有关。同时，也公认 HRV 分析是判断自主神经活动的常用的定量指标，HRV 降低是预测心脏病患者死亡的独立危险因子。本研究显示原发性高血压患者 HRV 降低，表现为反映迷走神经活的指标 RMSSD、PNN50、HF 降低，LF/HF 增加，与文献报道一致[12,13]。高血压的发生虽是众多因素作用的结果，其中自主神经对血压调控失衡是重要因素之一，即高血压患者在明显的迷走神经活性降低的同时，伴有交感神经活性的相对增强。高血压患者 HRV 降低，是其心血管自主神经功能损害结果的表现。多数学者认为导致交感神经张力增高，迷走神经张力减低有以下因素：①高血压病影响心脏器质及功能性活动，导致植物神经功能失调[14]；②高血压病患者血液中儿茶酚胺水平升高及肾素－血管紧张素激活使交感神经张力增高[15]；③压力感受器功能失调或受损导致迷走神经张力减低[16]。这可能是高血压病患者心率变异性改变的主要原因，心率变异性越低，预后愈差。

总之，房性和室性心律失常在高血压患者中常见，其发病机制多且不同，最有用的诊断信息来自心率监测。对原发性高血压患者进行心率变异性分析有助于判断自主神经功能受损程度，识别高危人群，估计心脏功能受损的程度和判断预后。

参 考 文 献（略）

（原载于《临床心电学杂志》2008 年 10 月第 17 卷第 5 期）

多沙唑嗪与特拉唑嗪对原发性高血压患者心率变异性的影响

王 莉[1] 华 潞[1] 樊朝美[1] 孙兴昌[1]
何奇明[2] 庞会敏[1] 李一石[1]

1 中国医学科学院 北京协和医学院 心血管病研究所 阜外心血管病医院 临床药理中心
卫生部心血管药物临床研究重点实验室；2 北京大学首钢医院首钢办公厅保健室

心率变异性（HRV）是反映交感－迷走神经张力及其平衡的敏感指标。高血压患者的心脏植物神经功能受损，表现出明显的心率变异性减低，且心率变异性减低是判定预后不良的敏感指标[1]。现阶段抗高血压药物的应用，不再仅仅局限于简单的降压，还必须考虑改善心率变异性及血压昼夜节律等，减少心血管事件等重点事件的发生。目前，已知 β 受体阻滞剂、血管紧张素转换酶抑制剂、血管紧张素受体拮抗剂均可改善原发性高血压患者的心率变异性[2-4]，但尚少见有关 α 受体阻滞剂对高血压患者心率变异性影响的报道。本文研究了两种 α_1 受体阻滞剂多沙唑嗪和特拉唑嗪对原发性高血压植物神经功能状态的影响。

1 资料和方法

研究对象 选择 2001－04 至 2001－10 来我院门诊就诊的年龄 18～65 岁的原发性高血压患者，坐位舒张压（DBP）95～110mmHg（1mmHg＝0.133kPa）。排除标准：继发性高血压，坐位收缩压（SBP）＞180mmHg，肝肾功能损害（血清肌酐、尿素氮均大于正常值的 1.5 倍），严重烟酒嗜好、药瘾、孕妇及哺乳期妇女，既往对 α_1 受体阻滞剂过敏者。研究期间不能停服所有抗高血压药者。患者均签署知情同意书。

研究用药及给药方法 采用随机、盲法、平行对照方法，经 1 周药物洗脱期和 2 周安慰剂期后，坐位舒张压仍为 95～110 mm Hg 的患者，随机服用多沙唑嗪（浙江迪耳制药厂，批号：20000112，1mg/片）和特拉唑嗪（海南绿岛制药有限公司，批号：19991007，2mg/片）。两药于第 1 次试服药时均发给患者 1mg 药物，嘱其当晚临睡前服用，并记录服药后反应。第 2 天早上再次就诊，经医师测量血压及必要检查之后，认为可以继续服药，再嘱患者于每日上午 7：00～9：00 分别一次服用多沙唑嗪 2 mg/d 或特拉唑嗪 2 mg/d，2 周末坐位舒张血压≥90 mm Hg 者，剂量分别加至 4 mg/d，继续服用 6 周。试验期间禁用一切影响血压的药物。42 例男性高血压患者完成研究，其中多沙唑嗪组 21 例，特拉唑嗪组 21 例。

观察方法 采用美国 MIRACLINK INC 公司 DMS－P_4记录系统；应用 DMS－P_4软件分析心率变异性。选用 3 个时域指标：正常 RR 间期的标准差（SDNN）、相邻 RR 间期之差的均方根（rMMSD）、全部 RR 间期中相邻 RR 间期之差大于 50 ms 的心搏数除以总的 RR 间期个数乘以 100（PNN_{50}）。3 个频域指标：低频（LF），频段 0.04～0.15Hz；高频（HF），频段 0.15～0.4Hz；低频与高频比值（LF/HF）。分析 24h 的心率变异性时域指标，以及 5min 的心率变异性频域指标。选取受检者在上午 9：00～11：00 的时间段，安静卧位状态下的 5min 心率变异性频域分析。

资料分析和统计 所有参数以均值±标准差（$\bar{x} \pm s$）表示。组内采用配对 t 检验方法，组间采

用成组 t 检验。$P<0.05$ 为差异有统计学意义。

2 结　果

临床资料：完成研究的42例男性原发性高血压患者，一般情况见表1，用药前多沙唑嗪组与特拉唑嗪组在年龄［(46.2 ± 4.5) 岁 vs (47.2 ± 6.8) 岁］、平均心率［(77.8 ± 8.4) 次/分 vs (78.6 ± 9.3) 次/分］、基线收缩压/舒张压［(149.8 ± 13.2/103.0 ± 6.4) mm Hg vs (152.5 ± 14.4/102.9 ± 8.1) mm Hg］差异均无统计学意义。

心率及血压的变化：两药治疗8周后，患者的平均心率、最慢心率均较用药前略有上升，但无统计学意义（$P>0.05$），两组用药8周后最快心率与用药前相比上升较明显，差异有统计学意义（$P<0.05$）。两组患者用药8周后收缩压与舒张压均低于用药前，差异均有统计学意义，（$P<0.05$）。两组间各指标比较差异均无统计学意义。（表1）

表1　2组患者用药前后心率、血压变化情况（$n=21$，$\bar{x} \pm s$）

项目	多沙唑嗪组		特拉唑嗪组	
	用药前	用药8周后	用药前	用药8周后
平均心率（次/分）	77.8 ± 8.4	82.5 ± 9.0	78.4 ± 11.5	80.8 ± 7.7
最慢心率（次/分）	49.0 ± 5.8	49.8 ± 6.5	49.7 ± 6.8	50.1 ± 6.2
最快心率（次/分）	131.0 ± 12.9	141.8 ± 11.3*	130.1 ± 11.3	136.4 ± 10.2*
收缩压（mm Hg）	149.8 ± 13.2	143.5 ± 9.2*	152.5 ± 14.4	145.2 ± 16.2*
舒张压（mm Hg）	103.0 ± 6.4	98.1 ± 5.4*	102.9 ± 8.1	97.7 ± 10.3*

注：与本组用药前 *$P<0.05$。余注见表1。1mm Hg = 0.133kPa

24h心率变异性时域指标分析：多沙唑嗪组21例患者的药量从2mg加至4mg治疗8周后，SDNN较用药前增加，而rMSSD和PNN_{50}较用药前下降，但差异均无统计学意义（P 均 >0.05）。特拉唑嗪组21例患者药量从2mg加至4mg治疗8周后，SDNN较用药前增加，PNN_{50}较用药前下降，但差异均无统计学意义（$P>0.05$），rMSSD较用药前下降，差异具统计学意义（$P<0.05$）。组间比较，各指标差异亦无统计学意义。（表2）

5min心率变异性频域指标分析：多沙唑嗪组、特拉唑嗪组用药8周后较用药前低频、高频、低频/高频轻微下降，但差异无统计学意义。组间比较，各指标亦无统计学意义。（表2）。

表2　用药前后心率变异性时域指标和频域指标分析比较（$n=21$，$\bar{x} \pm s$）

组别	24h心率变异性时域指标			5min心率变异性频域指标		
	SDNN（ms）	rMSSD（MS）	PNN_{50}	LF（Hz）	HF（Hz）	LF/HF
多沙唑嗪组						
用药前	136.1 ± 30.1	23.8 ± 7.1	5.1 ± 4.4	954.7 ± 545.1	337.3 ± 233.8	3.8 ± 2.7
用药8周后	141.6 ± 36.6	21.1 ± 5.7	3.6 ± 3.1	848.4 ± 469.1	280.9 ± 158.3	3.7 ± 2.2
特拉唑嗪组						
用药前	133.8 ± 36.2	24.0 ± 8.5	5.1 ± 5.3	926.7 ± 641.7	342.9 ± 291.2	3.9 ± 3.4
用药8周后	138.6 ± 32.7	21.6 ± 8.1*	3.4 ± 5.0	1042.8 ± 554.6	287.6 ± 207.3	4.3 ± 2.4

注：与用药前比 *$P<0.05$。SDNN：正常RR间期的标准差 rMMSD：相邻RR间期之差的均方根　PNN_{50}：全部RR间期中相邻RR间期之差大于50ms的心搏数除以总的RR间期个数乘以100　LF：低频　HF：高频　LF/HF：低频与高频比值

3 讨 论

在高血压的治疗过程中，应选择既能有效降压，又能改善心率变异性的药物，使之取得更加理想的效果。本研究显示，原发性高血压患者反映交感神经活性的低频显著增加，迷走神经活性的高频减少，低频/高频值增大。SDNN 也明显下降。患者经过多沙唑嗪和特拉唑嗪治疗后，坐位血压下降明显。平均心率和最慢心率轻微增加，最大心率提升较为明显。两组 SDNN 略增加，但高频下降，多沙唑嗪组低频和低频/高频值有所下降，特拉唑嗪组低频和低频/高频值较用药前轻微增高，但均无统计学意义，心率变异性分析未显示两类 α_1 受体阻滞剂对原发性高血压患者心率变异性的有益影响。

有关 α_1 受体阻滞剂对心率变异性影响的国内外报道很少。一项研究表明[5]，多沙唑嗪可以显著降低高血压患者交感神经的活性；另一项研究则显示多沙唑嗪仅降低患有 2 型糖尿病且伴有微量蛋白尿的高血压患者的交感神经活性，而对无微量蛋白尿和不伴有糖尿病的高血压患者未发现有益的影响[6]，一项观察在原有降压药氨氯地平的基础上夜间增加多沙唑嗪缓释片对心脏自主神经系统的影响研究发现[7]，联合治疗可以有效地降低血压收缩压（19.4 ±3.5）mmHg（$P<0.0001$）和舒张压（9.4 ±2.0）mmHg（$P=0.0003$），同时增加 24 小时心率变异性（$P=0.0153$）和 5 分钟心率变异性（$P=0.0191$），但对其他指标没有显著影响。心率变异性改善主要在已经服用噻嗪类患者。舒张压和 5 分钟心率变异性的改变呈强相关。在本研究中，未发现两个 α_1 受体阻滞剂可改善心率变异性，其结果与 Yasuda 等[6]研究相似，与 Kawano 等[5]和 Guzik 等[7]研究结果不同的原因可能在于用药后血压的不同，Yasuda 等[6]研究和本研究中的高血压患者在研究期末的血压较基础血压虽有显著下降，但均未达标，而 Kawano 等[5]、Guzik 等[7]研究中的患者血压达标率高，并且 Guzik 等[7]研究分析提示血压与心率变异性的改善显著相关。另一个原因可能在于 α 受体阻滞剂提高血浆肾素活性[8]，提示增加的肾素 - 血管紧张素 - 醛固酮系统活性，不能改善高血压患者的交感神经 - 迷走神经平衡。

在 ALLHAT 研究中[9]，多沙唑嗪组出现了较高的卒中的心血管事件的危险性，研究者认为在卒中和心绞痛发生上的差异可以用两组的血压差别来解释，即多沙唑嗪组平均收缩压较氯噻酮组高 2 ~ 3mmHg 两组平均舒张压相同。故认为，由于多沙唑嗪降压效果弱于氯噻酮，因而也影响了其对高血压患者心率变异性的影响，即高血压患者植物神经平衡受损不能改善，这也可能是其较高的卒中和心血管事件危险性的一个原因。

虽然 2 种 α_1 受体阻滞剂类药物没有显示对高血压患者心率变异性的有益影响，但其可能与其血压下降幅度不足以改善心率变异性有关。α_1 受体阻滞剂还具有改善血脂等作用，仍然不失为高血压治疗的二线用药，或者可作为在原有药物基础上的追加药物。

参 考 文 献（略）

（原载于《中国循环杂志》2008 年 12 月第 23 卷第 6 期）

规范的质量过程管理在药物临床研究中的重要作用

刘玉清　李一石

中国医学科学院、北京协和医学院　阜外心血管病医院　卫生部心血管药物临床研究重点实验室

药品是保障人民健康和维护社会稳定的特殊商品，临床评价研究是新药研发的关键环节，按照药物临床试验质量管理规范（good clinical practice，GCP）的要求，规范地进行药物Ⅰ～Ⅳ临床研究，是全世界临床药理学研究者共同遵守的准则[1]。本重点实验室在临床研究的过程中，严格按照GCP的要求，制定出各种切实可行的标准操作程序（standard operation procedure，SOP），围绕GCP的核心，做到“事前布控，事后可溯”，确保试验质量和受试者的利益[2]。规范的质量过程管理，贯穿在药物临床研究中的全过程。

1　建立科学的组织管理和严格的质量控制体系

本院药物临床试验基地，于1983年首批获卫生部批准；与药物临床试验相关的实验室，在2001年获批准成为首家“卫生部心血管药物临床研究重点实验室”。20多年来，本院药物临床试验组织管理机构，按照SFDA颁布的GCP为主导思想，结合本院心血管专科医院（唯一专业）的特点，不断建立和完善一整套切实可行，真正保证临床试验质量的标准操作规程（SOP）。同时注意，在工作人员资质条件、药物临床试验的经历以及培训情况；机构办公室设施、制定的各项管理制度、试验设计技术规范，均要保证在保护受试者权益和安全基础上，获得科学、真实、准确、完整的人体试验数据，以确保试验药物的实际疗效和安全性方面的信息。

1.1　人员培训制度和科研团队

现代管理已经越来越重视团队管理理念，以团队为基础的工作方式，可以展现出团队合力的巨大威力。保证团队高效运转必须具备活力、控制、专业知识和影响力等资源[3]。本重点实验室按照GCP规定，不但要求参加试验的研究者要具备承担临床试验的专业特长、资格和能力，而且必须经过GCP的培训。在人员培训方面要注意2个问题：一是要注意人员层次，既要有部分高级人才的培训；也要有部分一般工作人员的培训。二是对具有博士学位的人员，不但要求参加国内的培训，还创造条件将其送到国外进行对口培训，一般学习时间在1～2年。他们（她）学成按时回到科室后，成为各部门的业务骨干。高质量的药物临床试验，不仅取决于研究者个人的学识与能力，更在于必须有优化的科研团队，以及团队成员之间的相互配合与发挥，必须以科研团队为主体，才能取得更大更多成绩。多年来，本重点实验室通过人员培训制度的有效实施，药物临床研究的质量不断提高。

1.2　全程的规范化管理

要保证团队各项工作的规范性、高质量的进行，就是要按照GCP的要求，制定出具有可操作、广泛性、强制性的各项SOP。分工明确，责任到人，这样才能使团队中的每位成员，愿意为共同的科研目标而相互配合与发挥各自的力量。

根据药物临床试验涉及面广的特点，结合实际工作，我们所制定的SOP主要内容：①业务管理：机构办公室各项管理工作的SOP，质量控制员职责，Ⅰ期病房SOP，心电图监测及动态血压评价SOP，药物不良反应监测和上报SOP，以及药物试验开始之前与申办方/合同研究组织（Contract Research Organization，CRO）公司洽谈的SOP等；②设计规范：如知情同意书、试验方案等；③工作

程序：在试验合同签约后，各部门（如：药物分析实验室、临床检验/检测实验室、Ⅰ期病房、机构办公室等）要分别制定药物临床试验质控计划，试验过程中，各部门根据质控计划，进行自查及督察记录等；试验开始前，认真开好启动会；试验结束后，各部门质控计划实施记录、核查记录及质控小结存档。

2 健全的质量标准管理体系，促进了科室的发展

规范化、标准化的临床评价结果是合格药品上市的准入证，更是制止不合格药品流入市场的有利屏障。为保证在药物试验过程中制定的各项 SOP 和科室规章制度的有效性和持久性，重点实验室的各部门都制定有切实可行的年度计划，每位员工都有明确地任务和分工。同时将各项制度的建立和执行，纳入科室考核和奖惩的基本依据。科室在年初制定和修改相关规章制度，每季度各部门自查、年底科室在部门总结评比的前提下，进行评比和表彰。极大地激励了全体工作人员“爱岗敬业、忠于职守、团结协作、开拓进取”的积极性和凝聚力。正是这样一套较完善的内部管理制度与质量管理体系，从根本上保证了药物临床研究的各环节的质量。

规范的质量全过程管理体系的建立和严格的实施，促进了科室的全方位发展。2008 年 4 月，卫生部心血管药物临床研究重点实验室通过了中国合格评定国家认可委员会（CNAS）ISO/IEC17025：2005《检测和校准实验室能力的通用要求》（CNAS-CL01《检测和校准实验室能力认可准则》的认证/认可资格，这标志着本重点实验室药物临床研究的数据和成果将得到国际上的认可。CNAS 是国际实验室认可合作组织（ILAC）和亚太地区实验室认可合作组织（APLAC）多边互认协议成员。所以在药物临床试验机构的建设、药物临床实验的全程序中，将国家 GCP 的原则和 ISO/IEC17025 质量管理标准贯穿始终，将有利于对药物临床试验过程中质量保证和受试者权益及安全的保障，是我国药物临床试验研究与国际接轨的重要途径。

参 考 文 献（略）

（原载于《中国临床药理学杂志》2009 第 1 月第 25 卷第 1 期）

奥美沙坦酯与缬沙坦治疗轻中度原发性高血压的疗效与安全性比较

谢　爽[1,2]　明广华[2]　蒋　文[2]　朱兴雷[3]　黎　莉[4]　郝玉明[5]
华　潞[2]　娄　莹[1]　陈国良[1]　刘立伟[1]　李一石[2]

1 北京协和医学院；2 中国医学科学院、北京协和医学院　阜外心血管病医院临床药理中心；
卫生部心血管药物临床研究重点实验室；3 山东省立医院；4 山东大学　齐鲁医院；
5 河北医科大学　第二医院

近年来，由于沙坦类药物（血管紧张素Ⅱ受体拮抗剂）良好的抗高血压作用，且无该类药物导致的干咳、皮疹和血管神经性水肿等，故在临床上得到越来越广泛应用。奥美沙坦酯和缬沙坦均是目前临床上常用的抗高血压药物，其可以选择性竞争抑制血管紧张素Ⅱ与血管紧张素Ⅱ1 型受体（AT1）结合，使血管平滑肌松弛，从而使血压降低。本试验拟对奥美沙坦酯及缬沙坦治疗轻、中度原发性高血压患者的疗效及安全性进行比较，更好地指导临床用药。

材料、对象与方法

1　研究对象

入选标准　男女不限，年龄 18～65 岁；有原发性高血压病史；研究前期，正在进行降压治疗者，当天停用所有抗高血压药物后，90mmHg≤平均坐位舒张压（SeDBP）＜115mmHg，且坐位收缩压（SeSBP）＜180mmHg；14 天内未曾服用降压药物治疗者；95mmHg≤SeDBP＜115mmHg，且 SeSBP＜180mmHg。清洗 1～2 周后，95mmHg≤SeDBP＜115mmHg，且 SeDBP＜180mmHg。治疗期第 1 天，95mmHg≤SeDBP＜115mmHg，且 SeDBP＜180mmHg。签署书面知情同意书。

排除标准　继发性高血压；恶性高血压；充血性心力衰竭，脑血管意外；过去 6 个月内有心肌梗死史或心绞痛病史；有临床意义的心律失常；未控制的糖尿病；血钾＜3.5 或＞5.5mmol・L^{-1}；AST/ALT 超过正常值上限 2 倍以上；妊娠或哺乳期妇女；有心、肝、肾、甲状腺等重要脏器的严重疾病；肥胖，体质量指数＞30kg・m^{-2}者；有酒精/药物滥用病史；试验期间需服用其他影响血压的药物；已知对奥美沙坦或缬沙坦或其他血管紧张素Ⅱ受体拮抗剂过敏或禁忌者；未签署知情同意书。

2　研究药物

奥美沙坦酯胶囊，规格：每粒 20mg，批号：040926，青岛国风高科技药业股份有限公司研制和提供；缬沙坦胶囊，规格：每粒 80mg，批号：041005，丽珠集团丽珠制药厂生产。

3　研究方法

本试验为随机、双盲、平行对照的多中心临床研究。研究步骤如下。

洗脱期：对患者进行详细体检和病史回顾，并进行心电图和实验室检查；正在进行抗高血压药物治疗的患者，停止服用所有治疗高血压药物，进入 2 周的洗脱期，洗脱期结束前完成检查；未进行抗高血压药物治疗的患者，完成实验室、胸片、心电图检查后，直接进入治疗期。

第 1 治疗期：评估符合入选/排除标准的患者，按照 1∶1 随机分配，分别接受国产奥美沙坦酯胶囊 20mg 或缬沙坦胶囊 80mg，每日服药 1 次，连续服药 4 周。

第 2 治疗期：用药后 4 周，对所有患者进行血压评价，若 DBP≥90mmHg，则试验药物剂量加倍，即服用国产奥美沙坦酯胶囊 40mg 或缬沙坦胶囊 160mg，每日服药 1 次，继续服药至 8 周；若 DBP < 90mmHg，则维持原剂量，继续治疗至 8 周。

治疗期间，每间隔 14 天随访 1 次，发放试验药物，调整试验药物剂量，进行血压和心率测定、体检。8 周治疗后，再进行心电图和实验室检查。记录用药依从性和不良事件。

4 评价指标

主要疗效指标 用 SeDBP 评价原发性高血压患者（SeDBP 95 ~ 115mmHg），每日口服 1 次国产奥美沙坦酯胶囊 20 ~ 40mg 或缬沙坦胶囊 80 ~ 160mg 后 2、4、6、8 周的疗效。疗效的评价：显效为 SeDBP 下降 10mmHg 并降到正常或下降 20mmHg 以上；有效为 SeDBP 下降虽未达 10mmHg，但降到正常或下降 10 ~ 19mmHg；无效未达到上述标准。

次要疗效指标 比较 2 组治疗 4、8 周，平均 SeD-BP/SeSBP、平均立位 DBP/SBP 血压下降差值变化情况；比较 2 组服药后 4、8 周的血压正常化率（以治疗期 SeDBP 达到正常范围（即低于 90mmHg）的病例数为分子，以全部可供疗效评价的入选病例作为分母，统计血压正常化率。

安全性指标 不良事件、异常体征、心电图实验室检查结果。

5 疗效及安全性判定标准

疗效判定 治疗前后组内比较用配对 t 检验；组间比较用协方差分析；两分类变量的组间比较用 CMH（Cochran Mantel-Haenszel）χ^2 检验或 Fisher 精确概率法；双侧检验 $P < 0.05$ 时，认为差异有统计学意义。

安全性判定 不良事件按照与试验药物的关系、发生系统和种类、严重程度及是否为严重不良事件进行汇总，描述不良事件的例数与百分数；对治疗后有临床意义的实验室检查和心电图异常变化进行描述。

6 统计学分析

以全分析集（FAS）人群进行基线特征分析。在符合方案集（PPS）人群中，进行疗效分析。在安全性分析数据集中，进行安全性指标分析。计量资料用方差分析、配对 t 检验，计数资料用 χ^2 检验或 Fisher 精确概率法等，显著性检验用双侧检验。

结 果

1 一般情况

试验完成情况 随机入组的 240 例原发性高血压病患者中，228 例完成试验，占 95%。其中，奥美沙坦组 113 例，缬沙坦组 115 例。研究期间因各种原因剔除、脱落 12 例，占 5%，奥美沙坦组 7 例，缬沙坦组 5 例。

基线特征 所有进入 FAS 分析的患者，其性别、年龄、身高、体质量、心率、坐位与立位 DBP、SBP 谷值等均完整，2 组间差异无统计学意义，见表 1。

表 1 2 组基线水平比较

Table 1. Baseline characteristics of the subjects (FAS)

Item	Olmesartan medoxomil	Valsartan
Male (n,%)	79 (65.83%)	74 (61.67%)
Female (n,%)	41 (34.17%)	46 (38.33%)
Age (year)	49.96 ± 8.94	50.20 ± 7.57
Height (cm)	168.65 ± 6.98	168.52 ± 7.79

续 表

Item	Olmesartan medoxomil	Valsartan
Weight（kg）	73.44 ±10.24	73.65 ±10.53
BMI（kg · m^{-2}）	25.74 ±2.52	25.83 ±2.40
SeDBP（mmHg）	100.13 ±4.33	100.59 ±4.75
SeSBP（mmHg）	150.95 ±10.53	153.08 ±10.75
Standing DBP（mmHg）	100.21 ±6.02	100.05 ±6.05
Standing sBP（mmHg）	151.11 ±10.94	153.12 ±10.18
Heart rate（bpm）	73.68 ±10.11	73.60 ±9.10

$n=120$，mean ± SD；Compared between two groups，$P>0.05$；BMI：Boay mass index

2 疗效分析

2.1 主要疗效指标

总有效率　治疗8周，奥美沙坦组总有效率79.65%（90/113例），其中：显效率57.52%（65/113例），有效率22.12%（25/113例），无效率20.35%（23/113例）。缬沙坦组总有效率70.43%（81/115例），其中：显效率41.74%（48/115例），有效率28.70%（33/115例），无效率29.57%（34/115例）。奥美沙坦组与缬沙坦组治疗有效率相近，达到了非劣效性试验的统计学意义。

加量有效率　治疗4周后，剂量加倍，奥美沙坦组为60.00%（67/113例），缬沙坦组为61.74%（71/115例）。奥美沙坦组加量者中，47/67例有效，加量有效率（即加量者中的有效例数占总有效例数的百分率）52.22%（47/90例）；缬沙坦组加量者中，42/71例有效，加量有效率51.85%（42/81例）。2组加量率、加量有效率组间比较无显著性差异（均 $P>0.05$），见表2。

表2　治疗后2组疗效比较

Table 2. Comparison of effective rate between two groups（PPS）

Time after Treatment（week）	Item	Olmesartan medoxomil（$n=113$）	Valsartan（$n=115$）
2	Total effect	40（35.4）	32（27.8）
	Maked effect	21（18.6）	19（16.5）
	Effect	19（16.8）	13（11.3）
	Ineffective	73（64.6）	83（72.2）
4	Total effect	47（41.6）	43（37.4）
	Maked effect	28（24.8）	24（20.9）
	Effect	19（16.8）	19（16.5）
	Ineffective	66（58.4）	72（62.6）
6	Total effect	87（77.0）	80（69.6）
	Maked effect	52（46.0）	41（35.7）
	Effect	35（31.0）	39（33.9）
	Ineffective	26（23.0）	35（30.4）
8	Total effect	90（79.7）	81（70.4）
	Maked effect	65（57.5）	48（41.7）
	Effect	25（22.1）	33（28.7）
	Ineffective	23（20.4）	34（29.6）

Compared between two groups，$P>0.05$

2.2　次要疗效指标

血压下降幅度　组内比较，2 组治疗 4、8 周后，坐位及立位 SBP，DBP 均较基线明显下降，有统计学意义（均 $P<0.0001$）。组间比较，2 组治疗后 DBP 下降值的差值（奥美沙坦酯组下降值－缬沙坦组下降值）的 95% 置信区间的上限均 <3mmHg，奥美沙坦酯疗效非劣效于缬沙坦，见表 3。

表 3　治疗前后血压降低情况及组间比较（PPS）

Table 3. Comparison of blood pressure decrease between two groups（PPS）

Item（mmHg）	Time after Treatment（week）	Olmesartan medoxomil（$n=113$）	Valsartan（$n=115$）
SeDBP	4	10.58 ±6.82	9.38 ±7.16
	8	15.72 ±6.03	14.12 ±6.79
SeSBP	4	14.92 ±10.29	14.07 ±10.80
	8	21.38 ±10.90	19.11 ±11.32
Standing SeDBP	4	10.24 ±7.42	8.88 ±8.24
	8	15.36 ±6.30	13.53 ±7.30
Standing SeSBP	4	15.08 ±10.40	14.59 ±11.64
	8	21.78 ±9.44	19.69 ±11.84

Compared between two groups，$P>0.05$

血压达标率　治疗 4 周，奥美沙坦组达目的血压率为 37.17%（42/113 例），缬沙坦组为 27.83%（31/115 例），组间比较无统计学差异（$P=0.1$）。治疗 8 周，奥美沙坦组达目的血压率为 74.34%（84/113 例），高于缬沙坦组的 62.61%（72/115 例），组间比较 $P=0.0473$。

3　安全性评价

奥美沙坦组不良事件发生率 5%（6/120 例），不良事件发生 7 例次。缬沙坦组不良事件发生率 8.33%（10/120 例），不良事件发生 11 例次。不良事件发生率组间比较无统计学差异（$P=0.30$）。

奥美沙坦组与试验药物相关的不良事件发生率为 3.33%（4/120 例），为腹泻、咽干、咽痒、干咳、头晕各 1 例次。缬沙坦组与试验药物相关的不良事件发生率为 7.5%（9/120 例），依次为：头晕 3 例次、SG-PT 升高 2 例次、恶心、头痛各 2 例次，头胀 1 例次。2 组药物不良反应发生率组间比较无统计学差异（$P=0.15$）。无严重不良事件（SAE）发生。

讨　论

据 2002 年我国居民营养与健康状况调查资料显示，我国成年人高血压患病率为 18.8%，我国有高血压患者约 1.6 亿；但高血压的知晓率、治疗率及控制率均很低，我们面临的高血压防治任务非常艰巨[1]。

奥美沙坦是一种强效和特异性血管紧张素Ⅱ受体阻断剂，选择性作用于 AT_1 受体，阻止血管紧张素Ⅱ与 AT_1 受体结合，使血管平滑肌松弛，从而使血压降低。奥美沙坦对 AT_2 受体无任何部分激动剂的活性，并且对 AT_1 受体的亲和力较 AT_2 受体大（约 12500 倍）[2]。奥美沙坦对 ACE 无抑制作用，也不促进缓激肽生成，因此不引起干咳。奥美沙坦酯口服后，约 1.2h 血药浓度达峰，血浆半衰期为 13h，所以奥美沙坦酯口服 1 次，可维持降压 24h；总血浆清除率为 $1.3L \cdot h^{-1}$，肾脏清除率为 $0.6L \cdot h^{-1}$，约 35%～50% 原药经尿中排泄，其余由胆汁经肠道排泄，呈现较平衡的双通道排泄，因此，同时轻度肝肾功能障碍，不影响服用；在胃肠道完全去酯化，成为活性产物奥美沙坦，不经肝细胞色素 P450 酶代谢，故与其他经肝脏细胞色素 P450 代谢的药物，没有相互作用，可以安全地合并使用[3]。

本研究发现，奥美沙坦酯 20～40mg 每日口服 1 次与缬沙坦 80～160mg 每日口服 1 次比较，均能有效降低血压。与其他在中国人中进行研究的结果相仿[4,5]。本研究中服用奥美沙坦酯 8 周后，SBP 及 DBP 的下降幅度，大于其他同类研究中服用相同剂量奥美沙坦酯患者 SBP 及 DBP 的下降幅度[4-6]。

本研究发现，服药 2 周后，奥美沙坦组及缬沙坦组患者坐位 DBP、SBP 及立位 DBP、SBP 均开始下降，至服药后 6 周，降压幅度趋于稳定。药后 2、4、6、8 周，2 组坐位 DBP、SBP 及立位 DBP、SBP 下降幅度均无统计学差异。根据治疗 4 周时 DBP 和 SBP 的谷值较基线变化的结果提示，奥美沙坦酯组的有效病例数和治疗有效率与缬沙坦组相近，奥美沙坦酯组起效快慢与缬沙坦组基本相同。此研究结果与 Oparil[6] 及 Suzanne[7] 的研究结果不同，此 2 项研究均发现，奥美沙坦酯的降压效果优于缬沙坦。考虑可能与在不同的人种中进行有关，需要在更大样本量中进行验证。

安全性结果显示，2 者均有良好的安全性，不良事件发生率的差异无统计学意义；但奥美沙坦酯组的不良事件发生率及与试验药物相关的不良事件发生率均低于缬沙坦组。

本试验结果证实，奥美沙坦酯胶囊 20～40mg · d^{-1}，每日 1 次口服能 24h 平稳降压。与缬沙坦 80～160mg · d^{-1}的降压疗效相近。药物不良发生率与缬沙坦相比，无显著性差异。

参 考 文 献（略）

（原载于《中国临床药理学杂志》2009 年 9 月第 25 卷第 5 期）

VKORC1 genotypes are associated with response to warfarin but free warfarin concentration during initial anticoagulation in healthy Chinese volunteers

XIE Shuang LIU Hong TIAN Lei JIANG Juan-juan
CHEN Guo-liang LIU Li-wei XU Li and LI Yi-shi

Key Laboratory of Clinical Trial Research in Cardiovascular Drugs, Ministry of Health, Fu Wai Hospital, Peking Union Medical College, Chinese Academy of Medical Sciences, Beijing 100037, China

Warfarin is the most widely prescribed anticoagulant drug for long-term prevention of thrombotic events. However, the management of warfarin dosing is challenging due to the narrow therapeutic window and unpredictable individual anticoagulation response.

Polymorphisms in the genes encoding for vitamin K epoxide reductase complex 1 (VKORC1) and cytochrome P450 2C9 (CYP2C9) are known to contribute to variations in the sensitivity to warfarin. People carrying the functionally defective *2 and *3 alleles of CYP2C9 are known to require 15%~30% lower maintenance doses and greater time to achieve stable dosing, and are at a higher risk of serious and life-threatening bleeding events.[1-3] The mechanism for this dosing effect is that the total clearance of the potent S-warfarin in carriers of CYP2C9 *2/*2 and CYP2C9 *3/*3 genotypes was 32% and 15% respectively in comparison to CYP2C9 *1/*1 carriers.[4]

Warfarin's anticoagulant activity results from inhibition of hepatic VKORC1, which is important for the synthesis of various coagulation factors. Two common polymorphisms, −1639A > G in the promoter and 1173C > T in intron 1 of the VKORC1 gene, which are strongly linked (linkage disequilibrium $r^2 \geq 0.9$), were associated with a need for lower doses of warfarin during a long-term therapy.[5-7] Additional studies have suggested that the VKORC1 gene has emerged as a dominant factor in the oral anticoagulant response, contributing up to 14%~37% of the inter-individual variability for warfarin maintenance dosing.[5,8-11]

Warfarin is the most commonly used oral anticoagulant in Chinese patients with cardiac valve replacement, deep venous thrombosis, or atrial fibrillation. To date, there have been seldom reports on the association of VKORC1 polymorphisms and individual response in the maintenance period of Chinese patients[12] and even no reports of the initial response to warfarin in the Han Chinese population. Moreover, the first month of anticoagulant treatment is more important, since the dose is determined empirically and the risk of over-anticoagulation is higher initially.[13-15] Schwarz et al[16] found that genetic variation in VKORC1, but not in CYP2C9, modulates the early response to warfarin. On the contrary, Millican et al[17] found that CYP2C9 *2 and *3 were more significant predictors of therapeutic dose than VKORC1 variants after the third warfarin dose. Since most previous researches focused on the influence of VKORC1 polymorphisms on the INR value in a warfarin maintenance period, we evaluated the effect of VKORC1 variants in two dosage groups from the initial phase to the elimination phase simultaneously, especially in the initial anticoagulation period. This study also evaluated whether the VKORC1 polymorphisms influence the plasma free warfarin concentration in the initial anticoagulation and elimination phase.

METHODS

Subjects

Ninety healthy male unrelated volunteers aged 21 ~ 29 years were recruited after providing written informed consent. After genotyping, 13 subjects with -1639AA and 1173TT, and 11 subjects with -1639AG and 1173TC genotypes of the VKORC1 gene were selected for participation. These 24 subjects were all wild type for the CYP2C9 gene so as to exclude the potential effect of this polymorphic enzyme. Subjects were specifically excluded if one of the following conditions occurred: (1) headache and dizziness, (2) body mass index (BMI) <19 or >24, (3) blood pressure (BP) <100/60 mmHg or >140/90 mmHg, (4) hypersensitiveness, (5) bleeding, (6) surgery or biopsy within the past 2 weeks, (7) trauma within the past 4 weeks, (8) hemorrhagic disease or hemorrhagic tendencies, (9) cementoperiostitis, peptic ulcer, or haemorrhoid, (10) blood platelet count $<120\times10^9$/L, (11) abnormal prothrombin time (PT) and international normalized ratio (INR) value, (12) consumption of medications within the past 4 weeks (including non-steroidal anti-inflammatory drugs, NSAIDs), (13) diet with large amounts of green leafy vegetables within the previous week, (14) previous anticoagulation therapy, (15) drug/alcohol abuse, (16) blood donation within the past 3 months or scheduled for the next 3 months, and (17) smokers. The study protocol was approved by the research ethics committee of Fu Wai Hospital and adhered to the guidelines of the most recent declaration of Helsinki.

Trial design

The study was an open-labeled phase I study in healthy male volunteers. After genotyping of 90 young men, 24 volunteers participated in. Twelve subjects (7 with -1639AA and 1173TT, and 5 with -1639AG and 1173TC) were in the 3mg group, while the other 12 subjects (6 with -1639AA and 1173TT, and 6 with -1639AG and 1173TC) were in the 6mg group. The volunteers and investigators were blinded with regard to the genotypes of this study. Doses of either 3mg or 6mg warfarin (Orion Corporation, Finland) were taken daily for 10 consecutive days by each volunteer. Each subject received a light breakfast 2 hours before administration in the morning, remained in the phase I ward for a minimum of 10 days, and returned for assessments on days 11, 12, 13, 15, 17, 21, and 28 of follow-up.

Blood sampling

Blood samples were drawn before every administration from days 1 to 10 and on days 11, 12, 13, 15, 17, 21, and 28 with almost the same time schedule. Blood samples for DNA analysis, PT, INR values, and biochemical measurements were drawn into tubes containing sodium citrate.

Plasma free warfarin concentration measurements

A validated LC/MS/MS method was used to quantify free warfarin in heparin-containing plasma. After ultra-filtration, the filtrate was directly injected into a mass spectrometry by multiple reactions monitoring (MRM) mode via turboIon spray ionization (ESI). The assay had a limit of quantitation of 0.02 ng/ml and was linear over the range of 0.02 to 10.0 ng/ml. Intra-and inter-assay precision and accuracy were all less than 15%.

INR value and biochemistry measurements

INR value was measured in the morning before each administration of warfarin using an ACL 9000 (Instrumentation Laboratory Company, Lexington, MA, USA) instrument. Biochemical assays were determined for the fasting venous serum samples by a Synchron CX5 (Beckman Coulter, Inc., Fullerton, CA,

USA).

DNA extraction and PCR

Genomic DNA was isolated from whole blood using the Tiangen RelaxGene Blood Kit (Tiangen Inc., Beijing, China). We genotyped the 4 following single nucleotide polymorphisms (SNPs): −1639A > G and 1173T > C of VKORC1 as well as 430C > T (*2) and 1075A > C (*3) of CYP2C9. DNA was amplified by polymerase chain reaction (PCR). PCR was performed in a final volume of 50μl with 0.20 μmol of each primer in 2 × Taq PCR Master Mix (Tiangen Inc.). Amplification normally involved 30 cycles at 94°C for 30 seconds, a primer set with a specific annealing temperature at 60℃ for 30 seconds, and extension at 68℃ for 30 seconds, followed by a final extension of 68℃ for 10 minutes. Table 1 lists the primer sequences.

Table 1. PCR primers and amplicon sizes for detecting the 4 polymorphisms in the CYP2C9 and VKORC1 genes

Polymorphism	Forward primer	Reverse primer	Amplicon size (bp)
CYP2C9 *2	CAGCAATGGAAAGAAATGGAAG	TCCAGTAAGGTCAGTGATATGG	177
CYP2C9 *3	CTCTTATCAGCTAAAGTCCAGG	TTTAATGTCACAGGTCACTGC	174
−1639A > G	GGCCAGGCTTGTCTTAAACTCC	TTCCAGGGATTCATGCAGGGAC	314
1173T > C	TGGATTGATTGAGGATGCTGTC	AGGGGAGGATAGGGTCAGTG	272

Genotyping for target genes

PCR products were subsequently sequenced using the ABI Prism 377 and BigDye dye terminator cycle sequencing (Applied Biosystems, Foster City, CA, USA) for genotyping of the following polymorphisms: 1173T > C of VKORC1, and 430C > T and 1075A > C of CYP2C9. Genotyping of the −1639A > G allele was performed with polymerase chain reaction-restriction fragment length polymorphism (PCR-RFLP) analysis using Hpa Ⅱ (New England Biolabs, UK) digestion.

Safety and tolerability

Adverse events of bleeding and complaints of digestive tract disturbances were observed every day throughout the study period. Safety was also assessed by standard laboratory tests and detailed physical examinations.

Statistical analysis

Data analysis was performed with SPSS (version 11.5 for Windows; SPSS Inc., Chicago, IL, USA). The Mann-Whitney *U* test was used to compare the daily INR value, daily INR change and mean plasma free warfarin concentration of the two genotypes. The data were expressed as median values in the figures and text unless stated otherwise. A 2-tailed value of $P < 0.05$ was considered statistically significant.

RESULTS

Genotype results

All 24 volunteers were not defective in the *2 and *3 alleles of CYP2C9; therefore, they were all CYP2C9 *1/*1 carriers. Of the 24 volunteers, 11 were −1639AG and 1173TC carriers of VKORC1, and the other 13 carried −1639AA and 1173TT alleles.

Baseline characteristics of subjects

The baseline characteristics of the two genotypes are summarized in Table 2. The age, body weight, BMI, platelet (PLT), alanine aminotransferase (ALT), creatinine (CRE), PT, and INR values were not significantly different between the two genotypes.

Table 2. Baseline characteristics of the subjects

Variables	3mg group			6mg group		
	1639AA + 1173TT (*n* = 7)	– 1639AG + 1173TC (*n* = 5)	*P* values	– 1639AA + 1173TT (*n* = 6)	– 1639AG + 1173TC (*n* = 6)	*P* values
Age (years)	22	25	0.682	24	23	0.589
Weight (kg)	65	64	0.876	60.50	58.50	0.485
BMI	22	22	0.564	21	21	1.0
ALT (U/L)	23	19	0.807	17.50	15	0.937
CRE (μmol/L)	86	90	0.639	84	78.50	0.132
PLT (10^9/L)	242	208	0.639	242.50	235	0.937
INR	0.91	0.89	0.876	1.04	1.02	1.0

Median values are given. BMI: body mass index; ALT: alanine aminotransferase; CRE: creatinine; PLT: platelet; INR: international normalized ratio. Normal range: PLT 100 ~ 300 × 10^9/L, ALT: 1 ~ 40 U/L, CRE: 44.2 ~ 132.6 μmol/L, INR: 0.85 ~ 1.15

Bleeding events

Two bleeding events were observed in this study. One was hemorrhinia after the first administration at an INR value of 1.04, and the other was gingival bleeding after the seventh dose at an INR value of 2.63. These two volunteers were both – 1639AG and 1173TC carriers and both were in the 6mg group.

Effect of the VKORC1 genotypes on the daily INR value in initial phase

Table 3 shows the primary outcomes of the daily INR values for the two dosage groups. The – 1639AG and 1173TC carriers had a lower INR value than the – 1639AA and 1173TT carriers. In addition, these genotype dependent differences in INR were more obvious in the 3mg subjects after the second dose ($P < 0.05$), and were not significant in the 6mg subjects ($P > 0.05$) (Figure 1).

Effect of the VKORC1 genotypes on plasma free warfarin concentration

The difference of daily mean plasma free warfarin concentration was minimal between the two genotypes ($P > 0.05$), but it was significant between the dosage groups ($P < 0.05$, Figure 2). After 6 days of consecutive administration of warfarin, the free warfarin plasma concentration reached a steady state, and could be kept for 24 hours after last dose. The plasma free warfarin concentration returned to the baseline 144 hours immediately after the last dose, and no significant difference was found among the genotypes and dosage groups (Figure 3).

Effect of the VKORC1 genotypes on the daily INR value in elimination phase

The INR value returned to the baseline 96 hours after the last dose, and no significant difference was found among the genotypes or the dosage groups (Figure 4). The – 1639AG and 1173TC carriers in the 3mg group had a lower INR value than the – 1639AA and 1173TT carriers in the first 3 days after the last dose. In contrast, the two genotypes showed no significant difference in daily INR value of the 6mg group in the elimination phase (Table 3).

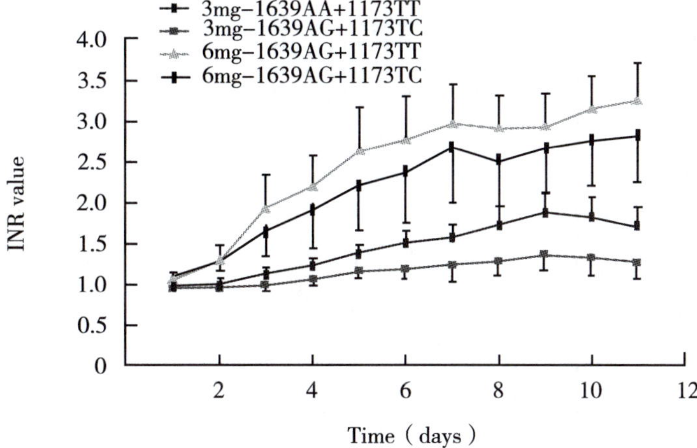

Figure 1. Daily mean INR values of the two genotypes in the two dosing groups during the initial anticoagulation period. Triangles represent the carriers of − 1639AA and 1173TT of VKORC1 in the 6mg group; crosses represent the carriers of − 1639AG and 1173TC of VKORC1 in the 6mg group; the rectangles represent the carriers of − 1639AG and 1173TC of VKORC1 in the 3mg group; rhombuses represent the carriers of − 1639AA and 1173TT of VKORC1 in the 3mg group; and the bars represent the standard deviation

Table 3. Comparison of daily INR (before administration) between the two genotypes

Days	3mg group			6mg group		
	1639AA + 1173TT (n = 7)	− 1639AG + 1173TC (n = 5)	*P* values	− 1639AA + 1173TT (n = 6)	− 1639AG + 1173TC (n = 6)	*P* values
1	1.01	0.92	0.639	1.04	1.09	0.662
2	1.01	0.92	0.343	1.23	1.28	0.931
3	1.14	0.96	0.01	1.88	1.6	0.177
4	1.24	1.06	0.005	2.13	1.85	0.329
5	1.42	1.16	0.005	2.5	2.06	0.177
6	1.51	1.19	0.005	2.66	2.29	0.247
7	1.53	1.17	0.01	3.04	2.63	0.421
8	1.74	1.21	0.01	3.09	2.69	0.229
9	1.78	1.44	0.018	3.1	2.87	0.229
10	1.78	1.24	0.01	3.21	3.06	0.229
11	1.63	1.19	0.028	3.53	3.06	0.196
12	1.39	1.09	0.034	2.41	2.25	0.715
13	1.17	0.99	0.028	1.88	1.80	0.463
15	0.91	0.89	0.447	1.17	1.17	0.781
17	0.96	0.92	0.565	1.05	1.09	0.582
21	0.86	0.88	0.618	1.02	1.03	0.667
28	0.97	0.96	0.935	1.06	1.02	0.407

Median values are given

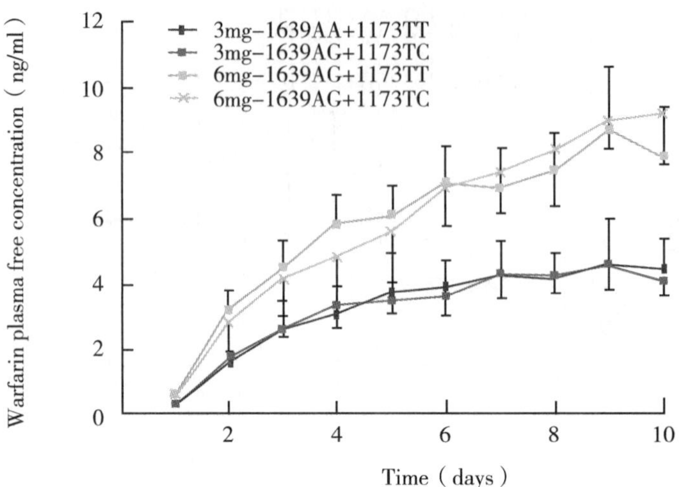

Figure 2. Daily mean free warfarin plasma concentration of the two genotypes in the two dosing groups in initial anticoagulation period. Triangles represent the carriers of – 1639AA and 1173TT of VKORC1 in the 6mg group; crosses represent the carriers of – 1639AG and 1173TC of VKORC1 in the 6mg group; rectangles represent the carriers of – 1639AG and 1173TC of VKORC1 in the 3mg group; and rhombuses represent the carriers of – 1639AA and 1173TT of VKORC1 in the 3mg group. The bars represent the standard deviation

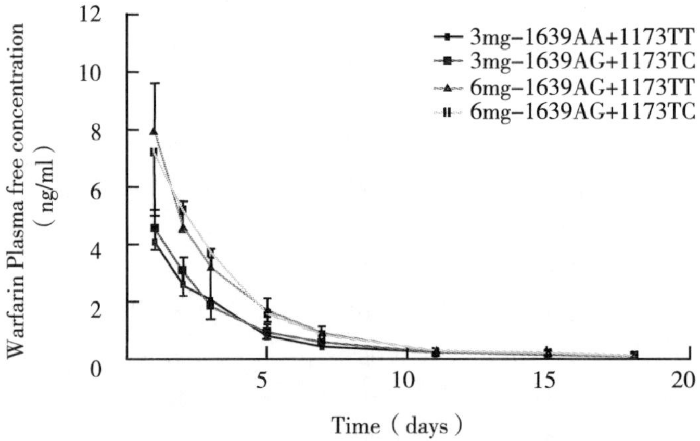

Figure 3. Daily mean free warfarin plasma concentration of the two genotypes in the two dosing groups in the elimination period. Triangles represent the carriers of – 1639AA and 1173TT of VKORC1 in the 6mg group; crosses represent the carriers of – 1639AG and 1173TC of VKORC1 in the 6mg group; rectangles represent the carriers of – 1639AG and 1173TC of VKORC1 in the 3mg group, and rhombuses represent the carriers of – 1639AA and 1173TT of VKORC1 in the 3mg group. The bars represent the standard deviation

DISCUSSION

It is well known that VKORC1 genotypes are the major determinant for a warfarin maintenance dose, and

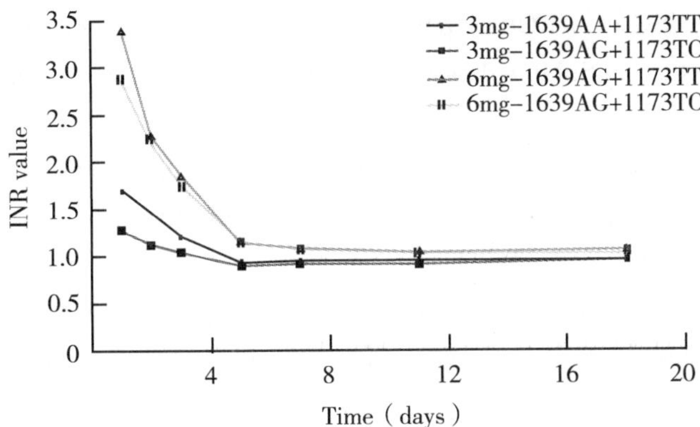

Figure 4. Daily mean INR values of the two genotypes in the two dosing groups during the elimination period. Triangles represent the carriers of – 1639AA and 1173TT of VKORC1 in the 6mg group; crosses represent the carriers of – 1639AG and 1173TC of VKORC1 in the 6mg group; the rectangles represent the carriers of – 1639AG and 1173TC of VKORC1 in the 3mg group; and rhombuses represent the carriers of – 1639AA and 1173TT of VKORC1 in the 3mg group

two strongly correlated SNPs-1639 G > A and 1173C > T are significantly associated with the warfarin dose in different ethnic groups and in Asian population as well.[5-11] Since-1639 A is a minor allele in Caucasians and African Americans but a major allele in Asians, we did not find VKORC1-1639GG carriers or ＊2 and ＊3 alleles of CYP2C9 in the participants. Therefore, we evaluated the contribution of the – 1639AA – 1639AG and 1173TT-1173TC genotypes of the VKORC1 gene to INR values during the first days of warfarin administration and withdrawal.

Few studies have examined the initial responses to warfarin and the results have been inconsistent,[16,17] and no studies have been undertaken in the Han Chinese population. In this study, 24 Chinese Han healthy subjects were studied in the two stable dosage groups. The highest values of INR were reached in those subjects identified as bearing the – 1639AA and 1173TT genotypes. A newly published study revealed the responsible SNP in VKORC1 that affects gene expression and is associated with warfarin dose in both Caucasian and African American population.[18] Because individuals with promoter SNP – 1639A produce less VKORC1 mRNA/protein, it is expected to increase more INR than non-carriers with a fix warfarin dose.

It has been reported that the Chinese population is more sensitive to warfarin than the Western population.[19,20] In order to maintain the INR of 2.0 ~ 3.0, the mean daily warfarin dosage is 3mg in Asian patients. Obviously, 6 mg per day is not familiar in Chinese patients. We tested the effect of VKORC1 genotypes on INR value by routine and excessive dose.

Although the – 1639AG and 1173TC carriers had a lower INR value than the – 1639AA and 1173TT carriers in both dosage groups, the difference was not statistically significant ($P > 0.05$) in the 6mg subjects while it was obvious ($P < 0.05$) in the 3mg participants. The small sample size and the large standard deviation in the 6mg group might be one of the explanations or the effect of VKORC1 variation on warfarin initial response was not in a dose dependent manner. A larger sample size would be helpful to be confident about the validity of this observation.

Interestingly, the INR value needs 96 hours, but the plasma free warfarin concentration needs 144 hours to come back to the baseline, and there was no significant difference between the dosage groups and genotypes in all 24 volunteers. Partially because warfarin was metabolized by CYP2C9, but its anticoagulation effect was determined by VKORC1. VKORC1 polymorphisms had no effects on the INR response in the elimination phase. We presume that the inhibited activity of factors Ⅱ, Ⅶ, Ⅸ and Ⅹ was almost recovered over 96 hours (data not given).

In our study no significant differences were observed in free warfarin plasma concentrations between the two genotypes in each dosage group. The result was consistent with that of the previous studies in the maintenance period.[1-4] Because this gene encodes for a protein that plays a role in reactions involved in gamma-carboxylation of some coagulation factors and not in reactions important for the catabolism of oral anticoagulants, it was the INRs but not plasma warfarin levels differ between the two groups of subjects with different VKORC1 genotypes.

Two bleeding events were observed in this study. Previous studies have shown that genetic risk factors play an important role during the initial phase of warfarin administration. Schwarz et al[16] reported that the majority of bleeding events due to warfarin occurred within the first 28 days. Among these patients, 75% (9/12) had at least one variant in the VKORC1 gene and 50% had at least one variant in the CYP2C9 gene. One the contrary, Limdi et al[21] reported that the variant VKORC1 1173CT genotype did not confer a significant increase in risk for major or minor haemorrhages. Since subjects with nasal and gingival diseases were excluded before the study, we presume that these bleeding events were complications due to the small sample size or that the VKORC1 polymorphisms were associated with the hemorrhage during the initial stages of anticoagulation. However, in the maintenance anticoagulation phase, CYP2C9 variation played a key role in bleeding events.[2]

This study was a small sample size phase I clinical trial, and was undertaken on the healthy Chinese volunteers. Moreover, young age, healthy condition, and no concomitant drugs were the other limitations to extrapolate the results to patient populations. However, this study is the report that VKORC1 polymorphisms have effects on the warfrin initial response, but no effects on the INR elimination period in the Chinese population.

Acknowledgements: We thank Dr. ZHONG Xiao-bo (Department of Pharmacology, Toxicology, and Therapeutics at the University of Kansas Medical Center, Kansas City, Kansas, USA) for his revision for this paper.

参 考 文 献（略）

（原载于《Chin Med J》2009；122（18）:2117－2122）

重组人脑钠肽注射液治疗急性失代偿性心力衰竭患者的疗效和安全性

王国干[1] 周玉杰[2] 王海昌[3] 陈君柱[4] 魏 盟[5]
杨 宏[1] 高 鑫[1] 关 键[1] 李一石[1]

1 中国医学科学院 北京协和医学院 心血管病研究所 阜外心血管病医院 心内科急重症中心；
2 首都医科大学附属北京安贞医院；3 第四军医大学西京医院；4 浙江大学第一医院；5 上海第六人民医院

急性失代偿性心力衰竭（急性心衰）是一个发生在慢性心衰患者中的常见、可能致命的疾病状态，需要快速的诊断和积极的治疗。在我国急性心衰人群的患病率为0.9%，55岁以上的患病率上升到1.3%[1]。因急性心衰导致的住院率占心血管病住院率的20%，死亡率占6.3%[2]。由于急性心衰在治疗上的紧迫性，如果临床上出现可以快速改善症状的药物，患者将明显获益。

本研究采用重组人脑钠肽注射液（商品名：奈西立肽）治疗急性心衰，是一项开放、单臂、多中心临床试验，以评价中国急性心衰患者接受奈西立肽治疗后的血流动力学改变及安全性。

1 材料与方法

研究对象：本研究于2006-11至2007-11完成，有中国5家心血管临床研究中心参加，入选急性心衰患者或慢性心衰患者失代偿期。入选标准：①性别不限，年龄≥18岁；②收缩压>90 mmHg（1 mmHg=0.133 Kpa）；③受试者出现静息或最小活动量时呼吸困难；④有急性心衰的症状，需要住院并采用静脉给药治疗；⑤急性心衰的病因为心源性而非肺源性；⑥受试者必须具有与本次急性发作相关的至少2个如下表现：气促、颈静脉压升高、听到第3心音、肺部听诊有啰音、X线胸片肺淤血；⑦具有心脏灌注压升高的临床表现，右心漂浮导管提示肺毛细血管楔压（PCWP）≥20 mmHg；⑧女性受试者绝经至少2年，或者采用有效的避孕措施，育龄期妇女尿妊娠试验阴性；⑨受试者或合法代表签署知情同意书。

试验药品：奈西立肽，规格1.5 mg/支，美国Scios公司生产，批号为R0023A，有效期至2008年9月。由西安杨森制药有限公司提供。奈西立肽呈白色至类白色，无菌冻干块状或粉状，装在透明的5 ml容量小玻璃瓶中，每瓶内装奈西立肽1.5 mg。放置在纸盒中避光保存。稀释液用5%葡萄糖注射液或0.9%生理盐水。药品在2~25℃下储存，与其它药品区分开，有专人管理，避开阳光直射或热源。

试验设计：本研究为单臂、开放、无对照、多中心、Ⅲ期临床研究（未使用随机和盲法），评价奈西立肽的疗效（临床和血流动力学）和安全性。研究包括筛查期、开放治疗期和安全性随访期。①筛查期：符合入选标准急性心衰患者，放置Swan-Ganz漂浮导管，测量肺毛细血管楔压≥20 mmHg；②开放治疗期：首先静脉注射奈西立肽2μg/kg，给药时间60秒。之后，持续静脉泵人奈西立肽0.01 μg/(kg·min) 24小时。监测血流动力学24小时；③安全性随访期：在用药后第30天，所有受试者返回研究中心进行随访，收集死亡、严重不良事件、再住院和血清肌酐等信息。在第180天，电话随访受试者，收集死亡和严重不良事件信息。试验期间合并用药：允许使用抗心衰的药物包括血管紧张素转换酶抑制剂（ACEI），β受体阻滞剂、洋地黄制剂，利尿剂，硝酸酯，吗啡，吸氧等。开始给予研究药物前2小时内及研究用药期间避免使用药物：连续静脉滴注利尿剂、硝普钠、静脉用硝酸甘油、米力农、多巴酚丁胺、多巴胺。疗效评价：包括血流动力学评价、临床症状和体征评价。呼吸困难严重程度：端坐呼吸，高枕卧位，轻微活动、短距离行走及行走 >50 米即呼吸困难。用药后气促改善、食欲不振改善及外周浮肿改善均分为明显改善、改善。安全性评价：本研究包括下列安全性和耐受性评价：不良事件、实验室检查、心电图、体格检查和生命体征等。伦理考虑：本研究严格遵守《赫尔辛基宣言》关于人体医学研究伦理原则，临床研究方案获得牵头单位伦理委员会批准。所有受试者均签署书面知情同意书后进入临床试验。

统计方法：计数资料采用构成比描述，计量资料采用均数 ± 标准差表示，用单样本 STUDENT' t 检验来评价参数较基线的改变，5% 的显著性水平（双侧）。所有统计分析采用 SAS ® 8.1 统计分析软件，$P<0.05$ 为差异有统计学意义。危险因素与事件之间的相互关系采用多元统计分析方法进行分析。

2 结　果

受试者情况　共筛选 49 例患者，符合入选标准患者 40 例。年龄：平均（59.9 ± 13.6）岁（20 ~ 83 岁），体重：平均（67.6 ± 11.4）kg（50 ~ 95 kg）。男性 30 例、女性 10 例。女性中，9 例属非育龄期妇女，未作妊娠试验。1 例育龄期妇女妊娠试验阴性。心衰病因：缺血性心脏病 12 例、扩张性心肌病 18 例、高血压 4 例、瓣膜性心脏病 5 例（明显心脏瓣膜狭窄患者已除外）、围产期心肌病 1 例。NYHA 分级：Ⅲ 级 11 例（27.5%）；Ⅳ 级 29 例（72.5%）。患者心律：窦性心律 25 例（62.5%）；心房颤动 14 例（35%）；心房扑动 1 例（2.5%）。呼吸困难情况：端坐呼吸 18 例（45%）、高枕卧位 11 例（27.5%）、轻微活动 9 例（22.5%）、短距离行走 1 例（2.5%）、>50 米行走 1 例（2.5%）。40 例患者均完成药物试验，未出现患者中途退出试验。2 例患者在 30 天失访，造成脱落。奈西立肽用量总量平均（1 101.2 ± 179.4）μg（822 ~ 1 482μg）。

血流动力学参数变化　受试者肺毛细血管楔压于奈西立肽用药后 15 min 即出现明显下降，用药后 1 h、3 h 继续下降，一直持续到第 24 h，与用药前比较差异均有统计学意义（$P<0.01$）；受试者肺动脉收缩压（PAPs）、肺动脉舒张压用药后各观察时间点均有所下降，与用药前比较差异均有统计学意义（$P<0.01$），其中以用药后 24 h 下降最明显。心脏排血指数（CI）用药后各观察时间点均有所增高，于用药后 15 min 开始增高、用药 1h 增高最显著，与用药前比较差异均有统计学意义（$P<0.01 \sim 0.05$）（表 1）。

表 1　用药前、后血流动力学参数变化情况（$\bar{x}+s$）

	肺毛细血管楔压（mmHg，$n=40$）	肺动脉收缩压（mmHg，$n=39$）	肺动脉舒张压（mmHg，$n=31$）	心脏排血指数 [L/(min·m^2)，$n=40$]
用药前	33.0 ± 9.1	55.5 ± 18.9	33.3 ± 9.2	1.97 ± 0.62
用药后				
15 min	26.8 ± 11.1**	49.2 ± 21.6**	27.6 ± 10.7**	2.32 ± 0.75**
1 h	25.9 ± 11.7**	47.8 ± 22.1**	26.9 ± 11.0**	2.26 ± 0.67**
3 h	25.1 ± 8.5**	46.9 ± 20.0**	26.6 ± 9.4**	2.23 ± 0.61*
24 h	24.8 ± 10.6**	45.2 ± 21.8**	26.0 ± 10.5**	2.20 ± 0.53*

注：与用药前比较 * $P<0.05$　** $P<0.01$。1 mmHg = 0.133 kPa

临床症状变化 ①呼吸困难改善情况：受试者于用奈西立肽后24小时呼吸困难得到明显改善。呼吸困难改善情况：端坐呼吸患者由用药前的18例，用药24小时减少为1例；轻微活动由用药前的9例，增加到12例；短距离行走后出现呼吸困难的患者由用药前的2例，增加到13例。高枕卧位用药前11例，用药24小时后为14例。气促改善情况：受试者在用药后15 min、1 h、3 h、24 h相应有40%、71%（3% +68%）、83%（28% +55%）和90%（55% +35%）患者气促症状有改善~明显改善（表2）。食欲不振改善情况：受试者在用药后24 h，有71%患者食欲不振症状有改善~明显改善。外周浮肿改善情况：受试者在用药后24小时，有38%患者外周浮肿有改善~明显改善。整体临床症状（端坐呼吸、气促、食欲不振、外周浮肿）改善的受试者比例评价：受试者在用药后3小时相应有34例（85%），24小时相应有36例（90%）患者整体临床症状得到改善。

表2　40例患者用药后气促改善情况（例，$n=40$）

症状	15 min	1 h	3 h	24 h
明显改善	0	1（3）	11（28）	22（55）
改善	16（40）	27（68）	22（55）	14（35）
无变化	23（58）	11（28）	5（13）	4（10）
恶化	1（3）	1（3）	2（5）	0
明显变化	0	0	0	0

注：括号内为百分数

安全性结果　不良事件：临床试验期间，出现呕吐1例、血液肌酐升高1例、肝功能降低1例、尿中出现红细胞1例、生殖器浮肿1例、心衰加重3例。考虑与试验药物肯定无关或可能无关2例。治疗观察期间未出现伴有临床症状的低血压，未出现死亡病例。有4例在随访180天死亡。试验期间，2例在用药后5天急性左心衰发作、1例在用药后21天急性左心衰发作，经治疗后病情稳定。考虑与试验药物无关，是由于病情严重所致。用药治疗期间未出现死亡病例。

临床实验室　用药后24小时血常规、尿常规检查无临床意义的显著变化。3例患者谷草转氨酶较用药前增高（73、80和96 U/L）；2例患者谷丙转氨酶较用药前轻度增高（44和61 U/L）；4例患者肌酐较用药前轻度增高（107、113、122和134 μmol/L）；3例患者血K^+较用药前轻度降低（3.3、3.3和3.4 mmol/L），3例患者血Na^+较用药前轻度降低（131、133和134 mmol/L），5例患者血Cl^-较用药前轻度降低（87、91、93、93和93 mmol/L）。

3 讨　论

B型利钠肽（BNP）是心室肌对心室伸展运动时的反应性分泌物[3]，在压力和容量超负荷时升高。B型利钠肽的生理作用包括血管扩张、利钠和利尿作用，与抑制肾素-血管紧张素-醛固酮及交感神经系统的作用一致。因此在急性心衰患者中，B型利钠肽的作用是体内自身平衡的一种代偿性反应，因此有理由支持使用B型利钠肽治疗急性心衰。

奈西立肽是一个重组的人B型利钠肽（hBNP），由32个氨基酸组成的多肽，在结构上与内源性B型利钠肽完全相同。静脉输注奈西立肽平均终末半衰期为18分钟。以3种独立机制从体内清除，包括：①细胞内化作用和溶酶体蛋白水解作用；②内切酶的蛋白水解作用；③肾脏滤过作用。奈西立肽通过结合内皮细胞和平滑肌细胞上的利钠肽受体，引起平滑肌细胞松弛，使动脉、静脉（包括冠状动脉）扩张，从而降低前负荷和后负荷；增加肾小球滤过率并阻止钠的重吸收，引起利钠和利尿；抑制肾素分泌，直接抑制肾上腺皮质细胞释放醛固酮，从而拮抗肾素－血管紧张素－醛固酮系统[4]。

本研究观察40例急性心衰患者应用奈西立肽24小时。结果显示受试者肺毛细血管楔压在用药后15分钟即出现明显下降，以用药后3小时最明显，并一直持续到第24小时。同时，肺动脉收缩压、肺动脉舒张压明显下降。心脏排血指数明显增加，差异均有统计学意义。同时患者呼吸困难得到明显改善，使患者整体临床症状得到改善。安全性方面：出现不良事件均与试验药物无关，治疗观察期间未出现伴有临床症状的低血压，未出现明显与试验药物有关的心律失常，未出现死亡病例。发生4例严重不良事件，均与试验药物无关。国外文献报道 Colucci 等[9]采用静脉内奈西立肽给药治疗失代偿性心衰，结果显示使用奈西立肽患者的肺毛细血管楔压较安慰剂组显著降低，呼吸困难的症状得到显著改善。

急性充血性心衰的扩血管治疗（VMAC 研究）[10]比较奈西立肽、安慰剂和静脉硝酸甘油（GTN）对血流动力学、临床疗效和安全性的影响。显示，接受奈西立肽治疗的患者在第3小时的肺毛细血管楔压显著降低。而且，与硝酸甘油组比，奈西立肽组肺毛细血管楔压较基线降低的速度快（给药15分钟内就可观察到），降低作用一直持续到48小时，没有出现快速耐受现象。在第3小时，奈西立肽组较安慰剂组有更多的患者呼吸困难得到改善，但与硝酸甘油组比较，差异均无统计学意义。在第24小时，奈西立肽组和硝酸甘油组有呼吸困难和总体临床状况改善的患者百分比相似。另外，与硝酸甘油组比较，在达到相同的净尿量和体重下降的情况下，奈西立肽组受试者使用的利尿剂量（静脉和口服）明显少于硝酸甘油组。在超过了900名患者参加的对照临床试验中，奈西立肽具有良好的耐受性。与奈西立肽相关的最常见的不良事件为低血压，其发生率随给药剂量的增加而增加，低血压是该药物预期的扩血管药理作用[10]。在 VMAC 研究中，当先静脉注射2 μg/kg 奈西立肽，然后以0.01 μg/(kg·min）的固定剂量输注，症状性低血压的发生率为5%，与硝酸甘油组相同（5%），报告的低血压多数为轻到中度。比标准剂量更宽的剂量范围在大规模患者人群中进行了使用。在 VMAC 研究中，奈西立肽组的头痛发生率（9%）显著低于硝酸甘油组（20%）。

心律失常是心衰患者中常见的一种情况，心衰患者中30%～70%的猝死可能是心律失常所致[5]。到目前为止，还没有临床证据显示奈西立肽与增加室性心律失常相关。在“前瞻性、随机化评价多巴酚丁胺或奈西立肽对心脏异位节律影响"（PRECEDENT）的临床研究发现，奈西立肽引起的心律失常发生率小于多巴酚丁胺，而且经奈西立肽治疗的患者室性异位节律显著减少[11]。本试验未使用随机和双盲对照，未与常规抗心衰药物治疗进行对照，存在一定局限性，尚需今后大规模随机、双盲对照多中心临床研究验证。

本试验结论，奈西立肽能改善急性失代偿性心衰患者血流动力学、呼吸困难以及临床整体状态。能明显降低患者肺毛细血管楔压，同时安全性良好，患者能耐受。

参 考 文 献（略）

（原载于《中国循环杂志》2009年10月第24卷第5期）

线粒体乙醛脱氢酶2基因多态性对5-单硝酸异山梨酯缓释片对健康受试者药物代谢的影响

王 平[1] 刘玉清[1] 蒋雄京[2] 刘 红[1] 谢 爽[1] 田 蕾[1]
杜淑娴[1] 许 莉[1] 李一石[1]

北京协和医学院、中国医学科学院 阜外心血管病医院，
1 卫生部 心血管药物临床研究重点实验室；2 心内科

线粒体乙醛脱氢酶2（aldehyde dehydrogenase，ALDH2）由AL-DH2基因编码，ALDH2基因位于染色体12q24，ALDH2是硝酸甘油（GTN）的有效代谢物一氧化氮（NO）形成的关键。试验表明[1]，硝酸甘油主要是通过降低心肌耗氧量而发挥抗心绞痛作用，抑制ALDH2基因的活性，可引起GTN的耐受。中国汉族人群中含服硝酸甘油无效的比例高达25%以上，提示在使用硝酸甘油过程中，需考虑病人的遗传因素。如果病人基因中携带有AL-DH2的基因（Glu504Lys）突变，可使硝酸甘油在体内的生物转化过程受阻，药物难以有效发挥作用[2]。ALDH2基因多态性是否也影响长效硝酸酯类药物的代谢和药效，目前尚无明确的结论。本试验以健康受试者口服长效硝酸酯类药物5-单硝酸异山梨酯缓释片（IS-5-MN），观察ALDH2Glu504Lys基因多态性对受试者IS-5-MN药物代谢的影响。

材料、对象与方法

1 药品、试剂与仪器

5-单硝酸异山梨醇酯缓释片剂（IS-5-MN，商品名：依姆多），规格为每片60mg，批号：0611045，阿斯利康（中国）制药有限公司生产。基因组DNA提取试剂盒、Taq-DNA聚合酶、dNTPs，均由北京天根生化科技有限公司提供；TspRI限制性内切酶，由NEB公司提供。

Sphygmo Cor桡动脉脉搏波分析仪，澳大利亚，PWV Medica公司产品；HPLC-MS，API3200Q-Trap，美国应用生物系统公司产品；PCR热循环仪，美国MJ Research公司产品；紫外凝胶成像仪，以色列Alpha Innotech公司产品；袖带汞柱血压计玉兔牌，上海医疗设备厂产品。

2 受试者选择

22名男性健康志愿者，年龄（22.8±2.5）岁，身高（172±26）cm，体质量（67±15）kg。受试者均无药物过敏史，体格检查和实验室检查正常。受试者均自愿签署知情同意书。试验方案经本院伦理委员会审核批准。

3 试验方案

3.1 基因型的确定

基因组DNA提取 抽取受试者清晨空腹外周静脉血4ml，置于EDTA-Na_2抗凝的真空采血管中，用DNA提取试剂盒提取外周血DNA。

目的DNA片段的扩增和酶切 PCR扩增引物，由北京英俊生物公司合成。序列如下，ALDH2-F：5′-GTC AAC TGC TAT GAT GTG TTT GG-3′；ALDH2-R：5′-CCA CCA GCA GAC CCI CAA G-3′。

PCR反应体系为25μL，其中2×Taq Mix 12.5μL，样本DNA 0.5μL，上下游引物各0.5μL，加去离子水至25μL。

扩增程序：95℃预变性5min；95℃变性30s，59℃退火30s，72℃延伸30s，共30个循环；最后

68℃延伸 10min 后，冷却至 4℃。

PCR 扩增产物 4μl，经 TspRI 内切酶于 37℃水浴酶切 60min。酶切产物经 2.5% 琼脂糖凝胶电泳，紫外凝胶分析系统拍照，并统计分析各基因型。

3.2 脉搏波参数的测量

受试者于试验当日空腹口服 IS-5-MN 60mg，分别在服药前 0.5h 及服药后 0.5、1、2、4、8、12、24h，测量受试者的脉搏波参数。测量桡动脉脉搏波参数时，受试者平卧位，将笔试探头放置在右侧桡动脉处，获得稳定理想的桡动脉压力波形，持续记录 10s 以上，连续测量 3 次，取均值。

脉搏波参数包括：心脏真实负荷的中心动脉收缩压（central dystolic press，CSP）、反映心脏的做功能力的射血时间（eject duration，ED）、反映动脉血管顺应性的指标的反射波增压指数（ugmentation index，AI）。

3.3 血药浓度测定

连测受试者给药后 0.25、0.5、1、2、3、4、5、6、8、12、16、24、36h 的 IS-5-MN 血药浓度[3]。

4 统计学分析

血药浓度 - 时间数据用非房室模型梯形面积法计算 AUC_{0-t}；C_{max} 和 T_{max} 为实测值。采用 SPSS11.5 软件进行分析。计量资料以均数 ± 标准差表示，组间比较及同组基因型与空白比较，均用方差分析（RMANOVA）。均以 $P<0.05$ 表示差异有统计学意义。

结　　果

1 2 组不同基因型间的血药浓度

受试者 22 名中，野生纯合型（ALDH2 *1/1）13 名，杂合型（ALDH2 *1/2）9 名。服用 IS-5-MN 后，2 组不同基因型的平均血药浓度 - 时间曲线表现出一定的差异性，在服药后 2 ~ 8h 后，ALDH2 *1/1 的血药浓度高于 ALDH2 *1/2 的血药浓度，见图 1。

2 ALDH2 *1/1 组与 ALDH2 *1/2 组脉搏波参数的组间比较

对 2 组间的脉搏波参数 CSP、AI、ED 及 PSP 进行比较，其 P 值分别为 0.09、0.12、0.06、0.07，未发现 2 组间参数有显著性差异。

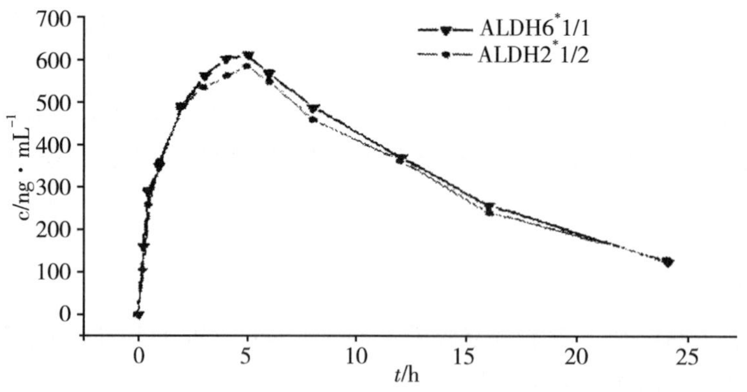

图 1. ALDH2 *1/和 ALDH2 *1/2 基因型的血药浓度 - 时间曲线

Figure 1. The IS-5-MN plasma concentration-time curves of ALDH2 *1/1 and ALDH2 *1/2 genotype

3 ALDH2 * 1/1 组与 ALDH2 * 1/2 组脉搏波参数、外周血压的同组内比较

同组基因型的受试者，在服药与空白对照相比，服药组外周收缩压（PSP）未发生显著性变化；但其脉搏波参数 CSP、AI、ED 都发生了明显统计学意义的改变，提示 IS-5-MN 不仅能舒张血管，降低中心脉压，而且增加血管壁弹性和顺应性，见表 1。

表 1. 2 组基因型服药后与空白对照各参数值的比较

Table 1. The *P* value of repeated measure analysis of variance before and after taking medicine in two different genotypes groups

Genotype	PSP	CSP	AI	ED
ALDH2 * 1/1	0. 08	0. 03	0	0. 04
ALDH2 * 1/2	0. 22	0. 03	0	0. 02

PSP: Peripheral systolic pressure; CSP: Central 8ystolic press; AI: Central augmentation index; ED: Eject duration

4 安全性评价

在服药后 15min，2 组基因型的受试者均出现不同程度的头痛，尤其以用药后 2h 最为显著。主要表现为两颞侧、头顶、枕部的跳痛、胀痛。用药后 4h 减轻，8h 完全消失。2 组不良反应程度比较无显著性差异；但 ALDH2 * 1/1 基因型的受试者 1 例，出现严重的头痛并伴喷射性呕吐，因而终止试验。

讨 论

基因的多态性与个体间药物代谢与效应的差异具有相关性[4]。ALDH2 基因最常见的突变为第 12 外显子内 504 位密码子的鸟嘌呤（G）突变为腺嘌呤（A），使处于活性中心的谷氨酸（Glu）突变为赖氨酸（Lys）即（Glu504Lys）。ALDH2 基因 Glu504Lys 的变异率在亚洲人为 30% ~ 50%，ALDH2 * 1/2 和 ALDH2 * 2/ * 2 编码产物对硝酸甘油催化效率分别为 ALDH2 * 1/1 编码产物的 8% ~ 15% 和 6% ~ 7%，ALDH2 Glu504Lys 的突变，可降低硝酸甘油的扩血管作用[2]。本次试验从 45 例志愿者中，筛选出 13 例 ALDH2 * 1/1，9 例 ALDH2 * 1/2。本试验结果显示，血药浓度、脉搏波分析参数未有明显不同，说明与硝酸甘油（GTN）不同，IS-5-MN 的代谢可能不受 ALDH2 基因 Glu504Lys 密码子突变的影响。

脉搏波分析是近年来发展起来的利用平面压力法评价血管功能状态、血流动力学、以及心脏负荷的无创方法[5]。本次试验中，服药后，2 组基因型受试者的外周血压值无明显变化，但脉搏波分析参数 CSP、AI、ED 却发生了统计学意义（$P < 0.05$）的改变。提示 IS-5-MN 不仅能舒张血管，降低中心动脉血压而且能增加血管壁弹性和顺应性。

2 组基因型的受试者均出现不同程度的头痛。其中，ALDH2 * 1/2 组中出现 1 例严重头痛伴喷射性呕吐者，此反应可能与个体敏感性较强有关。

虽然硝酸酯类药物最终都通过释放 NO 发挥舒血管作用，但是各自的代谢途径却不完全相同[6,7]。本试验提示，ALDH2 基因的多态性对 IS-5-MN 的影响作用不同于 GTN，其作用机制有待深入研究。

参 考 文 献（略）

（原载于《中国临床药理学杂志》2009 年 9 月第 25 卷第 5 期）

脉搏波形分析的基本原理及其在临床中的应用

王 平 杜淑娴 刘玉清

北京协和医学院 中国医学科学院 阜外心血管病医院 卫生部心血管药物临床研究重点实验室

大动脉功能和结构的改变是高血压等诸多心血管疾病的早期病变，评价大动脉的方法可分为有创和无创两种。由于有创方法的操作复杂，费用较高，其在临床上的应用受到了限制。而在无创方法中，脉搏波形分析以其操作简单，重复性好，结果准确等优点在临床研究中受到青睐。同时与传统的水银血压计相比，脉搏波波形分析可以对一个心动周期的整条压力曲线进行分析，并且能够测出直接反映心脏负荷情况的中心动脉压。而水银血压计只能测出压力曲线上的两个极值，即收缩峰压与舒张末压。本文将脉搏波形分析的原理及其在临床的应用做简单的介绍：

1．脉搏波波形分析的基本原理：其原理与眼科测量眼内压的原理基本相同，它采用一种笔型探头，笔端是不失真压力敏感区。将探头置于桡动脉搏动最明显处，下压血管，当动脉表面被压平时，探头所记录的压力就是血管内的真实压力。探头所记录的压力信号经过放大转换为电信号而输入电脑，通过特定函数推导计算出波形显示在显示器上[1,2]。脉搏波的波形和幅度，包含了反映心脏和血管状况的重要生理病理信息。大量的研究发现高血压和动脉粥状硬化的初期，虽然患者还没有自觉症状，但血压、血流、血管阻力、血管弹性等一系列心血管血流参数实际上已发生变化，并反映在脉搏波的幅值与波形变化之中[3]。

2．正常脉搏波的形成：在正常生理情况下，脉搏波的图形如图 1 所示，它包括：①上升段，左心室开始收缩，主动脉瓣开启，主动脉因射血而压力迅速上升；②下降段，在 A 点，左心室排空量和主动脉排空量相等，射血后期动脉压开始下降，由于外周动脉受到左心室喷血的冲击形成反射波 B，随后主动脉瓣关闭，由于血管的回弹，动脉血液由远心端向近心端回流形成重搏波 C，重搏波 C 与反射波 B 之间形成了波谷 D[4]。

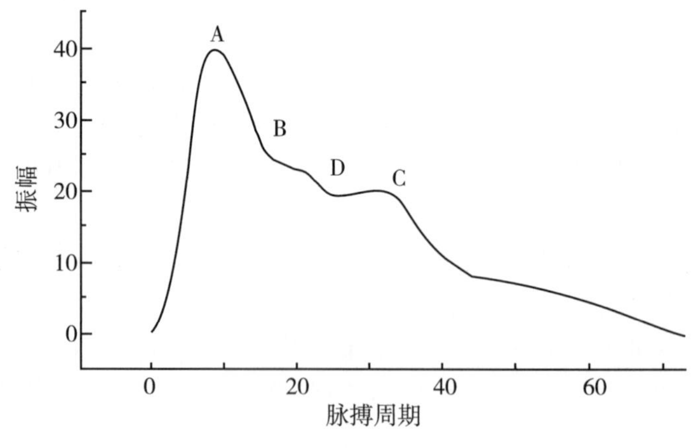

图 1 健康人典型的脉搏波图形

3．病理状态下的脉搏波图形：当动脉血管壁的弹性变差或者外周阻力增加时，则由心脏射血形成的前向波会被顺应性较差的外周动脉反射，形成的反射波 B 的强度和速度大大增强。反射波 B 的波幅抬升甚至超过主波A，出现的时间也会提前并逐渐与主波A出现不同程度的融合，并且随着反射波B波的抬升，主动脉顺应性变差，重搏波C的波幅减少，甚至与波谷D也都逐渐混为一体而无法分辨[5]。如图2所示：

正是由于不同的波形能反映体内心血管系统的不同生理病理情况，所以在临床上人们常通过记录脉搏波分析的图形来得到体内心血管系统的功能和结构的变化情况。

4. 脉搏波参数意义：如图3所示为中心动脉的波形图，并在中心动脉的波形图上标出了一些重要的参数及其意义。

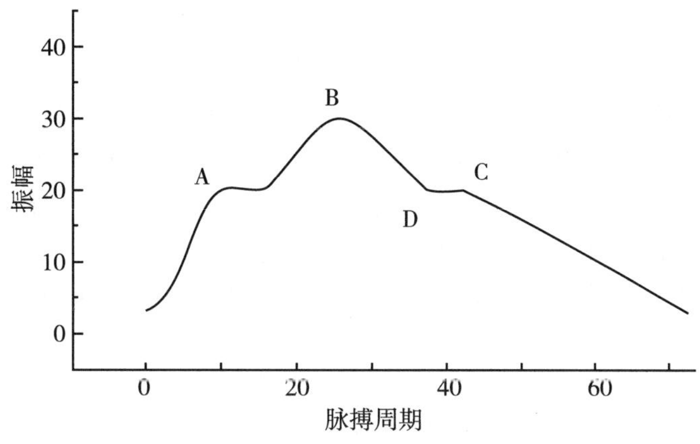

图2　动脉硬化的脉搏波图形

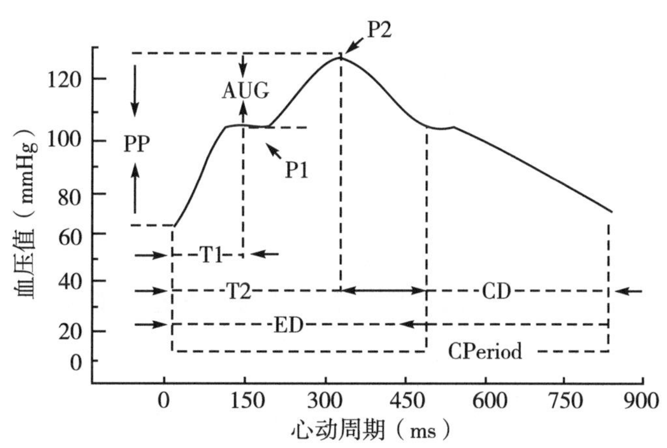

图3　中心动脉波形及重要参数

ED（Ejection Duration）是指心脏的射血时间。CD（Central Diastolic）是指心脏的舒张期。这两个参数在临床上可以用来监测心衰治疗的效果，在心率及心脏的射血分数不变的情况下，射血时间越短，心舒期越长，心脏的休息时间就越长，越有利于心功能的改善。P2表示反射波叠加后中心动脉所达到的压力值，也即中心动脉收缩压（CSP，Central Systolic Pressure）。与外周动脉收缩压相比，中心动脉收缩压更能反映出心脏所承受的负荷。CSP越大即主动脉处的压力越大，心脏的负担越重，发生心力衰竭与中风的机率也就越大。在临床上最常用的参数是反射波增量百分比（AI，Augmentation Index），AI = AUG/PP（AUG：Augmentation，中心动脉压力反射波增压，PP：Pulse Pressure，中心动脉脉压），它表示反射波增量在脉压中所占的百分比。已有研究表明，AI值与动脉顺应性明显相关。动脉弹性越好，则 AI 值越小，反之 AI 值越大。动脉弹性与顺应性越差，则导致心力衰竭，中风以及心肌梗塞等心血管疾病的危险指数就越高[6]。

5. 临床应用：脉搏波形分析可以应用在临床中的以下几个方面：

5.1 疾病的早期预防与追踪治疗。很多高血压患者，在发病的初期，其收缩压与舒张压并未升高，但是中心动脉压和反射波增压却已升高，如果在这时能够提前干预，则能减缓疾病的进展，减少心肌梗塞及脑卒中等不良事件的发生[7]。由于脉搏波形分析能直接测出 AI 值，它可以反映血管的硬化程度，帮助诊断动脉粥样硬化。糖尿病、高血脂的患者在疾病的后期往往伴有动脉系统进行性硬化，动脉并发症也是这类最主要的死亡原因，通过脉搏波形分析仪的定期测定，可以观察病情进展程度，为临床及时治疗提供更多科学依据。

5.2 在临床药物研究中的作用。在评价作用于心血管系统的药物时，脉搏波形分析能提供更多的指标来评价药物对心血管的作用。在降压药的研究中，最主要的指标是用水银血压计测得的收缩压和舒张压，但是这一指标并不能全面衡量降压药的疗效，最近已有研究指出，在高血压治疗中，与降低舒张压相比，降低收缩压与脉压以及能真实反映心脏负荷的中心动脉压可能是更重要的影响预后的因素[18]。同时，用脉搏波波形分析对降压药进行评价时发现，与其他类型的降压药相比，血管紧张素转化酶抑制剂与钙离子通道阻滞剂不仅可以降低收缩压与舒张压，同时可以降低反射波，改善动脉顺应性[9]。在评价抗心绞痛的药物如硝酸酯类的疗效时，一般用运动耐量实验（如踩平板车）但是该实验不能广泛应用于每个人。而脉搏波形分析则能测出中心动脉压，射血时间，血管顺应性等指标，即与传统无创监测方法相比，脉搏波形分析能观察到硝酸酯类药物对心动周期、血流动力学的真实影响[10]。

脉搏波形分析技术可用于心血管疾病的早期追踪治疗及治疗过程中的疗效观察。通过定期对患者进行脉搏波监测，可以了解血管结构与功能的改变，并有助于指导临床用药。在药物临床研究中，它能提供更多的评价药物的参数指标。随着脉搏波形分析技术的不断更新换代以及方法学上的不断完善，它必将会在临床上得到更广泛的应用。

参 考 文 献（略）

（原载于《中国分子心脏病学杂志》2009 年 12 月第 9 卷第 6 期）

探索提高药物临床试验机构的核心竞争力

刘玉清 李一石

中国医学科学院/北京协和医学院、阜外心血管病医院临床药理中心/
卫生部心血管药物临床研究重点实验室

药物临床研究的科学评价结果是创新药物研究的重要环节，也是新药能否上市的关键阶段。这就需要通过国际合作，引进国际《药物临床试验质量管理规范》（GCP），结合我国国情，全面提高药物临床试验评价质量和研究水平，解决创新药物临床研究的关键技术难题，规范和完善与国际接轨的药物临床试验评价体系和质量管理标准，确保试验数据的科学性，保护受试者的权益。阜外心血管病医院药物临床试验机构在机构建设和管理中遵循 GCP 原则[1]及相关法律法规，并将《检测和校准实验室能力的通用要求》（ISO/IEC17025）中的实验室质量管理标准[2]贯穿于机构的建设和管理中，不但保证了药物临床试验研究的质量，而且使我院药物临床试验机构的管理水平和工作质量得到了明显提高。

1 以 GCP 为原则建立药物临床试验的质量管理体制

我院于 1983 年获卫生部批准成为心血管药物临床药理基地，2005 年 2 月通过国家食品药品监督管理局（SFDA）“心血管药物临床试验机构”资格认定。机构主要承担心血管药物Ⅰ～Ⅳ期临床试验、生物等效性研究和医疗器械临床试验研究。

我院机构办公室的工作人员不但参加了 SFDA 举办的 GCP 及相关法律、法规培训班培训（这是 GCP 的基本要求），而且积极参加相关的学术研讨会，这是有效实施 GCP 过程中抓好细节管理的基础。

我院药物临床试验机构由法人、院长签署试验合同。具体事宜由机构下设的机构办公室负责实施。机构办公室遵照 GCP 的原则，对机构内所承担的试验项目能进行认真协调管理和严格监督。特别注意以下的过程管理：①研究者制订新药临床试验方案、标准操作规范和相关制度；②新药临床试验方案论证、研讨会、启动会；③新药临床试验的全过程督察；④药物临床试验各项文件和档案的管理。

2 实验室实行 ISO 管理，获国家管理体系认证

规范化、标准化的临床评价结果是合格药品上市的准入证，更是制止不合格药品流入市场的有效屏障。所以，合格的药品上市是保证医疗质量、合理用药、医疗安全的重要内容[3]。

多年来，我院专门用于药物临床研究的卫生部心血管药物临床研究重点实验室（以下简称重点实验室）将强化质量管理体系的建立作为工作重点。重点实验室自 1984 年就致力于人体内药动学的研究工作，主要从事小分子化学药及大分子蛋白质多肽类药物血药浓度的测定；按 GCP 要求，建立液质联用仪的标准操作规程（SOP），药物分析流程的 SOP，标准品、试剂盒和消耗品的接受和管理程序以及Ⅰ期药物分析人员管理制度共 30 余项；按 ISO/IEC17025 实验室质量管理标准，制定各种规章制度、SOP 以及作业指导书等数百项。同时，重点实验室还承担用于药物临床试验研究的“临床检验/检测”工作，并在历年参加卫生部临床检验中心的实验室室间质评中达到优秀。2008 年 4 月，实验室通过了中国合格评定国家认可委员会 ISO/IEC17025 实验室认可（No. CNASL3456）及中国国家认证认可监督管理委员会计量认证资格（No. 20080029435）。

3 药物临床试验中的 GCP 基本原则和 ISO 质量管理体系优势互补

ISO 质量管理标准是国际质量管理标准[3]，与 GCP 在质量控制和质量保证上可优势互补。国际通行的实验室认可准则 ISO/IEC17025:2005 质量管理标准要求，质量体系的建立、健全要从编制、完善体系文件开始，质量体系的运行、审核与改进，都是依据文件的规定进行，且实施的结果也要形成文件，因为这是证实工作质量符合规定要求及质量体系有效运行的证据[2]。

我院药物临床试验机构在药物临床试验的过程中，将 GCP 基本要求和 ISO 质量管理体系贯穿试验的全过程。ISO/IEC17025 质量管理体系中规定：实验室在确立质量管理体系后，首先需要进行有关的培训，包括 ISO/IEC17025 质量标准的培训、质量体系文件编写的要求、实验室内部审核员的培训等内容。我们将项目实施过程分解为若干步骤，对每个步骤都制订详尽的 SOP，确保每个环节的操作都有据可循。重点抓好以下环节：第一，重视相关人员的专业特长、资格和能力的 GCP 培训。培训内容主要包括：药物临床试验方案内容设计、组织实施，实验过程的监察、督察、记录、统计、分析、总结，不良反应和严重不良反应事件的记录、判断、处理和快速报告。第二，建立切实可行的 SOP 和质控计划。ISO 管理标准提出“顾客第一”的理念，与 GCP“保护受试者的安全、健康和权益”的宗旨完全一致。在药物试验开始之前，各部门建立了切实可行的 SOP 和质控计划，如试验方法的 SOP、实验室质控的 SOP、不良事件和严重不良事件处理的 SOP、试验结果评价的 SOP、数据统计与处理的 SOP、文件管理的 SOP 等，使各方人员各司其职。ISO 质量管理体系的有效实施则更有效地促进了各项 SOP 的严格执行，如在Ⅰ期药物临床试验质量保证管理方面重点强调了这几点：①项目负责人责任制：在试验中实行三级医师负责制，明确各级医师在试验中的职责，特别关注不良事件的甄别、记录、处理及上报；②保障受试者的权益：要求知情同意书的编写要规范，在试验方案的设计中要尽量减少受试者的风险；③试验期间建立对志愿者的观察、护理及管理制度。第三，计划的执行和督察体系。药物临床试验是各部门间紧密配合的集成。在这一环节中，部门内部的质控尤为重要。重点试验的具体做法是：“药代”组坚持数据期中核查及飞行质控；检验检测组执行日程监督，根据Ⅰ期病房的质控经验实行项目负责人责任制，机构办公室则承担着服务、协调、管理和督察的任务。另外，试验结束后做好工作总结、试验文件的归档保存也是办公室的主要工作内容之一。

4 结语

在新药研究开发过程中，药物临床试验是一个重要环节，其目的主要是对新药的安全性、有效性和不良反应进行科学、客观的评价，为提高人民健康水平提供有效保障，为国家药品监管部门进行新药审批和新药上市后的正确使用提供重要的依据[1]。我院将药物临床试验作为医院科研管理的重要工作内容来管理，药物临床试验机构则有效地将 GCP 的相关法律法规和 ISO 质量管理标准优势互补，建立了行之有效的管理和督察体制；在药物临床试验的各环节中，制订了规范的标准操作规程，特别注重药物临床试验的全过程质量控制，使药物临床试验研究的质量进一步提高；同时，规范的质量管理程序也使药物临床试验机构的核心竞争力得到加强。

参 考 文 献（略）

（原载于《中国药房》2009 年第 20 卷第 25 期）

单次口服瑞舒伐他汀对国人健康受试者外周白细胞基因表达的影响

华丛笑[1,2] 刘玉清[2] 李一石[2] 刘 红[2] 许 莉[2]

1 国家食品药品监督管理局药品审评中心；2 中国医学科学院 北京协和医学院
北京阜外心血管病医院 卫生部心血管药物临床研究重点实验室

瑞舒伐他汀是新的强效他汀。相关研究提示瑞舒伐他汀具有抗炎抗氧化等降脂外效应[1]，但瑞舒伐他汀的降脂外作用机理尚不清楚。外周白细胞可能与动脉粥样硬化的血管壁炎症直接相关，其基因表达谱可反映抗动脉粥样硬化药物的效应[2]。本研究应用微阵列全基因组表达芯片筛选技术探讨瑞舒伐他汀对国人健康受试者外周白细胞的基因表达的影响，并同时观察血脂水平的变化。

对象与方法

1 研究对象

30 名健康男性受试者，年龄（22 ±3）岁。均无药物过敏史、无肝、肾疾病史、精神状态良好、全面体格检查均正常。受试者在受试前两周内未服过任何药物，试验过程禁烟酒及任何饮料，避免剧烈活动。受试者自愿签署知情同意书，试验方案通过阜外医院伦理委员会审核批准。

2 药品

瑞舒伐他汀片：规格 5mg/片，由苏州东瑞制药有限公司提供，批号 0412。

3 服药方法与血样品的收集

受试者于试验前一天晚上开始禁食 12h，第二天早晨 7∶30 单剂量空腹口服瑞舒伐他汀片 20mg，温开水 200ml 送服。服药 2h 后自由进水、4h 后统一进标准餐。受试者在给药前及给药后 72h 从静脉采血 4ml ×2 管，血样经离心取血浆/血清，置 -20℃冰箱中保存待测；EDTA 抗凝全血（4ml）分离血浆后，其血细胞立即用于白细胞 RNA 提取。受试者于服药后在 I 期临床医生的监护下，观察不良事件。

4 血液生化测定

用 Beckman Synchrom CX 5（Fullerton，Califor-nia，USA）自动生化仪测定服药前、药后 72h 血清的全套血液生化指标（包括血脂）。应用 CRP ELISA kit（American Diagnostica Inc. Greenwich，CT，USA）测定用药前后的血清高敏 C 反应蛋白（hsCRP）水平。应用自动 Clauss 法测定用药前后的血浆纤维蛋白原（fibrinogen）浓度。

5 RNA 提取

从 30 名健康志愿者的血标本中，随机选取 3 例志愿者的服药前、服药 72h 后的 EDTA 抗凝新鲜外周静脉全血（每管 4ml），用于提取白细胞的总 RNA。提取过程如下：4ml 全血在 4℃（3000r · min^{-1}）离心 10min，分离除去上清后，加入 15ml 红细胞裂解液（配方：EDTA 0.6g · L^{-1}，$KHCO_3$ 1.0g · L^{-1}，NH_4Cl 8.2g · L^{-1}，pH = 7.4），混匀后 4℃静置 15min。然后 4℃ 3000r · min^{-1}离心 10min，弃上清。用红细胞裂解液以上述方法裂解分离 3 次后，得到白细胞沉淀，加入 1ml TRIZOL 保存于 -80℃。用 TRIZOL reagent（Invitrogen，Carlsbad，CA，USA）提取总 RNA，然后用 Nucle-oSpin RNA clean-up Kit（MACHEREY-NAGEI GmbH&Co. KG，Düren，Germany）纯化为 mRNA。用

紫外分光光度计和变性甲醛凝胶电泳检验 RNA 质量。

6 芯片杂交

使用基因表达芯片分析外周白细胞在服药 72h 后的基因差异表达。分别用受试者服药前、服药 72h 后血样中提取的白细胞 RNA 分别做 3 张芯片杂交。每个样品取 5μg 总 RNA 用 Eberwine's 法扩增，然后反转录合成 cDNA 探针，用 Klenow 酶（Takara，Dalian，China）做 Cyanine 5 和 Cyanine 3 荧光染料标记（Amersham Pharmaeia Biotech，Piscat-away，N. J.，USA）。用 Cyanine 5-dCTP 和 Cyanine 3-dCTP 分别标记来自同一受试者服药前和服药 72h 后的 cDNA。标记的探针用 PCR Purification Kit（Qiagen Company，Germany）纯化后重新溶解于洗脱缓冲液，用紫外分光光度计定量。将来自同一受试者服药前、服药 72h 后样品的 cDNA 探针混合溶解在 35μl 杂交溶液（3×SSC，0.2% SDS，25% 甲酰胺以及 5×Denhart's），使包含 21522 个人类基因的寡核苷酸微阵列表达芯片（CapitalBio，Beijing，Chi-na）在 42℃杂交过夜，然后用两种洗脱液序贯洗脱（0.2% SDS，2×SSC 4min，然后0.2×SSC 5min），在室温晾干。

7 芯片成像和数据分析

用共聚焦扫描仪（LuxScan™）扫描芯片，并用 LuxScan™ 3.0 软件分析图像获取荧光信号的强度值。用 GenePix Pro 4.0 软件（Axon Instruments，Foster City，Calif.，USA）对荧光数据用内参基因作归一化分析，计算出每个基因在服药后 72h 相对服药前的 mRNA 表达水平改变的比值（ratio）。Ratio 大于 2.0 或小于 0.5 的基因，并且用 SAM（Oneclass Significance Analysis of Microarrays）方法[3]验证的假阳性率小于 0.1% 的基因，被界定为服药后 72h 有差异表达。

8 用 RT-PCR 验证差异表达基因

总 RNA 在 37℃与 10U RNase-free DNase Ⅰ（Takara，Japan）孵育 60min，然后用 RNeasy Mini Kit（Qiagen Company，Germany）纯化。RT-PCR 反应使用 LightCycler 系统以及 FastStart DNA Master SYBR Green Ⅰ Kit（both from Roche Diag-nostics，Mannheim，Germany）。β-actin 为内标基因。用纯化的 RNA（2μg），以 Oligo（dT）15（Promega，Corporation，Madison，WI，USA）为随机引物，用 300U 反转录酶 SuperScript Ⅱ kit（In-vitrogen，Carlsbad，CA，USA）合成 cDNA（总体积 20μL）。高纯化无盐引物由 BioAsia 公司（Shanghai，China）合成。引物序列见表 1。PCR 产物经 1.5% 琼脂糖凝胶电泳鉴定。PCR 结果用 LightCycler version 3.5 软件（Roche Diagnostics，Mannheim，Germany）分析，计算出每个基因在服药后 72h 相对服药前的 mRNA 表达水平改变的比值（ratio）。

表 1 RT-PCR 实验所用的引物序列

基因库序列号	基因名称	引物序列	
NM 000051	ATM	Forword Primetr	5'-TTCCATACCTGAAGTGTAGCATAAA-3'
		Reverse Primer	5'-AA3TTTGCCAGTCTCATTAACCC-3'
NM 033357	CASP8	Forword Primer	5'-TCATCTGCTGTATCCTC31CCCAT-3'
		Reverse Primer	5'-CCCTGACAAGCCTGAATAAAAAA-3'
NM 001557	IL8RB	Forword Primer	5'-AATGGCTAAGCAAAATCTGATATG-3'
		Reverse Primer	5'-AAGTTTTCAAGGTTCGTCCGT-3'
NM 006272	S100B	Forword Primer	5'-GTCAGGTCTCAGTCATAAAGCGT-3'
		Reverse Primer	5'-TTTTCAAATAATGCTGGATAAGG-3'

9 统计方法

基线特征和生化指标用 $\bar{X} \pm s$。服药后 72h 与服药前的计量指标的比较用配对 t 检验，$P<0.05$ 界定为差异具有统计学意义。统计分析使用 SAS 9.13 软件。

结　果

1 安全性

整个试验过程未观察到药物相关的不良反应。

2 血液生化测定

服用瑞舒伐他汀 72h 后，血清总胆固醇降低 16.1%（0.67 ± 0.33）$mmol \cdot L^{-1}$，LDL 胆固醇降低 23.8%（0.54 ± 0.34）$mmol \cdot L^{-1}$。服药后 HDL-C，TG，hsCRP，fibrinogen，总胆红素，谷丙转氨酶（ALT），谷草转氨酶（AST）和碱性磷酸酶均没有发生明显的变化。服药 72h 后主要血生化指标的变化见表 2。

表 2　单次口服瑞舒伐他汀（20mg）72h 后血液生化指标的变化　$n=30$

变量	服药前	服药 72h 后	P 值
hsCRP/$mg \cdot L^{-1}$	1.90 ± 0.57	1.85 ± 0.45	0.249
fibrinogen/$g \cdot L^{-1}$	2.85 ± 0.56	2.79 ± 0.49	0.183
TC/$mmol \cdot L^{-1}$	4.14 ± 0.50	3.47 ± 0.42	0.000
HDL-C/$mmol \cdot L^{-1}$	1.30 ± 0.25	1.25 ± 0.25	0.213
LDL-C/$mmol \cdot L^{-1}$	2.26 ± 0.48	1.72 ± 0.46	0.000
TG/$mmol \cdot L^{-1}$	0.87 ± 0.34	0.91 ± 0.22	0.432

3 基因芯片杂交散点图

用每一张芯片的 Cy5 和 Cy3 的荧光信号值做散点图（图略），45 度的对角线周围的点表示信号差异在 0.5～2.0 之间，分布在对角线左上方和右下方的点，分别为服用瑞舒伐他汀后表达上调和下调的基因。

4 服用瑞舒伐他汀后的差异表达基因

服用瑞舒伐他汀 72h 后，外周白细胞的 24 个基因发生了差异表达，见表 3。其中 3 个表达上调，21 个表达下调。差异表达基因的功能涉及细胞因子与其受体的相互作用、凋亡信号通路等。

5 RT-PCR 验证结果

选取 24 个差异表达基因中的 ATM，CASP8，IL8RB 和 S100B 进行 RT-PCR 验证。PCR 与芯片结果一致表明，服药后 ATM 和 CASP8 表达上调，而 IL8RB 和 S100B 表达下调。服药 72h 后与药前比较，基因差异表达的倍数见表 4。

表 3　单次门服瑞舒伐他汀（20mg）72h 后外周白细胞发生差异表达的基因

基因库存列号	基因名称	差异表达倍数
NM_ 00051	ATM（ataxia telangiectasia mutated）	5.991
NM_ 000767	CYP286（eytochrome P450，subfamily ⅡB（phenobarbital-inducible），potypeptide 6）	2.325
NM_ 033357	CASP8（caspase 8，apoptosis-related cysteine protease）	2.016
NM_ 002243	KCNJ15（potassium inwardly-rectifying channel，subfamily J，member 15）	0.074
NM_ 001557	IL8RB（interleukin 8 receptor，beta）	0.144
NM_ 032571	EMR3（EGF-like module-containing mucin-like receptor EMR3）	0.230
NM_ 007289	MME（membrane metallo-endopeptidase）	0.088
NM_ 000634	IL8 RA（interteukin 8 receptor，alpha）	0.249
NM_ 003841	TNFRSFIOC（tumor necrosis factor receptor superfamily，member 10c，decoy without an intracellular domain）	0.237
NM_ 000478	ALPL（alkaline phosphatase，liver/bone/kidney）	0.325
NM_ 001276	CH13L1（chitinase 3-like 1（cartilage glycoprotein-39））	0.216
NM_ 005604	POU3F2（POU domain，class 3，transcription factor 2）	0.338
NM_ 004633	IL1R2（interleukin 1 receptor，type Ⅱ）	0.045
AK026679	AK026679（homo sapiens cDNA：FLJ23026 fis，clolle LNGO1738）	0.320
AF038190	DKFZP761N09121（hypothetical protein DKFZp761 N09121）	0.155
NM_ 015515	HAtKI（type 1 intermediate filament cytokeratin）	0.178
NM_ 020980	AQP9（aquaporin 9）	0.263
NM_ 024565	FLJ14166（hypothetical protein FLJ14166）	0.308
AK056427	ZDHHC18（hypothetical protein DKFZp667 02416）	0.415
NM_ 006018	GPR109B（putative chemokine receptor；GTP-binding protein）	0.181
NM_ 005980	S100P（S100 calcium binding protein P）	0.083
NM_ 000636	SOD2（superoxide dismutase 2，mitochondrial）	0.449
NM_ 019839	LTB4R2（leukotriene B4 receptor BLT2）	0.352
NM_ 006272	S100B（S100 calcium binding protein，beta（neural））	0.334

表 4　基因表达倍数（服药 72h 后与服药前比较）

基因名称	基因芯片结果				RT-PCR 结果			
	1[a]	2[a]	3[a]	*P* 值	1[a]	2[a]	3[a]	*P* 值
S100B	0.3855	0.3211	0.2515	0.003	0.3804	0.0809	0.1237	0.013
IL8RB	0.1329	0.1727	0.1303	0.000	0.0637	0.2758	0.4422	0.021
CASP8	2.2912	2.2868	2.3711	0.000	2.4411	2.8637	2.0067	0.028
ATM	2.6857	5.0288	4.9180	0.050	3.3866	4.7613	5.4725	0.029

a：1，2 和 3 为血清样品的编号；*P* 值：差异表达倍数与 1 比较

讨　论

研究表明瑞舒伐他汀对中国高脂血症患者具有强大的降脂疗效[4]。有研究提示服用辛伐他汀 $80mg \cdot d^{-1}$，3d 能够降低 LDL-C 24%[5]。本研究证明口服 20mg 瑞舒伐他汀能够在 72h 使 LDL-C 降低 23.8%，具有快速的降脂效果。

外周白细胞与动脉粥样硬化的血管壁慢性炎症直接有关，其基因表达谱可能反映抗动脉粥样硬化药物的效应[2]。Wibaut-Berlaimont 等[6]报告了高脂血症患者服用阿托伐他汀 12h 后，外周单核细胞的一系列致炎症基因发生了差异表达，包括前列腺素 G/H 合酶和血栓素 A2 等。本研究表明，健康人服用瑞舒伐他汀 72h 后显著改变白细胞中 24 个基因的表达水平。差异表达基因与细胞因子与其受体的相互作用、凋亡信号通路有关。RT-PCR 实验证实了其中 4 个基因 ATM，CASP8，IL8RB 和 S100B 的差异表达。

Interleukin-8 和它的受体 IL8RB 在巨噬细胞及粥样硬化斑块的形成中起重要的介导作用[7]。因 ox-LDL 通过清道夫受体和单核细胞的 p38MAPK 活化诱导 IL8RB 表达[8]，故他汀可能通过降低血中的 ox-LDL 或直接抑制 RhoA 活化而抑制 IL8RB 表达[9]。ATM 介导 DNA 损伤诱导的细胞周期停滞[10]。ATM 活化可能改善胰岛素抵抗并且降低冠心病发生率[11]，确切机制未明。而在 apoE-/-小鼠，ATM 与 apoB-48 脂蛋白清除有关[12]。本研究证明，瑞舒伐他汀下调白细胞的 IL8RB 和上调 ATM 表达，提示可能为血管保护作用。

Caspase8 与死亡受体介导的细胞凋亡有关（例如 Fas），近来研究提示，他汀诱导的体外细胞凋亡过程中，Caspase8 的活性增高[13]；在体外，他汀类可能通过抑制小 G 蛋白诱导 caspase8 活化[13]。S100B 是一个与细胞周期和增殖有关的 EF-手形钙结合蛋白，在神经性疾病时呈过度表达[14]。本研究提示：瑞舒伐他汀降低 S100B 的表达，Caspase8 和 S100B 有可能是瑞舒伐他汀疗效相关的基因。

目前有关瑞舒伐他汀的多效性证据大都来自体外或动物研究[3]。而本研究结果为瑞舒伐他汀的早期快速的降脂和降脂外效果提供了人体的线索和证明。但本研究尚有局限性：由于这是一个在健康人进行的初步研究，因此有必要在高脂血症患者人群进行相关研究。

血液中的高敏-CRP 和纤维蛋白原均是冠心病相关的生物标记分子，先前有研究表明他汀类能够降低急性冠脉综合征患者的血浆纤维蛋白原和 hsCRP[15]。然而本研究中，瑞舒伐他汀对此没有影响，可能由于受试者均为健康人，基线纤维蛋白原和 CRP 都为正常水平。

本研究证明，瑞舒伐他汀不仅快速降脂，同时瑞舒伐他汀使健康受试者的外周白细胞中，某些细胞因子及其受体基因、凋亡相关的基因发生差异表达，可能为瑞舒伐他汀的多效性的作用机制提供新线索。

参 考 文 献（略）

（原载于《中国新药杂志》2009 年第 18 卷第 17 期）

心电监测在Ⅰ期心血管药物试验中的应用价值

王　莉[1]　王树贤[2]　华　潞[1]　庞会敏[1]　刘立伟[1]　李一石[1]

1 中国医学科学院中国协和医学院心血管病研究所 阜外心血管病医院　卫生部心血管药物临床研究重点实验室；
2 中国人民解放军305医院

心电图是心脏病检查不可缺少的技术之一。24h动态心电图（DCG）又进一步提高了一过性心律失常事件的检出率。而在心血管药物试验中，心电监测可及时发现药物试验出现的问题，可对受试者及时保护，同时，对心血管新药在Ⅰ期药物临床试验的安全性和不良反应性进行科学评价。我们于2001年7月至2009年7月在Ⅰ期十几种心血管药物试验中应用心电监测，结果报告如下。

1　对象与方法

1.1　对象

选择自2001年7月至2009年7月在卫生部心血管药物临床研究重点实验室参加临床药物试验的年轻健康男性，年龄18～28岁，平均（21.8±1.9）岁，经询问病史及相应体检及各种检查（包括心电图及血常规、尿常规、血脂、血糖、肝肾功、电解质检查，X光片），未发现任何异常，确定为健康者受试者。

1.2　方法

心电监测检查仪器选用美国Mortara Instrument Inc记录系统，导联选用12导联心电图。入选者均佩戴24h监测记录仪，佩戴期间保持正常的生活起居。330例健康男性的首次服药后24小时的心律及心率和心律失常资料由心电监测系统电脑自动检测，通过人机对话，对计算机自动分析报告进行检查、判定、修改和编辑，最后自动打印全部图象及表格，写出报告。

1.3　统计学方法

所有参数以均值±标准差表示。

2　结　　果

2.1　Ⅰ期临床试验的心血管药物（表1）

表1　Ⅰ期临床试验的心血管药物汇总（n=330）

类别（n）	品种（n）
利尿剂（48）	托拉塞米（24）吲哒帕胺（24）
β-阻断剂（106）	美托洛尔（12）阿替洛尔（70）比索洛尔（24）
Ⅲ类抗心律失常药（64）	依布利特（40）胺碘酮（24）
钙拮抗剂（68）	复方氨氯地平（12）地尔硫䓬（18）硫氮䓬酮（18）阿雷地平（20）
心肌营养药（44）	雷诺嗪（44）

2.2　心电监测分析结果（表2）

从表1，2可以看出，2001年7月至2009年7月间Ⅰ期心血管药物临床试验药物共5类12种，健康者受试者分别为12～70例/种，均为男性。在Ⅰ期药物临床试验中，均有心律失常发生，检出率：房性早搏为29.6%～50%，室性早搏为18.7%～43.2%；房性心动过速为1.6%～7.4%，β-阻断剂室性心动过速0.9%；窦停1例，房室传导阻滞4例；Ⅲ类抗心律失常药窦停2例，室性逸搏2例，房室传导阻滞3例。胺碘酮最先表现为P-R间期延长，再表现Q-T间期延长。依布利特表现为Q-T间期延长。

3 讨 论

我国药审规定，申请新药注册，应当进行临床试验。Ⅰ期药物临床试验是初步的临床药理学及人体安全性评价试验，观察人体对于新药的耐受程度和药代动力学，为制定给药方案提供依据[1]。我国药物临床试验质量管理规范（GCP）[2]明确规定“研究者必须在有良好医疗设施、实验室设备、人员配备的医疗机构进行临床试验，该机构应具备处理紧急情况的一切设施，以确保受试者的安全”、“研究者有义务采取必要的措施以保障受试者的安全，并记录在案。在临床试验过程中如发生严重不良事件，研究者应立即对受试者采取适当地治疗措施……”。这要求我们在进行Ⅰ期临床试验时需要全面考虑试验药物的性质、作用、疗效及安全性，增加相应的检测监测手段，保护受试者的安全。

表2 心电监测分析结果心电监测分析结果

	利尿剂（n=48）	β-阻断剂（n=106）	Ⅲ类抗心律失常药（n=64）	钙拮抗剂（n=68）	心肌营养药（n=44）	总计
HRavg	80.4±7.1	70.2±8.20	72.9±8.4	77.1±8.2	76.3±7.6	74.4±7.9
HRmax	164.5±14.5	144.7±15.7	136.3±12.3	160.6±15.1	155.7±16.5	150.7±14.8
HRmin	50.6±6.2	45.8±4.1	47.4±5.5	51.6±4.3	49.1±5.7	48.4±4.9
早搏检出率	A47.9%（23/48）	A37.7%（40/106）	A29.6%（19/64）	A30.8%（21/68）	A50%（22/44）	A37.9%（125/330）
	B22.9%（11/48）	B19.8%（21/106）	B18.7%（12/64）	B22%（15/68）	B43.2%（19/44）	B23.6%（78/330）
缓慢心律失常检出率	0	C0.9%（1/106）	C2例3.1%（2/64）	0	0	C0.9%（3/330）
		D3.7%（4/106）	D4.7%（3/64）			D2.1%（7/330）
		E3.1%（2/64）				E0.6%（2/330）
快速心律失常检出率	F4.1%（2/48）	F3.7%（4/106）	F1.6%（1/64）	F7.4%（5/68）	F6.8%（3/44）	F3.9%（13/330）
		G0.9%（1/106）				G0.3%（1/330）

注：A：房性早搏；B：室性早搏；C：窦停；D：房室传导阻滞；E：室性逸搏；F：房性心动过速；G：室性心动过速

心律失常是心血管新药Ⅰ期临床试验的观察重点之一。常规心电图包括运动试验很难全面了解受检者试验期间的全部心电变化，而心电监测能实时连续记录各种生理活动状态时的心电活动，及时捕捉受试者的瞬间心电变化，弥补了常规心电图的不足。本文观察结果提示18～28岁健康男性服用心血管药物后可监测到不同程度的心律失常，其中缓慢型心律失常仅见于β-阻断剂和Ⅲ类抗心律失常药物，对于连续服药试验的受试者是否继续服药具有意义的参考价值；关于室性早搏和房性心动过速，β-阻断剂和Ⅲ类抗心律失常药物的发生率最低，也体现了其相应的药理作用；利尿剂、钙拮抗剂和心肌营养药物未致缓慢型心律失常，但可见早搏及快速心律失常。本文所检出的总体心律失常发生率与本文作者既往报道的年轻健康男性的发生率基本一致[3]，即心律失常检出率达100%，12%有窦性静止、房室传导阻滞，缓慢型心律失常均在夜间发生，57%检出有房性早搏，室性早搏检出率为16%，表明在安全剂量范围内，心血管新药包括利尿剂、钙拮抗剂和心肌营养药物基本无致心律失常作用，而β-阻断剂和Ⅲ类抗心律失常药物的致缓慢型心律失常作用需用严密监测，避免导致不良事件/严重不良事件。

本文首次集中报道了12种心血管新药Ⅰ期临床试验中心电监测的结果，为将要开展心血管新药Ⅰ期临床试验的单位提供了有一定价值的参考。

参 考 文 献（略）

（原载于《中国医药导刊》2009年第11卷第10期）

缬沙坦/氢氯噻嗪复方片剂与依那普利/氢氯噻嗪复方片剂治疗轻中度原发性高血压的疗效观察

王　莉[1]　黄　岩[1]　汪　芳[2]　成小如[1]
何奇明[3]　庞会敏[1]　边文彦[1]　李一石[1]

1 中国医学科学院　心血管病研究所　中国协和医学院　阜外心血管病医院　临床药理中心卫生部心血管药物临床研究重点实验室；
2 北京医院心内科；3 北京大学首钢医院首钢办公厅保健室

近年大量循证医学研究已证实随血压的升高，心血管危险性明显增加；而积极降压治疗可以有效减少心脑血管事件的发病率和死亡率，降压达标是高血压患者获得疗效的关键。目前我国高血压患者已达1亿以上，血压获得满意控制者仅8.1%左右，而单药治疗降压疗效有限，增加剂量降压疗效并不能成比例的增加，而伴随的药物不良反应却随剂量增加而成比例的增加。大多数高血压患者需要2种或2种以上的降压药来达到目标血压。国际大规模临床试验证明联合降压用药有其需要和价值。固定配比的复方降压制剂在临床上行之有效，服用方便，有利于提高患者的依从性，正成为高血压治疗的一个新趋势。依那普利（enalapril）是常用的第二代血管紧张素转换酶抑制剂（ACEI）类抗高血压药物，与噻嗪类利尿剂—氢氯噻嗪（Hydrochlorothiazide，HCTZ）的联合是一种合理的配伍。缬沙坦是口服的血管紧张素Ⅱ（AngⅡ）受体强效、特异性阻滞剂，能对AT_1受体产生不可逆转的、非竞争性的抑制作用，从而可有效地降低高血压患者的血压，HCTZ的联合是一种合理的配伍。此2种复方组合均可提高疗效、降低药物不良反应发生率[1-3]。既往文献提示缬沙坦80～160mg与依那普利10～20mg每日1次用药均能有效治疗轻中度原发性高血压，两组的降压效果无显著性统计学差异，缬沙坦似略强且不良反应低[4-5]。本试验拟使用动态血压监测（ABPM）对此2种药物复方组合的降压疗效做比较观察。

对象与方法

1　病例选择

共入选40例轻中度原发性高血压患者；年龄18至70岁；未服药状态：95mmHg≤坐位舒张压＜115mmHg，且坐位收缩压＜180mmHg；动态血压监测检查24h平均舒张压≥82mmHg；所有患者均排除已知的继发性高血压和有严重的重要脏器疾病的患者。患者均签署知情同意书。高血压患者随机分为两组，接受复方依那普利或复方缬沙坦，两组患者各40例，均为男性28例，女性12例；平均年龄分别为（51.54±8.12）和（51.94±8.15）岁。

2　药品

复方依那普利氢氯噻嗪片：马来酸依那普利10mg/氢氯噻嗪12.5mg，批号030225，由国家食品药品监督管理局天津药物研究院研制和提供。复方缬沙坦片（每粒含缬沙坦80mg/氢氯噻嗪12.5mg，批号：20031001）；由常州四药制药有限公司提供。

3　给药方案

本研究采用双盲、自身随机交叉对照治疗试验设计方案。原服用降压药患者进行2周的药物洗脱期后与未服药患者完成体检、实验室、胸片、心电图检查，符合入选标准的高血压患者随机分为两组，接受复方依那普利（依那普利10mg＋氢氯噻嗪12.5mg）每日口服1次，或接受复方缬沙坦（缬沙坦80mg＋氢氯噻嗪12.5mg）每日口服1次，治疗4周后若坐位舒张压≥90mmHg，剂量加倍，再治疗 4 周，在洗脱期末及治疗 8 周末各行动态血压监测（ABPM）和实验室检查 1 次。实验结束 3 个月后原两组轻中度原发性高血压患者又经 2 周洗脱期后，交叉接受复方缬沙坦（缬沙坦 80mg + 氢氯噻嗪 12.5mg）每日口服 1 次或复方依那普利（依那普利 10mg + 氢氯噻嗪 12.5mg）每日口服 1 次治疗，治疗 4 周后若坐位舒张压≥90mmHg，剂量加倍，再治疗 4 周，在洗脱期末及治疗 8 周末各行 ABPM 和实验室检查 1 次。

4　疗效评价

使用 Spacelabs90217 无创动态血压监测仪进行 ABPM，治疗前和治疗 8 周末分别进行。日间（6:00～22:00）20min 监测血压、心率 1 次，夜间（22:00～6:00）30min 监测血压、心率 1 次。本研究降压峰值为服药后 1～10h 内每相邻 2h 血压下降均值的最大值；降压谷值为服药后 23～24h 血压下降差值的均值[6]。计算 24h 平均收缩压及平均血压下降值、平均舒张压及平均血压下降值，计算降压谷峰比值，计算 24h 平均心率。计算日间及夜间的平均收缩压、舒张压、血压下降值、平均心率。体检使用水银柱式血压计测量坐位舒张压和收缩压。

5　安全性评价

治疗前后进行病史、体格检查，测定血常规、尿常规、血生化、心电图。

6　统计学方法

采用 SAS 6.12 统计软件包进行数据分析，参数以均数 ± 标准差表示。计量资料中治疗前后参数比较采用配对 t 检验，组间比较采用成组 t 检验。变化值差值的均数及其 95% 可信区间采用最小二乘估计。以 $P<0.05$ 为有统计学意义，$P<0.01$ 为有极显著差异。

结　　果

1　血压与心率

入选时患者平均年龄（51.54 ± 8.12）岁，平均手测坐位血压：收缩压（150.71 ± 12.28）mmHg，舒张压（99.02 ± 4.65）mmHg。

服药后复方依那普利组的全日平均收缩压、舒张压、平均动脉压均较药前明显下降（$P=0.000$），日间的收缩压和舒张压的血压下降值均较夜间明显。用药后患者的平均心率增加（2.29 ± 5.26）次·min^{-1}（$P=0.0108$），收缩压、舒张压降低的谷峰比分别为 60.45% 和 53.24%。

服药后复方缬沙坦组的全日平均收缩压、舒张压、平均动脉压均较药前明显下降（$P=0.000$），日间的收缩压和舒张压的血压下降值均较夜间明显。用药后患者的平均心率增加（1.84 ± 7.22）次·min^{-1}（$P=0.1243$），收缩压、舒张压降低的谷峰比分别为 85.22% 和 78.96%。

数值上看，服药后全日平均收缩压、舒张压、平均动脉压的下降复方依那普利组更明显，但两组间无统计学差异。复方依那普利组的心率增加较多，但两组的心率变化值间无统计学差异（$P=0.7583$）。两组谷峰比值均 >50%，复方缬沙坦组的谷峰比值更高。两组服药前后的平均动态收缩压与舒张压变化见表 1。

表 1　治疗前后收缩压与舒张压全日平均值（24h）变化　$n=40$，mmHg

时间	收缩压		舒张压	
	复方依那普利	复方缬沙坦	复方依那普利	复方缬沙坦
基线	137.45 ± 10.31	135.05 ± 11.23	91.13 ± 7.23	89.21 ± 6.46
药后	123.84 ± 12.50	125.63 ± 9.52	83.00 ± 7.20	83.55 ± 5.93
变化值	−13.61 ± 10.38[ab]	−9.42 ± 10.28[ab]	−8.13 ± 7.09[ac]	−5.66 ± 6.88[ac]

a：组内前后比较 $P=0.0000$，b：组间比较 $P=0.0816$，c：组间比较 $P=0.1271$

2 不良反应

该研究在随访中复方依那普利组 8 例出现了不良反应，主要不良事件为干咳。其中 1 例 4 周后退出试验，7 例试验结束停药后随访干咳症状消失。复方缬沙坦组 3 例发生不良反应，主要是低血钾，均为轻度，经补钾后血钾均恢复正常。实验室检查复方依那普利组出现 TG 升高 1 例。

讨　论

依那普利是第二代血管紧张素转换酶抑制剂（ACEI）。缬沙坦（VAL）是第一个非肽类口服有效的血管紧张素Ⅱ受体阻滞剂[6]。将依那普利或缬沙坦与氢氯噻嗪配伍使用可使每种药物的剂量不大，既通过阻断肾素－血管紧张素－醛固酮激活的角度降低血压，又从减少容量负荷的角度协同降压，药物的降压治疗作用增强；复方制剂中利尿药剂量减少，避免了其对血脂、糖代谢、血钾、尿酸的不良影响，而 ACEI 或 ARB 的保钾作用可减轻利尿剂的丢钾作用，同时 ACEI 或 ARB 可增加胰岛素敏感性，减轻氢氯噻嗪对糖代谢的不良作用，由利尿药引起的肾素－血管紧张素－醛固酮系统（RAAS）激活可被 ACEI 或 ARB 抵消，不良作用减轻。

在既往的文献中，与单独用药相比，缬沙坦或依那普利与氢氯噻嗪配伍使用较单独使用可使血压进一步下降，缬沙坦和依那普利两者间疗效类似，缬沙坦似略强。本试验动态血压监测结果显示，两组治疗后 24h 平均收缩压、舒张压均显著降低（$P<0.001$），但降压幅度较既往文献数据略低；复方依那普利组收缩压、舒张压降低较复方缬沙坦组略明显，但两组间比较无统计学差异；复方依那普利组收缩压、舒张压降低的谷峰比分别为 60.45% 和 53.24%，复方缬沙坦组收缩压、舒张压降低的谷峰比分别为 85.22% 和 78.96%，两组谷峰比值均 >50%，均能维持 24h 平稳降压，但缬沙坦组的谷峰比值更高，降压作用更平缓。复方缬沙坦组的不良反应较复方依那普利组少，尤其是干咳的发生。

参 考 文 献（略）

（原载于《中国新药杂志》2009 年第 18 卷第 3 期）

高脂餐对匹伐他汀及其内酯代谢物的人体药动学影响

田　蕾　黄一玲　韩璐璐　华　潞　李一石

北京协和医学院 中国医学科学院　阜外心血管病医院临床药理中心
卫生部心血管药物临床研究重点实验室

他汀类药物（statins），即3-羟-3-甲基戊二酰辅酶A（HMG-CoA）还原酶抑制剂，是目前临床广泛应用的调血脂药，是以胆固醇升高为主的高脂血症病人的首选治疗药物。匹伐他汀（pitavastatin）是日产化学公司和三共公司研究并与诺华公司共同开发的他汀类化合物，于1999年11月在日本注册，它属于第3代他汀类化合物与已上市的其他他汀类药物相比，匹伐他汀具有更强的降低胆固醇和低密度脂蛋白的作用[1-3]。在人体，仅有少量的匹伐他汀被CYP450 2C9同功酶代谢。匹伐他汀的主要代谢产物为内酯。在体外，内酯代谢物又可以水解并开环形成匹伐他汀原[4,5]。

匹伐他汀为口服制剂。在通常情况下，饮食可通过延迟胃排空、改变胃肠道pH值、诱导或抑制代谢酶而影响药物的代谢等方式改变口服药物的生物利用度，从而影响药物疗效的正常发挥。有关饮食对匹伐他汀及其内酯代谢物的药动学影响未见国内外文献报道。本研究采用液相色谱-串联质谱联用（LC-MS/MS）法，测定8名健康中国受试者空腹和高脂餐后口服匹伐他汀的血药浓度，研究其在健康中国人体内的药动学特征，观察饮食对匹伐他汀及其内酯型代谢产物药动学的影响以期为临床应用提供依据。

材料与方法

试验药品　匹伐他汀片（受试药物），Kowa Company Ltd提供，规格为每片2mg，批号：BV3S。

研究对象　健康男性8例，年龄（22.6±s2.3）岁，身高（174±3）cm，体重（66±5）kg。试验前受试者签署知情同意书。经病史询问、血压心率、呼吸、体温、体格检查、乙肝表面抗原丙肝抗体、人类免疫缺陷病毒（HIV）、梅毒抗体（TRUST）、X线胸部摄片、12导联心电图、血常规、尿常规、血生化检查均无异常。试验方案已由阜外心血管病医院伦理委员会批准。

给药方案　本研究为随机、开放设计，试验分2个阶段进行。受试者于试验前1d入组，禁食12h后，于次日清晨空腹口服受试药物8mg，分别于给药前及给药后0.5、1、1.5、2、3、4、6、8、10、12、24、36和48h抽取静脉血5ml，置于肝素化离心管中（冰水浴），4℃离心分离血浆（1500×g，10min），存于-70℃保存待测。试验期间受试者统一饮食，禁忌烟酒和含咖啡因的饮料。4d后，同一受试者于高脂餐后再次口服受试药物8mg，血浆样本的获取时间和方法同第一阶段。高脂餐包括：黄油50g、全脂牛奶243g、培根肉2片、面包2片和煎鸡蛋1个。受试者需在30min内吃完高脂餐，受试药物在开始用餐30min后用200ml温水送服。

临床观察指标　试验期间监测受试者生命体征包括血压、心率、心电图、血常规、尿常规和血生化等实验室指标及受试者主诉。

血浆中匹伐他汀及其内酯浓度测定　本研究按照本实验室已建立并确证的分析方法[5]，采用LC-MS/MS法同时测定血浆中匹伐他汀及其内酯代谢物浓度。血浆样品酸化后（磷酸盐缓冲液，pH 3）用叔丁基甲醚进行提取处理后，以消旋体i-Prolact为内标，在BDS Hypersil C_8柱上进行色谱分离，

流动相为甲醇 – 0.2% 乙酸水溶液（70∶30，V/V）。匹伐他汀及其内酯的线性范围均为 1 ~ 200μg · L^{-1}，最低定量浓度为 1μg · L^{-1}。2 个待测物低、中、高浓度（2.5，37.5 和 160μg · L^{-1}）的质控样品（QC）的日内和日间 RSD 均 <4.2%，准确度在 –8.1%~3.5% 之间，稳定性良好，符合生物样品分析方法的要求。

药动学参数和统计学处理　采用非房室模型（Winnonlin 4.1 药代软件，美国 Pharsight 公司）计算药动学参数。主要药动学参数包括 $t_{1/2}$、MRT、$AUC_{0\sim t}$、$AUC_{0\sim\infty}$、t_{max} 和 ρ_{max}。计算高脂餐和空腹状态下主要药动学参数（$AUC_{0\sim t}$，$AUC_{0\sim\infty}$ 和 ρ_{max} 的几何均值比值及其 90% 置信区间，以及 t_{max} 的中位数差值（median difference）和相应的 90% Hodges-Lehmann 置信区间），评价高脂餐对匹伐他汀药动学特征的影响。所有统计分析均采用 SAS 8.2 软件包（美国 SAS 公司）完成。

结　　果

药动学研究结果　受试者空腹和高脂餐后口服匹伐他汀片 8mg，匹伐他汀及其内酯代谢物的平均血药浓度 – 时间曲线分别见图 1、2。匹伐他汀 8mg 空腹单次给药药动学参数与高脂餐后给药的药动学参数比较，高脂餐使匹伐他汀原型和内酯代谢物的 t_{max} 滞后 0.5h，但中位数差值的 90% 置信区间包含 0，显示这种差异不显著（$P>0.05$）。高脂餐使匹伐他汀原型的 AUC 和 ρ_{max} 略有增加，其几何均值比值的 90% 置信区间包含 1，表明这种升高不存在显著差异（$P>0.05$）。与匹伐他汀原型不同，统计分析显示高脂餐使内酯代谢物的 AUC 和 ρ_{max} 降低，其几何均值比值的 90% 置信区间不包含 1，表明这种降低存在显著差异（$P<0.05$）。计算所得药动学参数见表 1 和表 2。

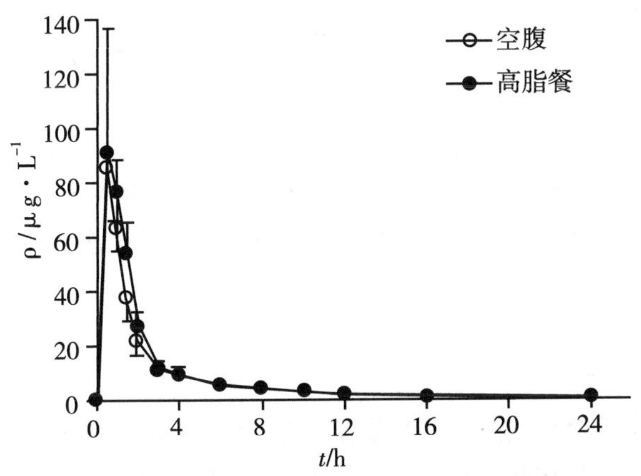

图 1　8 名受试者空腹及高脂餐后口服匹伐他汀片 8mg 后匹伐他汀的平均血药浓度 – 时间曲线

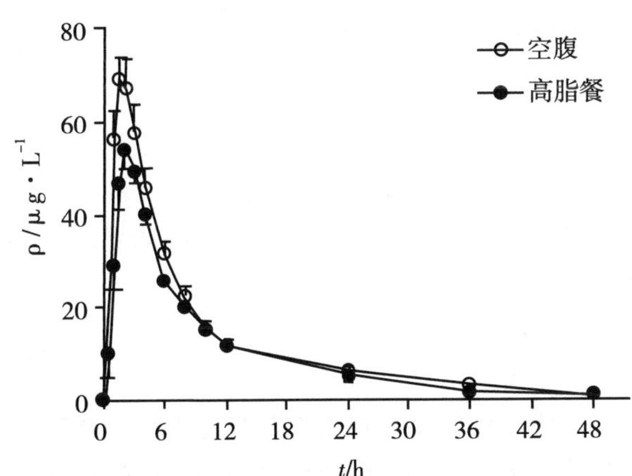

图 2　8 名受试者空腹和高脂餐后口服匹伐他汀片 8mg 后内酯代谢物的平均血药浓度 – 时间曲线

表 1　受试者空腹和高脂餐后口服匹伐他汀片 8mg 后匹伐他汀的主要药动学参数比较 $n=8$，$\bar{x}\pm s$

参数	空腹	高脂餐	几何均值比值（高脂餐/空腹）	90% 置信区间
t_{max}/h	0.5（0.5，1.5）*	1.0（0.5，1.5）*,a	0.0a	[0.0，0.5]
ρ_{max}/μg · L^{-1}	96 ±47	129 ±107a	1.19	[0.94，1.52]
$AUC_{0\sim t}$/μg · h · L^{-1}	169 ±83	198 ±124a	1.13	[0.94，1.35]
$AUC_{0\sim\infty}$/μg · h · L^{-1}	187 ±92	210 ±128a	1.10	[0.92，1.32]

续 表

参数	空腹	高脂餐	几何均值比值（高脂餐/空腹）	90%置信区间
$AUC_{0\sim\infty}$/dose	23 ± 12	26 ± 16^a		
$t_{1/2}$/h	8 ± 7	5.8 ± 2.5^a		
$MRT_{0\sim t}$/h	6 ± 5	4.4 ± 1.1^a		

：中位数（最小值，最大值）；a：中位数差值；高脂餐后口服匹伐他汀与空腹口服比较，经 t 检验：$P > 0.05$

表2 受试者空腹和高脂餐后口服匹伐他汀片8mg后内酯代谢物的主要药动学参数比较 $n=8$，$\bar{x} \pm s$

参数	空腹	高脂餐	几何均值比值（高脂餐/空腹）	90%置信区间
t_{max}/h	1.5（1.0，2.0）*	2.0（1.5，2.0）*,b	0.5^a	[0.0，1.0]
ρ_{max}/μg·L^{-1}	727 ± 17	55 ± 11^b	0.76	[0.67，0.87]
$AUC_{0\sim t}$/μg·h·L^{-1}	590 ± 113	483 ± 90^b	0.82	[0.70，0.96]
$AUC_{0\sim\infty}$/μg·h·L^{-1}	618 ± 113	507 ± 96^b	0.82	[0.70，0.96]
$AUC_{0\sim\infty}$/dose	77 ± 14	63 ± 12^b		
$t_{1/2}$/h	11.6 ± 1.0	9.7 ± 2.2^a		
$MRT_{0\sim t}$/h	13.0 ± 1.4	11.9 ± 2.2^a		

*：中位数（最小值，最大值）；a：中位数差值；高脂餐后与空腹口服匹伐他汀的内酯代谢物比较，经 t 检验：$^aP > 0.05$，$^bP < 0.05$

安全性评价　试验期间监测受试者的血压、心率、呼吸、血常规、尿常规和血生化检查等指标，均未发现有临床意义的异常变化。高脂餐服药后有1例受试者自述腹痛，未予特殊处理，次日自行缓解，无严重不良反应发生。

讨　　论

匹伐他汀的主要代谢途径是在UDP-葡糖醛酸基转移酶存在下发生葡糖苷酸化，然后自然脱去葡糖苷酸，形成内酯。匹伐他汀原型与内酯代谢物之间又存在相互转化[4,6]。人血浆样品的体外研究表明[6]，内酯代谢物在室温条件下极易水解，开环生成匹伐他汀原型。已有文献报道[7]采用LC-MS/MS法在室温条件下测定人血浆中的匹伐他汀浓度，灵敏度可达0.1μg·L^{-1}，高于本研究方法（1μg·L^{-1}）。但该方法不能区分由内酯代谢物在体外转化生成的那部分原型药物，因此不能反映匹伐他汀原型的体内真实过程。本研究方法同时测定匹伐他汀原型及其内酯型代谢物，从受试者取血环节开始，严密控制血浆样品的预处理、保存和提取操作条件在低温下进行，保证了匹伐他汀及其内酯代谢物测定的准确性。在本研究中，匹伐他汀原型的AUC经剂量校正后的比值（$AUC_{0\sim\infty}$/dose）远低于文献[8]的报道（23.3 vs 99.8），但原型药与内酯代谢物的AUC经剂量校正后的比值之和与文献[8]一致（100.5 vs 99.8），可能与后者试验均在室温条件下进行有关。

与空腹给药比较　高脂餐使匹伐他汀原型和内酯代谢物的 t_{max} 略有延迟，但差异不显著。高脂餐后，匹伐他汀原型的AUC和 ρ_{max} 分别增加10%和19%，相反，内酯代谢物的AUC和 ρ_{max} 分别降低18%和24%，并有统计学差异，说明高脂餐对匹伐他汀的吸收速率和吸收程度无显著影响，但内酯代谢物生成量减少。匹伐他汀原型在受试者高脂餐后的个体间差异明显增大，根据相应参数的（标准差/均值）计算，其中 $AUC_{0\sim\infty}$ 的 RSD 由 49.2%（空腹）增加至 61.0%，ρ_{max} 的 RSD 由 49.0%（空腹）增加至 82.9%，这是由于刚刚摄取高脂、高热量食物后服药，食物的营养成分、热量、食物的体积和食物的温度更容易改变胃肠道的生理环境，由此影响药物在胃肠道内的滞留时间、溶解度、渗透性和机体可利用度，多种因素综合影响扩大了个体间差异。

匹伐他汀临床常用剂量为 2mg，本研究考察了受试者在 8mg 剂量下的耐受性情况。试验期间受试者无明显不良反应发生，表明该药耐受性和安全性良好。

参 考 文 献（略）

（原载于《中国新药与临床杂志》2009 年 6 月第 28 卷第 6 期）

标本采集季节与时间对临床化学检测结果的影响

黄一玲　刘　红　田　蕾　段　兵　高小晶　李一石

中国医学科学院　北京协和医学院　阜外心血管病医院　卫生部心血管药物临床研究重点实验室

生化检验目前已经成为临床医师诊断疾病、观察疗效、判断病情的发展和预后不可缺少的工具。临床化学的检验结果受诸多因素的影响，分析前的因素日益受到国内外检验者的重视[1,2]，年龄、性别、种族、标本采集时间和方式、季节、海拔、月经、妊娠、饮食、刺激性饮料（酒精、咖啡等）、运动、吸烟、药物等因素均会对检验结果的准确性产生影响，因此研究各种因素对检验结果的影响，对临床医生进行生化结果的正确判断有一定的指导意义，能够帮助医生对检验结果进行客观的解释。国外有关季节对临床化学检测结果的影响已有报道[3]，国内未见相关报道。本研究通过采集中国健康男性青年在不同季节和时间条件下的血液标本，探讨季节与时间对临床化学检测结果的影响。

1　材料与方法

1.1　受试者

健康男性受试者，年龄 18 ~ 33 岁，体重指数 19 ~ 24kg · m^{-2}，经询问病史、体检、胸片和心电图检查等，无有临床意义的阳性体征，无吸烟和酗酒等不良嗜好，抽血前未做剧烈运动，标本采集前二周内未服用任何药物，经乙肝表面（HB-sAg）抗原、丙肝病毒（HCV）抗体、梅毒螺旋体（TP）抗体和人类免疫缺陷病毒（HIV 1/2）抗体筛查阴性者，所有受试者自愿参加试验并签署知情同意书，试验方案经伦理委员会审核批准。

1.2　标本

1.2.1　季节比较研究标本的采集方法　采集本实验室 2004 ~ 2007 年 545 名健康受试者标本，将标本分为两组，夏季组选择 5 月 ~ 9 月（月平均气温 21℃ ~ 27℃）采集标本，冬季组选择 11 月至次年 3 月（月平均气温 -2℃ ~ 7℃），标本采集时间均为早晨 8∶30 ~ 10∶30，至少空腹 8h。

1.2.2　时间比较研究标本的采集方法　选择 247 名受试者，至少空腹 7h，同一受试者分别于 8∶30 ~ 10∶30 采集上午标本和 16∶00 ~ 18∶00 采集下午标本。

1.2.3　血清标本的采集与分析　受试者于 I 期病房以坐位，自手臂肘正中采集静脉血。标本在 1h 内送到实验室，离心（15min，3000rpm），分离血清后立即于全自动生化分析仪上检测。

1.3　仪器与试剂

检测仪器为 Beckman CX5 全自动生化分析仪，检测项目采用 Beckman、上海长征和浙江东瓯等厂家的试剂盒。生化分析仪每年由中国计量科学研究院对其进行校准，校准结果符合检测的要求。所有检验项目均参加 2004 ~ 2008 年卫生部临床检验中心组织的室间质评，成绩满意。

1.4　统计方法

本研究均采用 SPSS11.5 进行统计学处理。夏季和冬季组间比较研究采用 t 检验方法进行分析，同一受试者在不同时间段采集标本检验结果的比较采用配对 t 检验方法，当 $P > 0.05$，认为两组间的差异有统计学意义，当 $P < 0.05$ 则认为两组间的差异无统计学意义。

2 结 果

2.1 方法的日间不精密度

依据厂家提供的标准操作规程提供的测定方法，分别测定生化项目 2 个浓度水平的质控品各 20 次，测定周期 1 个月，求得检测方法不精密度，结果参见表 1。

表 1 检测项目、方法和试剂盒厂家

序号	检测项目	单位	检测力法	试剂盒厂家	不精密度	
					水平 1（%）	水平 2（%）
1	Na	mmol/L	离子选择性电极（间接法）	Beckman	0.64	0.50
2	K	mmoL/L	离子选择性电极（间接法）	Beckman	1.49	1.73
3	Cl	mmol/L	离子选择性电极（间接法）	Beckman	1.11	1.02
4	Glu	mmol/L	葡萄糖氧化酶法	Beckman	281	3.96
5	TP	g/L	双缩脲法	上海长征	3.21	3.75
6	Alb	g/L	溴甲酚紫法	Beckman	2.96	2.98
7	TG	mmoL/L	酶法：GPO-POD（紫外）	浙江东瓯	4.40	6.03
8	TC	mmoL/L	胆固醇氧化酶法	浙江东瓯	2.97	4.93
9	HDL	mmol/L	直接一步法	浙江东瓯	2.11	2.42
10	LDL	mmol/L	直接一步法	浙江东瓯	3.96	4.21
11	Urea	mmol/L	脲酶比色法	Beckman	2.00	3.50
12	Cre	μmol/L	苦味酸法	Beckman	214	3.45
13	UA	μmol/L	尿酸酶紫外法	Beckman	1.34	1.25
14	TBil	μmol/L	重氮法	Beckman	5.48	3.82
16	AST	U/L	速率法	Beckman	0.69	2.70
17	ALT	U/L	速率法	Beckman	1.63	2.16
18	LDH	U/L	速率法（L-P）	Beckman	1.34	1.12
19	ALP	U/L	速率法（AMP 缓冲液）	Beckman	2.21	3.10
20	DBL	μmol/L	重氮法	Beckman	8.51	5.75
21	CK	U/L	速率法	Beckman	1.86	2.18
22	GGT	U/L	速率法（γ-谷氨酰 4 硝基苯胺法）	Beckman	2.91	2.23

2.2 标本采集季节对生化检测结果的影响

采集本实验室 2004 ~ 2007 年 545 名健康受试者标本，夏季组和冬季组进行组间比较的结果见表 2，AST、CK、HDL-C、K、LD-L、LDL-C、TC、UA 等两组间的差异无统计学意义。ALT、Alb、ALP、Cl、Cre、Ca、Glu、Mg、Na、TG、TBil、TP、Urea 等两组间的差异有统计学意义。其中 Cre、ALT、TBil 和 ALP 的平均变化率明显，依次为 10.2%、-14.5%、16.8% 和 -8.6%。

表2 标本采集季节对生化检验结果的影响

检测项目	夏季组		冬季组		变化率*（%）	P值
	标本数	$\bar{X} \pm s$	标本数	$\bar{X} \pm s$		
Na	295	142.4 ±4.1	250	141.1 ±2.2	0.9	0.000
K	295	4.14 ±0.40	250	4.11 ±0.35	0.7	0.356
Cl	295	107.9 ±3.1	250	105.7 ±2.5	2.0	0.000
Cre	295	92.9 ±11.0	250	84.3 ±9.6	10.2	0.000
Glu	295	5.06 ±0.59	250	5.22 ±0.44	-3.1	0.000
ALT	293	18.1 ±9.5	249	21.2 ±11.1	-14.5	0.000
AST	295	20.3 ±6.9	250	20.6 ±6.4	-1.5	0.587
ALP	135	64.9 ±17.9	192	71.0 ±21.1	-8.6	0.006
TG	272	0.88 ±0.36	250	0.83 ±0.44	6.0	0.155
TC	294	3.99 ±0.79	249	3.97 ±0.74	0.5	0.762
TBil	295	16.9 ±7.7	217	14.5 ±5.7	16.8	0.000
Urea	295	5.16 ±1.29	217	4.97 ±1.11	3.8	0.001
UA	127	340.0 ±63.1	192	333.4 ±57.5	2.0	0.338
CK	133	117.5 ±49.7	190	118.7 ±52.4	-1.0	0.839
Alb	127	46.3 ±2.5	155	48.4 ±2.9	-4.3	0.000
TP	240	76.9 ±4.7	154	74.3 ±3.6	3.4	0.000
HDL-C	234	1.38 ±0.25	150	1.38 ±0.25	0.0	1.000
LDL-C	136	232 ±0.56	114	2.30 ±0.70	0.8	0.911
LD-L	134	134.8 ±39.6	150	133.0 ±25.4	1.4	0.645
Ca	82	234 ±0.07	150	2.36 ±0.06	-0.8	0.023
Mg	50	0.93 ±0.06	75	0.86 ±0.08	8.1	0.000

注：*变化率=（夏季组-冬季组）/冬季组*100%

2.3 标本采集时间对生化检验结果的影响

选择247名受试者，同一受试者上午和下午采集标本的检验结果的比较见表3，AST、Alb、CK、GGT、LD-L、LDL-C、MG、UA和Urea等两组间的差异无统计学意义（$P>0.05$），ALT、ALP、Cl、Cre、Ca、Glu、HDL-C、K、Na、TC、TG、TBil和TP等两组间的差异有统计学意义（$P<0.05$）。其中TG和TBil的平均变化率明显，依次为-14%和11.1%。

表3 标本采集时间对生化检验结果的影响

检验项目	标本数	上午组 $\bar{x} \pm s$	下午组 $\bar{x} \pm s$	变化率*（%）	P值
Na	247	140.6 ±1.4	140.1 ±1.9	0.3	0.000
K	245	4.11 ±0.35	3.97 ±0.34	3.5	0.000
Cl	247	105.7 ±2.4	106.2 ±2.4	-0.6	0.000
Cre	247	87.9 ±11.1	86.6 ±9.6	1.5	0.024

续　表

检验项目	标本数	上午组 $\bar{x} \pm s$	下午组 $\bar{x} \pm s$	变化率*（%）	P 值
Glu	247	5.27±0.45	5.15±0.62	2.3	0.007
ALT	247	19.9±9.5	19.0±8.4	4.7	0.035
AST	247	20.6±4.8	20.4±5.4	1.1	0.429
TC	247	3.93±0.70	3.75±0.73	4.8	0.000
TG	247	0.97±0.51	1.14±0.74	-14.9	0.000
TBil	247	15.9±5.5	14.3±6.2	11.1	0.000
Urea	247	5.08±1.19	5.01±1.18	1.4	0.434
UA	205	320.0±56.1	313.8±60.4	2.0	0.059
TP	147	75.9±4.1	72.5±4.6	4.7	0.000
Alb	89	48.1±3.1	47.8±3.1	0.7	0.168
ALP	105	73.8±19.0	71.7±17.9	2.9	0.030
HDL-C	102	1.33±0.22	1.27±0.24	4.7	0.001
LDL-C	76	2.23±0.60	2.18±0.61	2.3	0.065
Ca	76	2.33±0.06	2.28±0.07	2.2	0.000
CK	73	116.3±44.5	110.8±39.9	4.9	0.182
LD-L	70	135.5±21.9	135.7±24.6	-0.2	0.921
GGT	62	15.7±7.2	15.6±8.0	0.6	0.845
Mg	59	0.87±0.09	0.87±0.07	0.0	0.742

注：*变化率=（上午采集-下午采集）/下午采集*100%

3 讨　论

临床化学的检验结果受多种因素的影响，国外有关生物节律以及季节对临床化学检测结果的影响已有报道，但是普遍存在的问题是，没有很好的控制其他的影响因素。Dalpino 等[4]对其实验室三年来的临床化学检测结果（年龄 21~50 岁，男性占 52%）进行回顾性研究，得出 Ca 和 Cre 的水平在不同季节的差异有统计学意义。进一步进行年龄和性别分组后，Ca 在不同季节的差异仍然有统计学意义，而 Cre 的水平在不同季节中出现矛盾的结果，36~50 岁年龄组两组间的差异有统计学意义，而 21~35 岁年龄组两组间的差异无统计学意义，提示该研究在设计上存在着缺陷，在进行季节对临床化学检验结果影响的研究中，未严格控制试验条件，混杂着其他影响因素。例如受试者的健康状况，月经与妊娠，饮食的控制，是否有不良嗜好，标本采集前的运动情况，用药情况等。本研究在设计上比较好地控制了各种影响因素，所有参加试验者均为健康青年男性（年龄 18~33 岁，体重指数 19~24kg·m^{-2}），并进行了详细的体检，无吸烟和酗酒等不良嗜好，抽血前未做剧烈运动，标本采集前二周内未服用任何药物，因此研究结果的数据能够较明确地阐述标本采集的季节和时间对生化检测结果的影响。

季节的变化可导致多种疾病的恶化，体内生化指标能够有效地反映这种变化，有文献报道[5]在乙型肝炎患者中，ALT 的水平夏季比冬季低 4.5%。Rocker 等[6]对 78 名健康受试者进行 Cre 检测，结果显示 Cre 值夏季高于冬季 7%。本实验室的研究结果显示 ALT 水平夏季组比冬季组低 14.5%，而 Cre 水平夏季组比冬季组高 10.2%，与文献报道基本一致。

总胆红素受饮食影响较大，胆红素随禁食时间延长而升高，摄取胡萝卜和橘子，也会干扰检测而使胆红素假性升高。本实验室 1 名健康受试者入组前大量吃橘子，导致其 TBil 高达 38.35mmol/L 在严格控制饮食条件下，入组后第 2 天降至 20.8mmol/L，入组第 5、11 天 TBil 趋于稳定，分别为 15.95mmol/L 和 15.45mmol/L。Pocock 等对 7685 名成年男性患者生化检测结果的研究显示，上午胆红素的浓度较平稳，但比下午高 18.1%。本实验的研究结果显示胆红素水平上午比下午平均高 11.1%，与文献报道基本一致[7]。

人体摄取的脂肪经肠道吸收后被转运到富含 TG 的乳糜微粒（CM）内，CM 从高密度脂蛋白（HDL）微粒中获载脂蛋白，作为脂蛋白脂酶（LPL）的复合因子调节 CM 的水解作用，这种酶位于骨骼肌和脂肪组织毛细血管内皮细胞表面，并在 CM 的核心催化下使 TG 水解。在冬季脂肪组织中脂蛋白脂酶比较活跃，较高的酶活性可降低 TG 的水平[8]。本文研究结果显示，TG 的水平夏季组比冬季组升高了 6.0%，也支持上述机理。

参 考 文 献（略）

（原载于《中国卫生检验杂志》2009 年 7 月第 19 卷第 7 期）

2种方法检测环孢霉素和地高辛血药浓度的比较

黄一玲　田　蕾　蒋娟娟　刘　红　严　岩　管晓媛　李一石

中国医学科学院北京协和医学院阜外心血管病医院

本文旨在探讨应用TDx和Viva E^{TM}分析系统测定地高辛和环孢霉素的血药浓度，对2种方法结果的可比性进行评估，以确定本实验室2种方法的差异，为指导临床合理用药提供依据。

1　材料与方法

1.1　仪器与试剂　Abbott TDx以及配套的校准品、质控品和试剂盒（美国雅培公司），Viva E^{TM}系统以及配套的校准品、质控品和试剂盒（德灵公司）。

1.2　比对方法　参考美国临床实验室标准化委员会（NC-CLS）EP9-A文件要求，100份地高辛标本取自本院门诊或住院患者标本，100份环孢霉素标本取自我院心脏移植患者。标本采集后于当日进行测定，或将标本处理后-20℃保存待测。比对分析周期为3个月。

1.3　检测方法　TDx系统采用荧光偏振免疫分析法（FPIA），Viva E^{TM}系统采用均相酶免疫分析法（EMIT），均依厂商提供的标准操作规程执行。

1.4　数据分析及统计学处理　检测结果的相关性分析采用线性回归方法。若两方法间相关系数$r \geq 0.975$，则可用线性回归分析评估两法间的系统误差（SE），若$r < 0.975$，则不能用线性回归分析评估两法间的SE。本实验允许剔除总标本数2.5%的离群点。所有数据用SPSS 9.1.3软件分析。

1.5　临床可接受性的判断　环孢霉素可接受范围参照卫生部临床检验中心的规定：靶值±20%，以CV不大于允许误差的1/3作日间CV的允许范围，以方法学比对评估的SE%不大于总允许误差的1/2为临床的可接受水平。两方法间SE的计算方法：以医学决定水平浓度Xc带入方法线性相关性的回归方程求得Yc，计算EMIT法（Yc）与FPIA法（Xc）之间的系统误差，$SE\% = [(Yc - Xc)/Xc] \times 100\%$。

2　结　　果

2.1　环孢霉素和地高辛检测方法CV　分别测定地高辛和环孢霉素3个浓度水平的质控品各20次，测定周期3个月。地高辛和环孢霉素检测结果的CV均$<6.6\%$，符合临床可接受的要求。

2.2　2种方法的比对结果　以FPIA法为X，EMIT方法为Y进行线性回归分析，2种检测方法按95%置信区间计。地高辛线性回归方程为：$Y = 0.835X + 0.071$，$r = 0.965$，因$r < 0.975$故不能用线性回归的方法计算系统误差。环孢霉素线性回归方程为：$Y = 0.971X + 24.87$，$r = 0.993$，因$r > 0.975$，故可用线性回归的方法计算系统误差。

2.3　环孢霉素2种检测方法的可接受性　选取环孢霉素谷浓度$X_{\infty} = 240$ng/ml和服药后2h后浓度$X_{C2} = 1319$ng/ml[1]，将其分别代入环孢霉素线性回归方程中，求得Y_C值和系统误差SE（%），结果见表1。

表1 环孢霉素 EMIT 与 FPIA 法检测结果的可接受性

检测项目	医学决定水平 Xc（ng/ml）	Yc（ng/ml）	SE（%）	1/2 总允许误差（%）	临床可接受性
谷浓度（C0）	240	257.9	7.1	10	可接受
服药 2h 后浓度（C2）	1319	1305.6	1.0	10	可接受

3 讨 论

无论是 EMIT 还是 FPIA 法，标本中内源性的地高辛样免疫反应因子（DLIF）对地高辛浓度的测定均产生干扰，而使地高辛浓度假性升高。对于一般患者而言，体内 DLIF 浓度通常低于地高辛检测下限，但是在某些病理情况下，例如高血压、肝病、尿毒症、肝/肾移植等患者及新生儿、性早熟婴儿，其体内 DLIF 的浓度明显升高[2]。本试验地高辛线性回归方程的数据显示，EMIT 法的测定结果明显低于 FPIA 法，也间接反映了 EMIT 法特异性略高于 FPIA 法。

环孢霉素有数种非活性的代谢产物，其代谢产物在上述 2 种检测方法中均产生交叉反应而导致结果偏高。由环孢霉素线性回归方程和表 1 的结果可以看出，EMIT 与 FPIA 法比较，检测结果存在差异，但临床上可以接受。在高浓度范围内，2 种方法的测定结果似乎更加一致，提示在高浓度时，交叉反应对检测的干扰效应可能减弱，此研究结果与文献报道基本一致[3]。

所选标本的浓度应尽量覆盖检测方法工作曲线内，同时也要兼顾到临床常用有效浓度范围，本试验地高辛标本的选择范围在 0.2～5.0ng/ml，环孢霉素为 40～1385ng/ml，数据的分布能够有效地提高系统误差评价可靠性。

参 考 文 献（略）

（原载于《临床检验杂志》2009 年第 27 卷第 4 期）

冠心病药物治疗的最新要点

项志敏　张叶萍

中国医学科学院阜外心血管病医院临床药理中心

冠状动脉粥样硬化性心脏病（coronary atherosclerotic heart disease）指冠状动脉粥样硬化使血管腔狭窄或阻塞，或（和）在此基础上合并冠状动脉功能性改变（痉挛）、血栓形成，导致心肌缺血缺氧或坏死而引起的心脏病。目前，冠心病的现代治疗在治疗性生活方式改善的基础上，主要有3个方面：①药物治疗；②PCI；③冠状动脉旁路移植术（CABG）。

近年来，PCI和CABG的技术日臻完善并取得了较好的疗效。但药物治疗仍是冠心病治疗的基础，即使成功介入和手术治疗后的患者，仍需坚持药物治疗[1,2]。2007年发表在新英格兰杂志的COURAGE试验，引起医学界和社会的关注[3]。COURAGE试验结果提示，对于稳定性冠心病患者，遵循循证指南，合理的用药和治疗性生活方式改善是最重要的基本治疗，而不能仅想到PCI和CABG。

目前治疗冠心病的药物，主要包括调脂药、抗栓药、血管紧张素转换酶抑制剂（ACEI）、β受体阻滞剂、钙离子拮抗剂、醛同酮受体拮抗剂等。

1　调脂治疗

冠心病患者在未来10年内，均具有极高的发生缺血性心血管病事件的危险，调脂治疗对于其二级预防获益最大，故冠心病患者不论伴或不伴有血脂异常，均需要积极而合适的调脂治疗。其目的除使调脂达标外，最重要的是防治动脉粥样硬化的发生和发展[4]。

常用的调脂药物包括：①他汀类药物：以降TC和LDL-C为主，兼有降低TG和升高HDL-C的作用；③胆酸整合剂和胆固醇吸收抑制剂：主要降低TG和LDL-C；③贝特类和烟酸类药物：以降低TG和升高HDL为主，兼有降低TC的作用。临床实践中，他汀类药物能使冠心病及其等危症明显改善预后最主要的二级预防药物之一，其重度或混合性血脂异常，还需以他汀类药物为基础采取联合用药。合理用药原则应该为：目标调脂、危险分层、安全有效。

1.1　调脂治疗的一级目标是降低LDL-C水平　冠心病及其等危症（糖尿病、缺血性脑卒中、周围动脉粥样硬化等）患者治疗的目标值：LDL-C＜2.60 mmol/L（100 mg/dl），极高危患者LDL-C＜1.82 mmol/L（70 mg/dl）[5-7]。他汀类药物是明显降低LDL-C和心血管事件而不良反应较少的药物。所有的冠心病及其等危症患者，只要无禁忌证则均首选他汀类药物。

20世纪90年代，4S、CARE、LIPID、WOSCOPS、AFCAPS/Tex CAPS等大规模临床试验明确表明：他汀类药物不但可明显降低TC、LDL-C和TG水平，升高HDL-C水平，而且总病死率、心血管病病死率及致残率明显降低大约1/3，而合理用药时的非心血管病病死率如癌症、自杀等严重不良反应并未增加. 从而肯定了他汀类药物调脂作用，在冠心病的一级和二级预防中. 具有安全高效的重要地位。

随后发表的AVERT、HPS、LIPS、ASCOT、PROVE-IT、TNT、MIRACI、PROSPER、IDEAL、CARDS、SPARCLE等一系列临床试验更进一步证实，他汀类药物在冠心病的急性期、极高危患者中，合理强化调脂治疗获益更大，甚至可使心血管事件发生率下降半数以上。以冠状动脉和颈动脉超声为评价手段的斑块消退试验显示，他汀类药物强化干预能够减慢或者一定程度逆转动脉粥样硬化斑块的进展。同时显示 LDL-C 降得低比高好。迄今据专家共识，特别高危的患者 LDL-C 降至 1.30 mmol/L（50 mg/dl）左右也是可以的。

他汀类药物的上述卓越疗效，除了主要来自调脂作用，还有调脂外作用，如改善内皮细胞功能、增进内皮一氧化氮合成酶表达和一氧化氮合成，减少内皮素-1 和抗氧化、抗炎作用，还可抑制白细胞内皮细胞黏附等，从而发挥其显著的心血管保护作用[8]。

1.2 调脂治疗的二级目标是降低非 HDL-C 水平（降低 TG 和升高 HDL-C） HDL-C 降低和 TG 升高是心血管病的次要危险因素，应该在 LDL-C 达标的基础上，综合干预达标。2008 年发表的 PROVE IT[9]结果显示：对急性冠状动脉综合征（ACS）患者调脂治疗，使 TG < 3.90 mmol/L（150 mg/dl），可独立的降低冠状动脉事件的发生风险，提示除降低 LDL-C 外不应忽视 TG 水平。

他汀类药物有升高 HDL-C 的作用，但作用较弱。贝特类和烟酸类药物可以明显升高 HDL-C，但单独应用的循证证据有限，与他汀类药物合用有可能增加不良反应。

当血脂水平未达标时，可考虑增加剂量或联合用药。他汀类药物与胆固醇吸收抑制剂依折麦布合用，对降低 LDL-C 有显著协同作用。对于混合性高脂血症患者，联合用药可增强调脂疗效。可以考虑谨慎合用贝特类、长效烟酸类或者 Omega-3 不饱和脂肪酸等药物。但联合用药可增加药物不良反应，如肌病风险. 严重时可危及生命。他汀类与贝特类药物合用尤需谨慎。故联合用药时，应注意安全第一，选用副作用小的药物. 低剂量开始，密切观察不良反应。对于老年人、肝肾功能不全的患者，联合用药需更加谨慎。

2 抗栓治疗

斑块破裂基础上的血栓形成，是导致急性冠心病事件的最终环节。抗栓治疗在冠心病治疗中的重要地位已经确立，其对冠心病患者带来的获益程度明显大于其风险。血小板的活化和凝血酶的激活，是血栓形成中相互促进的两个主要环节。因此抗栓治疗主要包括抗血小板治疗和抗凝治疗。

2.1 抗血小板治疗

2.1.1 阿司匹林 不可逆性抑制血小板环氧化酶 1，从而阻止血栓素 A_2 的形成，达到抑制血小板活化和聚集的作用。大量临床研究结果显示，阿司匹林能够使心血管死亡、心肌梗死和脑卒中明显降低，且具有相对安全性。小剂量阿司匹林（75 ~ 150 mg/d）适用于大部分稳定性冠心病患者的长期治疗。为使阿司匹林迅速起效，建议 ACS 患者初诊时及其急性期，给予 150 ~ 300 mg/d。但目前获得的临床数据荟萃分析。不支持长期服用较大剂量阿司匹林来预防心血管疾病，反而增加胃肠道出血风险[10]。部分患者存在“阿司匹林抵抗”，其心血管事件再发风险几乎增加 3 倍[11]。

阿司匹林的常见不良反应为胃肠道不适和消化道出血，出血危险与剂量相关。而对阿司匹林过敏或不耐受的患者可考虑长期使用氯吡格雷 75 mg/d 替代。

2.1.2 氯吡格雷 噻吩吡啶类药物，不可逆性抑制血小板二磷酸腺苷（ADP）受体，从而抑制活化血小板释放 ADP 所诱导的血小板聚集。目前，新的抗血小板药物如普拉格雷的临床试验似乎证明其较氯吡格雷更能降低 ACS 患者的心血管事件[12]。

氯吡格雷治疗 ACS 患者的临床证据有 CAPRIE 研究、CURE 研究、COMMIT-CCS2 研究[13]、CLARITY-TIMI128 研究和 CHARISMA 研究，从而确立了氯吡格雷在 ACS 患者治疗中的地位。ACS 患者不论是否采用血运重建治疗，如不存在禁忌证，均应在阿司匹林基础上联合使用。指南建议的具体用法：①2007 年 ESC 关于非 ST 段抬高性 ACS（NSTE-ACS）指南推荐：所有患者立即给予 300 mg 负荷剂量氯吡格雷，再以 75 mg/d 维持剂量治疗。除非有极高出血风险，否则应维持使用 12 个月。考虑进行 PCI 的患者，可采用 600 mg 负荷剂量，以更快达到抑制血小板功能；②2007 年 AHA/ACC

NSTE-ACS 指南推荐：如对阿司匹林过敏或胃肠道不耐受，应服用氯吡格雷（负荷剂量：300～600mg，维持剂量 75 mg/d）。采用介入治疗的患者在冠状动脉造影诊断之前，应在阿司匹林的基础上联合使用氯吡格雷（负荷剂量 300～600 mg，维持剂量 75 mg/d）或静脉膜糖蛋白Ⅱb/Ⅲa（GPⅡb/Ⅲa）受体拮抗剂。采用保守治疗患者，应在其入院后尽早联合使用氯吡格雷（负荷剂量 300～600mg，维持剂量 75 mg/d），至少持续 1 个月，最好持续 1 年。氯吡格雷主要不良反应为出血、胃肠道不适、皮疹、头痛、眩晕和头昏等。其导致的中性粒细胞减少和血栓性血小板减少性紫癜的发生率较低，无需常规监测血小板计数。

2.1.3 GPⅡb/Ⅲa 受体拮抗剂　通过抑制纤维蛋白原与血小板表面的 GPⅡb/Ⅲa 受体结合，抑制血小板聚集的“共同最后通路”，从而达到抗血小板聚集的作用。常用的药物有阿昔单抗、依替巴肽及替罗非班，主要不良反应为出血和血小板减少。

NSTE-ACS 急性期药物治疗的患者不常规使用。治疗建议：①中高危 NSTE-ACS 患者，尤其是肌钙蛋白升高、ST 段压低或糖尿病患者，可在口服抗血小板药物（氯吡格雷、阿司匹林）的基础上，加用替罗非班作为初始治疗；②不建议 ST 段抬高心肌梗死（STEMI）患者溶栓时联合应用 GPⅡb/Ⅲa 受体拮抗剂，尤其是年龄 >75 岁的患者；③GPⅡb/Ⅲa 受体拮抗剂应在抗凝治疗基础上应用，可选择普通肝素或低分子肝素；④出血危险较高患者慎用或禁用，应用 GPⅡb/Ⅲa 受体拮抗剂期间，应监测血红蛋白水平和血小板计数。

2.2 抗凝治疗　冠心病抗凝治疗的药物包括普通肝素、低分子肝素、维生素 K 拮抗剂和直接凝血酶抑制剂。2007 年 ACC/AHA 对非 ST 段抬高的 ACS 治疗指南，推荐了 4 种抗凝药物：普通肝素、依诺肝素钠（克赛）、戊聚糖钠、比伐卢定（Bivalirudin）。普通肝素是目前 ACS 治疗和 PCI 术中最常用的抗凝剂。低分子肝素（LMWH）是普通肝素的解聚产物，多项研究结果（ESSENCE、TIMI 11B、FRISCⅡ研究等）证实了低分子肝素与普通肝素比较，疗效相似或更优。ExTRACT-TIMI 25 和 STEEPLE 研究有力的证实了对于急性 STEMI，依诺肝素钠比普通肝素具有更明显的临床疗效。依诺肝素钠是惟一被 2007 ACC/AHA 指南推荐使用的低分子肝素。

磺达肝癸钠（fondaparinux）和艾卓肝素（idraparinux）是新型的肠道外Ⅹa 抑制剂。最近在 NSTE-ACS 患者中进行的研究证实磺达肝癸钠优于低分子肝素[14]。比伐卢定是新发现的凝血酶Ⅱa 抑制剂，新的指南指出其可以作为 GPⅡb/Ⅲa 受体拮抗剂联用普通肝素/低分子肝素时的替代药。

直接凝血酶抑制剂主要包括水蛭素、阿加曲班和比伐卢定。该类药物的适应证不多。水蛭素和阿加曲班被批准用于治疗肝素诱导的血小板减少症患者，而比伐卢定则作为对肝素的替代，被批准用于 PCI 的患者。

2.3 溶栓治疗　常用的溶栓药物包括尿激酶、链激酶和重组组织型纤溶酶原激活剂。其中尿激酶、链激酶属于第 1 代的溶栓药物；重组组织型纤溶酶原激活剂属于第 2 代，第 3 代溶栓药物主要有瑞替普酶。目前指南多推荐重组组织型纤溶酶原激活剂。

溶栓药物用在规定的时间窗内（一般为 12 h 内，最佳时间 3 h 内）、并且没有溶栓禁忌证的 ST 段升高的急性心肌梗死患者；对于其他类型的冠心病患者，溶栓治疗反而有害. 因此只能抗栓而不溶栓治疗。

3 抗缺血治疗

3.1 β 受体阻滞剂　无明显禁忌证时，β 阻滞剂是稳定性心绞痛患者的一线用药；适用于没有禁忌证的心肌梗死急性期和心肌梗死后二级预防。心肌梗死后的二级预防可以改善存活、预防再梗死和猝死。新进研究发现 β 受体阻滞剂还能延缓冠状动脉粥样硬化进展[15]。

β 受体阻滞剂能够阻断拟交感胺类对心率和心收缩力受体的刺激作用，减慢心率、降低血压、减低心肌收缩力和氧耗量，从而缓解心绞痛的发作；限制心肌梗死面积、提高缺血心肌的室颤阈值，减少致命性的心律失常和心源性猝死。

3.2 钙拮抗剂 钙拮抗剂可扩张外周阻力血管及冠状动脉，可抑制或减少冠状动脉血管痉挛，抑制心肌收缩，降低心肌氧耗及增加冠状动脉血流，常与β受体阻滞剂联用有效对抗心肌缺血。非双氢吡啶类钙拮抗剂还能减慢心率，改善冠状动脉微血管功能。特别适用于某些β受体阻滞剂禁忌的情况，例如支气管哮喘、外周血管疾病等。钙拮抗剂副作用较少，患者耐受性好。

3.3 硝酸酯类药物 硝酸酯类药物除可扩张冠状动脉和外周血管，增加冠状动脉血流、降低阻力、减少回心血量，降低心室容量、心脏内压、心排血量和血压，减少心脏前后负荷和心肌需氧，从而缓解心绞痛。可以用于控制缺血发作或预防发作。根据病情需要可选用舌下含化或经静脉给药。硝酸酯类药物易产生耐药现象，建议间断用药。最近发现硝酸甘油也有逆转心室重构或减轻重构程度的作用。

4 血管紧张素转换酶抑制剂（ACEI）和血管紧张素Ⅱ受体拮抗剂（ARB）

ACEI 和 ARB 对冠心病的二级预防作用已经肯定，尤其后者在 ONTARGET 试验揭晓后被同等推荐，且咳嗽等不良反应较少。多项临床研究确立了 ACEI 及 ARB 在急性心肌梗死后患者的治疗地位；明确了在冠心病等动脉粥样硬化高危患者中，均可以显著降低心血管事件，但是尤其是在高危或控制不良的患者中疗效更佳。

5 醛固酮受体拮抗剂

EPHESUS 研究显示，在常规治疗的基础上，早期应用选择性醛固酮拮抗剂依普利酮，可使心肌梗死合并左心室功能不全和心力衰竭的患者，其 30 天病死率显著降低为 32%[16]。ESC/WCC 2006 公布的 JIKEI HEART 试验也显示了其具有明显的心血管保护作用。

另外，值得强调的是，药物治疗应在生活方式改善的基础上，全面控制各种危险因素，力求血压、血糖、血脂综合达标，并改善生活方式，以达到改善患者症状、减少心血管事件、提高生活质量、减少死亡的冠心病科学防治目标。从冠状动脉粥样硬化形成到血栓形成事件机制复杂多变，故应针对多个关键环节联合用药。冠心病药物治疗应该在循证医学指南指导下个性化合理治疗、科学预防。

参 考 文 献（略）

（原载于《中华老年心脑血管病杂志》2009 年 12 月第 11 卷第 12 期）

单次口服5-单硝酸异山梨酯缓释片前后中心动脉压与血药浓度的变化

王 平 刘玉清 蒋雄京 杜淑娴 董秋婷 许 莉 李一石

北京协和医学院中国医学科学院阜外心血管病医院 卫生部心血管药物临床研究重点实验室

5单硝酸异山梨酯（IS-5-MN）缓释片是治疗心绞痛的有效药物，其缓释制剂目前在临床上广泛用于冠心病心绞痛的长期治疗[1]。这类药通过扩张传输动脉和全身静脉起作用，常规剂量对阻力小动脉影响很小，故难以从外周血管阻力降低进行评估[2-3]。我们曾运用无创脉搏波分析法研究缓释硝酸甘油贴剂使用后桡动脉脉搏波的变化，揭示了硝酸甘油对不同特性血管的剂量依赖效应并区分其对传输动脉、阻力小动脉及容量静脉的不同效应[3-4]。单次口服缓释IS-5-MN后药物浓度的变化与中心动脉血流动力效应的关系国内外尚未见报道。因为IS-5-MN和硝酸甘油的药理机制类似，本研究希望运用无创脉搏波分析方法来揭示缓释IS-5-MN单次口服的心血管效应。

1 对象与方法

1.1 对象

①健康男性；②年龄18～30岁；③体格检查和实验室检查均正常；实验室检查包括血常规、生化全项、尿常规；④无药物过敏史，无心血管疾病史；⑤在实验前2周内未服用过任何心血管活性药物；⑥受试者愿意配合本研究。本研究经过阜外医院伦理委员会审核批准，所有受试者被告知研究的过程，受试者均自愿参加该研究并签署知情同意书。

1.2 材料

①袖带汞柱血压计（玉兔牌，上海医疗设备厂）；②桡动脉脉搏波（动脉脉搏波分析仪，SphygmoCor，澳大利亚PWV Medical公司）；③HPLC系统：高效液相二元输液泵、自动进样器、柱温箱（Agilent 1100，美国Agilent公司）；质谱仪（API3200Q-Trap，美国应用生物系统公司）；电子分析天平（AEG-45SM，日本岛津公司）；高速低温离心机（美国MicrocL 21R，Thermo electron corporation）；④IS-5-MN缓释片（依姆多）60mg/片，阿斯利康（中国）制药有限公司生产。

1.3 方法

采用单剂量自身对照的方法。受试者第1天先测量在空白状态下各个时间点的血压和脉搏波，第2天早晨7∶00空腹单次给药IS-5-MN缓释片60mg，分别于服药前0.5h、服药后0.5、1、2、3、4、5、6、8、12、16、24h测量受试者血中IS-5-MN浓度、血压和脉搏波。期间平静休息，禁烟酒，至研究结束。

1.3.1 桡动脉脉搏波测量

用龙胆紫标记右手桡动脉搏动最强点，定为压力传感器探头记录点。卧床安静休息5～10min后测右肱动脉收缩压和舒张压（PSP，PDP）2次，取均值。由于肱动脉与桡动脉之间血压差异甚微，输入分析仪作为桡动脉压力。在规定的时间点均连续3次记录桡动脉脉搏波，每次获取连续8s的波群，各时间点重复同样的步骤记录血压和桡动脉脉搏波直至研究结束。分析仪测量指标：分析仪在获取桡动脉脉搏波后，通过计算实时数字化转换为中心动脉脉搏波（这一技术已经过与动脉内测压对照证实可靠[5-9]），再对每次8s的波群进行平均取值。本文研究的中心动脉脉搏波的主要指标包括[4]：中心动脉收缩压和舒张压（CSP，CDP），中心动脉反射波增压（AUG），中心动脉反射波增压指数（AI），左室射血时间（ED）。由于生理上外周动脉舒张压与中心动脉舒张压几乎无差别，计算机转换时生成的 CDP 与相应的 PDP 数值相同。

1.3.2 IS-5-MN 血药浓度的测量

每次由肘正中静脉取血 4ml 移入含肝素抗凝的离心试管中，分离血浆。采用 HPLC-MS 方法测定血浆单硝酸异山梨酯的浓度。液相分离条件：色谱柱：Nova-pak C18 色谱柱（150′ 3.9、5.0mm，waters，USA）；流动相：乙腈和醋酸铵水溶液；柱温：35℃；分流比：1∶5；进样量：80μL；自动进样器温度：4℃。质谱条件：离子源，Torbo Ion Spray；检测方式，MRM 扫描；离子极性，负性；离子通道选择：单硝酸异山梨酯（*m/z* 249.9-*m/z* 58.9）；茶碱（*m/z* 178.9 *m/z* 163.9）；Dwell Time，200ms；离子源温度，200℃；检测离子电压，-4500V。以待测物单硝酸异山梨酯的浓度为横坐标，以待测物与内标物的峰面积比值为纵坐标，应用加权最小二乘法进行线性回归。

1.4 统计学方法

血药浓度-时间数据采用非房室模型梯形面积法计算浓度-时间曲线下面积（AUC_{0-t}），峰浓度（C_{max}）和达峰时间（t_{max}）为实测值。符合正态分布且方差齐性的计量资料以（$\bar{X} \pm s$）表示，用 SPSS 15.0 软件进行服药前后的重复测量方差分析（RMANOVA），以 $P<0.05$ 为差异有统计学意义。

2 结　　果

2.1 受试者基线临床特征

共入选 23 例健康男性，其中 1 例因无法耐受严重的头痛不良反应而退出，最终完成 22 例。22 例受试者年龄（22.8±2.5）岁，身高（172.4±3.2）cm，体质量（65.0±4.8）kg。

2.2 IS-5-MN 血药浓度的变化（图 1）

单次服用 IS-5-MN 后血药浓度急剧上升，5h 时达到峰值（601.0±144.2）pg/L，随后逐渐下降，12h 时降至（368.0±73.3）pg/L，24h 时降至（128.0±52.9）pg/L。

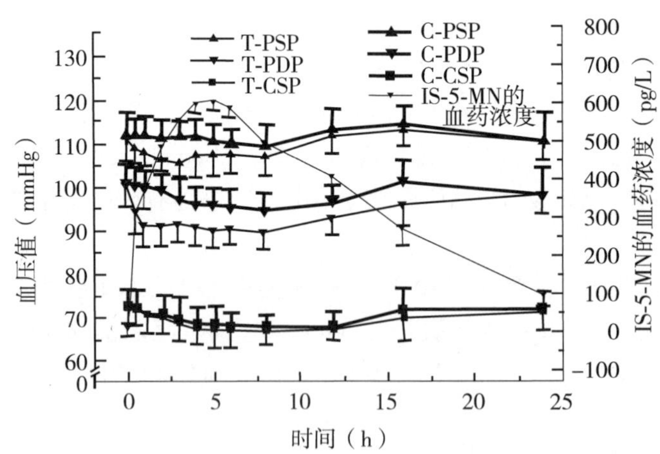

T-：服药后；C-：对照日；安慰剂；IS-5-MN：5 单硝酸异山梨酯；PSP：肱动脉收缩压；PDP：肱动脉舒张压；CSP：中心动脉收缩压。单次服用 IS-5-MN 后血药浓度急剧上升，5h 时达到峰值，随后逐渐下降。与服药前 1d 相应时间点比较，服药后 0.5h 中心动脉收缩压即显著下降，2～16h 下降幅度稳定在 4～6mmHg 之间（均 $P<0.01$），随后逐渐恢复。外周动脉收缩压仅在 2、3h 时有显著下降（$P<0.05$）。外周与中心的舒张压一样，均无显著变化（$P>0.05$）

图 1 IS-5-MN 血药浓度随时间的变化及对中心和外周动脉压的影响（$n=22$）

2.3 受试者脉搏波参数的变化

2.3.1 外周与中心动脉压的变化（图1）

与服药前1d相应时间点比较，单次服用IS-5-MN后0.5h，中心动脉收缩压下降（8.1 ±5.6）mmHg，1h时下降（9.2 ±4.3）mmHg，2～16h中心动脉收缩压下降幅度稳定在4～6mmHg之间（均 $P<0.01$）；24h时压力值已经与服药前相差无几。服药后外周动脉收缩压在2、3h时下降（7.2 ±4.2）和（5.3 ±2.5）mmHg（$P<0.05$），其余时间点有轻微的下降趋势，但差异无统计学意义。外周与中心的舒张压一样，均无显著变化（$P>0.05$）。

2.3.2 中心动脉反射波增压与增压指数的变化

与服药前1d相应时间点比较，单次服用IS-5-MN后0.5h，AUG与AI急剧下降分别为（6.5 ±3.1）和（20.2 ±7.4）%，并且在药后0.5～16h之间一直维持在这一水平（$P<0.01$）。16h后该效应逐渐减弱，至24h虽仍有一定的药物浓度，但该效应已基本消失（图2）。

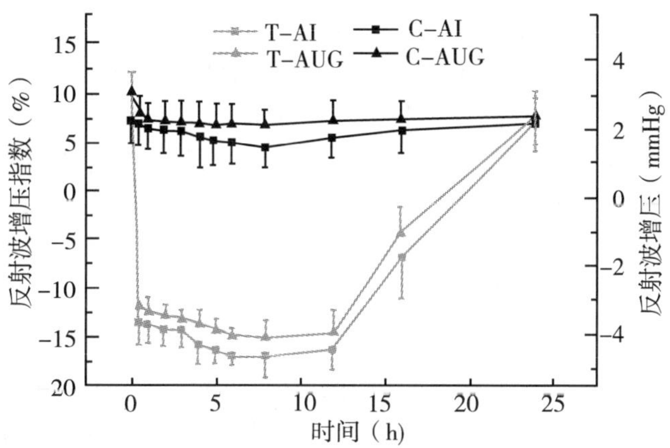

T-：服药后；C-；对照日；IS-5-MN：5单硝酸异山梨酯；AI：反射波增压指数；AUG：反射波增压。与服药前1d相应时间点比较. 服药后0.5h AUG与AI均急剧下降，至16h下降幅度稳定（均 $P<0.01$），随后逐渐恢复

图2 服单剂IS-5-MN后中心动脉反射波增压与增压指数的变化（$n=22$）

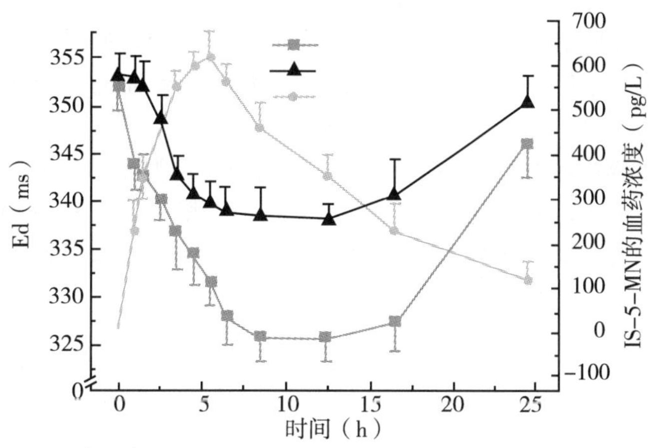

T-：服药后；C-：对照日；IS-5-MN：5单硝酸异山梨酯；ED：左室射血时间。与服药前1d相应时间点比较，服药后5h内随着血药浓度的急剧上升，ED仅轻度下降。5h后血药浓度逐渐下降。ED下降幅度却进一步增大。显示出一定的滞后性

图3 服单剂IS-5-MN后ED的变化（$n=22$）

2.3.3 左室射血时间和心率的变化（图3）

与服药前1d相应时间点比较，单次服用IS-5-MN后5h内，随着血药浓度的急剧上升，ED仅轻度下降，下降幅度约为（8.0±1.5）ms，但在5h后血药浓度逐渐下降，ED下降幅度却进一步增大，平均达到（12.5±0.8）ms，显示出一定的滞后性。在0.5～16h间ED下降差异均有统计学意义（$P<0.01$）。16h后该效应逐渐减弱，至24h虽仍有一定的药物浓度，但该效应已基本消失。心率仅在2～4h时有轻度上升，但无显著变化（$P>0.05$）。

3 讨 论

本研究运用脉搏波分析方法，揭示了健康志愿者服用首剂常规剂量的缓释IS-5-MN对不同特性血管作用的动态信息，并且在每个测量的时间点均有IS-5-MN的血浓度作关联，这样的深入研究在国内尚未见报道。

服用IS-5-MN后0.5h血药浓度已急剧上升，1h时已达到峰值浓度的80%以上，该时间段中心动脉收缩压和反射压力波增压平行下降，并不伴随心率、左室射血时间或肱动脉血压的显著下降，提示IS-5-MN降低中心收缩压的作用归因于传输动脉扩张所致波反射降低。随后血药浓度继续上升，5h达到峰值，这一作用增强，伴随着肱动脉收缩压的下降，但左室射血时间并无明显缩短，提示这一时间段静脉开始扩张，血液回流下降，但效应尚未达到显著心率增加和左室射血时间缩短，而主要是由于阻力小动脉扩张导致外周收缩压下降。5h后血药浓度线性降低，外周收缩压很快恢复，但中心动脉收缩压和反射压力波增压至16h才基本恢复，在该时间段左室射血时间明显缩短，提示阻力小动脉扩张呈血药浓度依赖性，而静脉扩张呈时间依赖性。左室射血时间在服药后5h内随着血药浓度的上升逐渐下降，但并不显著，随后血药浓度已开始衰减而左室射血时间才达到显著下降的水平，效应明显滞后，也提示IS-5-MN扩张容量静脉，使回心血量减少呈时间依赖性。

本研究表明，在服药后0.5h开始，中心动脉反射波增压和中心动脉反射波增压指数已经急剧下降到谷值，至12h虽然血药浓度维持在更高水平，但这两个参数并不随着血药浓度的上升而下降，而是基本维持在这一水平，12h后血药浓度衰减到较低水平，这两个参数才开始逐渐回升。在服药后血药浓度上升期和衰减期的血流动力学效应有显著差异，衰减期的血药浓度虽然与上升期一样，但效应已有所减弱，这可能归因于两方面：①血管对外源性一氧化氮开始出现部分耐受；②机体自身调节机制的拮抗，如交感神经和肾素血管紧张素系统活性的提高等[10]。IS-5-MN的血流动力学效应并不与其血药浓度呈线性相关这一现象提示，在考虑IS-5-MN的剂型时，固定剂量的条件下如能做到小剂量多次间歇崩解，避免持续高浓度，可能有助于保持血管有更好的反应性，提高临床疗效[11-12]。

本研究发现服用IS-5-MN后健康受试者的中心收缩压下降具有显著性，而舒张压变化不明显。因中心收缩压反映心脏后负荷，而冠脉的灌注主要与舒张压相关。故IS-5-MN对中心动脉血流动力学的影响有利于降低左室后负荷，并改善冠脉的舒张期灌注，这种作用独立于硝酸酯类药直接扩张冠脉效应，有益于冠心病心绞痛及左心功能的治疗[13]。

本主题国内外已有的结论

- 与袖带血压计相比，脉搏波分析有其独特优势，能更全面地反映中心动脉血流动力学。
- 脉搏波分析能很好地评估硝酸甘油的中心动脉血流动力学效应。

本文的新发现/新见解

- 首次运用脉搏波分析和血药浓度结合的方式阐明了 IS-5-MN 对传输动脉、静脉和小动脉的作用，并证明单次服用 IS-5-MN 在外周血压和心率未显著改变的情况下能使中心动脉血压、反射波增压、反射波增压指数、射血时间都出现显著下降。
- IS-5-MN 对中心动脉压力波形的影响呈非线性剂量相关性，这一现象提示，在临床实践中，小剂量多次间歇给药可能对中心动脉血流动力学效应更有利。

参 考 文 献（略）

（原载于《中华高血压杂志》2009 年 12 月第 17 卷第 12 期）

抗高血压药物的联合应用

樊朝美 李一石

中国医学科学院 北京协和医学院 心血管病研究所暨阜外心血管病医院 临床药理中心
卫生部心血管药物临床研究重点实验室

在我国高血压的患病率为18.8%，现患病人数为1.8亿；而人群高血压的控制率仅为6.1%。显示我国已成为世界上高血压危害最严重的国家之一。抗高血压药物的降压幅度与心血管疾病的转归直接相关，在一定的范围内，降压幅度越低，降低总的心脑血管事件的风险越显著。然而，目前使用的抗高血压药中，单药治疗仅对60%原发性高血压的患者有效，UKPDS和HOT等研究表明[1,2]，大多数患者需2种或2种以上的药物来使血压达标。在ASCOT研究中[3]，分别仅有15%和9%的高血压患者，在接受单一钙通道阻滞剂或β阻滞剂后，达到血压控制目标。联合抗高血压药物的降压达标率均达到70%以上。美国JNC7降压治疗方案指出，2期以上高血压（≥160/100mmHg），血压比目标血压>20/10mmHg以上者，初始治疗即需2种以上降压药联合应用。2005年，中国高血压防治指南（修订版）亦指出：根据基线血压水平以及有无并发症，高血压在起始治疗时，采用低剂量的单一用药或2种药物的低剂量联合治疗是合理的。2007年，欧洲高血压指南强调了降压达标对高血压患者，尤其是高危高血压患者临床转归的重要性，并进一步明确将高危或极高危的高血压患者，作为联合降压的初始治疗策略。

1 联合用药的意义

119项安慰剂对照研究的荟萃分析（Law MR等BMJ，2003；326∶1427）结果表明，常用的钙通道阻滞剂（CCB）、肾素血管紧张素转换酶抑制剂（ACEI）、肾素血管紧张素Ⅱ受体拮抗剂（ARB）、β阻滞剂及利尿剂，在单药降压治疗时疗效相似。当单药控制血压不达标（收缩压和舒张压下降分别小于140、90mmHg或收缩压和或舒张压下降分别小于20、10mmHg）时，单药剂量越大，不良反应发生率越高。联合用药可以实现降压疗效的协同效应[4]。小剂量联合治疗可减少不良反应。高血压是心血管病的独立危险因素，常与心脑血管事件密切相关，降压达标可明显降低心血管病的死亡率和致残率。高血压的发病机制涉及肾素-血管紧张素-醛固酮系统、交感神经系统、体液容量系统等多个方面，单药治疗血压达标率40%，且只能对高血压的其中一种机制进行干预，疗效有限；联合降压治疗，可干预多种升压机制。单药治疗时，血压降低后，会启动反馈调节机制，激发肾素血管紧张素系统（RAS）活性。低剂量抗高血压药物的联合治疗，可减少不良反应；2种不同峰效应的药物联合治疗，还可延长降压时间，达到长效、平稳降压，并加强了对靶器官的保护。

2 联合治疗的形式

联合降压治疗 有3种形式，包括降压药之间的联合治疗、降压药与非降压药（他汀类、抗血小板药）之间的联合治疗及降压药与非药物疗法的联合治疗。抗高血压药之间的联合治疗，又可分为处方联合治疗和固定剂量复方制剂的联合治疗2种形式。2种形式的联合治疗，各有优缺点：①处方联合治疗，优点是可采取各药的按需剂量配比处方，可方便调节品种和剂量，调整剂量比较灵活，可找到更适合个体化的治疗方案；缺点是影响服药的依从性，伴有其他伴随疾病时，服药种类较多，患者易主观改用、少用或弃用；②固定剂量复方制剂，是采用固定配比复方，优点是服用方便，有利于提高患者的依从性，降压机制互补，降压疗效显著，可更好的保护靶器官；缺点是欠灵活性，部分患者需要调整剂量时不够灵活，一部分特殊病人（如对某一类成分过敏）不适用；由于固定剂量复方制剂中2单药的比例是固定的，因此当某一配比的复方疗效不满意或出现不良反应时，剂量的调节不如单药方便。

联合用药的目的 分为3种情况：第1种，是亚治疗剂量（复方制剂中单药剂量低于被批准的最小剂量）的复方，复方制剂的目的是减少剂量依赖性不良反应，用于轻中度高血压患者的血压控制；第2种，复方制剂为低剂量复方制剂（复方制剂中的剂量为单药批准的最低剂量），此种复方制剂的目的是增加单药的疗效；第3种，复方制剂为中高剂量的复方（复方制剂中，剂量为单药批准的较高剂量或最高剂量），目的是增加单药的疗效或者减少剂量依赖性副作用。后2种复方制剂的适应症，应为单药治疗不能满意控制的高血压患者或单药治疗出现了副作用的高血压患者。

3 合理的联合治疗

在常用的5种抗高血压药物中，ACEI、ARB、β受体阻滞剂属于抑制RAS活性的药物；而长效二氢吡啶类CCB、噻嗪类利尿剂属于激发RAS活性的药物。2类不同抗高血压药合用时，原则上应选择分别能够抑制和激发RAS活性的抗高血压药物，即能够分别中和彼此触发的反馈调节。抗高血压药物配伍时，需具有协同作用，应为2种不同降压机制药物联用，常为小剂量联合，以降低单药高剂量所致的剂量相关性不良反应，副作用最好相互抵消或少于2药单用。

药物的选择必须依据循证医学证据，还应注意是否有利于改善多种危险因素，保护靶器官，减少心血管事件。合并用药可以用2种或多种降压药，每种药物的剂量不大，药物的治疗作用应有协同或至少相加的作用，其不良作用可以相互抵消或至少不重叠或相加。合并用药时，所用的药物种数不宜过多，过多则可有复杂的药物相互作用。因此，药物的配伍应有其药理学基础。

2007年，欧洲高血压指南强调了降压达标对高血压患者，尤其是高危高血压患者临床转归的重要性，指南中推荐了各种抗高血压药物的组合方案，并提供了一个抗高血压药联合治疗的药物组合图，即常见的6种抗高血压药的配合，常见的6种药物为二氢吡啶类CCB、ACEI、ARB、β受体阻滞剂、噻嗪类利尿剂、α受体阻滞剂。如：ACEI/ARB和利尿药、ACEI/ARB和二氢吡啶类CCB、二氢吡啶类CCB和β阻滞剂、二氢吡啶类CCB和利尿药。二氢吡啶类CCB，被该指南推荐为可与ACEI、ARB、β受体阻滞剂和利尿剂联合的基础用药。ARB也具有同样高效的降压和良好的耐受性及依从性。

已有的循证医学证据表明[2,3,5]，有很多临床试验，包括ASCOT研究、ACCOMPLISH试验[5]均支持以下药物组合：CCB和ACEI。ASCOT研究[3]证实了以长效CCB为初始用药，必要时联用ACE抑制剂的治疗方案，在降压和心血管保护方面有重要作用。CCB加ACEI或ARB，是较好的联合抗高血压药物治疗方案。ACCOMPLISH试验表明[5]，在高危高血压患者中，CCB联合ACEI长期治疗，可使高血压患者心血管事件显著减少20%。这些研究为高血压患者选择理想的联合治疗方案，提供了有力的循证医学证据。利尿剂和β受体阻滞剂；利尿剂和ACEI；利尿剂和ARB，亦是指南推荐的联合用药选择。

4 选择个体化的联合用药

对合并存在心血管疾病、糖尿病、代谢综合征以及亚临床器官损害的高血压患者，应选择个体化的联合用药的方案。联合用药时应个体化，应考虑每个患者的用药史、合并的其他疾病、基线血压水平、有无靶器官损害和危险因素。在低剂量2药联用后，如血压未达标，可有2种方案，一为加用小剂量第3种药物；另一种方法为继续用原2种药，并加至最大量。如血压仍未达标，3种药物均加至有效剂量。

ARB/ACEI 和噻嗪类利尿剂合用 可适用于高血压合并心力衰竭、高血压合并左室肥厚、单纯收缩期高血压、老年性高血压的患者。2 类降压药的合用可突显对 RAAS 和容量机制的双重阻断作用。还有协同作用，利尿剂因减少血容量而激活 RAAS，而 ARB/ACEI 能抑制 RAAS，从而产生协同降压作用。ARB/ACEI 可减少利尿剂引起的醛固酮增加而导致的低钾不良反应。噻嗪类可抑制远端输尿管对尿酸的排泄，从而产生高尿酸血症；而氯沙坦类 ARB 可能通过促进远端输尿管对尿酸的排泄，而纠正噻嗪类所致的血尿酸增高。ARB 和噻嗪类利尿剂合用的复方用药有 3 种固定剂量的复方制剂：复方缬沙坦（缬沙坦 80mg + 氢氯噻嗪 12.5mg），复方氯沙坦（氯沙坦 50mg + 氢氯噻嗪 12.5mg）、复方厄贝沙坦（厄贝沙坦 150mg + 氢氯噻嗪 12.5mg）。

长效二氢吡啶类 CCB 和 ACEI/ARB 适用于高血压肾病、高血压伴动脉粥样硬化。2 药合用血压达标率可达 80%。长效 CCB 联合 ACEI 获得双重效益的协同机制是：CCB 可迅速扩张外周血管，刺激肾素释放和交感神经兴奋；而 ACEI 可抑制 RAS 系统，并具有副交感活性，2 者可相互抵消。另外，ACEI 可改善 CCB 引起的心率增快及踝部水肿，2 药联合用药可以改善高血压合并或并发的心室肥厚、肾脏损害、内皮功能损害及血管粥样病变。

长效二氢吡啶类 CCB 和利尿剂 适用于单纯收缩期高血压和老年性高血压的患者，2 者均可兴奋交感神经系统。理论上无相加降压作用，临床试验表明，联合应用较单药疗效增加。

β 阻滞剂和长效二氢吡啶类 CCB 适用于高血压合并冠心病的患者。降压有协同作用，2 类药合用时，分别能够抑制和激发 RAS 系统，中和彼此触发的反馈调节。

β 阻滞剂和 ACEI/ARB 适用于高血压合并心肌梗死、高血压合并心力衰竭、高肾素型高血压的患者。2 药合用均可抑制 RAS 系统。

5 展　　望

目前我国抗高血压药物的联合治疗并不规范，应用现状还较为混乱，多数情况下都只是医师凭借个人经验做出选择。目前的高血压治疗指南，是国外学术权威机构根据循证医学证据做出的归纳总结，是否适用于我国国情尚无定论。中国的复方制剂应根据已有的国内临床应用情况，选择适合中国人的组方。例如使用 ACEI 时，中国人咳嗽的发生率明显高于白种人；中国人对 β 受体阻滞剂较敏感，需降低使用剂量；中国人对 CCB 的反应性较好。在 VALUE 试验中[6]，尽管 2 类降压药物均能使血压达标，尽管 2 类降压药的心血管死亡率没有差异；但与氨氯地平 5mg 起始剂量相比，80mg 起始剂量的缬沙坦，却显著增加了心肌梗死的发生率达 19%。这使我们重新认识到，降压药治疗的有效性和心血管保护作用方面不应混淆。2005 年，我国制订的高血压防治指南，并无详实的优化联合治疗方案，我们迫切需要细化的联合治疗方案。我国对新的复方降压药亟待加以研究，以适应新形势的需要。根据我国目前的国情，可否通过析因设计的临床研究，确定最佳的联合治疗剂量配比，尤其是创新组方的剂量配比，并依据大型临床研究的结果，修订更加理想的抗高血压联合治疗方案。

大多数高血压患者需要联合治疗才能达标，只有降压达标才能获得全面的心血管保护[7,8]；选择具有长效、平稳降压作用、具有多项心、肾保护的循证医学证据和良好的安全性降压药物，并由其组成的联合治疗方案，将有助于患者长期血压达标。

参　考　文　献（略）

（原载于《中国临床药理学杂志》2009 年 3 月第 25 卷第 2 期）

血管紧张素转换酶基因多态性对口服美托洛尔的高血压患者疗效的影响

刘立伟　陈国良　韩璐璐　刘　红　刘玉清　李一石

北京协和医学院　中国医学科学院阜外心血管病医院　卫生部心血管药物临床研究重点实验室

美托洛尔是一种临床上常用的抗高血压药物；但在疗效上存在着个体差异，这种差异性受多种因素影响，其中包括药物作用相关蛋白的基因多态性。美托洛尔除作用于交感－肾上腺素系统外，还作用于肾素－血管紧张素系统。β肾上腺素受体阻滞剂能够抑制肾素的释放，从而减少血管紧张素Ⅱ（AngⅡ）的生成[1]。AngⅡ能够介导血管收缩和醛固酮释放，对AngⅡ的抑制可能是β肾上腺素受体阻滞剂治疗高血压的机制之一。而且AngⅡ被认为是肾素－血管紧张素系统和交感－肾上腺素系统相互作用的关键位点[2]。近年来的研究发现，ACE基因Ⅰ/D多态性可影响交感神经系统的功能。血管紧张素转换酶（ACE）基因插入/缺失（Ⅰ/D）多态性影响体内AngⅡ浓度；但有关该多态性和美托洛尔疗效个体差异之间的关系却鲜有研究。为此本研究观察了高血压患者的ACE基因Ⅰ/D多态性对美托洛尔的降压和降心率效果的影响。

材料、对象与方法

1　研究对象、药品及给药方法

选择门诊高血压患者，年龄33－65岁，诊室收缩压≥140mmHg且＜180mmHg，和/或舒张压≥90mmHg且＜110mmHg。

美托洛尔，规格：每片100mg，批号：05062，四川瑞康利药有限公司生产。

用开放性试验设计。纳入患者口服美托洛尔100mg，每天1次，疗程8周。

2　评价指标

诊室内常规测量血压、心率；治疗前后，均监测24h动态血压和24h动态心电图。

3　基因型分析

取静脉血4ml，用DNA提取试剂盒（北京天根生化科技有限公司提供）提取外周血白细胞DNA；用PCR-RFLP方法分析基因多态性（*GeneAmp* 9700 PCR system，美国Applied Biosystems）。

引物通过Primer 5软件设计，由美国Invitrogen公司合成。引物上游序列为5′-AGAGGAGAGAGACTCAAGC-3′；下游序列为5′-TCGGGTAAAACTGGAGGATG-3′。

反应体系为25μL，DNA 50ng·μL^{-1}，2×Master Mix 12.5μL，引物各为0.5μL（5pmol·μL^{-1}）；其余用水补足。

反应过程：95℃ 5min；96℃ 30s，62℃ 30s，68℃ 30s共进行30个循环；68℃ 10min；反应产物通过2%琼脂糖凝胶电泳分离鉴定。

4　统计分析

数据处理用SPSS软件，计量资料用均数±标准差表示；治疗前后血压、心率的变化用配对t检验；组间血压、心率的变化用独立样本的t检验。用多元线性回归方程（逐步回归法，进入标准$P<0.05$；剔除$P>0.10$）控制混杂因素的影响。

结　果

1　ACE 基因多态性分析

共入选高血压患者 83 名。其中，Ⅱ型 30 名、ID 型 40 名、DD 型 13 名，分布符合 Hardy-Weinberg 平衡。

2　疗效评价

治疗前后，患者相关指标及其变化见表 1。

表 1　患者治疗前后的临床特征

Table 1　Some clinic characteristics at baseline and after-treatment

Item	Baseline	After-treatment
Age（year）	51.1 ±6.2	
Height（cm）	166.6 ±7.2	
Weight（kg）	73.3 ±10.0	
BMI（kg · m^{-2}）	26.3 ±2.6	
Office		
HR（beats · min^{-1}）	75.1 ±7.3	69.3 ±8.5
SBP（mmHg）	147.4 ±8.9	135.4 ±13.3
DBP（mmHg）	99.1 ±3.9	89.5 ±8.3
Daytime		
SBP（mmHg）	141.5 ±11.5	135.1 ±13.4
DBP（mmHg）	93.8 ±7.2	88.9 ±7.2
Night-time		
SBP（mmHg）	132.3 ±13.2	125.4 ±14.4
DBP（mmHg）	86.5 ±8.5	81.2 ±8.5
24-hour		
HR（beats · min^{-1}）	76.3 ±8.3	69.7 ±7.2
SBP（mmHg）	138.4 ±11.1	132.3 ±13.1
DBP（mmHg）	91.4 ±7.1	86.6 ±7.1

n =83，mean ± SD；BMI：Body mass index；Office：Measumd in clinic；Daytime：from 6：00 to 23：00；Nigh-time：from 23：00 to 6：00；HR：Heart rate；SBP：Systolic blood pressure；DBP：Diastolic blood pressure；Compared with baseline，P <0.05

由表 1 可见，用美托洛尔治疗后，血压和心率均明显下降（P <0.05）。

3　基因型与药物疗效的关系

以携带 ID 基因型和 DD 基因型的患者为 D^+组；以携带Ⅱ基因型者为Ⅱ组。治疗前，2 组间的血压、心率没有明显差别（P >0.05）。治疗后，ACE 基因 I/D 多态性可影响患者 24h 平均心率，见表 2。

由表 2 可见，治疗前后 24h 平均心率的差值在Ⅱ组是（8.7 ±8.2）次/分，D^+组是（5.5 ±6.3）

次/分（$P=0.046$）。在纠正了年龄、性别、体质量指数和治疗前的血压、心率后，ACE 基因 I/D 多态性仍然是预测治疗后 24h 平均心率的独立因素。

表 2 ACE 基因 I/D 多态性对治疗前后血压和心率的影响

Table 2 Effect of ACE gene I/D polymorphism on the levels of heart rate and blood press

Item	Baseline			After-treatment		
	II（$n=30$）	D^+（$n=53$）	P	II（$n=30$）	D^+（$n=53$）	P
Office						
HR（$beats \cdot min^{-1}$）	75.1 ±7.2	75.1 ±7.4	NS	68.4 ±9.2	69.7 ±8.1	NS
SBP（mmHg）	146.3 ±6.9	148.1 ±9.9	NS	133.4 ±12.8	136.5 ±13.6	NS
DBP（mmHg）	98.6 ±2.9	99.4 ±4.5	NS	88.6 ±8.8	89.9 ±8.1	NS
Daytime						
SBP（mmHg）	143.9 ±11.9	140.1 ±11.1	NS	137.8 ±14.2	133.6 ±12.8	NS
DBP（mmHg）	95.5 ±7.3	92.9 ±6.9	NS	90.3 ±7.4	88.1 ±7.1	NS
Night-time						
SBP（mmHg）	133.9 ±13.6	131.3 ±12.9	NS	129.2 ±14.1	123.3 ±14.5	NS
DBP（mmHg）	87.9 ±9.2	85.6 ±8.1	NS	82.6 ±9.1	80.6 ±9.1	NS
24-hour						
HR（$beats \cdot min^{-1}$）	76.3 ±9.9	76.3 ±7.3	NS	67.6 ±6.6	70.9 ±7.3	0.04
SBP（mmHg）	140.1 ±11.4	137.1 ±10.8	NS	135.5 ±13.1	130.5 ±12.6	NS
DBP（mmHg）	93.1 ±7.4	90.1 ±6.7	NS	88.1 ±7.3	85.8 ±6.9	NS

II：ACE gene insertin/insertion polymorphism；$D^{\dagger}$：ACE gene insertion/deletion or deletion/deletion polymorphism；NS：No statistical significance

讨　论

本研究发现，ACE 基因 I/D 多态性可影响美托洛尔治疗的 24h 平均心率；但对治疗后的坐位心率没有影响。

心率除受迷走神经、交感神经调控外，周期性的变化还受压力感受性反射的调节[3]。安静时，心率主要受迷走神经控制；运动、情绪激动时，心率主要受交感神经的影响，24h 平均心率则反映了这 3 种因素的共同影响。本研究发现，ACE 基因 I/D 多态性不影响治疗后坐位心率；而影响治疗后 24h 平均心率，提示该基因型对迷走神经没有影响，但可能影响交感神经和/或压力感受性反射。

Montgomery 等[4]报道，在不需要辅助供氧设备，就能登上 7km 以上高峰的优秀登山运动员中，II 型的携带频率明显高于 DD 的频率。Heled 等[5]发现，携带 II 型基因的健康受试者的耐热能力明显强于 DD 型携带者。这些研究结果提示，II 基因型携带者有更强的适应环境变化的能力，交感神经系统的基本功能之一就是适应环境的变化。另外一项研究表明[6]，该基因多态性影响交感和副交感神经系统的平衡。

在有关心率变异性的研究中也有类似的发现。心率变异性是衡量交感和副交感神经功能的一个较好的指标[7]，其 65% 左右的个体差异性归于遗传背景的不同[8]。Busjahn 等[9]和 Thayer 等[10]都发现，ACE 基因 I/D 多态性影响心率变异性；Busjahn 认为，可能与肾素 - 血管紧张素系统对压力感受性反射影响有关。

AngⅡ是肾素－血管紧张素系统中重要的活性因子，能影响压力感受性反射的敏感性和交感神经的活动强度。在大鼠的孤束核，电刺激引起的 Ang Ⅱ释放，可以强化交感神经传出冲动；同时使压力感受性反射活动减弱[11]。在该区域注射微量的血管紧张素受体拮抗剂，可以增强压力感受性反射[12]。Ang Ⅱ还能以增加突触内神经递质浓度的方式，强化交感神经的活动[13]。

本研究中，患者体内 Ang Ⅱ的水平除了受 ACE 基因 I/D 多态性的影响[14-15]外，还受美托洛尔的影响[1,16]。ACE 基因 I/D 多态性影响美托洛尔治疗后 24h 平均心率，可能是通过 AngⅡ对交感神经和压力感受性反射的影响实现的。需强调，这只是一种基于以往试验结果上的假设。在目前的技术条件下，无法直接测量患者局部组织中的 AngⅡ水平和交感神经的活动强度。因此本研究的结果需要设计更为严密、样本量更大的研究来证实。

以往有关 β 肾上腺素受体阻滞剂疗效个体差异的研究，主要集中在基因型对血压的影响上，对心率变化的研究很少。在特定的情况下，心率变化有着重要的临床意义，合并有快速性心律失常或心绞痛的高血压患者，其预后的改善，在很大程度上得益于心率的下降。鉴于心率变化的重要性，本研究为更有针对性的使用美托洛尔提供了有益的借鉴。

参 考 文 献（略）

（原载于《中国临床药理学杂志》2010 年 3 月第 26 卷第 3 期）

二种溶栓剂应用致死亡的病例分析

华 潞 张叶萍 庞会敏 胡 颖 李一石

中国医学科学院阜外心血管病医院 卫生部心血管药物临床研究重点实验室

积极的溶栓治疗是治疗ST段抬高急性心肌梗死（AMI）和肺血栓栓塞症（PTE）的重要而有效的措施。本文对近5年来应用重组组织型纤溶酶原激活剂（rt-PA）与尿激酶（UK）静脉溶栓治疗患者的院内死亡情况进行了分析研究。

1 资料与方法

对2005～2009年期间在中国医学科学院阜外心血管病医院就诊的使用溶栓剂的AMI和PTE病例，就其性别、年龄、溶栓剂和死亡情况进行回顾性分析。共117例AMI和PTE患者接受溶栓治疗，使用的溶栓剂只有二种：rt-PA和UK。rt-PA（阿替普照酶）为德国Boe-bringer Ingelheim公司生产，总量50～100mg。UK为广东天普生物化学制药有限公司生产的大普洛欣，总量75万U～150万U。

2 结 果

2.1 一般情况

117例溶栓患者平均年龄57.2±12.9（24～81）岁，其中，因患ST段抬高AMI而溶栓的患者57例，PTE溶栓者60例。应用rt-PA溶栓的AMI和PTE患者98例，其余19例应用UK溶栓（表1）。

2.2 死亡病例情况

使用溶栓剂的患者院内死亡10例，其中AMI患者7例，PTE患者3例。AMI溶栓治疗患者的院内死亡率为12%，死亡原因主要是心脏破裂（3例）、心源性休克（3例）和心室颤动（1例）；PTE溶栓患者院内死亡率为5%，3例均死于心源性休克。两组均无与出血相关的死亡病例（表2）。

表1 应用溶栓剂治疗患者的一般情况

	例数（n）	年龄（y）	男/女	死亡例数	死亡率（%）
病因					
急性心肌梗死	57	60.0±12.7（33～81）	47/10	7	12.28
肺栓塞	60	55.3±12.8（24～76）	28/32	3	5.00
溶栓剂					
rt-PA	98	57.4±13.1（24～81）	63/35	7	7.14
UK	19	56.2±12.2（35～77）	12/7	3	15.79
合计	117	57.2±12.9（24～81）	75/42	10	8.55

表2 死亡病例情况

病例	性别	年龄	溶栓剂	病因	死亡原因
1	男	74	rt-PA	AMI	心源性休克
2	男	60	rt-PA	AMI	心源性休克
3	男	77	UK	AMI	心源性休克
4	男	65	UK	AMI	心脏破裂
5	男	70	rt-PA	AMI	心脏破裂
6	男	74	rt-PA	AMI	心脏破裂
7	男	80	rt-PA	AMI	心室颤动
8	女	50	rt-PA	PTE	心源性休克
9	男	37	rt-PA	PTE	心源性休克
10	男	63	UK	PTE	心源性休克

3 讨 论

本文回顾分析的57例应用溶栓剂的AMI患者中，院内死亡率12.28%，所有院内死亡患者均在60岁以上，平均年龄71岁。文献报道AMI溶栓治疗，年龄≤60岁者，病死率为2.8%；年龄≥70岁者，病死率高达19%[1,2]。60例PTE患者，院内死亡率5%，直接死亡原因与基础疾病相关，为心源性休克，与文献报道结果相似[3,4]。

溶栓治疗风险较高，出血是其最常见的并发症，严重者危及生命，也是溶栓剂在临床使用受限的原因之一。荟萃分析1970～1998年发表的18个随机研究[5]，共896例患者接受溶栓治疗，颅内出血总发生率为1.2%，其中50%的患者死亡。应用UK或rt-PA治疗的患者颅内出血的发生率分别为1.3%和1.6%。颅内动脉瘤或肿瘤、新近发生颅内出血或梗塞和新近中枢神经系统外伤或手术都可能增加颅内出血的危险性。本文117例溶栓患者，无1例因严重出血并发症死亡。

3.1 严格遵守适合国人的溶栓治疗方案

AMI静脉溶栓治疗，颅内出血是最严重的致命性出血并发症。1998年一项国人研究表明，经静脉rt-PA溶栓治疗，颅内出血发生率高达5%[6]，高于西方人群的颅内出血发生率[5]。而且，中国人有两个特点有别于西方人群：一是即使不用溶栓药物，社区人群中，包括颅内出血在内的中风发生率高；二是平均体重低于西方人群。已知与颅内出血发生有关的4个危险因子是：年龄大于70岁、体重低于65kg、合并高血压、使用rt-PA[7]。有鉴于此，同时考虑东西方人群凝血活性可能存在差异，我国进行的TUCC临床试验建议采用小剂量50mg rt-PA溶栓[8]。

国外常用的PTE溶栓方案为rt-PA50mg或100mg 2小时内静脉滴入或UK首剂4400U/kg，10分钟内静脉注入，继而每小时4400U/kg静滴12～24小时[9]，但上述溶栓方案出血的发生率较高[10,11]，为减少出血率，程显声等[3]提出的UK 2小时溶栓方案，即UK 2万U/kg 2小时内静脉滴入。

本研究中的AMI和PTE患者均采用了适合国人的溶栓方案，即使在强化抗血小板药的前提下，也未发生严重的致命性出血并发症。

3.2 严格把握溶栓的适应证和禁忌证，权衡利弊

医生具有丰富地经验和良好地应变能力，严密观察病情、及时处理。本文中有2例患者在溶栓过程中因出血而提前终止了溶栓治疗，避免了严重出血并发症的发生。

与链激酶、尿激酶等非特异性溶栓药物相比，rt-PA为代表的特异性纤溶栓药物对全身纤溶活性

影响较小，对 AMI 患者开通梗死冠状动脉的效果更佳，且半衰期短，安全性高，快速简便，容易操作；对于 PTE 患者，尽管尿激酶和 rt-PA 两种溶栓药物 12 小时疗效相当，但 rt-PA 能够更快发挥作用，降低早期死亡率，减轻肺动脉内皮损伤，降低血栓栓塞后综合征以及慢性血栓栓塞性肺高压的发生危险。本文中 rt-PA 仍然是首选溶栓剂，大约 84% 的患者使用了 rt-PA 溶栓治疗 AMI 或 PTE，与当前我国专家共识保持一致[12,13]。

总之，临床中严格掌握溶栓适应证，溶栓中密切观察病情变化，科学规范的应用溶栓治疗心肌梗死和血栓栓塞性疾病是安全的。

参 考 文 献（略）

（原载于《中国药物警戒》2010 年 5 月第 7 卷第 5 期）

非离子型冠脉造影剂致急性严重过敏样反应的病例分析

娄 莹 徐 波 杨跃进 谢 爽 李一石

北京协和医学院 中国医学科学院阜外心血管病医院 卫生部心血管药物临床研究重点实验室

近年来在心血管介入诊断和治疗领域，低渗透压、非离子型碘造影剂已基本取代了以往的高渗透压、离子型碘造影剂，造影剂相关的不良反应也明显减少。但非离子型碘造影剂引发急性严重过敏样反应仍时有出现，若处理不及时，会危及患者生命，应引起临床医师的重视。本研究旨在对我院近年来冠脉造影和/或介入治疗过程中，使用非离子型碘造影剂后出现急性严重过敏样反应的病例进行回顾性总结，分析其临床特点并总结有效处理经验。

1 资料与方法

对2007年12月至2009年12月期间在我院进行冠状动脉造影和/或介入治疗的24314例患者进行回顾性分析。对所有发生急性严重过敏样反应，同时排除术前即有低血压、心力衰竭、脱水状态以及介入过程中血管破裂、夹层、闭塞、血栓形成等情况的病例进行分析研究。参照美国放射学会2008年最新修订的分型标准（目前国际上尚无统一的分型标准），严重过敏样反应表现为严重喉头水肿、惊厥、心肺功能停止、严重低血压、严重心律失常等[1]。接受非离子型碘造影剂血管内注射后1小时内发生的严重过敏样反应定义为“急性严重过敏样反应”。

2 结 果

24314例患者中，有9例在接受非离子型碘造影剂血管内注射后1小时之内发生严重过敏样反应，发生率0.037%，其中男性7例，女性2例，年龄范围53～68岁（表1）。该9例患者术前均做碘过敏试验，结果均为阴性，冠状动脉造影和（或）介入治疗术中均使用非离子型碘造影剂，其中7例患者使用碘普胺（Ultravist 370），1例使用碘帕醇（Iopamiro 370），1例使用碘普胺和碘克沙醇（Visipaque）。造影剂均从冠脉内注入，用量50～350ml不等。冠脉造影显示至少有一支以上的冠脉血管存在大于50%的狭窄。急性严重过敏样反应的临床表现主要为血压突然降低，甚至呈低血压休克状态，并伴有不同程度的心律失常，其他伴随症状包括呼吸困难、皮肤发红、皮疹、寒战、恶心、呕吐、胸闷、出汗、尿失禁以及颜面或球结膜水肿等。9例患者均被介入医师及时发现急性过敏样反应的征象，即刻给予处理，在吸氧、快速补液等治疗基础上，给予较大剂量升压药物（尤其是肾上腺素）以及糖皮质激素和/或抗组胺药物后，9例患者血压、心率均逐渐恢复至正常水平，其中8例经过继续抗过敏、升压药物治疗3～7天后治愈出院。1例死亡患者是在冠脉造影和介入治疗过程中出现血压降低、皮疹等严重过敏样反应，经有效救治后恢复正常生命体征，但术后第6天再次发生心肌梗死，引发心源性休克抢救无效死亡，判定与造影剂引发的急性过敏样反应无关。

3 讨 论

冠脉造影及介入治疗过程中所应用的含碘造影剂又称为冠脉造影剂。第一代含碘造影剂为离子型单体造影剂，以泛影葡胺为代表，因其渗透压是血浆渗透压的5～7倍，故毒副反应较大，目前在

表 1 冠脉造影和/或介入治疗中发生急性严重过敏样反应的病例临床特点

病例	性别	年龄（y）	应用造影剂品种	造影剂用量（ml）	症状出现时间	造影和/或介入治疗中的主要症状			采取的治疗措施						转归
						BP（mmHg）	HR（bpm）	其他症状	吸氧	补液	多巴胺	肾上腺素	地塞米松	其他	
1	男	62	碘普胺	150	造影完成后	40/20	0 心跳骤停	意识丧失、呼吸困难皮疹	✓	✓	✓	✓	✓	阿托品胸外按压	治愈
2	男	53	碘普胺	50	介入治疗后	60/40	50	寒战、颜面水肿、皮肤花斑、皮疹	✓	✓	✓	✓	✓	氢化可的松 非那根	治愈
3	男	68	碘普胺	50	介入治疗中	70/50	120 室性心动过速	皮疹	✓	✓	✓	✓	✓	非那根	死亡*
4	女	55	碘帕醇	250	介入治疗中	60/40	78	胸痛、呕吐、尿失禁	✓	✓	✓	✓	✓	吗啡	治愈
5	男	53	碘普胺	100	造影过程中	59/37	40	头晕、胸痛	✓	✓	✓	–	✓	阿托品 吗啡	治愈
6	男	61	碘普胺 碘克沙醇	150 200	造影完成后	45/30	69 结性心律	寒战、皮疹、球结膜水肿	✓	✓	✓	✓	✓	氢化可的松	治愈
7	女	68	碘普胺	200	造影完成后	60/40	30	胸闷、憋气、恶心、呕吐、发冷	✓	✓	✓	✓	✓	吗啡	治愈
8	男	67	碘普胺	60	介入治疗中	68/40	40	无	✓	✓	✓	✓	✓	阿托品 非那根	治愈
9	男	59	碘普胺	100	造影完成后	60/40	48	恶心、呕吐、胸闷	✓	✓	✓	✓	✓	无	治愈

注：*介入治疗术后第 6 天因再次发生心肌梗死引发心源性休克而死亡；–：未用；✓：使用

心血管造影中已很少应用。第二代非离子型单体造影剂以碘海醇、碘普胺、碘帕醇等为代表，其渗透压约是血浆渗透压的2倍，亲水性明显增加，从而降低了黏度、化学毒性、渗透毒性和神经毒性，目前在冠脉造影及介入治疗中应用最为广泛。非离子型二聚体造影剂以碘克沙醇为代表，标志着造影剂发展史上的一个里程碑，其最大特点就是达到了真正意义上的和血浆等渗。但即便是非离子型碘造影剂，其不良反应仍然存在[2]。本文只讨论非离子型碘造影剂引起的急性严重过敏样反应。

3.1 症状及发病机制

碘造影剂引起的急性过敏样反应是指注射碘造影剂后1小时内发生的各种不良反应，按严重程度又可分为轻度、中度、严重3个级别，但如何界定严重程度目前尚无统一标准[4]。急性过敏样反应的发生与造影剂使用的剂量、注入方式、速度无关，其症状与速发型变态反应类似，包括皮肤及黏膜（瘙痒、荨麻疹、红斑、斑丘疹、血管水肿等）、心血管（低血压、心悸、心律失常、心脏骤停、休克等）、胃肠道（恶心、呕吐、腹痛、腹泻）和呼吸系统（呼吸困难、支气管痉挛、喉头水肿等）等症状，其中以皮肤症状最为常见[3]。

急性过敏样反应的明确发病机制目前尚不清楚，大多数病例的病因学呈多因素，明确为IgE介导的Ⅰ型变态反应者极少。研究表明，急性过敏样反应至少部分与嗜碱性粒细胞和肥大细胞释放组胺有关[5]。碘造影剂激活组胺及其他介质释放的过程尚未明确，可归因于以下可能机制：①与渗透压或化学结构相关的直接膜效应；②T细胞、补体系统、激肽系统的激活；③IgE介导的抗原抗体反应[6,7]。

本研究所分析的非离子型冠脉造影剂引发的急性严重过敏样反应的病例均以低血压、休克为主要表现，1例患者出现了心跳骤停、意识丧失，其余患者也出现了不同程度的心律失常。部分患者还出现皮肤黏膜或消化道等其他系统的症状体征，其中1例患者出现了尿失禁，考虑可能与造影剂对神经系统的损伤有关。9例患者中没有观察到显著的支气管痉挛、喉头水肿、惊厥等表现。病例1患者在冠脉造影术中出现呼吸困难的症状，术后诉咽部不适、咽痛，推测可能存在轻度喉头水肿，但未经进一步检查证实。对实施介入治疗的医生来说，在冠脉造影和/或介入治疗过程中及术后，除了关注血压、心率、心电图等指标，也应对其他系统的症状体征细致观察，及时发现患者可能存在的问题。

3.2 发生率和危险因素

据Katayama等[8]报告，在日本一项涉及337647例样本的临床试验中，非离子型造影剂组的严重过敏样反应的发生率为0.04%。Cochran等[9]报告，在美国低渗性非离子型造影剂引起的过敏样反应的总发生率为1%~3%，其中严重反应的发生率为0.03%。本研究估计的严重过敏样反应的发生率与国外文献报道基本一致。需要指出的是，对冠心病患者，其在冠脉造影和/或介入治疗过程中出现的过敏样症状，有可能与心肌缺血或心力衰竭等症状相混淆，从而使介入医生对造影剂相关过敏样反应的报告有所减少。

发生严重过敏样反应的最重要的危险因素依次为既往对碘造影剂的过敏史、对其他药物食物过敏史、哮喘病史。同时心血管疾病、肾脏疾病、术前脱水状态、年龄过大或过小、紧张、焦虑、某些药物的应用（β阻滞剂、非甾体抗炎药）等都是发生造影剂相关严重过敏样反应的危险因素[10]。本研究中的9例患者经冠脉造影证实均诊断冠心病，本身就具有发生严重过敏样反应的危险因素。虽然9例患者病史中均无明确食物药物过敏史，但其中病例8的患者在术前3天就发现胸腹部、腰部皮肤有皮疹，伴瘙痒，过敏源不详，并于术前72小时和48小时给予2次氢化可的松静脉滴注后，皮疹有所减轻，但冠脉造影术中仍发生了严重的过敏样反应。故对于拟行冠脉造影和/或介入治疗的患者，术前应仔细询问患者既往过敏史，及时发现可能发生严重过敏样反应的高危患者。

3.3 治疗和处理

严重过敏样反应发生后，迅速识别和及时恰当地治疗是非常重要的。接受冠脉造影及介入治疗的患者，大多数有不同程度的冠脉病变，在冠脉造影及介入治疗的过程中，如果出现胸闷、呼吸困难、恶心、出汗、血压、心率下降等症状，容易被认为是心肌缺血或心功能不全引发的症状，介入医生这时要认真进行鉴别，仔细观察患者其他的症状体征，考虑到患者可能存在造影剂导致的不良反应。

对急性严重过敏样反应的及时处理措施包括保持气道畅通、吸氧、快速补液、监测血压和心率、心律等，药物治疗除应用糖皮质激素类药物外，肾上腺素也是治疗的有效药物。对于造影剂引发的过敏性休克，单纯应用多巴胺难以提升血压。肾上腺素作为一种肾上腺素能受体兴奋剂，能够收缩血管、提升血压、加快心率、增加心肌耗氧量，对于急性心肌梗死、不稳定心绞痛等急性冠脉综合征患者是相对禁忌，但对于过敏性休克的患者，低血压主要由于血管扩张引起，肾上腺素是治疗的首选药物。本研究中，9 例发生严重过敏样反应的患者有 8 例在抢救过程中反复给予多巴胺后血压仍不能维持，给予肾上腺素及地塞米松等药物后血压才逐渐恢复。故对于在冠脉造影和/或介入治疗过程中发生严重过敏样反应尤其是低血压的冠心病患者，应在分析风险/效益比后，谨慎而积极地应用肾上腺素。其他治疗药物还包括抗组胺药、阿托品等。

3.4 预防

为预防过敏样反应的发生，对于有过敏史的高危患者均应使用非离子型碘造影剂目前各国专家均已达成共识。在我国的各家临床机构，非离子型单体碘造影剂应用最为广泛，非离子型二聚体碘造影剂由于价格昂贵，应用相对较少。至于不同品种非离子型碘造影剂，慕朝伟等[1]进行的研究显示，未发现过敏样反应的发生以及反应严重程度与使用的不同品种非离子型碘造影剂有明确的相关。

对于术前碘过敏试验能否预示过敏样反应的发生，国外的学者们存在争议[2]。多数人认为价值有限，因为只有极少数严重过敏样反应患者有可能通过碘过敏试验阳性而检出（即符合 IgE 介导的速发过敏反应发病机理），试验阴性者仍有可能发生严重过敏样反应。本研究中所有发生严重过敏样反应的患者术前碘过敏试验均为阴性。同时碘过敏试验本身也有可能引发严重过敏反应，所以国外的医疗机构大多不实行术前的碘过敏试验，尤其是非离子型碘造影剂推广使用以后。国内鉴于目前医疗状况，碘过敏试验仍是术前准备之一。

预防性应用糖皮质激素能否预防严重过敏样反应的发生目前仍存在争议。Katayama 等[8]报道预防用药对使用非离子型碘造影剂患者无保护效果。Lasser 等[11]认为高风险患者在应用碘造影剂前 6 ~ 24 小时口服甲基强的松龙，再于术前 2 小时静脉给予甲基强的松龙后，可明显降低总的不良反应发生率及严重程度。本研究中的病例 1 患者在冠脉造影 1 周后因病情需要行冠脉介入治疗，术前约 1.5 小时给予地塞米松 20mg 静脉注射，介入治疗过程中血压、心率均平稳，仅表现为头颈部皮肤发红。而病例 8 的患者在术前 72 小时和 48 小时 2 次给予氢化可的松 200mg 静脉滴注，冠脉造影术中仍未能防止严重的过敏样反应的发生，可能与氢化可的松作用时间不能持续至药后 48 小时有关。目前仍需要大规模对照研究证实预防性应用糖皮质激素可以减少严重过敏样反应的发生。

总之，非离子型冠脉造影剂总的安全性良好，但在应用过程中应加强对严重不良反应的警戒，一旦患者发生低血压、休克、呼吸困难等严重症状时应及时识别，并迅速作出正确判断和处理，以保证患者的生命安全。

参 考 文 献（略）

（原载于《中国药物警戒》2010 年 5 月第 7 卷第 5 期）

胺碘酮对心脏瓣膜置换患者华法林初始服药1周内抗凝效果的研究

谢 爽 刘 红 娄 莹 黄一玲 蒋娟娟 许 莉 李一石

中国医学科学院 北京协和医学院阜外心血管病医院临床药理中心 卫生部心血管药物临床研究重点实验室

风湿性心脏病患者行械瓣置换术后需终生服用华法林抗凝，部分患者需在服用华法林抗凝的同时，合并服用胺碘酮控制心室率。既往对于稳定抗凝阶段的研究表明，胺碘酮可以增强华法林的抗凝效果，同时增加出血的发生，提示在两药合用时减少华法林的用量[1-4]。而胺碘酮对华法林起始抗凝效果的影响却未见报道。故拟在心脏瓣膜置换的患者中进行此项研究。

1 材料与方法

1.1 研究对象

2008年5月至2008年10月在中国医学科学院阜外心血管病医院住院行心脏瓣膜置换术的患者。男128例，女126例；主动脉瓣置换63例，二尖瓣置换191例；其中术后单独服用华法林的患者200例，合并使用华法林及胺碘酮的患者54例。

1.2 研究方法

记录患者每日国际标准化比值（INR）值及使用华法林剂量，胺碘酮等合并用药情况。计算患者术后前5 d华法林累积剂量。评价使用胺碘酮对患者术后首次进入治疗窗的时间及术后第6日能否进入治疗窗的影响。

1.3 统计方法

使用SPSS 11.5进行统计学处理；两独立样本之间的均值比较采用t检验；分析使用胺碘酮对术后前5 d华法林累积剂量的相关性使用多元回归分析；分析使用胺碘酮与术后第6日INR值能否进入治疗窗的相关性使用Logistic回归分析；Cox回归分析用来比较使用/未使用胺碘酮患者术后INR值首次进入治疗窗的危险比；分析使用/未使用胺碘酮患者术后INR值首次进入治疗窗时间的差异使用Log-rank test。

2 结 果

2.1 基线情况

术后单独服用华法林组患者与合并服用胺碘酮组患者在年龄、身高、体重及术前INR值等进行比较，其差异无统计学意义（$P>0.05$），见表1。

表 1 术前华法林组与华法林 + 胺碘酮组患者的基线水平. $\bar{x} \pm s$

Tab. 1 Baseline of warfarin and warfarin + amiodarone groups before operation. $\bar{x} \pm s$

Item	Warfarin group (n = 200)	Warfarin + Amiodarone group (n = 54)	P
Age/year	48.7 ± 12.5	52.2 ± 12.5	0.058
Height/cm	164.9 ± 8.1	162.8 ± 9.2	0.137
Weight/kg	63.4 ± 11.9	64.5 ± 13.1	0.547
INR_0	1.1 ± 0.1	1.1 ± 0.2	0.661

注：INR_0 – 术前 INR

Note: INR_0-INR before operation

2.2 使用胺碘酮对患者术后前 5 d 华法林累积剂量的影响

使用胺碘酮对全体、进入或未进入不同治疗窗的瓣膜置换患者前 5 d 服用华法林累积剂量无显著影响，结果见表 2（$P > 0.05$）。

单独使用华法林与合并使用胺碘酮患者术后前 5 d 累积剂量的比较，尽管目标 INR 值不同，联合服用华法林 + 胺碘酮的患者术后前 5 d 华法林累积剂量均低于单独服用华法林抗凝的患者。此差异除在未进入治疗窗为 INR1.5 ~ 2.6 的患者中存在统计学意义（$P < 0.05$）外，其余两组间的差异不具有统计学意义（$P > 0.05$）。见表 3。

表 2 使用胺碘酮对患者前 5 d 华法林累积剂量的影响

Tab. 2 Influence of amiodarone on total warfarin dose in first 5 days after operation

Therapeutic window	Patients	Partial regression coefficient	SE	Beta	P
INR1.5 – 2.6	Overall	– 1.311	0.698	– 0.118	0.061
	Within therapeutic window	– 0.676	0.761	– 0.063	0.375
	Out of therapeutic window	– 1.661	1.156	– 0.151	0.154
INR1.8 – 2.6	Overall	– 1.423	0.784	– 0.130	0.071
	Within therapeutic window	– 1.066	0.899	– 0.103	0.238
	Out of therapeutic window	– 2.331	1.621	– 0.185	– 0.156
INR1.5 – 2.0	Overall	– 0.374	1.684	0.029	0.825
	Out of therapeutic window	– 0.558	1.511	– 0.071	0.715

表 3 术后前 5 d 华法林累积剂量的组间比较. $\bar{x} \pm s$

Tab. 3 Comparison of two groups in total warfarin dose in first 5 days after operation. $\bar{x} \pm s$

Therapeutic window	Patients	Warfarin dose mg (n)		P
		Warfarin group	Warfarin + Amiodarone group	
INR1.5 – 2.6	Overall	18.2 ± 4.4 (200)	16.9 ± 5.0 (54)	0.061
	Within therapeutic window	18.0 ± 4.3 (160)	17.3 ± 4.9 (43)	0.375
	Out of therapeutic window	19.2 ± 4.9 (40)	15.4 ± 5.2 (11)	0.027
INR1.8 – 2.6	Overall	18.2 ± 4.5 (146)	16.7 ± 5.1 (47)	0.071
	Within therapeutic window	17.9 ± 4.3 (99)	16.9 ± 5.0 (33)	0.238
	Out of therapeutic window	18.6 ± 5.1 (47)	16.3 ± 5.6 (14)	0.156
INR1.5 – 2.0	Overall	18.3 ± 4.2 (54)	18.0 ± 4.4 (7)	0.825
	Out of therapeutic window	18.5 ± 3.2 (22)	18.0 ± 4.4 (7)	0.715

2.3 使用胺碘酮对患者术后第6日进入治疗窗的影响

2.3.1 术后第6日患者进入治疗窗情况 术后第6日华法林+胺碘酮组未达到，进入及超过治疗窗的患者分别为3人（5.6%）、43人（79.6%）和8人（14.8%）；华法林组未达到，进入及超过治疗窗的患者分别为22人（11.0%）、160人（80.0%）和18人（9.0%）。两组比较，差异无统计学意义（$P>0.05$）。

2.3.2 使用胺碘酮与术后第6天INR值进入治疗窗的相关性 在不同治疗窗的患者中的研究均发现，使用胺碘酮与术后第6日INR值进入治疗窗的不具有相关性（$P>0.05$），见表4。

表4 使用胺碘酮与患者术后第6日INR进入治疗窗的相关性

Tab. 4 Correlation betwwen the use of amiodarone and INR within the therapeutic window in day 6 after operation

Therapeutic window	Correlation	Relative risk	Relatie risk-95% CI	*P*
INR1.5－2.6	－0.023	0.977	0.463－2.064	0.977
INR1.8－2.6	0.112	1.119	0.547－2.288	0.758
INR1.5－2.0	－21.578	0.000	0.000	0.999

2.4 使用/未使用胺碘酮患者术后INR首次进入治疗窗时间的差异

在目标INR分别为1.5～2.6、1.8～2.6及1.5～2.0的患者中，使用/示使用胺碘酮患者术后INR首次进入治疗窗的时间差异，不具有统计学意义（$P>0.05$），见图1～3。

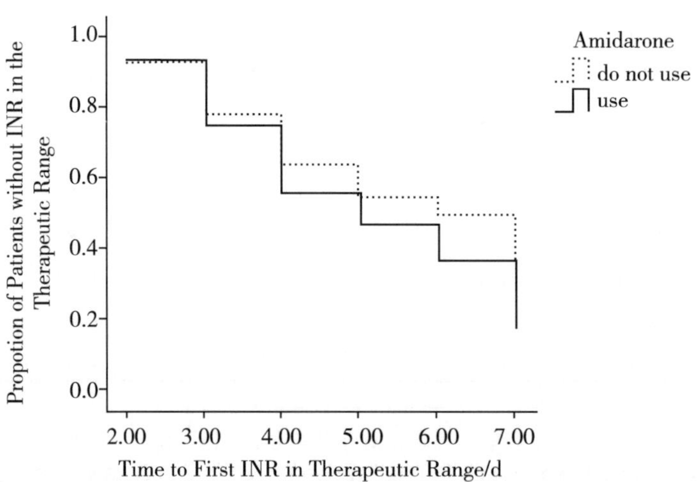

图1 治疗窗为INR1.5～2.6的心脏瓣膜置换患者术后INR值首次进入治疗窗时间的差异

Fig. 1 Difference of the time to first INR in therapeutic range (INR 1.5－2.6) in the patients with heart valve replacement

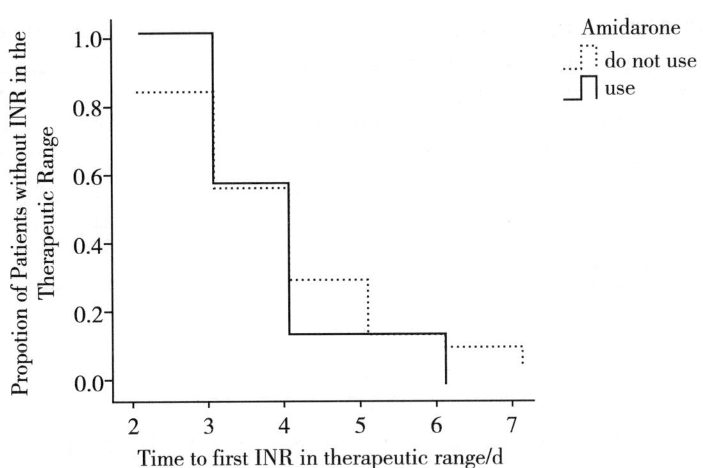

图2 治疗窗为 INR1.5～2.0 的心脏瓣膜置换患者术后 INR 值首次进入治疗窗时间的差异

Fig. 2 Difference of the time to first INR in therapeutic range (INR 1.5－2.0) in the patients with heart valve replacement

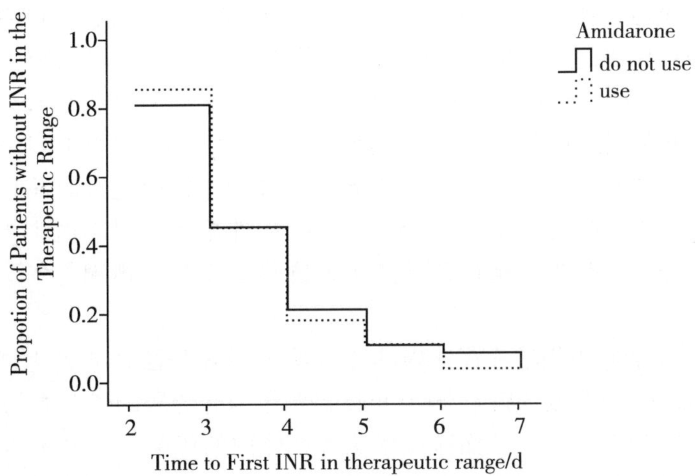

图3 治疗窗为 INR1.8～2.6 的心脏瓣膜置换患者术后 INR 值首次进入治疗窗时间的差异

Fig. 3 Difference of the time to first INR in therapeutic range (INR 1.8－2.6) in the patients with heart valve replacemen

2.5 使用胺碘酮与术后 INR 首次进入治疗窗时间的相关性

使用胺碘酮不影响瓣膜置换患者术后首次进入治疗窗的时间（$P>0.05$），见表 5。

表 5 使用胺碘酮与心脏瓣膜置换患者术后 INR 值首次进入治疗窗时间的相关性

Tab. 5 Correlation betwwen the use of amiodarone and the time to first INR in therapeutic range after operation

Therapeutic window	Correlation	Relative risk	SE	*P*
INR1.5 – 2.6	0.056	1.058	0.154	0.713
INR1.8 – 2.6	0.229	1.257	0.168	0.174
INR1.5 – 2.0	–0.534	0.586	0.403	0.185

3 讨论

华法林目前是世界范围内一线口服抗凝药物，至今无替代品种。口服华法林作为机械瓣置换术后抗凝治疗，预防血栓形成及循环栓塞的发生，已得到广泛临床验证[5]。目前国内无统一的华法林临床使用指南，我院根据多年临床经验进行总结，目前临床对瓣膜性心脏病患者术后华法林抗凝强度的推荐如下：主动脉瓣置换术：INR 1.5 ~2.0；二尖瓣膜置换术；INR1.8 ~2.6；三尖瓣置换术；INR2.5 ~3.5，此治疗窗的制定与国内其他医院基本相同。

有研究[6~8]表明，华法林的维持剂量与 VKORC1 与 CYP2C9 基因多态性、年龄、身高、体重等人口学特征、合并用药及饮食等因素有关。胺碘酮与华法林存在相互作用在 1988 年被首次报道[9]。对于 INR 已经处于稳定状态的患者，如用胺碘酮后，在最初的 2 周内，患者的 PT 延长了 44%，减少华法林剂量 25 ~50% 才能使 INR 处于治疗窗。Sanoski 等[4]对 43 例华法林和胺碘酮合用患者进行了 1 年的观察，发现两药相互作用的高峰出现在第 7 周，华法林平均最大降幅为 44%。胺碘酮每日维持剂量为 400、300、200 和 100 mg 时，华法林每日剂量降幅分别均为 40%、35%、30% 和 25%。研究表明，胺碘酮影响华法林的稳定抗凝效果，且两药的相互作用与胺碘酮的维持剂量呈显著相关性。

目前有关胺碘酮及华法林相互作用的研究结果均来自华法林稳定抗凝阶段，对于华法林起始抗凝阶段的研究较少。且对于瓣膜置换术的患者，手术及体外循环会引起血小板减少，并激活凝血系统，同时会引起凝血因子活性改变。故有必要在初始抗凝阶段对胺碘酮与华法林的相互作用进行深入研究。

胺碘酮及其代谢产物抑制 *R*-华法林在体内的还原及 *R*-及 *S*-华法林的氧化过程[10]，华法林在肝脏被 CYP 同工酶 1A2，2C19，2C9 及 3A4 代谢，而胺碘酮作为肝药酶的代谢底物，可以抑制 CYP 1A2，2C9，2D6，3A4，3A5 及 3A7[10~13]，从而减慢华法林在体内的代谢，减少在体内的清除。

本试验发现，尽管目标 INR 值不同，联合服用华法林 + 胺碘酮的患者术后前 5 d 华法林累积剂量均低于单独服用华法林抗凝的患者，但两组患者术后前 5 d 华法林累积剂量的差异不具有统计学意义，本试验在不同治疗窗的患者中进行的 Logistic 回归的结果证实了使用胺碘酮不影响华法林前 5 d 累积剂量。此结果与稳定抗凝阶段研究结果相同。Sanoski[4]、Darja[14]及姚均迪[15]等的研究均发现，加用胺碘酮 1 周后，华法林的维持剂量下降，但与基线相比没有统计学差异。

心脏瓣膜置换的患者，术后抗凝治疗的目的是使患者 INR 尽快达到所需抗凝强度，减少血栓等并发症的发生，从而提高患者的生存质量。术后首次达到治疗窗的时间超短，标志着患者达到所需抗凝强度的时间超短，其发生并发症的可能性越小。同时，如无并发症患者术后第 6 日将拆线出院，在院外继续进行抗凝治疗，故术后第 6 日患者 INR 是否达到治疗窗对出院后患者华法林剂量的确定有十分重要的指导意义。本试验发现，与单独使用华法林比较，华法林与胺碘酮合用，在初始第一周不影响患者首次达到治疗窗的时间及术后第 6 日是否达到治疗窗，所用华法林剂量两组也无明显差别，这一结果对临床指导华法林的使用有一定意义，推测可能是由于胺碘酮吸收代谢较慢，尚未与华法林产生相互作用，在以后继续用药过程中，还是要认真地进行 INR 监测。

综上所述，瓣膜置换患者术后合并使用胺碘酮，可减少华法林的剂量，但不影响华法林初始抗凝效果。推测此结果与胺碘酮的药动学特点有关，胺碘酮口服吸收迟缓且不规则，3 ~7h 后达血药峰浓度，约 1 月后达到稳态血药浓度。连续口服 4 ~5 d 开始起效，5 ~7 d 达到最大作用，停药后作用可持续 8 ~10 d。考虑本试验中术后胺碘酮应用时间短，故胺碘酮对华法林初始抗凝效果的影响不明显。

参 考 文 献（略）

（原载于《中国药学杂志》2010 年 4 月第 45 卷第 8 期）

冠状动脉介入治疗用药致上消化道出血的病例分析

谢 爽 徐 波 杨跃进 娄 莹 李一石

中国医学科学院 阜外心血管病医院 卫生部心血管药物临床研究重点实验室

近年来，我国冠心病发病率呈逐年上升趋势，随着心血管介入诊断和治疗技术的完善和推广，接受冠脉造影和（或）介入治疗的患者日益增加。同时由于冠心病规范治疗倡导的阿司匹林和氯吡格雷双重抗血小板治疗及低分子肝素的使用，冠心病患者冠脉造影和（或）介入治疗后，上消化道出血时有发生。本研究对阜外心血管病医院近年来冠脉造影和（或）介入治疗过程中出现上消化道出血的病例进行回顾性总结，分析其临床特点，旨在为临床合理用药提供参考和依据。

1 材料与方法

选择2007年1月至2009年12月于阜外心血管病医院进行冠状动脉造影和（或）介治疗术后7天内出现上消化道出血的患者为研究对象。根据住院病历，记录年龄、性别等人口学信息；既往病史；术前血压、心率、血小板计数、凝血指标、肝肾功能及术前用药；术中肝素用量；冠状动脉病变情况；术后上消化道出血时间及出血量、处理及转归；合并症等，汇总资料进行研究分析。

2 结 果

2.1 一般情况（表1）

2007年1月至2009年12月在本院进行冠状动脉造影和（或）介入治疗的33524例患者中，42例患者在治疗后出现上消化道出血，发生率0.13%。其中男性34例，女性8例，年龄范围36~86岁。

发生上消化道出血的42例患者中，心绞痛患者23例，占54.8%，急性心肌梗死患者19例，占45.2%。42人中有2人既往患有溃疡病史，1例因系统性红斑狼疮长期服用强的松治疗。25人合并高血压病，5人合并糖尿病，17人合并高脂血症。

表1 患者一般情况

	性别		年龄				原发病		冠脉病变				合并症		
	男	女	<40	40~49	50~60	>60	AP	AMI	单支	双支	三支	三支+左主干	HP	DM	其他
例数（n）	34	8	1	2	6	33	23	19	4	12	16	7	25	5	17
构成比(%)	81.0	19.0	2.4	4.8	14.3	78.6	54.8	45.2	9.5	28.6	38.1	16.7	59.5	11.9	40.5

2.2 出血情况（表2）

42例患者中，呕血5例，占11.9%，其中2例出现失血性休克；呕吐物潜血阳性8例，占19%；黑便6例，占14.3%；便潜血阳性23例，占54.8%。患者出现上消化道出血，大部分发生于冠脉造影和（或）介入治疗后48小时内。其中术后24小时内发生14例（33.3%），第2天发生8例（19.1%）。出血发生于冠脉造影和（或）介入治疗第3、4、5、6天的分别为6、5、2、4例；发生于第7天及以上的为3例。

表2 患者上消化道出血情况

	出血量				出血时间（介入治疗后，h）						
	呕血	呕吐物 OB（+）	黑便	便 OB（+）	<25	25~48	49~72	73~96	97~120	121~144	>144
例数	5	8	6	23	12	7	6	5	2	4	3
构成比(%)	11.9	19.0	14.3	54.8	30.8	17.9	15.4	12.8	5.1	10.3	7.1

2.3 合并用药

患者在冠脉造影和（或)/介入治疗前均至少服用1次阿司匹林及氯吡格雷进行抗血小板治疗，其中12名为再发心肌梗死患者，已至少连续使用双重抗血小板治疗1个月。患者术中均使用肝素钠抗凝，平均使用47.5mg/人。

2.4 转归

所有患者在抗酸、止血、快速补液等治疗后，出血停止。39例药物治疗3~7天后治愈出院，3例死亡患者均是由于急性心肌梗死引发心源性休克而死亡，见表2。

3 讨 论

3.1 冠状动脉介入治疗后消化道出血的临床特点

上消化道出血的临床表现主要取决于病变的性质、部位及出血量与速度。呕血与黑便是上消化道出血的特征性表现。便潜血阳性提示每日出血量在5ml以上，黑便的出现说明每日出血量在50~70ml以上，胃内储积血量达250~300ml可引起呕血[1]。

本文分析的发生上消化道出血的42例患者中，大部分为小量出血，呕吐物潜血阳性8例，便潜血阳性23例，共占73.8%。呕血5例，占11.9%，其中2例出现失血性休克，分别发生于介入治疗术中及术后第5日。

3.2 发生原因

3.2.1 应激性溃疡 应激性溃疡指患者在应激状态下发生的胃和十二指肠黏膜损害，包括多发性糜烂和溃疡，临床主要表现为上消化道出血，少数可能发生穿孔。据内窥镜检查，重症监护病房（ICU）住院患者在入院后18~24小时内行胃镜检查，胃十二指肠炎损害的发生率高达52%~100%，其中应激所致显性出血发生率为20%[2]。

本组患者均因急性心肌梗死或不稳定心绞痛而入院进行治疗，均处于应激状态。应激时由于交感肾上腺髓质系统强烈兴奋，儿茶酚胺增多，内脏血流量减少使胃肠黏膜缺血，致使上皮细胞能量不足，不能产生足量的碳酸氢盐和黏液，使碳酸氢盐黏液层所组成的胃黏膜屏障遭到破坏，同时胃腔内的H^+向黏膜内反向扩散，在黏膜下积累而造成损伤。

3.2.2 阿司匹林及氯吡格雷双重抗血小板治疗 本组42例冠脉介入治疗后出现上消化道出血的患者，均为不稳定心绞痛或急性心肌梗死患者，行介入治疗前均至少使用1次阿司匹林及氯吡格雷双重抗血小板治疗，其中12名患者因陈旧性心肌梗死，而至少已连续使用双重抗血小板治疗1个月。

目前治疗指南建议，置入裸支架术后双重抗血小板治疗至少4周，而药物涂层支架（Drug Eluting Stent，DES）术后至少12个月，以预防支架内血栓形成及缺血性事件[3]。随着PCI和DES临床应用的增多，人群中接受阿司匹林及氯吡格雷双重抗血小板治疗的患者增加了425%[4]，与此相关的上消化道出血（Upper Gastrointestinal Hemo rrhage，UGH）发生率也明显增加。

阿司匹林抑制黏膜前列腺素的合成，可直接引起黏膜糜烂，甚至出血和穿孔。阿司匹林抑制血小板功能呈剂量依赖，服用较高剂量阿司匹林发生 UGH 的风险增加 4 ~ 6 倍[5]。CAPRIE 研究[6]证实，氯吡格雷引起 UGH 显著低于阿司匹林（0.52% vs 0.72%，$P<0.05$）。氯吡格雷是否引起黏膜损伤不明确，现有证据提示其可能不引起新的溃疡形成，但可能由于影响止血功能而引起原黏膜缺损或瘢痕的再出血[8]。

阿司匹林与氯吡格雷合用 30 天 UGH 的发生率为 1.3%，有消化道溃疡出血史的患者高达 12%[7,8]，是阿司匹林或氯吡格雷单药治疗的 2 ~ 4 倍[9]。急性冠脉综合征（Acute Coronary syndrome，ACS）患者在阿司匹林的基础上加用氯吡格雷，所有出血事件增加 50%[10]。CURE 研究[11]中，氯吡格雷 75mg 联合阿司匹林 200mg 治疗 1 年，消化道出血发生率明显高于小剂量阿司匹林（≤100mg）（4.9% vs 3%，$P<0.05$）。

目前认为，本组患者冠脉介入治疗后出现上消化道出血与使用阿司匹林及氯吡格雷联合抗血小板治疗有关。

3.2.3 肝素与低分子肝素的使用　本组患者在行冠脉介入治疗的过程中均使用了肝素钠抗凝，平均 47.5mg/例，剂量范围 25mg ~ 115mg。同时在介入治疗后，除术中呕血的 2 例患者外，其余 40 名患者均使用低分子肝素（LMWH）进行抗凝治疗。

目前没有证据表明，肝素钠会直接引起消化道出血，但由于其可以影响凝血过程的多个环节，故会使冠脉介入后消化道出血患者病情加重。肝素钠直接静脉注射可立即发挥最大抗凝效应，3 ~ 4 小时后凝血时间恢复正常。但由于肝素钠在体内代谢快（静脉注射后半衰期为 1 ~ 6 小时，平均 1.5 小时），且抗凝效应持续时间短，故目前没有证据表明冠脉介入患者术后消化道出血与术中使用肝素钠有关。LMWH 皮下给药后 2 ~ 5 小时达到药效高峰，且 8 ~ 10 小时后才能下降到 0.6U/ml，抗凝效果可持续 24 小时。故目前可推测冠脉介入治疗后患者如出现上消化道出血，则 LMWH 的应用可以使出血时间延长，出血程度加重。故需立即停用，待出血停止后才能继续使用。

3.3 治疗及预防

本文 42 例冠脉造影/介入术后出现上消化道出血的患者，经口服凝血酶、静脉注射奥美拉唑、补液、停低分子肝素皮下注射等治疗后，出血停止，39 名患者治愈出院，3 名患者因原发病恶化而死亡。患者行冠脉介入治疗前均未给与抗酸剂或质子泵抑制剂预防上消化道出血的发生。既往研究表明，预防性使用抗酸剂可以降低重症患者的应激性溃疡发生率。Hasting 等[14]对 ICU 病房 100 例危重患者进行随机前瞻性研究，51 例接受抗酸剂预防性治疗的患者中仅有 2 例（4%）发生消化道出血，对照组 49 例不接受抗酸剂预防性治疗的患者中有 12 例（25%）出血。近年来的研究[12,13]表明，H_2 受体拮抗剂及质子泵抑制剂均可以预防高危患者术后应激性溃疡的发生。

冠脉介入治疗后上消化道出血是多因素综合作用的结果。口服阿司匹林导致胃黏膜不同程度损伤时上消化道出血的基础，在应激状态下，胃酸分泌过多，侵蚀已有损伤的胃黏膜是上消化道出血发生的根本原因，而抗凝药物的应用使难以形成血栓止血。当发生上消化道出血后，停用抗凝及抗栓药物，将增加支架内、血管内再狭窄的发生率。而应用抗酸剂、H_2 受体拮抗剂及质子泵抑制剂可抑制胃酸分泌，减轻胃黏膜损伤。目前没有明确证据说明抗酸剂、H_2 受体拮抗剂会影响氯吡格雷的抗凝活性。因此，应考虑对高危患者适当应用抑酸药物以减少冠脉介入治疗后上消化道出血的发生。

参　考　文　献（略）

（原载于《中国药物警戒》2010 年 5 月第 7 卷第 5 期）

关注心脏介入治疗后上消化道出血

李一石

中国医学科学院阜外心血管病医院 卫生部心血管病药物临床研究重点实验室

近年来随着心脏介入治疗技术的普及，冠心病治疗合并应用抗血小板制剂、抗凝、溶栓药物的增加，由此发生上消化道出血的病例也逐年增多。

1 应激性溃疡

应激性溃疡（stress ulcer，SU）是指机体在各类严重创伤、危重疾病等严重应激状态下，发生的急性消化道糜烂、溃疡等病变，最后可导致消化道出血、穿孔，并使原有病变恶化。临床特点是原发病越重，SU 的发病率越高，病情越加凶险，死亡率越高；没有反酸、上腹痛等前驱症状，多以上消化道出血（呕血或黑便）或失血性休克为主要临床表现；SU 多发生于原发病出现的 3 ~5 天内。胃镜下可见，病变以胃体部多见，以多发性糜烂、溃疡为主，溃疡深度可达黏膜下、固有肌层和浆膜层[1]。

发生急性心肌梗死时交感神经兴奋，体内儿茶酚胺分泌增加，使胃黏膜血管痉挛、缺血；同时心肌收缩力下降，心搏出量减少，脏器灌注不足，胃黏膜屏障破坏。以上两种原因共同引起消化道出血。国内报道，急性心肌梗死后患者4 %~12.5%会出现上消化道出血，多发生于心肌梗死后的72小时以内。出血以呕血和黑便为主要临床表现，小部分患者因出血量大导致失血性休克[2]。

现在已有成熟的救治急性心肌梗死发生后的系列治疗措施，但急性心肌梗死患者以上述原因发生消化道出血，有时是防不胜防的。关键是早期发现，及时诊治，预防严重并发症的出现。

2 合并应用抗血小板、抗凝、溶栓药

2.1 阿司匹林

阿司匹林通过抑制环氧酶，阻止花生四烯酸转化为前列环素 G_2 及 H_2，减少血栓素 TXA_2 的合成而起到抗血小板的作用。但阿司匹林对已经激活的血小板没有抑制作用，部分患者有阿司匹林抵抗，因此阿司匹林抗血小板的作用是有限的，往往需与其他抗血小板、抗凝药物联合应用。

阿司匹林致上消化道出血有如下特点：①服药早期发生出血的危险性高，随服药时间延长，出血减少；②起病隐匿，无上腹痛等消化道症状，多以出血为首发症状；③多表现为便潜血阳性或贫血。由于出血量小，临床症状不典型，易出现漏诊；④胃镜表现多为糜烂性胃炎或消化道溃疡。

国内有报道，冠心病患者服用阿司匹林发生上消化道出血的发生率为0.64%[3]，出血发生时间与连续服药时间长短有关。在发生消化道出血的病例中，有近50%发生于开始服药1周内，出血发生于服药3个月、6个月、1年的比例分别为38%、13.8%及8.4%[4]。

2.2 氯吡格雷

氯吡格雷是二磷酸腺苷（ADP）受体拮抗剂，可抑制血小板表面 GPⅡbⅢa 钙依赖性纤维蛋白原受体的结合；拮抗血小板膜 ADP 受体，抑制 TXA_2 形成；刺激血小板腺苷酸环化酶，使血小板内 CAMP 浓度升高，抑制血小板聚集。氯吡格雷是否引起黏膜损伤不明确，现有证据提示其可能不引起新的溃疡形成，但可能由于影响止血功能而引起原黏膜缺损或瘢痕的再出血[5]。

氯吡格雷引起消化道出血发生率显著低于阿司匹林，但两药合用引起消化道出血风险明显增加。

2.3 肝素及低分子肝素

在冠心病介入治疗过程中，应用肝素进行抗凝治疗，可以减少血管损伤部位以及所用导管本身的血栓形成。

普通肝素由于有较好的抗凝作用并且价格低廉，已成为介入治疗中主要的抗血栓药物。但普通肝素有不可预料的剂量反应，需经常用部分凝血酶原时间（APTT）来监测患者的抗凝血状态，调节肝素剂量。肝素还可能引起肝素诱导的血小板减少症及产生抗原性。

低分子肝素具有普通肝素的抗凝作用，因很少与血小板因子结合，可能相对于普通肝素有较好的预期剂量反应，可以不需要 APTT 检测，且较少引起肝素诱导的血小板减少症。故成为介入治疗后抗凝的常规用药。

目前没有证据表明肝素或低分子肝素会引起消化道出血，但由于其抗凝作用，会使患者已经发生的出血，出血时间延长，出血量增加。

2.4　溶栓药物

基于溶栓药物的特点，心脏介入治疗后引起患者消化道出血，与前述的原因比较往往可能不仅仅限于溶栓药物本身，更多的引咎于其他原因。

心脏介入治疗后的消化道出血是多因素影响的结果，应激性溃疡和应用合并应用抗血小板、抗凝、溶栓药是常见的原因。临床医师要仔细辨别出血的原因。对于高龄、有溃疡病史等危险因素的高危患者，可以适当应用抑酸剂，防止上消化道出血的发生。

参　考　文　献（略）

（原载于《中国药物警戒》2010 年 5 月第 7 卷第 5 期）

有机阴离子转运多肽 1B1 A388G 基因多态性对缬沙坦在中国健康受试者体内的药代动力学影响

田 蕾 蒋娟娟 王 平 刘 红 黄一玲 韩璐璐 李一石

北京协和医学院、中国医学科学院 阜外心血管病医院临床
药理中心 卫生部心血管药物临床研究重点实验室

有机阴离子转运多肽（OATP）是主要的药物摄取性转运体，在药物吸收、分布和消除方面具有重要影响，其中 OATP1B1 作用最为重要，广泛存在于肝细胞基底外侧（窦状）质膜，可从门脉系统吸收和转运多种内源性物质和药物进入肝细胞，进而代谢和清除，其底物包括他汀类药物（普伐他汀、阿托伐他汀、匹伐他汀等）、内皮素受体拮抗剂（阿曲生坦和波生坦）、利福平、缬沙坦和替莫普利等[1]。

OATP1B1 是一个高度变异的基因，已在人群中发现了超过 40 个突变位点，其中研究最多的 T521C（Vall74A1a）等位基因对 OATP1B1 活性影响最大。T521C 等位基因突变可引起 OATP1B1 转运活性降低，导致其介导的肝摄取降低，限制了药物进入作为主要消除位点的肝细胞，从而使药物血药浓度蓄积增高。在瑞舒伐他汀[2]、匹伐他汀[3]、阿托伐他汀[4]和那格列奈[5]等药物中均观察到类似的影响。

A388G（Asn130Asp）是另一个突变发生频率较高的位点；但其突变对 OATP1B1 转运活性的影响，在体内外研究结果中并不一致。体外试验显示[6]，OATP1B1 * 1b 单倍型使 OATP1B1 转运活性降低。而另外 2 项关于普伐他汀的人体研究表明[7-8]，OATP1B1 * 1b 与 OATP1B1 的转运活性升高有关。还有一些研究显示[9-10]，OATP1B1 * 1b 对转运活性影响不大。因此，需要更多的研究来阐明，A388G 突变对底物药物人体药代动力学特征的影响。本研究以 521TT 野生型受试者为研究对象，在排除 OATP1B1 T521C 基因多态性的影响后，观察 A388G 基因多态性对缬沙坦药代动力学的影响。

材料与方法

1 药品、试剂与仪器

缬沙坦胶囊（商品名：代文），规格：每粒 80mg，北京诺华制药有限公司生产；缬沙坦对照品，纯度：98.8%，批号：100651-200401；内标：吲哒帕胺，均中国药品生物制品检定所提供。甲醇，色谱纯，美国 Fisher 公司生产；醋酸铵，色谱纯，Sigma 公司生产。DNA 提取试剂盒，天根生化科技有限公司生产；PCR 引物，invitrogen 公司合成。

API 4000 串联质谱仪，美国应用生物系统公司产品；1100 液相色谱系统，包括二元输液泵、自动进样器、在线脱气机和柱温箱，美国安捷伦公司产品；Milli-Q 纯水系统，美国 Millipore 公司产品；AEG-45SM 电子分析天平，日本岛津公司产品；X-22R 离心机，美国 Beckman 公司产品；YKH-A 液体快速混合器，江西医疗器械厂产品；9700 PCR 仪，美国应用生物系统公司产品。

2 基因分型

2.1 DNA 提取

用 DNA 提取试剂盒，提取外周血白细胞 DNA；用灭菌蒸馏水将提取的 DNA 稀释 100 倍，作为

工作液。

2.2 OATP1B1 T521C 基因分型

用 Primer 3.0 设计 OATP1B1 T521C（rs 4149056）引物。正向引物序列：5′-CCATGAGGAACTATGAGTCC-3′；反向引物序列：5′-TGTCCTTCTT-TAGCGAAATC-3′。

PCR 反应体系（50μL）：模板 DNA 600ng，2×Master Mix 25μL（内含 0.1U·μL^{-1} Taq Polymerase），正反向引物各 0.6μmol·L^{-1}；采用 ABI 9700PCR 仪进行 DNA 扩增。

反应条件：95℃ 5min；94℃ 30s；52℃ 30s；72℃ 30s，36 循环；72℃ 10min。PCR 产物 2μL 经 1.5%琼脂糖凝胶电泳检测。

PCR 产物直接测序判定结果，由北京康蓝公司完成。

2.3 OATP1BI A388G 基因分型

用 Primer 3.0 设计 OATP1B1 A388G（rs 2306283）引物。正向引物序列：5′-GTTAATGGGCGAACTGTGTAT-3′；反向引物序列：5′-GCTGGGAAATT-GACAGAAAG-3′。PCR 反应体系（25μL）：模板 DNA 200ng，2×Master Mix 12.5μL（内含 0.1U·μL^{-1} Taq Polymerase），正反向引物各 0.2μmol·L^{-1}；采用 ABI 9700 PCR 仪进行 DNA 扩增。

反应条件：95℃ 5min；94℃ 30s；54℃ 30s；72℃ 30s，30 循环；72℃ 10min。PCR 产物 2μl 经 1.5%琼脂糖凝胶电泳检测。

酶切反应体系（20μL）：PCR，产物 4μL，限制性内切酶 BsPDI（NEB 公司）2.5U，10×NE Buffer 2μL，灭菌蒸馏水 13.5μL，37℃恒温水浴过夜（16h）；取产物 10μL 经 2%的琼脂糖凝胶电泳，检测酶切结果。

3 缬沙坦血药浓度测定方法

3.1 血浆样品预处理

精密吸取血浆样品 0.1mL，加入吲哒帕胺甲醇溶液（内标 16ng·mL^{-1}）0.1mL 及空白甲醇 0.2mL，涡旋混匀，14000r·min^{-1}高速离心 10min；取上清液 0.15mL，加入纯水 0.15mL，混合均匀，取 15μL 进入 HPLC-MS/MS 分析。

3.2 HPLC-MS/MS 分析条件

色谱条件　色谱柱：Waters Nova-Pak C_{18}（150mm×3.9mm，5μm）；流动相：甲醇-7mmol·L^{-1} NH_4AC=60∶40；流量：0.7mL·min^{-1}；柱温：35℃。

质谱条件　离子源为电喷雾离子源（Turbo IonS-pray），离子喷射电压 −4000V，温度为 450℃；气帘气体（N_2）压力为 15u，离子源气体 GS1（N_2）压力为 60u，离子源气体 GS 2（N_2）压力为 50u，碰撞气 CAD（N_2）压力为 10u；负离子方式检测；扫描方式为多反应监测（MRM）；用于定量分析的离子反应分别为 m/z 434.1-m/z 179.0（缬沙坦）和 m/z 364.0-m/z 189.1（吲哒帕胺），DP 电压分别为 −75V 和 −95V，碰撞能量（CE）分别为 −25eV 和 −35eV。

3.3 标准曲线制备

精密吸取标准系列血浆样品 0.1mL，分别对应缬沙坦血浆浓度 10，20，40，100，200，400，1000，2000ng·mL^{-1}，其余同“血浆样品预处理”项下操作，依法测定，以待测物缬沙坦的浓度为横坐标，以待测物与内标物的峰面积比值为纵坐标，用加权最小二乘法进行线性回归（权重系数：$1/x^2$）。测定血浆中缬沙坦的浓度线性范围为 10～2000ng·mL^{-1}，最低定量浓度为 10ng·mL^{-1}，典型的线性回归方程：$Y=1.09\times10^{-3}X+1.41\times10^{-4}$，$\gamma=0.9986$。

3.4 方法学考察与评价

本研究建立的缬沙坦血药浓度分析方法，专属性好，缬沙坦和内标（吲哒帕胺）的保留时间分别为 3.2，3.7min。

低、中、高 3 个浓度（20，200，1000ng · mL^{-1}）的质控样品的日内和日间均 RSD <9.0%；准确度（RE）在 -5.7 %~1.7%；提取回收率 >82%；稳定性良好，符合生物样品分析方法的要求。

4 临床试验方案

4.1 受试者选择

经基因分型和体检，筛选出健康男性受试者 23 名，年龄（24.0 ±2.1）岁，身高（168.2 ±4.8）cm，体质量（62.1 ±6.9）kg。胸片、心电图、血、尿常规、血生化检查，均无异常。无吸烟、酗酒嗜好，无食物、药物过敏史，无药物依赖史及精神病史。试验前 4 周，未服用任何药物。基因分型检查均为 OATP1B1 521-TT 野生型。所有受试者自愿参加试验并签署知情同意书。试验方案经阜外心血管病医院伦理委员会批准。

4.2 试验设计

采用开放、随机试验设计，所有受试者均单剂量空腹口服缬沙坦 80mg。受试者给药前禁食 12h 后，口服规定剂量的缬沙坦胶囊，用温开水 200mL 送服，药后 4h 进食统一低脂标准餐，药后 8h 内统一饮水时间和饮水量。试验期间，禁忌烟酒和含咖啡因的饮料；避免卧床，但也避免剧烈运动。

分别于服药前（0h）和服药后 0.5，1.0，1.5，2，2.5，3，4，6，8，12，24，36，48h 采集血样。由肘正中静脉取血 4mL，置于含肝素的离心试管中，离心分离血浆，存于 -70℃ 冰箱中待测。整个试验过程均在 I 期病房进行，医务人员在场并监测可能出现的药物不良反应。

5 数据处理与分析

本试验用 WinNonlin 药代动力学软件（4.1 版，美国 Pharsight 公司）计算药代动力学参数，主要参数包括达峰浓度 C_{man}、达峰时间 t_{max}、血浆消除相半衰期（$t_{1/2}$）和血药浓度 - 时间曲线下面积 AUC。应用 SPSS 11.5 版统计软件的 Mann-Whitney 检验对主要参数进行组间比较。$P<0.05$ 认为有统计学差异。

结 果

1 受试者基因分型

本研究共入组健康男性受试者 23 名，均为 OATP1B1 521TT 野生纯合子。进一步的 A388G 基因分型结果显示，388AA 野生纯合子受试者 1 名，388AG 杂合子 8 名，388GG 突变纯合子 14 名。

2 血药浓度 - 时间曲线

23 名受试者按照不同基因型分成 2 组：388AA-AG 基因型组（至少携带 1 个 A 等位基因，仍保留部分功能，故将 388AA 型与 388AG 型合并为 1 组）和 388GG 基因型组，每组用平均值作血药浓度 - 进间曲线，见图 1。

由图 1 可见，2 组间的血药浓度存在较大差异，388AA-AG 组显著高于 388GG 组。

3 药代动力学参数

比较不同基因型 2 组的主要药动学参数，结果见表 1。

由表 1 可见，388AA-AG 杂合子组的 AUC_{0-48} 和 $AUC_{0-\infty}$ 较 388GG 突变纯合子组高 51%，具有统计学差异（$P<0.05$）。388AA-AG 杂合子组的 C_{max} 较 388GG 组高 39%；但差异未表现出统计学意义（$P>0.05$）。$t_{1/2}$ 和 t_{max} 在 2 组之间未显示统计学差异。

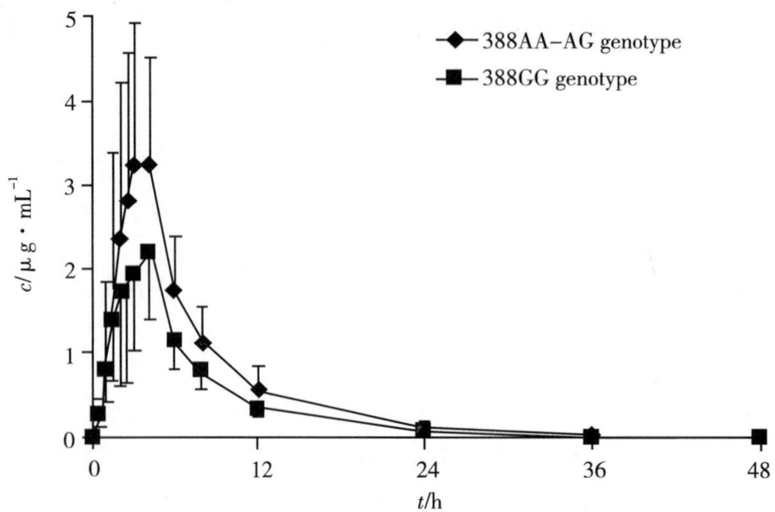

图 1 OATP1B1 不同基因型受试者单剂量口服缬沙坦 80mg 后的血药浓度 - 时间曲线

Figure 1. The curve of time-concentration of valsartan in 23 healthy volunteers with different OATP1B1 genotypes after a single oral dose of 80mg valsartan

表 1 OATP1B1 A388G 不同基因型受试者单剂量口服缬沙坦 80mg 后的主要药代动力学参数

Table 1 The main pharmacokinetic parameters of single 80mg oral dose of valsartan in relation to OATP1B1 A388G single nucleotide polymorphism

Parameter	388AA-AG ($n=9$)	388GG ($n=14$)
AUC_{0-48} ($\mu g \cdot h \cdot mL^{-1}$)	24.8 ± 11.1	16.3 ± 4.3*
$AUC_{0-\infty}$ ($\mu g \cdot h \cdot mL^{-1}$)	25.0 ± 11.2	16.5 ± 4.4*
C_{max} ($\mu g \cdot mL^{-1}$)	3.6 ± 1.4	2.6 ± 0.9
$t_{1/2}$ (h)	7.0 ± 0.8	7.7 ± 2.3
t_{max} (h)	3.4 ± 0.8	3.3 ± 0.7

mean ± SD; Compared with the two groups, $^{*}P<0.05$

讨 论

由于缬沙坦分子中有一个阴离子羧基官能团，在细胞水平和整体动物水平的研究均表明[11]，OATP1B1 是缬沙坦肝胆转运的主要转运体；但有关 OATP1B1 对缬沙坦人体药代动力学影响的研究却极少[7]。自 2003 年 Nishizato 等[12]首次在日本人中证明，口服普伐他汀后，OATP1B1 *1b/*15 突变个体的总清除率和非肾清除率较 OATP1B1 *1b/*1b 个体明显下降以来，随后的多项研究证实[1]，OATP1B1 基因多态性对于其底物的肝选择性摄取、组织特异性分布和治疗效应具有重要作用，其中对 T521C 等位基因研究最多，被认为对 OATP1B1 活性影响最大。通常携带 521CC 基因型的受试者血药浓度最高，而 521TC 杂合子介于 CC 和 TT 纯合子之间。然而重点关注另一位点 A388G 的研究却较少[13]，且研究结果尚存在争议。由于 A388G 在人群中突变发生频率较高，在美国白人、黑人和日本人群中分别为 0.30，0.74 和 0.63[12,14]；在中国人群为 0.73[15]。因此 A388G 对 OATP1B1 底物药物的影响可能不比 T521C 少。本研究以 521TT 野生纯合子受试者为研究对象，在排除了 OATP1B1

T521C 的影响后，研究结果显示，388GG 突变纯合子组的缬沙坦血浆 AUC 显著低于 388AA-AG 杂合子组，表明 388GG 纯合突变可引起 OATP1B1 转运活性升高，导致其介导的肝摄取升高，从而使药物血药浓度降低。该结果与文献关于普伐他汀[8]和托拉塞米[13]的研究趋势相一致。

另一项影响口服药物体内过程的重要因素是肝药代谢酶的基因多态性。缬沙坦在体内可被 CYP2C9 部分代谢为 4-羟基代谢物，但有研究表明[16]，口服［^{14}C］-缬沙坦后，在粪便和尿液中发现的 4-羟基代谢物仅占药物总量的 10%[16]，说明 CYP2C9 活性的个体间差异，对缬沙坦药代动力学的影响较小。因此本研究未将 CYP2C9 基因多态性作为影响缬沙坦体内过程的考虑因素。

缬沙坦的血浆 AUC 在 388AA-AG 杂合子组的个体间差异远大于 388GG 突变纯合子组（RSD：45.1% vs 26.6%），这说明还有一些不确定因素可能影响缬沙坦的体内过程，如杂合子组还保留 1 个 A 等位基因，这种基因变异对于 OATP1B1 蛋白表达和功能的影响，在不同受试者间可能有很大不同。

在本研究中仅有 1 例 388AA 野生纯合子受试者入组，这是由于 388AA 基因型在中国人的发生频率较低，约为 0.09[15]或 0.022（PubMed 检索结果）。本研究共筛选 91 名受试者，其中 388AA 型受试者仅有 3 例，而符合体检要求的受试者 1 例。因此，还需要扩大受试者招募范围，以便筛选到足够数量的 388AA 野生型受试者，进一步明确 OATP1B1 A388G 基因多态性对缬沙坦药代动力学特征的影响。

参考文献（略）

（原载于《中国临床药理学杂志》2010 年 5 月第 26 卷第 5 期）

高密度脂蛋白胆固醇代谢及其对冠心病影响的研究进展

陈国良　刘立伟　谢　爽　刘　红　刘玉清　综述
李一石　审校

北京协和医学院　中国医学科学院　阜外心血管病医院临床药理中心
卫生部心血管药物临床研究重点实验室

血脂异常是公认的动脉粥样硬化性心脑血管疾病的重要危险因素。胆固醇或低密度脂蛋白胆固醇（LDL-C）升高是冠心病和缺血性脑卒中的独立危险因素。佛明汉姆心脏研究（Framingham Heart Study）证实动脉粥样硬化发生与血浆高密度脂蛋白胆固醇（HDL-C）水平呈负相关，是独立于 LDL-C 以外的危险因素[1]。另外有研究显示 HDL-C 含量与冠心病介入术后再狭窄发生率呈反比[2]，说明 HDL-C 可能与炎症、血栓形成等介入后再狭窄的危险因素相关。一直以来，HDL-C 的血管保护作用均归因于胆固醇逆转运，但近年来认为其保护作用是多种机制参与的复杂过程，至今还未完全阐明。

HDL-C 是由肝脏和小肠分泌产生的，其脂质和蛋白含量大致均等，主要由磷脂（PL）、游离胆固醇（FC）、胆固醇酯（CE）和载脂蛋 A-Ⅰ（apoA-Ⅰ）所组成。HDL-C 有多种亚类，各亚类所含的脂质、载脂蛋白、酶以及脂质转运蛋白的数量与功能均不同，因此这些亚类在形状、密度、大小、作用均有不同。HDL-C 作为胆固醇的接受体，可将胆固醇从周围组织（包括巨噬细胞和动脉粥样斑块）转运到肝脏进行再循环或以胆酸的形式排泄，这一过程称为胆固醇逆转运（RCT），通过胆固醇逆转运，可以减少脂质在血管壁的沉积，从而降低血浆和血管壁中的胆固醇水平，降低动脉粥样硬化的发生。近年来，随着分子生物学和蛋白质组学的发展，对 HDL-C 的组成和功能有了新的认识，下面对研究进展总结如下：

1　促进胆固醇的逆转运

HDL-C 的代谢过程是非常复杂的，因为多数 HDL-C 内含有的多种脂类和脂蛋白是分泌后重组的，而且经常与其他载脂蛋白上的成分进行交换和转运，其分解过程与其他脂蛋白不完全相同。HDL-C 的胆固醇逆转运作用并不单纯指肝外组织的胆固醇转至肝内进行代谢，HDL-C 同样能够促进肝内新合成的胆固醇外流，这些胆固醇也许正是将新合成 HDL-C 脂化的重要来源。HDL-C 应该被认为是细胞内胆固醇外流的重要的脂蛋白受体，能够去除细胞内过量的胆固醇从而维持细胞内胆固醇代谢稳定。新生的 HDL-C 由肝脏和肠道合成，主要由 apoA-Ⅰ和磷脂、游离胆固醇组成。新生 HDL-C 占血浆中 HDL-C 含量的一小部分，被认为是 HDL-C 从细胞中接受游离胆固醇最初受体。脂类从细胞中流出通过不同方式进入载脂蛋白，包括转运子介导的过程、膜孔扩散等方式。ATP 结合转运子 Al（ATP-binding cassette A1，ABCAl）是介导细胞内胆固醇流入 apoA-Ⅰ过程的重要细胞膜蛋白，是细胞胆固醇外流的主要调控者，也是血浆中 HDL-C 含量的决定因素。B 族Ⅰ型清道夫受体（SR-BI）也参与了胆固醇外流的过程，主要介导成熟 HDL-C 转运。新生 HDL-C 接受游离的胆固醇，并在卵磷脂胆固醇酰基转移酶（lecithin cholesterol acyltransferase，LCAT）的作用下将胆固醇酯化，疏水的胆固醇脂进入 HDL-C 核心，表面消耗的磷脂和胆固醇不断地从细胞膜、乳糜微粒和 HDL-C 得到补充[3]。HDL-C 核心胆固醇酯含量逐步增加，使新生圆盘状 HDL-C 向球型 HDL3 转变，HDL3 进一步在 LCAT 作用下，接纳细胞中流出的胆固醇，生成 CE，使 HDL-C 核心 CE 含量逐步增加，颗粒增大，最后生成 HDL2（成熟 HDL-C），这一过程称为 HDL-C 成熟。由脂酶和脂质转运因子介导的成熟的 HDL-C 重塑是血液循环中 HDL-C 清除速率的决定性因素。胆固醇酯转运蛋白（cholesteryl ester transfer protein，CETP）介导的 HDL-C 中 CE 与富含三酰甘油的载脂蛋白的交换使 HDL-C 中 CE 降低和三酰甘油含量升高[4]。磷脂转运蛋白（phospholipid transfer protein，PLTP）介导的磷脂由富含三酰甘油的脂蛋白（TG-rich lipoproteins，TRL）转至 HDL-C，含三酰甘油和磷脂的 HDL-C 被肝脂酶摄取并分解形成 apoA-Ⅰ和残余 HDL-C 颗粒。apoA-Ⅰ由肾小球滤过并被近球细胞受体降解，而 HDL-C 残余物也许与肝内受体结合使 HDL-C 内化、分解。被转至 TRL 的胆固醇酯，经 LDL-R 进入肝脏进行代谢，合成胆汁酸排出体外；在肾上腺、睾丸和卵巢，HDL-C 也可通过其表面 SR-BI 接受 HDL-C 中的 CE 作为合成类固醇激素的原料。

2 抗氧化作用

氧化低密度脂蛋白（oxLDL）由 LDL-C 在体内氧化形成，它是动脉粥样硬化发生、发展乃至不稳定斑块形成的关键因子。有研究显示 12/15-脂氧化酶、5-脂氧合酶、髓过氧化物酶、环氧化酶、NADPH 氧化酶[5]参与了 LDL-C 的氧化及动脉粥样硬化的发生发展过程。将 apoA-Ⅰ注入大鼠或人体内，LDL-C 中脂过氧化氢酶含量降低，说明 HDL-C 抗氧化/抗炎的重要方式之一是通过结合和带走炎症分子实现的[6]。另外，HDL-C 含有的氧磷酶-1、对氧磷酶-3 及谷胱甘肽磷脂过氧化酶血小板激活因子－乙酰水解酶（platelet-activating factor acetylhydrolase，PAF-AH）、卵磷脂胆固醇酰基转移酶（LCAT）等酶参与防止 LDL-C 衍生的氧化磷脂的生成，并对氧化磷脂具有灭活作用[7]。

3 抗炎作用

动脉粥样硬化是以巨噬细胞和 T 细胞在动脉内膜内聚集和血浆中炎性介质浓度增加为特点的慢性炎症。oxLDL 等致动脉粥样因素能够引起血管内皮细胞功能障碍及内皮细胞本身损伤，诱导内皮表面表达黏附分子，包括血管细胞黏附分子-1（VCAM-1）和细胞间黏附分子-1（ICAM-1），诱导单核细胞迁移并黏附于受损血管内皮处；激活单核巨噬细胞，并通过清道夫受体吞噬大量脂质后成为泡沫细胞，泡沫细胞的出现是动脉粥样硬化发生的标志。大规模临床试验证实 HDL-C 含量与动脉粥样硬化性心脏病发病率成反比，HDL-C 可通过多种机制发挥抗动脉粥样硬化。HDL-C 可以抑制转录因子即核因子-kB（NF-kB）的激活，减少肿瘤坏死因子-α（TNF-α）和白介素-1B（IL-1B）等炎症细胞因子的释放，下调 E-选择素、P-选择素、VCAM-1 和 ICAM-1 等的表达。HDL-C 还能够抑制 oxLDL 诱导的巨噬细胞迁徙，抑制作用与 HDL-C 中对氧磷酶和血小板激活乙酰水解酶相关[8]。C 反应蛋白（CRP）是一种急性反应期蛋白，是急性心血管事件的标记物，越来越多的证据显示 CRP 本身就是一种促炎因子，能增加单核细胞趋化蛋白-1（MCP-1）表达，降低一氧化氮合酶（NOS）活性，诱导 VCAM-1，ICAM-1 和 E-选择素表达，HDL-C 能抑制 CRP 介导的炎症反应，其抑制作用与抑制内皮细胞炎性因子产生机制不同，可能通过 HDL-C 中的磷脂结合或中和 CRP 起作用[9]。

4 调节内皮细胞功能

内皮细胞功能紊乱和损伤是动脉粥样硬化的初始环节。一氧化氮（NO）是 L-精氨酸和 L-瓜氨酸在 NOS 的作用下形成的，具有松弛血管平滑肌、抑制血小板等作用，是调节内皮细胞功能的最重要因子之一。NO 具有多种抗动脉粥样硬化作用，包括抑制 LDL-C 的氧化，降低 oxLDL 对内皮细胞的损伤；抑制黏附因子的表达及单核细胞黏附与浸润；抑制内皮素等缩血管物质的分泌。NO 含量降低对动脉粥样硬化的发生发展起到重要作用。在动脉粥样硬化的初始阶段，血管内皮细胞产生的 N0 明显下降，随着动脉硬化的进展，N0 的生物学活性也进一步降低；动物实验也证实持续抑制 NO 合成能够促进血管功能紊乱和内膜功能紊乱[10]。HDL-C 能通过多种方式影响 N0 的含量和活性，发挥心血管保护作用。①调节内皮型一氧化氮合酶（eNOS）细胞内分布，eNOS 位于富含胆固醇的质膜陷凹（caveolae），oxLDL 含量增多可以影响 caveolae 和 eNOS 功能。HDL-C 能够调节 caveolae 内的脂类环境，降低 oxLDL 对 eNOS 的影响[10]；②阻止 LDL-C 诱导的 eNOS 解耦联，促进 NO 的产生；③HDL-C 能够诱导膜启动信号，促进 eNOS 含量及活性。HDL-C 结合于 SR-BI 能够激活酪氨酸激酶 Src，导致 P13-k 和其下游 Akt 以及 MAPk 信号通路激活，不但可以增强 eNOS 活性，还可以促进 eNOS 表达[11]。

内皮细胞凋亡对动脉粥样硬化的发生发展也起到非常重要的作用。多种促动脉粥样硬化因素均能促进内皮细胞凋亡，包括 oxLDL、TNF-α、同型半胱氨酸、血管紧张素Ⅱ等。HDL-C 能通过多种方式抑制细胞凋亡。HDL-C 能降低细胞内 Ca^{2+} 浓度，抑制 oxLDL 导致细胞凋亡；抑制 caspase 3 活性减少 TNF-α 诱导的内皮细胞凋亡；还可以诱导 BAD 磷酸化抑制线粒体途径介导的细胞凋亡。SR-BI 调节内皮细胞凋亡中的作用受到了人们的关注。SR-BI 通过调节 caspase 8 活性来诱导凋亡，SR-BI 促凋亡作用能被 HDL-C 逆转，说明在正常情况下，SR-BI 并不导致内皮细胞凋亡，在 HDL-C 降低时，SR-BI 便促进内皮细胞凋亡[12]。

5 调节血栓形成

血栓形成是多种因素作用的结果包括血管内皮细胞受损、血流动力学紊乱和血液成分发生改变如凝血因子或抗凝因子发生质和量的改变都可以促进血栓形成。大规模临床试验证实血栓形成与血脂及载脂蛋白代谢紊乱密切相关，与 HDL-C 特别是大颗粒 HDL-C 的含量成反比[13]。动物实验也证实 HDL-C 不但能够推迟大鼠急性血栓形成的时间还能降低血栓的体积[14]。HDL-C 可通过多种方式影响血栓形成过程。①炎症因子能够诱导内皮细胞表达组织因子（tissue factor）和选择素（P-选择素和 E-选择素），这些因子对血栓形成和延伸起到非常重要的作用，HDL-C 不但能够下调组织因子和选择素表达[15]，而且 HDL-C 能够通过上调 NO 间接降低组织因子表达减少炎症因子对内皮损伤[16]；②HDL-C 与血浆中凝血酶激活的标记物成反比[17]，HDL-C 能使 Va 失活，抑制凝血酶产生和纤维蛋白单体聚集；③调节凝血酶调节蛋白表达，促进蛋白激酶 C 和抑制凝血酶的形成；④抗血小板聚集：HDL-C 不但能够直接抑制血小板聚集，而且还能通过降低血栓素 A_2 的合成抑制血小板聚集[18]；⑤促进纤溶：HDL-C 能下调纤溶酶原抑制因子-I（PAI-I），上调组织型纤溶酶原激活物（t-PA），促进血栓的溶解。

6 其他

随着蛋白质组学的进展，人们认识到 HDL-C 是由大约 56 种蛋白质组成的，根据蛋白的作用特点可以将其分为脂蛋白和载脂蛋白相关、炎症相关、凝血和纤溶相关、免疫系统及补体相关蛋白及蛋白酶抑制因子等几类[19]。蛋白酶抑制因子也许能抑制蛋白酶对粥样斑块降解，维持斑块完整避免血栓形成；另外，急性心肌梗死常伴有补体激活，导致组织损伤，HDL-C 中的补体调节蛋白也许能够限制补体激活程度，降低心肌的损伤[20]。

7 HDL-C 的功能差异

HDL-C 在动脉粥样硬化的预防作用已被人们认可，近年来研究结果表明 HDL-C 的组成成分、代谢状态的不同能够导致功能的改变。van Lenten 等[21]认为急性期反应时，HDL-C 不但数量有变化，质量也发生了变化。在急性期反应之前，HDL-C 具有抗炎作用，明显减少 LDL-C 诱导的单核细胞化学趋化。在急性期反应时 HDL-C 变成促炎因子，反而增强 LDL-C 诱导的单核细胞化学趋化。进一步的研究证实，在急性期反应时，HDL-C 中急性反应蛋白如血清淀粉样蛋白（serum amyloid A，SAA）、铜蓝蛋白含量升高，而 HDL-C 中参与抗动脉粥样硬化作用的主要成分的 apoA-Ⅰ含量却下降，胆固醇逆转运和抗氧化作用降低。急性炎症过程中 HDL-C 的某些改变也许具有保护作用，能促进组织损伤和细胞死亡部位的胆固醇外流。SAA 不但能促进 ABCA1 介导的胆固醇外流，而且能直接作为胆固醇外流受体促进胆固醇的获取[22]。分泌性磷脂酶 A_2（secretory phospholipase 2，$sPLA_2$）是另一个重要的急性反应期蛋白，能与 CETP 相互作用增加炎症部位乏脂 apoA-Ⅰ和 SAA 胆固醇受体。另外，急性阶段 HDL-C 均能够抑制脂多糖诱导的内皮细胞炎症反应；而且抑制作用强于正常 HDL-C[22]。

在炎症的慢性阶段，由于 apoA-Ⅰ的分解和血浆 HDL-C 的氧化修饰，HDL-C 的重塑是有害的。氧化修饰对慢性炎症过程中 HDL-C 功能改变起到非常重要的作用。冠心病患者 apoA-Ⅰ的氧化修饰明显增加，而且体外实验证实，氧化的 apoA-Ⅰ的胆固醇逆转运作用明显降低，与其氧化程度成反比。另外，冠心病患者 HDL-C 的脂质过氧化物明显升高，而脂质过氧化物是诱导单核细胞趋化所必需的，说明冠心病患者 HDL-C 也具有促炎作用，很可能参与了动脉粥样硬化过程[23]。Ansell 等[24]认为所有未经治疗冠心病及冠心病等危症的患者的 HDL-C 均为促炎 HDL-C，辛伐他汀 40mg 治疗 6 周，HDL-C 功能有明显改善，但仍有约 40 %~50% HDL-C 具有促炎活性。

HDL-C 是由多种组分蛋白质组成的复合物，蛋白组成的多样性决定了其作用的多样性，现已证实 HDL-C 能够参与脂代谢、炎症、血栓形成等病理生理过程，但 HDL-C 对动脉粥样硬化的作用还存在争议，需要与 HDL-C 蛋白质组学和生物化学等技术相结合才有可能阐明 HDL-C 对动脉粥样硬化的作用，为冠心病治疗和新药研究提供新的靶点和方向。

参 考 文 献（略）

（原载于《心血管病学进展》2010 年第 31 卷第 3 期）

国人早发冠心病的临床、生化和冠脉造影的特点

陈国良 刘立伟 谢 爽 刘 红 刘玉清 李一石

北京协和医学院 中国医学科学院阜外心血管病医院临床药理中心、
卫生部心血管药物临床研究重点实验室

INTRODLCTION

Coronary heart disease (CHD) is a multifactorial disease involved environmental and genetic components. Traditional risk factors, such as the male sex, hypertension, diabetes mellitus, family history of early onset CHD, elevated plasma levels of low-density lipoprotein cholesterol (LDL-C) and decreased high density lipo-protein cholesterol (HDL-C) have been shown to be independent predictors for CHD in numerous studies performed in different settings[1]. Early onset CHD refers to the time of CHD for men <55 years old, female of <65 years old, which is a special form of CHD. Epidemiologie data showed that risk factors different in young *vs*. older patients, and the clinical presentation of CHD also varied in these populations[2-4]. Since early onset CHD is a relatively rare disease, little is known on what factors lead to the occurrence and whether the same factors may affect CHD differently in early onset *vs*. late onset CHD in Chinese patients. Therefore, identification of risk factors of developing early onset CHD is an important public health issue in the Chinese population as in other populations.

In this study, we took 45 years as age cutoff to define early onset CHD. The purpose of this study to assess the clinical risk factors and biochemical features between early onset CHD subjects and healthy subjects; and compare clinical characteristics, biochemical features and angiographic features of documented early and late onset CHD.

SUBJECTS

The study population was derived from patients who were attended to Fuwai cardiovascular disease hospita1. Patients with early and late onset CHD underwent coronary angiographic from November 2008 to June 2009, and all had significant CHD defined as >50% lumen diameter reduction of at least one major coronary artery, in which 95 consecutive patients with early onset CHD [mean ± s: (40.5 ±5.9)], and 54 did not suffer from myocardial infarction and not received lipid-lowering agents. The late onset CHD group consisted of the 252 consecutive patients (onset of clinical disease at age >55 years; mean ± s: 60.1 ±8.1), and 108 did not sufer from myocardial infarction and not received lipid-lowering agents. Exclusion criteria were: patients after interventional therapy, congestive heart failure, valvular heart disease, bundle branch block, cardiomyopathy and serious renal or liver diseases. As control groups, 52 healthy subjects matched for age were enrolled, 21 were angiographically evaluated for suspected CHD but had normal coronary arteries, and 31 from medical examination. The examination included full clinical examination, resting electrocardiogram, a near maximal bicycle exercise electrocardiogram test, a panel of blood tests. Subjects with known or suspected CHD and any kinds of serious disease were excluded before the survey.

METHODS

Risk factors

Hypertension was defined as a subject took antihypertensive drugs or if evidence of systolic pressure≥140mmHg (1mmHg = 0.133kPa), diastolic pressure≥90mmHg, or both were found on examination on admission. Diagnosis of diabetes melitus was made according to the criteria of the National Diabetes Data Group, or subjects took hypoglycemic drug on admission. Family history was defined as CHD (angina and/or myocardial infarction) diagnosed in first degree relatives below the age of 55 years. Body mass index (BMI) ealeulated by mass (kg)/height^2 (m^2). Smoking was defined as regular smoking of >5 cigarettes a day. Patients who stopped smoking more than 10 years before onset of disease were classified as nonsmokers.

Laboratory procedures

Subjects suffered from acute myocardial infarction, had taken lipid-lowering agents were not included in biochemical analysis. A blood specimen was collected before the day of catheterization (after overnight fasting for at least 12h) before injection of any contrast material or heparin. Serum was isolated by centrifugation (3000min 10min, 4℃) and frozen at -80℃ for measurement of apoA-Ⅰ. TC and triglyceride were alssayed by routine enzymatic methods (GPO-PAP) using an Beckman DxC800 analyser. HDL-C and LDL-C were measured with chemical modification and selective melting method (Kyowa Medex, Tokyo, Jpn). Serum UA concentration was measured on a Synchron systems (Beckman Coulter, USA). The concentration of hsCRP was measured in serum by the particle-enhanced immunoturbidimetric method (Orion Diagnosticabs, Espo, Finland) using Beckman Immage. The concentration of apoA-Ⅰ was measured using enzyme-linked immunosorbentassy (ELISA) kit (Assaypro, USA).

Angiography

Selective coronary angiography was performed with the technique of Judkins. In all snbjects coronary anglograms were taken from the left and right anterior oblique position, left lateral and left hemiaxial projection (main stem projection). The four major coronary arteries and their main secondary branches were considered separately, that is, left main coronary artery (LM), left anterior descending artery (LAD), circumflex artery (LCX) and right coronary artery (RCA). The presence of a collateral circulation and the value of the ejection fraction of the left ventricle were not entered into the final analysis. Coronary angiograms were visually assessed by two independent observers blinded to the identity and clinical characteristics of the patients. The severity of stenosis was defined as the maximum percentage narrowing calculated from the minimum diameter (absolute measurement in millimeters) of the involved segment and the diameter of an adjacent normal coronary segment. The Gensini score assesses the severity of coronary artery disease: it grades narrowing of the lumen of the coronary artery and scores it as 1 for 1%-25% narrowing, 2 for 26%-50% narrowing, 4 for 51%-75% 8, for 76%-90%, 16 for 91%-99% and 32 for a completely occluded artery. This score is then multiplied by a factor according to thc importancc of the coronary artery. The multiplication factor for a LM lesion is 5, it is 2.5 for proximal LAD and LCX lesions. 1.5 for a mid LAD lesion, and 1 for distal LAD, mid/distal LCX and right coronary artery lesions. The multiplication factor for any other branch is 0.5.

Statistical analysis

Data were analyzed by SPSS software (version 13). The results of quantitative variables are presented as mean ±s and the results of qualitative variables as percentages. TG and lipoprotein (α) [Lp (α)] were log 10 transformed because of the skewed distribution. To compare quantitative and qualitative variables between groups, t tests and chi-square tests were used, respectively.

RESULTS

Clinical Characteristics

The prevalence of hypertension and diabetes of early onset CHD group were present in 44.2% and 21.1%, respectively, which were more than double the prevalence in healthy control group ($P<0.05$ Tables 1). There was also a significantly higher percentage of smokers (70.5%) in the early onset CHD group compared to healthy control group (41.5%, $P<0.01$). A family history of CHD was found in 30.0% of early onset patients compared to only 13.5% in control group subjects ($P<0.01$). There was no diference of BMI between early onset CHD and healthy control group. As to the early onset CHD, the prevalence of hypertension was significantly associated with old-onset CHD group ($P<0.01$). The prevalence of diabetes, positive family history and BMI was not significantly different between the two CHD group patients. The prevalence of smoking in late-onset CHD group (49.0%) was also significantly lower than the early onset CHD group ($P<0.01$). 34.7% of patients in early onset CHD group and 21.3% in late onset CHD presented with acute myocardial infarction at clinical disease onset ($P<0.05$).

Table 1 Clinical characteristics of patients with early and late onset CHD

	Healthy control ($n=52$)	Early onset CHD ($N=95$)	Late-onset CHD ($N=252$)
Age (yr)	40.5 ±5.9	41.2 ±4.9	60.1 ±8.1
Gender (M/F)	53/17	83/13	176/76
Hypertension (%)	17.0[b]	44.2	62.3[b]
Diabetes (%)	7.7[a]	21.1	27.1
Smoking (%)	41.5[b]	70.5	49.0[b]
Family history (%)	13.5[a]	30.0	19.5
BMI (kg/m^2)	25.7 ±2.8	26.6 ±3.6	25.6 ±3.5
Myocardialinfarction (%)		34.7	21.3[a]

[a]$P<0.05$; [b]$P<0.01$, *vs.* Early onset CHD

Biochemical characteristics

Early onset CHD group had higher triglyceride ($P<0.05$), Lp (α)(1og Lp (α), $P<0.05$) and hsCRP (1og hsCRP, $P<0.01$) concentrations, lower HDL-C ($P<0.01$) and apoA-Ⅰ ($P<0.05$) concentrations than those in young control groups (Tables 2). There was no difierence in serum TC and LDL-C between early onset CHD and control group.

The concentrations of HDL-C and hsCRP were significantly higher in the old onset CHD group compared to the late onset CHD ($P<0.05$). In contrast, concentrations of and uric acid were significantly lower in the old onset CHD group ($P<0.05$). There were no between group differences in serum levels of TC, LDL-C Lp (α) and apoA-Ⅰ.

Coronary angiography:

Compared with patients in late-onset CHD group, patients in early onset CHD group showed a relative preponderance of single-vessel disease ($P<0.05$) and less prevalence of double-vessel disease, but the latter did not reach the statistical significance. Prevalence of signifeant stenosis in the four major coronary arteries was similar in the two patient groups, LAD was the most commonly involved vessel in early and old onset group (85.3% and 86.9%, respectively), then RCA (57.4%), LCX (49.5%), LM (6.3%) of early onset group and LCX (62.7%), RCA (57.4%), LM (9.4%) of old onset group.

Table 2 Biochemical characteristics of patients with early and late onset CHD

	Healthy control (n = 52)	Early onset CHD (n = 54)	Old-onset CHD (n = 108)
Triglyceride (mmol/L)	1.84 ± 0.81[a]	2.27 ± 1.21	2.17 ± 1.30
Total Cholesterol (mmol/L)	4.70 ± 0.93	4.92 ± 1.17	4.91 ± 0.90
LDL-C (mmol/L)	2.62 ± 0.75	2.80 ± 0.98	2.78 ± 0.76
HDL-C (mmol/L)	1.15 ± 0.26[b]	0.95 ± 0.18	1.09 ± 0.26[b]
AA-I (mg/L)	874.00 ± 203.4[a]	572.00 ± 82.4	616.70 ± 21.1
Lipoprotein (α) (mg/L)	84.49 ± 63.20[a]	141.82 ± 155.24	150.58 ± 150.58
Uric acid (μmol/L)	304.60 ± 85.58	324.70 ± 77.37	299.47 ± 70.55[a]
hsCRP (mg/L)	0.86 ± 1.03[b]	2.07 ± 2.06	3.03 ± 3.28[a]

[a] $P < 0.05$; [b] $P < 0.01$. *vs.* Early onset CHD

Table 3 Angiographic characteristics of patients with early and late onset CHD

	Early onset CHD (n = 95)	Old-onset CHD (n = 252)	P value
SVD [n (%)]	39 (41.4)	65 (27.7)	0.018
DVD [n (%)]	20 (21.1)	74 (31.5)	0.06
MVD [n (%)]	35 (37.6)	96 (40.7)	0.708
LM [n (%)]	6 (6.3)	22 (9.4)	0.513
LAD [n (%)]	81 (85.3)	206 (86.9)	0.724
LCX [n (%)]	47 (49.5)	148 (62.7)	0.035
RCA [n (%)]	54 (57.4)	136 (57.4)	1.000
Gensini score	44.1 ± 32.7	40.7 ± 33.7	0.23

SVD: Single-vinci disease; DVD: Double-vessel disease; MVD: Multivessel disease

DISCUSSION

In this study, the clinical and biochemical features of early onset CHD group were compared with age-matched healthy young subjects, clinical, biochemical and angiographic features compared with old onset CHD group. As a result, the clinical, and biochemical profile in early onset CHD group were significantly different compared with healthy young subjects, the more potentially important finding was that the change of HDL levels may play a more important role in the development of early onset CHD than the old onset CHD. But as to the angiographic feature, there was not as statistical significance as other reported[4].

Typical early onset CHD patients is an overweight, heavily smoking male, with high serum levels, a in-arginaly raised blood pressure, and a high prevalence of CHD among first degree relatives[2]. Hypertension and diabetes are recognized risk factors for CHD. The incidence of hypertension in young control, early and late onset CHD was 15.6%, 43.4% and 59.8%, respectively. The incidence of diabetes in early onset CHD was more than two-fold in young control group; but the prevalence of diabetes between early and late onset disease did not have significant difference. Smoking is an independent risk factor for CHD, and burdens on other risk factors for CHD. Individual with early onset CHD family has history hypertension, diabetes and smoking history can promote atherosclerosis development and more prone to CHD. The dyslipidemic pattern in patient with early onset CHD generally differed from that in age-matched control group. The HDL-C was lower significantly and clearly accompanied by a lower level of apoA-Ⅰ. Epidemiological studies believed that among the risk factors for CHD, low plasma HDL-C eoncentration is one of the strongest[5]. For any given LDL-C concentration, the HDL-C concentration is inversely correlated with the risk of CHD and stroke[6,7]. In our study, the plasma level of TC and LDL-C did not show significantly difference, so the lower level of HDL-C and apoA-Ⅰ could play more important role in the development of early onset CHD than TC and LDL-C did. As to the late onset CHD group, the HDL-C level was higher than early onset group and as much as the young healthy subjects. In contrast with HDL-C level, apoA-Ⅰ level lower significantly than the young healthy subjects, and in line with early-onset CHD group. HDL-C particles can vary substantially in size, density, composition, and functional properties, potentially affecting their relationship to atherosclerosis[8,9]. Furthermore, levels of plasma HDL-C do not predict its functionality. The apolipoproteins within HDL-C are significant determinants of its function[10]. ApoA-Ⅰ as an major and active component of HDL-C particles, playing a crucial role in protection against atherosclerosis[11] and might therefore be a better index of coronary risk than HDL-C. In present study, it is clear that low plasma apoA-Ⅰ more uniformly represents high risk of CHD than HDL-C level. This widely available parameter may be a valuable alternative marker, especially for evaluating late-onset CHD.

The higher triglyceride levels observed in patients with early-onset CHD support the associations of circulating triglyceride levels with CHD risk[2], but it remains unclear whether observed associations are dependent on levels of conventional other lipids risk factors[12]. Prospective studies have suggested an independent association between high levels of Lp (α) and presence and extent of CHD[14]. In our study, Lp (α) level of early onset CHD patients was significantly higher than the control group, but no satistically significance compared with the late onset CHD group, maybe it should contribute to the same extent of coronary stenosis between the two groups.

Elevated serum uric acid (UA) concentrations has been found to be associated with increased risk of CHD, which is independently associated with angiographic alterations[15]. Jelena et al[16] thought that UA might have synergistic interactions with other risk factors during atherogenesis. But in this study, there was no significant difference between the young patient and control group. UA levels can vary widely by geography and ethnic group, take USA for example, only in women and black people, measurement of UA provides useful prognostic information[17]. But for the time being, we can not determine the relationship between UA levels and Chinese CHD patients.

It is now recognized that inflammation plays a key role in the formation, progression and the eventual rupture of atherosclerotic lesions. Several markers of inflammation have provided additional inform ation regarding CHD risk, particularly hsCRP. Current knowledge suggests that the concentration of hsCRP might reflect the vulnerability of the atheromatous lesion and the likelihood of a plaque to rupture[18]. But many factors can affect hsCRP concentrations, for example genetic polymorphisms, various dietary components[19], insulin resistance, type Ⅱ diabetes mellitus and hypertension, et al. In this study hsCRP level in early onset CHD group significantly higher than the healthy control group, but to our surprise, the hsCRP level in late-onset CHD group was higher than young group. We were unable explain the difference between the young and older patient groups, maybe it was the outcome of variety of factors interacted, including age.

Most researchers believed that patients with early onset CHD referred to coronary angiography commonly have unheralded acute onset of symptoms, angiographically complex stenosis morphologic features, and less extensire CHD[3,20]. But in our study, the early onset CHD showed a relative preponderdance of sigle vessel disease, but the number of coronary artery involved, and Gensini score did not show significant difference. We are unable to exactly explain discrepancies, but there are some reasons. Firstly, the study sample size is relatively small which could limit the generalization of our results. Secondly, Fuwai hospital is the most famous cardiovascular specialty hospital in north China, patients with complicated lesions can not treat in local hospital and refer to Fuwai hospital, which could have introduced a selection bias. Thirdly histopathologic change of late-onset CHD patients is a process that starts early in life and progresses for decades, patients with complex angiographic stenosis usually recurrented angina pectoris and myocardial infarction attack, eventually become heart failure or got interventional therapy, which met the exclusion criteria of our study. Early onset CHD usually had shorter duration and normal cardiac reserve capacity, few young patients were excluded because of heart failure or interventional therapy, such discrepancy may be related to patient selection.

Atherosclerotic plaques in young patients with CHD are characterized by a large amount of lipid-containing foam cells and relative lack of acellular scar tissue, that may account for the higher incidence of acute myocardial infarction in patients with eady onset CHD. This is in agreement with our finding, myocardial infarction of early onset CHD was significantly higher than the incidence of elderly group.

REFERENCES（略）

（原载于《心脏杂志（Chin Heart J）》2010，22（4））

GNB3 基因 C825T 多态性与美托洛尔药效的相关性研究

韩璐璐 李 娜 蒋雄京 刘玉清 刘 红 李一石

北京协和医学院 中国医学科学院 阜外心血管病医院临床药理中心
卫生部心血管药物临床研究重点实验室

β 肾上腺素受体阻滞剂是一种应用广泛的心血管药物，它广泛应用于高血压病、冠心病、心力衰竭、心律失常等心血管疾病的治疗，其有效性已被大量大规模临床试验所证实。临床上应用的 β 肾上腺素受体阻滞剂有近 20 种之多，其中，美托洛尔已得到广泛应用。但是，在临床应用实践中 β 肾上腺素受体阻滞剂的有效性及不良反应存在明显的个体差异，目前仍无法对其有效性及不良反应等问题进行合理预测。

G 蛋白是重要的细胞信号转导“开关”，其 β3 亚单位（GNB3）的基因多态性与 G 蛋白功能的改变有着密切的联系。自发现 GNB3 C825T 多态性以来，它与高血压病和降压药物疗效之间关系的研究便受到广泛关注[1-3]。国内外已有很多针对 GNB3 C825T 多态性与高血压发病相关性的研究。近年来随着药物基因组学的迅速发展，已有研究发现 GNB3 基因多态性影响氢氯噻嗪、可乐定、硝苯地平、氨氯地平和缬沙坦的降压疗效[4-8]。但对于美托洛尔的降压疗效与 GNB3 基因多态性关系的研究尚未见到。本研究旨在探讨 GNB3 基因多态性对美托洛尔的降压疗效的影响。

对象与方法

1 研究对象

选择 2006 年 5 月～2007 年 3 月在阜外心血管病医院门诊就诊的原发性高血压病患者，患者年龄在 18～65 岁之间。入选标准为：未曾服用减压药物治疗者（14d 内），95mmHg≤平均坐位舒张压（SeDBP）<115mmHg，且坐位收缩压（SeSBP）<180mmHg；正在进行降压治疗者，停用所有抗高血压药物 1～2 周后 95mmHg≤SeDBP<115mmHg，且坐位收缩压（SeSBP）<180mmHg。排除临床疑诊或确诊的继发性高血压患者。所有受试者均签署书面知情同意书。

2 服药方法和测定指标

所有患者接受美托洛尔缓释片抗高血压治疗 8 周。临床评价包括诊室心率、血压及动态血压的基线值和服药 8 周后各指标的变化值。

3 单核苷酸多态性（SNP）检测

GNB3 C825T 基因多态性检测：提取外周血白细胞 DNA，采用 DNA 提取试剂盒（天根生化科技有限公司，北京）。PCR 扩增引物：正/反向引物序列 5′-CTCAGTTCTTCCCCAATGGA-3′/5′-CACACGCTCAGACTTCATGG-3′。PCR 反应体系（25μL）：模板 DNA 50ng，10 × Buffer（含 Mg^{2+}）2.5μl，dNTP 200μm，正反向引物各 5pM，TaqDNA 聚合酶 2.5U，灭菌纯化水补充反应总体系达到 25μL。采用 PTC-100™ Programmable Thermal Controller PCR 仪进行目的片段扩增。反应条件为：96℃ 2min；96℃ 30s；60℃ 40s；72℃ 50s，35 循环；72℃ 8min。酶切反应体系（20μL）：PCR 产物 10μL，BseD1 1μL（0.5U · $μL^{-1}$，NEB 公司），10 ×NEBuffer 2μL，灭菌纯化水 7μL，37℃孵育 16h，取产物进行琼脂糖凝胶电泳，检测酶切结果。

4 统计方法

所有计量资料数据采用均数 ± 标准差（$\bar{X} \pm s$）表示。按照基因型分组，不同基因型之间血压变化差别采用 t 检验或方差分析；并且采用多元线性回归 stepwise 方法进一步分析可能预测美托洛尔治疗后血压水平的因素。使用 SPSS 13.0 软件进行数据统计学处理，$P<0.05$ 为差异有显著性。

结　果

1 GNB3 C825T 多态性分析

97 例患者 DNA 经 PCR-RFLP 方法检测进行 SNP 分型，基因型分布符合 Hardy-Weinberg 平衡定律（$\chi^2=3.52$，$P=0.06$）。结果显示：CC，CT，TT 基因型分别有 33，39，25 人。基因型频率分别为 25.77%，40.21%，34.02%；C，T 等位基因频率分别为 54.1%，45.9%。

2 不同基因型患者基线水平比较

97 例高血压患者，其年龄、身高、体重、24h 平均心率、24h 平均收缩压、24h 平均舒张压、日间平均收缩压、日间平均舒张压、夜间平均收缩压、夜间平均舒张压等，在 GNB3 C825T 各基因型组间均无显著性差异。见表 1。

表 1　不同基因型患者基线水平比较 $\bar{X} \pm s$，$n=97$

指　标	CC	CT	TT
年龄/岁	51.8 ± 6.2	50.1 ± 6.0	51.9 ± 6.2
体重/kg	70.9 ± 9.5	74.4 ± 9.9	75.5 ± 10.7
身高/cm	164.9 ± 7.2	167.8 ± 7.2	167.2 ± 7.2
24h 平均心率/次 · min^{-1}	76.6 ± 8.3	75.5 ± 8.6	77.1 ± 7.8
24h 平均收缩压/mmHg	136.1 ± 9.8	140.8 ± 12.0	138.0 ± 11.5
24h 平均舒张压/mmHg	90.8 ± 6.8	92.7 ± 7.9	90.2 ± 5.7
日间平均收缩压/mmHg	139.1 ± 9.6	143.8 ± 12.6	141.7 ± 12.2
日间平均舒张压/mmHg	93.2 ± 6.8	95.1 ± 7.8	93.0 ± 6.5
夜间平均收缩压/mmHg	130.5 ± 12.1	134.6 ± 14.7	131.1 ± 11.9
夜间平均舒张压/mmHg	86.1 ± 7.8	87.7 ± 9.9	85.0 ± 6.7

3 美托洛尔的药效分析

从诊室测心率、血压，24h 平均心率、血压以及日间平均收缩压/平均舒张压、夜间平均收缩压/平均舒张压来看，均可发现患者在服用美托洛尔治疗 8 周后，心率、血压水平显著下降。见表 2。

4 GNB3 C825T 多态性对美托洛尔降压疗效的影响

治疗前后夜间平均血压变化值在 GNB3 C825T 各基因型之间有显著差异，GNB3 CC 型在服用美托洛尔治疗 8 周后夜间平均收缩压及舒张压下降幅度最大，分别为（11.1 ± 9.3）和（7.9 ± 5.8）mmHg；TC 型次之，分别为（5.8 ± 12.9）和（4.5 ± 8.6）mmHg；TT 型的下降幅度最小，分别为（3.6 ± 13.7）和（3.0 ± 7.9）mmHg。夜间平均收缩压下降 GNB3 CC 型与 TT 型比较，$P=0.025$（$P<0.05$）；夜间平均舒张压 GNB3 CC 型与 TT 型比较，$P=0.014$（$P<0.05$）。但是，该基因多态性与美托洛尔引起的 24h 平均血压、24h 平均日间血压、诊室血压、诊室心率、24h 平均心率变化之间并未观察到显著相关性。见表 3。

表 2　患者服用美托洛尔治疗 8 周后心率、血压变化 $\bar{X} \pm s$，$n=97$

指　标	治疗前	治疗后
诊室心率/次·min^{-1}	74.8 ±7.6	68.7 ±8.2[a]
诊室收缩压/mmHg	147.8 ±9.6	135.5 ±13.7[a]
诊室舒张压/mmHg	99.2 ±3.9	89.3 ±8.3[a]
24h 平均心律/次·min^{-1}	76.3 ±8.2	69.6 ±7.2[a]
24h 平均收缩压/mmHg	138.4 ±11.2	132.1 ±13.2[a]
24h 平均舒张压/mmHg	91.4 ±7.0	86.5 ±7.2[a]
日间平均收缩压/mmHg	141.6 ±11.5	135.1 ±13.6[a]
日间平均舒张压/mmHg	93.9 ±7.1	88.8 ±7.3[a]
夜间平均收缩压/mmHg	132.3 ±13.1	125.0 ±14.8[a]
夜间平均舒张压/mmHg	86.5 ±8.4	81.0 ±8.8[a]

与治疗前相比，a：$P<0.01$

表 3　不同基因型患者心率、血压下降幅度比较 $\bar{X} \pm s$，$n=97$

治疗前后变化值	CC	CT	TT
诊室心率/次·min^{-1}	6.0 ±9.3	7.0 ±9.7	5.0 ±8.5
诊室收缩压/mmHg	13.9 ±11.4	9.7 ±13.4	13.9 ±15.1
诊室舒张压/mmHg	10.7 ±6.8	8.4 ±8.5	11.3 ±8.3
24h 平均心率/次·min^{-1}	7.3 ±6.2	6.8 ±7.1	5.7 ±8.5
24h 平均收缩压/mmHg	6.8 ±10.8	5.8 ±9.7	6.1 ±11.6
24h 平均舒张压/mmHg	5.9 ±5.7	4.8 ±5.8	3.7 ±7.1
日间平均收缩压/mmHg	6.1 ±12.5	6.3 ±10.1	7.5 ±11.6
日间平均舒张压/mmHg	5.5 ±6.3	5.1 ±5.3	4.3 ±7.5
夜间平均收缩压/mmHg	11.1 ±9.3[a]	5.8 ±12.9	3.6 ±13.7
夜间平均舒张压/mmHg	7.9 ±5.8[b]	4.5 ±8.6	3.0 ±7.9

与 TT 夜间平均收缩压比较，a：$P<0.05$；与 TT 夜间平均舒张压比较，b：$P<0.05$

5　Stepwise 多元回归分析

通过 stepwise 多元回归分析，考察治疗后夜间收缩压或夜间舒张压与各因素之间的相关性，发现在本研究中只有基线夜间收缩压或舒张压和 GNB3 C825T 基因型两个因素被保留在方程中，其他因素均被剔除，说明只有这两个因素是治疗后夜间血压水平的相关因素。见表 4。

表 4　预测要后夜间收缩压/夜间舒张压水平的 stepwise 回归分析

入选变量	标准化 β 值	P 值
夜间收缩压基线值	0.61	0.00
GNB3 C825T	-0.22	0.01
夜间舒张压基线值	0.60	0.00
CNB3 C825T	-0.22	0.01

讨　　论

β肾上腺素受体阻滞剂广泛用于高血压的治疗，其有效性已被大量临床试验所证实。但是，人们发现β肾上腺素受体阻滞剂的降压效果与其他降压药物一样存在很大的个体差异。近年来，随着药物基因组学的迅速发展，基因多态性与药效个体差异之间关系的研究日益受到重视。本实验室希望可以通过分析影响β肾上腺素受体阻滞剂药效的相关基因的多态性，以解释其降压效应个体差异的原因，并进一步为临床个体化用药提供相关指导和帮助。

G蛋白是自主神经系统、肾素－血管紧张素系统、内皮素系统等血压调控系统特异受体的耦联蛋白，可影响细胞的钠－氢交换及血浆肾素活性和血清 Na^+，K^+ 浓度，参与血压调控[9]。作为β肾上腺素受体的下游底物，G蛋白介导β肾上腺素受体的一切生理学效应，因此，其多态性将影响相应蛋白质的功能，从而导致应用β肾上腺素受体阻滞剂治疗高血压的疗效产生个体差异。1998年，Siffert等发现G蛋白β3亚单位（GNB3）基因第10位外显子存在一个多态位点C825T[1]。T等位基因使G蛋白过度活化，使得细胞 Na^+/H^+ 交换（NHE）增强，Na^+ 重吸收增加，容量扩张，导致血管强烈收缩及平滑肌增殖，使患高血压及高血压相关器官损伤危险增加。近年来，在对于欧美和亚洲人群GNB3 825T等位基因与原发性高血压相关性的研究中，多数认为GNB3 C825T基因多态性与原发性高血压发生有关[1,10-13]。目前，国内外还有报道GNB3 C825T不仅可能参与原发性高血压的发生机制，而且可能会对降压药物的降压效果产生影响[4-6]。Turner等[4]以及Hua等[14]的研究结果均提示，GNB3 C825T多态性有助于鉴别用利尿剂治疗反应良好的高血压病患者。

目前的研究认为[4-6]，T等位基因携带者对利尿剂和中枢性交感神经阻滞剂的降压疗效较强，而C等位基因携带者对钙离子拮抗剂的降压疗效较强。但是，对于GNB3 C825T多态性与β肾上腺素受体阻滞剂降压效果相关性的研究，国内外还鲜有报道，只有Filigheddu等[15]的研究发现应用阿替洛尔（50mg，bid）治疗8周后诊室血压的下降与GNB3 C825T基因多态性相关，CC型降压幅度较TC＋TT型更大，但他们的研究并没有进行动态血压的测量。本研究对服用美托洛尔前后患者的诊室血压及24h动态血压进行了测量，结果证明，GNB3 C825T基因多态性与β肾上腺素受体阻滞剂引起的夜间血压变化有关。但是，本研究结果并未观察到GNB3 C825T基因型与诊室血压或日间平均血压变化之间存在相关性，因此，还有待进一步扩大样本量来分析确证。然而，有相关报道表明，夜间血压水平与心脑血管并发症的关系可能比白昼血压水平更为密切，较低的夜间血压对心脑血管有保护作用。

近年来，随着对血压的昼夜变化的深入研究，发现人体血压昼夜节律特征的改变与心脑血管危险事件的发生可能有密切联系。夜间血压明显低于白昼血压这种昼夜节律变化是对机体活动的适应，对保护心脑血管正常结构与功能起着重要作用。血压的正常波动有赖于交感神经和副交感神经的平衡调节，血压昼夜节律消失，提示夜间交感神经张力增高，进而导致肾素－血管紧张素－醛固酮系统激活，分泌儿茶酚胺增多，一方面使得左室舒张末期内径（LVDd）增大，另一方面由于血中二磷酸腺苷（ADP）浓度增高，诱导血小板与红细胞聚集成“缗钱状”，使血液处于高黏滞状态。高血压患者的血液黏度升高主要影响机体微循环灌注，造成组织缺血缺氧，代谢产物堆积，促进心、脑、肾等靶器官损害，使植物神经失衡加重，从而使血压昼夜节律消失更加明显[16]。国内外很多研究均报道，昼夜血压节律波动消失的高血压患者左心室肥厚及高血压型脑卒中的发生率明显增加[17-20]。GNB3 C825T基因多态性与夜间血压治疗前后变化的关系在临床药物治疗上可能具有重要意义，但是，还需要进一步扩大样本量进行更加深入的研究。

参 考 文 献（略）

（原载于《中国新药杂志》2010年第19卷第9期）

β受体阻滞剂对心衰患者心律失常的影响

黄 岩 王树贤* 成小如 李一石

北京协和医学院 中国医学科学院 阜外心血管病医院 卫生部心血管药物临床研究重点实验室
临床药理中心 *中国人民解放军305医院

慢性心力衰竭（CHF）患者发生心脏性猝死的危险性高，占其总病死率的50 %~60%，而85%以上的心脏性猝死是由于非持续性室性心律失常所致。据报道，70 %~95%的CHF患者发生频发室性早搏，40 %~80%患者发生非持续性室速[1]。比索洛尔是高度选择性的β受体阻滞剂，现已广泛应用于临床治疗轻至中度原发性高血压、劳力型心绞痛、室上性、室性心律失常、CHF。卡维地洛为新型第三代β受体阻滞剂，兼有β受体和α受体阻滞作用，临床用于CHF、原发性高血压、心绞痛的治疗。20世纪90年代中晚期全球性大规模β受体阻滞剂试验：CIBIS Ⅱ（比索洛尔试验）、COPERNICUS（卡维地洛试验）进一步证明二者能显著改善CHF患者心功能、生活质量、提高LVEF并减低病死率[2~4]。本研究旨在观察两药对CHF患者心律失常的作用。

资料与方法

1. 研究对象

选择2003年4月~2006年4月期间住院及门诊慢性心衰患者40例（男30例，女10例），平均年龄58.7岁（45~76岁），组约心脏病协会（NYHA）心功能分级为Ⅱ~Ⅳ级，左室射血分数（LVEF）均≤40%。排除肝、肾、肺、脑、血液等严重其他系统疾病和血液动力学不稳定的心衰患者。

2. 研究方法

在稳定剂量的充血性心衰的常规药物治疗基础上，随机接受比索洛尔或卡维地洛治疗，递增剂量直至最大耐受量或靶剂量，比索洛尔的起始剂量和靶剂量分别为1.25mg和10mgqd，卡维地洛的起始剂量和靶剂量分别为3.125mg和25mgbid，而后连服用16周。服药前后采用美国MIRACLINK-INC公司DMS-P4动态心电图记录分析系统（简称Holter）对患者的心律失常情况进行分析对比。

3. 统计学处理

采用SAS 6.12统计分析软件进行数据处理，数据以均数±标准差（$\bar{X} \pm s$）表示，组间及组内比较采用t检验，以$P<0.05$为显著性差异有。

结 果

用药前两组心衰患者大多具有各种室性和房性心律失常，两组间无统计学差异。用药后两组的心率都有所减少，卡维地洛组具有统计学差异，两组间无统计学差异。用药后两组室性期前收缩数量都有所减少，卡维地洛组较明显，平均减少了83.6%，但两组均未达到统计学差异。卡维地洛组用药后房性期前收缩平均减少了34.2%，比索洛尔组未显示治疗效果，两组前后变化均未达到统计学差异（表1）。

表 1　两心律失常情况的比较

	比索洛尔组(n=20)			卡维地洛组(n=20)			
	用药前	用药前后差值	组内比较(P)	用药前	用药前后差值	组内比较	组间比较(P)
平均心率	75.1±10.8	-4.7±11.9	0.086	78.4±17.8	-9.1±11.6	0.012	0.285
PVC 总数	1734.6±3366.7	-158.5±3801.5	0.854	1070.2±2555.0	-894.9±2173.8	0.282	0.613
PVC/1000bpm	22.1±33.8	-1.45±48.4	0.923	19.4±36.4	-14.8±29.5	0.391	0.619
PAC	29.7±60.4	187.2±826.9	0.364	423.7±966.1	-145±373.4	0.277	0.172
PAC/1000bpm	0.22±0.66	8.1±21.9	0.365	0.86±0.90	-0.83±0.98	0.093	0.322

注：PVC＝室性期前收缩；PAC＝房性期前收缩

讨　论

比索洛尔与卡维地洛均为 β 受体阻滞剂。比索洛尔具有高度选择性，其对 β_1 受体亲合性较对 β_2 受体强 100 倍，临床可治疗轻至中度原发性高血压、冠心病、劳力型心绞痛、心力衰竭、心律失常，可改善心衰患者的心功能、提高射血分数及生存率，可减慢窦性心率，对部分患者的房性、室性期前收缩、室上性心动过速治疗有效。本研究中比索洛尔减慢了平均心率、减少了室性期前收缩的发生，但效果不是很明显。卡维地洛（Carvedilol）为新型第三代 β 受体阻滞剂，具有非选择性阻滞 β 受体和选择性阻滞 α_1 受体的作用，有极强的抗自由基、抗氧化损伤、保护心脏和血管内皮细胞的作用，可改善心律失常、减小心肌梗死面积、大剂量时还可阻断钙通道，并有肾脏保护作用。本研究中卡维地洛显著减慢心率，明显减少了室性期前收缩的发生，对房性期前收缩的治疗也有一定效果，虽然在统计学上较比索洛尔无显著差异，但在总体效果上更现优势。较之其他 β 受体阻滞剂，卡维地洛还可阻断 α_1 受体，减轻心脏的前负荷，并具有独特的抗氧化作用[5]，可清除自由基，保护心脏和血管内皮。故卡维地洛对心力衰竭的治疗较选择性 β 受体阻滞剂效果更佳，无论是心功能的改善还是死亡率的降低都有更强的作用；卡维地洛的这些特性同时使其对心律失常尤其是室性心律失常的治疗也有较好效果，这与我们的观察结果相符。对于心力衰竭伴有室性心律失常的患者，卡维地洛可能是更好的选择。

参 考 文 献（略）

（原载于《临床心电学杂志》2010 年 2 月第 19 卷第 1 期）

静脉注射伊布利特转复心房颤动、心房扑动的中国多中心随机对照临床研究

吴 瑛[1,2] 蒋 文[2] 严晓伟[3] 胡大一[4] 刘晓惠[5] 贾三庆[6]
范维琥[7] 蔡迺绳[8] 吴宗贵[9] 陈君柱[10] 单 江[11] 何振山[12]
李广平[13] 李一石[2]

1 中国医学科学院 北京协和医学院；2 中国医学科学院 北京协和医学院 阜外心血管病医院临床药理中心
卫生部心血管药物临床研究重点实验室；3 北京协和医院心内科；4 北京大学人民医院；
5 首都医科大学附属北京安贞医院；6 首都医科大学附属北京友谊医院；
7 上海复旦大学附属华山医院；8 上海复旦大学附属中山医院；
9 上海长征医院；10 浙江大学医学院附属第一医院；11 浙江医科大学医学院附属第二医院；
12 中国人民解放军白求恩国际和平医院；13 天津医科大学附属第二医院

富马酸伊布利特是Ⅲ类抗心律失常药物，在美国及欧洲国家已被批准用于转复心房颤动、心房扑动10余年；2006年美国心脏病学会/美国心脏学会/欧洲心脏病学会（ACC/AHA/ESC）心房颤动指南[1]中，作为转复心房颤动的一线药物被推荐使用（Ⅰ类，A级）；对于心外科术后发生的心房颤动，也可作为药物复律的首选（Ⅱa类，B级）。本文重点对一项多中心、随机、双盲、对照的临床研究中，伊布利特与普罗帕酮转复心房颤动、心房扑动的疗效及临床安全性进行了比较，旨在为应用伊布利特提供更充分的临床资料。

对象与方法

1 研究对象

2004年2月~2005年10月中国医学科学院阜外心血管病医院等共12家医院共同入选200例90d内新发心房颤动、心房扑动患者，随机分为伊布利特治疗组或普罗帕酮对照组转复心律（$n=100$）。

入选标准：年龄18~80岁的心房颤动或心房扑动患者，心律失常持续3h~90d，其中本次心房颤动或心房扑动发作时间>48h者要求华法林有效抗凝治疗后国际标准化比率（INR）为2.0~3.0，超声心动图证实无心房内血栓。

排除标准：严重的器质性心血管病，血流动力学不稳定者，心功能纽约心脏病协会（NYHA）分级为Ⅲ，Ⅳ级或左心室射血分数（LVEF）<35%，急性心肌梗死、不稳定心绞痛，未控制的高血压［收缩压（SBP）≥180mmHg和/或舒张压（DBP）≥105mmHg］，窦性心动过缓、高度房室传导阻滞、病态窦房结综合征，尖端扭转型室性心动过速（Tdp）病史，基础QTc>0.5s，心腔附壁血栓或栓塞史者，4周内使用过Ⅰ类或Ⅲ类抗心律失常药物，血清钾、血清镁水平异常，严重肝肾功能不全。研究方案通过了中国医学科学院阜外心血管病医院医学伦理委员会的审查，符合药物临床试验管理规范（GCP）原则[2]。受试者均书面签署知情同意书。

2 给药方法

本研究为前瞻性、多中心、随机、双盲、平行对照Ⅱ期临床研究。研究用药：治疗组给予国产富马酸伊布利特注射液（规格：10ml/1mg；批号：040901，由北京红惠生物制药股份有限公司研

制）。对照组给予国产盐酸普罗帕酮注射液（规格：10ml/35mg；批号：MC2501，由广州明兴制药有限公司生产）。

伊布利特治疗组：给予1mg静脉推注，观察10min，如未转复，重复给药1次（体重<60kg者，0.01mg·kg^{-1}）。普罗帕酮对照组：给予70mg静脉推注，如药后10min仍为心房颤动或心房扑动，再予35mg静脉推注。当出现恶性心律失常或心电图QTc>600ms时中止给药。

3　转复成功定义

①给药开始后的90min之内，心房颤动或心房扑动心律转复为窦性心律且维持至临床观察结束；②90min心律仍未转复者，根据Holter心电动态监测仪记录，24h内转复为窦性心律且维持至临床观察结束。

4　观测指标

同步十二导联心电图记录时间：第1次给药前即刻（0min）、第1次给药后即刻（10min）、第2次给药前（20min）、第2次给药后即刻（30min）、给药后1h、给药后1.5h、给药后2h、给药后4h。

测量同步十二导联心电图QT间期、QRS间期、RR间期。所有心电图均由两位特定的心内科医师在盲态下阅读并测量。选取T波清晰的V2或V3导联测量Q波起始点至T波终点线段长度作为QT间期，计算QTc间期采用Bazett公式：$QTc\ (ms) = QT\ (ms) / \sqrt{RR}$[3]。选取心电图Ⅱ导联测量RR间期、QRS间期。

5　不良反应

研究期间由临床医师实施并记录，观察患者的症状，测量卧位血压、心率，记录同步十二导联心电图、Holter动态心电图，采静脉血检测血常规、血清电解质、肝肾功能及尿常规等实验室检查。严重不良反应定义为：试验用药导致的死亡、致残、住院观察时间的延长、原有疾病的加重。

6　数据处理及统计分析

采用统计软件SAS® 9.13进行数据处理及统计学分析。计数资料采用均值±标准差（$\bar{X}\pm s$）描述，计量资料采用频数百分比描述；伊布利特与普罗帕酮组间转复率及不良反应发生率的比较采用调整中心效应CMH卡方检验；对于其他分析指标，将根据变量类型选择相应的分析方法，计数资料的组间比较根据比较组的数量分别采用成组t检验（两组）或方差分析（多组）；计量资料的组间比较采用卡方检验。$P<0.05$被认为差异有统计学显著性。

结　果

1　患者入选情况

随机分组后，每组各100例患者分别进入伊布利特治疗组或普罗帕酮对照组。伊布利特组与普罗帕酮组男性患者分别占64%和60%，两组平均年龄分别为（60±1）和（59±1）岁，平均体重为（70.9±1.4）和（70.3±1.2）kg，入选研究时心房颤动或心房扑动心律失常持续时间48h之内者分别为47%和53%，心房颤动患者比例分别为79%和89%，给药前心率分别为（100±7）次·min^{-1}和（99±5）次·min^{-1}，两组QTc基础值为（442±16）和（434±25）ms，血压、心功能NYHA分级、患者合并高血压、冠心病、瓣膜性心脏病、永久起搏器术后及伴随用药组间比较均无统计学差异。基线情况组间比较均无统计学差异。

表1 伊布利特与普罗帕酮治疗前患者基线情况比较 $n=100$

项　目	伊布利特	普罗帕酮
年龄/岁	60 ± 1	59 ± 1
男性患者/n（%）	64（64）	60（60）
体重/kg	70.9 ± 1.4	70.3 ± 1.2
心律失常类型		
心房颤动	79	89
心房扑动	21	11
心律失常持续时间		
≤48h	47	53
48h ~ 90d	53	47
心率/次 · min^{-1}	100 ± 7	99 ± 5
心电图 QTc 间期/ms	442 ± 16	434 ± 25
收缩压/mmHg	121 ± 2	121 ± 2
舒张压/mmHg	76 ± 1	76 ± 1
左房内径/mm	45 ± 15	49 ± 25
左心室射血分数/%	51 ± 7	47 ± 7
左心室射血分数≥50%者比例/%	72	68
心功能分级（NYHA）		
Ⅰ级	75	81
Ⅱ级	25	19
伴随的心血管疾病		
高血压病	46	37
冠心病	15	10
瓣膜病等器质性心脏病	15	16
既往有心房颤动或心房扑动发作史	56	63
既往重要用药史		
β受体阻滞剂	38	27
钙离子拮抗剂	22	15
地高辛	17	9
华法林	36	32

2 转复率

2.1 90min 转复率 给药后 90min 内，心房颤动、心房扑动患者总转复率为伊布利特组 55%（55/100 例），普罗帕酮组 21%（21/100 例），伊布利特对于心房颤动、心房扑动的总转复率高于普罗帕酮（$P<0.05$）。伊布利特转复心房扑动成功率为 71%（15/21 例），心房颤动的转复成功率为 50%（40/79 例），心房颤动与心房扑动患者的转复率有显著性差异（$P<0.05$）。伊布利特给药后心房颤动转为窦性心律的患者中，43%（17/40 例）需第 2 次给药。伊布利特与普罗帕酮静脉注射治疗心房颤动、心房扑动 90min 内转复为窦性心律的人数见表 2。

表 2　伊布利特与普罗帕酮静脉注射治疗心房颤动、心房扑动 90min 内转复为窦性心律的人数

给药次数	伊布利特组		普罗帕酮组	
	心房颤动（$n=79$）	心房扑动（$n=21$）	心房颤动（$n=90$）	心房扑动（$n=10$）
第 1 次给药	23	7	14	0
第 2 次给药	17	8	7	0
总计/n（%）	40（50）	15（71）	21（24）	0（0）

2.2　24h 转复率　根据 157 份完整 Holter 记录结果，伊布利特组给药后 24h 内心房颤动或心房扑动总转复率为 59%（47/79 例），显著高于普罗帕酮组转复率（31%，24/78 例）（$P<0.001$）。伊布利特组 24h 内心律转复者，其中有 48%（29/61 例）需第 2 次给药。普罗帕酮组 24 例心律转复患者中，12 例需第 2 次给药。

3　心电图主要指标观测结果

3.1　QTc 间期的变化趋势　伊布利特治疗组和普罗帕酮对照组于第 1 次给药后即刻（10min）、第 2 次给药后即刻（30min）、给药后 1h、给药后 1.5h、给药后 2h 各观察时间点比较，前者 QTc 显著延长（P 均 <0.0001）。

伊布利特组第 1 次给药后即刻（10min）、第 2 次给药后即刻（30min）依次出现 2 个 QTc 峰值：（476 ±9），（510 ±8）ms，较基线的增加率分别为 7.7% 和 15.4%。普罗帕酮组随时间推移，QTc 较基线变化率在 0 %～4.7%。两组给药后 240min QTc 均接近基线水平（$P>0.05$）。接受两次给药的 70 例患者中，于第 10，20，40，90，120 以及 240min 时，依次有 3，3，2，2，1 及 1 例次 QTc 延长 ≥600ms。见图 1。

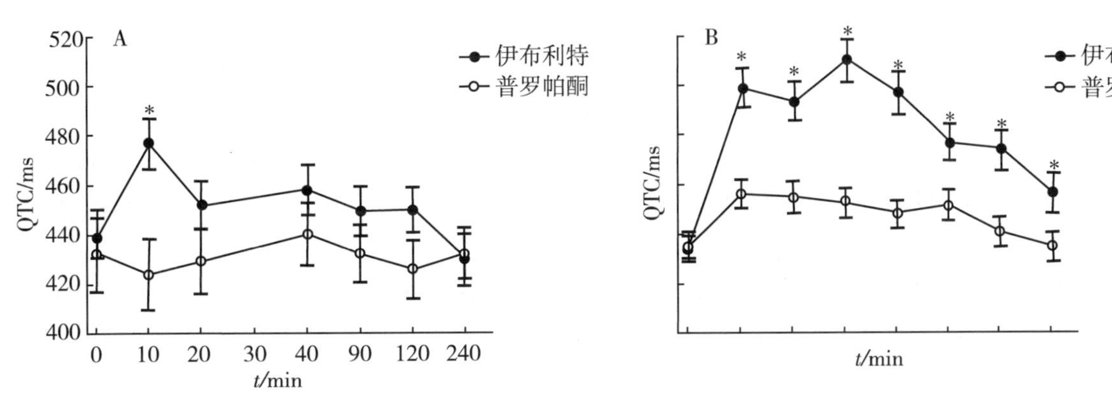

A：第 1 次给药后；B：第 2 次给药后

图 1　用药后患者的 QTc 变化情况

3.2　心房颤动、心房扑动心律转复时的 RR 间期　伊布利特组 26 例 RR 间期平均为（1.89 ±0.9）s，其中 10 例 >2.0s，最大 3.76s。普罗帕酮组 20 例 RR 间期平均为（1.74 ±0.9）s，其中 6 例 >2.0s，最大 3.80s。转复时 RR 间期两组比较无显著性差异。转复过程中患者无头晕、黑矇等症状。

3.3　两组药后 QRS 间期　给药前两组 QRS 间期均为（0.09 ±0.02）s，给药后 QRS 间期均无明显变化，两组比较无显著性差异。

4 心律失常

1例男性心房扑动患者，本次发作心房扑动 <48h，随机入组后，于静脉推注伊布利特3min时发生TdP，电复律转为窦性心律，经24h观察无并发症，复查实验室检测指标无异常。

心房颤动、心房扑动心律转复后出现窦性心动过缓者，伊布利特组20例，最慢心率54次·min^{-1}；普罗帕酮组5例，最慢心率51次·min^{-1}，组间无显著性差异。

5 临床观察指标

给药后血压均在临床允许范围内变化，组间比较无显著性差异。伊布利特组与普罗帕酮组给药后心率均有逐渐下降趋势，组间比较无显著性差异；观察至给药后240min，两组患者的心率分别从给药前的（100±7）次·min^{-1}降至（78±2）次·min^{-1}以及从（99±5）次·min^{-1}降至（87±2）次·min^{-1}。心电图心率与诊室心率趋势一致。两组给药后心功能NYHA分级无明显变化。

6 其他不良反应

伊布利特组不良反应发生率为2%（2/100例），均为轻度头晕，自行缓解。普罗帕酮组发生率为6%（6/100例），不良反应发生7例次，其中头晕2例次，心悸、胸闷、一过性低血压反应及恶心呕吐各1例次，自行缓解；发作急性左心功能不全1例次，临床给予减轻心脏负荷及对症治疗后缓解。不良反应发生率组间比较无显著性差异。

伊布利特组、普罗帕酮组各4例患者因基础心率慢或既往RR间期延长而已安装永久心脏起搏器，心房颤动、心房扑动心律转复后呈起搏心律。

本研究中，无严重不良反应发生。

讨　论

伊布利特与其他Ⅲ类抗心律失常药物一样，其基本作用原理是延长动作电位时程（APD），细胞电生理作用为抑制快速激活的延迟整流性钾通道（I_{Kr}），抑制复极时K^+外向电流，促进平台期缓慢内向Na^+电流，从而延长心肌动作电位时程（APD）和有效不应期（ERP），心电图表现为QT间期延长。临床中应使用QTc作为心电图监测指标。此外，伊布利特不同于多非利特等其他Ⅲ类抗心律失常药物，它有独特的作用特点：在平台期促进缓慢Na^+和Ca^{2+}内流，这使其转复心房扑动和心房颤动的作用加强[4]。伊布利特近年在中国也陆续有转复心房颤动、心房扑动的研究报道[5]。

本研究伊布利特治疗新发的心房颤动、心房扑动，其总体人群的90min转复率明显高于临床常用药物即对照组普罗帕酮；伊布利特转复心房扑动成功率为71%，明显高于转复心房颤动的成功率50%。上述结果与国外报道相近[6]。24h转复率高于90min转复率：伊布利特组和普罗帕酮组分别可转复59%和31%的心房颤动、心房扑动患者。提示临床医师注意：患者如药后4h仍未转复，需继续监测心律变化及其他临床情况至少24h，以确保患者用药安全。

本研究伊布利特治疗组给药后QTc明显延长，于第1次、第2次给药后均即刻达峰值，后者QTc延长较前者尤为明显，延长的QTc于药后4h恢复基线水平。由于伊布利特属于Ⅲ类抗心律失常药，QTc间期延长为该药的药效特点。但QTc延长可能促进TdP的发生[7]。本研究发生1例TdP，给予电复律后转为窦性心律，提示临床用药时必须备好除颤仪。TdP的发生率为1%，符合文献报道[7-10]。研究中QTc间期延长最大可 >600ms，且均未出现更多的促心律失常事件。表明伊布利特给药后产生QTc间期延长至600ms是安全的，但是达600ms者需严密观察。如正在服用其他延长QTc间期药物如酚噻嗪，三环类抗抑郁剂，四环类抗抑郁剂和某些抗组织胺类药物（H-受体拮抗剂）的患者，用伊布利特注射液可能增加TdP的发生几率，应避免合用。

伊布利特与普罗帕酮转复心房颤动、心房扑动，临床研究结果提示不良事件两组间无显著性差异，且无严重不良反应发生，患者耐受良好。静脉注射伊布利特用于转复新近发生的心房颤动、心房扑动，治疗效果优于普罗帕酮，需在临床医师严密监测下使用。

参 考 文 献（略）

（原载于《中国新药杂志》2010 年第 19 卷第 13 期）

静脉注射伊布利特对中国健康受试者及房颤与房扑患者心电图 QTc 间期的影响

吴 瑛[1,2] 蒋 文[2] 况扶华[2] 华 潞[2]
田 蕾[1,2] 黄一玲[2] 蒋娟娟[2] 李一石[2]

1 北京协和医学院中国医学科学院；2 中国医学科学院北京协和医学院
阜外心血管病医院 临床药理中心 卫生部心血管药物临床研究重点实验室

伊布利特（ibutilide）为静脉注射转复房颤、房扑的Ⅲ类抗心律失常药物，该药可延长动作电位时间，延长心肌有效不应期，使 QT 间期延长发挥药效；但有引发多形性室速、尖端扭转型室速等恶性心律失常报道[1-4]。QTc 是重要的心电图监测及药效学指标。国内外文献仅提供药后 30min 或 60min 2 个时间点的 QTc。本文分析并比较中国 40 例健康受试者和 100 例房颤、房扑患者接受静脉注射伊布利特后 4h 内 QTc 演变特点，旨在为优化临床用药提供理论依据。

资料与方法

1 研究对象

1.1 健康受试者选择、给药方法及心电图记录时刻

18－45 岁中国健康男性受试者 40 例[5]入选本次单中心、随机、剂量递增研究。

纳入标准 既往无心血管疾患史；入选前 3 个月内无用药史；每位受试者体质量均在其理想体质量的 ±15% 以内。

将受试者随机分为 6 组：分别于 10min 内匀速静脉注射伊布利特 5μg · kg^{-1}（$n=4$）；10μg · kg^{-1}（$n=10$），或 20μg · kg^{-1}（$n=6$）；或单次给以 0.5mg（$n=6$），0.75mg（$n=6$），或 1.0mg（$n=8$）。

于开始静脉注射伊布利特即刻（0min），给药第 3，5，6，7，8，9，10min（静脉注射结束时），11，12，13，14，15，20，25，30，35，40，45，60，120，180，240，300，360，420，480，720 以及 1440min，记录十二导联心电图。

1.2 房颤、房扑患者

1.2.1 研究设计

采用前瞻性、多中心、随机、双盲、对照临床研究试验方法。

自 2004 年 2 月起，入选中国医学科学院阜外心血管病医院、北京协和医院及北京大学人民医院等 12 家三级医院 90 天内发生的房颤、房扑患者 200 名。根据 SAS 软件生成的随机表，入选患者按 1∶1随机分入伊布利特治疗组或普罗帕酮对照组；本文不涉及普罗帕酮组的 QTc 变化。

1.2.2 入选标准

男性或女性，年龄 18 至 80 岁。房颤、房扑时心室率≥60 次/分，且满足下列任一情况者：①房颤、房扑持续时间 3-48h；②房颤、房扑时间 >48h-90 天，已用抗凝治疗 3 周以上；超声心动图证实，无心房内血栓（必要时进行食管超声心动图等检查）；③房颤、房扑时间为 48h ~90 天，抗凝治疗 <3 周，INR 调节在 2.0 ~3.0，超声心动图无心房血栓提示；无抗心律失常药物及抗凝药物应用禁忌症，包括过敏史。签署书面知情同意书。

1.2.3 排除标准

严重的器质性心血管病，包括不稳定心绞痛、急性心肌梗死及未控制的重度高血压（SBP≥180mmHg或/和DBP≥105mmHg）；未纠正血流动力学障碍的瓣膜性心脏病；缓慢性心律失常（包括高度房室传导阻滞、病态窦房结综合征）；窦性心动过缓，窦性心律<60次/分；尖端扭转型室性心动过速病史；QTc 0.5s；心功能NYHAⅢ、Ⅳ级，或LVEF<35%；心腔附壁血栓或栓塞史者；血液动力学不稳定（SBP<90mmHg）；4周内长期应用Ⅲ类抗心律失常药物，或应用Ⅰ类抗心律失常药物5个半衰期内；严重的慢性阻塞性肺病或哮喘病史者；未控制的甲状腺性疾病；血钾<4.0mmol·L^{-1}或>5.5mmol·L^{-1}；血镁低于正常值下限；严重肝肾功能不全（在最近3个月内，血清肌酐≥2mg·dL^{-1}和/或肌酐清除率<30ml·min^{-1}（Cockcroft's公式），ALT高于正常上限的2倍以上；接受抗凝治疗的患者，用药转复心律前，活化部分凝血活酶时间（APTT）小于正常值上限2倍；凝血酶原时间（PT）的国际标准化比值（INR）<2.0或>3.0；妊娠和哺乳期妇女；精神或法律上的残障患者。

1.2.4 给药方法

研究方案及受试者知情同意书等均通过本院医学伦理委员会审查，符合GCP原则[6]及世界医学协会赫尔辛基宣言[7]伦理守则。

随机分入伊布利特组或普罗帕酮组。入选伊布利特组的患者，体质量≥60kg者，首次接受1mg；如果结束用药后10min，仍为房颤或房扑，可再次静脉给予1mg。体质量小于60kg者，首次给予0.01mg·kg^{-1}；如果结束用药后10min，仍为房颤或房扑，可再次静脉给予0.01mg·kg^{-1}。匀速静脉泵入。当出现恶性心律失常或QTc>600ms，则中止给药。

1.2.5 心电图记录时刻

第1次药前（0min）、第1次药后即刻（10min）、第2次药前（20min）、第2次药后即刻（30min）、药后1，1.5，2，4h，房颤或房扑转复为窦律时（转复成功：给药开始后的90min内，房颤或房扑心律转复为窦性心律且维持至临床观察结束者）；重要心律失常事件发生时。

2 药品

富马酸伊布利特注射液，规格：1mg/10ml，批号：030408（健康受试者）、040901（房颤、房扑患者），北京红惠生物制药股份有限公司研制和提供。

3 心电图测算方法

患者平卧位，记录同步十二导联心电图，纸速为25mm·s^{-1}，电压为10mm·mV^{-1}。

所有心电图均由2名特定的心内科医师在盲态下阅读并测量。选取T波最为清晰的V_2或V_3导联，测量QT间期、QRS间期、RR间期。如为房颤或房扑心律，则测量心电图连续10次心搏的数据并取平均值。计算QTc间期，采用Bazett公式[8]：$QTc\ (ms) = QT\ (ms)/\sqrt{RR}$。

4 心律失常等临床观察指标

除用Holter进行24h监测心律失常之外，由临床医师实施、基于研究期间与研究用药相关的不良反应，均予记录并分析，包括患者症状、血压、心率等临床观察，及血常规、血清电解质、肝肾功能、尿常规等实验室异常检测结果。

5 统计分析方法

采用统计软件SAS 9.13进行数据处理及统计学分析。健康受试者与房颤、房扑患者QTc比较、不同剂量组或不同时间点的QTc变化分析采用ANOVA分析；药后QTc绝对值在不同区间的分布频度的组间比较均采用CMH方差分析；计数资料采用均值±标准差表示。

结 果

1 健康受试者

1.1 入选情况

共40例符合入选标准健康男性受试者完成了本临床研究。受试者的年龄、体质量、基线心率、血压、QTc间期6组间比较无统计学差异。

1.2 药后QTc间期的变化

各组受试者的QTc均值，在开始静脉给予伊布利特后，逐渐延长；且于静脉给药第3min起，各时间点QTc延长较基线均有统计学差异（$P<0.05$）。于静脉给药完成后即刻（10min）QTc延长达该组的峰值，在5，10，20μg·kg^{-1}剂量组，于7，11，11min时，QTc分别达（469±7），（592±35），（678±14）ms；在0.5，0.75，1mg剂量组，于8，19，8min时，QTc分别达（605±39），（616±8），（683±9）ms。后随时间推移，各组QTc均自25-30min（除外0.5mg组，于14min）开始，呈现明显下降趋势；于240min降至基线水平（各组均$P>0.05$）。于720，1440min时，各组QTc较240min的QTc均无显著变化（各组均$P>0.05$）。

5μg·kg^{-1}组受试者，240min内各时间点，QTc值均<500ms。随时间推移，QTc大于500ms的分布：10，20μg·kg^{-1}组，依次持续至药后40，45min；0.5，0.75及1mg组，依次持续至药后40，45，60min。10μg·kg^{-1}组，240min内各时间点QTc值均<600ms。20μg·kg^{-1}组，平均QTc>600ms持续至药后30min；0.5mg组，仅在给药第7min及给药结束后1min时，平均QTc>600ms。0.75及1mg组，平均QTc>600ms均持续至药后20min。

1.3 QTc间期与血药浓度的相关性

同一时间点，QTc延长幅度与药物剂量呈正相关。各时间点QTc间期与相应伊布利特血药浓度（X）呈线性相关：$Y=192+54\log X$，$\gamma=0.76$（$P<0.0001$）。

1.4 临床观察指标与安全性评价

各组受试者药后，心率、血压、心电图PR间期及QRS间期较基线均无显著变化（$P>0.05$）。

0.5mg·kg^{-1}组，有1例受试者，于接受静脉注射伊布利特时，有轻度头晕症状；给药结束后，自行消失，最大QTc为578ms。无其他严重不良反应发生。

2 房颤、房扑患者

2.1 入选情况

2004年2月至2005年10月，共入选了符合标准的房颤、房扑患者200例，随机进入伊布利特组或普罗帕酮组各100例。入选伊布利特组的房颤、房扑患者分别为79例、21例；入选普罗帕酮组者的房颤、房扑分别为89例、11例。伊布利特与普罗帕酮这2组患者的性别、年龄、体质量、心律失常类型分布、心律失常持续时间、药前的血压、心率、心功能NYHA分级、QTc、伴随用药等组间比较无统计学差异（$P>0.05$）。

伊布利特组患者基线情况，见表1。

表1 房颤、房扑患者的基线特征

Table 1. Baseline characteristics of patients with atrial fibrillation (AF) or atrial flutter (AFL)

Item	Ibutilide (n = 100)
Gender (M/F)	64/36
Age (year)	60 ± 1
Weight (kg)	70.9 ± 1.4
SBP (mmHg)	121 ± 2
DBP (mmHg)	76 ± 1
Heart rate (bpm)	100 ± 7
QTc (ms)	442 ± 16
LA diameter (mm)	45 ± 15
LVEF (%)	51 ± 7
NYHA	
Ⅰ	75
Ⅱ	25
Arrhythmia durati on≤48h	47
48h < Arrhythmia duration < 90d	53
Type of arrhythmia	
AF	79
AFL	21
Previous AF or AFL	56
Diseases associated	
Hypertension	46
Coronarv heart diseases	15
Other heart diseases	15
Pre-treated agents	
Beta-blocker	38
Calcium channel blocker	22
Digoxin	17
Warfarin	36

LA: Lett artnum; LVEF: Lett ventricular ejection fraction

2.2 QTc 间期的变化

静脉注射伊布利特后 90min 内，房颤、房扑患者总转复率为 55%（55/100 例）。其中，接受第 2 次给药后，成功转复者占 45%（25/55 例）。

接受静脉注射伊布利特 1 次给药的患者，其基线 QTc 为（439 ± 8）ms；于注射结束即刻，QTc 延长达峰值（476 ± 9）ms，增加率为 15%；此后逐步回落，240min 时回落至（430 ± 9）ms，与基线水平比较无统计学差异（$P > 0.05$）；第 1 次给药后心律未转复者，接受第 2 次给药时，QTc 由（493 ± 7）ms 开始延长，于静脉注射结束即刻（开始治疗后 30min）达峰值为（510 ± 8）ms，增加率为 3.4%；此后逐步回落，240min 时回落至（453 ±6）ms，与基线水平相比无统计学差异（P < 0.05），见图 1A。其中，2 次给药后 QTc 达峰值的增加率小于第 1 给药（3.4% vs 15%，P < 0.05）。

药后 QTc 按 <500ms，500 ~ 600ms，≥600ms 分区的患者，其频度分布：仅接受 1 次给药的患者 QTc 延长但均 <600ms。于 10，20，40，90，120 以及 240min 时，接受 2 次给药的患者组，依次有 43，17，23，17，10 及 3 例次 QTc 延长≥500ms。接受 2 次给药的 70 例患者中，于 10，20，40，90，120 以及 240min 时，依次有 31，43，34，21，21 及 13 例次 QTc 延长达 500 ~ 600ms；依次有 3，3，2，2，1 及 1 例次 QTc 延长≥600ms，见图 1B。

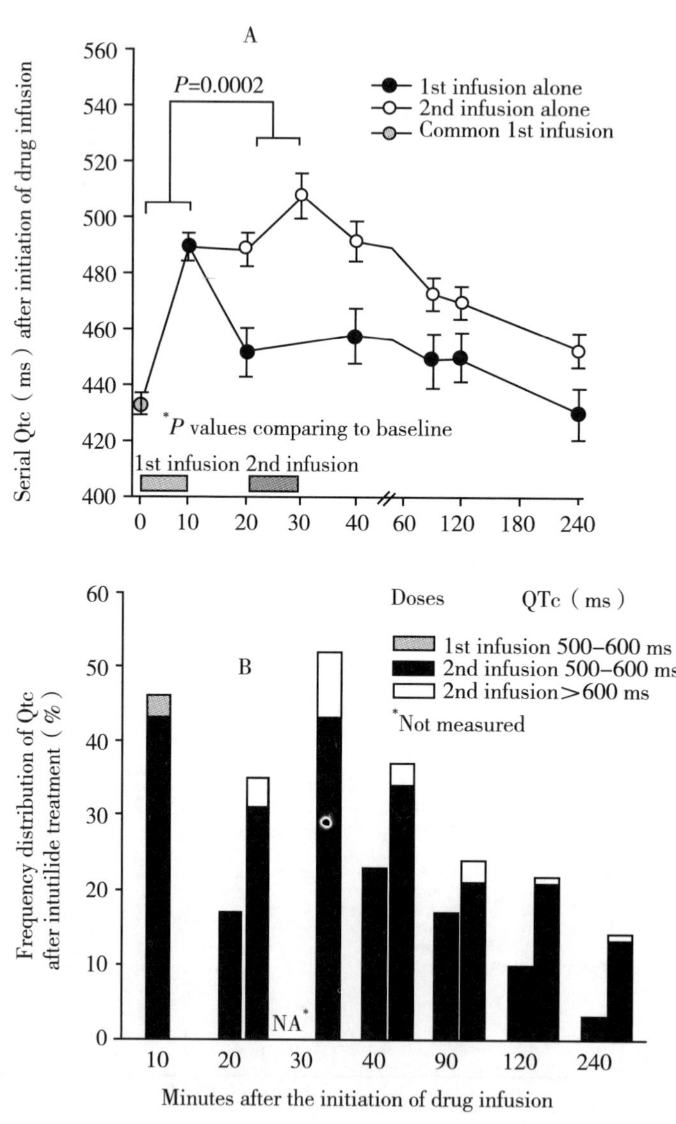

图 1 不同给药方案 QTc 的变化特点

Figure 1. QTc changes due to different infusions after ibutilide administration

Panel A showed the serial mean QTc after during and after ibutilide infusion in either all patients received one infusion（common the first infusion from baseline to 10min），one infusion alone or dual infusions after first 10min. QTc prolongation after administration was greater with first infusion than seeond infusion（P = 0.0002）; Panel B showed patients distribution in QTc range interval（500 - 600ms and > 600ms），which were not different between two infusions

接受伊布利特静脉注射的患者中，房颤与房扑的亚组间比较，年龄、心律失常持续的时间、伴随的心血管疾病（冠心病、高血压病、瓣膜性心脏病）、基线 QTc 无统计学差异。入选前，房颤组已有该心律失常发作史的患者比例，略低于房扑组（51% vs 75%，$P=0.01$）。药前房扑患者心率略高于房颤患者：（113 ±7）次/分 vs（97 ±3）次/分（$P<0.05$）；但心率大于 100 次/分者，于 2 组中所占比例并无明显差异（60% vs 40%，$P>0.05$）。

在所观察的 0-240min 内，房颤或房扑患者于各个时间点的 QTc，组间比较均无显著性差异（$P>0.05$）。房颤或房扑不同心律失常类型的患者，药后 QTc 较基线均延长，峰值均出现于给药结束后即刻。房颤患者基线 QTc 为（433 ±5）ms，于 30min 达峰值为（509 ±9）ms；240min 时回落至（446 ±6）ms，较基线比较无统计学差异（$P>0.05$）；房扑患者的基线 QTc、峰值 QTc、240min 时 QTc 依次为（434 ±9），（501 ±22），（444 ±9）ms，较基线比较无统计学差异（$P>0.05$），见图 2A。

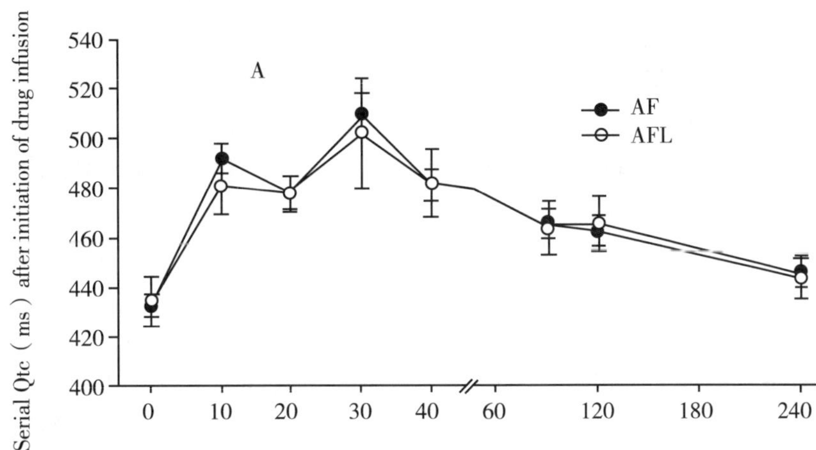

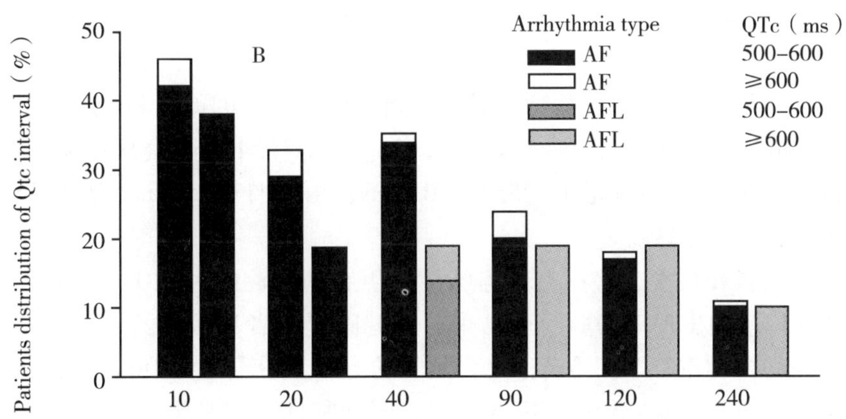

图 2 不同心律失常类型患者接受伊布利特后 QTc 的变化

Figure 2. QTc changes due to different arrhythmia after ibutilide administration

Panels A and B showed serial mean QTc and QTc range interval distribution（panel B）related to arrhythmia type, atrial fibrillation（AF）and flutter（AFL）; QTc prolongations and QTc mnge interval distributions were similar in both AF and AFL after ibLttilide（p = ns）

药后 QTc，按 <500ms，500 ~600ms，≥600ms 分区，房颤、房扑 2 组患者频度分布均无显著性

差异（$P>0.05$），见图2B。

于10，20，40，90，120以及240min时，房颤组依次有42，29，34，20，17及10例次QTc延长≥500ms；房扑组依次有38，19，14，19，19及10例次QTc延长≥500ms。于10，20，40，90，120以及240min时，房颤组依次有4，4，1，3，及1例次QTc延长≥600ms；房扑组仅于40min时有5例次QTc延长≥600ms。

2.3 药后心率变化

伊布利特组药后，心律转复为窦性心律人群的平均心率为（70.4±3.1）次/分；转复人群的平均心率为（90.3±3.9）次/分。另有4例，因既往心动过缓、有长R-R间期已行永久起搏器安装术的患者，伊布利特药后，转为起搏心律。

2.4 尖端扭转型室性心动过速1例

发生尖端扭转型室性心动过速1例（1%）。男性，71岁，既往高血压病史20年；入院后，药前心电图示房扑，心率140次/分左右，QTc=430ms，超声心动图示，左房前后径39.4mm，左室舒张末径57.7mm，LVEF 40%，血钾4.21mmol·L^{-1}。药前血压120/80mmHg，心率145次/分。静脉推注伊布利特（拟用剂量为1mg，注射未完毕）过程中，患者突发意识丧失，血压80/55mmHg，心率215次/分，心电图示，端扭转型室性心动过速，当即停止用药；给予体外同步直流电复律200J 1次，成功转为窦性心律；同时给予肾上腺素1mg静脉推注、硫酸镁静脉点滴，患者意识恢复，心率102次/分，无并发症。在院观察24h期间，服华法林2.5mg 1次，福辛普利10mg 1次。

讨　论

伊布利特作为Ⅲ类抗心律失常药物，2006年已被美国及欧洲列为用于静脉转复房颤、房扑的一线用药[9]。临床试验表明[1-3,10-13]，其转复房颤、房扑成功率，高于普鲁卡因酰胺、普罗帕酮、胺碘酮和索他洛尔。近年来陆续有报道[2,3,13-14]，伊布利特在高龄、血流动力学不稳定、心脏外科手术术后、心功能不全、呼吸衰竭、肾功能减退、甚至妊娠期妇女中的临床应用。QTc仍是目前临床应用中重要监测指标。该药在我国短暂上市近5年来，尚未见有关随给药时间推移，QTc变化的研究报道。

Vander Lugt等[15]研究结果显示，静脉注射伊布利特0.01，0.03mg·kg^{-1}，可使QTc于给药结束后30min延长18%和43%。本研究中，0.01，0.02mg·kg^{-1}对中国健康受试者，QTc分别延长36%，59%，分别由（407±7）ms增至（553±30）ms；由（413±5）ms增至（658±22）ms，延长幅度有大于文献报道[15]的趋势。

中国健康男性受试者和房颤、房扑患者静脉接受伊布利特注射后，QTc均有延长，且健康受试者延长更显著；QTc峰值均出现于静脉给药结束时；健康受试者单次给药，及房颤、房扑患者接受伊布利特1次给药或必要时重复1次给药治疗，延长的QTc均在药后240min可恢复至基线水平。本研究心律失常发生于伊布利特静脉给药40min以内。国外临床研究结果[16]与本文一致。提示临床用药后，包括心电图在内的早期监测尤为重要，应密切观察至少至药后240min。

本研究伊布利特用于静脉注射转复近期发生的房性心律失常，给药方法和剂量参考了本试验室对于健康人不同给药剂量的QTc研究结果，特别是0.01mg·kg^{-1}及1次给以1mg这2组；并参考了FDA批准已上市的伊布利特临床使用方法。对于患者入选标准和治疗期间中止给药标准，在QTc这一指标方面，主要依据本研究健康受试者的研究结果，采用基础QTc不大于500ms，QTc延长至600ms以上者中止给药这一标准。房颤及房扑的转复率分别为51%（40/79例），71%（15/21例）。这在国外文献报道[17]范围内。

分析本例静脉推注伊布利特过程中出现尖端扭转型室性心动过速，为用药相关。研究者采用电复律后，迅速纠正了患者症状；同时成功转复窦性心律。考虑该患者老年男性，高血压病史多年，超声心动图提示心脏扩大，心功能低下（LVEF 40%），心脏的器质性病变较重，用药后可能易发生恶性心律失常。提示必须谨慎注意适应证的选择，用药前改善器质性心脏病的临床状况，以防止用药后的恶性心律失常发生。尖端扭转型室性心动过速，在国外伊布利特应用中发生率为 1.3 %~4.3%[1,10,11,18]。这与本研究报道的发生率一致。

本研究的局限性：有较小规模的国外报道显示[19]，不同计算方法，心率校正的 QT 间期不完全一致。本文采用的 Bazett 公式方法，可能会使心率大于 100 次/分的患者，QT 间期存在过度校正倾向；但目前该 QTc 计算方法是临床应用最为广泛的，便于临床医师交流。本文系国内多省区多中心临床研究，用于急诊转复新近发生的房颤或房扑，从伦理角度及国情出发，临床观察时间点较密集、采集患者静脉血样标本用于检测伊布利特药后系列血药浓度难于实现。目前国外测定患者人群中伊布利特个体血药浓度的研究也尚未见报道。

QTc 控制在何范围内，临床才可以较为安全有效地继续使用伊布利特，这一界限至今未有专家共识或指南明确规定。本研究中，健康受试者与房颤、房扑患者药后，均有 QTc 延长至大于 600ms。伊布利特第 1 次给药后，房颤、房扑的转复率分别为 29% 和 33%；在严密监测下，第 2 次给药后，又分别有 21% 和 38% 的患者成功转复心律。如不适当地顾虑 QTc 延长而引发的不良事件，可能导致一部分房颤、房扑患者丧失转复成功的机会。伊布利特或联合其他抗心律失常药物使用过程中，不同患者群中止给药的合理 QTc 阈值尚有待进一步研究。

静脉注射伊布利特后，中国健康受试者和房颤、房扑患者 QTc 间期均显著延长。严密监测 QTc 间期至少应到药后 4h。

参 考 文 献（略）

（原载于《中国临床药理学杂志》2010 年 7 月第 26 卷第 7 期）

溶栓剂的安全有效应用

陈纪林　李一石

中国医学科学院阜外心血管病医院　卫生部心血管药物临床研究重点实验室

人体发生血管内的急性血栓栓塞性疾病，致使供血器官组织发生相应的缺血性病理生理变化，以至于产生不可逆的重要脏器衰竭，如急性心肌梗死、脑梗死、肺栓塞等。及时的给予溶栓剂治疗，使闭塞血管再通，重要脏器迅速获得血液再灌注，扼制脏器衰竭的发生是很好的治疗方法。而且溶栓治疗需要的医疗保障环境相比于介入治疗，相对简易可行。

重组组织型纤溶酶原激活剂（rt-PA）、重组单链尿激酶型纤溶酶原激活剂（saruplase，SCU-PA）具纤维蛋白（fibrin）选择性，这类溶栓药可避免体循环纤溶状态。而纤溶被认为是在溶栓剂应用致人体内出血的主要原因，所以称这类溶栓药为选择性溶栓药、第二代溶栓药。尿激酶（UK）和链激酶（SK）等为第一代溶栓药。第三代溶栓药物主要特点是半衰期延长，适合静脉注射给药。ASSENT-2、InTIME-2 等研究表明，颅内出血的发生率依次为拉诺普酶（nPA）>瑞替普酶（rPA）>替奈普酶（TNK-tPA），尤其是 nPA 的出血发生率（1.13%）难以接受[1]。

但是我国各地的医疗环境在全国范围中不尽相同，主要指不同的医疗机构采购的、临床可获得的溶栓药物品种差别大；同时临床医师的医疗经验不同。患者可治疗的时机早晚，病情严重程度的限制，和医疗报销条件等因素影响溶栓药物能够按照教科书或疾病治疗指南实施。在治疗中建议须注意：

1　选择可获取的、适宜的溶栓药物

首先选择能够有效溶栓、开通血管、减少或避免出血是安全使用溶栓药的关键之一。

1998 年 UK 曾退出美国市场，但一项 Meta 分析表明 UK 比 rt-PA 出血并发症发生率低，似乎更为安全。GISS-2 和 ISIS-3 也表明 SK 的溶栓疗效、5 周死亡率与 rt-PA 相似，而脑出血的发生率则低于 rt-PA。于是就提出了为什么第二代溶栓药提高了纤维蛋白选择的特异性并且半衰期缩短，出血仍是最常见的严重并发症的问题。TIMI 研究证实，纤维蛋白原溶解（fibrinogenolysis）是导致出血的主要原因；STILE 研究外周血管溶栓 UK 和 rt-PA 的出血率相同，出血与纤维蛋白原（fibrinogen）的消耗有关，出血患者的纤维蛋白原水平明显低于未出血患者，188mg/dL vs 310mg/dL。纤维蛋白结合的纤溶酶降解纤维蛋白，产生可溶性纤维蛋白降解产物（FDPs）和 D-二聚体，后者进入体循环。纤维蛋白特异性纤溶酶原激活剂（Fibrin specific plasminogen activator，FSPA）主动与循环中的 D-二聚体结合，亲合力、特异性均等同于其与纤维蛋白，结合后的 FSPA 经历构象变化，将转化纤溶酶原为纤溶酶的能力提升了 350 倍。循环中的纤溶酶原与循环中的 D-二聚体结合，亲合力也相当于其与纤维蛋白的亲合力。与-二聚体结合的纤溶酶原由与 D-二聚体结合的 FSPA 转化为纤溶酶，形成 FSPA/D-二聚体/纤溶酶复合物，降解循环中的纤维蛋白原，启动纤维蛋白原溶解，产生 X 片段。X 片段继续被纤溶酶作用，裂解为 D 片段及 Y 片段，Y 片段再进一步被裂解为 D 和 E 片段。第二代溶栓药 rt-PA，以及第三代溶栓药 rPA、nPA 和 TNK-tPA，产生的降解产物 X 片段较多，易致止血血栓溶解导致出血，而第一代溶栓药的降解产物多为 Y 片段、D 和 E 片段。所以，2002 年 UK 再次进入美国市场，并被推荐用于出血风险高的选择性人群：高龄，>80 岁；近期胃肠道出血（2 周内）；近期外科/介入手术；近期脑血管意外（3 个月内）。

现在我国临床上主要使用的溶栓药为 UK，其价格相对便宜，是目前我国医院应用较多的溶栓剂；SK 具有抗原性，有致使过敏的可能性，临床医师应用时顾虑较多，但它在多种医疗报销目录中，有的医师对其较熟悉；虽缺乏规范的大规模临床研究的证实，但 rt-PA 在三级医院内应用较多，一项国人随机对照临床试验的荟萃分析亦表明，rt-PA 组病死率为 5.2%，UK 组病死率为 6.9%，两者比较差异无统计学意义（u = 1.16，$P > 0.25$；OR：0.74，95% CI：0.43 ~ 1.28），出血并发症的发生率 rt-PA 组为 19.7%（61/529 例），UK 组为 19.6%（61/522 例），两者比较差异无统计学意义（u = 0.0003，$P > 0.75$；OR：0.99，95% CI：0.67 ~ 1.49）。

2 溶栓药的临床应用实践提示

基于不同溶栓药的药物特点，其临床应用的用法用量，与出血并发症相关。在开放性探索 TNK-tPA 剂量的 TIMI 10A 试验中，TNK-tPA 30mg、40mg 的颅内出血与 rt-PA 组相似。而 TNK-tPA 50mg 组因增加颅出血在试验早期即终止，最终确定 TNK-tPA 用药剂量需根据体重调整。国外较为普遍的 rt-PA 用法，为加速给药方案（即 GUSTO 方案），首先静脉注射 15mg，继之在 30min 内静脉滴注 0.75mg/kg（不超过 50mg），再在 60min 内静脉滴注 0.5mg/kg（不超过 35mg），总量不超过 100mg。

我国进行的 TUCC 临床试验，应用 50mg rt-PA（8mg 静脉注射，42mg 在 90min 内静脉滴注，配合肝素静脉应用，方法同 GUSTO 方案），取得较好疗效的同时，需要输血的出血及脑出血发生率与 UK 无显著差异。该试验充分考虑了我国脑出血发生率不同于西方人群，东西方人群体重差异以及凝血活性可能存在的差异，避免了套用国外剂量而可能增加的严重出血事件增多，为后续的国内同类研究提供了宝贵的经验。

AMI 缺血症状发作 4h 内就诊的患者，梗死血管的再灌注速度具有最重要的意义，采用高强度的溶栓剂，例如加速 t-PA、rPA、TNK-tPA 是可取的治疗[2]，但急性高血压可能增加颅内出血的危险。胸痛不适发作后 4h 和 12h 之间就诊的 AMI 患者，梗死血管的再灌注速度意义明显变小。

本文仅分析了我院应用重组组织型纤溶酶原激活剂（rt-PA），和尿激酶（UK）两种静脉溶栓治疗患者的院内死亡发生情况。表明药物溶栓治疗患者的院内死因主要与基础疾病相关[3]，科学规范的应用溶栓治疗是安全的。

参 考 文 献（略）

（原载于《中国药物警戒》第 7 卷第 5 期 2010 年 5 月）

重视非离子型冠脉造影剂引发的过敏样反应

杨跃进　李一石

中国医学科学院阜外心血管病医院　卫生部心血管病药物临床研究重点实验室

非离子型碘造影剂具亲水性高，渗透压低，不良反应少的优点。但随着心血管介入诊断及治疗技术的发展和普及，非离子型碘造影剂应用多，其引起的严重过敏样反应仍时有发生。对可能发生过敏样反应的高危患者，事先应给予预防措施，术中应用低渗或等渗造影剂。介入导管室的医护人员应熟知过敏样反应的所有症状和体征，并掌握其处理原则，尤其应重视肾上腺素的应用。随着心脏介入诊断和治疗技术的普及，对造影剂引发的过敏样反应尤其是严重过敏样反应，应引起所有心脏科医生和介入医生的重视。

1　非离子型碘造影剂的分类

非离子型碘造影剂按分子结构有2类：非离子型单体造影剂和非离子型二聚体造影剂。前者主要包括碘普胺、碘海醇、碘帕醇、碘佛醇等，因其渗透压较第一代离子型碘造影剂明显下降，故又称为低渗性造影剂，但其渗透压仍是血浆渗透压的2倍左右，目前我国大多数医院的心脏介入诊治时应用该类造影剂。非离子型二聚体造影剂又称为等渗性造影剂，以碘克沙醇为代表，其最大特点就是达到了真正意义上的和血浆等渗，安全性更高，发生造影剂肾病的几率低，但由于价格原因，在我国该类造影剂应用相对较少。

2　过敏样反应的分类和发病率

参照美国放射学会2008年最新修订的分类标准（目前国际上尚无统一的分型标准），碘造影剂引起的过敏样反应可分为轻度、中度、重度3类。轻度过敏样反应表现为局部荨麻疹、皮肤发红、瘙痒、恶心、呕吐、发热、头痛、眩晕、味觉改变、脸红、寒战、出汗等；中度过敏样反应包括喉头或颜面水肿、支气管痉挛、一过性低血压、弥漫的皮肤红斑等；严重过敏样反应包括严重喉头水肿、呼吸心跳骤停、严重低血压、过敏性休克等[1]。按发生时间不同还可分为急性过敏样反应和迟发过敏样反应，前者指注射造影剂后1小时内发生的过敏样反应，后者指注射造影剂后1小时至7天内发生的过敏样反应。国外文献报道非离子型碘造影剂总的过敏反应发生率约为1%~3%，其中严重过敏样反应的发生率为0.03%[2]。Goss等报道在心脏介入导管室发生造影剂相关并发症的几率约为0.23%，每55 000例病例中有一例死亡病例，最严重的不良反应是急性过敏反应。本院24 314例接受非离子型碘造影剂注射的患者，9例患者在接受造影剂注射后1小时之内发生严重过敏样反应，发生率0.037%，提示国人在应用非离子型碘造影剂注射急性过敏反应发生率与其他人种近似[3]。

3　过敏样反应的预防

预防造影剂导致过敏样反应的关键，是甄别高危人群，并事先给予预防措施。过敏样反应的重要危险因素包括既往对碘造影剂的过敏史、基础疾病（如哮喘、心血管疾病、肾脏疾病、糖尿病）、对其他药物食物过敏史。同时年龄大于60岁、女性、某些药物的应用（β阻滞剂、非甾体抗炎药）等，都是发生造影剂相关过敏样反应的危险因素[4]。具危险因素的患者，在进行冠脉造影和/或介入治疗前应权衡利弊，如确实需要进行导管介入检查或治疗，应事先给予糖皮质激素和/或抗组胺药预防过敏样反应的发生。美国放射学会推荐的预防措施包括：①术前 13 小时、7 小时、1 小时分别给予强的松 50mg 口服或术前 1 小时氢化可的松 100mg 静脉注射；以及术前 1 小时给予抗组胺药苯海拉明 50mg 静脉注射或肌内注射或口服；②术前 12 小时及 2 小时分别给予甲基强的松龙 32mg 口服；同时再给予抗组胺药（用法同上）；③术中使用非离子型低渗或等渗造影剂[5,6]。

但目前尚无对照研究表明上述预防措施可以有效减少严重过敏样反应的发生。故对于介入医生来说，正确识别和处理严重过敏样反应是非常重要的。

4 过敏样反应的观察与处理

介入医生在介入诊断和治疗过程中应随时警惕造影剂引发的过敏样反应，仔细观察患者的症状和体征的改变。轻度过敏样反应通常为一过性的，不需要特殊处理，但必须严密观察，因为轻度过敏样反应的症状可能是严重过敏样反应的前兆。中度过敏样反应（包括轻度颜面和喉头水肿、支气管痉挛和低血压等）需要立即处理，否则可能进展为严重过敏样反应，可考虑给予 1∶1 000 肾上腺素 0. 1 ~ 0. 3ml 肌内注射，同时给予苯海拉明 25 ~ 50mg 静脉或肌内注射。对于严重过敏样反应（包括严重喉头水肿、呼吸循环停止和过敏性休克等），需遵循 ABC 原则（A：airway，B：breathing，C：circulation）给予心肺复苏以及积极的药物治疗，包括 1∶10 000 肾上腺素 1 ~ 3ml 静脉注射，继而10 ~ 20μg/min 持续静点直至症状消失、血压恢复，同时给予吸氧并大量补液（1 000 ~ 2 000ml 生理盐水），应用皮质激素也可减轻过敏样反应的严重程度，但一般不会立即起效。尤其提出在给予造影剂后，患者出现不能解释的低血压时，应立即检查患者皮肤有无皮疹、发红等异常反应。当患者出现声音嘶哑或吸气性喘鸣音时应考虑到可能出现喉头水肿；而呼气性哮鸣音的出现常提示支气管痉挛。

应该指出的是，冠心病急性心肌梗死、不稳定心绞痛的患者，应用肾上腺素是相对禁忌证，但对于明确为过敏性休克的患者，肾上腺素是唯一快速有效地治疗药物，这就需要介入医生在准确判断、识别过敏样反应的基础上，权衡利弊，果断、适当地应用肾上腺素，最大程度保证患者的生命安全。

总之，尽管在心脏介入导管室，非离子型碘造影剂引发的过敏样反应相对少见，但是严重过敏样反应可能危及患者生命。及时识别、迅速处理严重过敏样反应是防止患者出现严重不良后果的关键。

参 考 文 献（略）

（原载于《中国药物警戒》2010 年第 7 卷第 5 期）

冠心病患者血浆结合珠蛋白的检测及临床意义

许　莉　刘玉清　王　平　刘　红　段　兵　边文彦　康　健　李一石

中国医学科学院　北京协和医学院阜外心血管病医院　卫生部心血管药物临床研究重点实验室

结合珠蛋白（Haptoglobin，Hp）又称触珠蛋白，是一种酸性糖蛋白，主要由肝脏合成，广泛存在于人类和许多哺乳动物的血清及其他体液中，Hp 与 CRP 同属急性期反应蛋白。目前已有大量的临床研究显示，CRP 水平与冠心病的发生发展有关，可作为急性冠脉综合征判断预后的独立因素，而 Hp 是否有助于冠心病的诊断，其血浆水平的高低与冠状动脉病变严重程度是否存在相关性，尚未见到相关文献的报道。本研究的主要目的是分析冠心病患者血浆结合珠蛋白水平的变化及意义，并探讨其与冠状动脉病变严重程度是否存在相关性。

1. 资料与方法

1.1　研究对象：选取 2008 年 12 月至 2009 年 10 月在阜外心血管病医院住院确诊的冠心病患者 175 例，年龄 27 ~ 77 岁（平均 53.82 ± 10.97 岁）。同期在阜外医院进行冠状动脉造影结果阴性或通过各项临床检查完全排除冠心病的 121 例患者作为对照，年龄 24 ~ 73 岁（平均 51.26 ± 11.45 岁）。排除标准：所有对象均做血常规、血生化、12 导联心电图、X 线胸片、心脏彩超，临床上需除外既往经皮腔内冠状动脉成形术或冠状动脉搭桥术、心衰病史、心脏瓣膜病、严重心律失常、结缔组织病、急性感染、恶性肿瘤、肝肾功能不全、严重创伤或重大手术。

1.2　研究分组：患者通过采用 Judkins 法行选择性冠状动脉造影检查，每支冠状动脉均经多体位投照。冠心病的诊断根据临床表现结合冠脉造影结果，至少一支冠脉血管狭窄大于 50% 结合临床表现确诊为冠心病。采用 Gensini 冠状动脉评分系统（Gensini 积分）对冠状动脉的狭窄程度进行分组，根据积分将患者分为：积分 <50 分组，积分≥50 <90 组，积分≥90 组三个亚组。

1.3　血浆 Hp 水平测定：采集患者入院时的静脉血 4ml，EDTA 抗凝，置于离心机内以 3000 rmp 离心 10 分钟，分离出血浆。采用美国贝克曼公司的 IMMAGE® 双光路免疫浊度分析仪定量测定血浆结合珠蛋白，试剂盒为 Beckman 公司提供的结合珠蛋白试剂盒。

1.4　统计学处理：采用 SPSS 13.0 统计软件分析。计量资料以 $\bar{x} \pm s$ 表示，组间比较采用单因素方差分析（ANOVA）。Hp 血浆水平与冠心病的相关性采用 Logistic 回归分析，$P < 0.05$ 表示差异有统计学意义。

2. 结　　果

2.1　冠心病组与对照组患者一般临床资料比较，年龄、体重指数、总胆固醇、低密度脂蛋白均无统计学差异（$P > 0.05$），见表 1。根据 Gensini 积分将冠心病组分为三个亚组，亚组间的年龄、体重指数、总胆固醇及低密度脂蛋白均无统计学差异（$P > 0.05$），见表 2。

表 1 冠心病组与对照组一般临床资料比较（$\bar{x} \pm s$）

	对照组	冠心病组
病例数	121	175
年龄（岁）	51 26 ±11. 45	53. 8 ±10. 97
体重指数（kg/cm^2）	26. 09 ±3. 20	26. 00 ±3. 55
总胆固醇（mmol/L）	4. 95 ±1. 08	4. 92 ±1. 06
低密度脂蛋白（mmol/L）	2. 78 ±0. 88	2. 79 ±0. 88

表 2 冠心病组不同亚组间一般临床资料比较（$\bar{x} \pm s$）

	亚组 1（Gensini 积分 <50 分）	亚组 2（Gensini 积分≥50 <90）	亚组 3（Gensini 积分≥90）
病例数	90	51	34
年龄	53. 72 ±11. 15	54. 18 ±11. 29	53. 56 ±10. 32
体重指数	25. 83 ±3. 50	26. 64 ±3. 65	26. 10 ±3. 55
总胆固醇	4. 82 ±1. 05	5. 20 ±1. 09	4. 78 ±0. 99
低密度脂蛋白	2. 74 ±0. 88	2. 93 ±0. 91	2. 75 ±0. 84

2. 2 冠心病组与对照组间的 Hp 血浆浓度分别为 70. 93 ±42. 71、95. 07 ±52. 92 mg/L，冠心病组的血浆 Hp 浓度明显高于对照组，组间比较有统计学差异（$P < 0.05$）。冠心病组不同亚组间血浆 HP 浓度分别为 88. 57 ±51. 96、105. 73 ±59. 555、97. 96 ±44. 04mg/L，均高于对照组，但组间比较无统计学差异（$P = 0.269$），见表 3。

表 3 冠心病组不同亚组间血浆 Hp 浓度的比较（$\bar{x} \pm s$）

	对照组			冠心病组
	亚组 1（Gensini 积分 <50 分）	亚组 2（Gensini 积分 ≥50 <90）	亚组 3（Gensini 积分 ≥90）	
病例数	90	51	34	175
Hp（mg/L）	88. 57 ±51. 96	105. 73 ±59. 555	97. 96 ±44. 04	95. 07 ±52. 92

3. 讨 论

Hp 是一种急性时相反应蛋白，其主要功能是通过与游离血红蛋白（heamoglobin，Hb）结合形成 Hp-Hb 复合物，并很快被单核 - 巨噬细胞系统介导的清道大受体 CD163 清除掉，防止 Hb 对组织的氧化损伤，阻止 Hb 从肾小球滤过，避免 Hb 对肾小管的损害。Hp 具有抗氧化活性、抗炎、抗菌、促进血管生成等作用，而 Hp 的这些生理功能均与防止冠心病的发生发展密切相关。

冠状动脉发生粥样硬化是冠心病发生的基本病变，而氧化应激和炎症反应在动脉的粥样硬化过程中扮有重要作用。Hp 具有很强的抗氧化作用和抗炎作用，可通过与 Hb 结合而直接抑制亚麻酸和保护低密度脂蛋白被氧化，防止脂质氧化介导的血管内皮细胞损害；通过降低前列腺素合成酶的活性，抑制前列腺素合成，防止前列腺素介导的炎症反应。

本研究中冠心病组血浆 Hp 浓度明显高于对照组，提示 Hp 水平的升高与冠心病的发生可能有关，可能是冠心病患者体内慢性炎症的代偿机制，这与国内外的研究结果一致。本研究中，冠心病组三个亚组间 Hp 浓度并无显著差异，分析其原因：一方面，可能是因为本研究入选的冠心病患者均为稳定性心绞痛，疾病处于稳定期，冠心病患者体内的炎症程度并不一定与冠状动脉狭窄程度成正比，尚不能单用 Hp 水平的高低来评估冠状动脉病变的严重程度。另一方面，本研究的样本量少，冠心病组 175 例，按照冠脉狭窄程度分组的病例数就更少，这也是本研究未观察到血浆结合珠蛋白与冠状动脉严重程度相关的原因。下一步可开展包括稳定性心绞痛、不稳定性心绞痛、心肌梗死在内的大样本量的前瞻性研究，以明确 Hp 和冠状动脉病变严重程度的关系。

参 考 文 献（略）

（原载于《中国分子心脏病学杂志》2010 年第 4 期）

他汀类药物的不良反应及其防治

张叶萍 项志敏 李一石

北京协和医学院 中国医学科学院 阜外心血管病医院临床药理中心
卫生部心血管药物临床研究重点实验室

他汀类药物是在甲羟戊酸途径的早期阶段抑制羟甲基戊二酸单酰辅酶 A（HMG-GoA）还原酶，从而抑制胆固醇的合成和该途径的其他一些产物的生成，如辅酶 Q10、血红素 A 和异戊烯类蛋白质等。而这些产物在细胞生物学和人类生理学中产生了重要的作用。因此，抑制了这些产物既与他汀类药物的降脂作用有关，也很有可能与他汀类药物的不良反应相关。

另外，胆固醇本身不仅仅是一个终产物，而且还是关系健康的其他产物的中间产物，如：性甾体、皮质类固醇类、胆汁酸类和胆固化醇（维生素 D_3）。因此他汀类药物的不良反应可涉及各个器官和系统，目前报道较多主要累及肌肉、肝脏、肾、神经系统、胃肠道甚至皮肤免疫系统（如光毒性）等。

1 他汀类的不良反应

1.1 肌病 最常报道的他汀类药的不良反应就是肌病，是他汀类药物不能耐受和停药的重要原因。主要包括肌痛、肌炎和横纹肌溶解。美国 ACC/AHA/NIIL-BI 对三者的定义如下[1]：肌痛的主要表现为肌肉疼痛或肌无力，不伴有肌酸激酶（CK）的升高。肌炎有肌肉症状，并伴有 CK 升高。横纹肌溶解是指有肌肉症状，伴有 CK 显著升高超过正常上限的 10 倍和肌酐升高，常有褐色尿和肌红蛋白尿。横纹肌溶解中的少部分患者，可能最终可导致急性肾衰竭而死亡，这是他汀类药最严重的不良反应。总体上来说，他汀类药引起肌病的风险是很低的。美国 FDA 药物不良反应报告的数据显示：每 100 万他汀类药处方中，有 0.3 ~ 2.2/100 万患者发生肌病，0.3 ~ 13.5/100 万患者发生横纹肌溶解（包含西立伐他汀的数据）[2]。所有市场上的他汀类药发生肌病的风险是大致相等的，但西立伐他汀除外，其引起肌肉损害的风险（包括横纹肌溶解和死亡）比市场上其他他汀类药高 5 ~ 7 倍，因而从市场上撤市。

他汀类药物诱导的肌病似乎与剂量相关。一项对 4 个关于强化降脂和低中剂量的他汀类药治疗的 RCT 临床实验（n = 27545）的荟萃分析表明：强化降脂治疗患者有更高的肌酸激酶升高超过正常上限 10 倍以上的风险，伴或者不伴有肌痛[3]。然而，最近对 7 项关于强化降脂治疗与低中剂量他汀类药治疗的 RCT（n = 29395）实验的荟萃分析显示：较高剂量他汀类药强化降脂治疗时肌病风险增加较少[4]。

实际上，各项大型强化降脂研究中所列出的不良反应都是被低估的。在一些大型循证医学研究课题设计中，就已拒绝了一些容易发生不良反应的对象入选，如 PROVE-IT 研究设计中规定正在使用 CYP450 同工酶 3A4 抑制剂（基于影响阿托伐他汀代谢）者不能进入，这就在一定程度上低估了阿托伐他汀 80mg/d 强化治疗组 CK 增高的不良反应。再如，西立伐他汀从市场上撤市，是由于其上市后监测显示其发生横纹肌溶解的风险过高，而对其随机临床试验的荟萃分析却并没有发生横纹肌溶解的案例[5]。而现实世界中观察性研究表明，西立伐他汀的横纹肌溶解的发生率远远高于其他他汀类药物，特别是西立伐他汀与贝特类药物合用时（尤其是吉非贝齐）。

1.2 对肝功能的影响 服用他汀类药患者转氨酶升高的发生率是0.5%~2.0%，且呈剂量依赖性。几乎所有市场上的他汀类药，均有可能引起一部分患者的无症状的转氨酶升高大于正常上限3倍以上，低中剂量他汀类药引起该程度肝功能升高的几率是<1%，高剂量他汀类药（80mg/d）其发生率是2%~3%[6]。而且有证据表明，转氨酶升高大于正常高限3倍以上大多是一过性的，在继续服用他汀类药且剂量不变的情况下，70%患者转氨酶可以逐渐降至正常，在减量或者停药时，转氨酶常可恢复正常而不伴有任何后遗症。

由他汀类药引起并进展成肝功能衰竭的情况罕见。虽然有一部分病例报道患者在服用他汀类药过程中出现肝衰竭[7]，但是其与他汀类药之间的因果关系尚不能最终确定。所有的他汀类药物均依赖于胆道排泄，如果有肝衰竭或者胆道完全性梗阻的任何临床表现时，他汀类药均不能使用。

1.3 对神经精神系统的影响

1.3.1 对神经系统的影响 已有一系列报道指出他汀类药物可能对神经系统产生影响，主要包括三个方面：周围神经病变[8]、认知障碍和出血性脑卒中[9]。其中，认知障碍仅回顾性研究支持，但大型临床试验却并不支持[9]。在SPARCL研究中，与安慰剂相比，他汀类药物治疗组虽然出血性脑卒中风险稍有所增加，但是血栓性脑卒中的风险却明显下降，因此，即使有脑出血风险的轻度增加，他汀药也可以明确增加其对血管损害的重要保护作用。

美国国家脂质学会他汀药安全评估机构，委托神经病学专家评估他汀类药对神经系统的影响，最终得出结论：他汀类药物导致周围神经病变、认知障碍和出血性脑卒中的可能性很小，即使发生，也是非常小的几率[10]。

1.3.2 对精神系统的影响 近年来，他汀类药相关的精神异常的药物不良反应已被关注，包括记忆丧失、抑郁、自杀、好斗和反社会行为等，尤其是他汀类药可能导致睡眠障碍已被高度关注。一项基于对意大利药物不良反应报道的数据的研究表明：只有相对较少的一部分人可能出现他汀类药物相关的精神异常的药物不良反应。与其他药物相比，并没有更多的药物报道表明他汀类药物具有严重的致精神异常的药物不良反应的风险[11]。

1.4 对肾功能的影响 高剂量罗舒伐他汀（80mg/d）可以导致蛋白尿，从而引起了人们对他汀药损伤肾功能的关注。早期监测发现，其他他汀类药或者较低剂量的罗舒伐他汀也可出现蛋白尿[12]。他汀药所致的蛋白尿不同于肾小球疾病所致的蛋白尿，因为该蛋白尿主要为小分子蛋白，也有白蛋白这样的大分子蛋白。最近一项研究表明：罗舒伐他汀40mg/d治疗时发生一过性蛋白尿2+的几率是1.3%，4周后剂量不变，只有0.3%的患者出现蛋白尿[13]。目前尚没有他汀药治疗引起永久性肾功能损伤的报道。

1.5 其他不良反应 尚有报道他汀类药物还可以引起其他器官或系统的不良反应，如药物性皮疹[14]，免疫系统紊乱（如系统性红斑狼疮、皮肌炎等，但罕见）和胃肠道反应（如胃部不适、恶心、腹痛腹泻、消化不良等）等。

2008年美国眼科学会一项对他汀药与复视、上睑下垂和眼肌麻痹关系的研究显示：收集了药物诱导的眼部不良反应美国国家登记处、WHO和FDA的他汀药物眼部不良反应数据表明，一共有256例案例报道服用他汀类药时出现复视、上睑下垂和眼肌麻痹。得出的结论是：他汀药和复视、眼睑下垂、眼肌麻痹之间的关系是可能的。其依据是基于：症状发生于服用他汀药物之后、停药后症状消失、部分患者再次服药后症状再次出现以及复视、上睑下垂和眼肌麻痹发生的可能机制：眼外肌和（或）上睑提肌的肌炎[15]。

2008年发表在美国CHEST杂志上一篇报道指出：他汀药物诱导的间质性肺病很可能是新近认识到的他汀类药的最罕见不良反应，其肺损伤的机制尚没有明确[16]。

2 他汀类药物不良反应的防治

2.1 减少或者避免危险因素 为了预防他汀类药物相关不良反应的发生，应十分注意可增加其发生危险的情况，如：①高龄（尤其大于80岁）患者，女性多见；②体型瘦小、虚弱；③多系统疾病（如慢性肾功能不全，尤其是糖尿病所致的慢性肾功能不全）；④合用多种药物；⑤围手术期；⑥合用下类特殊的药物或饮食，如贝特类（尤其是吉非贝齐）、烟酸（罕见）、环孢菌素、吡咯类抗真菌药、红霉素、克拉霉素、HIV蛋白酶抑制剂、奈法唑酮（抗抑郁药）、维拉帕米、胺碘酮和大量西柚汁及酗酒（疾病的非独立易患因素）；⑦剂量过大。

2.2 不良反应的处理

2.2.1 肌病的处理 患者在服用他汀类药物期间如果出现肌肉不适或肌无力症状以及排褐色尿时应及时报告医生，并进一步检测CK。参照中国成人血脂异常防治指南和美国国家脂质学会最终推荐，总结处理如下[17]：①详细了解病史，解除诱因，如果合并有特殊药物相互作用，可重新选择没有药物相互作用的调脂药；②由于甲状腺功能减退和甲状腺功能亢进都会对肌肉产生不利影响，因此测定甲状腺功能可能有必要；③如患者有肌肉不适或肌无力，且连续检测CK有进行性升高，应慎重考虑减少他汀类药的剂量或者停药，然后再决定是否需要继续使用或者需要换药；④当患者有肌肉触痛、压痛或疼痛时，CK不升高或轻中度升高（3～10xULN），应进行随访，每周检测CK水平直至排除药物作用或症状恶化至上述严重程度（应及时停药）；⑤一旦患者有肌肉触痛、压痛或者疼痛，CK高于10xULN，应立即停止他汀类药的治疗；⑥当发生横纹肌溶解、甚至严重肾功能不全危及生命时，除了立即停用他汀类药物外，还需要水化治疗以及支持对症治疗等。

2.2.2 肝功能损伤的处理 参照2007中国成人血脂异常防治指南，结合美国国家脂质学会最终推荐，建议如下[18]：①在开始服用他汀类药物时，需要进行基线肝功能检测，如有异常，需进一步寻找病因，胆汁淤积和活动性肝病被列为他汀类药物治疗的禁忌。但轻度的转氨酶升高（少于3xULN）并不看作是治疗的禁忌证；②服药后12周复测肝功能，剂量增加时隔12周再次复测；③在服用他汀药期间，如果病人有黄疸、全身乏力、疲乏、倦怠时，临床医生需警惕可能的肝功能损害。肝毒性的证据包括：黄疸、肝大、间接胆红素升高、凝血酶原时间延长，而不仅仅表现为转氨酶的升高；④无症状患者转氨酶升高达到正常上限1～3倍时需定期监测肝功能，而无需停药；⑤如果丙氨酸转移酶或天冬氨酸转移酶超过正常上限3倍，就应在1周内检查转氨酶，如果丙氨酸转移酶仍然维持在此水平或有升高趋势，则要考虑停用他汀类药物。

他汀类药物是一类已经被广泛研究的药物，在常规剂量下使用他汀类药物似乎仍然是一类非常安全的药物。已被识别的不良反应中，最重要的是肌病和横纹肌溶解症，但发生这些不良反应的情况是罕见的，而且多数药物是在使用较大剂量时才出现这些不良反应的增加。重要的是，肌病和横纹肌溶解症的任何风险，可以通过减少或者避免各种危险因素，以及了解特殊类别患者易患特性、并加以预防为主，就可以减少或避免其不良反应。

参 考 文 献（略）

（原载于《中国医刊》2010年第45卷第3期）

铝镁匹林对尿11-脱氢血栓素 B_2 影响的长期观察

黄 岩 樊朝美 王 杨 黄一玲 王 莉 边文彦 李一石

北京协和医学院中国医学科学院阜外心血管病医院 卫生部心血管药物临床研究重点实验室
临床药理中心

阿司匹林是临床常用药，具有解热、镇痛、抗炎、抗血小板聚集作用，目前广泛用于心脑血管病的预防和治疗。阿司匹林通过抑制血栓素 A_2（thromboxaneA_2，TXA_2）合成发挥抗血小板聚集作用。镁铝匹林是每片含阿司匹林81mg、甘羟铝11mg、重质碳酸镁22mg的阿司匹林复方制剂。甘羟铝与重质碳酸镁为制酸剂，可减轻阿司匹林的胃肠副作用。我们此前的研究显示，镁铝匹林的抗血小板作用与普通阿司匹林一样有效，能使尿11-脱氢血栓素 B_2（11-dH-TXB_2）水平下降，且能减少胃肠副作用[1]。本文观察其长期疗效。

1 对象与方法

1.1 对象 103例口服镁铝匹林治疗的患者。均签署书面知情同意书，研究方案经伦理委员会批准。年龄18～75岁，平均（57.4±9.7）岁，体重（71.7±10.2）kg。入选标准：①临床需要服用阿司匹林抗血小板治疗的心血管病患者；②ADP诱导的血小板聚集率增高。排除标准：①急性冠脉综合征；②1个月内脑血栓形成，或1年内脑出血者；③有消化性溃疡病史；④伴血液病或出血倾向者；⑤对阿司匹林过敏或有哮喘病史者；⑥严重的未控制的高血压（>180/110mmHg，1mmHg＝0.133kPa）；⑦具临床意义的肝、肾、肺、神经、精神科等疾病者；⑧妊娠或哺乳期妇女；⑨服用其他影响血小板功能药物；⑩药物或酒精滥用者。

1.2 研究方法 患者在研究前经过病史、体检、血尿便化验、胸片、心电图、血小板聚集率、尿11-dH-TXB_2等检查，符合者入选。已服抗血小板药者先停用药物洗脱2周再经检查入选。口服铝镁匹林（广东诺金制药有限公司生产）2片，每日1次，共服药24周；于用药后2、4周行病史、体检检查，于用药后6、12、24周行病史、体检、血尿便化验、心电图、尿11-dH-TXB_2等检查。随访检查皆在早8：00～90：00进行。试验期间禁服对血小板功能有影响或与阿司匹林有相互作用的药物，禁用烟酒。

采集晨尿，以芬兰雷勃酶标仪及雷勃洗板机用竞争性免疫法测定尿11-dH-TXB_2。

1.3 统计学方法 数据统计分析使用SAS 8.1统计软件。治疗前后自身比较采用配对 t 检验，显著性水平 $\alpha=0.05$。

2 结 果

2.1 尿11-dH-TXB_2 服用后6、12、24周，尿11-dH-TXB_2明显低于用药前（$P<0.01$），但在用药12周后逐渐回升，用药24周时较6周和12周时有显著差异。见表1。

2.2 相关不良事件 治疗前后血压、心率、体检无异常变化。治疗前后心电图无与药物有关的特殊变化。共发生7例次与试验药物相关的不良事件，85.71%（6/7）为轻度，14.29%（1/7例次）为中度。57.14%（4/7）例次不良事件需要药物治疗。不良事件发生率1%～5%：腹部不适（1.75%）；发生率<1%：皮下出血、鼻衄、腹痛、甘油三酯升高、听力下降。

表 1 尿 11-dH-TXB_2变化情况（pg/ml，n=103）

时间	尿 11-dH-TXB_2
用药前	1840.41±1452.63
药后 6 周	820.01±610.55
药后 12 周	1011.19±1148.12
药后 24 周	1290.82±1425.51

注：药后各时间点与用药前比较，均 $P<0.01$；药后 12 周与药后 6 周比较，$P=0.1016$；药后 24 周与药后 12 周比较，$P=0.0283$；药后 24 周与药后 6 周比较，$P=0.0008$

3 讨 论

阿司匹林是目前心脑血管病防治中最常用的药物。阿司匹林通过不可逆地使脂肪酸环氧酶 1（cy-clooxygenase-1，COX-1）活性部位的 529 位丝氨酸残基乙酰化，阻止花生四烯酸与其乙酰化位点相结合，抑制 TXA_2 合成，而 TXA_2 是目前已发现的最强的缩血管物质和最强的血小板聚集剂之一。TXA_2半衰期仅 30s，很快代谢为 TXB_2，TXB_2进一步代谢为 2，3-去甲基 TXB_2和 11-dH-TXB_2。血小板是无核细胞，不能合成环氧化酶，故阿司匹林的作用将持续血小板的整个生命周期，约 7～10d。

临床观察和统计分析显示，阿司匹林大约能减少 25% 的心血管事件复发[2]，但在使用阿司匹林的心血管病患者中，经实验室检测，有 5.5%～45% 的患者发生阿司匹林抵抗（AR），而有证据显示 AR 患者心血管疾病死亡危险高于阿司匹林敏感（AS）者，发生血栓事件的危险性明显增加[3]。国外研究显示，长时间接受阿司匹林治疗，血小板对其敏感性持续降低，相对于第 2 个月的胶原诱导的最大血小板聚集率，6 个月，12 个月、24 个月的血小板聚集率逐渐回升，在 24 个月时达到显著性差异[4]。有研究发现，长期接受阿司匹林治疗的患者仍可有胶原诱发的少量的 TXA_2生成，而且胶原诱发的 TXA_2生成与胶原诱发的血小板聚集率有相关性，诱发生成的 TXA_2浓度高者若在体外使用阿司匹林可抑制这种生成[5]。

本研究中，尿 11-dH-TXB_2的回升从 12 周即开始，24 周达到显著性差异。有国外的研究证实，服用阿司匹林的患者，尿 11-dH-TXB_2升高者具有高的心血管事件的风险[3]。我们的研究显示，长期使用阿司匹林，血小板对阿司匹林的敏感性逐渐下降，阿司匹林的作用逐渐减弱，这可能是阿司匹林抵抗的一种原因，虽然其详细机制尚不明确。原因考虑与机体反应性血小板合成增加、血小板的 COX-1 合成增加或阿司匹林长期使用后生物利用度降低有关。

结合有关的研究结果，长期使用阿司匹林的患者应注意检测是否发生阿司匹林治疗敏感性下降，合用其他抗血小板药，如 ADP 受体拮抗剂等是解决阿司匹林抵抗、提高冠心病、脑梗死等心脑血管病长期治疗和预防效果的一种选择。

参 考 文 献（略）

（原载于《中国康复理论与实践》2010 年 7 月第 16 卷第 7 期）

冠心病患者合理调脂的几个最新要点（续5）

张叶萍　项志敏　李一石

北京协和医学院　中国医学科学院　心血管病研究所　阜外心血管病医院
临床药理中心　卫生部心血管药物临床研究重点实验室

1　血脂异常的现状

血脂异常是血液脂质代谢异常的简称，主要包括：血清低密度脂蛋白胆固醇（LDL-C）水平过高和（或）总胆固醇（TC）水平过高；血清甘油三酯（TG）水平过高；血清高密度脂蛋白胆固醇（HDL-C）水平过低。

血脂异常的患病率极高。在美国有约半数成年人的血脂水平不理想。根据最新的中国心血管年度报告估测，中国血脂异常的患病人数可能由2002年的1.6亿上升至2007年的2.0亿左右。随着人口增长、老龄化趋势以及人们生活水平的改善，患病人数还将进一步增加。然而，令人遗憾的是，尽管大规模临床试验相继问世，调脂治疗仍存在着巨大的治疗缺口，冠心病患者的血脂达标率仍很低。

2　深刻认识血脂异常治疗对冠心病防治的意义

血脂异常是冠心病最主要的危险因素之一，它参与动脉粥样硬化的发生、发展及病变恶化的全过程。无数基础实验、流行病研究、大规模临床试验也已证实：降低血中TC水平、尤其是LDL-C能显著预防和治疗动脉粥样硬化病变的发生和发展。调脂治疗临床意义已经远远高于调脂本身。

近年来的数百项他汀类药物对冠心病一级和二级预防的大型研究提示：调脂治疗不仅可使冠心病及其等危症（脑卒中、糖尿病、其他动脉粥样硬化）的发病率和死亡率明显下降约三分之一，使急性冠脉综合征等极高危患者的心血管病事件下降二分之一，而且使具有主要动脉粥样硬化危险因素患者（高血压、糖尿病、吸烟、肥胖）的心血管病事件也明显下降。另外，调脂治疗能明显减少对经皮冠状动脉介入治疗术（PCI）和冠状动脉旁路移植术（CABG）的需求，并可明显减少住院天数，显著节省医疗开支。术前口服大剂量他汀（阿托伐他汀）冲击给药，还可明显减少上述冠状动脉重建术的心血管病事件以及心肌缺血性损伤。

3　不同冠心病危险状态的血脂异常的处理策略

血脂异常治疗的最主要目的是为了防治冠心病，所以应根据是否已有冠心病或冠心病等危症及其心血管病危险因素，综合血脂水平，进行全面评价，以决定治疗措施及血脂的目标水平，无论患者处于何种冠心病危险状态，治疗性生活方式改变是基础和首要措施。

冠心病或冠心病等危症的患者，均处于冠心病高危状态，治疗获益最大，应予以积极的降脂治疗。若病情不稳定或者危险因素未控制的冠心病及其等危症的患者，属于极高危患者，更应最强化调脂。高血压或者具有三项以上的动脉粥样硬化危险因素者，处于中危或中高危状态，也应积极治疗。

无冠心病等危症，又无除血脂异常以外的其他冠心病危险因素的患者，处于动脉粥样硬化低危状态，可先行饮食调整及改善生活方式，几个月后疗效不佳且血脂仍明显异常者才进行服药。

4　调脂治疗的几个最新要点

调脂治疗应将降低LDL-C作为首要目标。

根据我国人群的循证医学的证据、2007 年中国成人血脂异常防治指南以及最新的国际相关指南，结合患者具体情况，在临床中建议有原则地灵活掌握如下：①LDL-C 目标值：高危和极高危者，LDL-C 至少降低至 <2.6mmol/L，后者 <2.0mmol/L 为理想；②若未达标，高危和极高危者的 LDL-C 降幅至少降低 30%～40%，下降 50% 更理想；③淡化对 TG 的过分担心，若重度高 TG 血症（>6.0mmol/L），为防止急性胰腺炎的发生，才积极使用贝特类调脂药降低 TG 水平。否则，高危患者合并轻中度高 TG，还是主用他汀，结合改善关系生活方式，或者合用 Omega-3（ω-3）不饱和脂肪酸；④用药要把握好度：低危患者不必治疗过度，只要 LDL-C <4.14mmol/L 即可；中危者应该动态、全面评估，掌握中度调脂强度至少至 LDL-C <3.4mmol/L；若有危险性恶化趋势，宁可将 LDL-C <2.6（2.0）mmol/L。危险性越高，治疗强度越应大；⑤对早期发现多发性冠状动脉或颈动脉粥样硬化斑块，即使血管狭窄 <50%，作者建议也应该像冠心病一样积极调脂，稳定斑块，延缓或一定程度逆转动脉粥样硬化的进展；⑥血脂异常的治疗需要个体化，依据患者的心血管病状况和血脂水平选择合适的药物的剂量。治疗期间必须监测不良反应，定期检测肝功能和肌酸激酶（CK）。长期安全有效地防治动脉粥样硬化的发生和发展。

（原载于《中国循环杂志》2010 年 6 月第 25 卷第 3 期）

High-density lipoprotein associated factors apoA-I and serum amyloid A in Chinese non-diabetic patients with coronary heart disease

CHEN Guo-liang LIU Li-wei XIE Shuang LIU Hong
LIU Yu-qing and LI Yi-shi

Key Laboratory of Clinical Trial Research in Cardiovascular Drug, Ministry of Health, Cardiovascular Institute and Fu Wai Hospital, Peking Union Medical College and Chinese Academy of Medical Sciences, Beijing 100037, China
(Chen GL, Liu LW, Xie S, Liu H, Liu YQ and Li YS)

Coronary heart disease (CHD) is a multifactorial disease having environmental and genetic components. Among the risk factors identified by epidemiological studies, low plasma high-density lipoprotein cholesterol (HDL-C) concentration is one of the strongest.[1] For any given low-density lipoprotein (LDL) concentration, the HDL-C concentration is inversely correlated with the risk of CHD and stroke.[2,3] But total plasma HDL-C level is a crude measure of their protective effects, as numerous studies have revealed differences between HDL subclasses and properties such as reverse cholesterol transport (RCT), anti-inflammatory and antioxidant properties.[4] Subfractions within the HDL particle range are of great interest in research to identify the precise mechanisms by which HDL may exert protective effects against atherosclerosis. Apolipoprotein A-I (apoA-I) is the main and active component of HDL particles, and population studies have shown a highly consistent, inverse correlation between plasma concentrations of apoA-I and CHD risk in human.[5]

Serum amyloid A (SAA) is a 12-kD acute-phase protein, circulating level of which can be induced up to 1000-fold. Similar to high-sensitive C-reactive protein (hsCRP), SAA is synthesized in the liver in response to infection, inflammation, injury, or stress.[6] HDL is the major carrier of SAA in human. While SAA does not exist in a free form and associates with non-HDL lipoproteins in the absence of HDL.[7] During the acute-phase reaction, SAA is secreted as the predominant apolipoprotein on plasma HDL-C particles, where it is thought to replace apoA-I and alter HDL-mediated cholesterol delivery to cells and increased selective CE uptake by macropnages.[8] Due to its wider dynamic range and more rapid response, SAA has led some to suggest that it may be a better marker of disease activity.[9,10] Prospective studies have demonstrated that hsCRP predicts future cardiovascular disease risk,[11] however, the association between the SAA level and the extent of coronary stenosis in patients with CHD remains controversial.

This cross-section study was designed to investigate the association of two HDL-C associated factors apoA-I and SAA with the presence and extent of CHD assessed by coronary angiography in a population of Chinese patients with non-diabetic CHD.

METHODS

Subjects

Two hundred and twenty-four (158 males and 66 females) were selected from those who admitted to Fu Wai Cardiovascular Disease Hospital from November 2008 to June 2009. All patients underwent coronary angiography. Patients with lesions of less than 50% luminal narrowing were defined as nonsignificant stenosis or 0-vessel disease ($n=42$); luminal narrowing of 50% or more of at least one major coronary artery was defined as a significant lesion ($n=184$) and the patients were referred to as having single-vessel disease group (SVD, $n=69$), double-vessel disease group (DVD, $n=54$) or three or more diseased vessels (multivessel) group (MVD, $n=61$).

Patients with diabetes, acute myocardial infarction, or who had experienced surgery or trauma in the 12 weeks preceding admission and those taking lipid-lowering medications were excluded. Patients with renal and hepatic insufficiency, chronic inflammatory disease, thyroid dysfunction, cerebrovascular accident, significant weight loss and immobilization were also excluded.

The study was planned according to the ethical guidelines of the *Declaration of Helsinki*. The study protocol was approved by the local Institutional Review Committee. Informed consent was obtained from each subject enrolled into the study.

Risk factors

Hypertension was defined when a patient was taking antihypertensive drugs on admission, or if systolic or diastolic blood pressure was ≥140 mmHg or ≥90 mmHg, respectively, upon examination.

Diagnosis of diabetes mellitus was made in accordance with the criteria of the National Diabetes Data Group, or if patients were on hypoglycemic medication upon admission.

Family history of CHD was defined as CHD (angina and/or myocardial infarction) diagnosed in first degree relatives below the age of 55 years.

Body mass index (BMI) was calculated by dividing weight (kg) by the square of height (m^2). A smoker was defined as someone who regularly smoked 5 or more cigarettes a day. Patients who had stopped smoking for more than 10 years before disease onset were classified as nonsmokers.

Laboratory procedures

Blood specimens were collected from all subjects before the day of catheterization (after overnight fasting for at least 12 hours), prior to the injection of any contrast materials or heparin. Serum was isolated by centrifugation (3000 r/min, 10 minutes, 4℃) and frozen at −80℃ for later measurement of apoA-I and SAA. Total cholesterol (TC) and triglycerides were assayed by routine enzymatic methods (GPO-PAP) using a Beckman DxC800 analyzer (Fullerton, USA). HDL-C and LDL-C were measured using the chemical modification and selective melting kit (Kyowa Medex, Tokyo, Japan). Serum uric acid (UA) concentrations were measured using a synchron system analyzer (Beckman Coulter, Fullerton). Serum concentrations of hsCRP were measured using the particle-enhanced immuno-turbidimetric kit (Orion Diagnostica, Espoo, Finland) and a Beckman Image system. ApoA-I concentrations were quantified by an enzyme-linked immunosorbent assay (ELISA) kit (Assaypro, USA). SAA concentrations were also measured by ELISA (BioSource International, Camarillo, USA).

Angiography

Selective coronary angiography was performed with the technique of Judkins. Coronary angiograms were visually assessed by two independent observers blinded to the identity and clinical characteristics of the patients. The four major coronary arteries and their main secondary branches were considered separately, that is, left main coronary artery (LM), left anterior descending artery (LAD), circumflex artery (LCX) and right coronary artery (RCA). The presence of a collateral circulation and the value of the eiection fraction of the left ventricle were not entered into the final analysis.

The Gensini score was used to assess the severity of CHD: it graded narrowing of the lumen of the coronary artery and scored it as 1 for 1%~25% narrowing, 2 for 26%~50% narrowing, 4 for 51%~75%, 8 for 76%~90%, 16 for 91%~99% and 32 for a completely occluded artery. This score was then multiplied by a factor according to the importance of the coronary artery. The multiplication factor for a LM lesion was 5; it was 2.5 for proximal LAD and LCX lesions, 1.5 for a mid-LAD lesion, and 1 for distal LAD, mid/distal LCX and right coronary artery lesions. The multiplication factor for any other branch was 0.5.

Statistical analysis

Data were analyzed using SPSS statistical software (version 13, SPSS Inc., USA). The results of normal distribution quantitative variables are presented as the mean ± standard deviation (SD) and the results of qualitative variables as percentages. To compare quantitative and qualitative variables between patients with and without CHD group, *t* test and chi-square test were used, respectively. TG, hsCRP and SAA did not show a normal distribution and were expressed as median (interquartile range). The significance of differences between the medians was determined by a non-parametric method (Mann-Whitney *U* and Kruskal-Wallis *H* tests). To elucidate the association between the extent of CHD and the risk factors, patients were categorized according to the number of stenosed vessels.

Binary Logistic regression analysis was used to seek possible independent associations between the different variables and the presence/absence of CHD. Adjustment was performed correct the influence for demographic (BMI, hypertension, family history of CHD, smoking status), lipid factors (TC, LDL-C, HDL-C, triglycerides, apoA-I and lipoprotein (a)) as well as inflammation related factors (hsCRP, SAA and UA). Confounding variables were entered as: BMI (0: ≤26, 1: >26), smoking status (0: nonsmokers, 1: smokers), hypertension (0: absent, 1: present), family history of CHD (0: absent, 1: present), high TC (0: ≤4.78 mmol/L, 1: >4.78 mmol/L), high triglycerides (0: ≤1.76 mmol/L, 1: >1.76 mmol/L), high LDL (0: ≤3.40 mmol/L, 1: >3.40 mmol/L), low HDL (0: ≤0.91 mmol/L, 1: >0.91 mmol/L), low apoA-I (0: ≤0.65mg/L, 1: >0.65 mg/L), high LP (a) (0: ≤300 mg/L, 1: >300mg/L), high hsCRP (0: ≤3.0 mg/L, 1: >3.0 mg/L), high SAA (0: ≤10.0 mg/L, 1: >10.0 mg/L), high UA (0: ≤416μmol/L, 1: >416 μmol/L). In addition, multivariate linear regression analysis was performed to examine the effect of the parameters on the extent of CHD. Odds ratios (*OR*) were calculated after adjusting for demographic factors, lipid factors as well as inflammation related factors. For each *OR*, two-tailed probability values and 95% confidence intervals (*CI*) were estimated. Differences were considered to be statistically significant when $P<0.05$.

RESULTS

The demographic characteristics of patients with and without CHD group are summarized in Table 1. There were no significant differences in sex distribution, age and BMI between the patients with and without CHD. Similarly, there were no significant differences in hypertension, smoking and family history of CHD between the two groups.

The biochemical characteristics of patients with and without CHD group are summarized in Table 2. There was no significant difference in serum levels of triglyceride, TC, LDL-C and lipoprotein (a) between the two groups. The concentrations of hsCRP ($P<0.01$) and SAA ($P<0.05$) were significantly higher in the CHD groups, while concentrations of HDL-C ($P<0.05$) and the apoA-I ($P<0.001$) were both significantly lower in CHD patients compared to the non-CHD group.

Table 1. Clinical characteristics between patients with and without CHD

Variables	Without CHD（n =42）	CHD（n =184）	P values
Age（years）	55.00 ±9.39	52.84 ±11.69	0.323
Gender（M/F）	24/18	135/49	0.136
Hypertension（n（%））	22（52.4）	96（52.2）	1.000
Smoking（n（%））	21（50.0）	100（54.3）	0.405
Family history（n（%））	9（21.4）	59（32.1）	0.698
BMI（kg/m^2）	25.61 ±3.80	26.15 ±2.97	0.443

CHD: coronary heart disease. M: male; F: female

Table 2. Biochemical characteristics of patients with and without CHD

Variables	Without CHD（n =42）	CHD（n =184）	P values
TC（mmol/L）	4.82 ±0.88	4.87 ±1.03	0.794
LDL-C（mmol/L）	2.71 ±0.85	2.75 ±0.84	0.801
HDL-C（mmol/L）	1.16 ±0.31	1.03 ±0.25	0.013
ApoA-I（mg/L）	778.11 ±153.13	604.59 ±105.79	0.000
Lipoprotein（a）（mg/L）	136.13 ±158.37	159.89 ±157.18	0.443
Uric acid（μmol/L）	317.52 ±67.65	310.25 ±76.34	0.995
Triglyceride（mmol/L）	1.75（0.77 –5.52）	1.73（0.79 –8.62）	0.835
SAA（mg/L）	8.45（5.04 –13.84）	9.40（5.35 –59.69）	0.041
hsCRP（mg/L）	1.08（0.03 –3.49）	1.85（0.11 –10.83）	0.001

CHD: coronary heart disease; TC: total cholesterol; LDL-C: low-density lipoprotein cholesterol; HDL-C: high-density lipoprotein cholesterol; apoA-I: apolipoprotein A-I; SAA: serum amyloid A; hsCRP: high sensitive C-reactive protein

Comparisons between the means of the four groups subdivided on the basis of stenosed vessels（0-VD, SVD, DVD and MVD group）are given in Table 3. Nonstatistically significant differences were seen for triglyceride, TC, LDL-C, lipoprotein（a）, and UA. Mean values of HDL-C were significantly lower in the SVD and MVD than in those of the 0-VD group, but no statistically significant difference among the stenosed groups（$P < 0.05$）. The apoA-I concentrations were lower in the group with SVD（0.69 mg/L）, DVD（0.63 mg/L）and MVD（0.61 mg/L）than in the group with 0-VD（0.76 mg/L）, and the differences were significant（$P < 0.05$）; the concentrations of apoA-I decreased with the increase in vascular damage, but the difference did not reach statistical significance between DVD vs. MVD and SVD vs. DVD. The hsCRP and SAA levels tended to increase depending on the numbers of ≥50% stenosed vessels. The mean value of SAA was significantly higher in the DVD and MVD groups than in the 0-VD and SVD groups, but no statistically significant difference between the SVD and 0-VD groups. The median of hsCRP were 1.08 mg/L in 0-VD, 1.30 mg/L in SVD, 1.68 mg/L in DVD, 3.10 mg/L in MVD, and the differences among the four groups were significant（$P < 0.05$）.

We next performed binary Logistic regression analysis to determine whether the concentration of HDL-C, apoA-I and SAA had any potential for prediction of presence of CHD（Table. 4）. When HDL-C, apoA-I and SAA were entered separately, the unadjusted *OR* (*CI*) for HDL-C was 0.188 (0.048 – 0.734, P = 0.016), *OR* (*CI*) for apoA-I was 0.093 (0.990 – 0.997, P = 0.000), *OR* (*CI*) for SAA was2.571 (1.029 – 6.424, $P < 0.05$). The models were built adjusting for demographic, lipid and inflammatory related risk factors separately, and the association between SAA, HDL-C and CHD was lost after adjusting the other risk Factors. In contrast, the association between reduction of apoA-I and CHD remained strong, regardless of the confounding variables.

Table 3. Demographic data, lipid status parameters, lipoprotein sizes and inflammatory markers according to the number of ≥50% stenotic vessels

Variables	0-vessel(n = 42)	SVD(n = 69)	DVD(n = 54)	MVD(n = 61)
TC(mmol/L)	4.82 ± 0.88	4.75 ± 1.13	4.81 ± 0.96	5.06 ± 0.95
LDL-C(mmol/L)	2.71 ± 0.85	2.67 ± 0.85	2.74 ± 0.81	2.86 ± 0.86
HDL-C(mmol/L)	1.16 ± 0.31	1.01 ± 0.20†‡	1.09 ± 0.27	1.02 ± 0.30†‡
ApoA-I(mg/L)	0.76 ± 0.15	0.69 ± 0.12†‡	0.63 ± 0.12*‡	0.61 ± 0.09*‡§
Lipoprotein(a)(mg/L)	136.13 ± 158.36	143.21 ± 138.75	174.55 ± 181.33	169.53 ± 162.36
Uric acid(μmol/L)	317.52 ± 67.65	314.05 ± 78.64	300.16 ± 84.40	313.27 ± 68.29
SAA(mg/L)	8.45(5.04 – 13.84)	8.40(5.36 – 85.29)	8.54(5.35 ~ 34.05)†‡§	11.78(5.46 ~ 59.69)*‡§‖
hsCRP(mg/L)	1.08(0.03 – 3.49)	1.30 (0.20 – 8.37)†‡	1.54 (0.11 ~ 10.39)†‡§	3.10 (0.53 ~ 10.83)*‡§‖
TG(mmol/L)	1.75(0.77 – 2.07)	1.80(0.79 – 6.14)	1.68(0.95 ~ 3.74)	1.73(0.84 ~ 4.44)

* $P < 0.01$; † $P < 0.05$ (Tukey's *post hoc* test for normal distribution variables and Nemenyi test for skewed distributions). ‡Significantly different from 0-vessel disease group by Tukey's *post hoc* test. § Significantly different from SVD by Tukey's *post hoc* test. ‖ Significantly different from DVD by Tukey's *post hoc* test. CHD: coronary heart disease; TC: total cholesterol; LDL-C: low-density lipoprotein cholesterol; HDL-C: high-density lipoprotein cholesterol; apoA-I: apolipoprotein A-I: SAA: serum amyloid A; hsCRP: high-sensitive C-reactive protein

Table 4. Logistic regression analysis for the association of concentration of HDL-C, apoA-I and SAA with presence/absence of CHD

Items	HDL-C		ApoA-1		SAA	
	OR(95% *CI*)	*P* values	*OR*(95% *CI*)	*P* values	*OR*(95% *CI*)	*P* values
Unadj usted	0.188(0.048 ~ 0.734)	0.016	0.093(0.990 ~ 0.997)	0.000	2.571(1.029 ~ 6.424)	0.043
Adjusted						
Model 1	0.203(0.048 ~ 0.854)	0.030	0.093(0.990 ~ 0.997)	0.000	2.300(0.866 ~ 6.112)	0.095
Model 2	0.439(0.235 ~ 1.874)	0.664	0.093(0.990 ~ 0.997)	0.000	2.925(0.997 ~ 6.596)	0.051
Model 3	0.066(0.141 ~ 1.065)	0.387	0.095(0.992 ~ 0.999)	0.015	2.136(0.818 ~ 5.580)	0.121

Model 1: Adjusted for smoking status (0: nonsmokers, 1: smokers), hypertension (0: absent, 1: present), family history of CHD (0: absent, 1: present), BMI (0: ≤26, 1: >26). Model 2: Adjusted for TC (0: ≤4.78 mmol/L, 1: >4.78 mmol/L), high triglyceride (0: ≤1.76 mmol/L, 1: >1.76 mmol/L), high LDL (0: ≤3.40 mmol/L, 1: >3.40 mmol/L), low HDL (0: ≤0.91 mmol/L, 1: >0.91 mmol/L), low apoA-I (0: ≤0.65 mg/L, 1: >0.65 mg/L), high lipoprotein (a) (0: ≤300 mg/L, 1: >300 mg/L). Model 3: Adjusted for high hsCRP (0: ≤3.0 mg/L, 1: >3.0 mg/L), high SAA (0: ≤10.0 mg/L, 1: >10 mg/L), high UA (0: ≤416 μmol/L, 1: >416 μmol/L)

Table 5. Multivariate linear regression analysis for the association of extent of CHD (Gensini score) with risk factors

Items	HDL-C			ApoA-I			SAA		
	β	SE	*P* values	β	SE	*P* values	β	SE	*P* values
Unadjusted	-5.539	9.235	0.550	-0.078	0.019	0.000	0.757	0.235	0.002
Adjusted									
Model 1	-5.957	9.968	0.578	-0.076	0.020	0.001	0.702	0.241	0.004
Model 2	1.280	9.316	0.891	-0.062	0.018	0.001	0.609	0.221	0.017
Model 3	-12.052	9.423	0.204	-0.058	0.019	0.004	0.546	0.231	0.020

Model 1: Adjusted for BMI (kg/m^2), hypertension (absent, present), smoking status (nonsmoker, smoker), family history (0: absent, 1: present). Model 2: Adjusted for TC (mmol/L), triglyceride (mmol/L), HDL-C (mmol/L), LDL-C (mmol/L), apoA-I (mg/L), lipoprotein (a) (mg/L). Model 3: Adjusted for hsCRP (mg/L), SAA (mg/L) and UA (μmol/L)

To establish the independent value of serum SAA and apoA-I in predicting the extent of CHD. we performed multivariate linear regression analysis (Table 5). The present analysis revealed that apoA-I and SAA level were predictors of the extent of CHD ($P = 0.020$ for SAA, $P = 0.000$ for apoA-I), while the concentration of HDL-C had no potential for the prediction of the extent of CHD ($P = 0.550$). To find out how apoA-I and SAA behaved as predictors of CHD extent in the presence of other potential predictors, we included separately demographic, lipid as well as inflammation related factors in this model. Even after combination with risk factors, the associations between SAA, apoA-I and the extent of CHD remained strong, both SAA and apoA-I were independent predictors for extent of CHD.

DISCUSSION

Population studies have consistently indicated that HDL-C levels are a strong, independent inverse predictor of cardiovascular disease[1-3]. However, the role that reduced HDL-C played in development of CHD was controversial, for instance in the Framingham study, it was found that approximately 44% of CHD events in men and 43% in women occurred in persons with normal HDL cholesterol levels[12,13]. In our study, we found significant difference in the mean values of the HDL-C ($P < 0.01$) between the CHD and non-CHD group. After subdividing the patients on the basis of the number of stenosed vessels, we found no statistically significant difference of HDL-C with the increase of stenosed vessels. Logistic regression analysis revealed that concentration of HDL-C had no potential for the prediction of the presence and extent of CHD.

HDL-C particles can vary substantially in size, density, composition, and functional properties, potentially affecting their relationship to atherosclerosis[14,15]. Van der Steeg et al[16] indicated very high HDL-C (> 1.8 mmol/L), and large size HDL particles, may confer a two-fold increase in cardiovascular risk. By contrast, higher apoA-I remained an independent, negative predictor of cardiovascular risk,[16] which suggested that the intrinsic properties of HDL-C particles, rather than low HDL-C levels *per se*, were determinants of the role of HDL-C on CHD, and the cardioprotective effect of the HDL system may relate chiefly to the apoA-I content of HDL particles. In our study, the apoA-I of CHD patients were significantly lower than patients without CHD ($P < 0.01$). The concentrations of apoA-I decreased with the increase in vascular damage, but the difference did not reach statistical significance. Binary Logistic regression analysis revealed that there was a strong association between the reduced apoA-I concentrations and prevalence of CHD, and the association was independent of other risk factors associated with CHD. Similarly, multiple linear regression analysis showed a strong independent association between apoA-I levels and the extent of CHD. Quantification of apoA-I as an independent predictor may provide a valuable tool to assess the presence and the extent of CHD.

The role of immune system and inflammatory pathway in the development of atherosclerotic disease was well established, and during the acute phase as well as chronic inflammation, plasma levels and apolipoprotein content of HDL can be significantly altered (depletion in apoA-I and increase in SAA), leading to attenuated anti-inflammatory activities of HDL. [17] Systemic markers of inflammation appear useful for indicating elevated cardiovascular disease risk. [18] Similar to hsCRP, elevated plasma levels of SAA have been reported to represent a CHD risk factor[10] However, the current evidence is insufficient because of the relatively few and controversial studies targeting associations between the extent of CHD and inflammatory markers. [19,20] In our study, the mean values of the SAA and hsCRP in CHD group were significantly higher than non-CHD group ($P < 0.01$). The concentration of hsCRP and SAA was increased with the increase in vascular damage. Binary Logistic regression analysis revealed the relationship between SAA and presence of CHD disappeared when lipid related factors were considered. Our results confirmed the previous finding that SAA was a weak discriminative power for detecting CHD in a working population. [21] Multiple linear regression analysis showed a strong independent association between circulation SAA levels and the extent of CHD. This result also provides evidence that the association between SAA and the extent of CHD was not affected by the potential confounding effects of other clinical, biochemical features of the study participants.

Controversial results of the association of SAA with the extent and severity of CHD are in accordance with the unclear explanation of the exact role of inflammatory markers in the atherosclerosis process. It has been discussed whether hsCRP is only a marker of chronic inflammation without an independent role in the development of disease, or it is an active component in the development of disease and tissue damage. [22] Laboratory studies have demonstrated enrichment of HDL with SAA impairs cholesterol efflux properties of HDL, promoted anti-inflammatory activity of HDL became deficient and even transformed into pro-inflammatory action under conditions favoring development of atherosclerosis. [23] Johnson et al[10] reported a moderate independent relationship between SAA and cardiovascular events. These results further supported the role of inflammation in the pathophysiology of destabilization of vulnerable coronary artery atherosclerotic plaques.

Some limitations of our study should be noted. Firstly, the study sample size was relatively small which could affect the results. Secondly, when we performed binary Logistic regression analysis to determine whether the SAA had any potential for the prediction of presence of CHD, we took patients with normal coronary angiography or stenosis < 50% as control group, but only few of them were without any stenosis at all, the SAA level of these patients maybe higher than healthy controls which could limit the generalization of our results. Thirdly, the present study was not designed to evaluate the exact mechanism of the associations among SAA, HDL-C and angiographic CHD, so we could not determine whether the association between SAA and the extent of CHD depended on the changes in HDL-C.

In summary, the present study suggests that total plasma HDL-C level is not a perlect biomarker for

CHD. The increased SAA in HDL could represent the inflammatory markers of the extent of coronary stenosis in patients with CHD. In contrast to SAA, the level of apoA-1 was also associated with the presence of CHD, indicating that this parameter is not only a marker of CHD presence but also a quantitative indicator of CHD extent. In short, determining the change apolipoprotein content within HDL particle is a more accurate and effective method to evaluate the impact of HDL on CHD.

REFERENCES（略）

（原载于 Chin Med J 2010；123（6）:658－663）

Angiotensin-converting enzyme gene I/D genotype affected metoprolol-induced reduction in 24-hour average heart rate

LIU Li-wei LIU Hong CHEN Guo-liang HUANG Yi-ling
HAN Lu-lu XU Zhi-min JIANG Xiong-jing and LI Yi-shi

Key Laboratory of Clinical Trial Research in Cardiovascular Drugs, Ministry of Health, Cardiovascular Institute and Fu Wai Hospital, Peking Union Medical College and Chinese Academy of Medical Sciences, Beijing 100037, China
(Liu LW, Liu H, Chen GL, Huang YL, Han LL, Xu ZM, Jiang XJ and Li YS)

In China, metoprolol is a widely prescribed drug for hypertension, and response to this drug is highly variable. This variability may be accounted for, in part, by variable genetic backgrounds of patients. In many cases, the genotypes of metabolizing enzymes, receptors and other potential targets of drug interventions should be emphasized.[1]

Many studies focused on the influence of β1-adrenergic receptor (ADRB1) genotype on responses to metoprolol, and the role of angiotensin-converting enzyme (ACE) has long been ignored. ACE, an important enzyme in renin-angiotensin system, catabolizes angiotensin Ⅰ to angiotensin Ⅱ (Ang Ⅱ). In addition to vessel contraction, Ang Ⅱ enhanced sympathetic activity.[2-4] The antihypertensive effects of metoprolol were thought to be largely due to reduction in Ang Ⅱ level.[5] A polymorphism in intron 16 of the ACE gene had been correlated with the levels of circulating, intracellular and heart tissue activity of ACE.[6] The D allele of ACE I/D polymorphism was associated with increased ACE activity, therefore, with higher Ang Ⅱ levels.[7,8]

Previous studies about the variable response to metoprolol were generally performed on the white population, while little is known about the variability in Chinese Hanpopulation. The purpose of this study was to investigate whether the ACE gene I/D polymorphism influences the response to metoprolol in Chinese Han hypertensive patients.

METHODS

Subjects

The study protocol was approved by the Ethics Committee of Fu Wai Hospital. A total of 96 unrelated Chinese Han patients (33 ~ 65 years old) with mild to moderate hypertension, who were outpatients at Fu Wai Hospital, were recruited. Metoprolol, 100 mg once daily for 8 weeks, was administered as monotherapy for hypertension. The patients fulfilling the following criteria were included: untreated (for at least 2 weeks before the study) patients with hypertension (systolic blood pressure (BP), 140 ~ 180 mmHg; diastolic BP, 90 ~ 110 mmHg); and ambulatory blood pressure monitoring (ABPM) results showing mean diastolic BP≥80 mmHg; and heart rate (HR), 55 ~ 90 beats/min. The following exclusion criteria were employed: coronary heart disease (CHD), or angina, or stroke; or severe liver or kidney disease, uncontrolled diabetes. or any other diseases which are unsuitable for metoprolol such as Ⅱ ~ Ⅲ atrioventricular block and asthma.

Table 1. Some clinical characteristics of the patients at baseline and after treatment

Variables	Baseline			After treatment			P values
	Minimum	Maximum	Mean ± SD	Minimum	Maximum	Mean ± SD	
Age (years)	33	65	51.1 ±6.2				
Height (m)	1.55	1.85	1 66.6 ±7.2	NM	NM	NM	
Weight (kg)	53	98	73.3 ±10.0	NM	NM	NM	
BMI (kg/m^2)	19.6	32.1	26.4 ±2.7	NM	NM	NM	
Clinic							
HR (beats/min)	60	90	75.1 ±7.3	48	100	69.3 ±8.5	<0.05
SBP (mmHg)	129	170	147.4 ±8.9	106	173	135.4 ±13.3	<0.05
DBP (mmHg)	91	110	99.1 ±3.9	71	109	89.5 ±8.3	<0.05
Daytime							
SBP (mmHg)	122	173	141.5 ±11.5	113	178	135.1 ±13.4	<0.05
DBP (mmHg)	76	118	93.8 ±7.2	74	106	88.9 ±7.2	<0.05
Night-time							
SBP (mmHg)	106	166	132.3 ±13.2	100	169	125.4 ±14.4	<0.05
DBP (mmHg)	69	115	86.5 ±8.5	60	108	81.2 ±8.5	<0.05
24-hour							
HR (beats/min)	60	97	76.3 ±8.3	53	88	69.7 ±7.2	<0.05
SBP (mmHg)	118	170	138.4 ±11.1	111	168	132.3 ±13.1	<0.05
DBP (mmHg)	75	117	91.4 ±7.1	70	102	86.6 ±7.1	<0.05

Clinic: measured in clinic; SBP: systolic blood pressure; DBP: diastolic blood pressure; NM: not measured; min: minute

Laboratory procedures

In clinic, the patients'BP and HR were measured after sitting for 10 minutes. The average BP was determined after obtaining 3 measurements of the patients'BP at 2-minute Intervals using a mercury sphygmomanometer, the average seating HR was calculated from total HR in 3 minutes.

Twenty-four hours ABPM (SpaceLabs Medical, Inc., USA) and dynamic electrocardiography (DCG, Mortara Instrument, USA) were performed before and after treatment. The BP was measured at 20-minute intervals during waking hours (6 a. m. -11 p. m., "daytime") and every 30 minutes during patient sleep time (11 p. m. -6 a. m., "night-time"). The measurement of ABPM was considered successful if more than 80% of the recorded data were valid. At the beginning of ABPM and DCG the patients were advised to perform their daily activities as usual.

After obtaining the informed consent from the patients, overnight fasting blood samples were collected for genotypic characterization. The body mass index (BMI) was calculated using the formula: weight (kg) / height^2 (m^2). Information about BP and HR was recorded during each clinic visit (every 2 weeks).

Genotyping

DNA was extracted from peripheral lymphocytes with DNA kit (Beijing Tiangen Biotch Co., Ltd, China). Genotyping analysis was conducted by PCR-RFLP assay. In brief, 5'-AGAGGAGAGAGACTCAAG-CAC-3'as the forward primer and 5'-TCGGGTAAAACTGGA-GGATG-3'as the reverse primer (synthesized by

Shanghai Invitrogen Biotechnology Co., Ltd, China) were used for amplification. The final 25 μl PCR mixture contained approx imately 50 ng DNA, 5 pmol of each primer, 12.5 μl of 2 × MasterMix (Shanghai Invitrogen Biotechnology Co., Ltd), and PCR grade water. PCR was performed under the following condition: initial denaturation for 5 minutes at 95℃: 30 cycles consisting of 30 seconds at 96℃, 30 seconds at 62℃, 30 seconds at 68℃: and a terminal extension for 10 minutes at 68℃ (GeneAmp 9700 PCR system, Applied Biosystems, USA). The amplified DNA fragments were visualized on 2% agarose gel stained with ethidium bromide.

Statistical analysis

Statistical analysis was performed using the SPSS software. The level of statistical significance was set at $P < 0.05$. The results of continuous variables are expressed as mean ± standard deviation (SD). Hardy-Weinberg equilibrium was confirmed by the chi-square test. Paired t test was used to measure the significance of changes in HR and BP after 8-week treatment. The quantitative variables in genotyplc groups were compared using t test. Multiple linear regression was used to control possible confounding factors.

RESULTS

Basic characteristics of the patients

The genotype frequency was consistent with the Hardy-Weinberg equilibrium. A total of 83 patients finished this study, 30 patients carrying II polymorphism, 40 carrying I/D polymorphism and 13 carrying DD polymorphism. The patients did not receive any other drug except aspirin (in 6 patients) and dimethylbiguanide (in 3 ones). Some clinical characteristics of the patients at baseline and after treatment are showed in Table 1. After 8-week treatment, HR, systolic BP and diastlic BP decreased significantly.

Table 2. Effect of the ACE gene I/D polymorphism on clinical characteristics of the patients

Variables	Baseline			After treatment		
	II ($n=30$)	D+ ($n=53$)	P values	II ($n=30$)	D+ ($n=53$)	P values
Clinic						
HR (beats/min)	75.1 ±7.2	75.1 ±7.4	NS	68.4 ±9.2	69.7 ±8.1	NS
SBP (mmHg)	146.3 ±6.9	148.1 ±9.9	NS	133.4 ±12.8	136.5 ±13.6	NS
DBP (mmHg)	98.6 ±2.9	99.4 ±4.5	NS	88.6 ±8.8	89.9 ±8.1	NS
Daytime						
SBP (mmHg)	143.9 ±11.9	140.1 ±11.1	NS	137.8 ±14.2	133.6 ±12.8	NS
DBP (mmHg)	95.5 ±7.3	92.9 ±6.9	NS	90.3 ±7.4	88.1 ±7.1	NS
Night-time						
SBP (mmHg)	133.9 ±13.6	131.3 ±12.9	NS	129.2 ±14.1	123.3 ±14.5	NS
DBP (mmHg)	87.9 ±9.2	85.6 ±8.1	NS	82.6 ±9.1	80.6 ±9.1	NS
24-hour						
HR (beats/min)	76.3 ±9.9	76.3 ±7.3	NS	67.6 ±6.6	70.9 ±7.3	0.045
SBP (mmHg)	140.1 ±11.4	137.1 ±10.8	NS	135.5 ±13.1	130.5 ±12.6	NS
DBP (mmHg)	93.1 ±7.4	90.1 ±6.7	NS	88.1 ±7.3	85.8 ±6.9	NS

NS: no statistical difference; II: the ACE gene II polymorphism; D+: the ACE gene I/D or DD polymorphism

Genotype and antihypertensive response

We included the patients with I/D and DD polymorphisms together into a group. which was called D + group. At baseline, no significant differences in HR and BP-were found between Ⅱ and D + group. After 8-week treatment, only 24-hour average HR was associated With the ACE gene I/D polymorphism (67. 6 ±6. 6 in Ⅱ group vs. 70. 9 ±7. 3 in D + group, P =0. 045, shown in Table 2), the difference was 8. 7 ± 8. 2 in Ⅱ group vs. 5. 5 ± 6. 3 in D + group (P = 0. 046, data not shown). Multiple stepwise linear regressions were used to control the possible confounding factors. After adjusting for age, gender, BMI, BP and HR at baseline (probability of entry≤0. 05, probability of removal≥0. 10), the ACE gene I/D genotype was still an independent predictor for difference in 24-hour average HR (data not shown).

DISCUSSION

In the present study, the relationship between the ACE gene I/D polymorphism and the response to metoprolol was investigated in Chinese Han hypertensive patients. The reduction in 24-hour averag HR differed by the ACE gene I/D polymorphism, but we-failed to determine whether this polymorphism influenced the variations in seating HR and in BP.

Some studies had been conducted to investigate the relationship between the ACE gene I/D polymorphism and BP response to β-blockers in hypertension, and no association was seen by most of them.[9-12] Consistent with these studies, we failed to find the ACE gene I/D polymorphism influenced metoprolol-induced change in BP. The mechanism is unclear.

In the case of HR response to β-blockers, much attention was paid to ADRB1 genotypes (especially Ser49Gly and Gly389Arg polymorphisms). To our knowledge, almost all of studies failed to find the change in HR differed by ADRB1 genotypes.[11,13-17] Therefore, Shin and Johnson[18] thought that ADRB1 genotypes had no effect on HR response to β-blockers. In the present study, the association between these two polymorphisms in ADRB1 and the reduction in HR was also investigated, the result was in line with the previous studies (data not shown).

The decrease in HR is very important in clinical practice. For example, in patients complicated with arrhythmias and angina, the negative chronotropic effect of β-blocker is the primary mechanism of benefit. In hypertensive patients with CHD, after treatment with atenolol, high HR was a predictor for total and cardiovascular mortality independent of other risk factors.[19] Recently, in a meta-analysis including 22 926 patients with chronic heart failure, the magnitude of HR reduction induced by β-blockers was found to have a close relation with all-cause annualized mortality and change in left ventricular ejection fraction, and a conclusion had been made from this research that the major contributor to the clinical benefits of β-blockers was the HR-lowering effect of these agents.[20]

In the present study, the patients being homozygous for Ⅱ allele in ACE gene showed a significantly lower 24-hour average HR than those with I/D or DD polymorphism. The ACE gene Ⅱ polymorphism could be a predictor for greater reduction in 24-hour average HR in patients treated by metoprolol. The patients with ACE gene Ⅱ polymorphism might obtain greater benefits from metoprolol than those with I/D or DD polymorphism. In Chinese Han population, hypertensive patients maybe benefit from the identification of their ACE gene I/D polymorphism before metoprolol was administrated.

Although the mechanism under the relationship between 24-hour average HR and ACE gene is unclear, some information could be derived from our results. HR is mainly under control of vagus and sympathetic nerve, and its cyclical change is largely attributable to baroreceptor reflexes.[21-23] Seating HR is dependent on vagal modulation, 24-hour average HR reflects the combined effect of these three factors. It was 24-hour average HR, rather than seating HR, differed from the ACE gene I/D polymorphism in the current study. Our results indicated the change in 24-hour average HR might contribute to the effect of sympathetic and/or baroreceptor reflexes.

The ACE gene I/D polymorphism influences the levels of Ang Ⅱ in plasma and different tissues. In addition to facilitation sympathetic outflow.[2-4] Any Ⅱ in the nucleus tractus solitarii was suggested to play an important role in modulation of the sensitivity of baroreceptor reflexes.[4,24,25] In current study, the Ang Ⅱ levels in patients were dependent on the ACE gene I/D polymorphism and metoprolol administration.[26] Therefore, the effect of Ang Ⅱ on sympathetic and baroreceptor reflexes might be a possible explanation for our findings about the change in HR.

Although we can point to a possible explanation for the association between the ACE gene I/D polymorphism and reduction in 24-hour average HR, it should be emphasized that any attempt to clearly explain the association must remain speculative. Complex mechanisms are involved in the modulation of HR process. The ACE genotype might be a part of these factors, or only was in linkage disequilibrium with some polymorphisms which are actually responsible for the modulation. Therefore, this study should be considered as a preliminary assessment, and studies with larger sample size are required to corroborate our findings.

Obviously, there were some limitations in our study. Besides relatively small sample, some flaws could derive from the design which is not a randomized controlled trial. Despite these limitations, we believe that the current study provided a useful reference for administration of metoprolol in hypertension especially in those complicated with tachyarrhythmia and CHD.

REFERENCES（略）

（原载于 Chin Med J 2010；123（11）：1382－1386）

盐酸贝尼地平治疗稳定型心绞痛的多中心临床研究

谢 爽[1] 张 沛[1] 贾友宏[1] 胡大一[2] 何 青[3] 吴宗贵[4] 陈君柱[5]
黎 莉[6] 李树仁[7] 王海昌[8] 王燕妮[9] 魏 盟[10] 李一石[1]

1 中国医学科学院阜外心血管病医院，卫生部心血管药物临床研究重点实验室；
2 北京大学人民医院；3 卫生部北京医院；4 第二军医大学附属上海长征医院；
5 浙江大学医学院附属第一医院；6 山东大学齐鲁医院；7 河北省人民医院；
8 第四军医大学西京医院；9 西安交通大学附属医学院第一附属医院；
10 上海交通大学附属上海市第六人民医院

盐酸贝尼地平是长效二氢吡啶类钙离子拮抗剂，对血管平滑肌细胞膜有很高的亲和性[1]，它通过阻断细胞膜电位依赖型钙离子通道受体结合部位，抑制钙离子流入细胞而使血管扩张[2]。在日本进行的一项研究发现，应用盐酸贝尼地平可以减少心绞痛患者的心血管事件[3]。本试验是旨在评价盐酸贝尼地平对中国稳定型心绞痛患者的临床疗效和安全性。

1 材料、对象与方法

1.1 试验设计

本试验为随机、双盲、平行对照的多中心临床研究。

1.2 研究对象

1.2.1 入选标准 ①男女不限，年龄18~80岁；②有典型心绞痛症状持续1个月以上；③心绞痛发作时口含硝酸甘油片后10min内症状缓解；④活动平板运动试验后出现缺血性ST-T段改变；⑤心电图中R波占优势的导联自J点后0.08s，测得的ST段呈水平或下斜压低，与P-R段相比压低≥1.0mm，或ST段抬高≥1.0mm；⑥签署书面知情同意书。

1.2.2 排除标准 ①不稳定型心绞痛或有心肌梗死发作征兆者；②有类似心绞痛症状者；③因其他疾病导致疼痛者；④因其他情况导致心电图出现类似缺血性ST-T改变者；⑤有严重心律失常、房室传导阻滞等妨碍评价心绞痛ST变化者；⑥6个月内出现过心肌梗死发作或进行过冠状动脉手术（包括经皮冠状动脉腔内成形术和冠状动脉旁路移植术）者；⑦活动平板运动试验中收缩压（SBP）未能持续升高者；⑧有症状的充血性心力衰竭者（NYHA分级11级以上）；⑨舒张压（DBP）>110mmHg，或SBP>180mmHg者；⑩SBP<100mmHg者；⑪1年内出现过脑血管疾病发作者；⑫妊娠及哺乳期女性；⑬对钙通道阻滞剂有过敏史者；⑭心率（HR）>100次·min^{-1}或<50次·min^{-1}，或者有房颤，房扑者；⑮肾功能损害者；⑯签署知情同意书者。

1.3 研究药物

盐酸贝尼地平片，（每片4mg，日本协和发酵工业株式会社，现协和发酵麒麟株式会社）；硝苯地平缓释片，（每片20mg，青岛黄海制药有限公司）。

1.4 分组与给药

经体格检查和血尿常规、血生化、心电图、胸片检查及活动平板，共筛选258例合格的稳定心绞痛患者，按照来访的先后顺序由小到大随机分组。试验组（$n=126$）接受贝尼地平片，对照组（$n=111$）接受硝苯地平缓释片治疗。

试验药及对照药每日服药 2 次，连续服药 4 周。治疗期间每间隔 14d 随访 1 次，发放试验药物，进行血压和心率测定，体检。4 周治疗后再进行心电图、实验室检查及活动平板检查。记录用药依从性，心绞痛发生次数、硝酸甘油用量和不良事件。

1.5 疗效评价

1.5.1 主要疗效指标 活动平板试验（ETT）心电图 ST 段下压达 1mm 的时间。

1.5.2 次要疗效指标 ETT 指标（最大运动时间：开始平板运动试验到出现心绞痛的时间；最大 ST 下压程度；ST 段下压≥1mm 的持续时间；最大运动当量；运动耐量等级；运动前安静状态时及运动量最大时的心率，血压）；心绞痛发作次数；硝酸甘油用量。

1.6 安全性判定标准

以实验室检查异常和不良事件发生率进行评价。

1.7 统计学分析

统计分析采用 SASV8.2 统计分析软件。以全分析集（FAS）人群进行基线特征分析，在符合方案集（PPS）人群中进行疗效分析，在安全性分析数据集中进行安全性指标分析。计量资料采用方差分析，配对 t 检验，计数资料采用 χ^2 检验或 Fisher 精确概率法等，显著性检验采用双侧检验。

2 结 果

2.1 试验完成情况

随机入组的 258 例稳定型心绞痛患者中，237 例完成试验，占 91.9%，其中盐酸贝尼地平组 126 例。硝苯地平缓释片组 111 例。研究期间因各种原因剔除、脱落 31 例，故 FAS 集共计 206 例，其中贝尼地平组 110 例，硝苯地平组 96 例。因各种原因，进入 PPS 集共计 190 例，其中贝尼地平组 101 例，硝苯地平组 89 例。

2.2 入组患者的基线特征

所有进入 FAS 分析的患者性别、年龄、身高、体重、心率、收缩压及舒张压等基线数据均完整，两组间差异无统计学意义（表 1）。

表 1 治疗前 2 组基线数据情况和比较（FAS），$\bar{x} \pm s$

Tab. 1 Comparison of baseline in two groups before treatment (FAS), $\bar{x} \pm s$

Item	Benidipine（n = 110）	Nifedipine（n = 96）
Male（%）	76（69.1）	61（63.5）
Female（%）	34（30.9）	35（36.5）
Age/year	55.9 ± 0.8	55.1 ± 0.9
Height/cm	167.2 ± 0.7	167.4 ± 0.8
Weight/kg	69.5 ± 1.0	71.0 ± 1.1
SBP/mmHg	129.8 ± 1.5	125.9 ± 1.5
DBP/mmHg	78.8 ± 0.8	77.8 ± 0.8
HR/beat · min^{-1}	70.0 ± 0.9	70.8 ± 0.9

2.3 疗效分析

2.3.1 主要疗效指标 ETT 心电图 ST 段下压达 1mm 的时间：贝尼地平组的 ST 段的下压 1mm 的时间增加量为（64.2 ± 108.0）s，硝苯地平组为（62.8 ± 110.6）s。贝尼地平组与硝苯地平组的增加量的差的95%可信区间为1.4s（－28.7～31.5）s。由于其95%可信区间质最小值大于方案中定的－60s的下限，可以得出试验结果为非劣效性的结论，见表2。

表2　服药前后2组ST段下压1mm的时间比较（PPS）. S，$\bar{x} \pm s$

Tab. 2　Comparison of the time to 1 mm ST segment depression between two groups（PPS）. S，$\bar{x} \pm s$

Time	Benidipine（$n=101$）	Nifedipine（$n=89$）
Before treatment	318.9 ±14.0	302.6 ±14.3
Aftertreatment	383.2 ±13.9	317.2 ±14.8
Increment	64.4 ±10.7	68.6 ±11.9

2.3.2　次要疗效指标　①ETT指标（表3）　两组治疗后心电图最大运动时间均显著增加，贝尼地平组平均增加量为（31.5 ±77.7）s，硝苯地平组平均增加量为（18.3 ±104.6）s。两组治疗前后的组内比较有统计学差异（$P<0.001$，$P=0.006$）。而治疗前和治疗后的最大运动时间以及治疗前后差值的组间比较均无统计学差异（$P>0.05$）。两组治疗后的最大运动当量均略增加。贝尼地平组平均增加量为（0.717 ±1.698）METs，硝苯地平组平均增加量为（0.261 ±1.736）METs。两组治疗前后的组内比较有统计学差异（$P<0.001$，$P=0.041$），而治疗前和治疗后的最大运动当量以及治疗前后差值的组间比较均无统计学差异（$P>0.05$）。贝尼地平组运动耐量等级在治疗前后的改善有统计学意义（$P=0.003$），而硝苯地平组运动耐量等级的改善没有统计学意义（$P>0.05$）。治疗前后差值的组间比较无统计学差异（$P>0.05$）。

表3　服药前后两组ETT指标的变化（PPS）. $\bar{x} \pm s$

Tab. 3　Comparison of ETT index in two groups（PPS，Mean ±SD）. $\bar{x} \pm s$

Parameter	Item	Benidipine（$n=101$）	Nifedipine（$n=89$）
Maximum exercise time/s	Before treatment	403.5 ±14.3	376.8 ±14.8
	After treatment	437.0 ±13.1	398.9 ±15.3
	Increment	33.5 ±7.5	22.1 ±11.1
Time to onset of angina/s	Before treatment	311.1 ±35.2	329.5 ±59.2
	After treatment	361.1 ±92.0	329.1 ±63.6
	Increment	48.3 ±52.4	－57.7 ±75.7
Maximum ST segment depression/mV	Before treatment	0.199 ±0.010	0.188 ±0.008
	After treatment	0.110 ±0.011	0.090 ±0.009
	Increment	－0.090 ±0.009	－0.098 ±0.009
ST segment depression >1 mm duration/s	Before treatment	216.4 ±13.9	223.4 ±16.3
	After treatment	217.2 ±16.7	226.5 ±26.5
	Increment	－24.5 ±18.0	－35.1 ±21.9
Maximum matebolic equivalent（METs）	Before treatment	8.428 ±0.235	8.100 ±0.240
	After treatment	8.999 ±0.221	8.461 ±0.249
	Increment	0.571 ±0.144	0.361 ±0.182

②心绞痛发作次数 贝尼地平组与硝苯地平组中，心绞痛发作次数在治疗后较治疗前均明显减少，分别为70.1%及77.8%；两组与治疗前的组内比较均有统计学意义（$P>0.001$），但组间比较无统计学差异。

③硝酸甘油用量 贝尼地平组与硝苯地平组中，硝酸甘油用量在治疗后较治疗前均明显减少，分别为73.8%及69.5%；两组与治疗前的组内比较均有统计学意义（$P>0.001$），但组间比较无统计学差异（$P>0.05$）。

2.3.3 总有效率 贝尼地平组的总有效率（显效+改善）55.0%，高于硝苯地平组的有效率44.8%。两组间的有效率的差为10.3%，可信区间为（-3.4% -23.9%），但两组间的比较无统计学差异（$P>0.05$）。

2.4 安全性分析

贝尼地平组129例患者中有13例不良事件无法否定与贝尼地平的因果关系，发生率为10.1%；硝苯地平组122例患者中有17例不良事件与硝苯地平相关，发生率为13.9%。对照组发生率虽高于贝尼地平组，但组间比较无统计学差异（$P=0.346$）。贝尼地平组与硝苯地平组主要的不良反应均为头痛。

硝苯地平组安静时心率从72.5次·min^{-1}增加到治疗后的75.4次·min^{-1}，显著加快（$P=0.012$），贝尼地平组无显著变化。

3 讨 论

盐酸贝尼地平与硝苯地平均为钙离子拮抗剂。硝苯地平缓释片是一种疗效稳定、不良反应少的长效钙离子拮抗剂，由于其适用于心绞痛治疗，且用法与试验用药相同，常作为本试验的对照药。盐酸贝尼地平于1991年作为抗高血压药和抗心绞痛药获准在日本上市。上市后临床试验发现，该药对老年心绞痛受试者有效，安全性好[6]；对安静状态及运动后的受试者可增加血清中的NO浓度[5]；对有高血压的心绞痛受试者，在抑制心绞痛症状的同时，不会在夜间发生血压过度下降，从而保证平稳降低血压的效果[6]；此外，与盐酸地尔硫䓬相比，盐酸贝尼地平可以明显抑制在冠状动脉没有显著狭窄但冠状动脉有痉挛收缩的心绞痛受试者中发生心脏事件[7]。盐酸贝尼地平在日本上市10多年来，已经得到临床医生的高度评价。作用机制是由于其对血管平滑肌细胞膜有很高的亲和性，通过阻断细胞膜电位依赖型钙离子通道受体结合部位，抑制了钙离子流入细胞内，阻止了血管平滑肌收缩而使血管扩张[1,2]。由于与结合部位亲和性高且解离速度非常缓慢，因而具有长期而缓慢的抗心绞痛的作用。

本试验共有237例稳定性心绞痛患者完成试验，最终完成237例，其中贝尼地平126例，氨氯地平111例。结果显示，治疗4周后，ETT中心电图ST段下压达1mm的时间均有增加，与药前比较差异均有统计学意义（$P<0.001$），对贝尼地平和硝苯地平两组间比较，无统计学意义（$P>0.05$）。但贝尼地平组与硝苯地平组的增加量的差的95%可信区间的最小值大于方案中规定的-60s的下限，故可以得出试验结果为非劣效性的结论。心绞痛发作的次数及硝酸甘油的用量在用药前后有所下降，组内比较有统计学意义，而试验组与对照组进行组间比较。则无统计学意义。服药期间，药物不良反应较常见的有头痛等，贝尼地平药物不良反应发生率为10.1%，硝苯地平组为13.9%，两组间比较差异无统计学意义（$P>0.05$），两组均无严重不良反应发生。

本试验发现，硝苯地平组前后心率显著加快（$P=0.012$），贝尼地平组无显著变化。原因为贝尼地平不但能阻断L型钙离子通道，同时还能阻断N型及T型通道。特别是T通道阻滞后，窦房结受抑制，N型通道阻滞，降低了儿茶酚胺的水平，即降低了交感神经张力[4]。所以不会产生一般钙离子拮抗剂所存在的反射性心动过速现象。

盐酸贝尼地平以硝苯地平缓释片做对照治疗稳定型心绞痛，两药有效性和安全性相当，未发现与药物相关的严重不良反应。贝尼地平对中国人稳定型心绞痛，显示了抗心绞痛的改善运动耐量的作用，同时较为安全，可以作为心绞痛治疗药物进行临床应用。

参 考 文 献（略）

（原载于《中国药学杂志》2010 年 5 月第 45 卷第 9 期）

口服美托洛尔引起血脂紊乱和 β_2 肾上腺素受体基因多态性关系的研究

刘立伟 陈国良 刘 红 李 娜 刘玉清 李一石

北京协和医学院 中国医学科学院 阜外心血管病医院临床药理中心
卫生部心血管药物临床研究重点实验室

美托洛尔是一种选择性 β_1 肾上腺素受体阻滞剂，广泛应用高血压病的治疗，在降低血压的同时，可能引起血脂代谢紊乱。其主要包括血甘油三酯（triglyceridemia，TG）浓度升高、高密度脂蛋白胆固醇（high-density lipoprotein cholesterol，HDL-C）浓度降低，另外 HDL-C 亚型的改变（2 型浓度降低 3 型浓度升高）[1] 和小颗粒低密度脂蛋白胆固醇（small low-density lipoprotein cholesterol，sLDL-C）升高也有报道[2]。TG 和 sLDL-C 升高、HDL-C 降低和亚型的改变均为冠心病发病的危险因素。

在脂肪细胞中 β_2 肾上腺素受体（β_2-adrenergic receptor，ADR_2）通过偶联 G 蛋白引起脂肪颗粒分解[3-4]，许多研究发现 ADR_2 和 G 蛋白基因的多态性与肥胖及血 TG 升高有关，Isaza 等[5] 报道 ADR_2 的基因多态性影响美托洛尔引起的血 TG 浓度的变化。相关的研究大多是在白种人中进行的，中国人中鲜有报道。本研究目的是了解在汉族高血压患者中美托洛尔和血脂代谢的关系，以及 ADR_2 基因和 G 蛋白基因的多态性对此种关系的影响。

对象与方法

1 研究对象

2006 年 5 月-2007 年 3 月在阜外心血管病医院确诊的门诊原发性高血压患者 96 例，年龄 18～65 岁；收缩压≥140 mmHg 且＜180 mmHg，和/或舒张压≥90 mmHg 且＜110 mmHg；自愿入组并签署知情同意书。同时除外合并有心脑血管病者、有严重肝肾疾病者及其他不适于美托洛尔治疗者，如哮喘、Ⅱ～Ⅲ度房室传导阻滞及诊室坐位心率＜60 次·分$^{-1}$。

2 服药方法

患者口服美托洛尔缓释片（100 mg·片$^{-1}$，四川瑞康制药有限公司，批号：050602）100 mg，qd，疗程 2 个月。

3 观察指标

美托洛尔治疗开始前和结束后，采空腹静脉血测量 TG，TC，LDL-C，HDL-C 的浓度，计算 TG/HDL-C 比值。

4 基因型分析

研究的基因多态性包括 ADR_2 基因的 Arg16Gly 和 Gln27Glu 多态性、G 蛋白 α 亚单位（guanine nu-cleotide binding protein alpha subunit，GNAS）的 T393C 多态性和 β_3 亚单位（guanine nucleotide bind-ing protein β3 subunit，GNB3）的 C825T 多态性。采静脉血 4 ml，用 DNA 提取试剂盒（北京天根生化科技有限公司）提取外周血白细胞 DNA。

采用 Primer 5 软件设计引物序列，引物由 Invitrogen 公司合成。GNB3 的 C825T 多态性通过酶切的方法鉴定（BseD1 酶 37℃ 8 h），其他多态性位点采用直接测序的方法鉴定（ABI3730，Applied Bi-osystem，USA）。见表 1。

表1 各个基因多态性的探针序列和扩增条件

基因型	探针序列	扩增条件
Arg16Gly in ADR_2	P1：5'-GACAAGCTGAGTGTGCAGGA-3' P2：5'-CCATGACCAGATCAGCACAG-3'	96℃ 2 min；96℃ 30 s，65℃ 40 s，72℃ 50 s（共35个循环）；96℃ 8 min；4℃保存
Gln27Glu in ADR_2	P1：5'-ATAACGGTGCAGAACGCACT-3' P2：5'-GGCCTTATTCTTGGTCAGCA-3'	同上
T393C in GNAS	P1. 5'-CCTGAAAGAGGCGATTGAAG-3' P2：5'-AAGGATGGACATCACTGAAATG-3'	同上
C825T in GNB3	P1：5'-CTC AGTTCTTCCCCAATGGA-3' P2：5'-CACACGCTCAGACTTCATGG-3'	96℃ 2 min；96℃ 30 s，65℃ 40 s，72℃ 50 s（共35个循环）；72℃ 8 min；4℃保存

P1：正向序列；P2：反向序列

5 统计方法

数据处理采用SPSS软件，计量资料采用均数±标准差的形式表示，治疗前后的比较采用配对 t 检验，组内比较采用独立样本的 t 检验或方差分析的方法。用多元线性回归方程控制混杂因素的影响。

结 果

1 患者的人口学特征和治疗前后的临床特征

患者的人口学特征治疗前后的临床特征见表2。共入选96名患者（女性45例，男性51例），其中6例患者合用阿司匹林、3例合用二甲双胍，其他患者无合并用药。经过口服美托洛尔治疗2个月后，血TG浓度和TG/HDL比值明显升高具有统计学意义，治疗前后血TC，LDL-C和HDL-C浓度变化无统计学意义。

表2 患者的人口学特征治疗前后临床特征 $n=96$

指 标	治疗前均值	治疗后均值	P 值
年龄/岁	51. 12 ±6. 21	—	—
身高/m	1. 66 ±0. 07	—	—
体重/kg	73. 31 ±10. 03	—	—
BMI/kg · m^{-2}	26. 37 ±2. 69	—	—
TG/mmol · L^{-1}	1. 83 ±1. 06	2. 17 ±1. 77	0. 013
TC/mmol · L^{-1}	5. 11 ±0. 87	5. 12 ±0. 85	NS
HDL-C/mmol · L^{-1}	1. 29 ±0. 29	1. 30 ±0. 34	NS
LDL-C/mmol · L^{-1}	3. 18 ±0. 79	3. 10 ±1. 82	NS
TG/HDL-C 比值	1. 55 ±1. 01	1. 79 ±1. 17	0. 003

BMI：体重指数；NS：差异无统计学意义

2 治疗前后患者临床特征和基因型的相关性

在所有的96例患者中，受基因测序技术条件的限制，9位患者的ADR_2 Arg16Gly多态性、5例患者的ADR_2 Gln27Glu多态性和5位患者的GNAS基因的T393C多态性未能确定。所有的位点均符合Hardy-Weinberg平衡。

把Gly16Gly和Arg16Gly基因型的受试者合并为一组（X16Gly组），以Arg16Arg基因型的受试者为Arg16Arg组。按基因型分组，治疗前TG，TC，LDL-C，HDL-C浓度和TG/HDL比值在组内差别没有统计学意义（$P>0.05$），见表3。进一步分析显示只有ADR_2基因Arg16Gly多态性与治疗前后TG和TG/HDL的差值有关（$P<0.05$），见表4。

表3 按基因型分组的患者的基线特征

基因	基因型	性别/(F/M)	年龄/岁	BMI/kg·m^{-2}	TG/mmol·L^{-1}	TC/mmol·L^{-1}	LDL-C/mmol·L^{-1}	HDL-C/mmol·L^{-1}	TG/HDL-C比值
ADR_2	Arg16Arg ($n=38$)	20/18	50.5±5.9	27.1±2.2	1.79±0.91	5.11±0.79	3.18±0.85	1.27±0.24	1.49±0.85
Arg16Gly ($n=87$)	X16Gly ($n=49$)	19/30	51.1±5.4	26.6±2.9	1.86±1.22	5.16±0.89	3.15±0.74	1.31±0.35	1.56±1.15
ADR_2	Gln27Gln ($n=88$)	39/49	51.0±6.0	26.0±2.7	1.89±1.10	5.09±0.84	3.18±0.78	1.31±0.31	1.01±0.11
Gln27Glu ($n=91$)	Gln27Glu ($n=3$)	2/1	52.0±4.0	26.0±3.6	1.21±0.22	3.87±0.75	2.31±0.71	1.12±0.22	1.17±0.49
GNAS	TT ($n=46$)	21/25	52.0±6.2	27.0±2.6	1.76±1.07	5.08±0.79	3.09±0.72	1.31±0.29	1.58±1.1
T393C ($n=91$)	TC ($n=33$)	17/16	50.0±6.1	26.0±2.8	1.88±1.01	5.17±0.90	3.26±0.74	1.30±0.32	1.57±0.92
	CC ($n=12$)	5/7	51.0±5.2	27.0±2.8	1.68±1.09	5.29±1.21	3.31±1.12	1.30±0.26	1.41±0.98
GNB3	TT ($n=25$)	12/13	52.0±6.2	27.0±2.7	1.58±0.57	5.03±0.93	3.12±0.72	1.31±0.26	1.31±0.56
C825T ($n=96$)	TC ($n=38$)	15/23	50.0±6.1	26.0±2.6	1.67±0.72	5.14±1.01	3.21±0.94	1.29±0.35	1.40±0.86
	CC ($n=33$)	18/15	52.0±6.2	26.0±2.8	2.17±1.49	5.18±0.62	3.17±0.67	1.30±0.26	1.89±1.30

X：Arg或Gly；F：女性；M：男性

表 4 不同基因型对治疗后 TG 和 TG/HDL-C 比值变化的影响

基因	基因型		ΔTG/mmol · L^{-1}	ΔTG/HDL-C
ADR_2	Arg16Gly（$n=87$）	Arg16Arg（$n=38$）	−0.03 +0.56	−0.01 ±0.52
		X16Gly（$n=49$）	0.62 ±1.70[a]	0.39 ±0.86[a]
	Gln27Glu（$n=91$）	Gln27Gln（$n=88$）	0.05 ±0.18	0.01 ±0.58
		Gln27Glu（$n=3$）	0.34 ±1.4	0.22 ±0.78
G 蛋白	C825T（$n=96$）	TT（$n=25$）	0.27 ±0.64	0.37 ±0.70
		TC（$n=38$）	0.50 ±1.71	0.28 ±0.88
		CC（$n=33$）	0.21 ±1.20	0.10 ±0.70
	T393C（$n=91$）	TT（$n=46$）	0.37 ±1.10	0.28 ±0.75
		TC（$n=33$）	0.09 ±1.01	0.14 ±0.81
		CC（$n=12$）	0.28 ±0.68	0.32 ±0.76

ATC：治疗前后血浆 TG 浓度的差值；ATG/HDL-C：治疗前后 TG/HDL-C 比值的差值；X：Arg 或 Gly；a：$P<0.05$

在纠正了年龄、性别、体重指数和治疗前的 TG，TC，LDL-C，HDL-C 浓度后（多元线性回归 stepwise 法，进入标准 $P<0.05$，排除标准 $P>0.10$），ADR_2基因 Arg16Gly 多态性是预测治疗后 TG/HDL-C 升高的独立因素（标准化的 β 值是 0.269，$P=0.014$）。

讨　论

文献中[1-2]美托洛尔引起的血脂代谢紊乱包括血 TG 和 sLDL-C 水平升高，血 HDL-C 浓度下降和亚型的改变。在本研究中，美托洛尔治疗引起患者血 TG 浓度明显升高，但是 HDL-C 的浓度变化不明显。受技术条件的制约，本研究没有测量 HDL-C 亚型和 sLDL-C 水平的变化，但是研究者发现治疗后 TG/HDL-C 比值明显升高。

作为一个新的反映血脂代谢紊乱的指标，许多研究发现 TG/HDL-C 比值与 HDL-C 亚型[6-7]和 sLDL-C 的变化[7-8]存在明显的相关性，随着 TG/HDL-C 比值升高，HDL-C_2浓度下降、sLDL-C 水平升高。研究表明 HDL-C 亚型和 sLDL-C 的变化是独立于 TG 之外的冠心病发病的危险因素[7]。在目前临床上不能常规检查 HDL-C 亚型和 sLDL-C 水平的情况下，相对于 TG，TG/HDL 比值可提供更全面的关于脂质代谢紊乱的信息。

血 TG 浓度升高和冠心病的发病有关，但在一项包含 32 项临床研究的荟萃分析中发现，TG/HDL-C 在预测冠心病发病方面优于 TG[9]。而且 TG 浓度的变化是否为预测冠心病发病的独立的危险因素，还存在争议[10]。目前很多研究认为 TG/HDL-C 比值升高可以反应动脉粥样硬化的程度[9,11-12]，和冠心病的发病密切相关[13-14]，特别是在女性缺血性心脏病患者中 TG/HDL-C 升高被认为是预测全因死亡率和心血管事件的独立的危险因素[15]。所以，相对于单纯血 TG 浓度变化，TG/HDL-C 比值变化不仅能够提供更多的关于血脂代谢紊乱的信息，而且在预测冠心病发病的危险性上也具有优势。

尽管没有直接的证据表明在美托洛尔引起的血脂代谢紊乱的患者中，冠心病发病的危险性增加，但血脂代谢紊乱可能削弱血压降低带来的益处，增加额外的医疗费用[16]。本研究显示 ADR_2的 Arg16Arg 基因型携带者治疗前后的 TG/HDL-C 的差值明显小于 Arg16Gly 和 Gly16Gly 携带者，提示 ADR_2的 Arg16Gly 多态性有可能是美托洛尔引起的 TG/HDL-C 比值变化的标志物。

体外研究发现 ADR_2的 Arg16Gly 多态性不影响 β 受体激动剂和其受体的亲和力，也不影响腺苷酸环化酶的活性和 cAMP 水平，但是影响激动剂介导的 β_2受体数量下调[17－18]，所以 Isaza 等认为 β 受体阻滞剂引起的血脂代谢紊乱可能和这种受体下调作用有关[5]。但是在体内研究中，有关 ADR_2的 Arg16Gly 多态性对 β 受体激动剂介导的受体下调影响的研究结果并不一致，所以 β 受体阻滞剂引起血脂代谢紊乱的确切机制还需要进一步研究。

Iaccarino 等[19]研究发现 ADR_2的 Gln27Glu 多态性影响 β 受体阻滞剂引起的血脂代谢紊乱。这种差异可能是由以下原因造成：首先基因型的分布频率在研究对象中存在着巨大的差异，Iaccarino 等的研究中 Gln27Glu 和 Glu27Glu 的频率分别是 32.1% 和 8.9%，而在本研究中仅为 3.3% 和 0，两者相差近 10 倍；其次应用的降压药不同，在 Iaccarino 等的研究中除了美托洛尔之外还使用了阿替洛尔，并且大约有 40% 的患者合并应用利尿剂、血管紧张素转换酶抑制剂和钙离子拮抗剂，本研究中应用美托洛尔单药治疗高血压。

美托洛尔在临床上应用广泛，在取得明显的治疗效果的同时，也有引起血脂代谢紊乱的报道。如何更加安全地应用美托洛尔防止出现血脂代谢紊乱，是临床和科研人员面临的一个急需解决的问题。药物基因组学的发展，为解决这一问题提供了新的思路，本研究就是一次有益的尝试。只是本研究的样本量比较小，确切的结论还需要进一步的研究来证实。

参 考 文 献（略）

（原载于《中国新药杂志》2010 年第 19 卷第 18 期）

季节变化对血细胞检验结果的影响

黄一玲 刘 红 谢 爽 段 兵 高小晶 管晓媛 李一石

中国医学科学院 北京协和医学院 阜外心血管病医院 卫生部心血管药物临床研究重点实验室

血细胞分析目前已经成为临床医师诊断疾病、观察疗效、判断病情的发展和预后不可缺少的工具。血细胞分析的检验结果受诸多因素的影响，例如长期吸烟者会增加红细胞计数，白细胞计数和血红蛋白（HGB）的浓度。性别、抗凝剂类型、标本放置的时间等因素会对检验结果的准确性产生影响[1,3]。因此研究各种因素对检验结果的影响，对临床医生进行血细胞检测结果的正确判断有一定的指导意义，能够帮助医生对检验结果进行客观的解释。国外有关季节对血细胞分析的影响已有报道[2]，国内未见相关报道。本研究通过对北京地区人群在不同季节条件下的血细胞分析参数的回顾性分析，探讨季节变化对血细胞分析结果的影响。

1 材料与方法

1.1 数据收集

本研究为回顾性分析，血细胞参数取自2004年－2009年本实验室LIS数据库，入选受试者无血液系统疾病、入选血细胞参数均在本实验室建立的参考值范围内，人群年龄在18岁－80岁。将数据按季节分为4组：春季组（3月至5月，平均气温14.5℃±5.7℃）。夏季组（6月至8月，平均气温26.0℃±1.1℃）、秋季组（9月至11月，平均气温14.3℃±6.5℃），冬季组（12月、1月、2月，平均气温－0.8℃±2.0℃）。所有入选者均为参加临床试验的受试者，在参加临床试验时均已签署知情同意书，且各试验方案已得到伦理委员会审核批准。

1.2 全血标本的采集与检验

自手臂肘正中采集静脉血，K3-EDTA抗凝剂。标本立即送到实验室，于全自动血细胞分析仪上进行检验。

1.3 仪器与试剂

检测仪器为Beckman Coulter HmX全自动血细胞分析仪及其配套试剂。血细胞分析仪每年由中国计量科学研究院对其进行校准，校准结果符合检测的要求。所有检验项目均参加2004年－2009年卫生部临床检验中心组织的室间质评。回报结果满意。

1.4 统计方法

本研究均采用SPSS11.5进行统计学处理，峰值季节组与谷值季节组间的比较研究采用t检验方法进行分析。当$P>0.05$，认为两组间的差异有统计学意义。当$P<0.05$则认为两组间的差异无统计学意义。

2 结 果

2.1 方法的日同精密度

依据厂家的标准操作规程提供的测定方法。分别测定8个血细胞参数项目3个浓度水平的质控品各8～11次，测定周期1个月，检测方法平均变异系数CV%参见表1。

表1 8项血细胞参数检测变异系数的均值

序号	项 目	CV 均值（%）
1	红细胞计数（HBC，10^{12}/L）	0.9
2	平均红细胞体积（MCV，ü）	1.3
3	红细胞压积（HCT）	0.7
4	血红蛋白浓度（HGB，g/L）	0.7
5	平均红细胞血红蛋白含量（MCH，ρg）	0.9
6	平均红细胞血红蛋白浓度（MCHC，g/L）	1.4
7	血小板计数（PLT，10^9/L）	1.6
8	白细胞计数（WBC，10^9/L）	1.7

2.2 季节对血细胞参数的影响

血细胞参数随季节变化检验结果参见表2，除MCH以外，峰谷值季节组间比较，两组间的差异有统计学意义（$P<0.05$），其中PGB、PLT和WBC的变化率依次为3.4%，3.5%和4.4%。

表2 季节变化对8项血细胞参数的影响

项目	春季组		夏季组		秋季组		冬季组		峰/谷值季节组	变化率***（%）
	n	$\bar{x}\pm s$	n	$\bar{x}\pm s$	n	$\bar{x}\pm s$	n	$\bar{x}\pm s$		
RBC（10^{13}/L）	1082	4.83±0.28	1387	4.78±0.35	1364	4.80±0.37	1031	4.77±0.34	春/冬**	1.3
MCV（ü）	970	90.58±2.74	1212	90.11±2.88	1236	90.13±2.88	925	90.17±2.83	春/夏**	0.5
HCT	1084	0.442±0.019	1134	0.445±0.026	1137	0.444±0.026	833	0.441±0.025	夏/冬*	0.9
HGB（g/L）	1097	150.2±6.8	1244	146.4±9.3	1155	146.3±9.0	876	145.3±9.4	春/冬**	3.4
MCH（ρg）	836	30.62±1.01	1052	30.59±1.08	1040	30.60±1.02	774	30.61±1.06	春/夏	0.1
MCHC（g/L）	1089	340.8±6.9	1468	342.9±6.9	1415	343.6±6.7	1043	343.1±3.7	秋/春**	0.8
PLT（10^9/L）	1097	224.0±38.8	1303	225.9±39.7	1237	231.9±37.5	933	225.8±40.0	秋/春**	3.5
WBC（10^9/L）	1053	6.12±1.25	1400	6.39±1.30	1351	6.27±1.31	1023	6.30±1.38	夏/春**	4.4

注：*：$P<0.05$；**：$P<0.001$；***：变化率=（峰季节组－谷季节组）/谷季节组×100

3 讨 论

有关季节变化对血细胞参数的影响国外已有一些报道，Hightoner等从健康体检人群中遇选365名健康受试者，按标本采集的时间进行分组，其研究结果显示4月份和8月份的HCT平均值分别为0.457±0.023和0.483±0.042，两组之间存在显著性差异[4]。Crawford等对54名健康老年人进行了为期1年的观察。结果显示MPV存在明显的季节差异，MPV峰值在5月份，而血小板PLT未显示出季节差异[5]。Yanaj等收集来自于38个实验室的150例血液透析患者的数据。对血细胞参数进行了长达2年的观察，经回归分析后的结果显示WBC、HGB、WCT、MCV、MCH、MCHC、PLT等参数，随月份呈周期性变化[6]。本研究结果显示8个参数中有7个参数峰/谷值季节组的差异具有统计学意义。

Hu等选择74名男性受试者（年龄20岁－45岁）随机分为剧烈运动组和对照组，经过20周观察结果显示：剧烈运动组与非剧烈运动组比较，HCT 和 RBC 存在着明显的增加[7]，由于运动引起 HGB、RBC 和 HCT 浓度增高的可能原因是：人体做激烈运动时，刺激骨髓造血干细胞向红细胞系列转化，促进红系原始细胞的增殖，缩短红细胞成熟时间，使骨髓中网织红细胞释放人血增加，导致 HGB 合成和外周血 RBC 数量的增加。我们的研究结果显示在冬季组，由于气候寒冷户外活动减少，HGB、BBC 和 HCT 的浓度较其他季节低，与峰值季节组比较其差异具有统计意义，其中 HGB 降低了 3.4%，RBC 降低了 1.3%。

参 考 文 献（略）

（原载于《中国卫生检验杂志》2010 年 7 月第 20 卷第 7 期）

感染性心内膜炎病原菌及药敏分析

张叶萍　李一石　项志敏　王　莉　王　平　华　潞

北京协和医学院　中国医学科学院　阜外心血管病医院临床药理中心　卫生部心血管药物临床研究重点实验室

近年来由于抗生素的滥用和感染性心内膜炎的血培养阳性率低，临床上对感染性心内膜炎的治疗仍然很棘手，感染性心内膜炎是一种威胁生命的严重感染，因此，针对不同病原菌选用合适的抗生素尤为重要。本文对阜外医院91例感染性心内膜炎患者的血培养/赘生物培养及药敏试验进行回顾分析。

1　资料与方法

对阜外医院2008年5月1日～2009年6月1日住院期间确诊为感染性心内膜炎的91例患者的血培养/赘生物培养及药敏试验结果进行回顾性分析。感染性心内膜炎的诊断标准为改良的Duke标准。共收集到67例患者入院后在使用抗生素前进行血培养和药敏试验，以及44例患者术中留取赘生物标本进行赘生物培养及药敏试验。

2　结　　果

2.1　一般情况

进行血培养/赘生物培养的91例患者中，男性64例，女性27例，年龄20～60岁。89例患者有心脏基础疾病，其中先心病31（34%）例，风湿性心脏病8（9%）例，瓣膜病40（44%）例（非风湿性二尖瓣、主动脉瓣或三尖瓣病变），换瓣术后6（7%）例，其他基础病4（4%）例（糖尿病、高血压病等），无心脏基础病者2（2%）例。

2.2　血/赘生物培养结果

91例IE患者中行血培养者67例，20例阳性，47例阴性，阳性率为29.9%；赘生物培养44例，4例阳性，40例阴性，阳性率为9.1%。

2.3　致病菌

血培养阳性（n=20）所显示的致病菌中，革兰阳性球菌17例（占85%），其中：草绿色链球菌6例（30%），表皮葡萄球菌、粪肠球菌各2例（10%），金黄色葡萄球菌、缓征链球菌、口腔链球菌、血红链球菌、模仿葡萄球菌、松鼠葡萄球菌、少酸链球菌各1例（5%）；而革兰阴性杆菌3例（占15%）其中：阴沟肠杆菌、流感嗜血杆菌、铜绿假单胞菌各1例（5%），该20种致病菌中链球菌12例（占60%），葡萄球菌5例（占25%），赘生物培养阳性4例分别是表皮葡萄球菌、口腔链球菌、人葡萄球菌和草绿色链球菌。

2.4　药敏结果

20例血培养阳性的药敏试验结果提示，链球菌均对青霉素、头孢曲松和万古霉素敏感；葡萄球菌对青霉素、苯唑西林、复方新诺明、四环素、阿莫西林耐药，对左氧氟沙星、替考拉林、利福平、环丙沙星和万古霉素敏感；革兰阴性杆菌对阿莫西林和呋喃妥因耐药（其中铜绿假单胞菌对头孢呋辛耐药），对左氧氟沙星、丁胺卡那霉素、哌拉西林/他巴唑坦、和头孢曲松、头孢哌酮/舒巴坦敏感。具体药敏结果见表1。

表1 革兰阳性球菌药敏情况

抗生素	草绿色链球菌（n=6）	口腔链球菌（n=1）	血糖球菌（n=1）	少酸链球菌（n=1）	血红链球菌（n=1）	缓征链球菌（n=1）	表皮葡萄球菌（n=3）	金黄色葡萄球菌（n=1）	模仿葡萄球菌（n=1）	松鼠葡萄球菌（n=1）	人葡萄球菌（n=1）	粪肠球菌（n=2）
青霉素	S	S	S	S	S	S	R	R	R	R	S	
苯唑西林	–	–	–	–	–	–	R	R	R	R	S	
阿莫西林/棒酸	–	–	–	–	–	–	R	R	R	R	S	
氨苄西林/舒巴坦	–	–	–	–	–	–	R	R	R	R	S	
复方新诺明	–	–	–	–	–	–	S	R	R	S	R	
头孢曲松	S	–	–	–	–	–	–	S	–	–	–	
万古霉素	S	S	S	S	S	S	S	S	S	S	S	
替考拉林	–	–	–	–	–	–	–	S	S	S	S	
环丙沙星	–	–	–	–	–	–	S	S	R	S	S	
左氧氟沙星	–	–	–	–	–	–	S	S	S	S	S	
四环素	–	–	–	–	–	–	S	S	S	R	S	
利福平	–	–	–	–	–	–	S	S	S	S	S	
红霉素	–	–	–	–	–	–	S	S	R	R	S	

3 讨论

本研究提示，我国目前成人（本研究纳入的人群年龄均大于20岁）感染性心内膜炎（IE）的主要致病菌仍以链球菌为主，革兰阴性杆菌所占比例少。该结果与之前报道的IE患者病原学特征相似[1,2]，IE致病菌分布存在地区差异，我国以及非洲[3]链球菌仍占主导地位，而在美国，由于长期的血液透析，糖尿病和血管内装置的实施，金黄色葡萄球菌所致的感染性心内膜炎发生率最高[4]。在发达国家的一项对3784例IE患者的研究中，葡萄球菌已经逐渐取代口腔链球菌而成为IE的主要致病菌[5]，但是在人口流行病学调查中这一趋势却并不明显[6]。

本研究中药敏分析显示：链球菌均对青霉素敏感；葡萄球菌对苯唑西林、青霉素等耐药，对左氧氟沙星、替考拉林和万古霉素敏感，与我国之前报道的链球菌对青霉素的耐药率低一致[7,8]。欧洲心脏病协会（ESC）最新公布的2009年IE预防、诊断与治疗指南[9]亦指出，链球菌一般对青霉素G敏感。该指南同时指出，自体瓣膜葡萄球菌性IE一般对苯唑西林敏感，而人工瓣膜性葡萄球菌感染更倾向于凝固酶阴性葡萄球菌，一般对苯唑西林耐药。但在本研究中，6例自体瓣膜葡萄球菌性IE及1例人工瓣膜表皮葡萄球菌IE均对苯唑西林耐药。此种差异突出表明，经验性选择抗生素治疗IE存在一定局限性，应采取多种技术尽可能提高细菌检出率，根据药敏结果选择敏感抗生素。

本研究中，血培养的阳性率不高，为29.9%。赘生物培养的阳性率为9.1%，可能与本研究中部分病例来院前或在心脏手术前已使用了抗生素有关，这种情况下即使充分停用抗生素，血培养结果仍然可以是阴性[9]。故对那些不明原因发热，高度怀疑IE的患者在使用抗生素治疗前应进行血培养及药敏试验。

临床中IE具多变的特点，其中也包括致病菌的多变性，同时随着抗生素的广泛应用，耐药菌株亦不断增多，抗生素的正确选择仍需依靠血培养和药物敏感试验或其他能揭示致病菌的实验手段。

参 考 文 献（略）

（原载于《中国医药导刊》2010年第12卷第11期（总第85期））